U0802677

Head and Neck Pathology
头 颈 部 病 理 学

注 意

医学在不断进步。新的研究和临床经验正在不断拓展我们的知识，在治疗和用药方面作出某些改变也许是必需或适宜的。建议读者核对每种所开药品生产商所提供的最新信息，确认推荐计量、服用方法和时间，及相关的禁忌证。决定患者服药剂量和最佳治疗方式并采取适当安全措施的责任在于实施治疗的医师，有赖于其个人经验和对各个患者的了解。对于因使用本书而引起的对人身或财产的任何损伤和（或）损失，出版商和著者不承担任何法律责任。

出版者

Head and Neck Pathology
头 颈 部 病 理 学

主 编

Lester D.R. Thompson, MD, FASCP

Department of Pathology
Southern California Permanente Medical Group
Woodland Hills Medical Center
Woodland Hills, California

主 译

刘红刚

首都医科大学附属北京同仁医院
病理科主任，教授

译 者（按姓氏笔画排序）

王岸柳 白玉萍 孙 冉 刘红刚 吕智春 朴颖实
杜 江 李 雪 杨 煦 何小金 何春燕 宋丽娜
周 全 金玉兰 岳常丽 赵小丽 钟志玖

北 京 大 学 医 学 出 版 社

Peking University Medical Press

Head and Neck Pathology
Lester D.R. Thompson
ISBN-13: 978-0-443-06960-4
ISBN-10: 0-443-06960-3
Copyright © 2006, Elsevier. Inc. All rights reserved.

Authorized Simplified Chinese translation from English language edition published by the Proprietor.
978-981-272-085-6
981-272-085-5
Elsevier (Singapore) Pte Ltd.
3 Killiney Road, #08-01 Winsland House I, Singapore 239519
Tel: (65) 6349-0200, Fax: (65) 6733-1817
First Published 2008
2008 年初版

Simplified Chinese translation Copyright © 2008 by Elsevier (Singapore) Pte Ltd and Peking University Medical Press. All rights reserved.

Published in China by Peking University Medical Press under special agreement with Elsevier (Singapore) Pte Ltd. This edition is authorized for sale in China only, excluding Hong Kong SAR and Taiwan. Unauthorized export of this edition is a violation of the Copyright Act. Violation of this Law is subject to Civil and Criminal Penalties.

本书简体中文版由北京大学医学出版社与 Elsevier (Singapore) Pte Ltd.在中国境内（不包括香港特别行政区及台湾）协议出版。本版仅限在中国境内（不包括香港特别行政区及台湾）出版及标价销售。未经许可之出口，是为违反著作权法，将受法律之制裁。

北京市版权局著作权合同登记号：图字：01-2007-4608

图书在版编目（CIP）数据

头颈部病理学 /（美）汤普森（Thompson, L.D.R.）著；刘红刚译. —北京：北京大学医学出版社，2008
书名原文：Head and Neck Pathology
ISBN 978-7-81116-344-5

Ⅰ. 头… Ⅱ. ①汤… ②刘… Ⅲ. ①头部—疾病—病理学 ②颈—疾病—病理学 Ⅳ. R65

中国版本图书馆 CIP 数据核字 (2007) 第 146440 号

头颈部病理学

主　　译：刘红刚
出版发行：北京大学医学出版社（电话：010-82802230）
地　　址：（100083）北京市海淀区学院路 38 号　北京大学医学部院内
网　　址：http：//www.pumpress.com.cn
E － mail：booksale@bjmu.edu.cn
印　　刷：北京佳信达艺术印刷有限公司
经　　销：新华书店
责任编辑：张凌凌　陈　然　**责任校对**：杜　悦　**责任印制**：郭桂兰
开　　本：889mm × 1194mm　1/16　**印张**：39.5　**字数**：1302千字
版　　次：2008 年 1 月第 1 版　2008 年 1 月第 1 次印刷
书　　号：ISBN 978-7-81116-344-5
定　　价：418.00 元
版权所有，违者必究
（凡属质量问题请与本社发行部联系退换）

原著者名单

Carol Adair, MD
Associate Clinical Professor
Department of Pathology
Uniformed Services University of Health Sciences
Bethesda, Maryland
Residency Program Director
Department of Pathology
Walter Reed Army Medical Center
Washington, D.C.
Non-Neoplastic Lesions of the Ear and Temporal Bone

Margaret Brandwein-Gensler, MD
Professor
Department of Pathology
Montefiore Medical Center
Albert Einstein School of Medicine
The Bronx, New York
Non-Neoplastic Lesions of the Nasal Cavity, Paranasal Sinuses, and Nasopharynx

John W. Eveson, PhD, FDSRCS, FRCPath
Professor and Head of Division of Oral Medicine
Pathology and Microbiology
Department of Oral and Dental Science
University of Bristol
Honorary Consultant in Oral Medicine and Pathology
Bristol Royal Infirmary
United Bristol Healthcare NHS Trust
Bristol, United Kingdom
Malignant Neoplasms of the Salivary Glands

Jason C. Fowler, PA (ASCP)
Clinical Instructor
Department of Pathology
West Virginia University School of Medicine
Morgantown, West Virginia
Anatomy, Embryology, and Histology
Intraoperative Consultation and Grossing Techniques

Melissa H. Fowler, MD
Pathology Associates of Erie
Saint Vincent Health System
Erie, Pennsylvania
Intraoperative Consultation and Grossing Techniques

Nina Gale, MD, FRCP
Professor of Pathology and Director of Institute of Pathology
Institute of Pathology
Faculty of Medicine
University of Ljubljana
Ljubljana, Slovenia
Benign Neoplasms of the Larynx, Hypopharynx, and Trachea

Jennifer L. Hunt, MD, MEd
Head, Section of Surgical Pathology
Director, Head and Neck/Endocrine Pathology
Director, AP Molecular Diagnostics Unit
Department of Pathology
The Cleveland Clinic
Cleveland, Ohio
Diseases of the Paraganglia System

Mario A. Luna, MD
Professor of Pathology
Department of Pathology
M.D. Anderson Cancer Center
Houston, Texas
Non-Neoplastic Lesions of the Neck
Benign Neoplasms of the Neck
Malignant Neoplasms of the Neck

Leslie Michaels, MD
Professor Emeritus
Histopathology
University College London
Honorary Consultant
Histopathology
Royal National Throat, Nose & Ear Hospital
London, United Kingdom
Malignant Neoplasms of the Ear and Temporal Bone

Susan Müller, DMD, MS
Associate Professor
Department of Pathology and Laboratory Medicine
Department of Otolaryngology–Head and Neck Surgery
Emory University School of Medicine
Atlanta, Georgia
Non-Neoplastic Lesions of the Oral Cavity and Oropharynx

Brenda Nelson, DDS, LCDR, DC, USN
Department of Oral and Maxillofacial Pathology
Bethesda National Naval Dental Center
Naval Post-Graduate Dental School
Bethesda, Maryland
Benign Neoplasms of the Gnathic Bones

Bayardo Perez-Ordoñez, MD, FRCPC
Assistant Professor
Department of Pathology and Laboratory Medicine
Assistant Professor
Department of Otolaryngology–Head and Neck Surgery
University of Toronto
Staff Pathologist
Department of Pathology
University Health Network
Toronto, Ontario, Canada
Benign Neoplasms of the Nasal Cavity, Paranasal Sinuses, and Nasopharynx

Mary S. Richardson, DDS, MD
Associate Professor
Director of Surgical Pathology
Department of Pathology and Laboratory Medicine
Medical University of South Carolina
Charleston, South Carolina
Non-Neoplastic Lesions of the Salivary Glands

Pieter J. Slootweg, MD, DMD, PhD
Professor
Department of Pathology
University Medical Center St. Radboud
Nijmegen, The Netherlands
Non-Neoplastic Lesions of the Gnathic Bones

Leslie H. Sobin, MD
Chief, Division of Gastrointestinal Pathology
Department of Gastrointestinal and Hepatic Pathology
Armed Forces Institute of Pathology
Washington, D.C.
TNM Classification and Consensus Reporting of Head and Neck and Endocrine Organ Tumors

Lester D. R. Thompson, MD
Department of Pathology
Southern California Permanente Medical Group
Woodland Hills Medical Center
Woodland Hills, California
Non-Neoplastic Lesions of the Larynx, Hypopharynx, and Trachea
Malignant Neoplasms of the Larynx, Hypopharynx, and Trachea
Non-Neoplastic Lesions of the Nasal Cavity, Paranasal Sinuses, and Nasopharynx
Benign Neoplasms of the Nasal Cavity, Paranasal Sinuses, and Nasopharynx
Malignant Neoplasms of the Nasal Cavity, Paranasal Sinuses, and Nasopharynx
Benign Neoplasms of the Ear and Temporal Bone
Malignant Neoplasms of the Ear and Temporal Bone
Non-Neoplastic Lesions of the Neck
Benign Neoplasms of the Neck
Malignant Neoplasms of the Neck
TNM Classification and Consensus Reporting of Head and Neck Tumors

Kevin Torske, DDS, MS, DABOMP
Oral and Maxillofacial Pathology and Forensic Odontology
Joint POW/MIA Accounting Command
Hickam Air Force Base
Waipahu, Hawaii
Benign Neoplasms of the Salivary Glands

Gary Warnock, DDS, MS, MA
Associate Professor
Department of Dermatology
Johns Hopkins School of Medicine
Associate Staff
Departments of Dermatology and Pathology
The Johns Hopkins Hospital
Baltimore, Maryland
Malignant Neoplasms of the Gnathic Bones

William Westra, MD
Professor
Department of Pathology
The Johns Hopkins Medical Institutions
Associate Director, Surgical Pathology
Department of Pathology
The Johns Hopkins Hospital
Baltimore, Maryland
Benign Neoplasms of the Oral Cavity and Oropharynx
Malignant Neoplasms of the Oral Cavity and Oropharynx

译者的话

在我们的案头已有多部经典的病理学专著，但有关头颈部诊断病理学的专著还较少。通常头颈部诊断病理学的内容被置于系统性病理学专著中的某一章节讲述。这种情况因国内外“耳鼻咽喉头颈外科学”这一临床学科的不断发展和实际工作需要正在发生改变。另一方面，头颈部这一看似狭小的解剖区域除具有特有的组织结构和细胞成分外，还具有其他几乎各种与人体各系统组织同源的细胞，是全身组织结构和病变最为复杂的部位之一，这意味着除其本身固有的一些特征性疾病或病变外，发生在全身各种组织的疾病及病变在这一区域均可出现，有的还是其好发部位。因此，有人认为头颈部疾病可作为全身性疾病的一个缩影。

作为以头颈部病理为主要专业方向的病理医师，我们已迫切地感到手头还缺乏一本能代表当代头颈部诊断病理学学科发展水平的专著。恰在此时，由Lester D. R. Thompson医师主编的这部《头颈部病理学》作为“诊断病理学基础”系列丛书的分册之一出版了。正如本书所介绍的那样，该书对每一疾病的阐述采用了较一致的模式和顺序，即临床特点、病理学特点（大体所见、镜下所见、辅助检查）、鉴别诊断，及预后和治疗，并将各项内容概括归纳为表格的形式，既便于查找要点也便于对疾病病理及临床全貌的掌握，起到了画龙点睛的作用，值得学习和借鉴。另外，层次分明、重点突出、内容详尽是本书的又一特色，这一特色在鉴别诊断一项中表现得尤为突出。高质精美的病理及影像学图片占到了全书篇幅的一半左右，图文并茂，充分体现了临床病理诊断学科的特点，使图书的质量从形式到内容堪称一流。

本书贯穿并强化从“观察线索”到“综合信息”的病理诊断的基本方法和技能。从内容上涵盖了喉、鼻腔、鼻窦、咽、口腔、涎腺、耳和颞骨、颌骨及颈部的肿瘤及非肿瘤性病变，文末还附有解剖学、组织学和胚胎学的内容，提出了术中冰冻病理诊断及大体标本检查中应注意的问题，及肿瘤TNM分类的有关说明等，以供读者参考。索引使查阅变得简捷方便。

尽管我们在日常工作中经常接触到头颈部的病例，但多数病理医师尚缺乏对这一领域的系统培训。不论对于正处在培训阶段还是实践阶段的全科或专科病理医师，本书都可作为一部教科书和诊断指南使用。

本书的出版得到了北京大学医学出版社及各位译校者的大力支持，在此致以衷心的谢意！

鉴于译校者水平有限，时间也较仓促，译文错误在所难免，敬请各位同仁不吝指正。

刘红刚

首都医科大学附属北京同仁医院

病理科主任

2007年9月

原著序言

病理解剖学的研究和实践令人兴奋，外科病理学及其所属学科以及细胞病理学变得越来越错综复杂，对于个人而言，高水平地掌握这些学科所有必需的知识和技能几乎是不可能的。能够作出正确的诊断已足具挑战性，但是病理学不仅仅只是提供一个诊断，现在病理学家被要求通过少量的标本提供大量的辅助信息，包括诊断和预后的信息，这即使对于经验最丰富的病理学家来说也是一项令人生畏的任务。

尽管综合性外科病理学巨著是非常有用的参考书，但它们无法涵盖病理学家在提交报告时需要掌握的方方面面，基于“诊断病理学基础”的概念就这样产生了。“诊断病理学基础”系列丛书拟包括外科病理学和细胞病理学的主要领域，每一卷设定一个主题，每卷的目的旨在为病理学家提供基本的信息，不论他们是全科病理还是专科病理医师、是在培训中还是在实践中，这些信息对他们在工作中遇到的各类标本的评估都非常有用。

Lester Thompson医师是享有盛誉的头颈部和内分泌病理学专家，曾在美军病理学研究所就职，现供职于加州森林山的南加州医疗网，他负责编辑了这卷出色的、综合性的头颈部病理学专著。头颈部病理学是外科病理学的分支之一，也是多数外科病理学家在实践中经常遇到、却极少接受过正式训练的领域，正因如此，本书具有很高的实践价值。本书的一些作者是在本领域最有声望的病理学家，都有丰富的实践、科研和教学经验。每一章都是按照容易理解的方式编排，语言简练，图表实用，易于查阅，显微照片高质精美。本书对于活检标本、根治切除的标本以及冰冻标本的处理都有详尽的讨论。

本书共有22章，3篇附录。对于喉、喉咽、气管、鼻腔、鼻咽、鼻窦、口腔、口咽、涎腺、耳、颞骨、颌骨、颈部的非肿瘤病变、良恶性肿瘤都有详尽的描述，并对头颈部病理学家在工作中经常遇到的副神经节瘤编排了独立的章节。附录同样很全面，包括头颈部的解剖学、胚胎学和组织学、术中病理会诊、常用的技术、最新的 TNM 分期，以及头颈部肿瘤报告中应注意的事项。

我真诚地感谢 Thompson 医师，他对本书倾注了大量的心血和精力。我同样感谢其他所有的作者，他们对这套出色的“诊断病理学基础”系列丛书作出了贡献。

JOHN R. GOLDBLUM, M.D.

原著前言

在医学院时，我最好的朋友之一Peter Bret Mitchell医师曾对我说“你看了，但没有观察，这其中的差别是显著的”。这句话源于阿瑟·柯南·道尔爵士的有插图的福尔摩斯探案集，至今仍回响在我的耳畔，仿佛他昨天才刚刚说过。精确地详细检查、记住必要的信息、综合所有“看”到的，这都是作为一个卓越的病理学家所不可或缺的品质。

接下来的篇幅，将通过标准的格式，阐明关于头颈部疾病的知识概要。所有经过挑选的喉、鼻腔鼻窦、耳、颞骨、涎腺、口腔、颌、颈部疾病的描述都是通过一定的形式编排的，使之易于快速查询和对比。“病理学”一词源于希腊文的“疾病论述”，作为医学的分支，病理学是对于疾病本质的研究，而病理学家则是在显微镜下对疾病进行解读的专家，他们必须用相关的知识指导其他临床医师和研究者对患者进行治疗。通过敏锐、有辨识力的观察，病理学家能够将临床医学、影像学、实验室检查、肉眼及镜下表现、组织化学、免疫组织化学、超微结构和分子生物学的检查结果融为一体。这些信息可作为“医师的医师”去指导患者的正确治疗。

编者热切地希望本书能够提供必要的信息以达到这一目标。

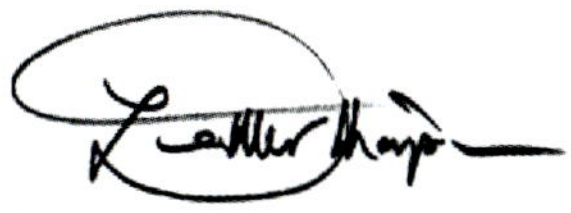

LESTER D. R. THOMPSON, M.D

致　谢

我不知道如何用语言表达对这么多人的感谢，对本书的圆满出版，他们发挥着不同的作用，大家相互协作的效果远远超出了设想。在此，我要感谢那些对我影响最大的人，他们是：

我的父母，Ronald Thompson 医师和 Ronald Thompson 女士，他们放弃了在南非的生活，从而达成了我和我的兄弟在美国做一名医师的愿望。

我的兄弟， Glynn M. Thompson 医师，他的忠诚和坚持不懈的竞争精神促使我不断向前。

Douglas Wear 医师，是他在大学中第一次向我展示了什么是病理学，并在显微镜下发现了猫抓病的病因。

Yao-Shi Fu 医师，是他指导、帮助及鼓励我从事耳鼻咽喉—头颈外科病理学专业。

Dorothy L. Rosenthal 医师，是他缓和了我狂热的心态、在精神上引领我并教给我诊断的技巧。

Dennis K. Heffner 医师，他以百科全书式的博学给予我毫无保留的帮助。

我的妻子，Pamela A. Thompson，她使任何事情成为可能，她的爱心、奉献、支持和理解使我有足够的时间来完成这一切。尤其是她的计算机专业知识在确定本书的结构、章节框架、调整图像色彩、系统编排大量图例、检测幻灯片、备份数据及资料管理方面的帮助，她总是使生活得以最大程度地展现。

我还要感谢Trisha Haszel精美的插图，感谢来自Elsevier的专业协助，其中我特别要感谢Karen Carter和Belinda Kuhn在本书编辑中给我的帮助和指导，以及Natasha Andjelkovic对我的最初的支持，感谢John Goldblum 医师提出最初的邀请。

毫无疑问，本书存在的任何错误、疏漏及与公认看法的偏离都是我个人的责任。

LESTER D. R. THOMPSON, M.D.

目 录

1 喉、下咽及气管的非肿瘤性病变

Lester D. R. Thompson

先天性及发育性畸形

喉可发生很多先天性及发育性畸形（congenital and developmental abnormality），包括骨软骨增生性气管病（tracheopathia osteochondroplastica）、喉软骨软化病（laryngomalacia）、声门下狭窄（subglottic stenosis）、喉蹼（laryngeal web）和喉闭锁（laryngeal atresia）。由于病理标本难以获取，多数病例为临床诊断。以下以骨软骨增生性气管病为例进行讨论。

临床特点

骨软骨增生性气管病（骨软骨增生性支气管病）是一种气管支气管树的节段性退行性病变，特征性地出现致上呼吸道狭窄的大小不等的黏膜下多发性软骨和骨结节。该病多见于老年男性，偶见于慢性炎症或伴外伤者。对于骨增生性气管病，尽管喘鸣和呼吸困难较为常见，但也可无特异性的临床症状和体征。影像学出现黏膜下扇形结节状不透明的钙化可支持该诊断。确诊则需支气管镜和病理学检查。

先天性及发育性畸形
疾病概况

定义	骨软骨增生性气管病是一种节段性退行性病变，特点是出现致上呼吸道狭窄的黏膜下多发性软骨和骨性结节
发生及部位	罕见
相关改变或死亡率	可引起呼吸窘迫
性别、种族和年龄	男性多于女性 多见于老年人（> 60 岁）
临床特点	常与慢性炎症或外伤有关 喘鸣和呼吸困难
影像学特点	平片常见黏膜下扇形结节状不透明的钙化
预后及治疗	预后好，但要做好气管支气管保健 严重的狭窄病例可选择激光清除或扩张术

病理学特点

组织学上，可在黏膜下发现软骨和骨化生，常表现为气管软骨内面的连续性化生（图1-1）。表面黏膜完整，可为正常或化生性上皮。病变气管完全僵硬。在活检标本的软组织或基质中可见异位骨的形成（图1-2）。骨板可伸入黏膜内，成为气管镜下特征性的改变。不规则的骨刺表现为薄壁骨板围绕着脂肪髓。对于儿童，通常会出现一定程度的钙化。当活检组织很小，标本取自病变的外周或仅取自中心（例如非全部病变部位），或影像学资料不明时组织学诊断较为困难。

鉴别诊断

临床鉴别诊断包括气管支气管扩张（tracheobronchomegaly）和气管软化（tracheomalacia），这两种疾病多表现为气管的软化、屈曲或扩张，而非骨增生性

先天性及发育性畸形
病理学特点

大体所见	坚硬的气道内可见黏膜下质硬的、固定的结节
镜下所见	黏膜下可见化生性或异位性骨或软骨 可与气管软骨相延续 骨板可伸入黏膜内
病理鉴别诊断	气管软化，气管支气管扩张，骨化性肌炎，骨性狭窄

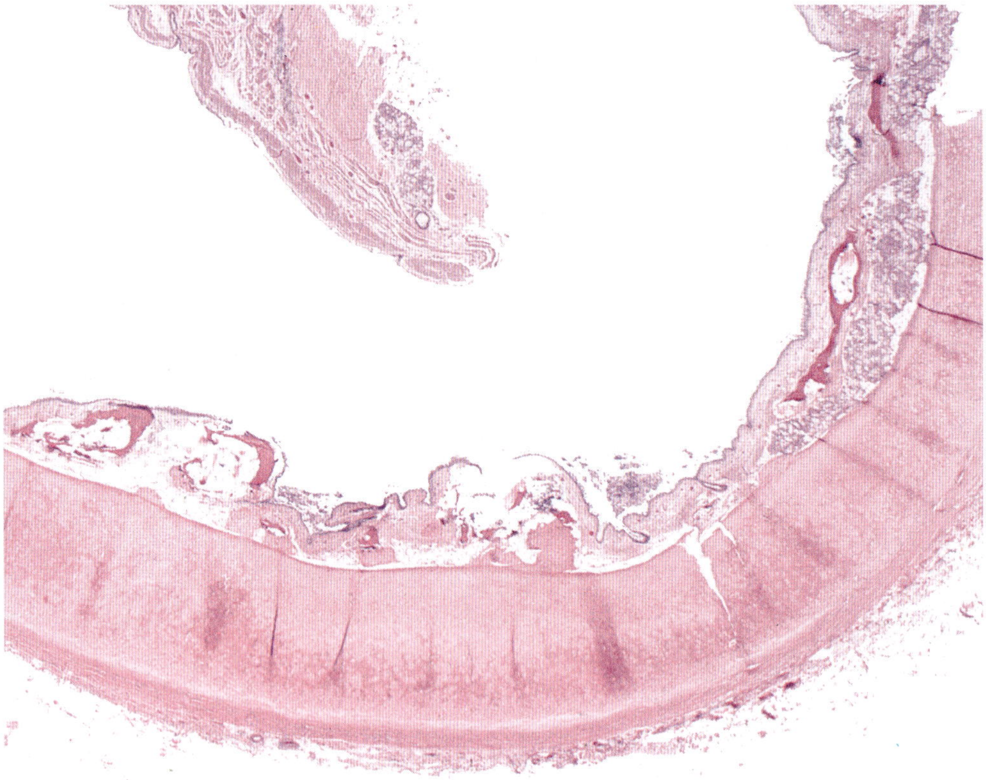

图 1-1
独立于软骨之外分布的黏膜下骨的沉积或化生。这种改变结合临床表现，是骨增生性气管病的特点。

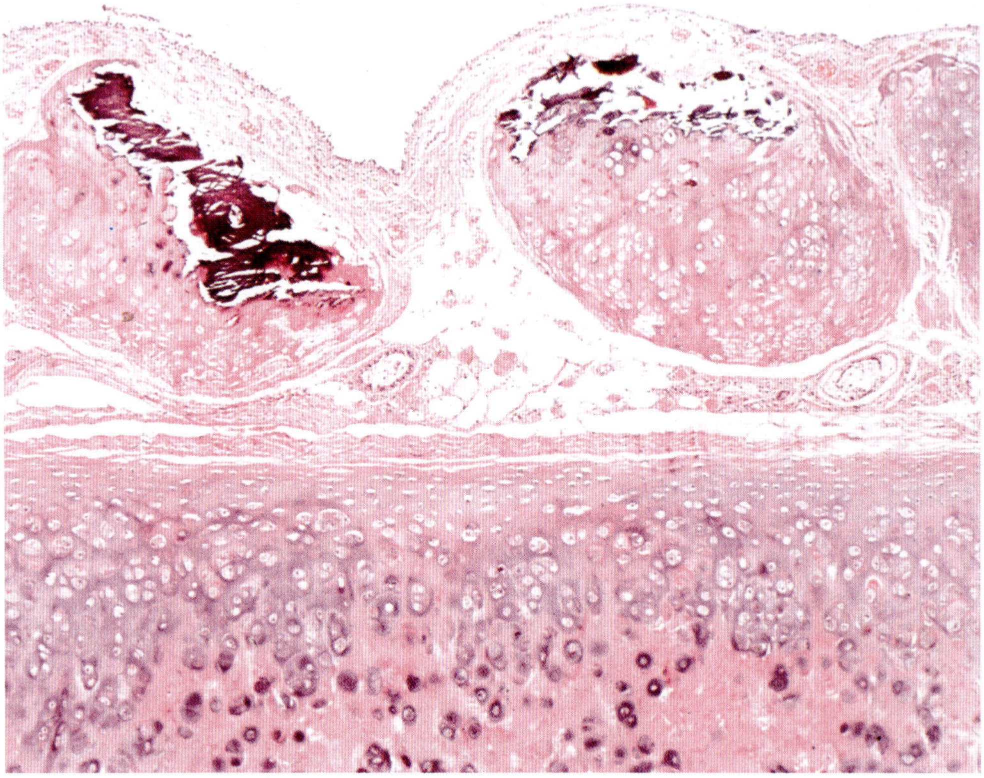

图 1-2
骨增生性气管病时，骨化生所形成的骨刺将黏膜和软骨分开。

气管病引起的气管僵硬。气管支气管扩张主要表现为气管和支气管的绝对性膨胀，且在镜下有弹力纤维的减少和气管壁的肌组织变薄。喉骨化性肌炎呈区域性带状分布，即细胞性内带区和骨性外带区。骨性狭窄常伴有息肉或乳头状瘤，与慢性炎症有关。

预后及治疗

局限性疾病可以不治疗，但严重的狭窄需行激光消除和扩张术。长期的临床处置中必须认真做好气管支气管保健。

感染

感染性和炎症性病变均可引起喉炎（laryngitis）。喉炎分为急性和慢性两种，伴年龄差异。咽炎、喉炎、“伪膜性喉炎”、会厌炎以及喉气管支气管炎，无论急性还是慢性，均与喉、气管、下咽的感染或炎症有关。这些疾病的临床并发症与解剖部位密切相关，却由不同的病因所引起。诱因包括感染、创伤、肿瘤、外科手术（血管损伤）、医源性因素（饲管或气管造瘘管）、异物或放疗。许多病因可能是同步的，例如放疗伴发感染。因此，需要考虑多种病因。已证实多种病毒、细菌、真菌和寄生虫均可诱发喉炎，由于篇幅所限不作赘述，在此只以疱疹性喉炎为例。

临床特点

临床表现依患者年龄而异，婴儿期累及单个器官可引起细支气管炎，伪膜性喉炎见于年龄较大的儿童，咽炎见于其他患者，亚临床综合征见于成年人。除少数情况外，大多数疾病的组织学改变与临床表现相吻合，通常取决于病人的年龄、性别、营养状况和免疫力。声带功能可能受限。大量的实验调查表明除了极个别病例外，引起“普通感冒”的特异性病毒并未被确定。免疫力低下的患者发生单纯疱疹性喉炎的可能性更大。因此，年龄较小的儿童、高龄老人、孕妇以及免疫力低下的人群感染疱疹的可能性更大。

感染性疾病
疾病概况

定义	一种对感染因素做出的急性或慢性反应性疾病（喉炎、咽炎、伪膜性喉炎、会厌炎）
发生及部位	感冒频发，真正的喉炎较少见 发展中国家、社会经济能力低和卫生条件差的人群发病率增高
相关改变或死亡率	自限性，尽管链球菌感染的后遗症可引起肾小球肾炎和急性风湿热
性别、种族和年龄	无性别差异 所有年龄均可发病
临床特点	年龄、性别、营养状况和免疫力可影响症状 咳嗽、咽痛、吞咽困难、发热、寒战 声带功能可能受限
预后及治疗	针对感染原的特异性疗法预后极好，而维持疗法用于大多数病毒感染者

病理学特点

大体检查，可见黏膜红肿，组织学可见非特异性炎性细胞和水肿液（图1-3），偶尔可见成对的特异性

感染性疾病
病理学特点

镜下所见	表面溃疡 急性和（或）慢性炎细胞浸润伴坏死 依病因不同可出现肉芽肿性炎的表现 有时可见病毒包涵体（多核、毛玻璃样核、Cowdry A 型包涵体）
特殊检查	培养 不同的组织学染色（PAS、GMS、Brown-Hopps、AFB） 免疫组化鉴别特异性病原体（HSV、CMV）
病理鉴别诊断	炎性病变（Wegener 肉芽肿病），环境暴露，息肉

包涵体。多核巨细胞出现不透明的“毛玻璃样”核为其特征（图1-4）。多次的继发性细菌感染可使临床和组织学表现复杂化。培养和（或）免疫组化有助于鉴别病原体。

鉴别诊断

炎症反应通常是非特异性的，常与感染性疾病、炎性疾病、变态反应、创伤以及有毒物质的环境暴露有关。因此，除了密切结合临床外，相关的血清学、细胞学、微生物学培养或试验、真菌的沉淀物试验与其他临床资料（甲状腺功能试验、皮肤试验等）等对于了解完整的疾病过程都是必要的。

预后及治疗

虽然某些感染恢复较慢，但抗病毒疗法通常可获痊愈。消除潜在的畸形可能有助于预防反复感染。

喉囊肿（包括喉膨出）

喉囊肿（cysts of the larynx）内可能充满液体或气体，并可衬以不同的上皮，上皮的名称依它们的解剖部位和组织学表现而不同。下面讲述喉囊肿和其他一些良性囊肿，以及不同囊肿中的嗜酸性细胞改变。

临床特点

喉室和正常喉黏膜的囊状外翻导致喉膨出。喉膨出在临床上分为内翻（突向假声襞）和外翻（穿透甲状舌骨膜突向颈部软组织），绝大多数表现为内部单侧性团块。由于空气可自行减压，可消除气道梗阻或声嘶的症状，因此临床症状是可变的。反复经受空气压力增高的患者更易患喉膨出。总之，喉囊肿患者的症状通常是非特异性的，与喉膨出的症状极为相似。

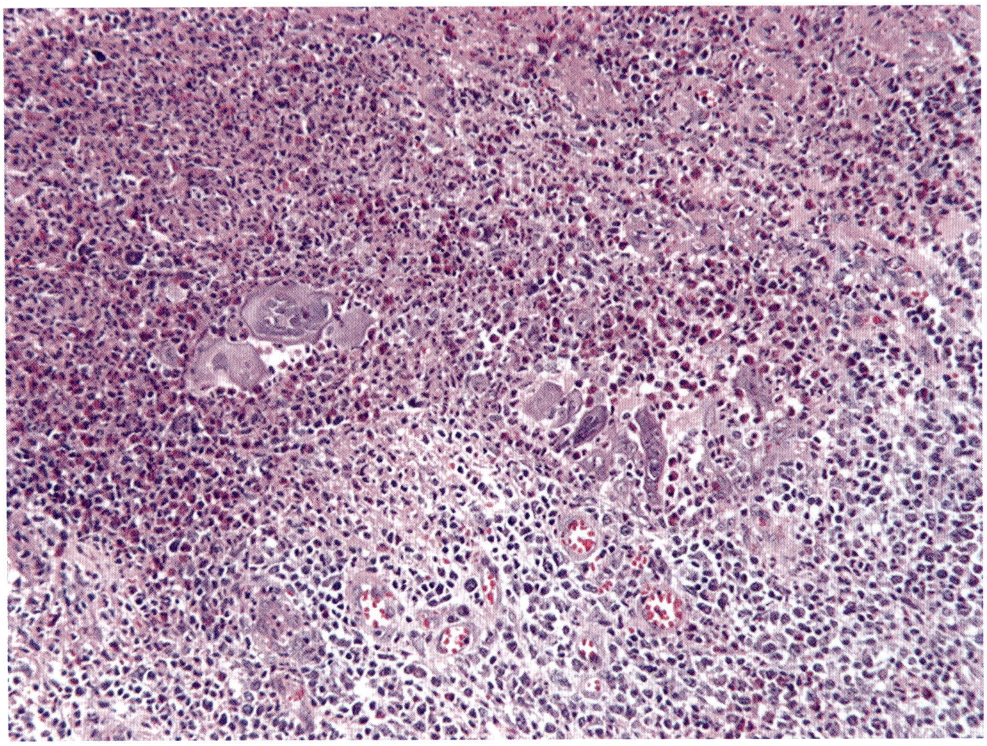

图 1-3
单纯疱疹病毒（HSV）感染的特征性表现是出现少数具有“毛玻璃样”核的多核巨细胞，此例标本主要表现为重度急性炎症细胞浸润伴坏死碎屑。

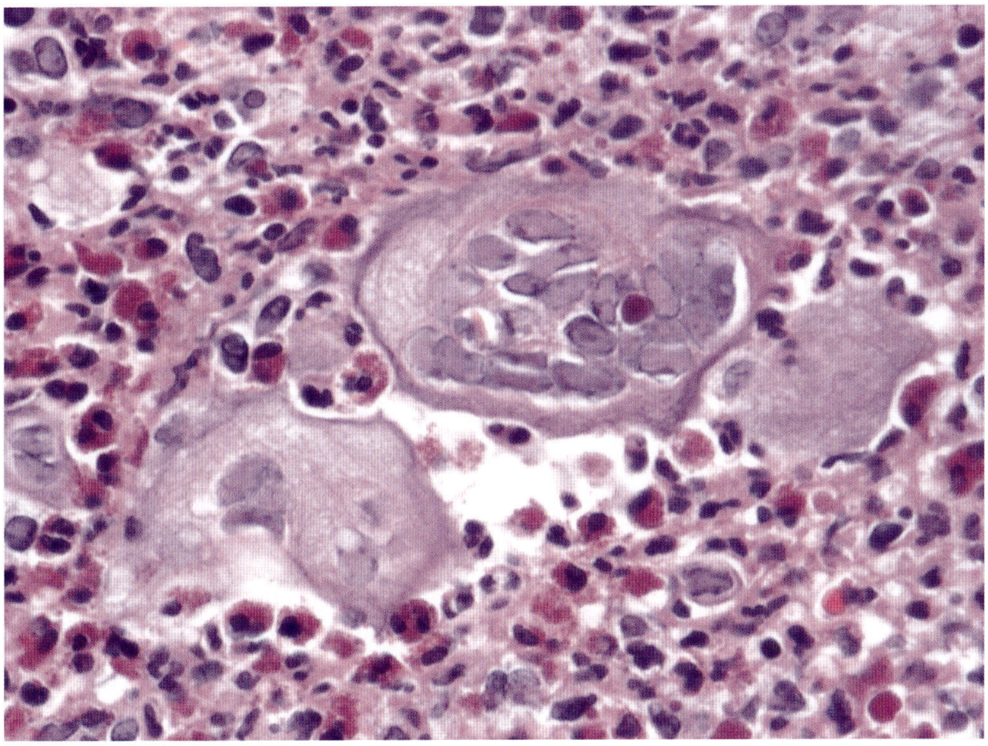

图 1-4
HSV 感染的典型改变是核的毛玻璃样变，尤其见于多核巨细胞。

喉囊肿（包括喉膨出）疾病概况	
定义	喉室和喉囊外翻称为喉膨出
发生及部位	不常见，多见于年轻人
性别、种族和年龄	无性别差异 所有年龄均可发病
临床特点	多样、非特异性气道梗阻和声嘶最常见
预后及治疗	预后极好 造袋术或外科切除

喉囊肿（包括喉膨出）病理学特点	
大体所见	囊肿的部位和类型决定大体表现 分为喉内型和喉外型 囊肿通常不与喉腔相通 喉膨出是一种充满气体的疝，与喉内部相通 囊状囊肿累及假声带 潴留性囊肿累及会厌 创伤性囊肿累及杓状区 囊肿大小 0.5~0.8 cm 不等
镜下所见	囊肿被纤维结缔组织包绕 可见鳞状上皮或呼吸上皮 血管成分可见于血管性囊肿 囊肿内可内衬嗜酸细胞上皮
病理鉴别诊断	颈外静脉扩张，脱垂，腮裂囊肿，甲状舌管囊肿，皮样囊肿，畸胎瘤，喉蹼

病理学特点

大体所见

喉囊肿的大体表现取决于囊肿的原发部位和类型（囊性、潴留性 / 包含性、导管性或创伤性）。根据囊肿压缩的程度和病变累及的范围，囊肿可分为喉外囊肿与喉内囊肿。囊肿通常不与喉内腔相通，而喉膨出则是向喉内或喉外突出的充满气体的疝或喉囊扩张，与喉腔相通（图 1-5）。囊状囊肿（靠近前面或后面）位于黏膜下且不与管腔相通，但囊内容物为黏液或急性炎性成分。由于气体和液体被挤进喉膨出处，喉膨出和其他喉囊肿的区别不太明显（图1-6）。喉的任何

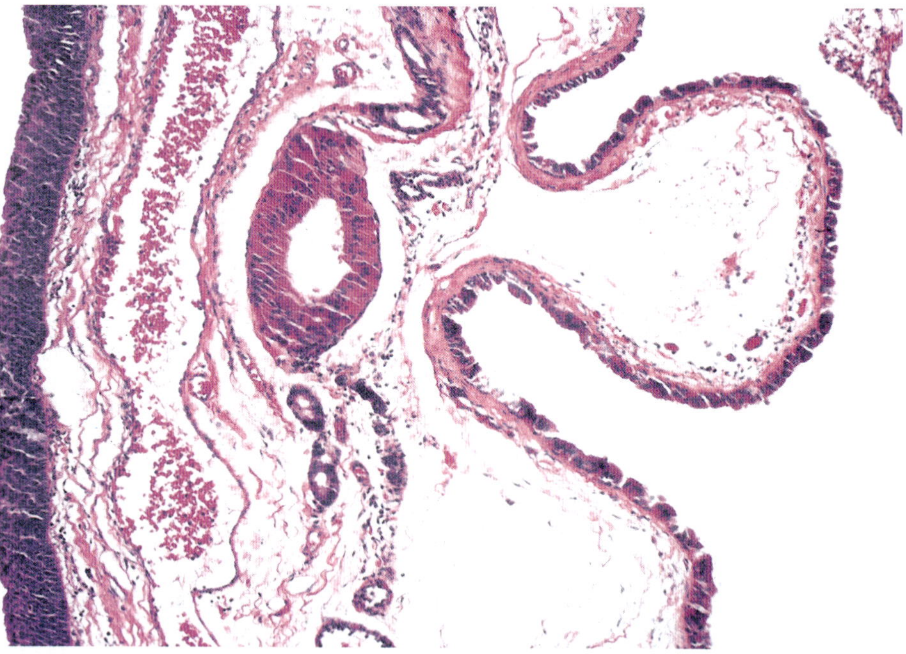

图 1-5
图中左侧可见完整的黏膜，右侧是喉向外膨出部分被覆的嗜酸细胞上皮。

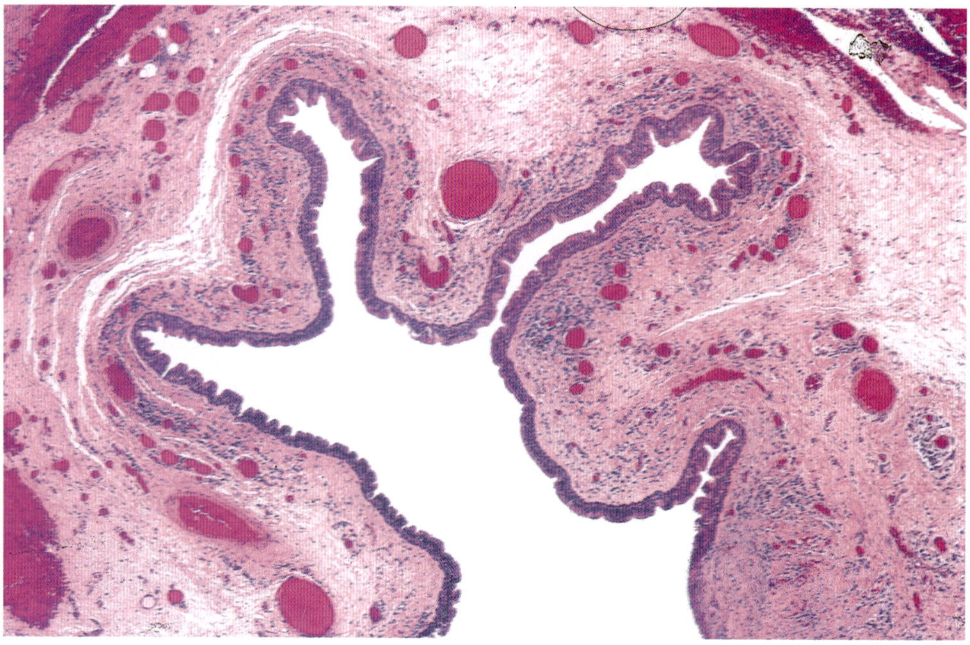

图 1-6
喉膨出有时充满气体或液体，这些气体和液体在制片时丢失后形成光滑而波浪状起伏的边缘。

部位均可发生囊肿，潴留型多发生于会厌，囊状囊肿多发生于假声带。囊肿的大小 0.5 ～ 8 cm 不等，取决于囊肿发生的部位，小的囊肿多发生于声带，大的囊肿多靠近会厌，把喉推向一侧，或突向下咽。外翻或脱出使喉囊肿的分型更加复杂化。这些囊肿不同程度地充满稀薄的浆液、粘着稠密的黏液、胶体或血性液体。

镜下所见

组织学检查对于诊断喉膨出没有意义，影像学有助于明确诊断。切除标本可见囊肿内衬上皮，包含呼吸性或鳞状上皮黏膜。

囊肿具有厚度不等的纤维组织壁。根据囊肿的内衬上皮可把它们分成不同的亚型。大多数囊肿内衬鳞状或呼吸上皮（潴留性和囊状囊肿）（图1-7），少数囊肿内衬纤维结缔组织。囊肿内中胚层和内胚层的混合

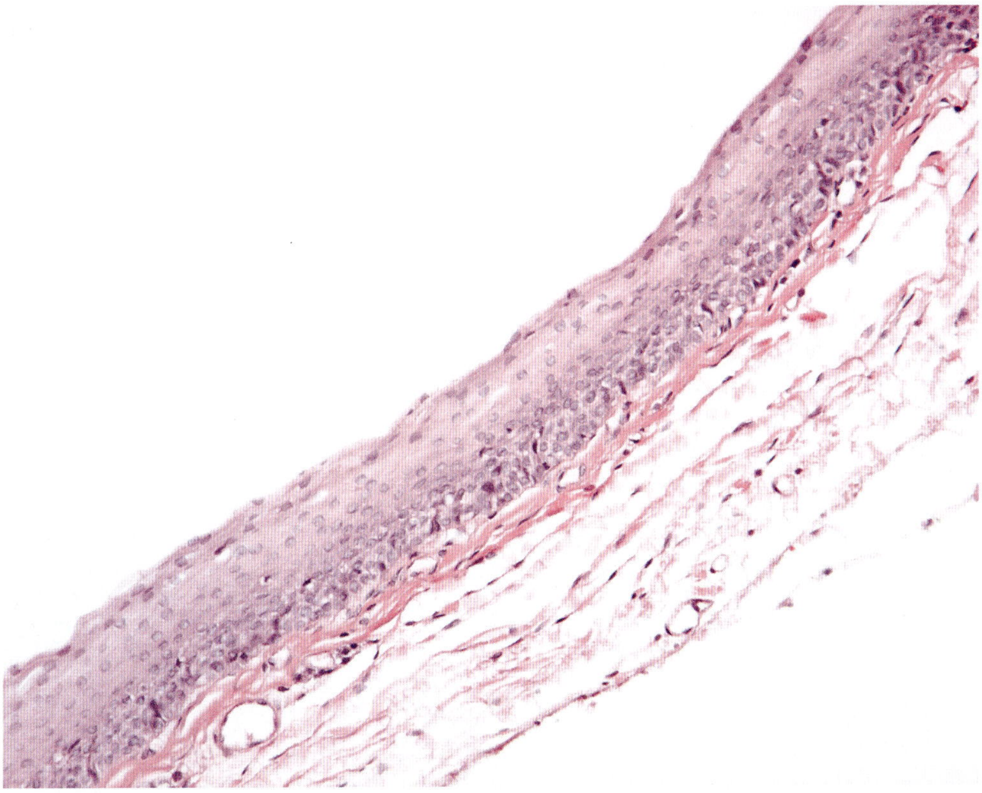

图 1-7
喉囊肿内化生的鳞状上皮黏膜。

物证实它属于先天性或胚胎性囊肿。这种类型的囊肿通常包含鳞状上皮或呼吸上皮及其他中胚层成分，与上皮成分密切相关。血管性囊肿极少见，镜下由位于上皮下组织的局限性淋巴管或血管组成，实际上可能无法与血管瘤或淋巴管瘤区分。创伤性囊肿不常见，但随着喉外科手术的增多而越来越多见。这是由于小的岛状组织植入间质深部并发生囊性变而引起。上述任何一种囊肿都可能发生感染，一旦发生感染，尽管仍按最初的囊肿分类，仍可认为积脓性囊肿。腔室越大，就越易发生感染或炎症。

多种喉部病变均可见嗜酸性细胞，包括但不限于嗜酸细胞乳头状囊腺瘤、嗜酸细胞囊肿（图1-8），嗜酸细胞瘤、嗜酸性腺瘤、嗜酸性粒细胞乳头状囊腺瘤和嗜酸细胞增生。嗜酸细胞化生和（或）增生最可能是一种病变细胞胞质线粒体的凝集老化现象。虽然嗜酸细胞化生和（或）增生是多灶的或弥散分布于喉部，但和囊肿的区分仍很困难。其细胞呈多角形至圆形不等，边界清楚，已固缩或囊状的小圆形细胞核位于胞质中心（图1-9），含有不同数量的纤细或粗糙的嗜伊红细胞颗粒的丰富胞质围绕在细胞核周围。

鉴别诊断

颈外静脉扩张（external jugular phlebectasia, 一种先天性的颈静脉扩张）通常表现为颈部团块，尤其是在过度用力或哭喊时（Valsalva动作）与喉膨出相似。该病不需要手术治疗，手术多为了美容的目的。组织学表现为扩张的血管腔隙，这与喉膨出或其他喉囊肿不同。鉴别诊断往往仅依据组织学，但有时更多的应根据临床观察。因此，病变的组织学证据对于界定囊肿的类型是必要的。在大体检查时，室性脱垂有时与囊肿有相似的表现。不同在于，脱垂可被还原而囊肿不能。大的鳃裂囊肿及甲状舌管囊肿可挤进喉腔，从而被错认为喉原发性囊肿。组织学检查结合临床原发

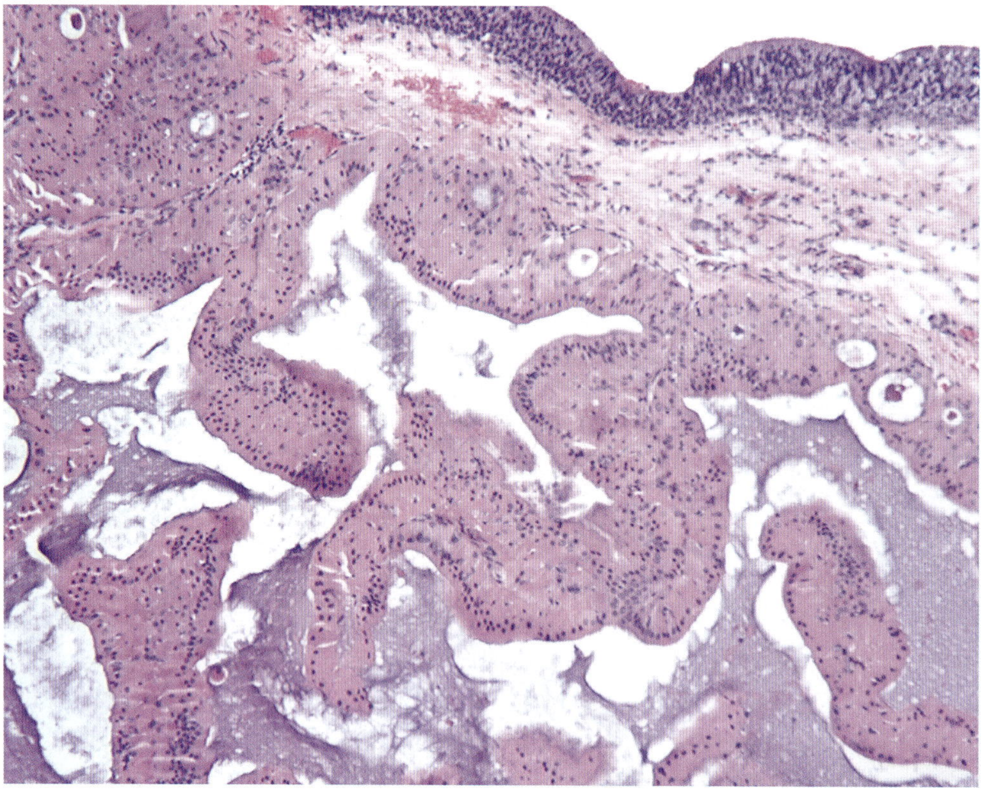

图 1-8
喉的乳头状嗜酸细胞增生，由含丰富嗜酸细胞质的增大的细胞组成。

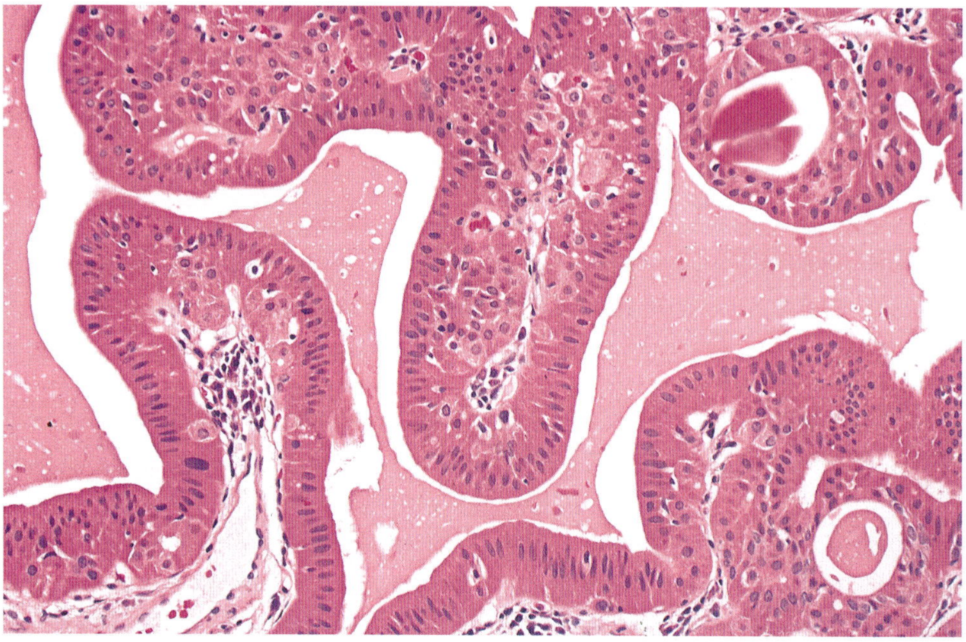

图 1-9
该例嗜酸细胞囊肿表现为大的多角形细胞围绕一囊性区域，细胞胞质丰富、不透明，嗜酸性，细胞核小而深染。

部位有助于鉴别该部位的其他囊肿。皮样囊肿通常包括两种始基细胞类型，间充质和外胚层结构。该病变不是真正的畸胎瘤，因为它缺乏三胚层结构而且与喉囊肿的发展不同。其他临床疾病包括喉蹼、血管环、血管瘤和异物，这些病变可通过临床或活检排除。鳞状细胞癌（SCC），尤其是声门上鳞状细胞癌，与喉囊肿有关，可能由癌变所致。

预后及治疗

喉膨出多选择外科造袋术治疗，良性囊肿可对症治疗，手术只在临床上有效帮助病人保持呼吸通畅。

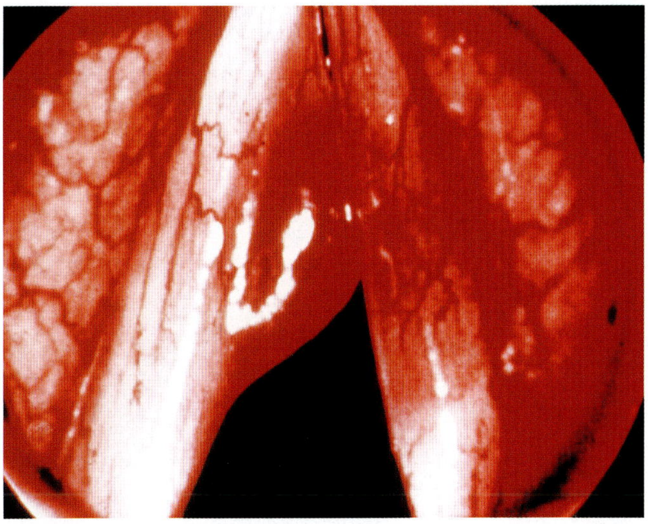

图 1-10
声带的对应表面可见双侧水肿的结节。

声带息肉和声带结节

临床特点

尽管结节（nodule）和息肉（polyp）在病理上常可替换，但在临床上不用作同义词。结节多发于年轻女性，与滥用发音有关；而息肉可发生于任何年龄，与临床声音嘶哑、感染、吸烟和甲状腺功能减退有关。声音改变及嘶哑是其最常见的临床症状。

病理学特点

大体所见

大体上，结节几乎都是双侧性的、水肿的、胶状的或出血性团块，累及声带中 1/3 处相对的表面，典型者为数毫米大小（图1-10）。相比之下，息肉通常累及室间隙或单侧声带的Reinke间隙，表现为软而有弹性、半透明至红色的团块（图1-11）。息肉可表现为无蒂或有蒂，质地可为软、有弹性或坚硬，颜色可为白色半透明至红色不等，大小可达数厘米。

声带息肉和声带结节
疾病概况

定义	喉黏膜和相邻基质的反应性改变，导致良性息肉或结节生长
发生及部位	不常见
性别、种族和年龄	结节多见于年轻女性 息肉发生于任何年龄，无性别差异
临床特点	滥用发音，发音改变，声嘶 其他病因包括感染、吸烟和甲状腺功能减退
预后及治疗	预后极好 必要时行手术治疗以去除潜在的诱因

声带息肉和声带结节
病理学特点

大体所见	结节呈双侧分布，水肿样，通常见于声带中 1/3 对应的表面 息肉单发，累及室间隙或 Reinke 间隙，质软、有弹性、半透明至红色团块
镜下所见	弧形生长 水肿样、血管样、黏液样、玻璃状（纤维样） 扩张的血管及轻度炎症 表面通常无显著改变
病理鉴别诊断	淀粉样变、黏液瘤、颗粒细胞瘤、梭形细胞（肉瘤样）鳞状细胞癌

镜下所见

结节始于水肿，伴黏液性基质，随时间进展发生纤维样变。息肉在组织学上可被分为四种主要的亚型：水肿型（图 1-12）、血管型（图 1-13）、黏液型（图 1-14，1-15）、玻璃样或纤维型（图 1-16，1-17），同一类型的息肉常伴有上述所有改变。主要的组织学改变决定息肉的类型。水肿型或黏液型有一个疏松的、黏液样、血管化基质混杂着淡灰蓝色或粉红色的基质物质（图1-12）；血管型有许多扩张的血管，偶尔可见肉芽组织及出血（图1-13）；透明型（玻璃样变型）可见紧密分布于血管间隙周围的纤维素样物质；而纤维型表现为梭形细胞含于致密的纤维基质中（图 1-16）。表面上皮可发生化生、萎缩、角化、增生。炎症通常不多见。某些息肉中还可见结晶。

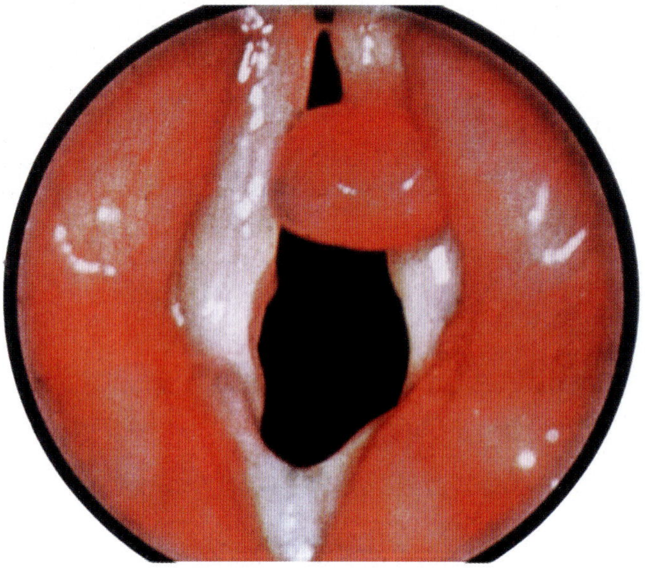

图 1-11
可见息肉从一侧声带突出。

鉴别诊断

鉴别诊断包括淀粉样变、黏液瘤及一些罕见的肿瘤（颗粒细胞瘤、梭形细胞[肉瘤样]鳞状细胞癌[SCSCC]）。病变中的其他组织学表现可用于它们的鉴别。

预后及治疗

通常息肉切除术和治疗结节潜在的病因是有效的治疗方法。治疗甲状腺功能减退也很有效。如果不能确定及去除诱因，结节仍会复发。

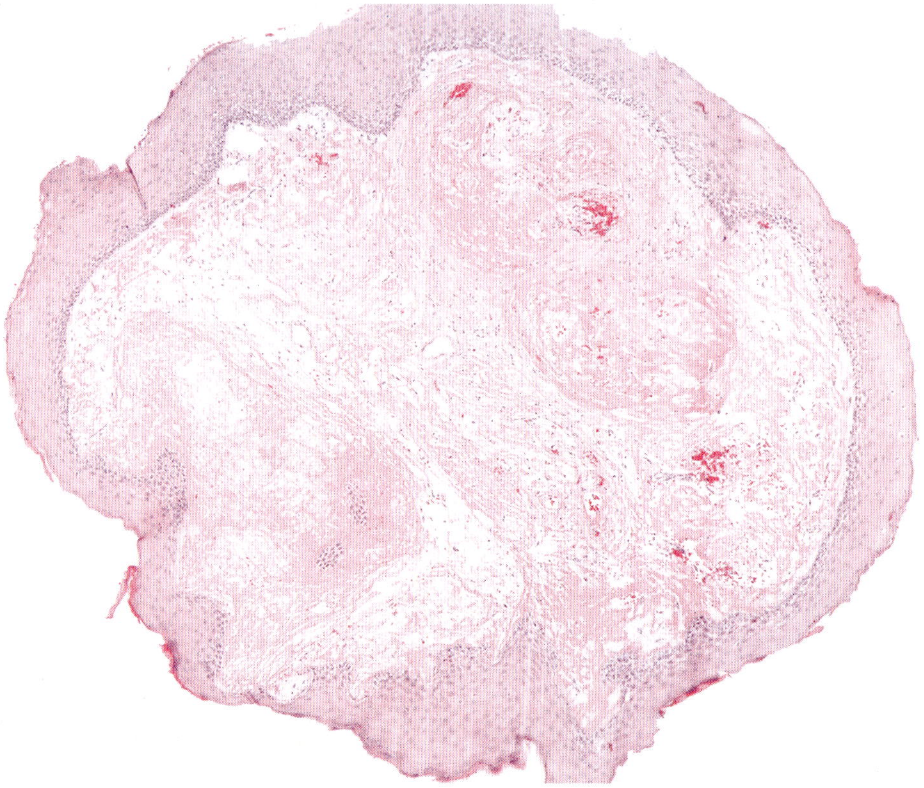

图 1-12
息肉表面上皮无显著改变，覆盖于细胞稀少的水肿性基质表面。

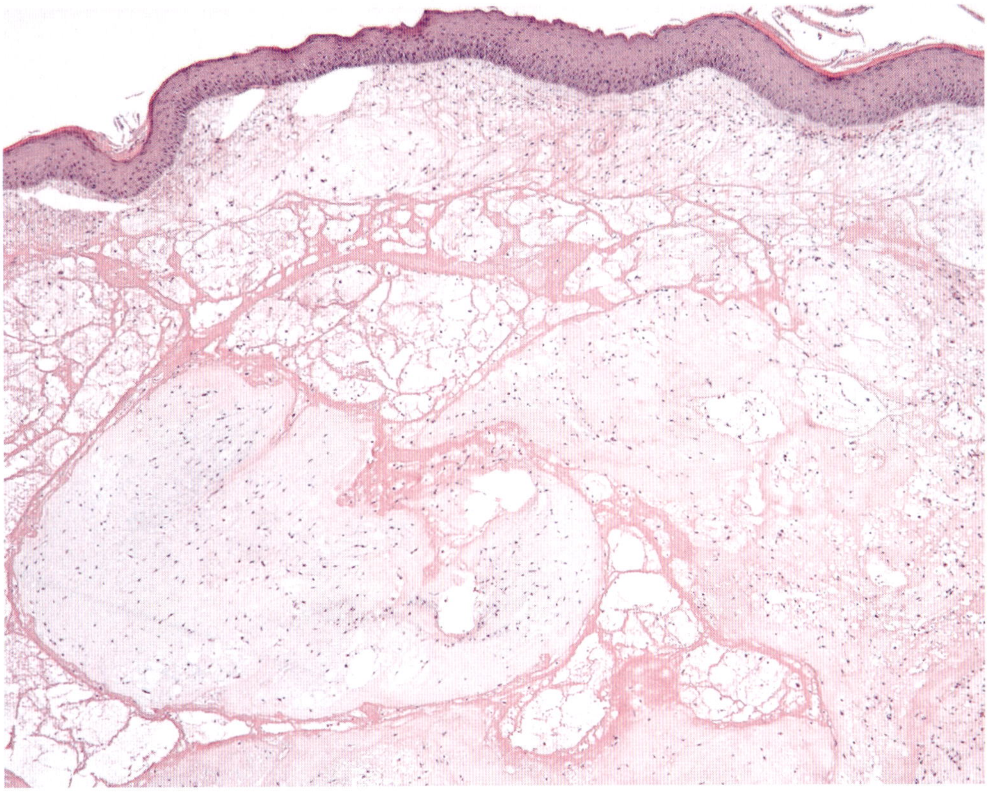

图 1-13
息肉中大面积变性的水肿物质及丰富的血管。

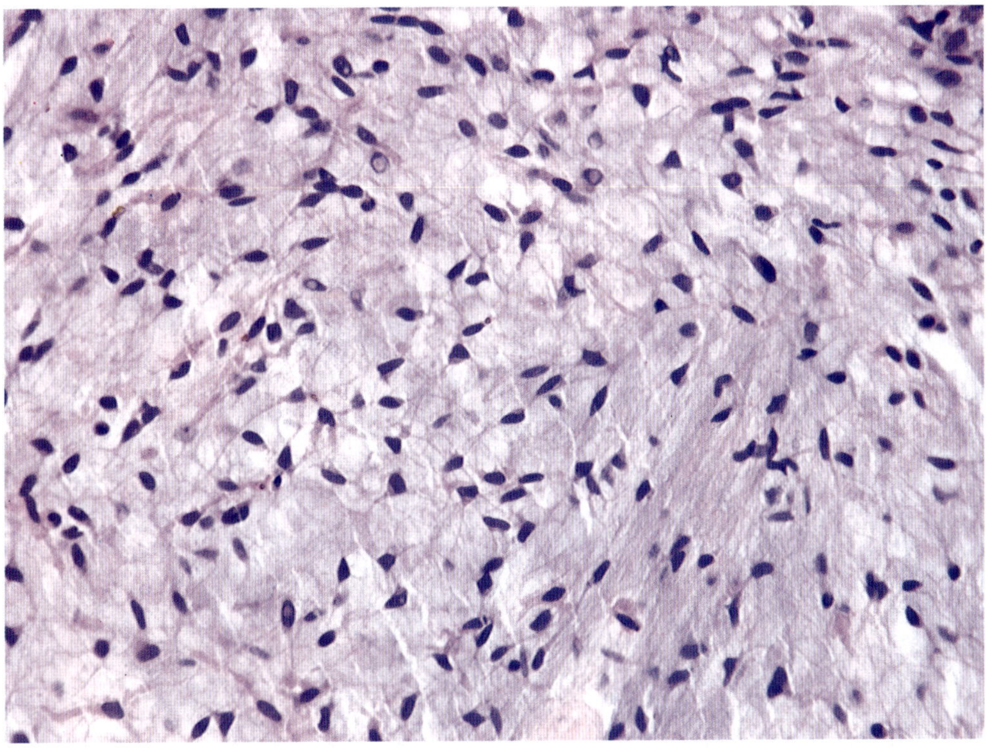

图 1-14
喉息肉。嗜碱性黏液物质把小的星形细胞分隔开，无细胞的非典型性。

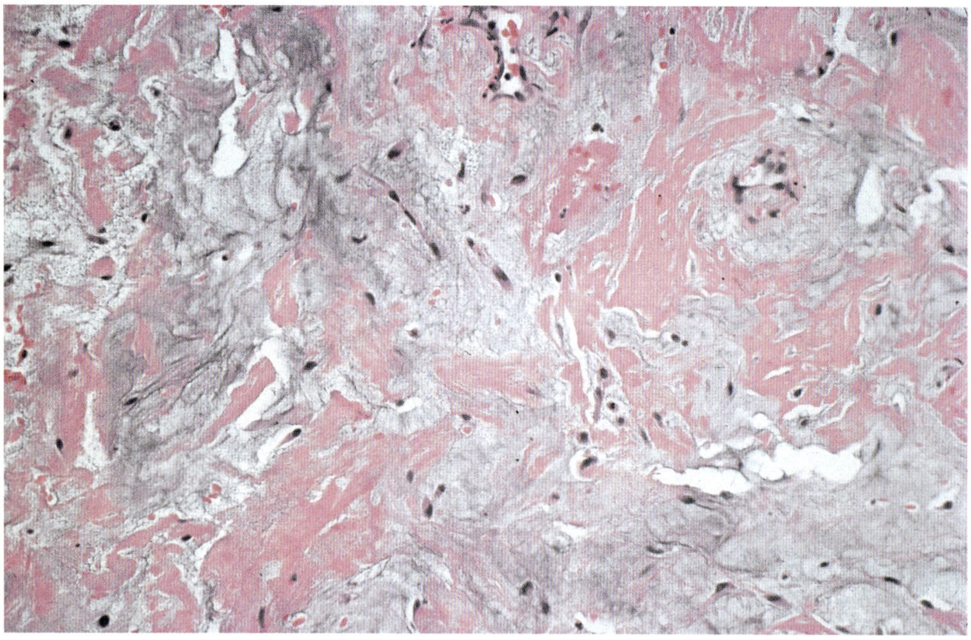

图 1-15
息肉的变性，如纤维素样变和黏液样变。

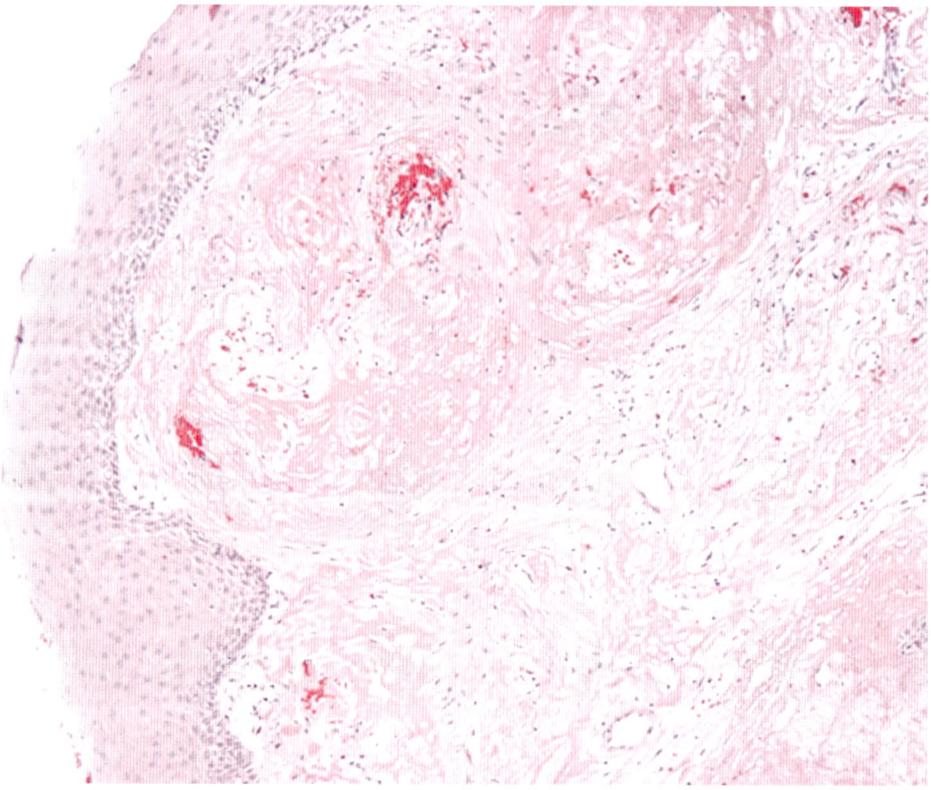

图 1-16
息肉的玻璃样变，同时可见水肿样变。

图 1-17
喉结节。纤维结缔组织沉积于不明显的上皮下方。

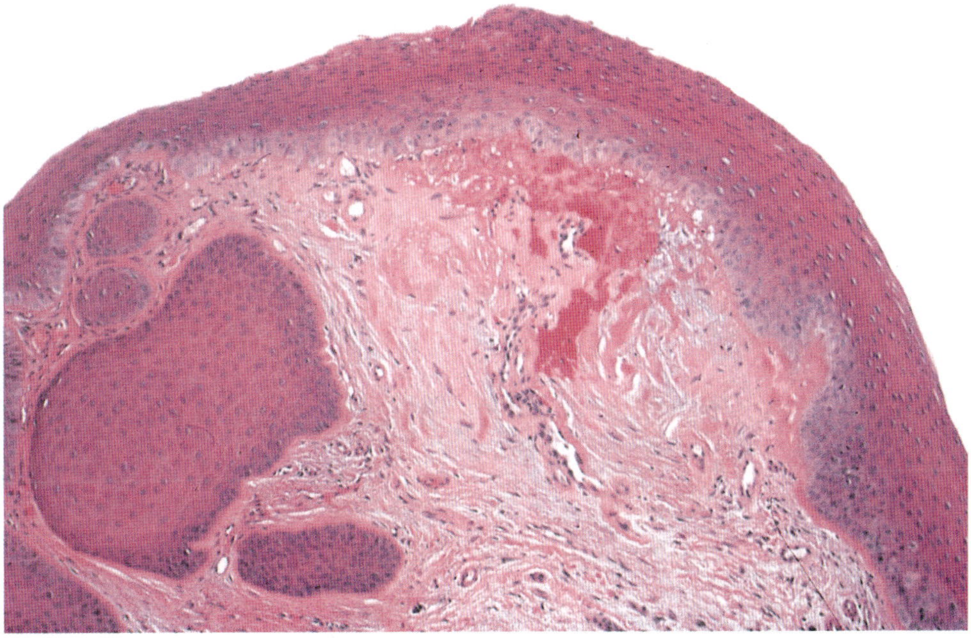

接触性溃疡

临床特点

也称化脓性肉芽肿（pyogenic granuloma），是一种良性病变，通常成年男性比女性更多见，常表现为声音嘶哑、咽痛。患者通常有慢性干咳或习惯性咳嗽。接触性溃疡（contact ulcer）与滥用发音、插管、反酸有关。由插管所致者，女性患者更常见，尤其是在紧急插管选用了大小不合适的支气管内导管时。胃-喉反流或胃-食管反流性疾病（GERD）通常被忽略，因为患者意识不到其潜在的病因（食管裂孔疝），尽管他们常主诉烧灼和（或）嗳气。胃蛋白酶而不是胃酸被认为是有害的因素。

接触性溃疡
疾病概况

定义	通常位于喉后部损伤时发生的良性反应
发生及部位	常见。尤其是胃 - 食管反流患者 最好发的部位是喉后部
性别、种族和年龄	男性比女性多发（插管时除外） 成人比儿童多发
临床特点	声音嘶哑、咽痛 慢性干咳、习惯性咳嗽 滥用发音 / 发音使用不当 胃 - 喉反流症状（烧心、嗳气）
预后及治疗	预后极好 可行手术治疗，但去除潜在诱因更重要

接触性溃疡
病理学特点

大体所见	溃疡，息肉样、结节样团块 位于喉后部
镜下所见	表面溃疡伴纤维素样坏死 生长旺盛的肉芽组织 中央区可见吞噬含铁血黄素的巨噬细胞 大量炎症细胞浸润和内皮细胞增生 因时而异，表面可见上皮再生
病理鉴别诊断	病原体感染 血管性病变 上皮性肿瘤，尤其是梭形细胞（肉瘤样）鳞状细胞癌

病理学特点

大体所见

接触性溃疡常表现为溃疡性、息肉样或结节样团块（图1-18），最常累及声带后部，病变表面呈红色、灰白色，大小可达3 cm，常累及双侧声带，引起对侧声带的“对吻性溃疡”。

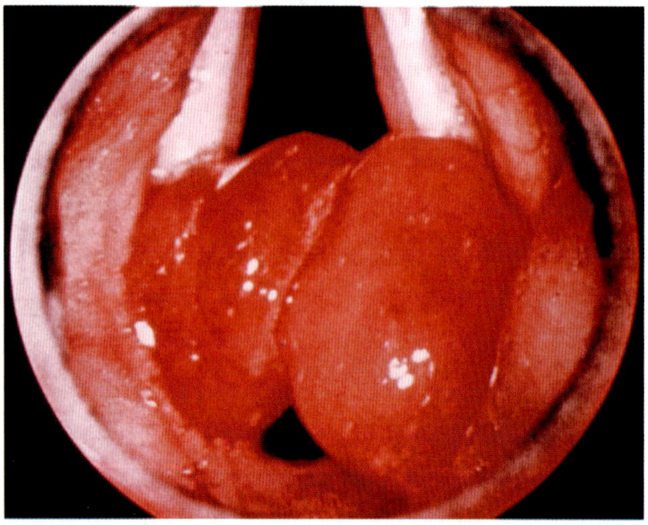

图 1-18
接触性溃疡在喉镜下表现为位于声带后部的息肉样、双侧性、牛排红色状肿块。“对吻性溃疡”为其特征。

镜下所见

表面溃疡形成，纤维素和（或）纤维素样坏死物覆盖在生长旺盛的肉芽组织表面（图1-19，1-20）。肉芽组织内的血管通常与表面垂直，内衬以肥胖的内皮细胞，周围可见急性或慢性炎症细胞及组织细胞浸润（图1-21）。血管形状不一，充满大量淋巴细胞、浆细胞、中性粒细胞和组织细胞（包括巨细胞）。尤其是临床过程较长的病变，在息肉底部还可见到吞噬含铁血黄素的巨噬细胞。表面常见细菌或真菌种植。病变早期，只有表面溃疡而无肉芽组织。随着时间的推移，疾病发展到慢性阶段，表面上皮出现不规则增生，发生再上皮化，但仍可见到表面下纤维素样坏死物的残留（图1-22）。随着疾病进展，也可表现为间质的显著纤维化。

鉴别诊断

接触性溃疡的诊断通常要临床病理相结合，这是由于组织学结果无特异性。组织学鉴别诊断包括多种感染性疾病、炎症性疾病（Wegener 肉芽肿病、炎性肌纤维母细胞瘤）、血管病变（Kaposi 肉瘤、血管肉瘤）以及上皮肿瘤（鳞状细胞癌、梭形细胞鳞状细胞

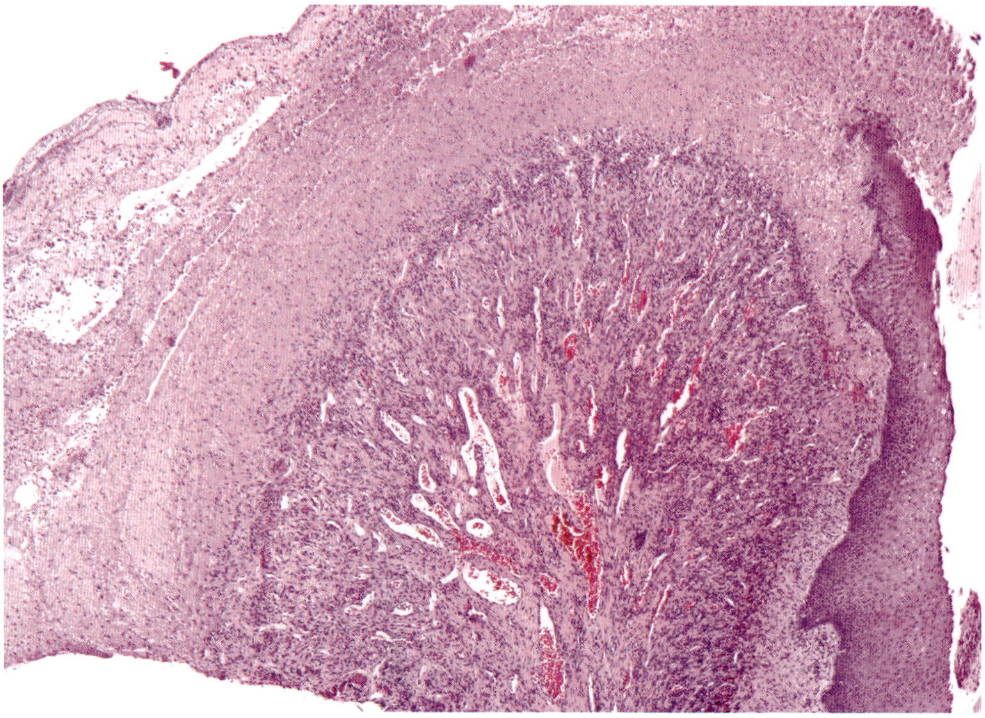

图 1-19
息肉样结节的表面大部上皮脱落并代之以纤维素样坏死。血管垂直于息肉结节表面，并被丰富的肉芽组织围绕。

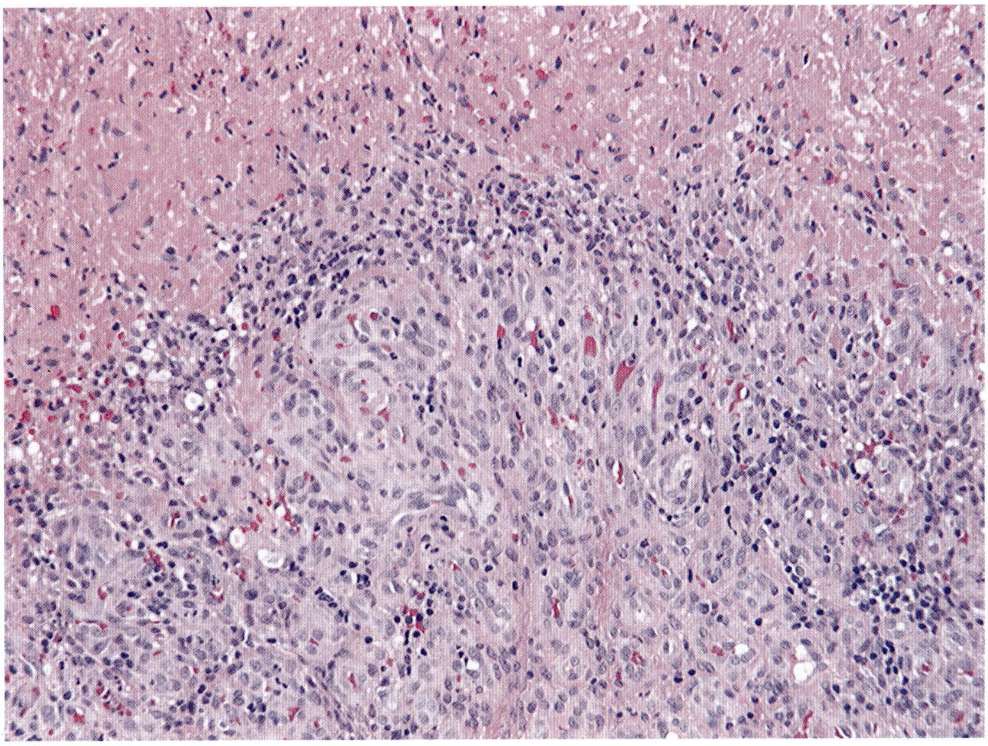

图 1-20
纤维素样坏死取代表面上皮直接覆盖于肉芽组织表面。炎症明显。

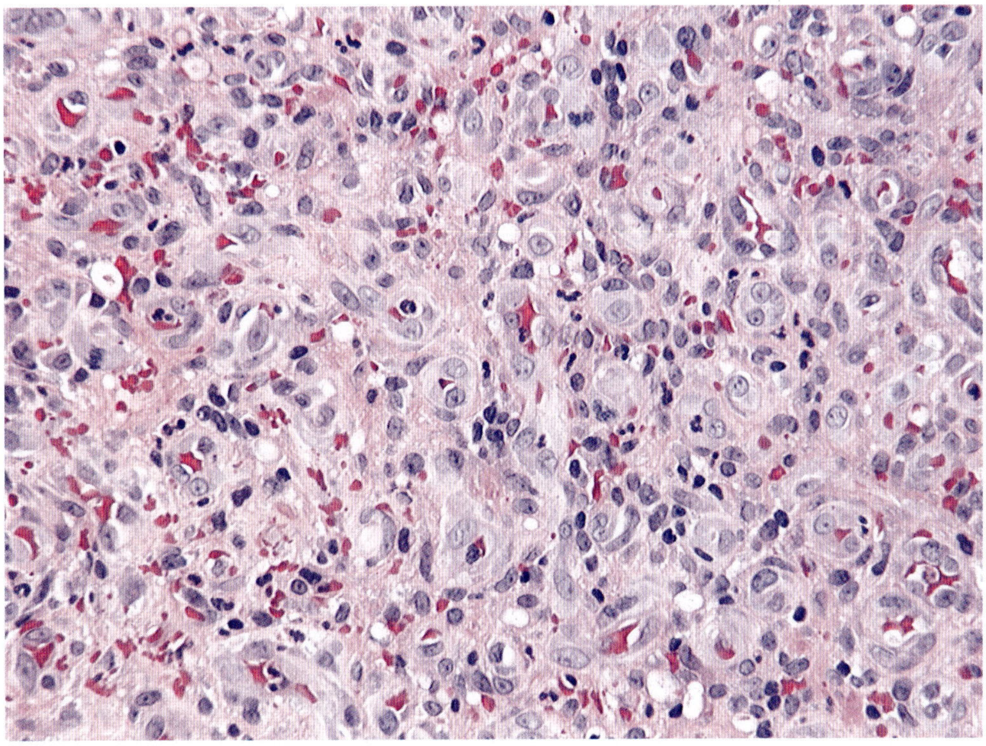

图 1-21
伴肥胖的反应性内皮细胞、急慢性炎症细胞及组织细胞的生长旺盛的肉芽组织构成接触性溃疡的中心。内皮细胞的核分裂象像外渗的红细胞一样常见。

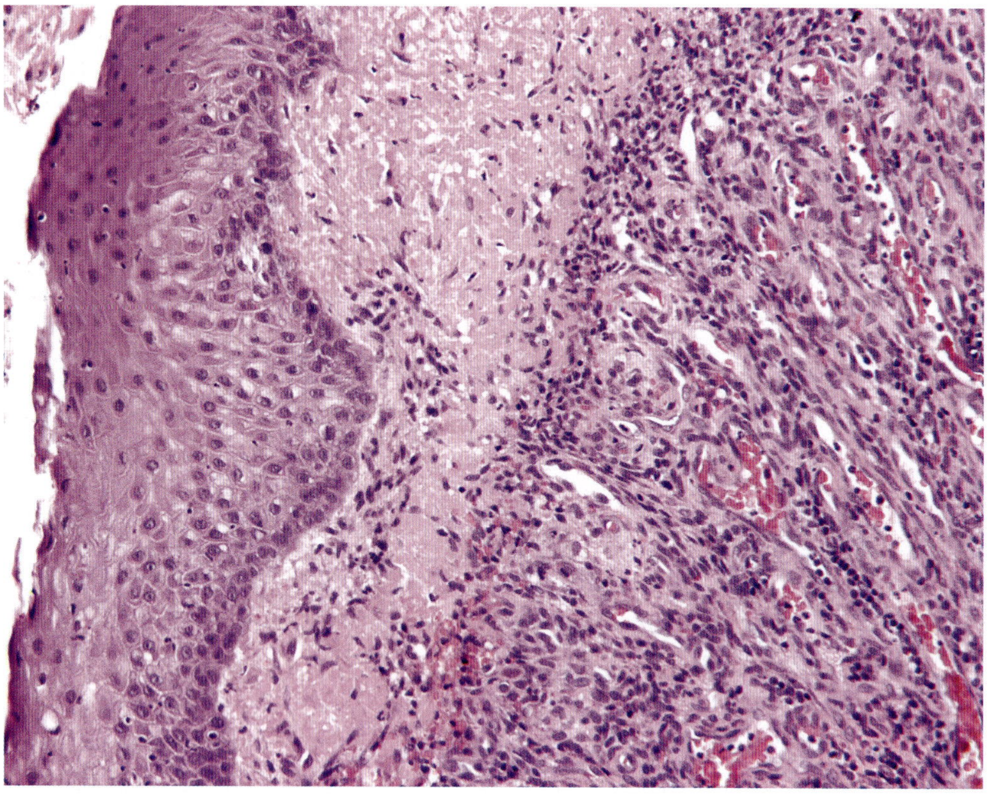

图 1-22
表面上皮在缺损处生长，但纤维素样坏死和肉芽组织仍可提示曾受损伤。

癌）。特异性染色（GMS、PAS、Brown-Hopps[组织革兰染色]、Warthin-Starry 染色）和培养能够确定感染原。Wegener 肉芽肿病表现为地图状渐进性坏死及真性血管炎，且具有有价值的临床表现（抗中性粒细胞胞质抗体滴度）。Kaposi 肉瘤和血管肉瘤在喉部极罕见，表现为含有异型细胞的狭长切口样间隙，自由吻合的血管通道，玻璃样小体（Kaposi肉瘤）及非典型的核分裂象。

预后及治疗

可提示病因的特异性诊断依赖于典型的形态学表现。如果接触性溃疡的正确的特异性诊断能够确定，准确的鉴别和手术去除特异性病因可降低发病率。

淀粉样变

淀粉样变（amyloidosis）包括一组不同类型的细胞外不可溶性的纤维性蛋白质良性沉积。喉淀粉样变通常是局限性和原发性病变，尽管少见，却是局限性淀粉样变最常见的发病部位，在报道的喉的良性肿瘤中发生率< 1%。可达 15% 的患者呈多灶性。根据分布（部位）、临床类型、临床表现或有无潜在性病变、前体蛋白（免疫组化特性）和在细胞外的沉积形式，

淀粉样变
疾病概况

定义	淀粉样变是细胞外纤维性非溶解蛋白的淀粉样良性沉积
发生及部位	在所有喉肿瘤中其发病率< 1% 通常发生于假声带，但也可呈多灶性（15%）
相关改变或死亡率	取决于是原发还是系统性疾病、单发还是多发 进展可能缓慢
性别、种族和年龄	无性别差异 常发生于成人，偶尔儿童也可受累
临床特点	声音嘶哑和声音改变
预后及治疗	预后好，不管是局限性还是系统性，原发性还是继发性 治疗选用外科手术 必须经过身体检查排除系统性疾病

把淀粉样变分为不同的类型。在喉最常见的免疫球蛋白的轻链可确定淀粉样变的不同来源。

临床特点

几乎所有患者都出现声嘶或声音改变，通常由机械性因素引起，取决于淀粉样变的大小和部位。多发于成年人，儿童极少受累，无性别倾向。

病理学特点

大体所见

尽管尚存争议，但假声带似乎更易受累，其切面质硬，呈“淀粉样”、蜡样、半透明，直径最大达4 cm。多灶性病变可见于上呼吸消化道。

镜下所见

在组织学上，淀粉样变表现为上皮下细胞外的非细胞性玻璃样均质的嗜酸性物质，不规则地分布于基质中（无其他相关病变）（图1-23），更倾向于分布在血管或黏液浆液腺周围（图1-24）。镜下可见由淋巴细胞和浆细胞组成的少许炎症细胞浸润（图 1-25）。偶尔，组织细胞和一些巨细胞可见于淀粉样变的边缘或包在淀粉样变的内部（图 1-24，1-26）。淋巴浆细胞无明显的非典型性。喉的淀粉样变由一种蛋白组成，该蛋白与免疫球蛋白轻链片断的不同区域的免疫反应一致。

淀粉样变
病理学特点

大体所见	切面质硬，淀粉样、蜡样半透明状 大小可达到 4 cm
镜下所见	上皮下沉积 非细胞的、细胞外的、嗜伊红性的、均质性基质物质 多围绕在血管和腺体周围（可能引起压力性萎缩） 淋巴浆细胞浸润 可见异物巨细胞反应
特殊检查	电子显微镜下可见无分支的原纤维排列成 β - 折叠片状结构 刚果红染色偏振光下呈“苹果绿”双折光（甲基紫异染性） κ 或 λ 轻链和 P 淀粉样物免疫反应阳性
病理鉴别诊断	MALT 淋巴瘤，声带息肉，板状结膜炎，脂质蛋白沉积症 淀粉样变可以是多发骨髓瘤、小细胞癌以及甲状腺髓样癌的局部病变

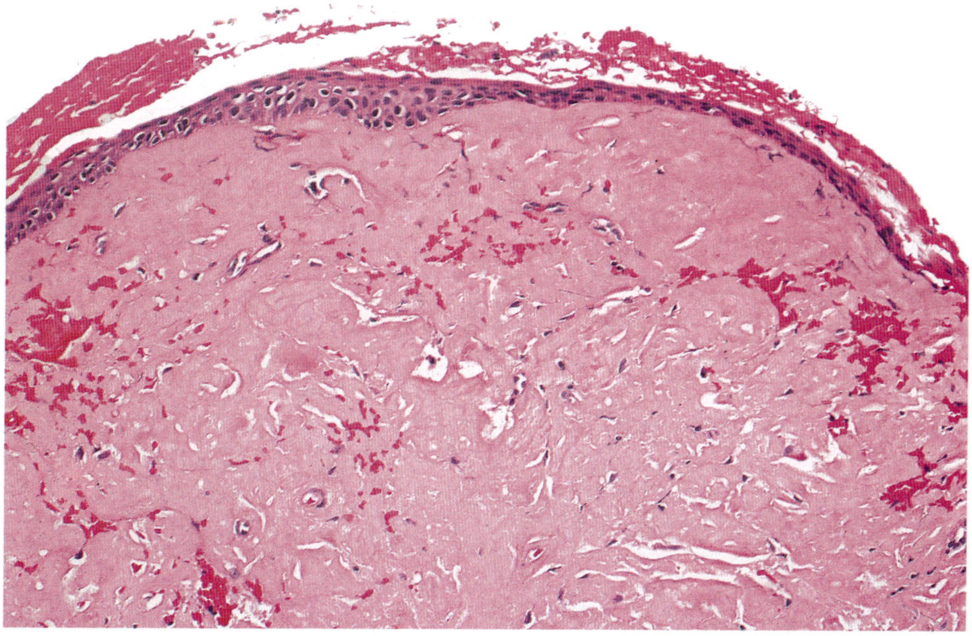

图 1-23
在完整的表面上皮下方，可见到非细胞性、嗜伊红的、不透明的淀粉样物质沉积，无明显的巨细胞或炎性反应。

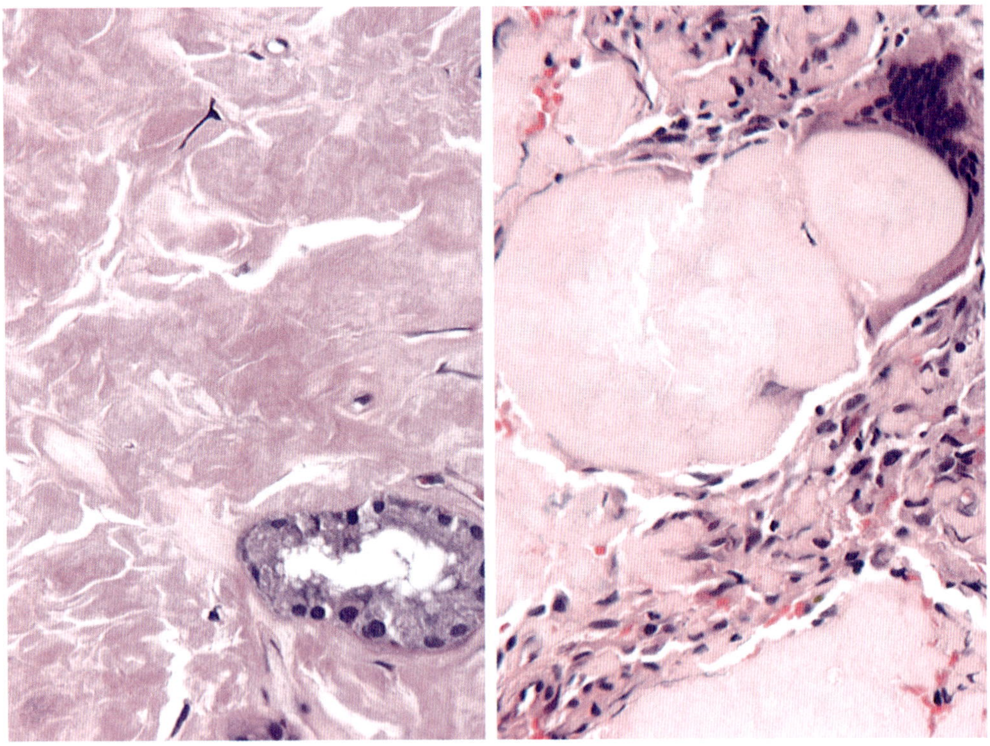

图 1-24
左：淀粉样变的特征性表现，腺管周围沉积伴压迫性萎缩。右：间质中可见片状无定形的、非细胞的、嗜伊红性淀粉样物伴异物性巨细胞反应。

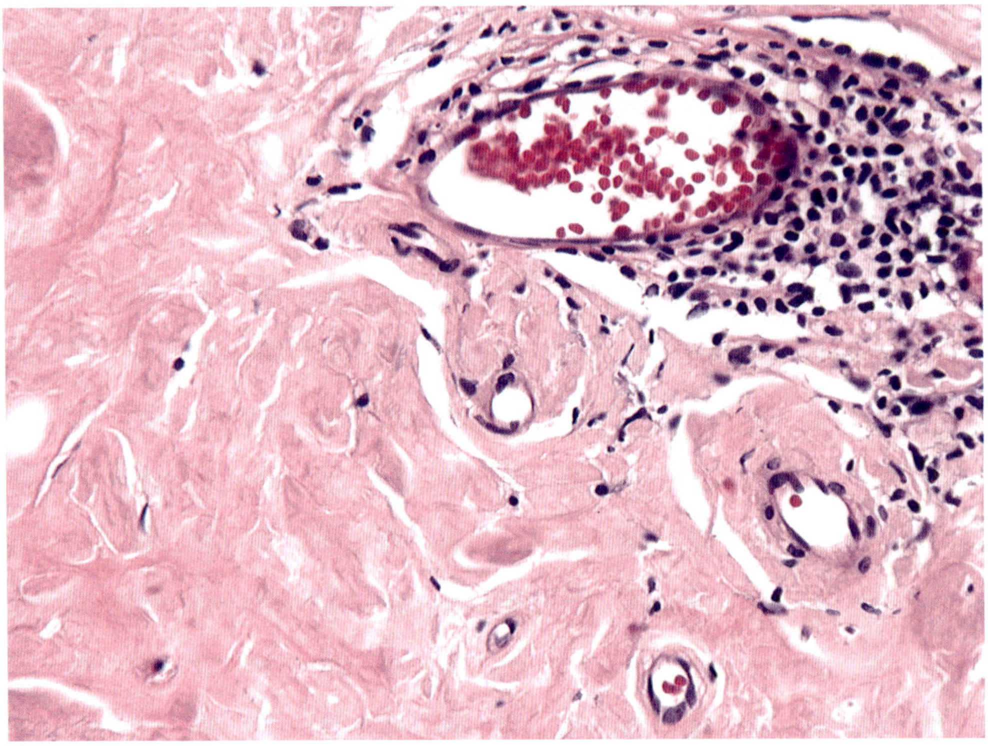

图 1-25
淀粉样变累及的血管周围出现少量成熟的淋巴细胞和浆细胞的炎性浸润。

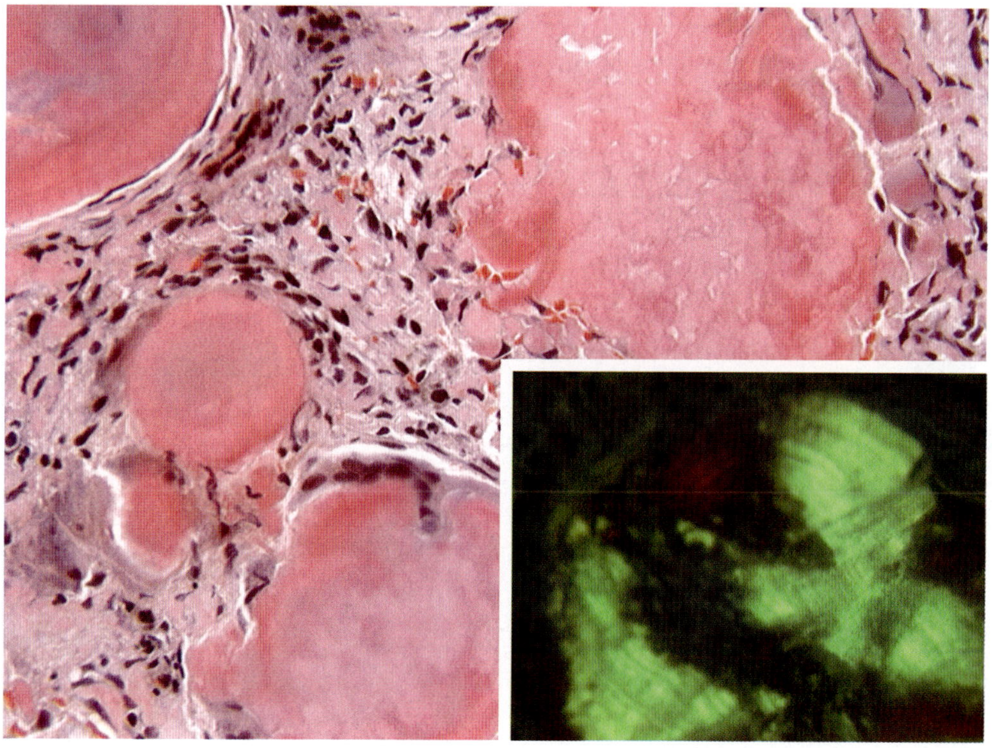

图 1-26
淀粉样变伴异物巨细胞反应。插图显示刚果红染色阳性，在偏振光下呈“苹果绿”双折光。

辅助检查

超微结构特点

电子显微镜显示典型的无分支的原纤维相互交错成网状结构，犹如蛋白质自身排列成 β -折叠片状结构。

特殊染色

淀粉样变可通过组织化学方法（刚果红、甲基紫染色）确认，刚果红染色在偏振光下呈苹果绿双折光（图 1-26），被证实是最可靠且易评价的技术。

免疫组化特点

淋巴浆细胞浸润区 B 和 T 细胞分别表达 CD20 和 CD3，T 细胞的数量占优势，尤其是在淀粉样变的外周。P 淀粉样物质和轻链（κ 和 λ）的免疫反应是可变的，尽管轻链总是阳性表达于浆细胞。

鉴别诊断

喉淀粉样变的黏膜表现、其他黏膜部位的复发或多灶性表现、一些病例中淋巴浆细胞的单克隆特性以及可能的系统性浆细胞的恶性病变均提示至少部分喉的淀粉样变可能是免疫细胞恶变的结果或黏膜相关淋巴组织（MALT）的原发性增生性病变所致。鉴别诊断包括玻璃样变型声带息肉（通常缺乏淋巴浆细胞浸润）、板状结膜炎和脂性蛋白沉积症，它们的淀粉染色均为阴性。需要注意的是淀粉样变的发生可能与多发性骨髓瘤、小细胞癌和甲状腺髓样癌有关。血清钙水平也有利于区分原发性喉小细胞癌（无血清钙水平升高）和转移性/侵袭性甲状腺髓样癌（有血清钙水平的升高）。

预后及治疗

孤立性喉淀粉样变和其他形式的淀粉样变在生物学行为和临床处理方面均有所不同。行临床、影像学和实验室检查（包括免疫球蛋白定量分析，类风湿性关节炎血清检测，尿和（或）血清电泳，Bence-Jones 蛋白分析）可以排除多灶性或系统性疾病。尽管反复手术（内镜下）可能是治疗复发性淀粉样变的必要手段，但因其生长缓慢，孤立性喉淀粉样变的预后很好。

其他肿瘤出现淀粉样物沉积没有任何预后意义。这些病例的预后取决于肿物的形态或类型。

炎性肌纤维母细胞瘤

临床特点

这种良性“反应性”病变（与其他解剖部位的结节性筋膜炎相似）表现为发音改变或呼吸困难，成年男性更多见。目前对于这种假瘤性反应性增生的病因尚未完全清楚，但可能与外伤、免疫抑制、人疱疹病毒8（HHV-8）有关。

炎性肌纤维母细胞瘤
疾病概况

定义	肌纤维母细胞的良性反应性增生，形成伴炎性细胞浸润的肿块
发生及部位	少见
性别、种族	男性多于女性
和年龄	成年人
临床特点	可能与外伤、免疫抑制和（或）HHV-8 有关 发音改变或呼吸困难
预后及治疗	不完全切除可复发 手术治疗为原则

病理学特点

大体所见

病变通常表现为累及真声带黏膜下的光滑的息肉样或带蒂的团块，质硬或鱼肉样，棕褐色或白色，最大直径可达3 cm，病变表现为黏液瘤样外观，但无坏死或出血。

镜下所见

表面上皮通常是完整的，多有增生性改变，偶见反应性非典型上皮（图1-27）。尽管无包膜，增生的组织并不破坏表面上皮并有间质组织围绕。肿瘤表现为排列疏松的梭形细胞或星形细胞增生，以黏液样或纤维性血管为背景，伴有各种炎性细胞浸润，偶见胶原沉积物和钙化（图1-28，1-29）。炎症细胞浸润表现不一，由稀疏到密集，包括成熟的淋巴细胞、组织细胞、浆细胞、中性粒细胞和嗜酸性粒细胞，常见于丰富的血管间质内。

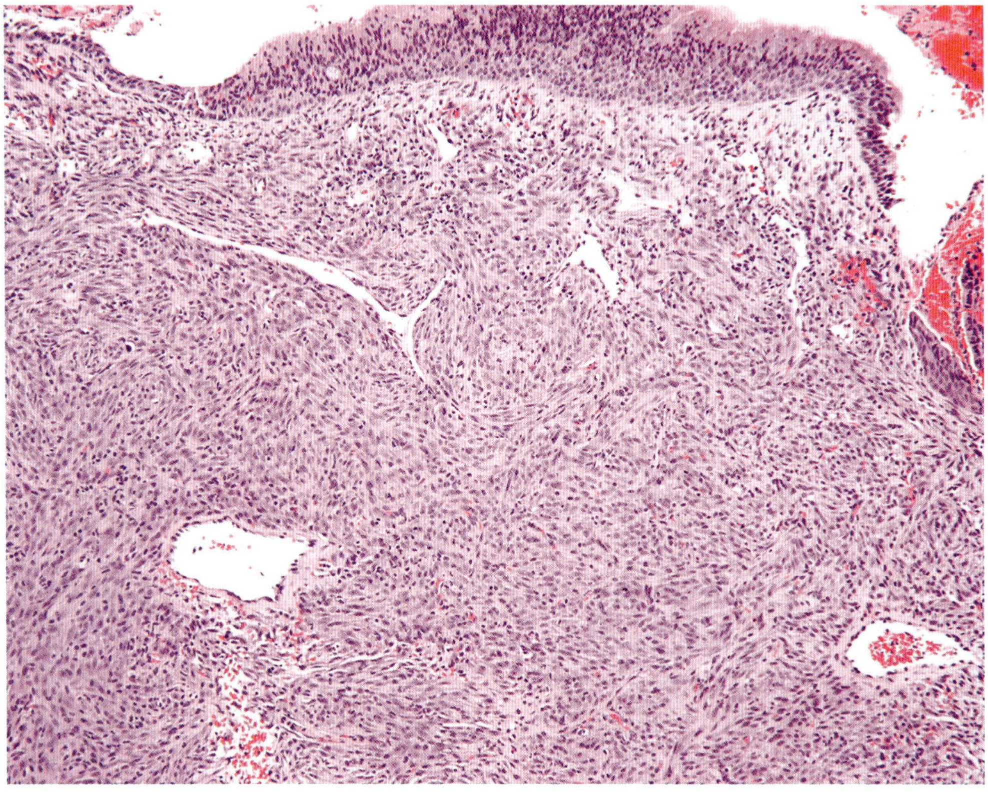

图 1-27
梭形细胞增生，表面覆盖完整的呼吸性上皮，伴血管增多和炎性细胞浸润。

可见Russell小体。肌纤维母细胞瘤有圆形或椭圆形具有致密染色质的细胞核，周围围绕伸长的细胞质（蝌蚪形细胞）（图 1-28）。也可见非典型细胞，但仍保持正常的核浆比。核分裂象虽然不常见，但其缺乏不典型性。

炎性肌纤维母细胞瘤
病理学特点

大体所见	光滑、息肉样或带蒂的肿块
	位于黏膜下
	质硬、鱼肉样，灰白色
	直径可达 3 cm
镜下所见	上皮完整的增生性病变
	排列疏松的增生组织
	梭形或星形（蝌蚪状）细胞
	黏液 - 纤维血管背景基质
	炎性细胞
	胶原沉积和钙化不常见
免疫组化特点	波形蛋白，肌动蛋白阳性
	S-100 蛋白和角蛋白阴性
	ALK 过度表达和基因重排
病理鉴别诊断	梭形细胞（肉瘤样）鳞状细胞癌、炎性纤维肉瘤、外周神经鞘瘤以及非特异性炎症

辅助检查

肌纤维母细胞瘤vimentin、MSA、SMA阳性（图 1-30）。CK 阳性者少见，S-100 蛋白阴性。超微结构检查并非必要，但显示微丝平行于长轴排列，与无连接复合体的插入性致密体相伴。少部分成人病例已被证实是由于间变性淋巴瘤激酶（ALK）基因重排和过度表达所致。

鉴别诊断

鉴别诊断包括梭形细胞鳞状细胞癌（SCSCC）、炎性纤维肉瘤、神经鞘瘤以及非特异性炎症。梭形细胞鳞状细胞癌有表面或侵袭性结构，伴有较高程度的多形性或非典型性核分裂象，角蛋白阳性有助于鉴别。炎性纤维肉瘤和平滑肌肉瘤在喉部极少见，多发生于喉深部组织并表现出恶性特征。神经鞘瘤通常有梭形细胞，但细胞核呈栅形、S-100阳性有助于区别这两种良性病变。非特异性炎症可能是感染的先兆，通过培养或特殊染色可排除。

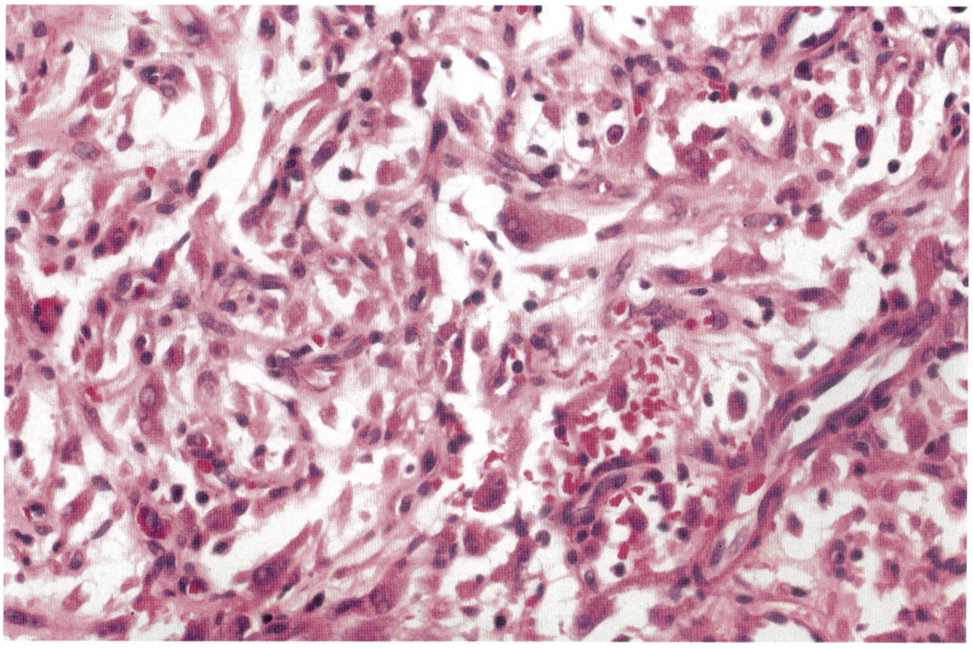

图 1-28
出血、梭形细胞、炎性细胞不规则排列，肌纤维母细胞呈蝌蚪状。

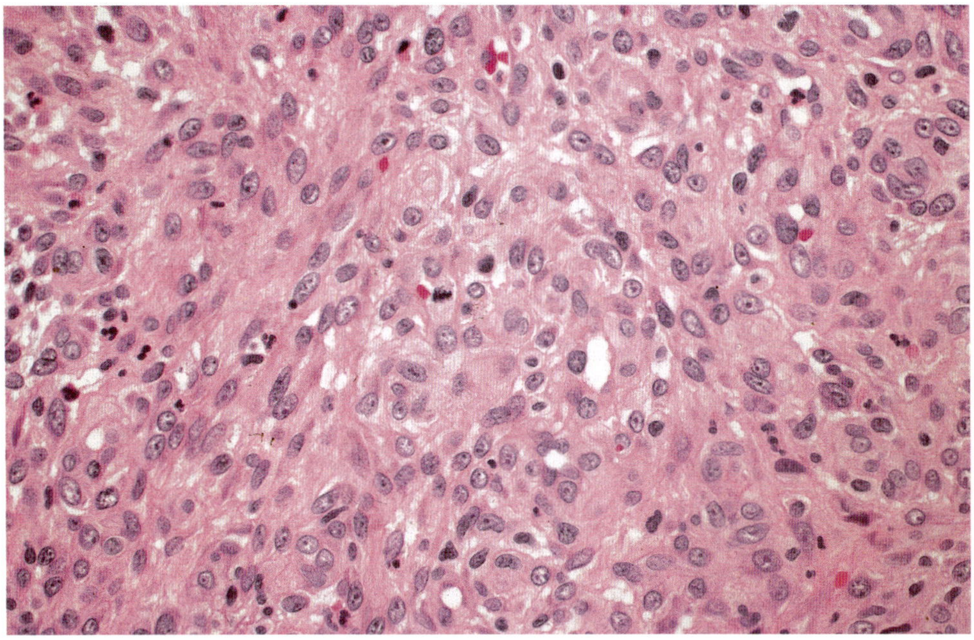

图 1-29
肌纤维母细胞排列如培养的细胞。此病例中核分裂象明显，但并无不典型性。

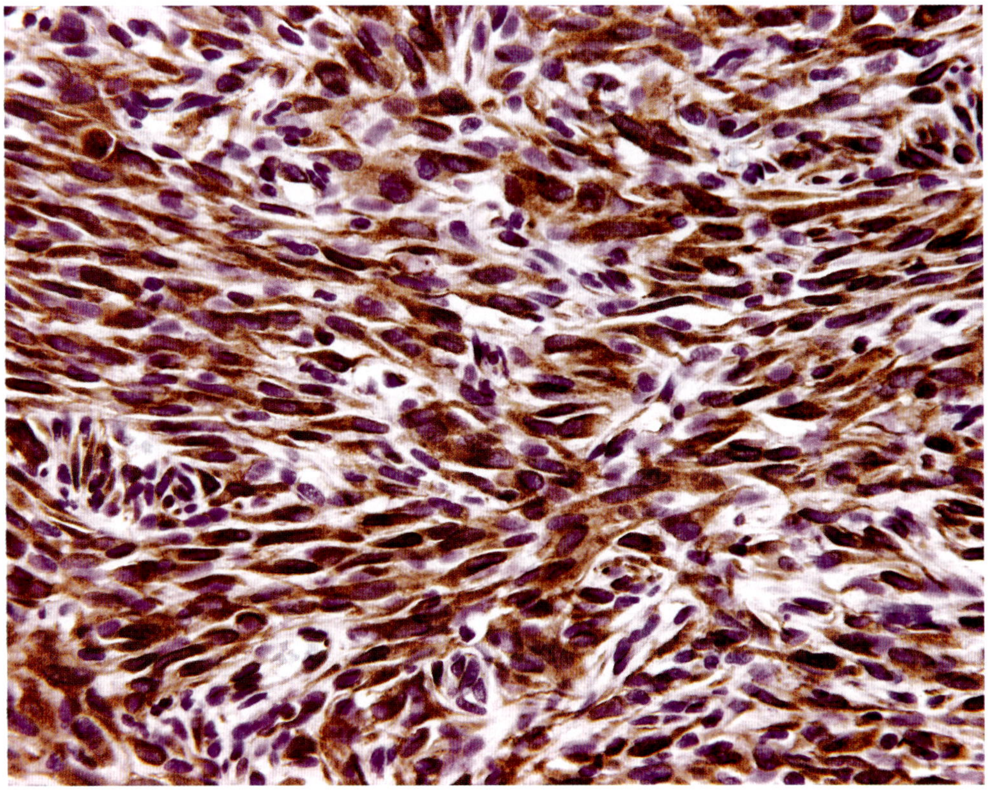

图 1-30
炎性肌纤维母细胞瘤。肌纤维母细胞显示肌动蛋白（actin）弥漫性强阳性表达。

预后及治疗

若不彻底根除，疾病会复发。但有报道称，有些患者应用皮质类固醇和非甾体消炎剂可治愈。尚未见喉部炎性肌纤维母细胞瘤能够直接导致死亡的病例。

反应性上皮病变

无论在临床还是组织病理学方面对反应性、增生性、“癌前”喉上皮病变还缺乏统一性，命名也有争议。这导致了名称的使用与病变的生物学不统一。已提出过许多分类方案，但无论是在临床还是在病理领域，尚没有一个方案得到实质性的支持。无论使用哪种分类方案，命名都必须能提示临床医生恶性肿瘤发展的潜在生物学风险。

临床特点

喉的反应性上皮病变（reactive epithelial lesion）好发于成人，男性比女性多见，尤其在50岁以后。反应性病变种类繁多，但都与相同的可引起癌症的“致癌”因子有关，反应性病变的症状很难与癌区分。不同的因素都可以引起反应性或增生性上皮病变，包括吸烟、饮酒/酗酒、滥用发音、慢性喉炎、习惯性干咳、工业污染和（或）特殊病原的职业暴露。大多数喉病变临床表现为声音嘶哑、发音改变、咽痛，常伴干咳。可偶尔发现无症状的患者。白斑、上皮增厚、增生、假上皮瘤样增生、化生、角化、接触性溃疡，这些临床和组织学术语涵盖了一种或多种截然不同的组织学病变。如白斑在临床上是描述性词语，表明白色的斑片或斑块，但在组织病理学上可描述为角化病、假上皮瘤样增生、异型增生和原位鳞状细胞癌。因此，这些临床肉眼所见与显微镜形态学诊断必须相互结合。最后需强调的是有一小部分被广泛接受的特定的“反应性”病变代表着瘤前病变过程，若不治疗可能进展成癌。因此，有必要认识这些不同的上皮改变，并适当地去观察它们的发展。

反应性上皮病变
疾病概况

定义	反应性、增生性和癌前上皮病变，生物学上具有发展成癌的潜能
发生及部位	常见，常累及声带
相关改变或死亡率	真性反应性病变无死亡可能
性别、种族和年龄	男性＞女性 50 岁以上患病较多
临床特点	可能与吸烟、饮酒/酗酒、滥用发音、慢性喉炎、习惯性干咳、工业污染和（或）特殊病原的职业暴露有关 声音嘶哑、发声改变、咽喉剧痛、干咳
预后及治疗	反应性病变预后极好 治疗采用针对病因学，尽管也常采用外科手术治疗（癌前病变在异型增生部分讨论）

病理学特点

大体所见

所有这些上皮的反应性病变大体上可表现为溃疡状、扁平状、息肉状、乳头状或疣状，颜色由红（红斑）至白（白斑），累及极小的区域或整个喉部（肥厚性喉炎），临床上类似肿瘤。但大多数反应性病变沿着真声带发病，通常是双侧同时发病，较少累及背侧腹侧。病变由黏膜局限性增厚发展到界限不清的斑块，表面通常粗糙。不幸的是，临床表现和组织学常不一致。

镜下所见

重要的是应记住喉黏膜上皮的类型有所不同，如会厌为鳞状上皮，声门为移行上皮，喉上部或声门下为呼吸上皮。相互移行是正常的，但发生病变时其总体组织学变化差异很大。（见附录 A）

组织学表现可为局灶性或弥漫性，因其总体特点缺乏典型性，故总体程度和数量变化会影响诊断。每种病变的程度变得尤其重要，因为它们与鳞状上皮癌密切相关。专家会诊或多处活组织检查等进一步的

反应性上皮病变
病理学特点

大体所见	多变，包括溃疡状、扁平状、息肉状、乳头状、疣状，颜色为红色或白色 通常双侧发病，沿声带走行
镜下所见	以下为癌前病变的特征性表现 增生：细胞或细胞层增多 疣状增生：上皮增生伴疣状突出物，过度角化，与基质分界明显 假上皮瘤样增生：生长旺盛的、大的球状上皮突出物，由完整的基底膜包裹，无细胞异型 化生：移行为单层上皮 挖空细胞：齿状核、核周空晕，明显较厚的细胞壁（常见于乳头状瘤） 角化症：角蛋白数量增多 角化不全：角化症中出现扁平的细胞核 角化不良：异常角化，通常靠近基底区 辐射诱发的病变：细胞核增大但核浆比下降，胞浆空泡形成，细胞萎缩，血管增生 坏死性涎腺化生：破坏的腺体呈小叶状排列，化生的鳞状上皮穿插于黏－浆液结构中
病理鉴别诊断	反应性或增生性病变，发育不良，鳞状细胞癌

严格分析判断可能很费时间，但对于明确诊断很有必要。任何反应性上皮病变的单一表现仅是形态学诊断，难以说明是一特异性的病理名称。组织学表现各有不同，应结合结构与组织学来评估这些病变。

反应性上皮病变包括增生，是指细胞或细胞层的绝对增多（图1-31）。这一过程可能累及表层、深部、基底细胞层（图1-32）和副基底细胞层。无细胞学异型性（异型性在这里指炎性和再生性改变，尤其是指细胞学特征）。它并不被看做是癌前病变。

疣状增生（verrucous hyperplasia）和疣状鳞状细胞癌（verrucous squamous cell carcinoma）很难区分，有人认为它们仅存在阶段和大小的不同，代表着病变发展的不同阶段（图 1-33）。两者仅靠组织学特征，甚至做特殊的检查（包括 DNA 分析）也很难区分。

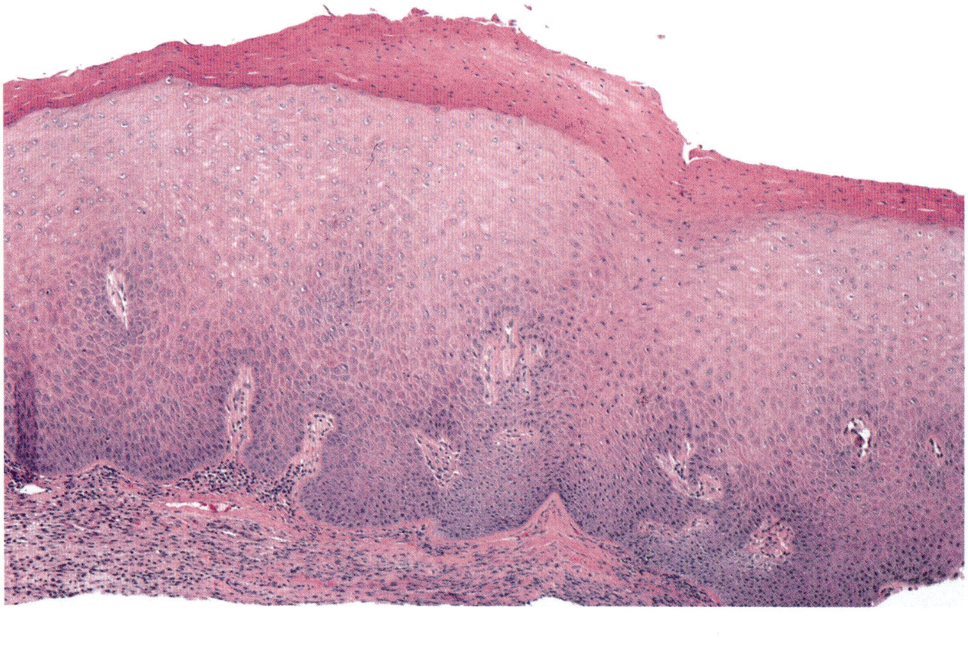

图 1-31
鳞状上皮细胞层数增多，称为增生，伴表面角蛋白的增多时称角化症。

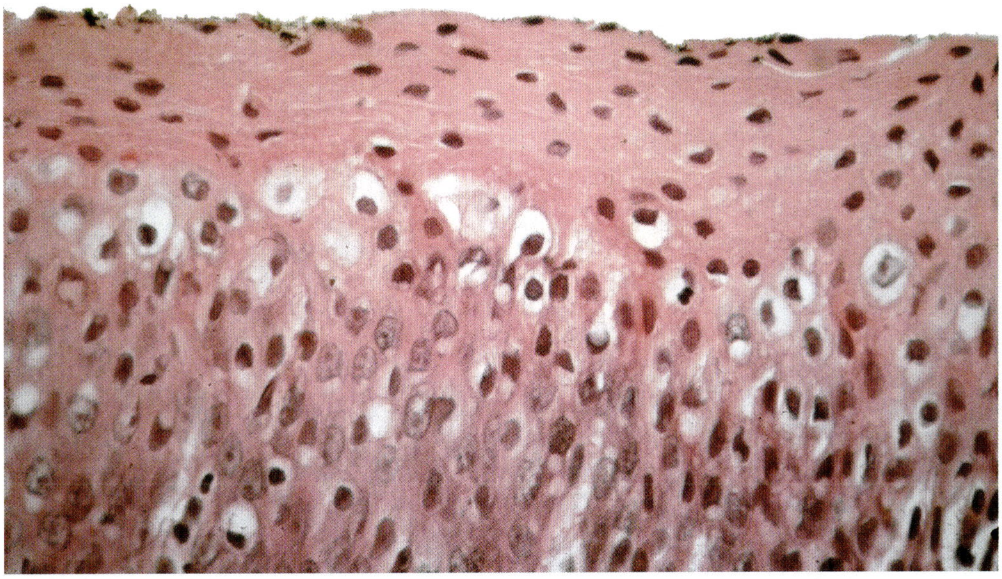

图 1-32
基底区细胞数增多，到中 1/3 层为止。此例基底增生区没有细胞异型性。

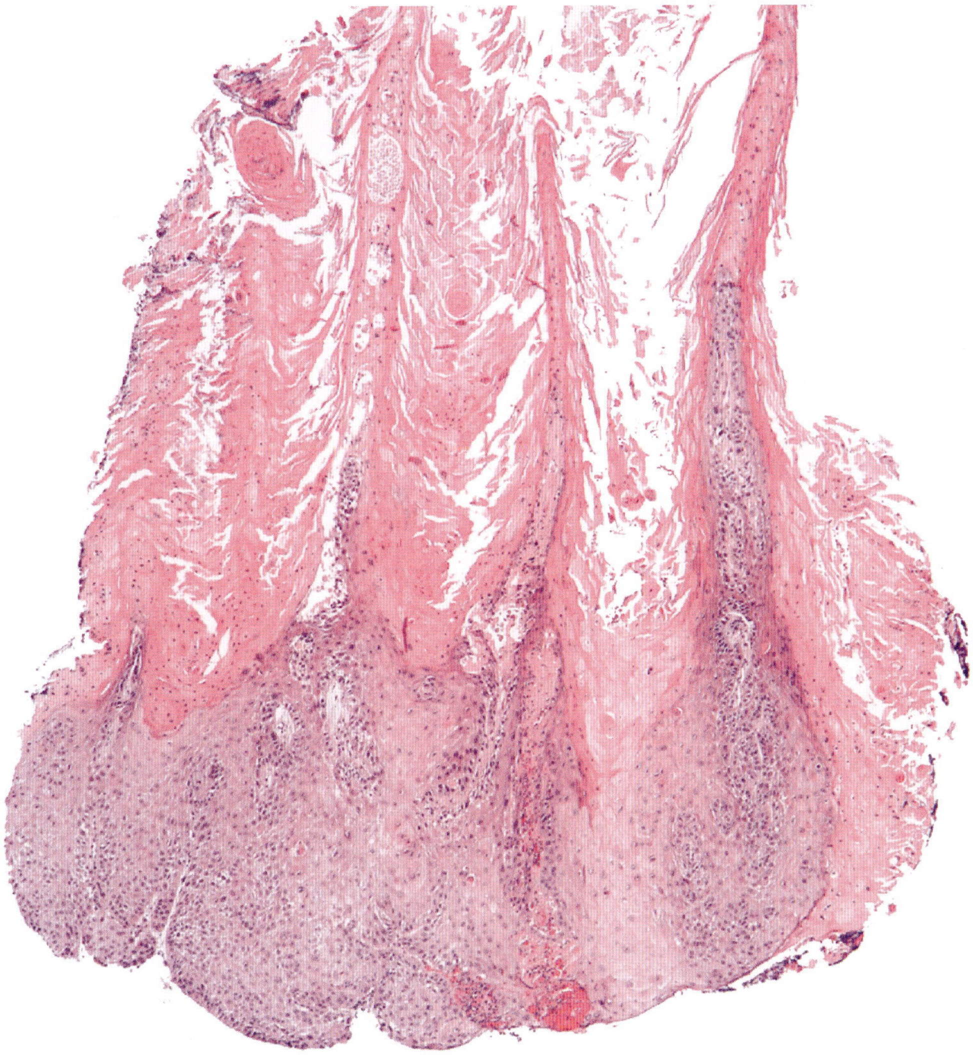

图 1-33
疣状增生表现为乳头状叶状的鳞状上皮，表面覆以角蛋白，缺少恶性病变的结构学和细胞学特征。基底光滑，尽管缺乏界限。

但是，真性疣状增生表现为增生的鳞状上皮和有规则的间隔，疣状突出物伴过度角化，在上皮和基质交界处界限清楚（图1-34），角化不全性凹陷不常见，与疣状癌有部分重叠。需要病理医师与外科医生密切配合取较大的组织进行活检。

假上皮瘤样增生（pseudoepitheliomatous hyperplasia，PEH）表现为生长旺盛的鳞状上皮细胞的反应性过度增生，没有细胞学的恶性特征。通常为体积大的、球状的基质下突出物，并不破坏基底部（图1-35）。这种反应性疾病常被误认为鳞状细胞癌。假上皮瘤样增生与真菌感染和颗粒细胞瘤有关（图1-36）。

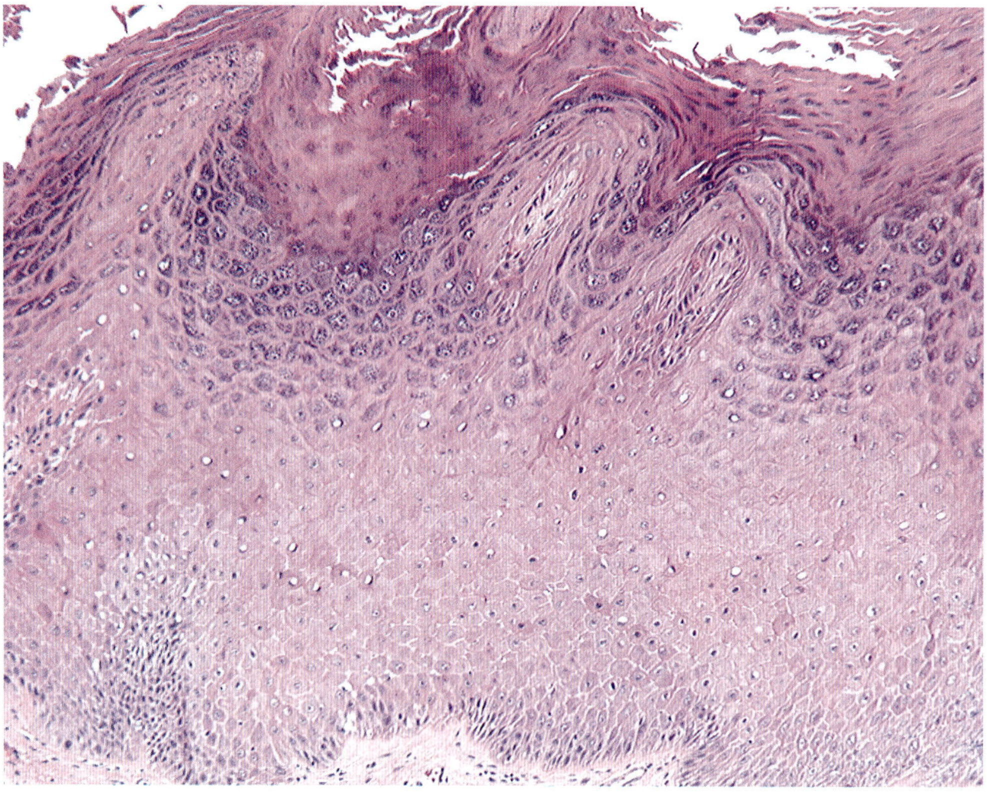

图 1-34
疣状增生通常与角化不全有关，颗粒层明显。

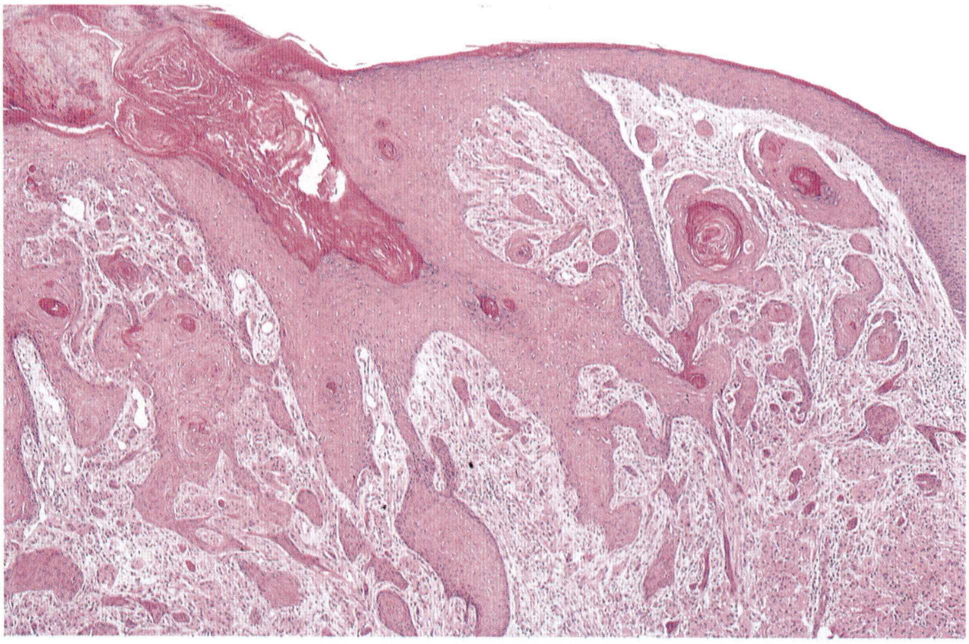

图 1-35
假上皮瘤样增生，上皮向基质内环形生长，细胞核无异型性。角化常见。

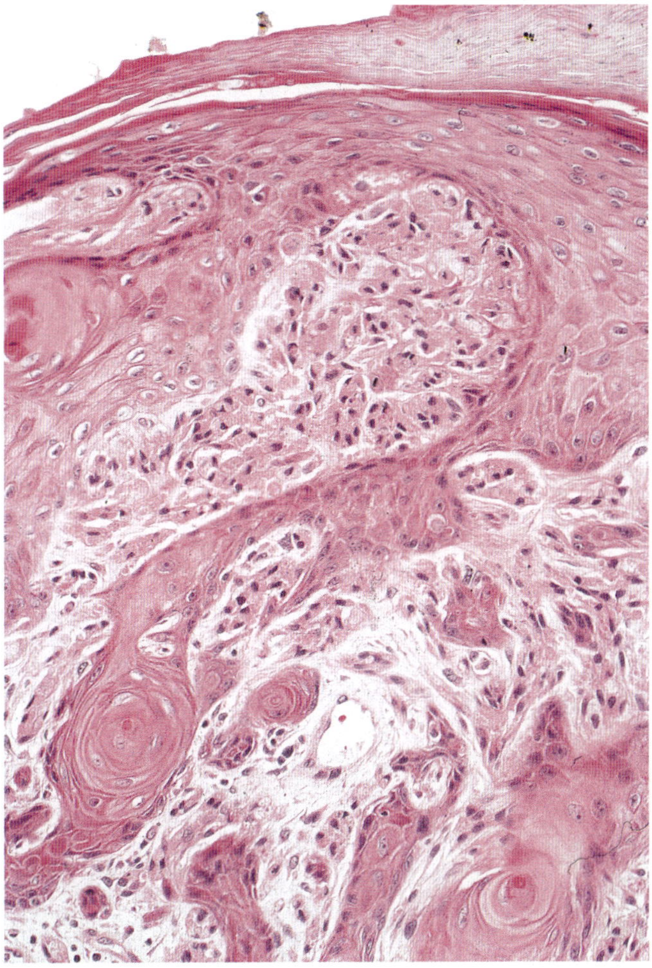

图 1-36
颗粒细胞瘤（小细胞含有颗粒性嗜伊红细胞质）与假上皮瘤样增生有关。

呼吸上皮转变成单一的鳞状上皮时即为化生，可发生于喉的任何部位。挖空细胞症表现为居中的锯齿状核，核周胞质透明形成一个“空晕”，有明显厚的细胞壁/边界（曲奇饼状）。挖空细胞症常被认为是乳头状瘤（图1-37）或癌的一部分，并非独立的疾病，而糖原生成有时会与其混淆诊断。

角化症（keratosis）与其他反应性或增生性疾病不同，因为它可能是它们中的一部分，故在此作较深入的描述。角化症是喉黏膜表面角蛋白的异常产生和积聚，喉黏膜上皮细胞核缺失，表层上皮细胞完全被角蛋白代替（图1-38）。角蛋白常表现为外生性生长模式。角化症并不一定出现细胞核的异型或多形性，尽管有时有异型性（异型不是多形性的同义词）。当细胞核保持不完全角化时，称为角化不全（parakeratosis）（图1-39）。角化症是喉部复杂反应的一部分，其本身无任何预后意义。然而，角化症显示有致癌基因和肿瘤抑制基因（视网膜母细胞瘤蛋白、p53、p21、cyclin D1、Mcm-2、pTEN、tenascin、纤维连接蛋白）的改变，但不见于角化不良和癌瘤。这提示有一种多基因改变积聚的不足，它可引起向癌的非常早期的序列转变。约有4%早期确诊为角化症的患者最后确认为癌。故当确认为角化性异型增生时，即提示与DNA异常密切相关，这种异常的DNA更多见于非角化性异型增生，说明异常角化与DNA异常的程度有关。

反应性上皮病变也与射线有关。可见到核增大（存在于核浆比正常的上皮或间质细胞中）、多核、细胞质空泡形成、细胞萎缩、血管增生；但没有恶性改变（复发或残留）（图1-40）。先前的诱发事件（接触放射线）通常是明确的，关键在于排除复发或残余病变，而非区分良性反应性上皮改变。

坏死性涎腺化生（necrotizing sialometaplasia，NS）是一种良性、自限性的炎性反应过程，累及小的黏浆液腺或唾液腺。这种疾病的组织学特点是小的黏浆液腺坏死后保持平滑的轮廓和小叶状结构（图 1-41）。由于上皮再生，剩余的腺体和腺泡发生鳞状上皮化生（图 1-42）。在邻近区域，剩余的未受累的腺泡和导管可见到黏液细胞。除腺管和腺上皮坏死后发生黏液外渗外，急慢性炎症也常见。黏浆液腺小叶保持平滑的轮廓，内衬以化生的鳞状上皮，整体表现温和无恶性。但是，上皮修复或上皮再生可见核增大、核仁突出、凋亡和分裂象（图 1-43）。当活检组织很小时，区分坏死性涎腺化生和癌就变得相当困难。多取深部组织或较大的组织，病变的真正特性就会变得显而易见。

辅助检查

免疫组化染色角蛋白亚型被认为是鉴别反应性上皮病变和癌的一种途径（CK13 在正常或反应条件下

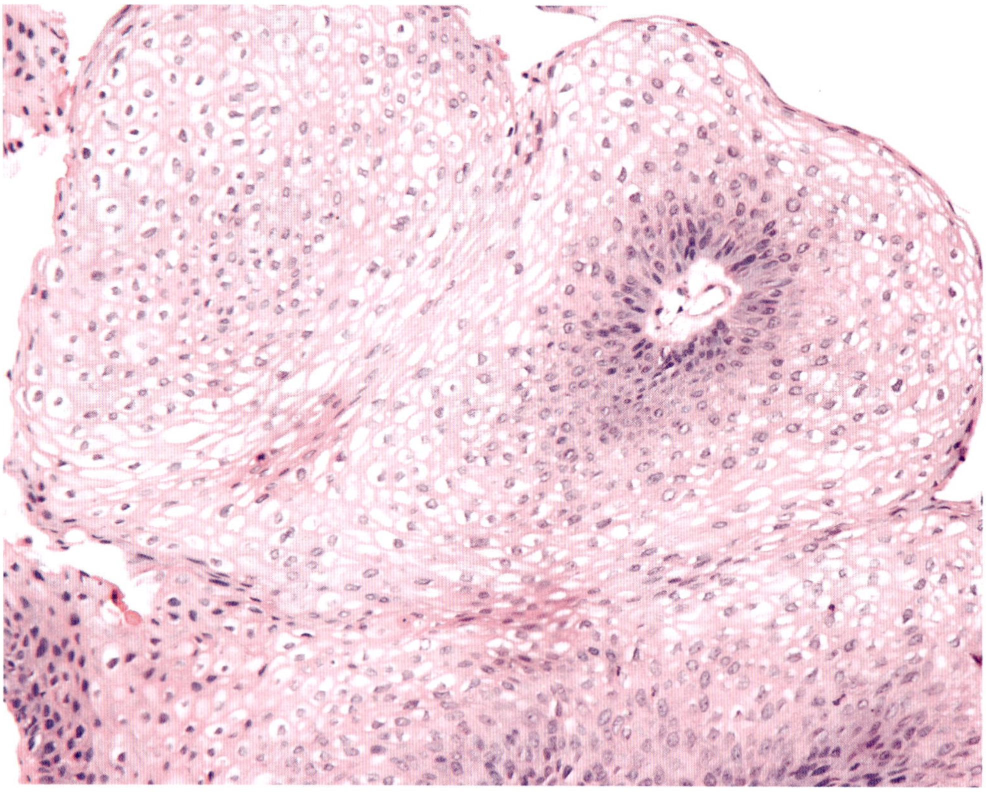

图 1-37
“挖空细胞”改变（核染色质凝固、核周空晕、细胞边界清楚）见于乳头状瘤。

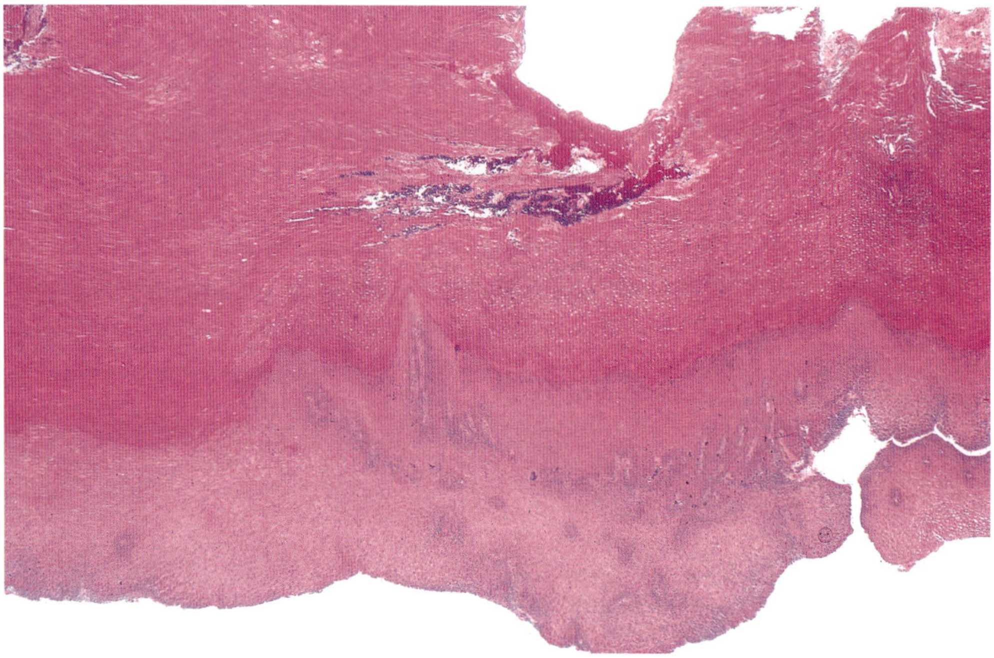

图 1-38
角化症是角蛋白在表面的沉积。

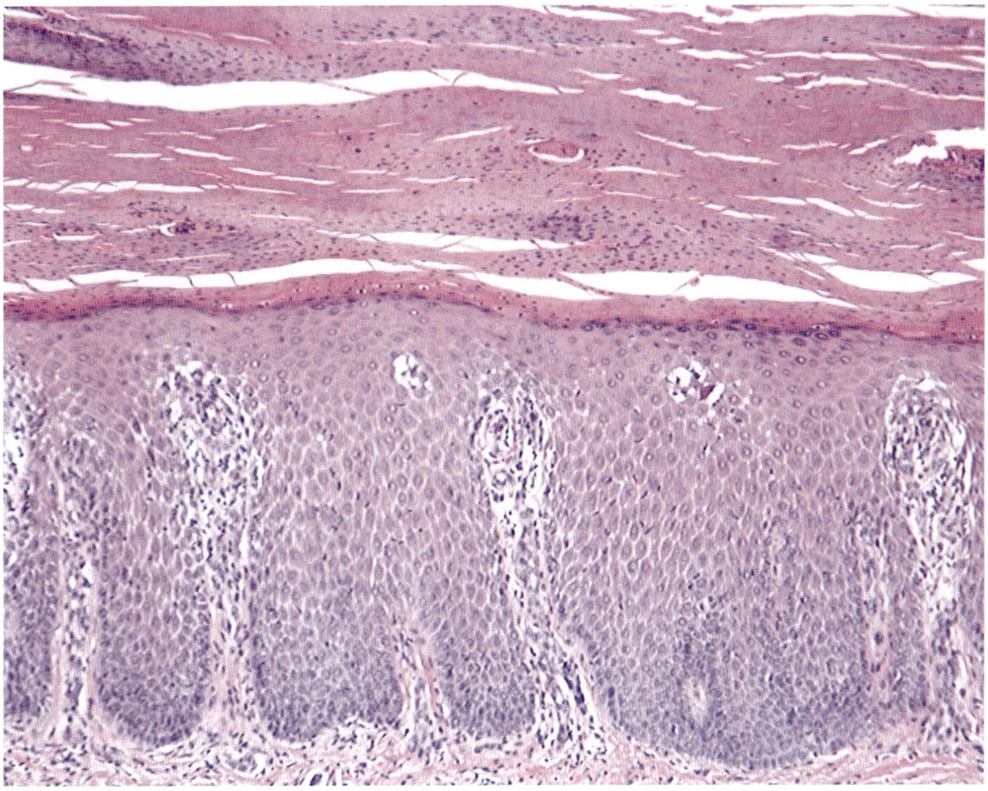

图 1-39
角蛋白沉积伴细胞核，即角化不全。

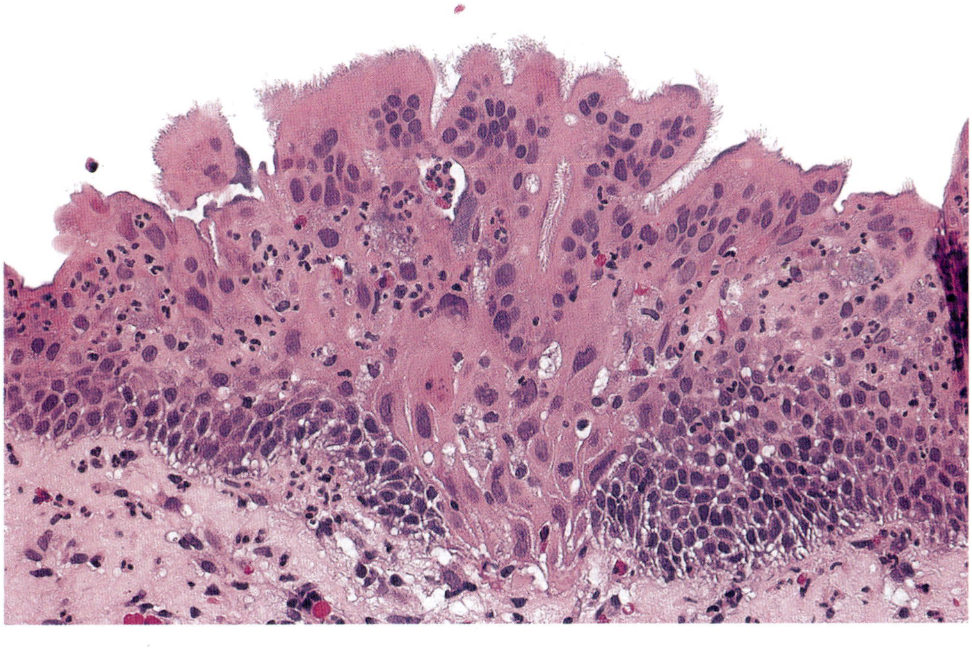

图 1-40
乳头状突出的区域由明显增大的细胞组成，核浆比降低，核深染且不规则。该例辐射性损伤可见急性炎症。

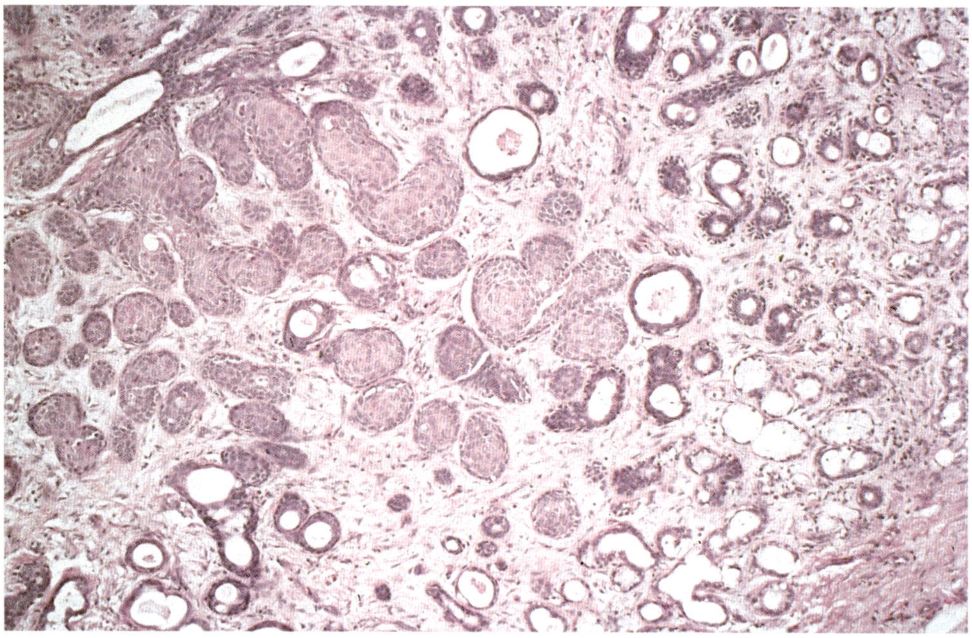

图 1-41
坏死性涎腺化生沿小叶进展，鳞状上皮的片状化生与黏浆液腺的小叶结构分布相一致。周围可见未受累的黏浆液腺。

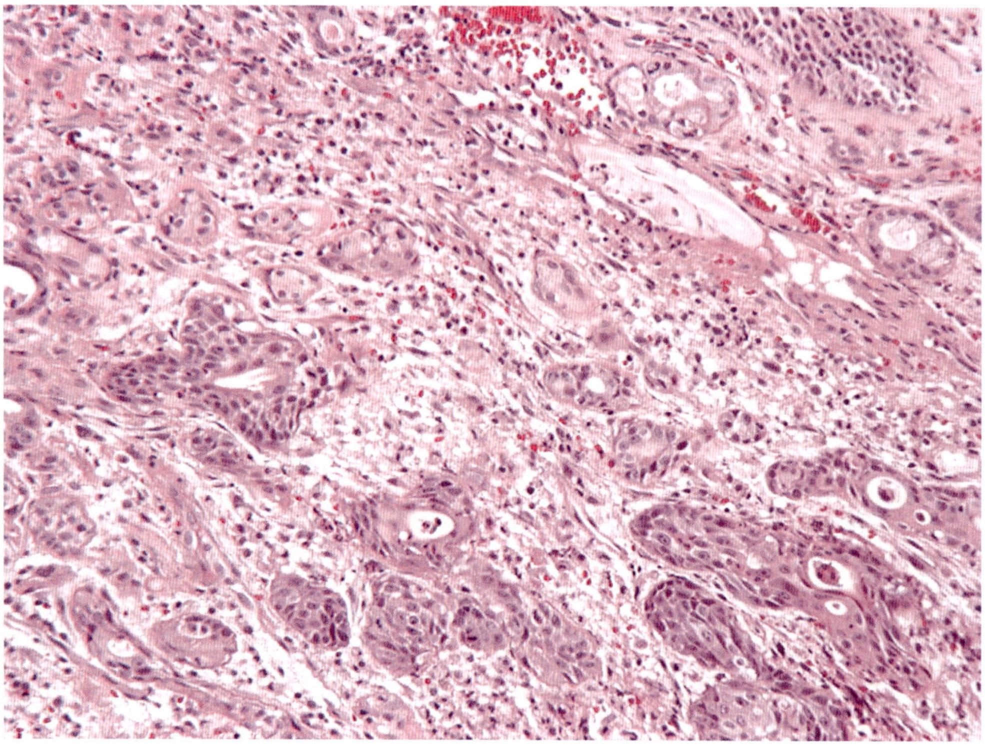

图 1-42
明显的鳞状化生伴急性炎症，外周可见黏液腺。

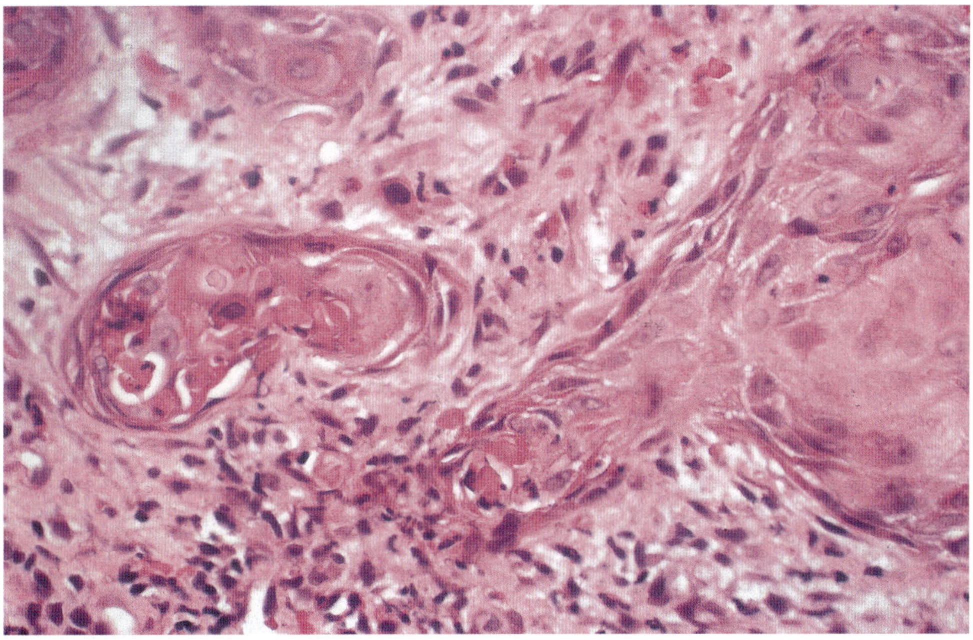

图 1-43
上皮细胞可见非典型性，周围有界限清楚而完整的基底膜。高倍视野下，此例坏死性涎腺化生还可见到炎症反应。

表达，但在异型增生或癌变时分别减少或缺失)，但从实践来看，应用这些反应来解决临床实际问题还不够可靠。

鉴别诊断

鉴别诊断包括反应性和增生性两种类别的不同病变，以及异型增生和癌。已普遍认同的是异型增生（鳞状上皮内病变、鳞状上皮内瘤变）属于癌前病变，但何种程度的异型或多形性才可定义为异型增生尚无明确的界定，且研究者之间的重复性也很差。由于是连续性病变，几乎无法严格地将一种病变看做是反应性病变还是肿瘤性病变，因为没有唯一的特征能够一贯而精确地将反应性与异型增生区分开。因此，异型的程度和微小病变通常预示即将发生的癌变，但也可能那时并不代表着真正的“癌变”。角化不良、缺乏成熟细胞或一直延续到表面上皮的不规则的上皮分层（基底区上方出现“基底区”型细胞）、核大小不均（异常的细胞核大小）、细胞大小不均（异常的细胞大小）、多形性（核形状不规则，染色质分布不均，核深染）、核浆比发生变化、非典型核分裂象、增生的上皮早期角化程度低（靠基底区）和分裂象增多等，这些是异型增生的标志，它们不出现在任何程度的良性反应性病变中。在此有必要重复一下：癌变是一个连续性和累积改变的过程。

预后及治疗

真性增生和反应性上皮病变是自限性的、可逆的，但当发生中、重度异型增生时，便会有持续性和（或）渐进性癌变的危险。诊断不仅包括活检，还要找到其致病诱因并相应治疗。由于与恶性肿瘤有关，需要临床病理密切联系以保证良好的长期预后。单纯增生时不要求临床随访，但对于异型增生的患者是必要的，因为标本取材不充分或疾病进展可能导致临床处理不够。

推荐阅读

先天性及发育性畸形

1. Birzgalis AR, Farrington WT, O'Keefe L, et al.: Localized tracheopathia osteoplastica of the subglottis. J Laryngol Otol 1993;107:352–353.
2. Himalstein MR, Gallagher JC: Tracheobronchiomegaly. Ann Otol Rhinol Laryngol 1973;82:223–227.
3. Marchal G, Baert AL, van der HL: Calcification of larynx and trachea in infancy. Br J Radiol 1974;47:896–897.
4. Wenig BM, Devaney K, Wenig BL: Pseudoneoplastic lesions of the oropharynx and larynx simulating cancer. Pathol Annu 1995;30(Pt 1):143–187.

感染

1. Nash G, Foley FD: Herpetic infection of the middle and lower respiratory tract. Am J Clin Pathol 1970;54:857–863.
2. Yeh V, Hopp ML, Goldstein NS, et al.: Herpes simplex chronic laryngitis and vocal cord lesions in a patient with acquired immunodeficiency syndrome. Ann Otol Rhinol Laryngol 1994;103:726–731.

声带息肉和声带结节

1. Kambic V, Radsel Z, Zargi M, et al.: Vocal cord polyps: incidence, histology and pathogenesis. J Laryngol Otol 1981;95:609–618.
2. Kleinsasser O: Pathogenesis of vocal cord polyps. Ann Otol Rhinol Laryngol 1982;91:378–381.
3. Strong MS, Vaughan CW: Vocal cord nodules and polyps—the role of surgical treatment. Laryngoscope 1971;81:911–923.
4. Werner JA, Schunke M, Rudert, H, et al.: Description and clinical importance of the lymphatics of the vocal fold. Otolaryngol Head Neck Surg 1990;102:13–19.

接触性溃疡

1. Fechner RE, Cooper PH, Mills SE: Pyogenic granuloma of the larynx and trachea. A causal and pathologic misnomer for granulation tissue. Arch Otolaryngol 1981;107:30–32.
2. Koufman JA: The otolaryngologic manifestations of gastroesophageal reflux disease (GERD): a clinical investigation of 225 patients using ambulatory 24-hour pH monitoring and an experimental investigation of the role of acid and pepsin in the development of laryngeal injury. Laryngoscope 1991;101:1–78.
3. McFerran DJ, Abdullah V, Gallimore AP, et al.: Vocal process granulomata. J Laryngol Otol 1994;108:216–220.
4. Ward PH, Zwitman D, Hanson D, et al.: Contact ulcers and granulomas of the larynx: new insights into their etiology as a basis for more rational treatment. Otolaryngol Head Neck Surg 1980;88:262–269.
5. Wenig BM, Heffner DK: Contact ulcers of the larynx. A reacquaintance with the pathology of an often underdiagnosed entity. Arch Pathol Lab Med 1990;114:825–828.

淀粉样变

1. Barnes EL Jr, Zafar T: Laryngeal amyloidosis. Clinicopathologic study of seven cases. Ann Otol 1977;86:856–863.
2. Chen KTK: Amyloidosis presenting in the respiratory tract. Pathol Ann 1989;24:253–273.
3. Cohen SR: Ligneous conjunctivitis: an ophthalmic disease with potentially fatal tracheobronchial obstruction. Laryngeal and tracheobronchial features. Ann Otol 1990;90:509–518.
4. Lewis JE, Olsen KD, Kurtin PJ, et al.: Laryngeal amyloidosis: a clinicopathologic and immunohistochemical review. Otolaryngol Head Neck Surg 1992;106:372–377.
5. Michaels L, Hyams VJ: Amyloid in localised deposits and plasmacytomas of the respiratory tract. J Path 1978;128:29–38.
6. Thompson LD, Derringer GA, Wenig BM: Amyloidosis of the larynx: a clinicopathologic study of 11 cases. Mod Pathol 2000;13:528–535.

炎性肌纤维母细胞瘤

1. Coffin CM, Watterson J, Priest JR, et al.: Extrapulmonary inflammatory myofibroblastic tumor (inflammatory pseudotumor). A clinicopathologic and immunohistochemical study of 84 cases. Am J Surg Pathol 1995;19:859–872.
2. Ereno C, Lopez JI, Grande J, et al.: Inflammatory myofibroblastic tumour of the larynx. J Laryngol Otol 2001;115:856–858.
3. Gomez-Roman JJ, Ocejo-Vinyals G, Sanchez-Velasco P, et al.: Presence of human herpesvirus-8 DNA sequences and overexpression of human IL-6 and cyclin D1 in inflammatory myofibroblastic tumor (inflammatory pseudotumor). Lab Invest 2000;80:1121–1126.
4. Pettinato G, Manivel JC, De Rosa N, et al.: Inflammatory myofibroblastic tumor (plasma cell granuloma). Clinicopathologic study of 20 cases with immunohistochemical and ultrastructural observations. Am J Clin Pathol 1990;94:538–546.
5. Wenig BM, Devaney K, Bisceglia M. Inflammatory myofibroblastic tumor of the larynx. A clinicopathologic study of eight cases simulating a malignant spindle cell neoplasm. Cancer 1995;76:2217–2229.
6. Wenig BM: Inflammatory myofibroblastic tumour. In: Barnes EL, Eveson JW, Reichart P, Sidransky D, eds. Pathology and Genetics of Head and Neck Tumours. Kleihues P, Sobin LH, series eds. World Health Organization Classification of Tumours. Lyon, France: IARC Press, 2005:153–154.

喉囊肿（包括喉膨出）

1. Arens C, Glanz H, Kleinsasser O: Clinical and morphological aspects of laryngeal cysts. Eur Arch Otorhinolaryngol 1997;254:430–436.
2. Civantos FJ, Holinger LD: Laryngoceles and saccular cysts in infants and children. Arch Otolaryngol Head Neck Surg 1992;118:296–300.
3. DeSanto LW: Laryngocele, laryngeal mucocele, large saccules, and laryngeal saccular cysts: a developmental spectrum. Laryngoscope 1974;84:1291–1296.
4. Lundgren J, Olofsson J, Hellquist H: Oncocytic lesions of the larynx. Acta Otolaryngol 1982;94:335–344.
5. Matino Soler E, Martinez Vecina V, Leon Vintro X, et al.: [Laryngocele: clinical and therapeutic study of 60 cases]. Acta Otorrinolaringol Esp 1995;46:279–286.
6. Newman BH, Taxy JB, Laker HI: Laryngeal cysts in adults: a clinicopathologic study of 20 cases. Am J Clin Pathol 1984;81:715–720.
7. Thawley SE, Berlin BP, Berkowitz WP: Oncocytic hyperplasia of the larynx. J Laryngol Otol 1977;91:619–622.

反应性上皮病变

1. Blackwell KE, Fu YS, Calcaterra TC: Laryngeal dysplasia. A clinicopathologic study. Cancer 1995;75:457–463.
2. Calcaterra TC, Stern F, Ward PH: Dilemma of delayed radiation injury of the larynx. Ann Otol Rhinol Laryngol 1972;81:501–507.
3. Chatrath P, Scott IS, Morris LS, et al.: Aberrant expression of minichromosome maintenance protein-2 and Ki67 in laryngeal squamous epithelial lesions. Br J Cancer 2003;89:1048–1054.
4. Crissman JD: Laryngeal keratosis and subsequent carcinoma. Head Neck Surg 1979;1:386–391.
5. Crissman JD, Zarbo RJ: Quantitation of DNA ploidy in squamous intraepithelial neoplasia of the laryngeal glottis. Arch Otolaryngol Head Neck Surg 1991;117:182–188.
6. Cupic H, Kruslin B, Belicza M: Epithelial hyperplastic lesions of the larynx in biopsy specimens. Acta Otolaryngol Suppl 1997;527: 103–104.
7. Gale N, Kambic V, Michaels L, et al.: The Ljubljana classification: a practical strategy for the diagnosis of laryngeal precancerous lesions. Adv Anat Pathol 2000;7:240–251.
8. Gale N, Pilch BZ, Sidransky D, Westra WH, Califano J: Epithelial precursor lesions. In: Barnes EL, Eveson JW, Reichart P, Sidransky D, eds. Pathology and Genetics of Head and Neck Tumours. Kleihues P, Sobin LH, series eds. World Health Organization Classification of Tumours. Lyon, France: IARC Press, 2005:140–143.
9. Gillis TM, Incze J, Strong MS, et al.: Natural history and management of keratosis, atypia, carcinoma-in situ, and microinvasive cancer of the larynx. Am J Surg 1983;146:512–516.
10. Hellquist H, Lundgren J, Olofsson J: Hyperplasia, keratosis, dysplasia and carcinoma in situ of the vocal cords—a follow-up study. Clin Otolaryngol 1982;7:11–27.
11. Ioachim E, Assimakopoulos D, Agnantis NJ, et al.: Altered patterns of retinoblastoma gene product expression in benign, premalignant and malignant epithelium of the larynx: an immunohistochemical study including correlation with p53, bcl-2 and proliferating indices. Anticancer Res 1999;19:541–545.
12. Koren R, Kristt D, Shvero J, et al.: The spectrum of laryngeal neoplasia: the pathologist's view. Pathol Res Pract 2002;198:709–715.
13. Vodovnik A, Gale N, Kambic V, et al.: Correlation of histomorphological criteria used in different classifications of epithelial hyperplastic lesions of the larynx. Acta Otolaryngol Suppl 1997;527:116–119.
14. Wu M, Putti TC, Bhuiya TA: Comparative study in the expression of p53, EGFR, TGF-alpha, and cyclin D1 in verrucous carcinoma, verrucous hyperplasia, and squamous cell carcinoma of head and neck region. Appl Immunohistochem Mol Morphol 2002;10:351–356.

2 喉、下咽及气管的良性肿瘤

Nina Gale

鳞状细胞乳头状瘤

临床特点

鳞状细胞乳头状瘤（squamous papilloma，SP），是喉部最为常见（占 84%）的良性肿瘤，由人乳头状瘤病毒（human papilloma virus，HPV）所致，特别是基因型 6 和 11 的 HPV，但个别也可由其他基因型的HPV引起。临床上，SP很少为孤立性病变，尤其在儿童，最常表现为多发性和复发性 SP，也称之为复发性呼吸道乳头状瘤病（recurrent respiratory papillomatosis，RRP）。SP最常发生的部位包括喉真假声带、Morgagni窦和下咽部。它们可蔓延至气管、肺、口腔、口咽、食管和鼻腔。SP的分布容易预测，即发生于鳞状上皮和呼吸上皮的交界处。人为地诱导鳞状上皮化生形成一个新的医源性鳞柱交界从而为该病的蔓延提供了环境。

根据SP发病年龄的特征性双峰分布，常把它们分为幼年组和成年组。第一个发病高峰出现在 5 岁之前，无性别差异。该病的病程在儿童中较成人常更具侵袭性，其特点为多发性、易复发，并且有14%的患者在疾病进程中需要行气管切开，有呼吸道阻塞的风险和向呼吸消化（aerodigestive）道蔓延的倾向。疾病向气管支气管蔓延可能与气管狭窄、肺彭出（pneumatocoele）及不同类型的感染有关。气管直径的相对窄小是儿童出现严重呼吸阻塞最可能的原因。儿童最常见的症状包括发声困难、嘶哑和喘鸣，较少见的还有慢性咳嗽、呼吸困难和威胁生命的呼吸窘迫。SP 的第二个发病高峰年龄在 20 ～ 40 岁之间，男性稍多（男：女为 3：2）。在成人中疾病

鳞状细胞乳头状瘤
疾病概况

定义	良性上皮性肿瘤，外生性，由呈分叶状的鳞状上皮和纤维血管轴芯组成，通常与基因型 6 型和 11 型 HPV 感染有关
发生及部位	全球每年约 0.4/100 000~4.3/100 000 主要发生于喉，喉外常蔓延至周围的呼吸消化道区域（儿童 30%，成人 16%）
发病率和死亡率	总发病率 4% ～ 14%
性别、种族和年龄	儿童：无性别差异 成人：男性多见（男：女为 3：2） 双峰年龄分布；第一个发生高峰在5岁以前，第二个高峰年龄在 20 ～ 40 岁
临床特点	儿童： 症状包括发声困难、嘶哑、喘鸣；较少见的症状有慢性咳嗽、呼吸困难及呼吸窘迫 病程侵袭性，多发性病灶，迅速复发，可蔓延至气管支气管树 成人： 症状包括发声困难和嘶哑。 很少有侵袭性的病程，常为多发病灶，很少复发及蔓延至喉外
预后及治疗	临床过程难于预知 在明显正常的黏膜中存在HPV认为是疾病复发的根源 疾病在孩童早期：增加了喉外蔓延的危险及死亡的可能性 HPV 基因型 11 和 16 与疾病的侵袭性、迅速复发和进展有关 恶变：有放疗史的患者恶变占14%，无放疗史的占 2% 治疗用 CO_2 激光外科切除 辅助治疗如干扰素、吲哚 -3- 甲醇（indol-3-carbinol）、西多福韦（抗病毒药）可能有效

较平稳，尽管多发性病灶在迅速复发时也可出现呼吸窘迫和其他并发症。成人常表现为发声困难和声音嘶哑。通常认为在儿童HPV的感染发病发生于围产期，由已感染的母亲传给新生儿。在成人中的感染模式尚不清楚，但从所反映出的病毒的活化提示为自出生时或后天性感染。尽管临床病程不同，但目前认为RRP是一个统一的生物学实体，由相同基因型的HPV引起。与RRP相反，成人中一种孤立的角化性SP（乳头状角化症）可能与HPV感染无关。

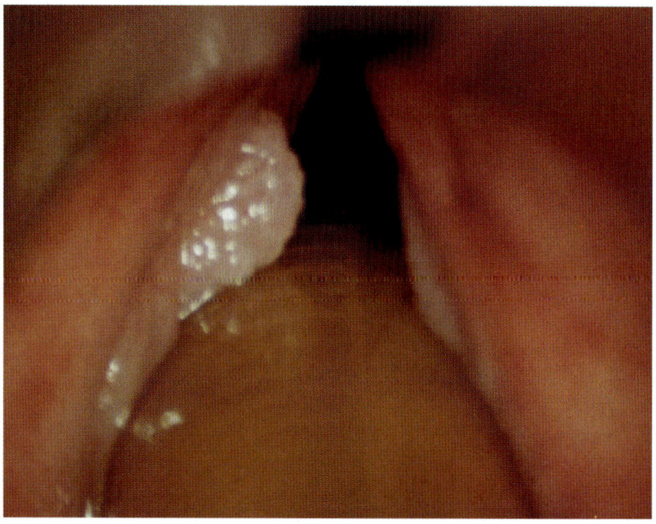

图 2-1
内窥镜下可见一乳头状瘤呈簇状位于左声带。

病理学特点

大体所见

大体上，SP为外生性、分叶状、有蒂或广基。粉红色或淡红色，表面呈细小的分叶状，可成簇或单发。最大直径可达10mm（图2-1）。

镜下所见

镜下，SP特征性的表现为外生性、乳头状的黏膜突起，由被覆于表面的增生的鳞状上皮和细小的纤维血管轴芯组成（图2-2，2-3）。可有2级或3级乳头分支，被覆较薄的鳞状上皮。乳头状瘤的发生与鳞状上皮的基底细胞和基底旁细胞增殖以及鳞状上皮的异常终末分化有关。基底及基底旁细胞增生是SP中最为常见的上皮异常改变之一。增生的方向与基底膜垂直，增生的基底及基底旁细胞可延伸至鳞状上皮的中部（图2-4）。上皮表层仅有少量或没有扁平的细胞，在其他病例可见一层薄的角化不全上皮。核分裂象可见，主要位于上皮的底部。数量不等的角化不良细胞不规则地散在分布于上皮层内。极少数的SP可同时被覆鳞状上皮和呼吸上皮，而这些病变被认为有增加疾病复发的趋势。在罕见的病例中，SP可有一些上皮改变表现为“非典型”或“异型”，包括细胞核和细胞大小及形态的异常，染色质深染，核浆比增大及核分裂增多（图2-5）。感染HPV引起的唯一可见的细胞病变称之为“挖空细胞（koilocytosis）”，它和基底-基底旁细胞增生被认为是SP最具决定性的形态学特征。感染的细胞通常位于鳞状上皮的上部和表层，在这里病毒进行复制。不规则散在的挖空细胞有特征性的形态学改变，深染、皱缩或增大的核，成角位于细胞中央，周围包绕一个透明的胞浆带（核周晕）（图2-4）。围绕的胞浆有的在细胞的周边可以见到，有的则完全不可见。

鳞状细胞乳头状瘤
病理学特点

大体所见	外生性生长、疣状、有蒂或无蒂、成簇者较单发的多见、粉色至红色、表面呈细小分叶状
镜下所见	乳头状、分支状突起由纤维血管轴芯和被覆其上的鳞状上皮组成 基底-基底旁细胞增生 鳞状上皮表层可见挖空细胞 偶见轻度的细胞异型性
免疫组化特点	检测HPV感染 原位杂交：在组织切片中最为可靠有效的HPV常规检测方法
病理鉴别诊断	成人乳头状角化性乳头状瘤、疣状癌、外生性或乳头状鳞状细胞癌

辅助检查

超微结构特点

电子显微镜（electron microscopy，EM）可显示SP中的HPV颗粒，表现为散在位于受累上皮细胞的

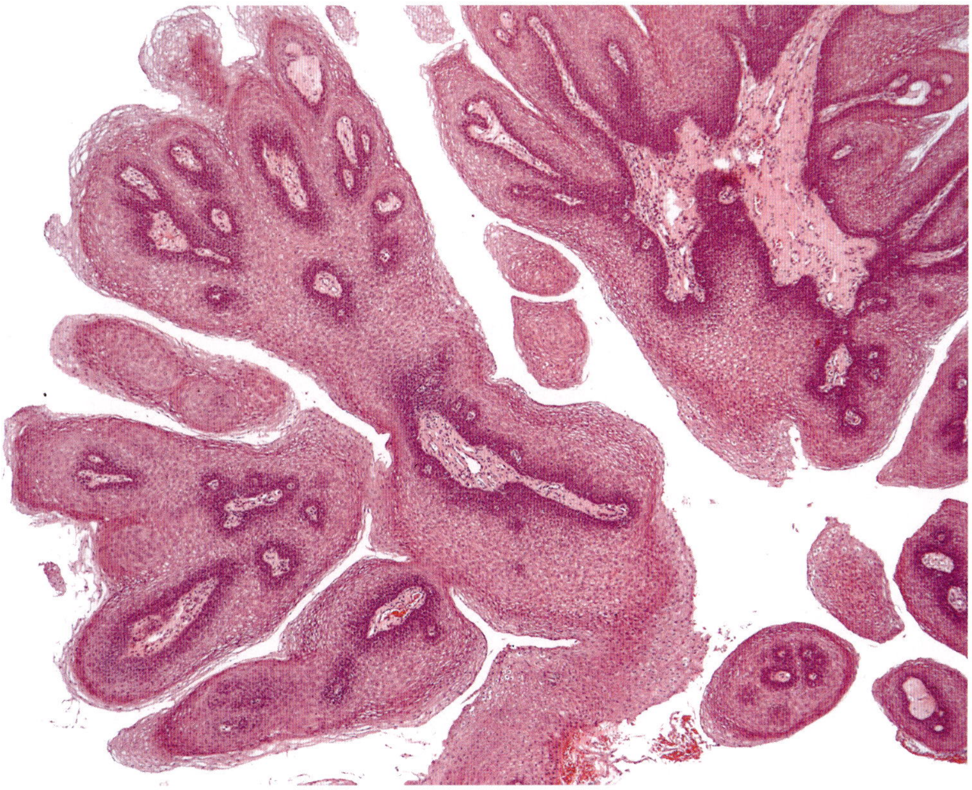

图 2-2
分支状外生性乳头由鳞状上皮和较少的纤维血管轴心组成。

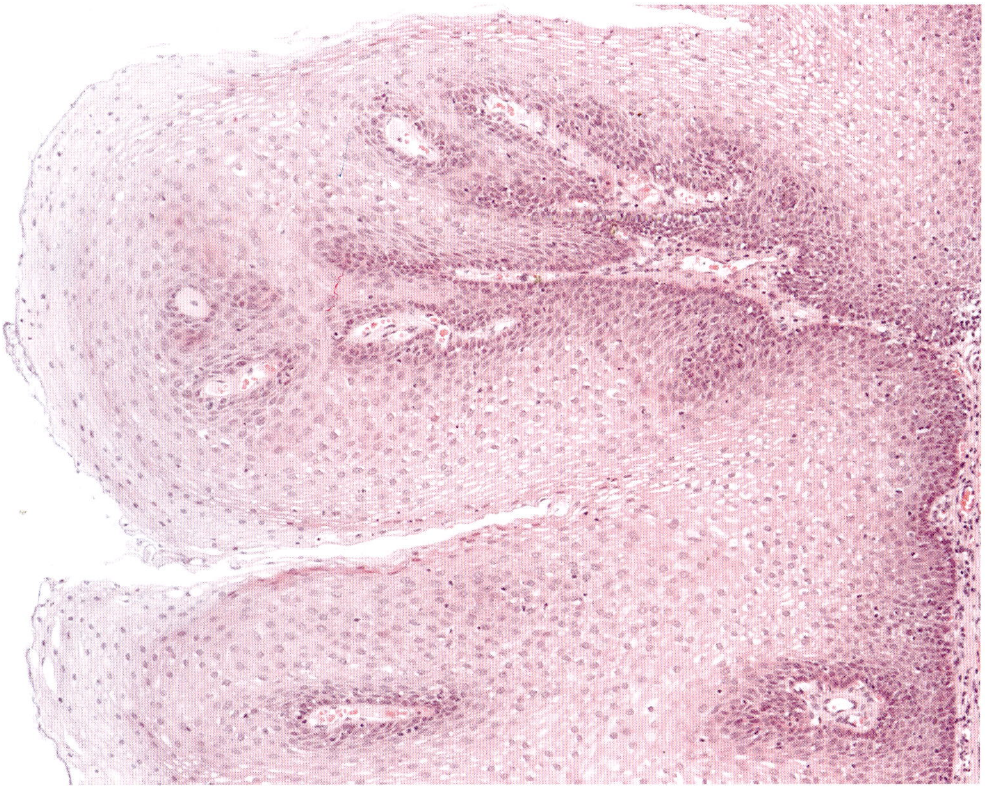

图 2-3
乳头状分支被覆增生的鳞状上皮。

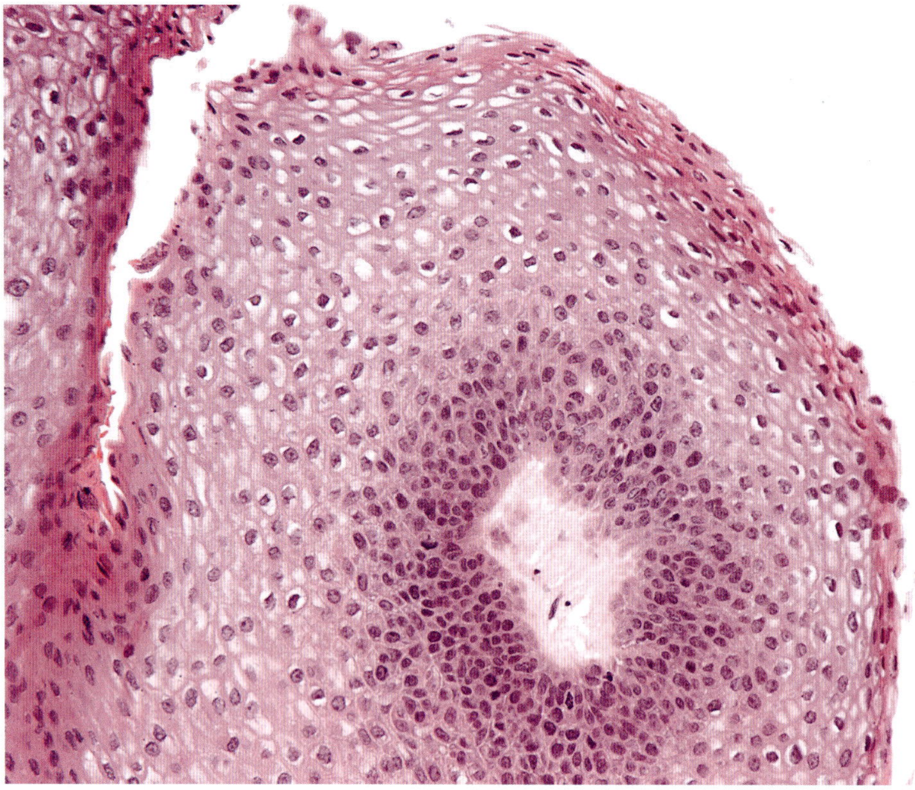

图 2-4
被覆鳞状上皮的乳头状突起显示初期的基底 - 基底旁细胞增生，在上皮层的上部可见大量挖空细胞。

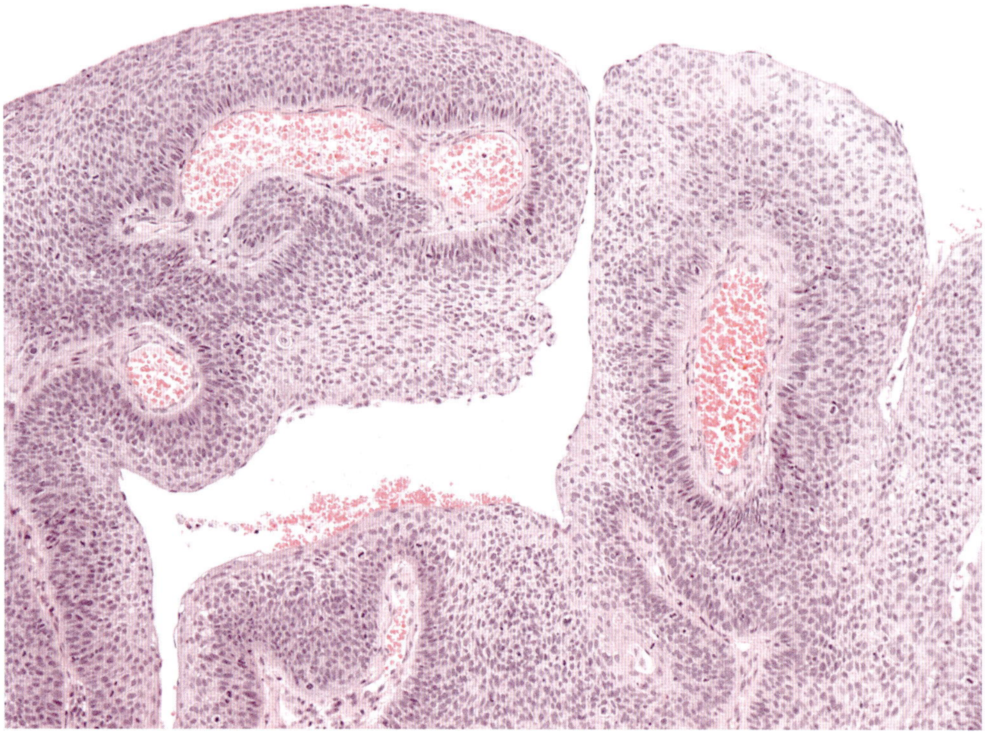

图 2-5
在整个组织标本中可见显著的上皮异型性（非典型性增生）。

核内。然而，由于低敏感性，EM 只有回顾性诊断价值。此外，即使能检测到HPV颗粒，也无法鉴别出特定的 HPV 基因型。

免疫组化特点

免疫组化是检测 HPV 最具一致性和可重复性的传统方法。抗原检测的不一致可能是由于标本错误、HPV壳蛋白表达的不定性以及组织处理和长期保存中抗原的破坏。

分子学检查

目前用分子学方法来检测 SP 中的 HPV 已认为是最主要的手段。这些方法被分为2组：那些能在保持组织形态上检测病毒DNA的方法（如原位杂交）和那些破坏了组织才能检测 HPV DNA 的方法（如聚合酶链反应，PCR）。

原位杂交（in situ hybridization，ISH）常规是在组织标本上检测HPV，几乎所有的HPV DNA 特异ISH标记信号均位于鳞状上皮的上中层和表层。标记信号常局限于挖空细胞的胞核内（图2-6）。最近证实改良的ISH方案非常可靠，并能在很低的样本数量中检测到甚至检测出 HPV 的基因型。

PCR 是目前检测 HPV 最敏感的检测方法。然而，因为常有污染问题，用于诊断时需非常慎重。

鉴别诊断

把具有乳头状结构的病变和SP相鉴别很困难，特别是活检标本较小并且表浅时。成人孤立性角化性SP区别于HPV诱导的RRP，在于前者常常表现为明显的表层角化伴有透明角质颗粒，无挖空细胞，增生的上皮常有非典型性。疣状癌（verrucous carcinoma）被覆显著的角化或角化不全层，而这不是SP的特点，并且疣状癌常缺乏挖空细胞，其乳头突起无纤维血管间质，而是特征性地表现为有角化珠的上皮突起向下推进式浸润。鳞状细胞癌外生型由广基的肿瘤上皮突起组成，无纤维血管轴心，而这在 SP 是特征性改变。乳头状鳞癌与 SP 的结构相似，但其被覆的上皮为明显的肿瘤性，缺乏成熟，核的极性消失，并可有浸润性生长。

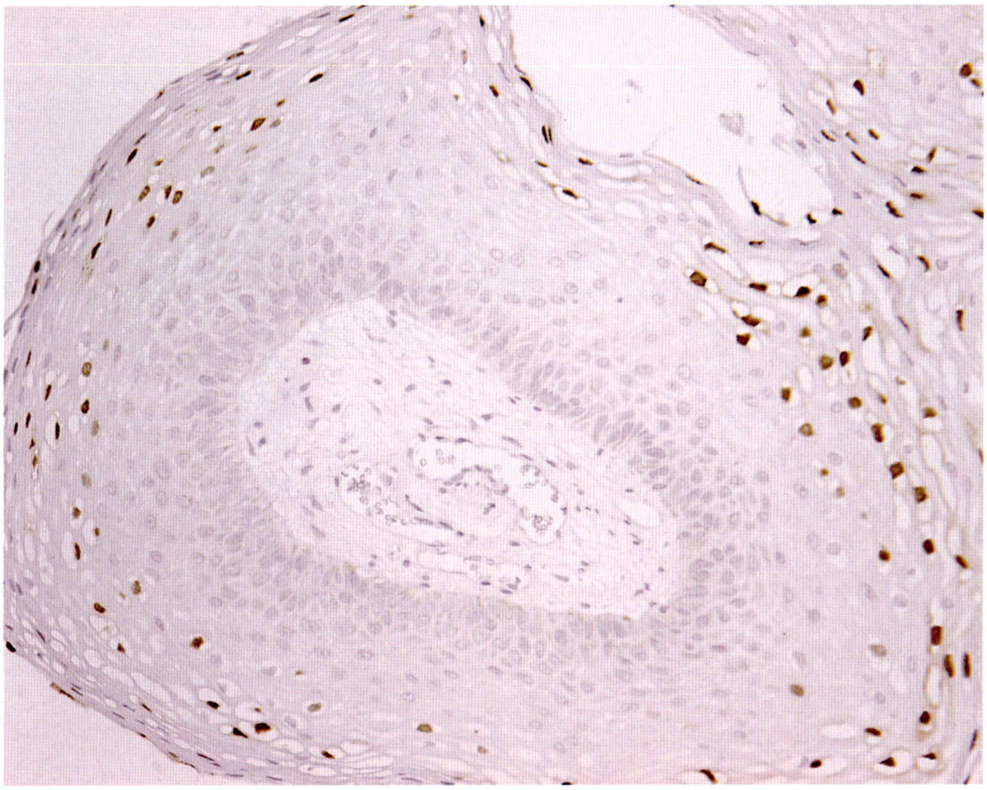

图 2-6
在鳞状上皮的上部显示原位杂交 HPV 基因型 6 和 11 阳性。

预后及治疗

SP患者的临床过程不可预测，包括活动期和缓解期。在明显正常的喉黏膜中存在HPV可能是复发的根源。在儿童早期疾病的进展会增加气管切开的风险、最后导致向下呼吸道发展并且有可能死亡。恶性转变，通常与11和16型HPV有关，在成人极罕见，在儿童更少见。大部分发生恶变的病例常有额外的诱因如接受放射线史或大量吸烟。儿童的恶变主要发生在气管支气管树，且预后非常差，在成人则更常见于喉。SP患者总的死亡率在4%～14%之间，大部分与窒息、肺膨出和恶性变有关。

目前尚无根除喉SP复发的有效治疗方法。儿童和成人常需要多次外科手术才能保持呼吸道通畅。大量不同的内科治疗方案早已作为外科治疗的辅助治疗，但目前尚无一种药物能够治愈SP。

颗粒细胞瘤

临床特点

颗粒细胞瘤（granular cell tumor，GCT）为良性肿瘤，缓慢生长，推测来源于Schwann细胞。好发于40~50岁之间，儿童极罕见。尽管GCT可发生于任何部位，但头颈部最常见，占肿瘤总数的30%～50%。发生于舌和皮下者最多见，而累及喉部的高达10%，很少有发生于气管的报道。GCT特别好发于黑人，女性多见，有报道肿瘤可同时多发或先后多发。在喉部，大部分GCT发生于声带后部，有一半病例可蔓延至声门下区，常表现为光滑无蒂的息肉，直径小于2 cm（图2-7）。上呼吸消化道（upper aerodigestive tract）的GCT临床表现为声音嘶哑、吞咽困难、咳嗽，较少见的有喘鸣和咯血。有气管肿瘤的病人可表现为长期的“难治性哮喘”。GCT偶尔也可无症状。

颗粒细胞瘤

疾病概况

定义	神经性来源（Schwann细胞）的良性肿瘤，由多角形至梭形细胞组成，细胞有丰富的颗粒性胞浆，颗粒内充满了溶酶体
发生及部位	常见肿瘤，发生于喉的占10% 大部分累及头颈部的皮肤和黏膜，主要为舌和喉，很少累及气管 喉：位于声带后部蔓延至声门下
性别、种族和年龄分布	女性多见 主要为黑人患者（占2/3的病例） 高峰为40～50岁，很少见于儿童。
临床特点	声音嘶哑、喘鸣、气道阻塞 喉镜下表现为光滑、息肉样无蒂肿物，直径常＜2 cm
预后及治疗	预后良好，切除不完整时有低的复发率（2%～8%） 保守治疗，外科完整切除

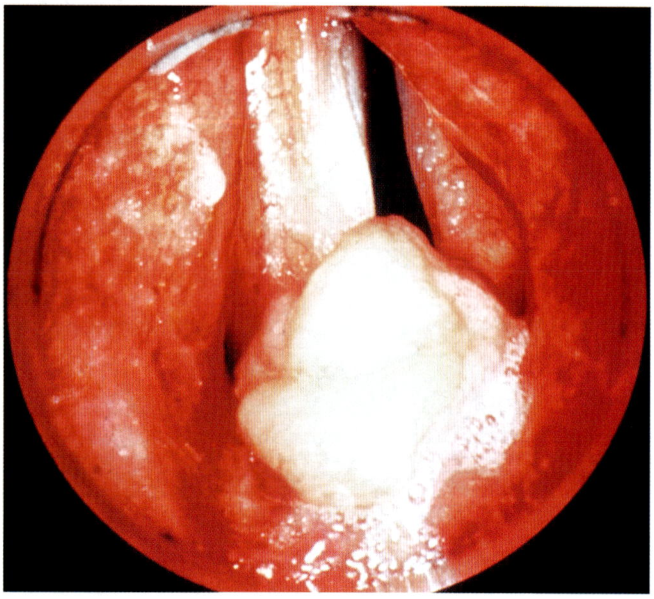

图 2-7

内窥镜下可见声带后部一苍白、息肉样肿块，组织学证实为颗粒细胞瘤。

影像学特点

影像学检查包括内窥镜和计算机断层摄影术（CT），常用来确定肿物的确切部位、范围和与周围组织结构的关系，然而作出最后诊断必需组织病理学检查。

病理学特点

大体所见

大体病理表现为圆形、坚韧、均质、常为无溃疡的病变，边界不清，切面呈浅灰 - 黄色（图 2-8）。

镜下所见

形态学上，肿瘤包括成群和成片大圆形、多角形或长梭形细胞，细胞边界不清，有合胞体样改变（图 2-9）。GCT 细胞有深染或泡状核，位于中央或偏位，周围包绕特征性的丰富的、粗颗粒状的及嗜酸性胞浆（图2-10）。颗粒较小、规则，PAS阳性以及抗淀粉酶，它们还可以聚集成较大碎片。肿瘤细胞常无细胞异型性、核分裂象或坏死，如果出现则可能提示更具侵袭性的 GCT 甚至恶性潜能的 GCT。

肿瘤细胞可被密集的纤维血管组织分隔而呈岛状。在陈旧病变区域可有大量的硬纤维组织增生，从而可能掩盖了颗粒细胞的存在。GCT可生长在有髓外周神经周围或甚至浸润神经纤维（图 2-11）。

颗粒细胞瘤
病理学特点

大体所见	圆形、坚韧、无溃疡性肿物，境界不清，切面呈浅灰 - 黄色
镜下所见	无包膜病变 被覆鳞状上皮呈假上皮瘤样增生 圆形和多角形细胞，呈合胞体样，呈巢状及小梁状生长 围绕有髓外周神经生长 细胞含有丰富的、粗颗粒胞浆，核小，深染至泡状 侵袭性或恶性潜能：细胞非典型性，多形性，核分裂增多和坏死
辅助检查	PAS 阳性，抗淀粉酶胞浆颗粒 S-100 蛋白、vimentin、NSE、髓碱性蛋白阳性 keratin 和肌源性标记物阴性
病理鉴别诊断	GCT的非典型型和恶性型、鳞状细胞癌、成人型横纹肌瘤、副节瘤、组织细胞反应性增生

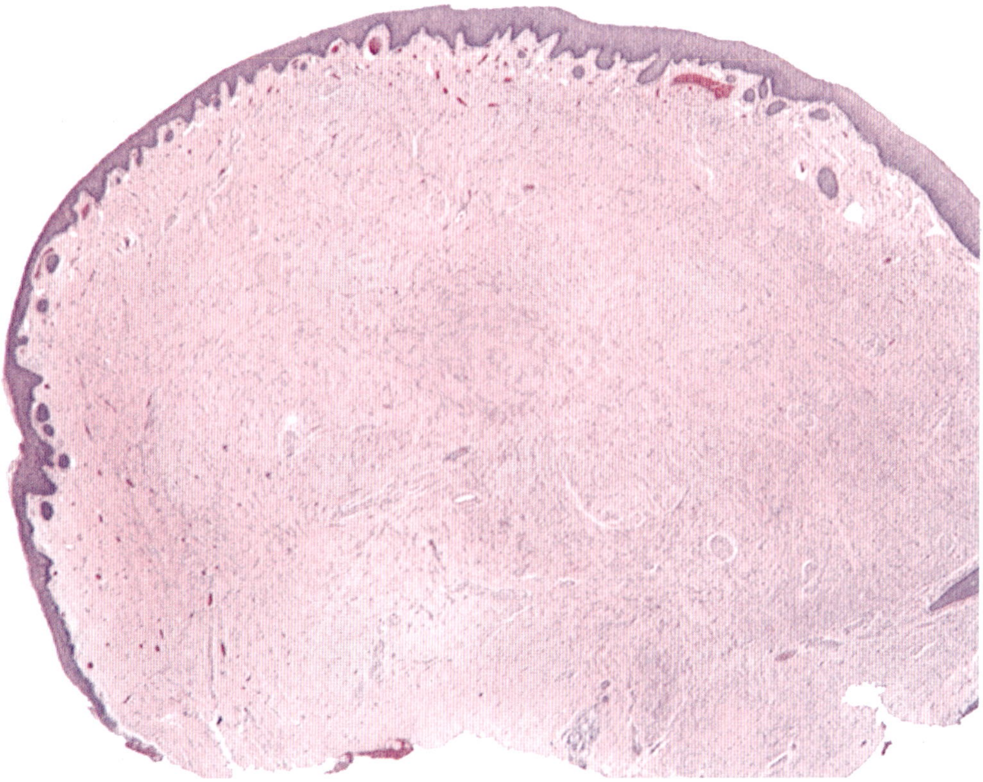

图 2-8
息肉样肿块，具有完整的、轻度增生的鳞状上皮黏膜。黏膜下间质内充满多角形的肿瘤细胞。

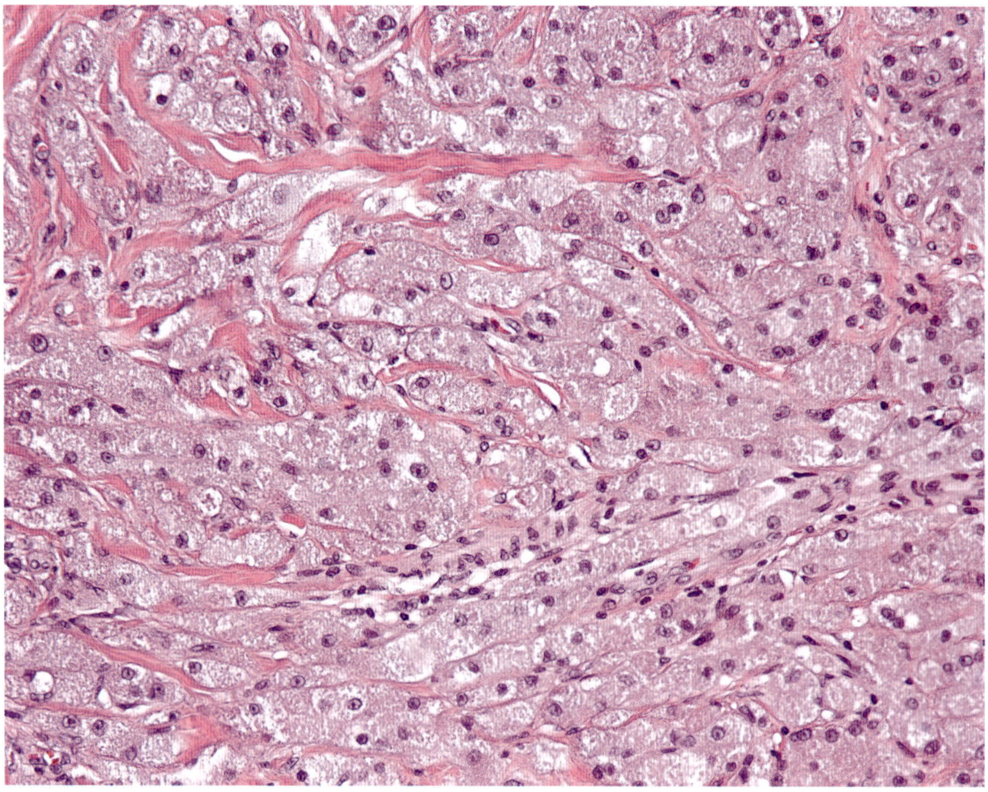

图 2-9
肿瘤由圆形和多角形细胞组成，细胞边界不清，具有特征性的丰富的颗粒性胞浆。

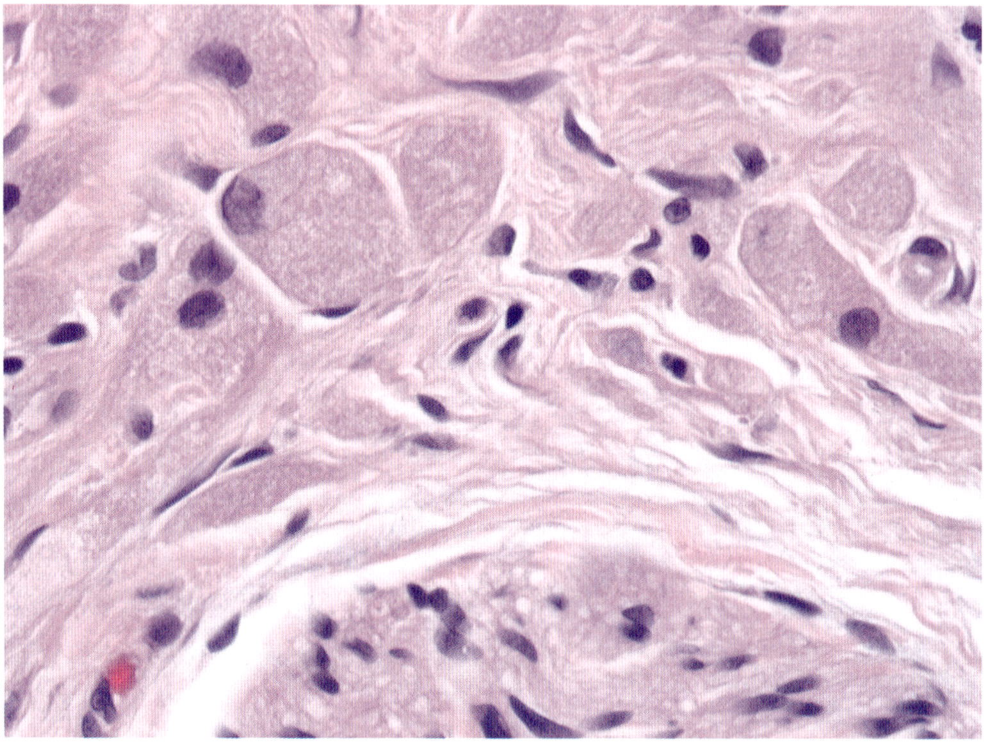

图 2-10
核小，小泡状，居中或偏位。有丰富的颗粒性胞浆。在照片底部可见一神经分支。

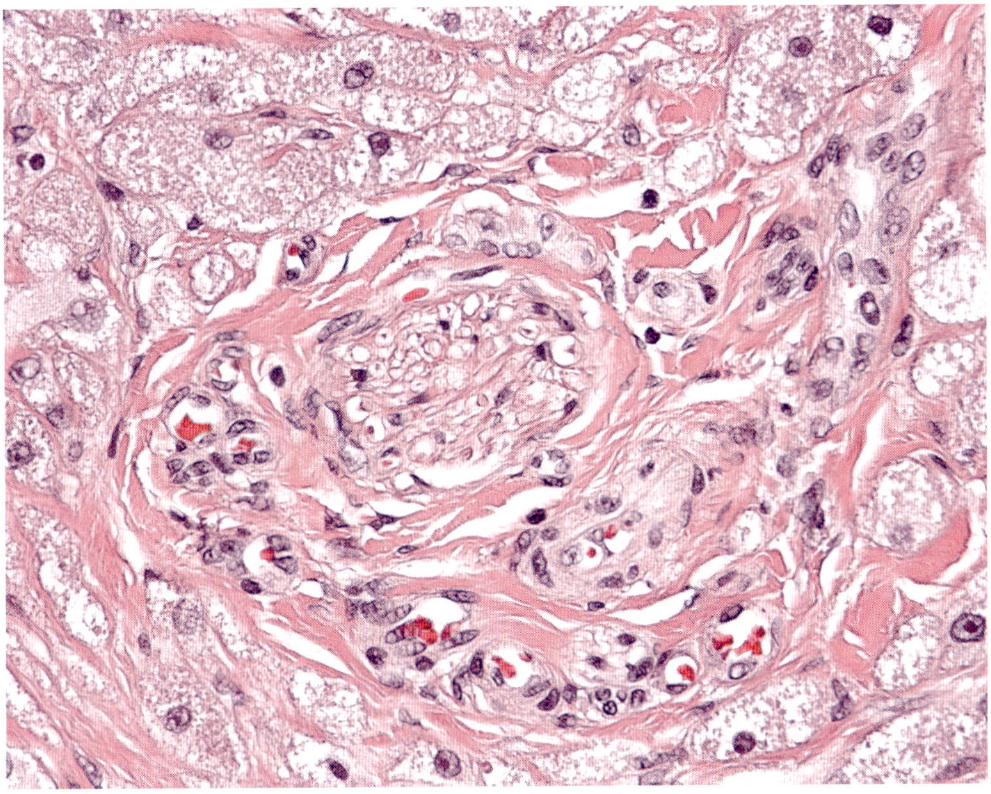

图 2-11
颗粒细胞围绕外周神经生长。

肿瘤的境界较不清楚，成群或单个细胞可浸润周围组织。如果肿瘤生长接近上皮表面，继发上皮棘皮症（acanthosis），称之为假上皮瘤样增生（pseudoepitheliomatous hyperplasia），与浸润性鳞状细胞癌相似（图2-12）。在喉颗粒细胞瘤中出现假上皮瘤样增生高达60%。

辅助检查

超微结构特点

超微结构检查显示一特征性图像。GCT细胞常被基底膜包围，胞浆内可见大量的不同阶段的溶酶体片段，即光学显微镜下所见的颗粒（图2-13）。溶酶体可以是单个或密集或具有相同内容物的圆形小体，也可以是一个具有皱褶的较大结构。其中一些称为多角溶酶体，表现为比圆形有更多的角，并且其内含有平行于长轴的微管。其他细胞器，如线粒体和内质网池很少见。

免疫组化特点

免疫组化，GCT表达S-100蛋白、vimentin、神经特异性烯醇化酶（neurone-specific enolase，NSE）和髓磷脂碱性蛋白（myelin basic protein，MBP）（图2-14）。这些检查结果与普遍认同的Schwann细胞来源的理论相一致，而keratin和肌源性标记物阴性则更加支持了这一理论。CD68的阳性反应支持肿瘤细胞胞浆内丰富的吞噬溶酶体多于组织细胞系的肿瘤。

鉴别诊断

GCT常有特征性组织学表现，可不需进一步检查而确诊。然而，在生长较快的肿瘤，具有多形性、核分裂增多等组织学迹象可提示恶性行为。有假上皮瘤样增生的GCT可被误诊为浸润性鳞状细胞癌，而缺乏上皮非典型性和核分裂可有助于鉴别这两种不同的疾病。成人型横纹肌瘤区别于GCT，表现为大的颗粒状空泡状细胞，有丰富的糖原和交叉横纹（用磷钨酸苏木素[phosphotungstic acid-hematoxylin，PTAH]染色更为明显，免疫组化骨骼肌标记阳性）。副神经节瘤（paraganglioma）的典型表现为器官样生长方式（如Zellballen），轻微的嗜碱性颗粒细胞和对神经内分泌标记物（Chg和Syn）阳性。

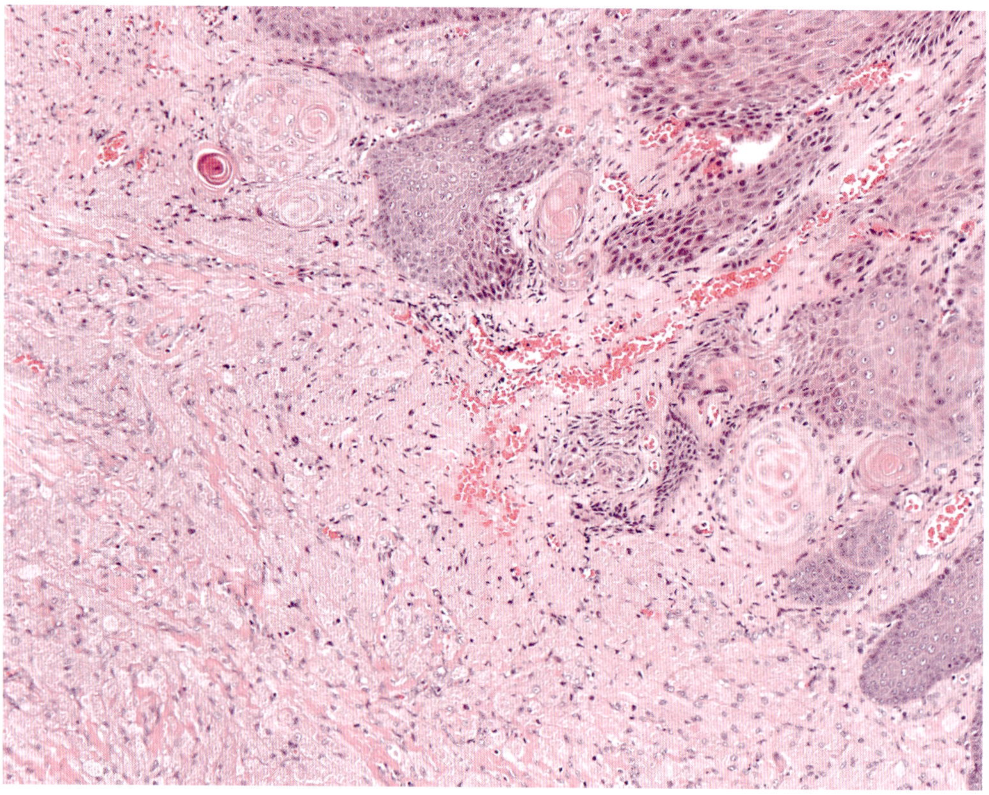

图 2-12
颗粒细胞瘤表面被覆的假上皮瘤样增生可与浸润性鳞状细胞癌相似。

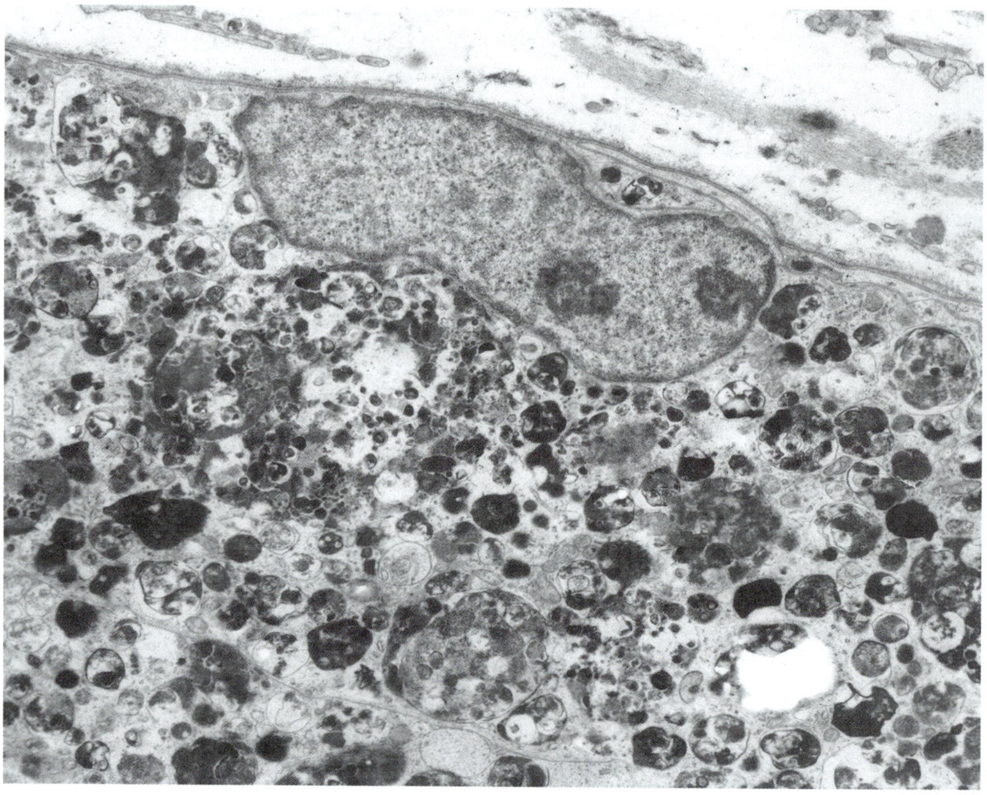

图 2-13
电子显微镜下可见特征性结构，胞浆内有大量不同阶段的溶酶体片段。

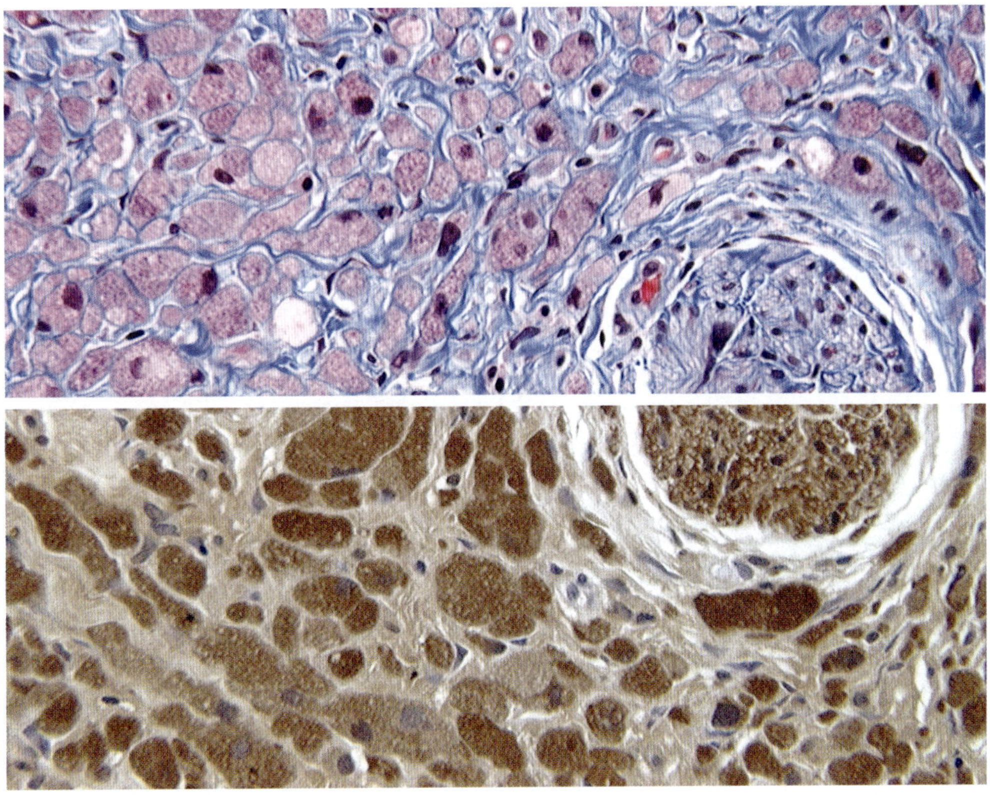

图 2-14
上图：颗粒细胞用Masson三色法染色为弥漫红色，而纤维间质为蓝色。下图：肿瘤细胞 S-100 蛋白免疫反应细胞核和胞浆弥漫强阳性（可见累及外周神经）。

预后及治疗

完整切除肿瘤是保持正常结构的首选治疗方案。较大的肿瘤需要更为广泛的外科手术，包括喉正中切开和部分喉切除。复发率低，即使手术切缘阳性。

成人型横纹肌瘤

横纹肌瘤（rhabdomyoma）是横纹肌分化的良性肿瘤，甚为罕见。根据发生的部位可分为心脏型和心脏外型。后者更为少见，又根据其明显的临床和组织学特征分为成人型、胎儿型和生殖器官型。心外型横纹肌瘤（extracardiac rhabdomyoma，ER）大部分发生于头颈部（90%的病例），它们来源于第3和第4鳃弓的未分段中胚层（unsegmented mesoderm），而不是来源于骨骼肌残余肌节。

临床特点

大部分成人型横纹肌瘤（adult rhabdomyoma，AR）发生于16至82岁的成人（平均52岁）。只有很少部分报道AR发生于儿童。男性发病常是女性的3到4倍。AR最常见的部位是下咽、喉的声门上区或声门区以及口腔底部。大部分 AR 为孤立性，但也可以在同一解剖部位多结节发生。不同部位的肿瘤所表现出的症状不同。大部分发生于喉的肿瘤主诉声嘶、进行性呼吸困难（气道阻塞）和吞咽困难，且有一缓慢生长的肿块。

成人型横纹肌瘤
疾病概况

定义	骨骼肌分化的良性肿瘤
发生及部位	非常罕见的肿瘤 心外型横纹肌瘤中，70%发生于头颈部，最常见于下咽、喉、口腔底
性别、种族和年龄	男>>女（男∶女为 3∶1 ~ 4∶1） 平均年龄 52 岁，年龄范围广（16 ~ 82 岁）
临床特点	常见症状：吞咽困难、声嘶、呼吸困难 肿物缓慢生长，境界清楚，无触痛或疼痛 肿瘤大小：直径 1.5 ~ 7.5cm
预后及治疗	肿瘤在诊断、不完整切除后 2 ~ 11 年内复发率可高达 40% 无侵袭性和恶性潜能 完整外科切除

病理学特点

大体所见

大体上，AR常为圆形、境界清楚、但无包膜的黏膜下病变，灰-红色至棕色。病变为粗大分叶状，息肉样或带蒂肿块，最大可达 8 cm（平均直径 3 cm）。切面 AR 呈细颗粒状，红棕色，质软及分叶状。

镜下所见

组织学上，AR呈片状、巢状和小叶状，由圆形至多角形，相互拥挤的细胞组成，间隔以纤细的血管纤维间质（图2-15）。瘤细胞胞浆丰富、嗜酸性，特征性的表现为细颗粒状或空泡状，这是由于胞浆中含有的糖原在制片过程中丢失而形成（图2-16）。丰富的糖原（PAS染色阳性，淀粉酶敏感）使细胞因放射状的细丝分隔空泡而呈蛛网状。在HE切片中胞浆内可见交叉-横纹，偶可见结晶样结构，称为jackstraw包涵体（图2-17），它们可见于少数细胞，这两种结构在PTAH染色中更为明显（图2-17）。AR细胞可有一个或多个小空泡状细胞核，偏位或居中，有明显核仁。几乎没有核分裂象。

成人型横纹肌瘤
病理学特点

大体所见	病变境界清楚，圆形或分叶状，切面红-棕色
镜下所见	界限清楚，无包膜，小叶状
	细胞拥挤，大，多角形
	肿瘤细胞有小而圆的细胞核，居中或偏位，有明显的核仁，胞浆嗜酸性，颗粒或空泡状（“蛛网”）
	胞浆交叉-横纹和偶然可见的结晶样结构
辅助检查	胞浆有丰富的糖原（PAS阳性，淀粉酶敏感）
	myoglobin、MSA、desmin 阳性
	α–SMA、vimentin、S-100 蛋白、Leu-7 灶状阳性
	keratin、EMA、GFAP、CD68 阴性
病理鉴别诊断	颗粒细胞瘤、副神经节瘤、嗜酸细胞瘤、含结晶的组织细胞增生症

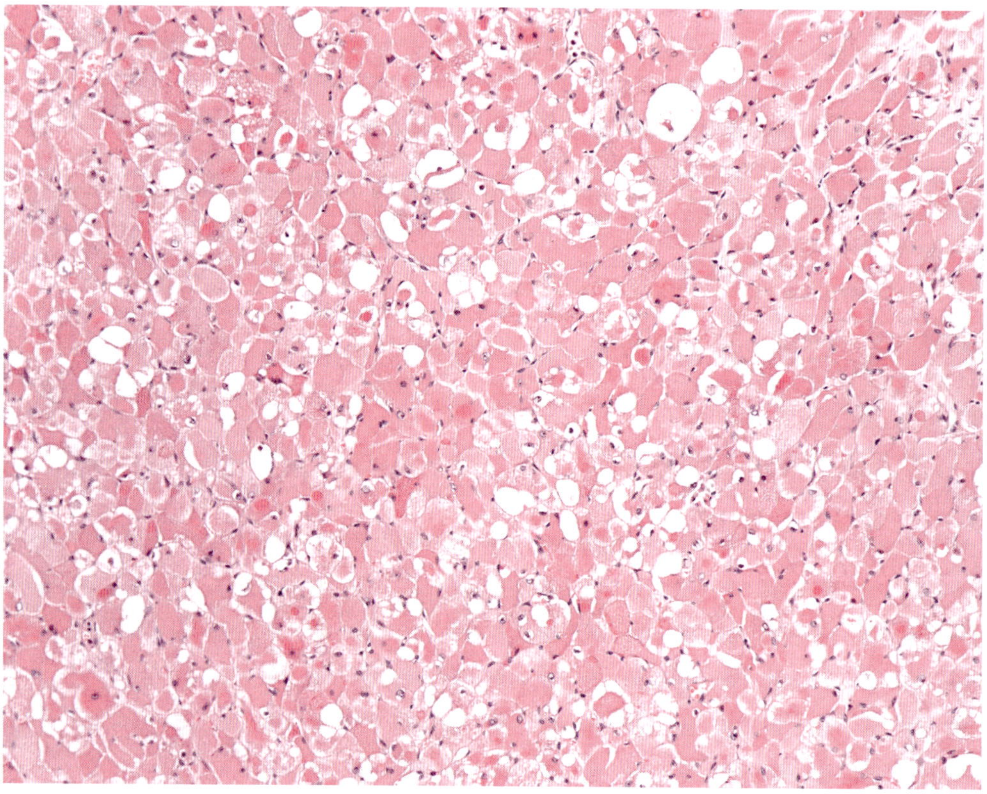

图 2-15
低倍镜下，在此成人型横纹肌瘤中可见弥漫浸润的多角形细胞，有丰富的空泡状胞浆和小核仁。

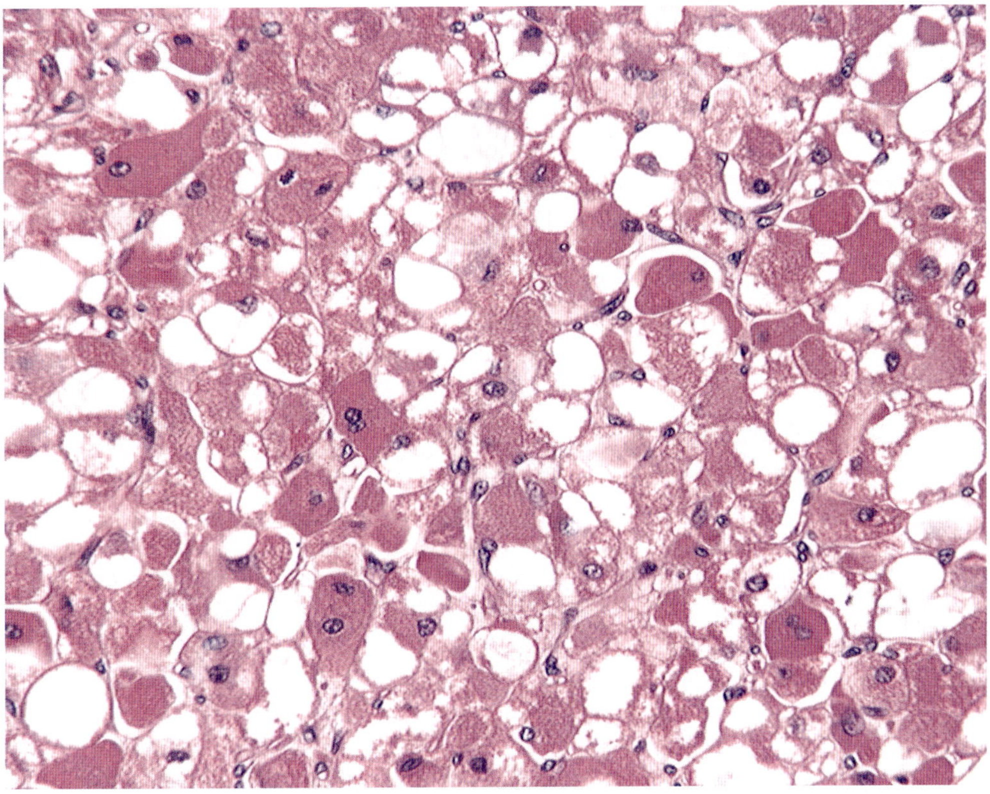

图 2-16
特征性的多角形细胞，大小不等，有嗜酸性、空泡状、颗粒状胞浆和大部分位于边缘的小而深染的细胞核。

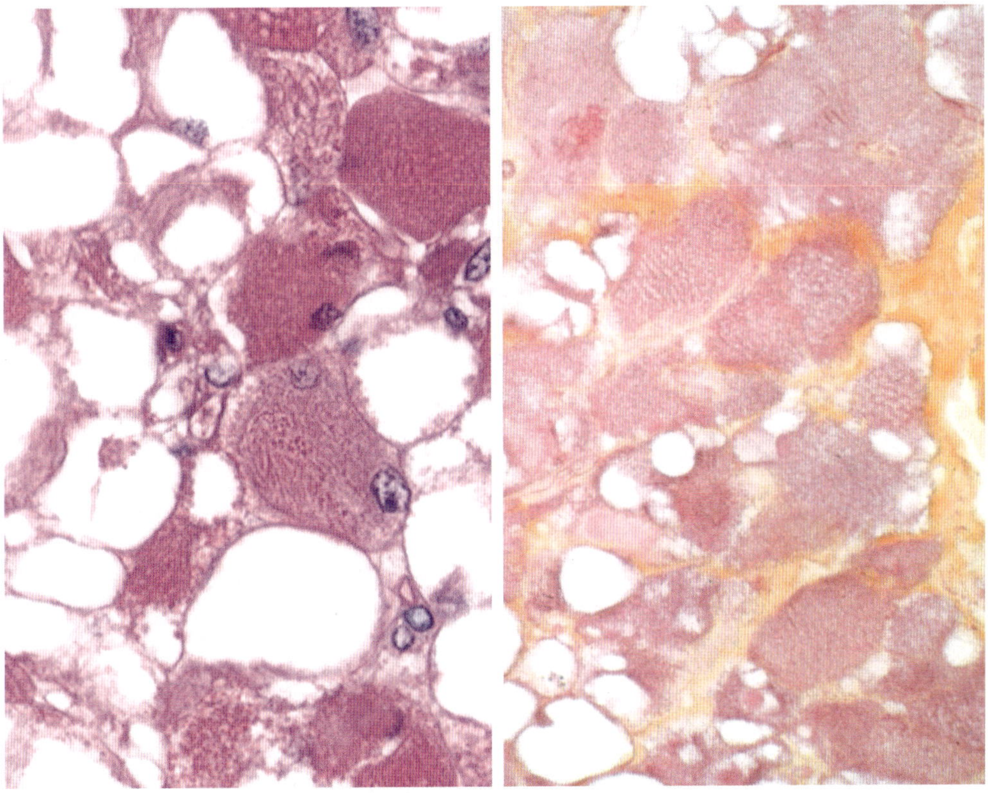

图 2-17
在一个成人型横纹肌瘤中结晶样结构和交叉 - 横纹（左），PTAH 染色下更为清晰（右）。

辅助检查

超微结构特点

超微结构上，AR 的单个细胞被一层薄的连续的基底膜包绕。最为重要的诊断标准是胞浆内有未成熟的肌原纤维，几乎可见于所有的细胞。它们特征性地表现为细肌丝（即肌动蛋白）和粗肌丝（肌球蛋白）相间。显著密集的肌原纤维-Z带很容易被辨认出来。在光镜下见到的胞浆内结晶样结构被认为是增大的Z带。除了胞浆内肌丝外，还可见不同数量的糖原和线粒体。

免疫组化特点

免疫组化证实为骨骼肌来源。肿瘤细胞常对结蛋白（desmin），肌红蛋白（myoglobin），和肌特异肌动蛋白（muscle-specific actin，MSA）呈阳性。对平滑肌肌动蛋白（smooth muscle actin，SMA），S-100 和 Leu7 呈灶状弱阳性。另外，AR 特征性地对细胞角蛋白（cytokeratin，CK）、上皮膜抗原（epithelial membrane antigen，EMA）和 CD68 染色阴性。

其他辅助检查

胞浆内的交叉-横纹和结晶样结构在特殊染色下更为明显如 PTAH 和三色染色（图 2-17）。细胞遗传学研究支持是肿瘤性起源，而不是错构瘤或增生（在15 号和 17 号染色体之间有易位，10 号染色体长臂上有多种改变）。

鉴别诊断

AR 的鉴别诊断包括细胞有丰富的嗜酸性或空泡状胞浆的良性和恶性肿瘤，GCT、副神经节瘤（paraganglioma）、嗜酸细胞瘤（oncocytoma）和淋巴浆细胞肿瘤相关的含结晶的组织细胞增生症（crystal storing histiocytosis associated with lymphoplasmacytic neoplasm）。特别是AR和GCT，两者有极为相似之处，均好发于喉，均由成片和岛状大多角形富含颗粒状胞浆的细胞组成。GCT 细胞边界不清，缺乏空泡状胞浆，S-100蛋白阳性和假上皮瘤样增生。副神经节细胞瘤在喉部非常罕见，由多边形细胞组成，呈器官样（Zellballen）结构，对神经内分泌标记物发生反应[嗜铬素（chromogranin）和突触素（Syn）]，而周围排列的支持细胞 S-100 蛋白阳性。嗜酸细胞瘤可用组织化学染色来鉴别（PAS阳性和耐淀粉酶），电子显微镜检查证实胞浆中有丰富的异常线粒体。横纹肌瘤还可与一种罕见的疾病相似，叫淋巴浆细胞肿瘤相关的含结晶的组织细胞增生症，其内组织细胞包含成束的结晶，与淋巴浆细胞肿瘤的浸润有关（图 2-18）。

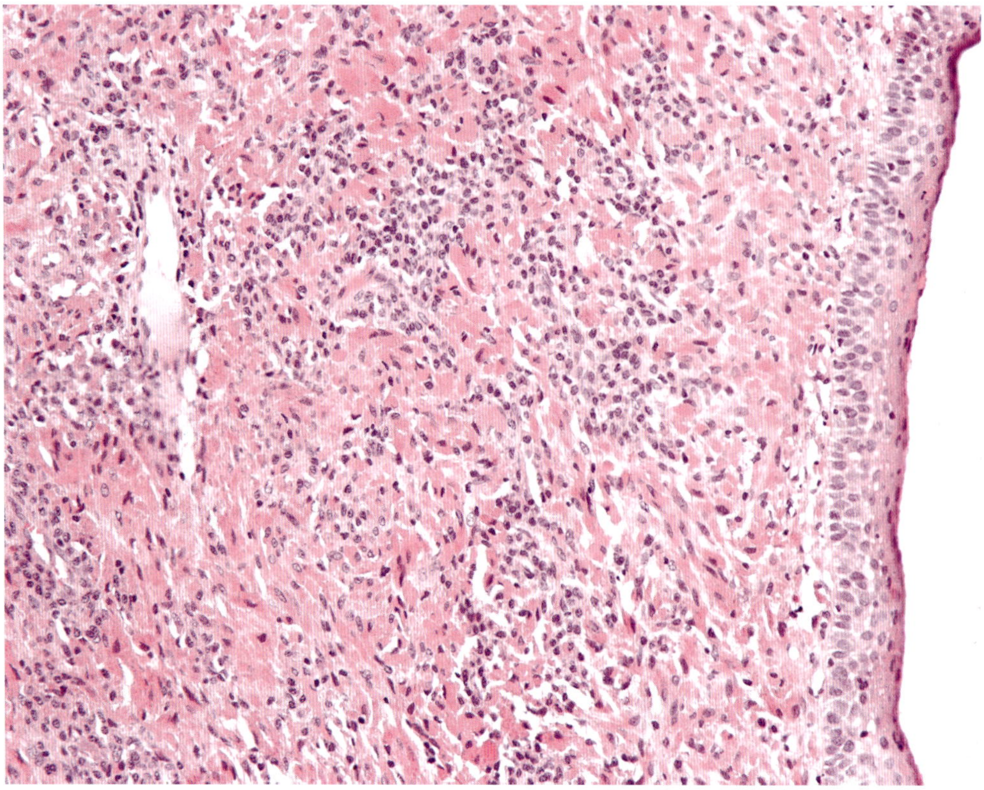

图 2-18
淋巴浆细胞肿瘤相关的含结晶的组织细胞增生症可与横纹肌瘤相似。病变由含晶体的组织细胞组成，具有丰富的颗粒状、嗜酸性胞浆和小而深染的细胞核，混杂淋巴浆细胞浸润。

预后及治疗

AR是一种良性肿瘤，缺乏侵袭性和恶变的潜能。治疗选择外科完整切除和内窥镜下切除均可。在未完整切除后的数月至数年内，有报道复发率可达42%。应该值得注意的是在同一或不同部位可有多中心AR的发生。

软骨瘤

临床特点

软骨瘤（chondroma）是一种良性的间叶性肿瘤，很少发生于喉和气管。最常发生的部位是环状软骨的后板。其他罕见的部位按发生频率由多至少依次为甲状软骨、会厌软骨、杓状软骨和气管软骨。多见于男性（男：女为2：1）。年龄范围在24～79岁之间（平均56岁），比软骨肉瘤患者的年龄略为年轻。肿瘤的典型表现为喉内一缓慢生长的肿块（图2-19）。临床表现有赖于肿瘤发生的部位和大小。声门下病变常表现为呼吸困难，声音嘶哑和喘鸣，而声门上病变则表现为声嘶、呼吸困难、吞咽困难和吞咽痛。累及甲状软骨的病变偶尔可引起颈部肿块。

软骨瘤
疾病概况

定义	成熟透明软骨的良性肿瘤
发生及部位	在喉和气管极为罕见
	最常见于：环状软骨和甲状软骨
性别、种族和年龄	男＞女（男：女为2：1）
	发病高峰在60多岁（年龄分布广，24～79岁）
临床特点	症状包括声嘶和呼吸困难，很少有喉外生长的颈部肿块
	缓慢生长的喉内病变，症状直接依赖于发生部位和大小
	可能为偶然发现
预后及治疗	保守的外科切除预后很好
	7%的病例可有恶性变
	任何复发的喉软骨性肿瘤均考虑为软骨肉瘤

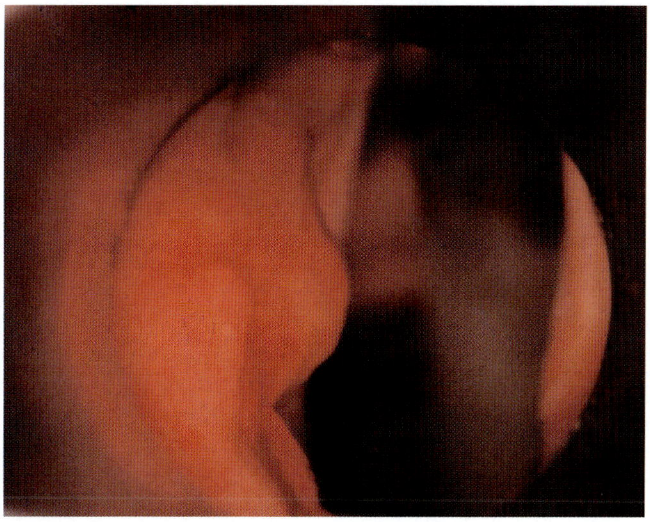

图 2-19
内窥镜下一个软骨瘤表现为喉内光滑无蒂肿块，位于左声门上区。

影像学特点

X线检查对疾病的诊断很有帮助。前后位平片常可显示由喉软骨发生的病变，上被覆黏膜组织。CT，更高一级的X线诊断成像技术，常显示一个低密度、境界清楚的病变，边缘整齐，有少量钙盐沉积。肿瘤与软组织的关系和病变的范围可在MRI中更清晰地显现。然而，放射学特点不能区别软骨瘤和其恶性相似物，即软骨肉瘤。

病理学特点

大体所见

大体上，软骨瘤直径常小于2 cm，质坚韧，特征性的表现为玻璃状，切面为蓝－白色。

镜下所见

光学显微镜检查显示为局限于软骨膜内的成熟的境界清楚的小叶状透明软骨结构，位于完整鳞状上皮黏膜的下方（图2-20）。软骨瘤的典型表现为单一的生长模式，细胞量少，形态温和，单个软骨细胞均匀地分布在软骨窝内。肿瘤细胞有小而一致的单个深染的核，包绕以清澈至嗜酸性的胞浆（图2-21，2-22）。无多形性和分裂像。双核的软骨细胞罕见。

软骨瘤
病理学特点

大体所见	累及喉软骨，坚韧的黏膜下肿块，小于2 cm 肿瘤境界清楚，质硬，半透明，切面灰-蓝色
镜下所见	良性小叶状生长，软骨细胞形态温和，与正常的软骨相似 细胞量少，形态单一，每个陷窝内只有一个核
病理鉴别诊断	低度恶性软骨肉瘤、声带的软骨化生、骨质沉着性气管病、多形性腺瘤

在丰富的嗜碱性间质中可见散在分布的钙化、骨化和黏液变性的区域。

细针穿刺

细针穿刺（fine needle aspiration，FNA），如果标本是从表现为颈外肿块的喉软骨瘤中获得可能会有所帮助。正常形态的软骨或软骨细胞不能用来证明是软骨瘤，而只有在检查了整个病变后才能确定是良性还是恶性软骨肿瘤。

鉴别诊断

鉴别软骨瘤和低度恶性软骨肉瘤极为困难，在医学文献中常有争议。对一块相似于软骨瘤的软骨肿瘤的小标本在报告时必须慎重。对整个标本的一丝不苟的检查是避免做出错误诊断所必需的。组织学上，骨侵犯/破坏、细胞数量增加、失去结构（无小叶结构）、多形性、多核、核分裂增多和坏死均为软骨肉瘤的可靠特征。其他的如软骨化生（chondrometaplasia）、骨质沉着性气管病（tracheopathia osteochondroplastica）和多形性腺瘤（pleomorphic adenoma）也应考虑。软骨化生的特点是富有弹性的软骨结节，常位于声带，与喉软骨无关。骨质沉着性气管病在X线和喉镜下为多发性黏膜下结节，常附着于软骨，可资鉴别。多形性腺瘤极易被鉴别是因有上皮和肌上皮成分混杂在黏液软骨性间质中，该组织学形态排除了软骨瘤的诊断。

预后及治疗

保存喉的外科切除是治疗的首选，并可能有很

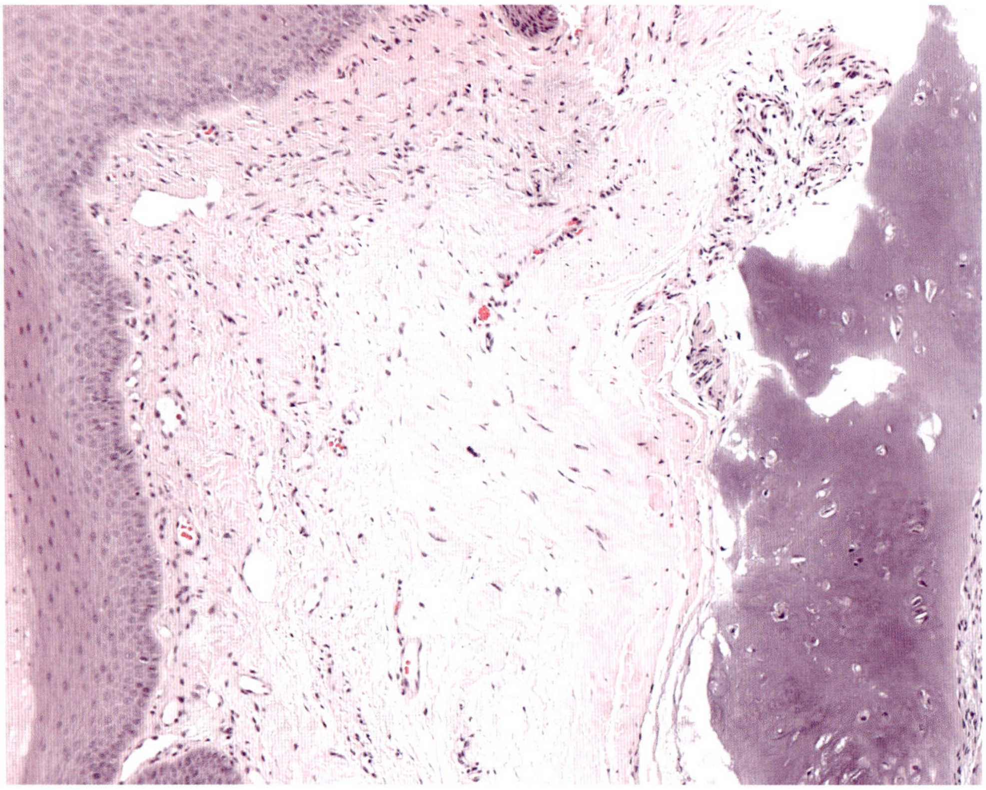

图 2-20
在低倍镜下，喉黏膜中成熟的透明软骨，少量的细胞位于完整的鳞状上皮黏膜下为其特征性表现。

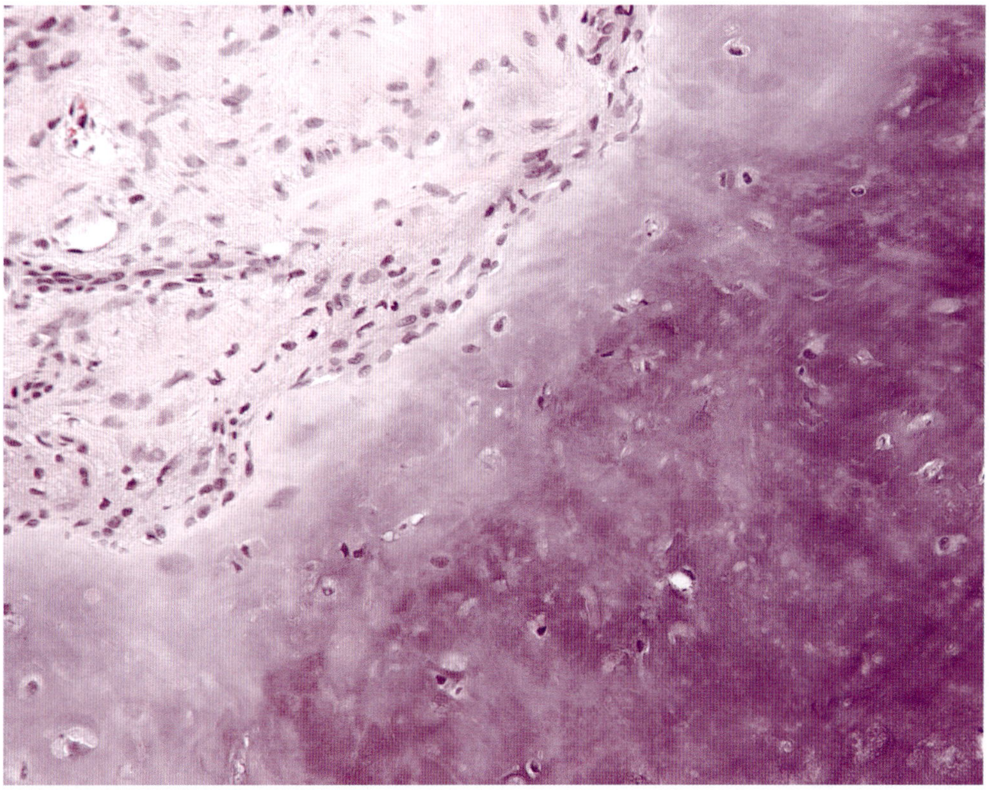

图 2-21
境界清楚的含细胞少的肿瘤，周围有间质包绕。

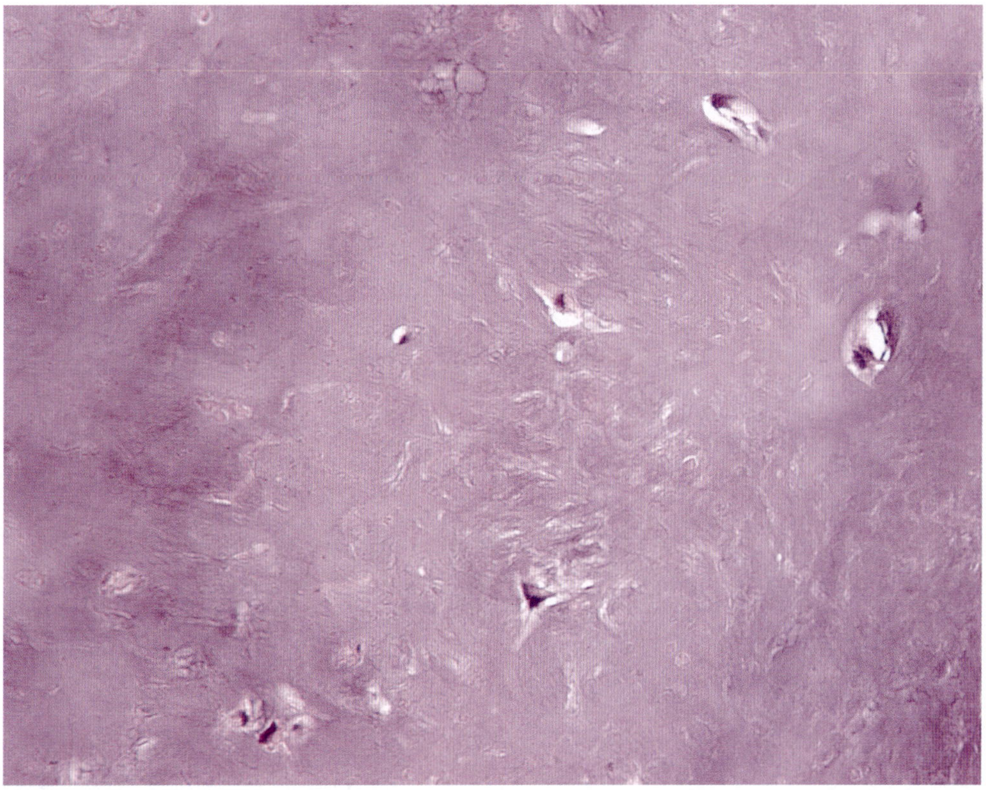

图 2-22
陷窝内单个软骨细胞形态温和，核小而深染，胞浆清澈至嗜酸性。

长时间不复发。然而任何复发，都应考虑到可能把本来是低度恶性的软骨肉瘤诊断低了。文献报道软骨瘤复发率可达10%，平均复发时间为9年，7%的病例可向软骨肉瘤转化。此外，许多软骨肉瘤（高达60%）可同时有存在缺血改变的软骨瘤。

推荐阅读

鳞状细胞乳头状瘤

1. Derkay CS: Recurrent respiratory papillomatosis. Laryngoscope 2001;111;57-69.
2. Gale N, Poljak M, Kambič V, Ferluga D, Fischinger J: Laryngeal papillomatosis: molecular, histological and clinical evaluation. Virchows Arch 1994;425:291-295.
3. Gale N. Papilloma/papillomatosis. In: Barnes EL, Eveson JW, Reichart P, Sidransky D, eds. Pathology and Genetics of Head and Neck Tumours. Kleihues P, Sobin LH, series eds. World Health Organization Classification of Tumours. Lyon, France: IARC Press, 2005:144-145.
4. Kashima H, Mounts P, Leventhal B, Hruban RH: Sites of predilection in recurrent respiratory papillomatosis. Ann Otol Rhinol Laryngol 1993;102:580-583.
5. Lindeberg H: Laryngeal papillomas: histomorphometric evaluation of multiple and solitary lesions. Clin Otolaryngol 1991;16:257-260.
6. Poljak M, Seme K, Gale N: Detection of human papillomaviruses in tissue specimens. Adv Anat Pathol 1998;5:216-234.
7. Rihkanen H, Aaltonen LM, Syrjanen SM: Human papillomavirus in laryngeal papillomas and in adjacent normal epithelium. Clin Otolaryngol 1993;18:470-474.
8. Wiatrak BJ: Overview of recurrent respiratory papillomatosis. Curr Opin Otolaryngol Head Neck Surg 2003;11:433-441.

颗粒细胞瘤

1. Brandwein M, LeBenger J, Strauchen J, Biller H: Atypical granular cell tumor of the larynx: an unusually aggressive tumor clinically and microscopically. Head Neck 1990;12:154-159.
2. Curtis BV, Calcaterra TC, Coulson WF: Multiple granular cell tumor: a case report and review of the literature. Head Neck 1997;19:634-637.
3. Fine SW, Li M: Expression of calretinin and the alpha-subunit of inhibin in granular cell tumors. Am J Clin Pathol 2003;119:259-264.
4. Kamal SA, Othman EO: Granular cell tumor of the larynx. J Laryngol Otol 1998;112:83-85.
5. Lassaletta L, Alonso S, Ballestin C, Martinez-Tello FJ, Alvarez-Vincent JJ: Immunoreactivity in granular cell tumours of the larynx. Auris Nasus Larynx 1999;26:305-310.
6. Ordonez NG, Mackay B: Granular cell tumor: a review of pathology and histogenesis. Ultrastruct Pathol 1999;23:207-222.
7. Thompson LDR, Fanburg-Smith JC, Barnes L. Benign soft tissue tumours. In: Barnes EL, Eveson JW, Reichart P, Sidransky D, eds. Pathology and Genetics of Head and Neck Tumours. Kleihues P, Sobin LH, series eds. World Health Organization Classification of Tumours. Lyon, France: IARC Press, 2005:152-155.
8. Victoria LV, Hoffman HT, Robinson RA: Granular cell tumor of the larynx. J Laryngol Otol 1998;112:373-376.

成人型横纹肌瘤

1. Gibas Z, Miettinen M: Recurrent parapharyngeal rhabdomyoma. Evidence of neoplastic nature of the tumor from cytogenetic study. Am J Surg Pathol 1992;16:721-728.
2. Helliwell TR, Sissons MCJ, Stoney PJ, Ashworth MT: Immunohistochemistry and electron microscopy of head and neck rhabdomyoma. J Clin Pathol 1988;41:1058-1063.
3. Johansen ECJ, Illum P: Rhabdomyoma of the larynx: a review of the literature with a summery of previously described cases of rhabdomyoma of the larynx and a report of a new case. J Laryngol Otol 1995;109:147-153.
4. Kapadia SB, Enzinger FM, Heffner DK, Hyams VJ, Frizzera G: Crystal-storing histiocytosis associated with lymphoplasmacytic neoplasms. Report of three cases mimicking adult rhabdomyoma. Am J Surg Pathol 1993;17:461-467.
5. Kapadia SB, Meis JM, Frisman DM, Ellis GL, Heffner DK, Hyams VJ: Adult rhabdomyoma of the head and neck. A clinicopathologic and immunophenotypic study. Hum Pathol 1993;24:608-617.
6. LaBagnara J, Hitchcock E, Spitzer T: Rhabdomyoma of the true vocal cord. J Voice 1999;13:289-293.
7. Thompson LDR, Fanburg-Smith JC, Barnes L. Benign soft tissue tumours. In: Barnes EL, Eveson JW, Reichart P, Sidransky D, eds. Pathology and Genetics of Head and Neck Tumours. Kleihues P, Sobin LH, series eds. World Health Organization Classification of Tumours. Lyon, France: IARC Press, 2005:152-155.

软骨瘤

1. Baatenburg de Jong RJ, van Lent S, Hogendoorn PC: Chondroma and chondrosarcoma of the larynx. Curr Opin Otolaryngol Head Neck Surg 2004;12:98105.
2. Casiraghi O, Martinez-Madrigal F, Pineda-Daboin K, Mamelle G, Resta L, Luna MA: Chondroid tumors of the larynx: a clinicopathologic study of 19 cases, including two dedifferentiated chondrosarcomas. Ann Diagn Pathol 2004;8:189-197.
3. Franco RA Jr, Singh B, Har-El G: Laryngeal chondroma. J Voice 2002;16:92-95.
4. Hyams VJ, Rabuzzi DD: Cartilaginous tumors of the larynx. Laryngoscope 1970;80:755-767.
5. Lewis JE, Barnes L, Tse LY, Hunt JL. Tumours of bone and cartilage. In: Barnes EL, Eveson JW, Reichart P, Sidransky D, eds. Pathology and Genetics of Head and Neck Tumours. Kleihues P, Sobin LH, series eds. World Health Organization Classification of Tumours. Lyon, France: IARC Press, 2005:156-159.
6. Saydem L, Koybasi S, Kutluay L: Laryngeal chondroma presenting as an external neck mass. Eur Arch Otorhinolaryngol 2003;260:239-241.
7. Thompson LDR, Gannon FH: Chondrosarcoma of the larynx. A clinicopathologic study of 111 cases with a review of the literature. Am J Surg Pathol 2002;26:836-851.

3 喉、下咽及气管的恶性肿瘤

Lester D.R. Thompson

鳞状上皮癌前病变

鳞状上皮癌前病变（precursor lesion）的定义难以被量化，它具有增加地发展为鳞状细胞癌（squamous cell carcinoma，SCC）的可能性。虽然一系列结构和细胞特点构成异型增生或喉上皮内瘤，但这些特点并未被一致接受或达成共识，致使学者自身或学者之间意见尚未统一。然而用非典型性来描述生长活跃、炎症或再生等病变和保留异型增生来描述癌前病变是明智的。不论采用哪种分类系统，诊断标准的统一应用将有助于临床医师正确治疗病人。

临床特点

癌前病变主要发生在成人（平均年龄50岁），男性多于女性，尤其是在50岁之后。癌前病变与吸烟和酗酒密切相关，尤其是二者兼具者。人类乳头瘤病毒（HPV）感染在病原学上的作用仍未肯定。临床症状取决于生长部位和病变的严重程度，通常在其出现数月后才引起临床注意。常见症状有声嘶、喉刺激、喉痛和（或）慢性咳嗽。内窥镜下病变形态多样，由不连续到弥漫性，由黏膜白斑到红斑，由小而平的斑片到大而呈疣状的斑块。黏膜白斑与红斑相比易于辨别。尽管未达成一致意见，但单独的黏膜白斑似乎比红斑恶变的几率较低。

癌前病变
疾病概况

定义	具有较高的转化为鳞状细胞癌的风险/可能性的鳞状细胞病变
发生及部位	10% 的癌前病变会发展为癌 声门上和声门区较常见
性别、种族和年龄	男>>女 五十多岁为高发年龄
临床特点	吸烟和酗酒 声嘶，喉刺激，喉痛和（或）慢性咳嗽
预后及治疗	约有 10% 发生恶变 根据病变选择外科和（或）放射治疗

病理学特点

大体所见

癌前病变无特征性表现。可呈局限性或弥散性病变，表面可光滑或不规则、平坦或突起状。可发生于喉的任何部位，常见于真声带前端（通常不累及前联合）。双侧病变常见（60%）。

镜下所见

异型增生（dysplasia）是一种比增生严重但又未发展为癌的表层上皮改变。无疑，鉴别最早期的异型增生，主观地和严格地将其区分为不同的类型在不同的观察者之间存在较大的差异，并且在整体上缺乏可重复性。

异型增生有很多组织结构和细胞形态学特点，虽然这些特点中没有哪一个可单独作为异型增生的特异性诊断特点。事实上，这些特征往往都只是在癌中表现得更充分一些，所以要严格区分它们几乎是不可能的。在一个连续的谱系中，诊断异型增生有一个组织结构和细胞形态特点的量的递增过程，轻度异型增生通常限定于上皮层的下 1/3（图 3-1），重度异型增生/原位癌（CIS）则累及全层（图3-2），中度异型增生介于两者之间（图 3-3）。

癌前病变
病理学特点

大体所见	白斑，红斑，混合型（斑点状），多变 弥散的或孤立的 平斑状或大的疣状肿块 真声带前端最常见，经常为双侧性（60%）
镜下所见	要求组织结构和细胞异型性的连续性，基于累及黏膜上皮的厚度分为轻度、中度、重度 细胞质增多，不规则成熟，缺乏极性，角化不良，角化珠形成，角化不全，核分裂象增多 核/浆比增大，核增大，细胞大小不一，形态不规则，核仁大小不一，核形态多样，染色深，染色质浓缩及核仁大小和数目增多，病理性核分裂象 未侵及基底膜
病理鉴别诊断	增生，再生，修复，反应性和放射改变，坏死性涎腺化生，乳头状瘤和鳞状细胞癌

通常，当病变从低级别异型增生转化为原位癌时，各层的细胞变得与基底层细胞相似。尽管所有的细胞均具有非典型性，但这些细胞的形态通常一致。异型增生的组织结构特点包括细胞质增多、不规则成熟、缺乏极性和角化不良（图3-4）、上皮内角化珠形成、角化不全、核分裂象增多、伴基底层上方核分裂象（图 3-5）。异型增生的细胞形态特点包括核/浆比增大、核增大、细胞大小不一、形态不规则、核仁大小不一、核形态多样、染色加深（图3-6）、染色质浓缩以及核仁大小和数目增多。可见病理性核分裂象（顿挫性、不对称性和多极性核分裂）。同时，病变尚未明显浸透基底层，有时常伴明显的炎症浸润。有多少特点对诊断是必需的？这时病理需要结合临床、肉眼和组织学特点共同进行解释、做出诊断。此外，还经常同时伴有侵袭性鳞状细胞癌。

技术因素对正确诊断起重要作用。在足够大的病变部位作多处活体检查对于全面评价病变是必要的。应避免平切标本，否则常会妨碍冰冻诊断。全面描述异型增生的特点往往需要作较深切面。腺体/导管的延伸不能被看做是浸润性改变。各种各

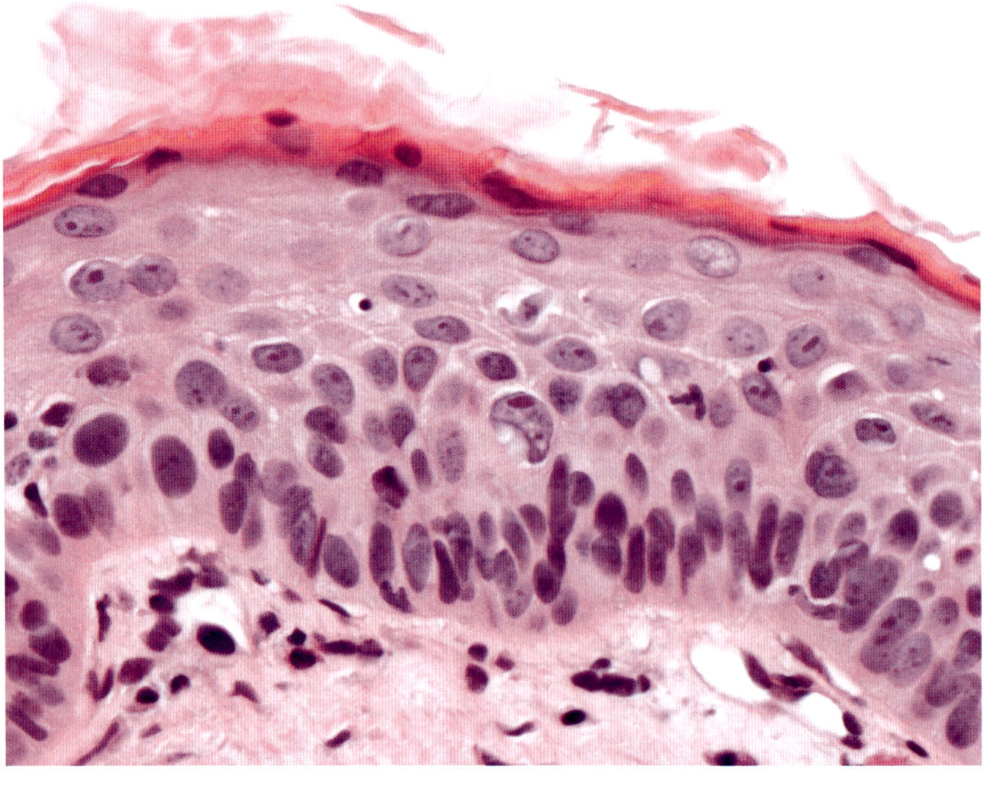

图 3-1
轻度异型增生，示局限于黏膜下 1/3 的灶状结构紊乱和轻度多型性。注意角化不全。

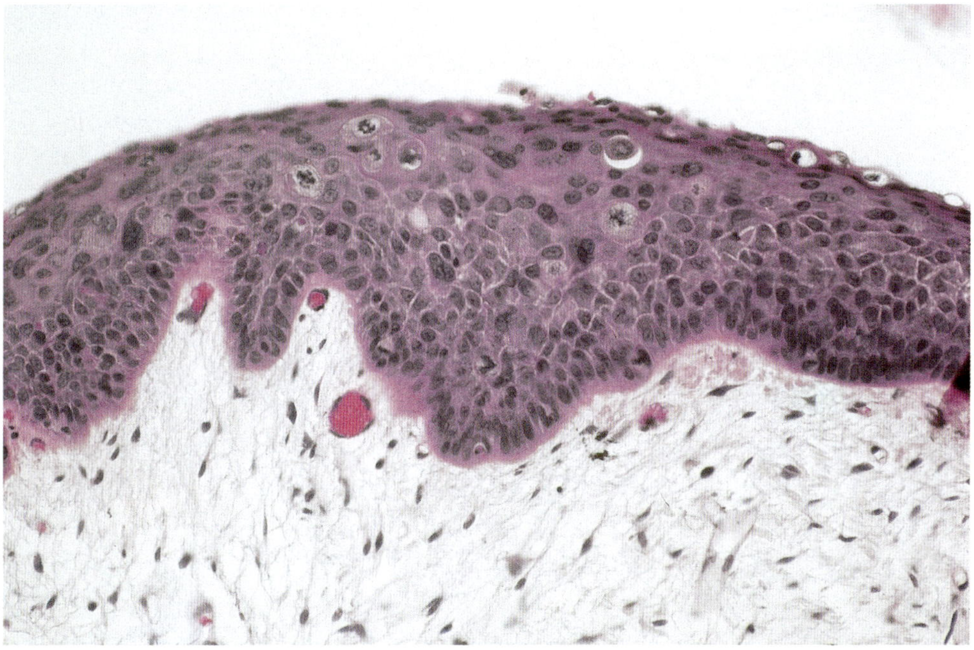

图 3-2
重度异型增生 / 原位癌。上皮全层被伴多个病理性核分裂象的非典型细胞所代替，但未突破基底膜。

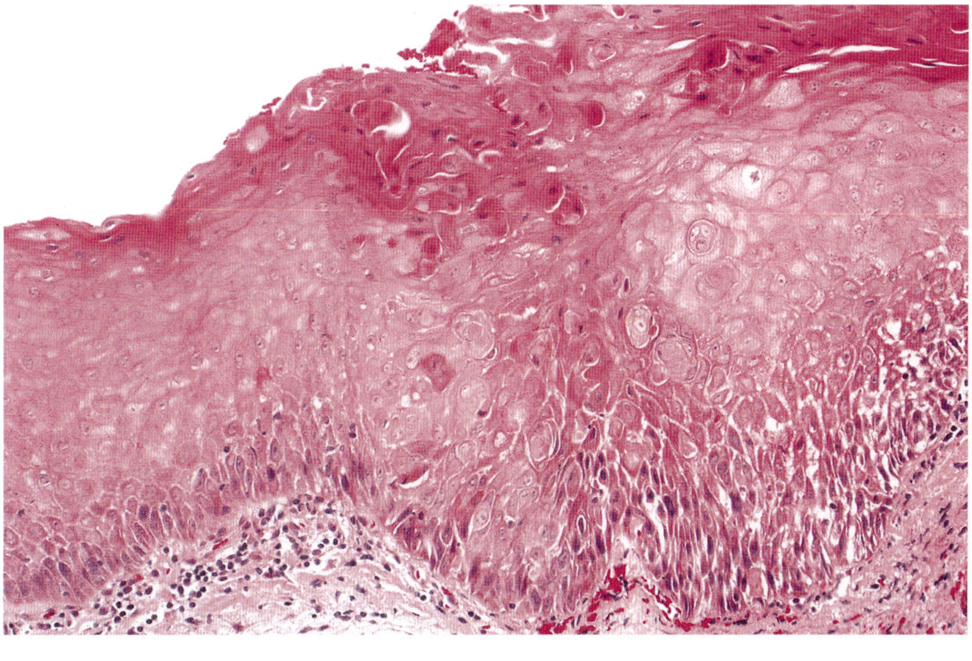

图 3-3
中度异型增生示细胞异型改变扩展到上皮的中1/3。在异型增生部位，有时增厚的上皮使得异型增生的分级很困难。

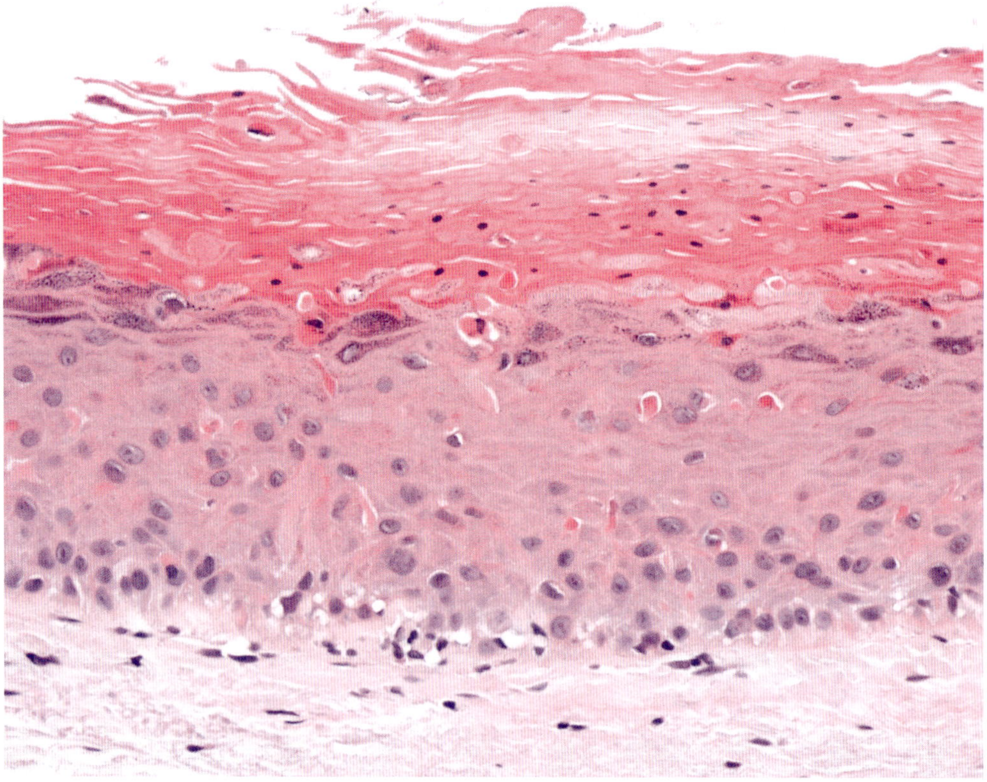

图 3-4
这种不典型上皮包括角化不良、角化不全、过度角化和失去正常结构，将其归入轻度异型增生。

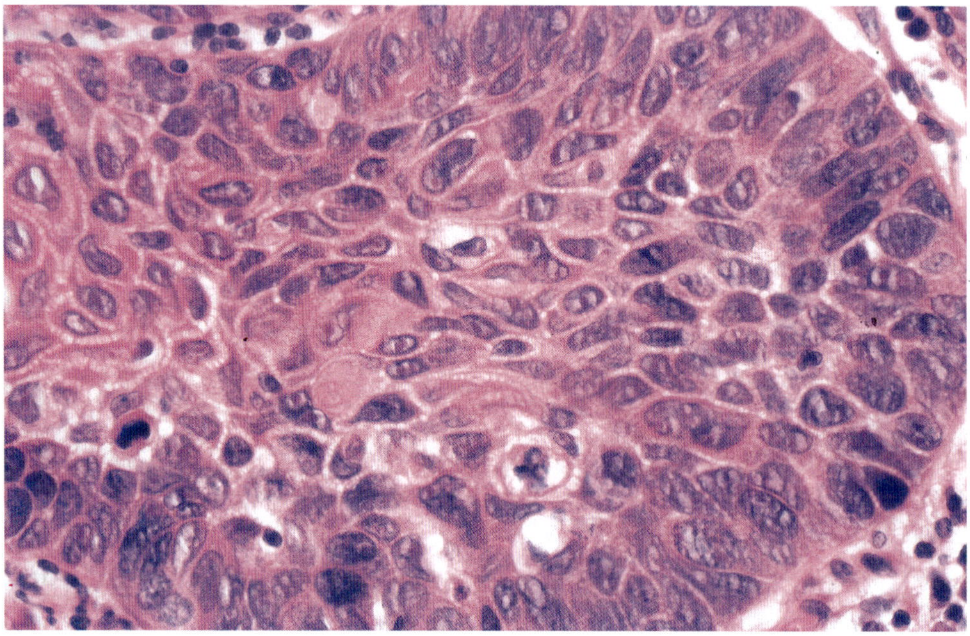

图 3-5
重度异型增生 / 原位癌。可见成熟性完全缺失，缺乏极向，明显的异型性、核分裂象和病理性核分裂象。

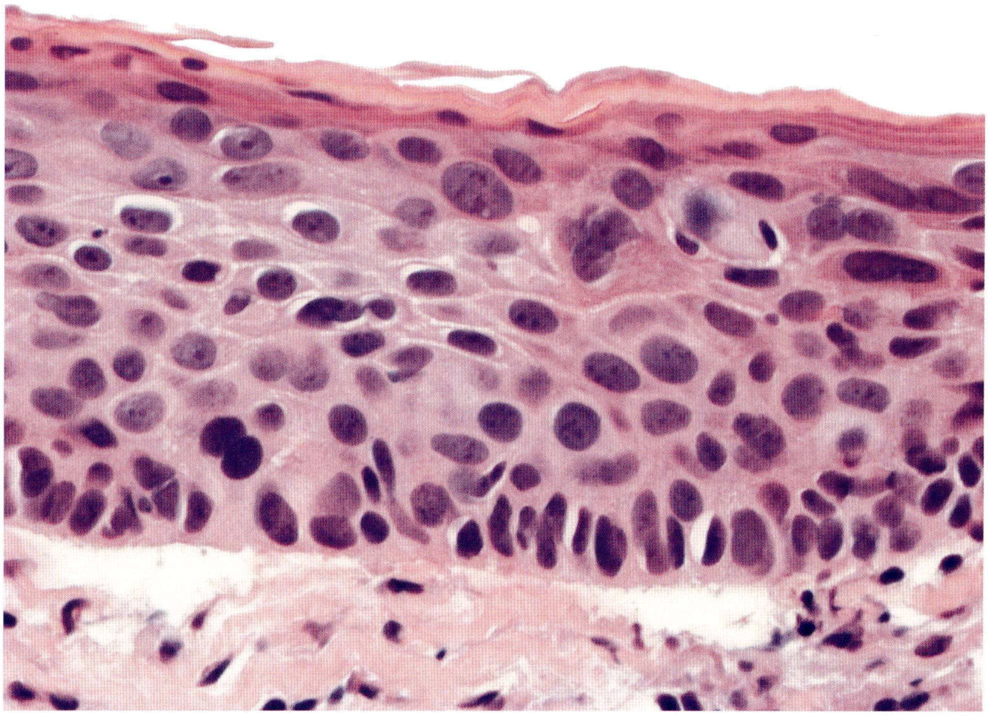

图 3-6
在异型上皮内可见增大的核浆比、核的多形性、核染色质增加和双核。

样的免疫组化和分子生物学方面的研究已经被用来区别增生、异型增生和癌，但目前在实际应用上仍未达成一致意见，在临床意义方面有太多的重叠。

鉴别诊断

反应性的、再生性的、修复性的或增生性的鳞状细胞增生（如对创伤、炎症、辐射或溃疡的反应）可

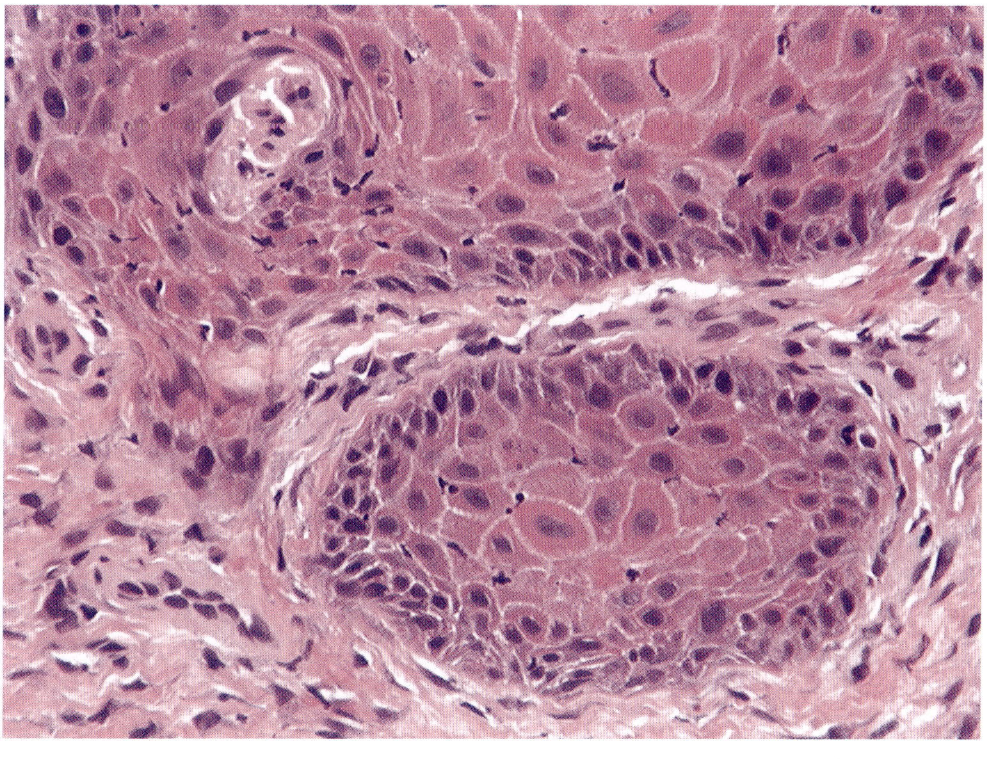

图 3-7
反应性不典型增生，上皮周围有一些不规则，但细胞无不典型性。这不是癌前病变。

能表现为组织结构和细胞的非典型增生（图3-7）。然而形态学改变可能提示有刺激性的原因（如溃疡、炎症、出血、放射导致的间质和（或）上皮细胞的核增大及染色质过深）存在。通常有分层和成熟，缺乏病理性核分裂象。临床病史可能也有帮助。

移行区的真声带上皮有时会和异型增生混淆，正常的组织学知识有助于两者的区分。基底部的增生有基底细胞的柱状排列，保持垂直极性和深染的核仁，在棘层上缘突然终止的部分有呈水平走向的细窄的细胞转化区域（见良性反应性病变，图 1-32）。

感染因素引起的炎性浸润应通过特殊染色和培养加以排除。颗粒细胞瘤能引起非典型上皮改变，但特征性的瘤细胞能够确定诊断。

传统鳞状细胞癌
疾病概况

定义	以鳞状细胞分化为特征的恶性肿瘤
发生及部位	约占所有恶性肿瘤的1%，占头颈部恶性肿瘤的 90% 声门上和声门区最为常见
相关改变或	失声
死亡率	病死率达 25%（取决于部位和分期）
性别，种族	男性>>女性
和年龄	50 ~ 60 岁
临床特点	过度抽烟，酗酒 声音嘶哑，吞咽困难，发音障碍，发音改变
预后及治疗	与肿瘤特定的部位、大小和分期有关，T1 期 5 年生存率接近 90%，而 T4 期低于 50% 手术治疗和放疗

预后和治疗

一些癌前病变是自限性和可逆的，有些可持续存在，或进展为鳞状细胞癌。前联合发生的病变几乎全部会转变为浸润性鳞状细胞癌，而其他部位的癌变率仅为15%。轻度到中度异型增生的癌变率近10%，这暗示需要临床密切随访。尽管有临床方面的建议，原位癌患者通常需要更多方面的治疗。

鳞状细胞癌

鳞状细胞癌（squamous cell carcinoma，SCC）是头颈部最常见的恶性肿瘤，占喉癌的95%。然而，它仅占所有癌症的1%。它与吸烟和酗酒密切相关，临床分期和部位在病人治疗方面起重要作用。

临床特点

男性发病率远多于女性（约 85% 的病人为男性），但近几年女性有增多趋势。各年龄段均可发病，但患者多集中在50~60 岁。最重要的危险因素分别为烟草（香烟、雪茄、烟斗、无烟香烟）和酗酒，同时敏感性因素（免疫因素和年龄）、环境因素（包括放射性因素）和职业因素可能也起一定作用。吸烟和酗酒在癌的发展中似乎有协同作用而不仅是作用的叠加。病毒（人乳头状瘤病毒，Epstein-Barr病毒）也和喉癌的发生有关，但其直接联系仍不清楚。尽管在临床上与小部分鳞状细胞癌相关，但鳞状细胞癌的易感基因已被公认。上述因素可能在多个步骤中发挥作用。病人的症状与原发解剖部位有关，可伴有声嘶、吞咽困难、发声困难、吞咽障碍和在发声方面的其他变化。

建议用内窥镜评估病变范围，排除其他并发症（在 10% 的病人中可见），并做活检。

病理学特点

大体所见

解剖学部位（声门上、声门和声门下）在胚胎发生上的来源明显不同，是分别独立形成的，这导致不同的淋巴引流，进而与外科术式和肿瘤治疗方式相关。在大多数情况下声门型肿瘤较小（由于早期出现

传统鳞状细胞癌
病理学特点

大体所见	声门、声门上、声门下和跨声门
	平坦的、边界清楚的、边缘隆起的、息肉状的、外生性的
	表面可见溃疡
镜下所见	原位，表浅或深部浸润
	高、中、低分化
	角化，非角化
	紊乱生长，未成熟，角化不良，角化珠形成，细胞间桥，核/浆比增加，核染色质分布不规则，核仁明显，核分裂象增加，出现病理性核分裂象
	炎症浸润及肿瘤结缔组织增生
病理鉴别诊断	增生，放射改变，坏死性涎腺上皮化生，乳头状瘤，各种类型鳞状细胞癌

临床症状)，声门上型由于经常无临床症状，在诊断时已较大。肿瘤可呈溃疡、平坦、息肉状、疣状或外生性，大小可从微小的黏膜增厚到填满喉腔（图3-8)。肿瘤可呈红斑状到白色或黄褐色，触诊时通常较坚硬。

镜下所见

鳞状细胞癌通常可分为三种组织学类型：原位癌(可见鳞状细胞癌前病变)、浅表浸润癌和深部浸润癌，伴有不同的组织学分级，包括高分化（非常接近正常的鳞状上皮)、中分化（明显的核的多形性和较少的角化）或低分化（不成熟细胞伴轻度分化或角化）伴有或不伴有角化。“传统的”鳞状细胞癌由不同分化程度的鳞状细胞组成，同时伴有癌细胞穿透和破坏基底膜（图3-9)。表层细胞可能并无非典型性，然而浸润可从基底层发生（图3-10)。可看到宽广的或锯齿状的单个细胞的浸润，后者与预后较差有关。鳞状细胞癌表现为无规则生长，缺乏极性，可见角化不良、角化珠和细胞间桥，核/浆比例增大，核染色质不规则，明显嗜酸性的核仁和核分裂象（包括病理性）(图3-11)。角化型不如非角化型和低分化型的常见（图3-12)。肿瘤分化越差核分裂象和坏死越多。在肿瘤和间质交界处可以看到丰富的炎细胞浸润（通常为淋巴细胞和浆细胞)，与致密的纤维结缔组织间质伴随（图3-13)。可看到神经周的浸润，与肿瘤的转移潜能呈正相关。特殊研究很少需要对肿瘤的上皮特征进行记录。而肿瘤的位置、大小、组织学（低分化)、浸润的深度、手术切缘未净、淋巴结转移（尤其是浸及淋巴结被膜外）及多病灶等均与预后较差相关。放疗后的标本区分残留癌和放疗后改变可能是困难的。两者细胞均增大，不同在于放疗不能改变核浆比，而癌却可以（图 3-14)。

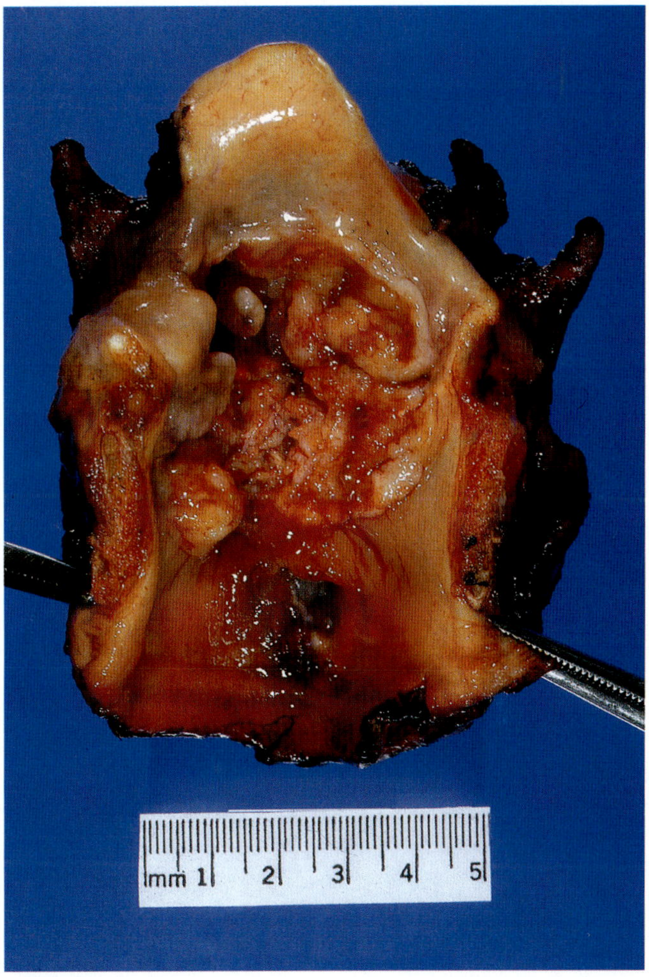

图 3-8
喉切除标本示一个大的跨喉的外生性鳞状细胞癌（J.A.Ohara.医师惠赠)。

鉴别诊断

鳞状细胞癌的诊断通常很明确，尽管偶尔需要与其他病变相鉴别，如伴非典型性的增生，放疗后、坏

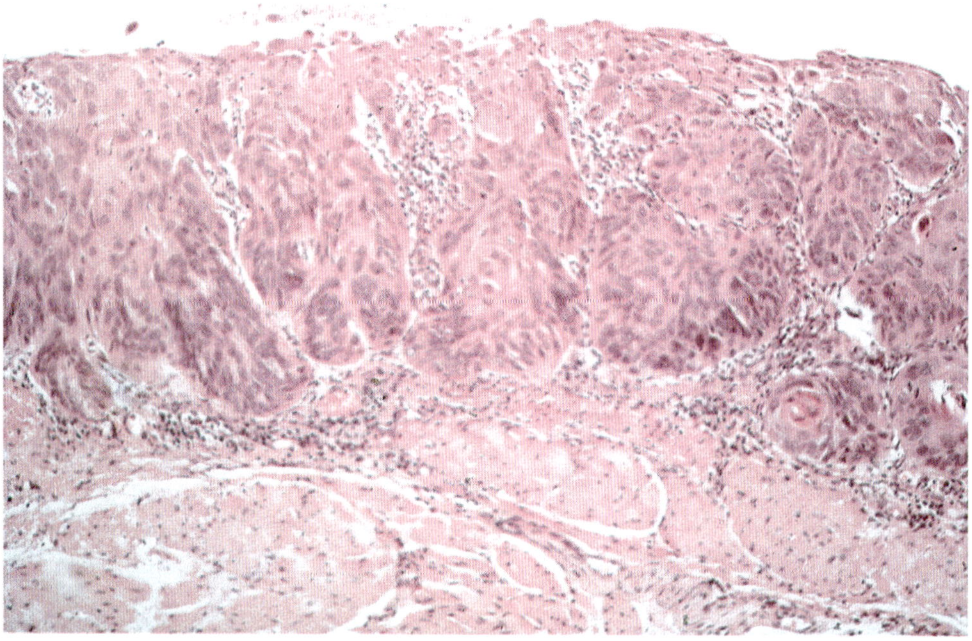

图 3-9
鳞状细胞癌，伴不均一的、指状间质浸润，可见明显的核的多形性和细胞排列紊乱。

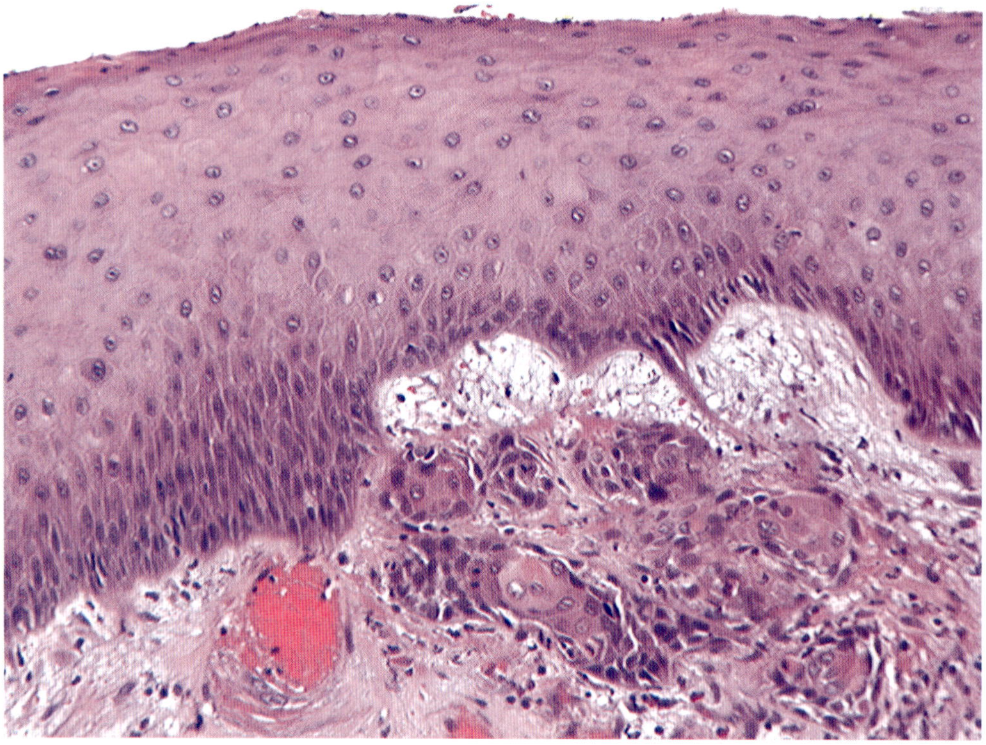

图 3-10
高分化鳞癌起源于表层变化不明显的上皮，提示活检需足够深度和大小的必要性。

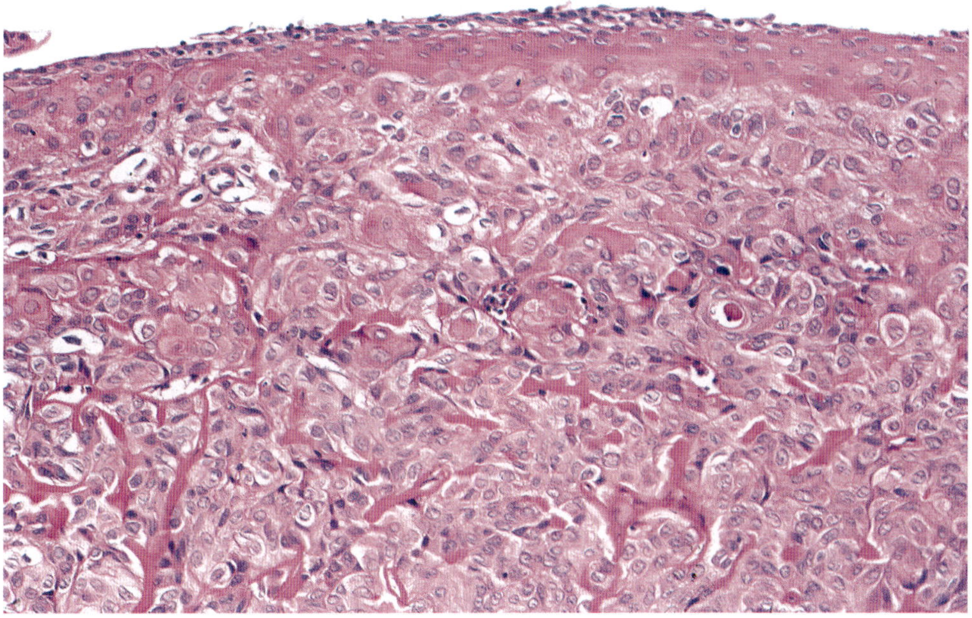

图 3-11
从完好无损上皮浸润的中分化鳞状细胞癌，缺乏极性，组织结构紊乱，核浆比例增大和灶状角化。

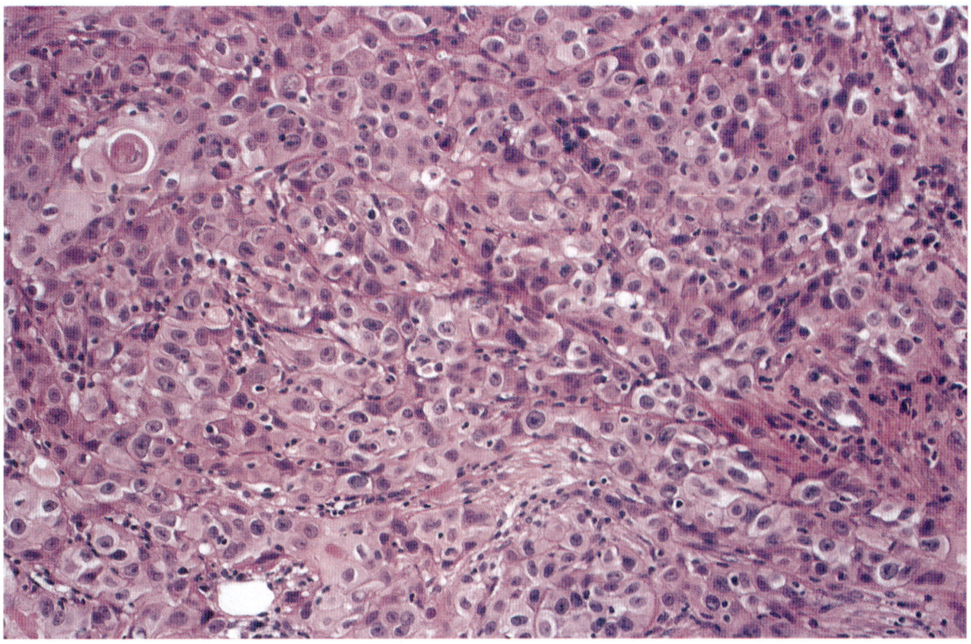

图 3-12
呈片状分布排列的低分化鳞状细胞癌，仅偶尔几个细胞（左上角）提示出鳞状细胞分化。

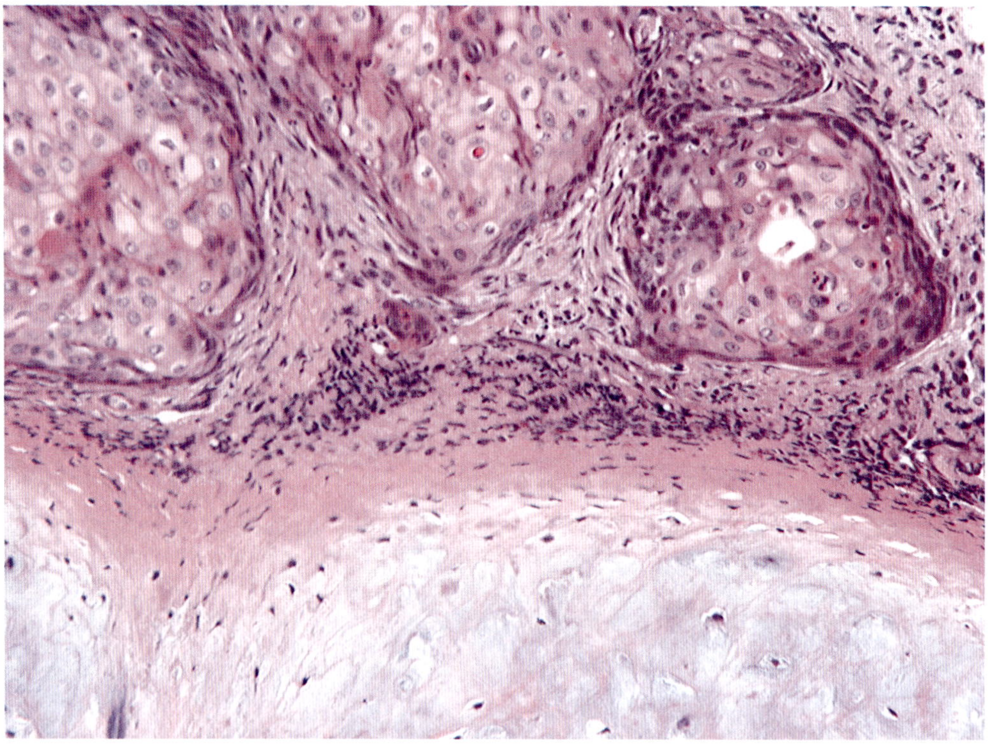

图 3-13
中分化鳞状细胞癌接近但尚未浸及喉软骨。炎症和纤维化明显。

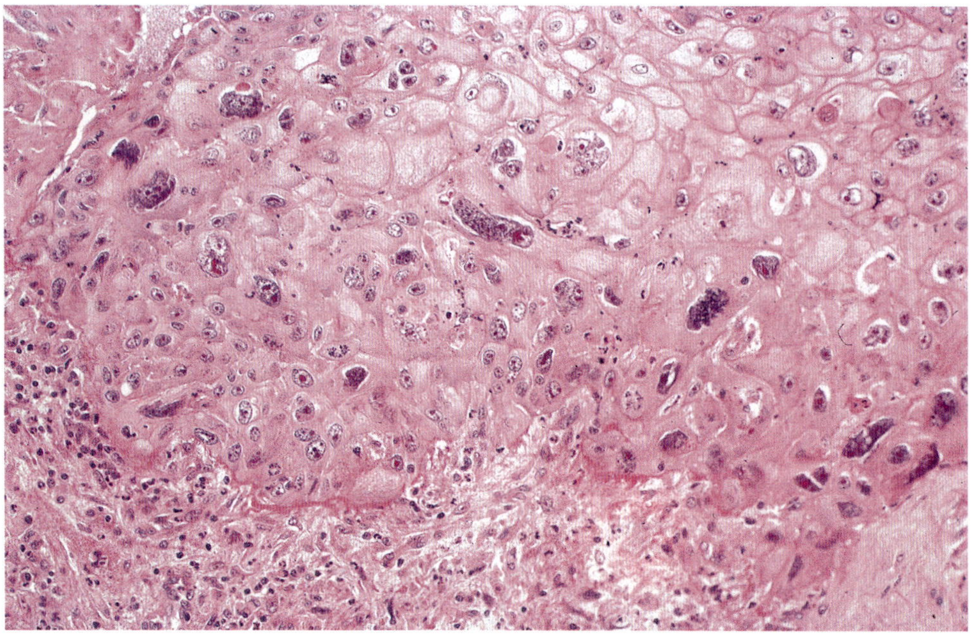

图 3-14
放射可使残余癌改变，导致细胞和核异型，但细胞即无变性也无低的核/浆比。放疗后的鳞癌细胞核仁通常明显。

死性涎腺化生和乳头瘤。明显的假上皮瘤样增生（PEH）可被误认为鳞状细胞癌。然而，反应性增生的特点、非指状浸润、相关感染因素和颗粒细胞瘤将有助于其鉴别。放射后改变可波及上皮、内皮细胞和间质。腺体萎缩。常可见明显的核的异形性，但核/浆比很低。坏死性涎腺化生保留原小叶结构，细胞的异形程度不重要（图3-15，3-16）。诊断需足够大小的活检来支持。乳头状瘤无不规则生长和明确的恶性形态学特征。鳞状细胞癌还应与其他病变鉴别（下文讨论），因为它们常有不同的治疗和预后。

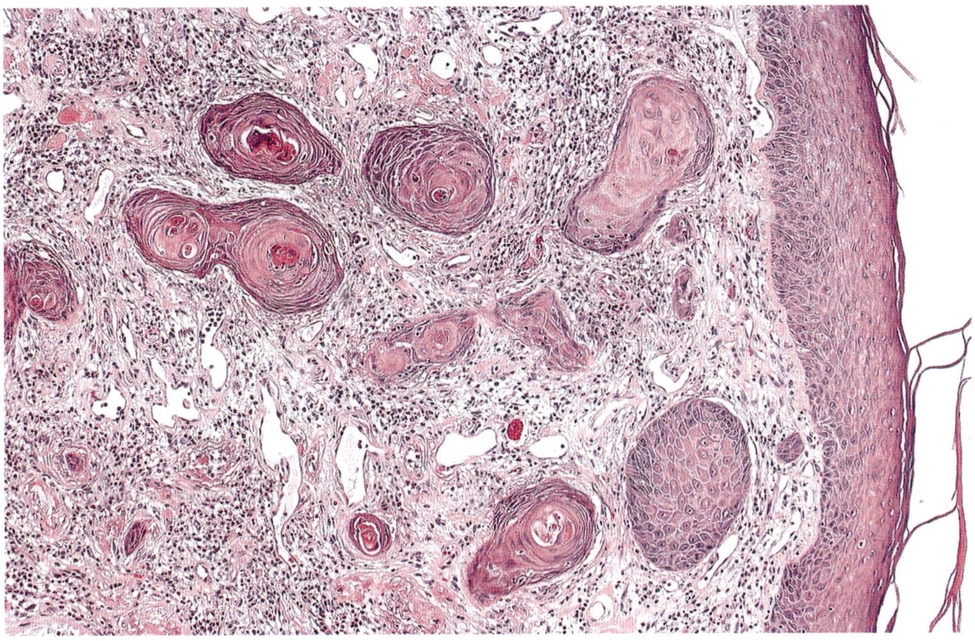

图 3-15
坏死性涎腺化生时增生的鳞状上皮出现于鳞状化生的浆黏液腺区。

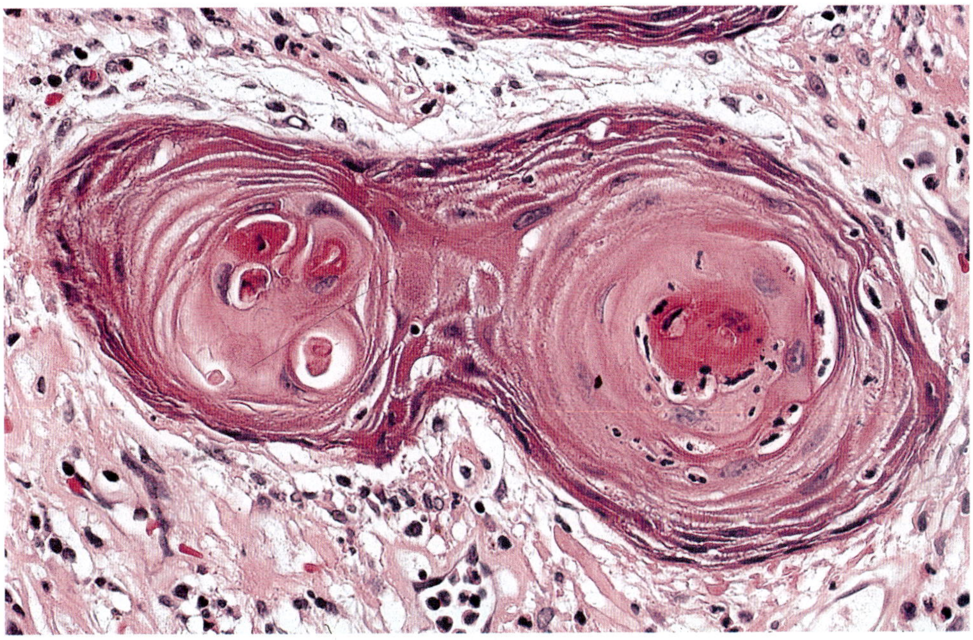

图 3-16
高倍镜下示伴基底膜的鳞状细胞化生，包括角化珠形成、角化不良、不规则极性和核分裂象。

预后和治疗

包括部位、大小和分期的肿瘤 TNM 分期与痊愈和整体存活率有密切关系（见附录）。总的来说，T1型病变的5年存活率接近于90%，而T4型病变的5年存活率小于50%。激光切除术、局部切除术和放射疗法可灵活采用以达到最大可能保留发音功能的目的。有时新的辅助性化疗和放射性疗法被用来维持喉部功能。然而，如果这些方法失败或延迟，部分或完全喉切除术也可使病人达到良好结局。

鳞状细胞癌变异型

各变异型占所有鳞状细胞癌的15%，其中包括疣状癌、外生型或乳头状癌、梭形细胞（肉瘤样）癌，基底细胞样癌和腺样鳞癌等（表 3-1）。为避免赘述，本章仅列出每一变异型的独特的特征。

疣状鳞状细胞癌

疣状鳞状细胞癌（verrucous squamous cell carcinoma，VSCC）占所有鳞状细胞癌的3%，发病机制与HPV相关，且有在单纯性增生所不具备的杂合子表型的特异性缺失。肉眼观察肿物广基，疣状，呈外生性或蕈样生长（图3-17），体积巨大，坚硬，呈棕褐色或白色，最大径可达 10 cm。

VSCC 是一种高分化鳞状细胞癌，呈外生性、疣状，由分化好的鳞状上皮连成增厚的及球棒状的多发性突起物。肿瘤扩散的边界通常是广基的，或推挤式球脊状生长，而非浸润性的表现（图3-18），在接触部位下方的组织中有密集的炎症反应。上皮组织的分化非常好，无任何在SCC中经常见到的恶性表现。成熟细胞有规律地排列在表面，伴有大量表层角化（正角化，又称为教堂顶尖样角化；图3-19），其下方的角化不全是普遍特征。核分裂象不常见，即使见到也不典型。如果出现局灶性非典型性 / 异型增生一定局限在基底部（图3-20）。良性角化性增生（或疣状增生物）和高分化鳞癌在某些区域会具有上述共同特征，区分这些病变非常棘手。在做出明确诊断以前，必须通过正确的切片方向（非横切面）和足够大的标本充分估计病变与间质的关系。

需要对疣状增生和传统的鳞状细胞癌进行鉴别诊断。有观点认为疣状增生和VSCC之间的差别仅在于分期和大小，这些病变代表的是一个演变过程。仅依赖组织学特征来区分通常是不可能的。然而，真正的疣状增生的确存在（规则排列，疣状突起以及高度角化增生的鳞状上皮清楚地局限在上皮和间质表面之间，图 3 -21）。疣状鳞状细胞癌在基底部包含有普通 SCC 的侵袭性成分或者显示出非典型的细胞学特征时，应当作为分化良好的 SCC 来对待。

生物学行为方面，疣状鳞状细胞癌表现得像“分化非常好的鳞状细胞癌”。依其部位和分期不同，5年存活率可达约 75%。

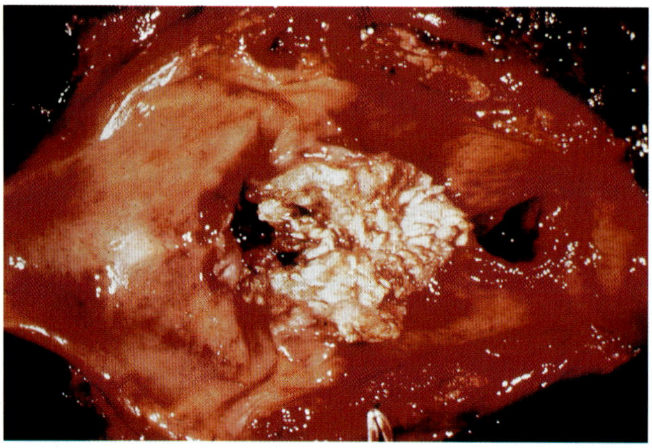

图 3-17
肉眼下一个大的跨喉疣状癌，可见多发性突起。

疣状鳞状细胞癌
疾病概况

定义	高分化的外生性 / 疣状生长的鳞状上皮，伴推挤式的浸润边缘，细胞学上温和，无核分裂象
预后及治疗	5 年生存率为 75% 外科治疗
大体所见	广基，疣状，外生性，蕈状
镜下所见	广基的推挤式浸润 高分化鳞状上皮呈多发性突起向表面成熟 大量角化（过度角化和角化不全），角化不全隐窝 偶见核分列像 间质浸润很难鉴别
病理鉴别诊断	疣状增生和传统的鳞状细胞癌

外生性及乳头状鳞状细胞癌

外生性鳞状细胞癌（exophytic squamous cell carcinoma，ESCC）和乳头状的鳞状细胞癌（papillary squamous cell carcinoma，PSCC）并不常见，但作为鳞癌的一个亚型与疣状癌（如上所述）明显不同。从定义上说，外生性和乳头状鳞状细胞癌是另一种恶性肿瘤，不伴有前期或共存的良性病变（如鳞状细胞乳头状瘤）。外生性和乳头状肿瘤的大小平均在1~1.5 cm之间。尽管被描述为多发病灶，但大部分肿瘤处在较低的肿瘤分期（T1或T2期）。肉眼上外生性和乳头状鳞状细胞癌呈息肉状、外生性、巨大、乳头状或蕈状的肿块，质地从柔软到坚硬，具有广基或细柄 / 蒂。

图 3-18
在喉软骨上方可见呈广基，推挤式边缘的浸润。层数增加的鳞状上皮可见过度角化。

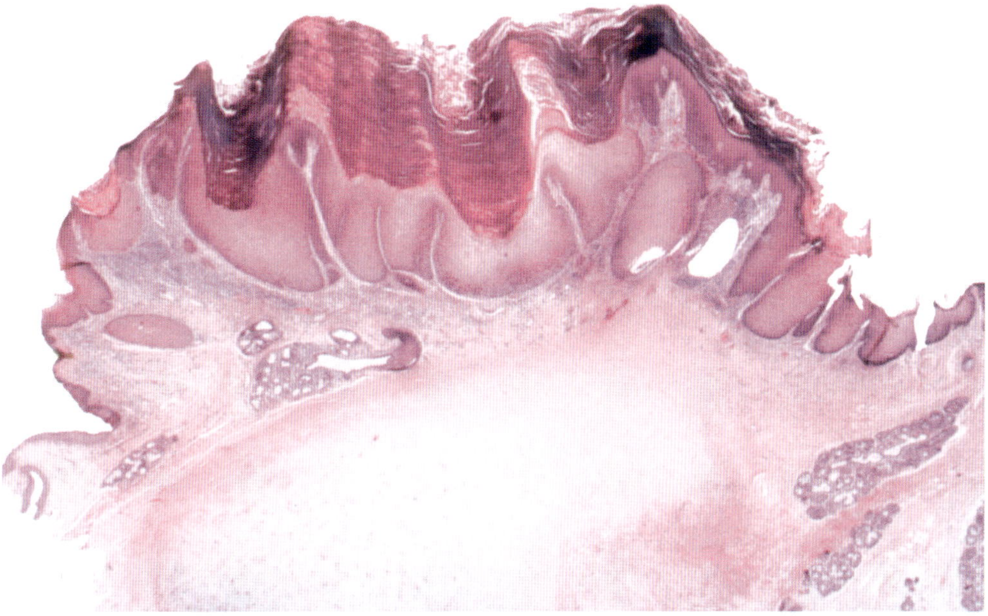

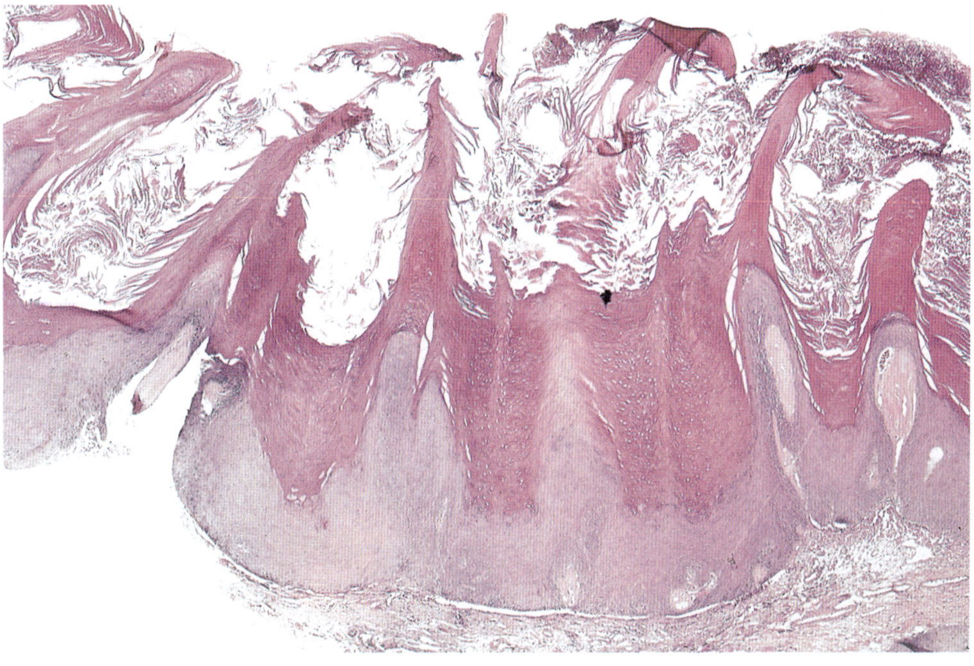

图 3-19
病变的大小常为基本诊断的有益指标。可见广基、推挤式的边缘浸润伴过度的教堂塔尖式角化及角化不全的陷窝。

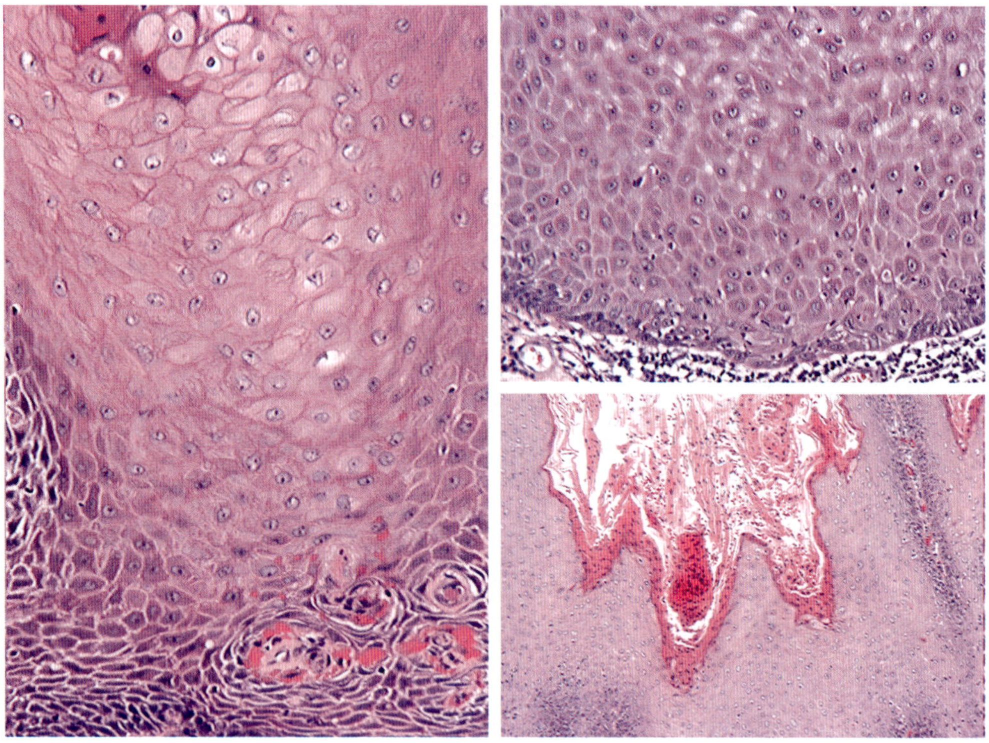

图 3-20
疣状癌的增生在细胞学方面是温和的，表现出分化和适当的极性，无核分裂象（左图）；但可见边界清楚的伴有炎症的球状间质浸润（右上）。过度角化伴角化不全和角化不全的陷窝（右下）。

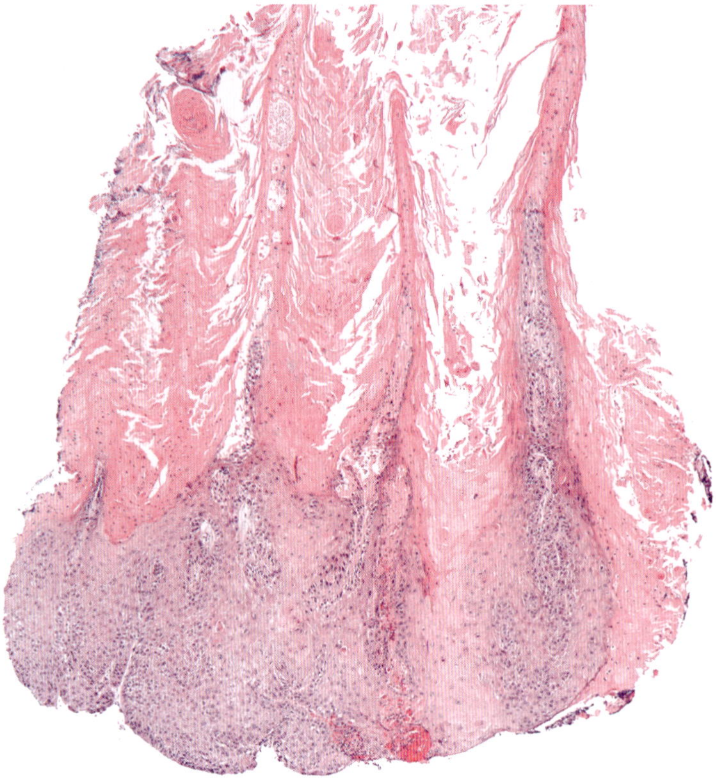

图 3-21
疣状增生为被覆角化物的乳头状鳞状上皮突起，缺乏恶性病变的结构和细胞特点。区分疣状增生和疣状癌通常很困难，需与临床结合。

表 3–1

鳞状细胞癌变异型的临床和组织学特点

特点	变异型				
	疣状癌	乳头状/外生性鳞癌	梭形细胞（肉瘤样）鳞癌	基底样鳞癌	腺鳞癌
性别	男>女，除了口腔	男>>女	男>>>女	男>>女	男稍>女
部位	口>喉	喉>口>鼻	喉>口>鼻	舌根部>声门上	舌>口底>鼻
发病率（所有鳞癌）	~3%	~1%	~3%	<1%	<1%
病原学因素	HPV	HPV?	放射?	不明	不明
肉眼	广基，疣状和蕈样肿块	息肉状，外生性，巨块，乳头状和蕈样	息肉样	质硬，伴中心坏死	质硬的黏膜下结节
大小（cm）	可达 10	1~1.5（平均）	2（平均）	可达 6	1（平均）
镜下	推挤性边缘浸润，突然转变为正常上皮，大的，杵状网格，无多形性，无核分裂活性，角化明显，包括角化不全陷窝和教堂塔尖样角化	>70%呈外生性和乳头状结构，菜花样或芹菜样，恶性细胞学形态明显，表面角化，侵袭性生长，但较难确定，细胞异型	双重性，可见伴溃疡的 SCC，和非典型梭形细胞混合/移行，富于细胞，梭形细胞呈多种生长方式，多形性，乳白色胞质，核分裂象多见	双重性，侵袭性，小叶状，基底细胞成分明显，栅栏状，高核/浆比，明显鳞状细胞分化（化生，异型，原位癌或侵袭），核分裂象多见，粉刺样坏死，透明样物质	双重性，SCC 和腺癌；未分化成分；独立存在或相互移行，浸润性；核分裂象多见；稀疏的炎性细胞浸润。
特殊检查	HPV 相关	无	~70%上皮标记物+	角蛋白，EMA，CK7 和 34β E12	黏蛋白阳性
鉴别诊断	疣状增生；SCC	原位癌；鳞状细胞乳头状瘤；反应性增生	良性和恶性间充质增生；黑色素瘤；滑膜肉瘤	腺囊癌；神经内分泌癌（小细胞癌）	基底细胞样鳞癌；黏液表皮样癌，伴鳞状化生的腺癌
治疗	外科；放疗也可接受	外科±放疗	手术伴放疗	手术；放疗；化疗	颈部切开手术
预后	5 年生存率 75%	5 年生存率~70%	5 年生存率~70%	2 年生存率~40%	2 年生存率~55%
诊断注意	活检不充分，组织横切	标本的方向；足够的标本	无上皮；间叶性标记物；需最初切除的标本	第二大原发癌；高淋巴结转移率	腺癌和鳞癌在小标本中分离

外生性或乳头状鳞状细胞癌
疾病概况

定义	具有外生性或乳头状结构的鳞状细胞癌
预后及治疗	35% 复发 较传统鳞状细胞癌预后好（依据部位和分期）
大体所见	平均 1 ~ 1.5cm 息肉状，外生性，巨块状，乳头或蕈状
镜下所见	＞ 70% 具有外生性或乳头状结构 广基状，球状，圆的菜花状生长 复杂的，细的，纤细的，线状，指状突起 二者均有恶性细胞学特征 间质浸润很难鉴别
病理鉴别诊断	乳头状瘤，疣状鳞癌

在定义上，肿瘤的鳞状上皮增生必须具有主要（＞70%）为外生性或乳头状结构的生长模式，伴明显的恶性细胞学特征。外生性的生长方式包括鳞状上皮的广基的，球状至外生性的生长（图3-22）。在生长方式上突起物为球形和菜花状。切面有许多纤维血管轴心，但表面是小叶状而不是乳头状。乳头状型包括复杂的、细的、细线状、指状乳头性突起（图 3-23）。乳头是以肿瘤上皮围绕的纤细的纤维血管为中心（图 3-24）。切面含大量纤维血管性轴心，似一束植物茎部的切面。在这些类型中很少有广泛的重叠，当有广泛的重叠时，应排除ESCC的诊断。两种类型都具有鳞状细胞癌的特点已经描述（图3-25）。浸润可能很难确定，尤其是在表层的活检组织。然而，这种癌性上皮的明显增生往往形成一个大的临床病变，已超出通常概念的原位癌。当可疑时，明显的增生性外观应考虑形成癌的倾向。恶性细胞学特征应除外乳头状瘤和疣状癌的诊断。

接近 1/3 的病人可复发，常不止一次。当部位和分期一致的情况下，这些病人的预后好于传统的SCC。

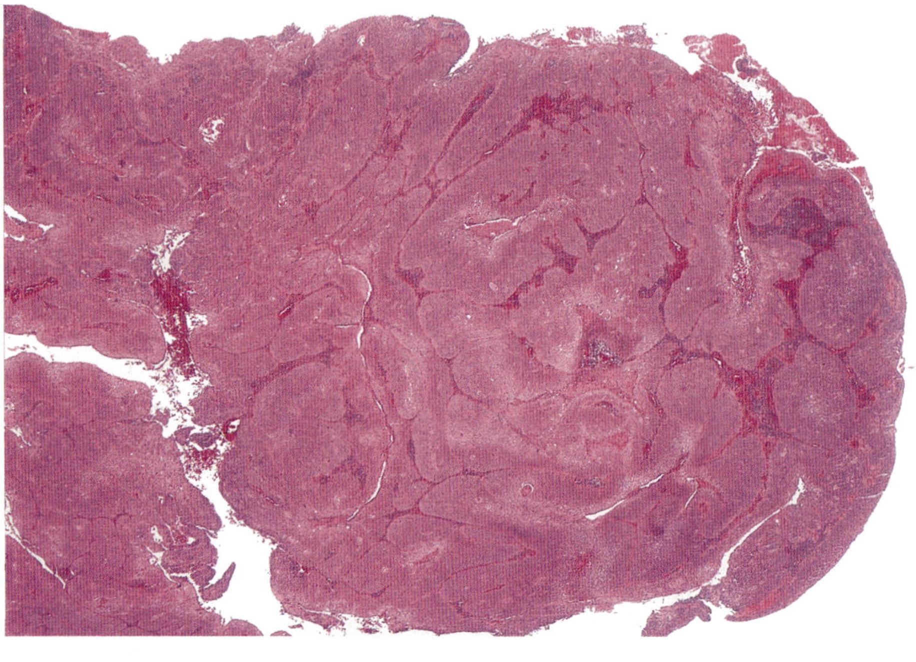

图 3-22
外生性鳞状细胞癌有一个圆形的呈菜花样隆起的肿物。

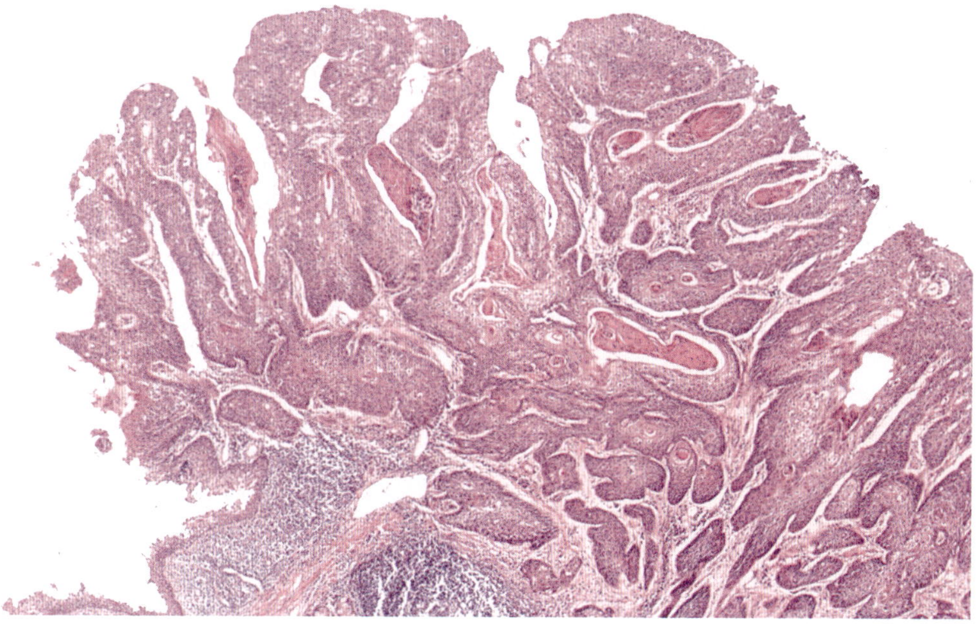

图 3-23
乳头状鳞状细胞癌，示表面多发的乳头状突起，部分区可见浸润。角化明显。

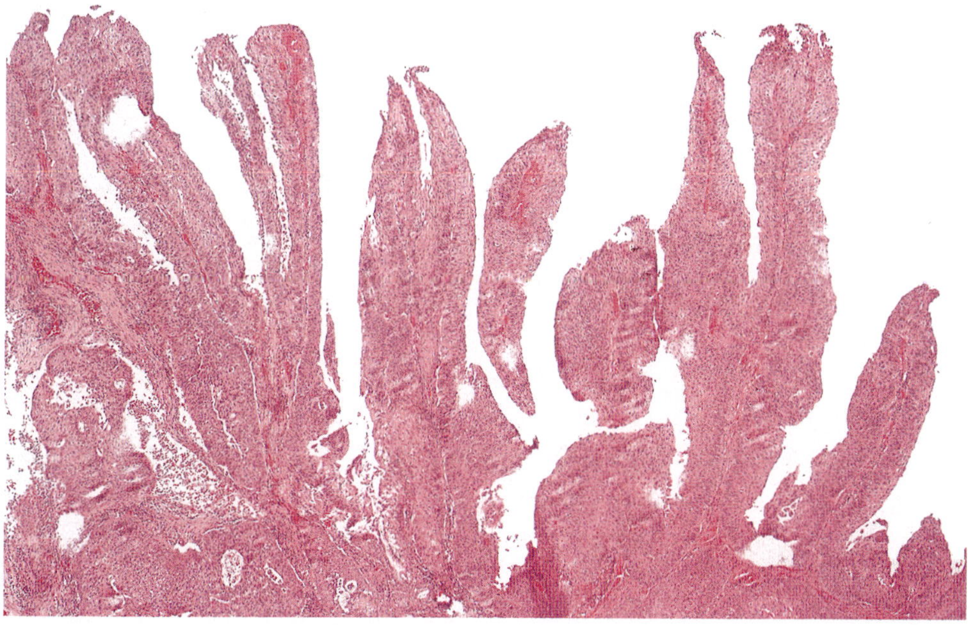

图 3-24
乳头状鳞状细胞癌伴单个纤细的指状突起及纤维血管轴心。

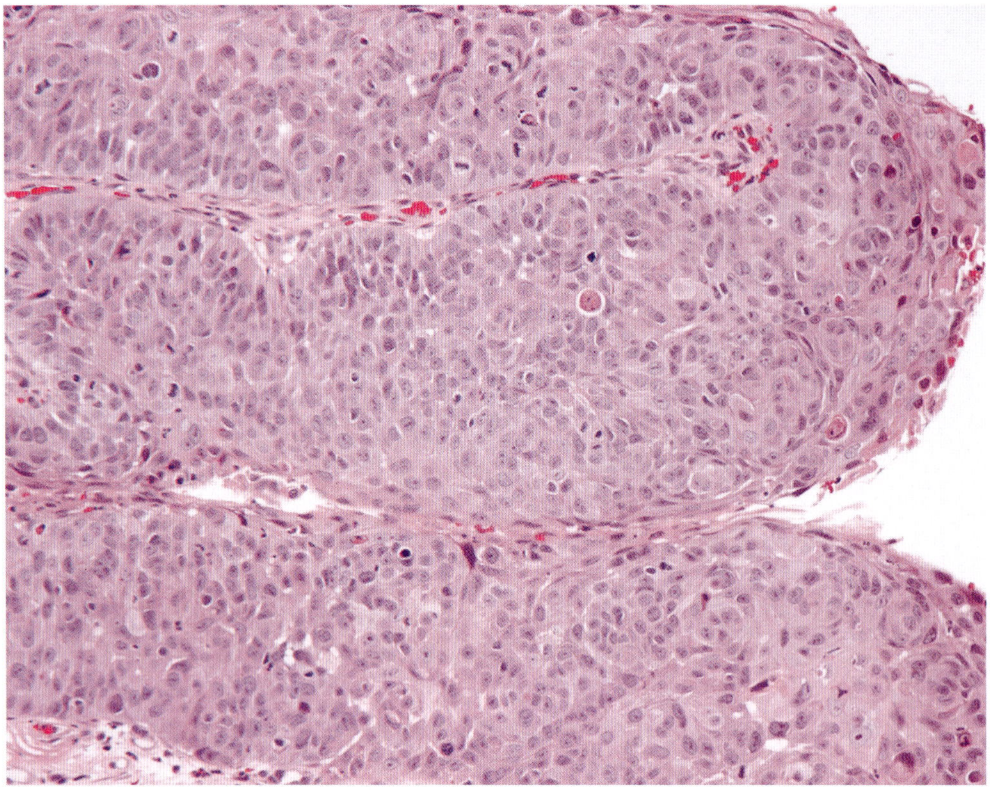

图 3-25
乳头状癌。乳头状突起有细的纤维血管轴心和明显细胞学异型性的上皮被覆而成。角化不良和结构紊乱明显。

梭形细胞（肉瘤样）鳞状细胞癌

梭形细胞（肉瘤样）鳞状细胞癌（spindle cell [sarcomatoid] squamous cell carcinoma，SCSCC）（Lane瘤）是一种在形态学上具有双向性的肿瘤，包括上皮性和梭形细胞的肿瘤性增生。它可占 SCC 的 3%。有明显的男女比例（男：女为11：1）。几乎所有的病例均为息肉样肿块，平均大小约为2 cm（图3-26）。它们通常表现为被覆纤维素样坏死的溃疡。切面质硬呈纤维性。和传统的SCC相似，大多数肿瘤病变处于T1期。

由于伴有纤维素样坏死的表面溃疡频繁发生，可使表面上皮细胞成分和梭形细胞成分难以辨别。如果仔细认真寻找，可区分出异型增生、原位癌和浸润性SCC，尽管通常较小，隐匿在占主要地位的肉瘤样成分中难以辨认。在息肉样病变的基底部，浸润的边缘或在无溃疡和裸露凹陷处的上皮内能发现明显的鳞状上皮分化。癌和肉瘤样成分直接相互邻近，很少有二者混合和连续的区域（图3-28）。肿瘤的肉瘤样和梭形结构可排列成不同的形状，包括席纹状，交织成束或丛状和鱼刺状（图3-29）。通常有些肿瘤可以看到有多细胞区及伴浓密的胶原沉积的少细胞区。多形性通常表现为轻到中度，不伴有间变的重度改变。肿瘤细胞呈肥胖的梭形，但也可呈圆形或上皮性的。不透明的致密的嗜酸性胞质提示有鳞状上皮分化，但很难准确的定性或定量。核分裂象，包括病理性的很容易在大

梭形细胞“肉瘤样”癌
疾病概况

定义	伴鳞状细胞和间充质外观但是上皮来源的恶性梭细胞成分的形态学双向性的肿瘤
预后及治疗	85% 的五年存活率 外科治疗和放疗
大体所见	真声带发起的息肉样肿块，表面溃疡形成和切面质硬
镜下所见	伴纤维素样坏死的表面溃疡 异型增生，原位癌或浸润性鳞状细胞癌 癌和梭形细胞成分混合 席纹状，交织成丛状和鱼刺状细胞增多类型，或伴胶原和核分裂象但通常无坏死的细胞减少型。
免疫组化特点	角蛋白，上皮膜抗原，CK18在上皮和梭形细胞中有表达
病理鉴别诊断	炎性肌纤维母细胞瘤 滑膜肉瘤

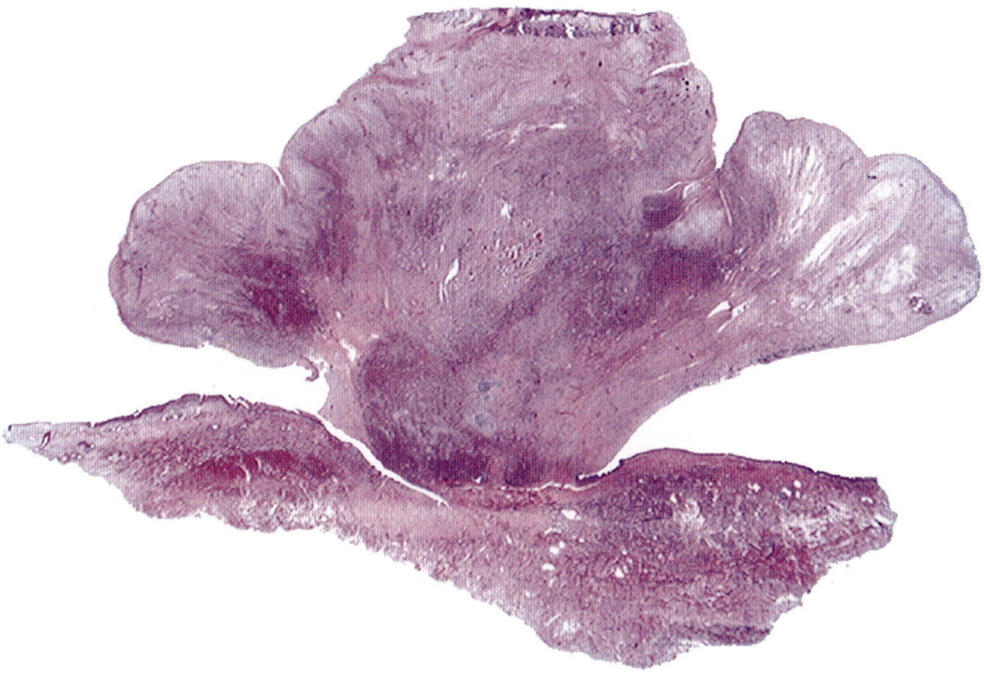

图 3-26

肉眼下可见一SCSCC通过细蒂和下面间质相连。表面溃疡使大部分上皮剥落。

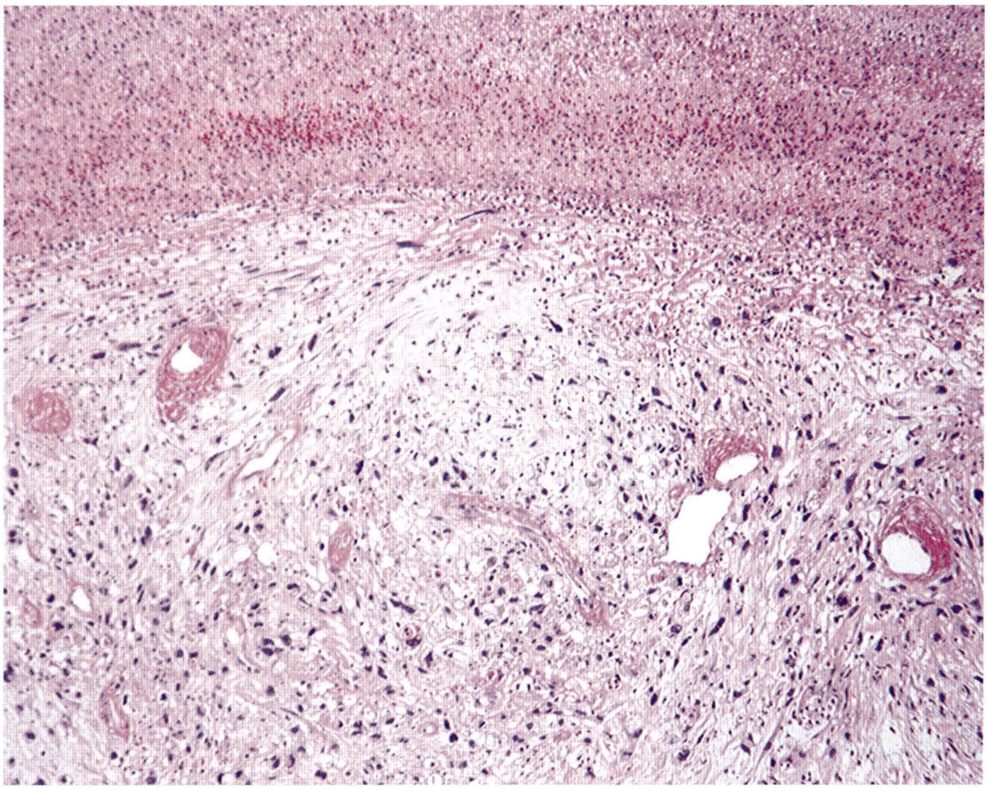

图 3-27

表面上皮完全缺失伴纤维素样坏死为特点的SCSCC，在“间质”的梭形细胞中可见异型性明显，染色质深染的核仁。

多数肿瘤中见到（图3-30）。偶尔可见到化生或明显的肿瘤性软骨或骨。

梭形细胞（肉瘤样）鳞状细胞癌是SCC的一种变异型，免疫组化对其有一定意义。不同的梭形细胞反应性不同，约有70%的病例可对其中任何一种上皮性标记物反应，大部分对角蛋白（CK1/CK3）、上皮膜抗原（EMA）和CK18敏感和稳定表达（图3-31），其他间叶性标记物可呈局灶性表达，但在SCSCC中看到的这种表型特征或排列并不支持其为肉瘤样转化。然而，阳性的上皮性标记物可帮助确定SCSCC的诊断，但无反应性或阴性的结果不应阻止病理医师对其的诊断，尤其在伴有相应的临床表现时。

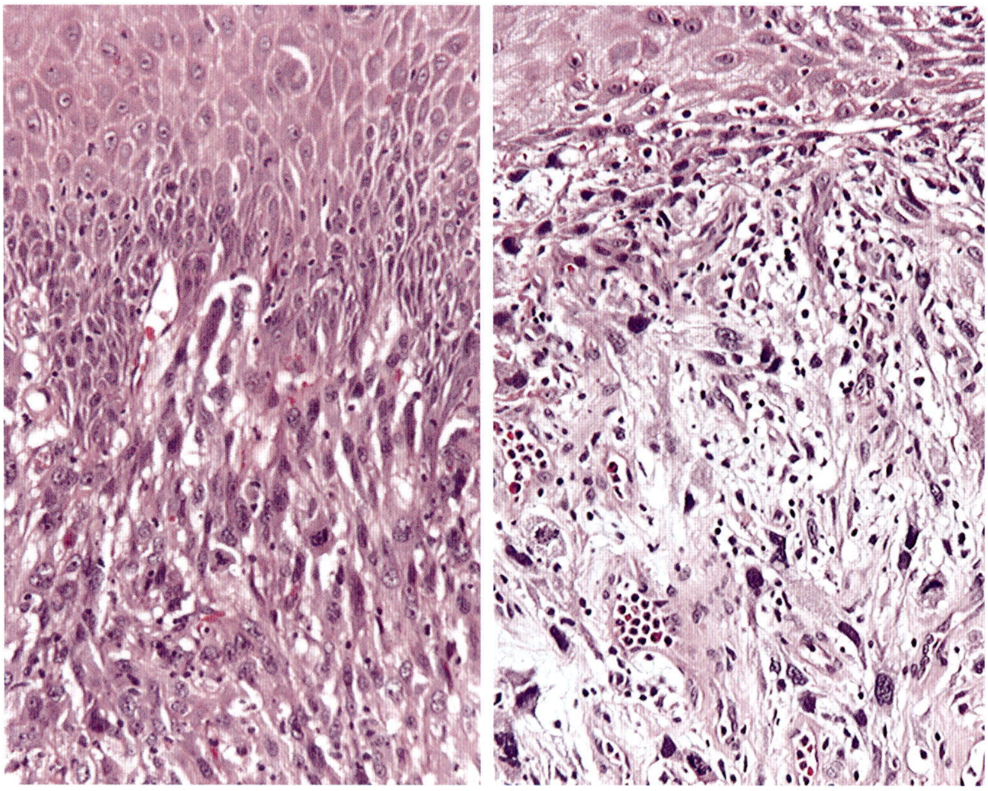

图 3-28
表面上皮杂有梭形的生长方式。可见核分裂象、多形性和炎症。

鉴别诊断包括任何梭形细胞病变，简言之，要除外真正的占主要部分的黏膜肉瘤或喉的良性间叶性肿瘤。炎性肌纤维母细胞假瘤具有组织培养样的梭形至星形的细胞生长方式伴炎细胞弥漫浸润。滑膜肉瘤（尤其是单相的）均可引起诊断困难，但发病年龄（儿童），肿瘤部位（通常在声门下，软组织而非黏膜），特有的染色体易位 t（X;18)(p11;q11）有助于鉴别。

外科治疗配合后续放疗似能使病人达到最好的长期效果，尽管部位和分级是一定的，但预后与传统 SCC 相似。当发生转移时，颈淋巴结和肺是最常见的。五年生存率可达 80% 以上。

基底样鳞状细胞癌

基底样鳞状细胞癌（basaloid squamous cell carcinoma，BSCC）是易多灶发生的SCC的高级别亚型，主要累及60多岁的男性，常伴有颈部淋巴结的转移。肉眼上肿瘤通常从韧到坚硬，伴中心性坏死，呈外生性到结节状肿块，最大直径可达 6 cm。

基底样鳞状细胞癌
疾病概况

定义	高级别鳞状细胞癌的变异型，基底样小细胞排列成栅栏状，伴局灶性鳞状细胞分化
临床特点	多灶性，老年男性，颈淋巴结转移高发
预后及治疗	生存率 40% 多方式治疗（手术、放疗、化疗）
大体所见	伴中心坏死的坚硬肿瘤，可高达 6 cm
镜下所见	实性，小叶状，粉刺样坏死，筛状，小梁状，腺样和囊状结构。 常伴溃疡形成，易发生淋巴管侵袭 基底样细胞伴小的致密排列的温和的多形性细胞，外周呈栅栏样 深染的核仁伴粗的核染色质颗粒 过度角化，角化珠形成，个别细胞角化 高核分裂指数 明显的、嗜酸性、玻璃样、“柱状”间质
免疫组化特点	角蛋白，CAM5.2，上皮膜抗原，CK7 和 34βE12
病理鉴别诊断	神经内分泌癌，腺样囊性癌，腺鳞癌，鳞癌

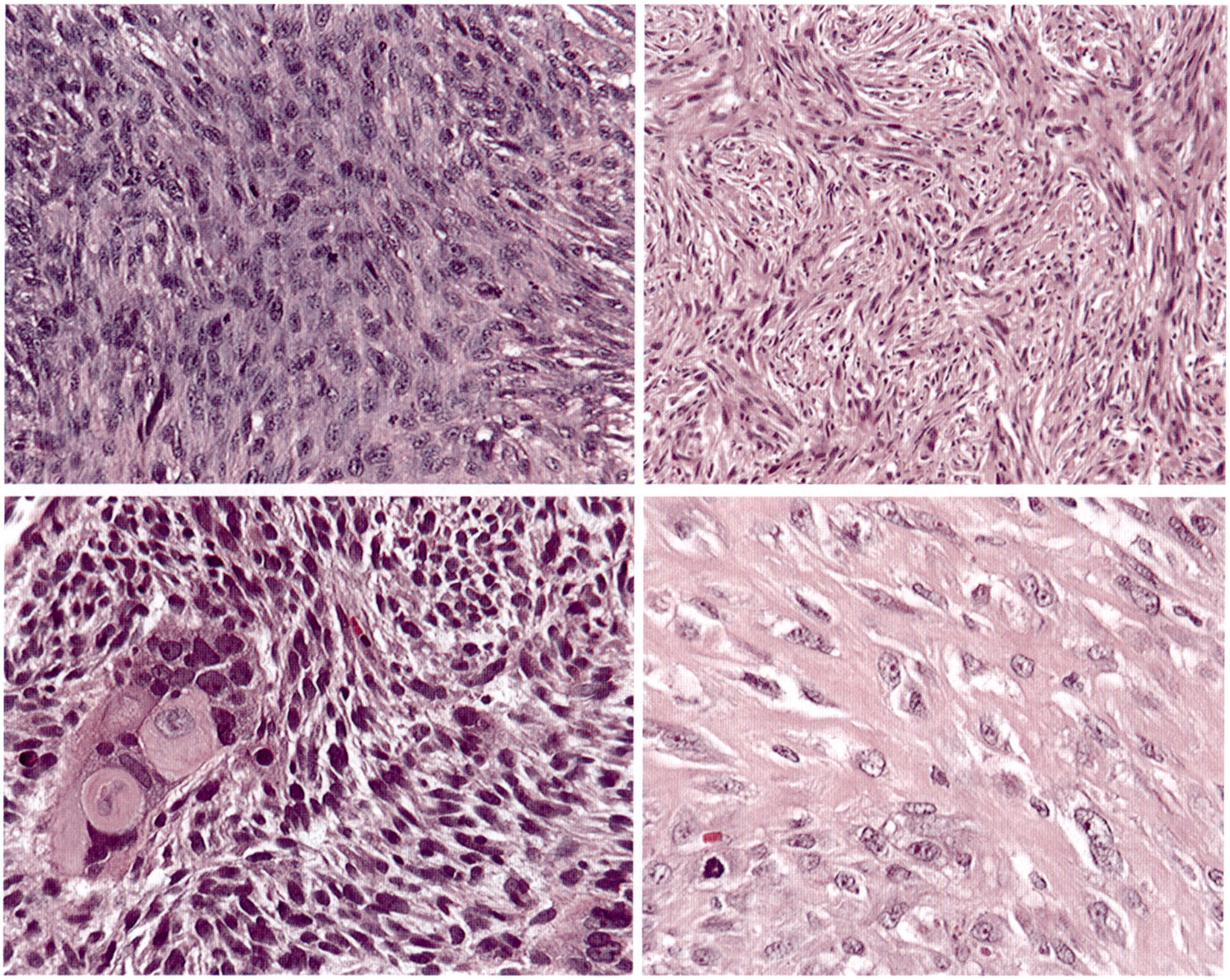

图 3-29
示不同的生长方式，包括实性致密的（左上），束状和编织状的（右上），小灶状明显鳞状分化的（左下）和伴核分裂的细胞稀疏而有非典型性的梭形细胞区（右下）。

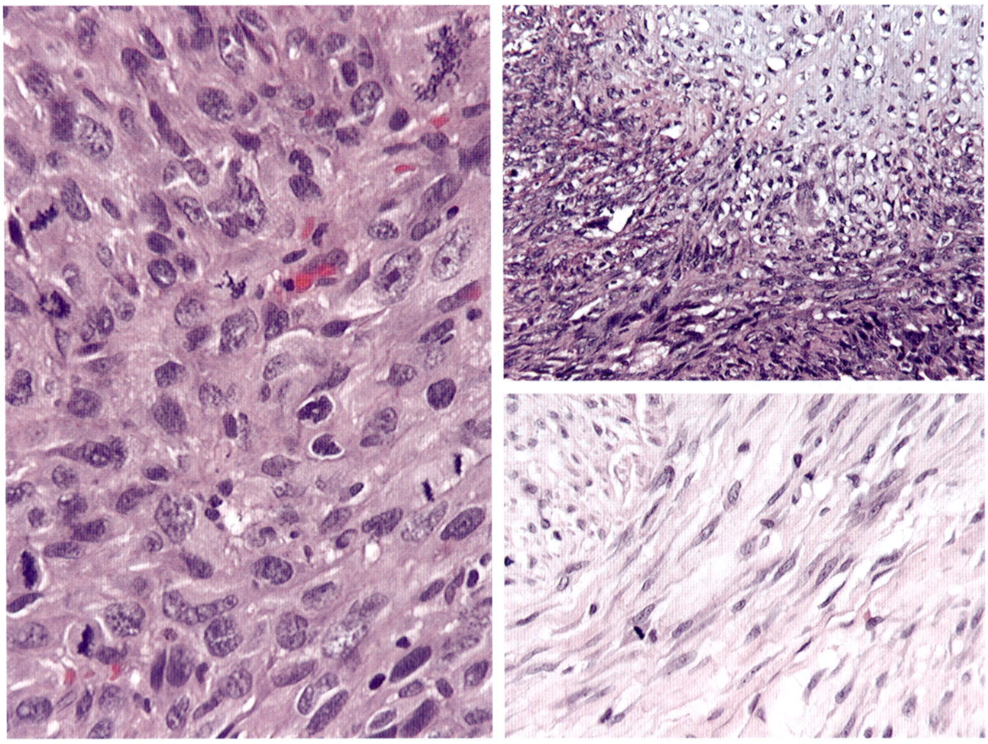

图 3-30
左：SCSCC由伴有较多核分裂象包括病理性核分裂象的杂乱排列的异型的梭形细胞组成。右上：在这例SCSCC中，化生的软骨已经恶变为软骨肉瘤。右下：温和的梭形细胞构成的假象。

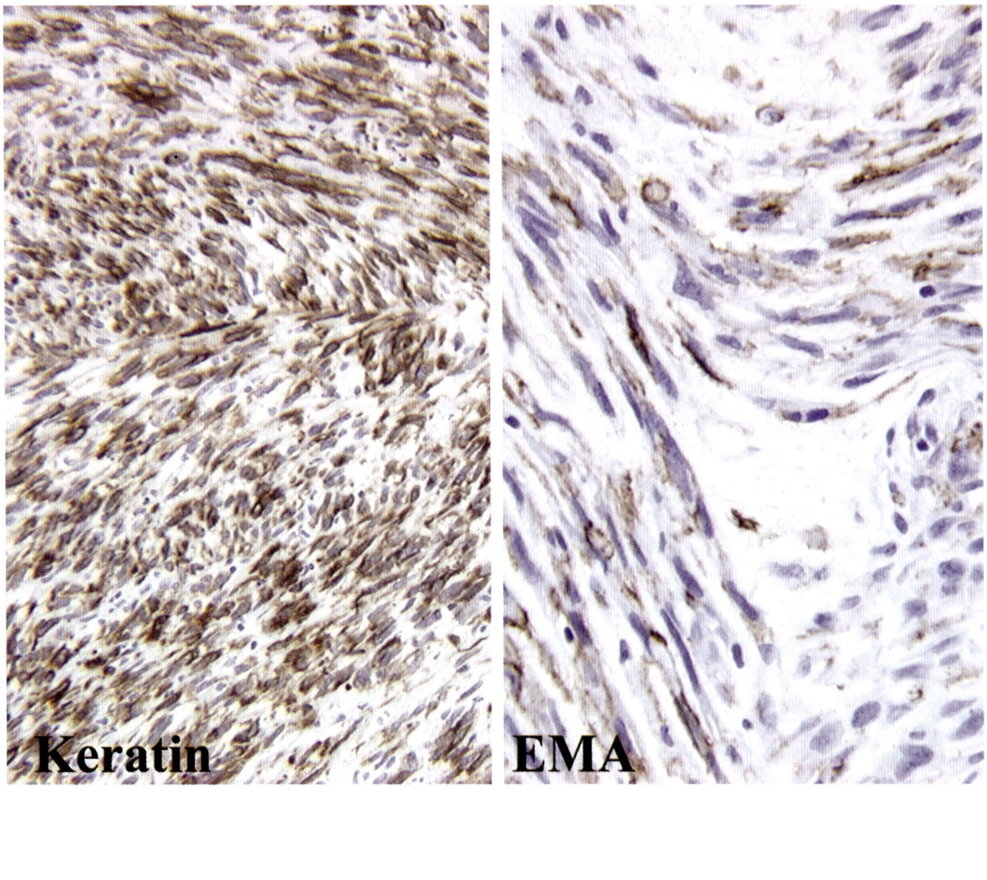

图 3-31
SCSCC。罕见的强角蛋白阳性免疫反应（左），然而灶状上皮膜抗原着色越强越具有特征性。

在这种浸润性肿瘤可见很多生长模式，包括实性的、小叶状的、粉刺样坏死（图3-32）、筛状、束状、小梁状、巢状和腺样或囊状。表面溃疡可以遮盖肿瘤向深部浸润的特点，淋巴管浸润常见，而侵袭神经少见。基底样成分是最主要的诊断特点，表现为小的、核仁深染、胞质少和紧密排列的温和的多形性细胞，周边是栅栏状排列的小叶结构（图3-33）。这些基底样区域与鳞状细胞分化区有密切的联系（图3-34），包括伴角化珠形成的过度角化，单个细胞的角化，异型增生或鳞状细胞癌（原位或侵袭性）。明显的核分裂活性和肿瘤岛中央粉刺样坏死常见。肿瘤细胞被明显致密粉染的玻璃样物质分隔，常可见柱状伴有含黏液样物质的小囊腔。在转移性肿瘤，基底样和鳞状细胞两种成分均可看到，但以基底样成分为主。

显示肿瘤的不同特性的足够深度的取材标本可以解决神经内分泌癌，腺样囊性癌，腺鳞癌和鳞状细胞癌的鉴别诊断。缺乏神经内分泌细胞核的特点和免疫染色可以排除神经内分泌癌。腺样囊性癌没有鳞状上皮分化，有明显的多形性，核分裂象或坏死。当诊断为基底样鳞状细胞癌时，其他部位同时有原发灶的可能性很大。BSCC 需要积极的多方面治疗，包括根治性手术治疗（包括颈部切开），放疗和化疗（尤其是转移性肿瘤）。尽管采取积极治疗，但整体死亡率仍较高（死亡率 60%）。

腺鳞癌

腺鳞癌（adenosquamous carcinoma，ASC）是一种高级别的鳞状细胞癌的亚型，由鳞癌和腺癌成分混合组成。多数病人有淋巴结转移（65%）。ASC发生于整个上呼吸消化道，通常呈黏膜下硬结，大多数直径 <1 cm，最大直径可高达 5 cm。

腺鳞癌
疾病概况

定义	由真的腺癌和鳞癌成分组成
预后及治疗	65% 淋巴结转移 预后差（2 年生存率 55%） 外科治疗
大体所见	黏膜下硬结，大小约 1 cm
镜下所见	腺癌和鳞癌双重病变 病变类型间有未分化或转化成分 单独的，相互掺杂的，混合的移行 缺乏炎性浸润
病理鉴别诊断	基底样鳞状细胞癌，黏液表皮样癌，伴鳞状化生的腺癌

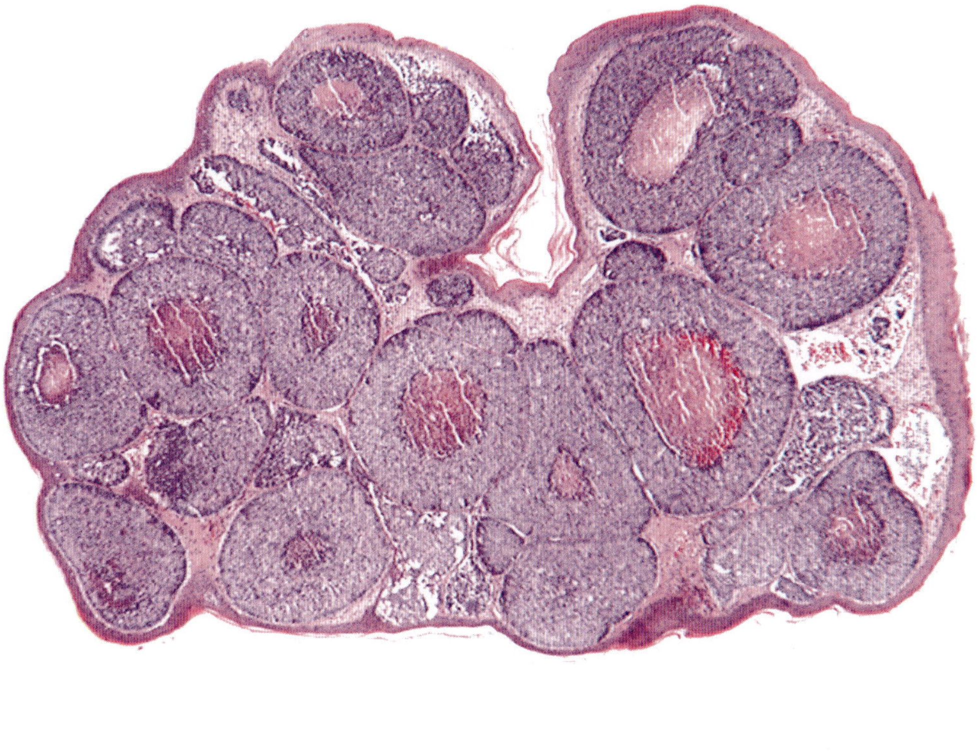

图 3-32
在这个基底样鳞状细胞癌中肿瘤浸润以基底样细胞排成的小叶为主，伴粉刺样坏死。

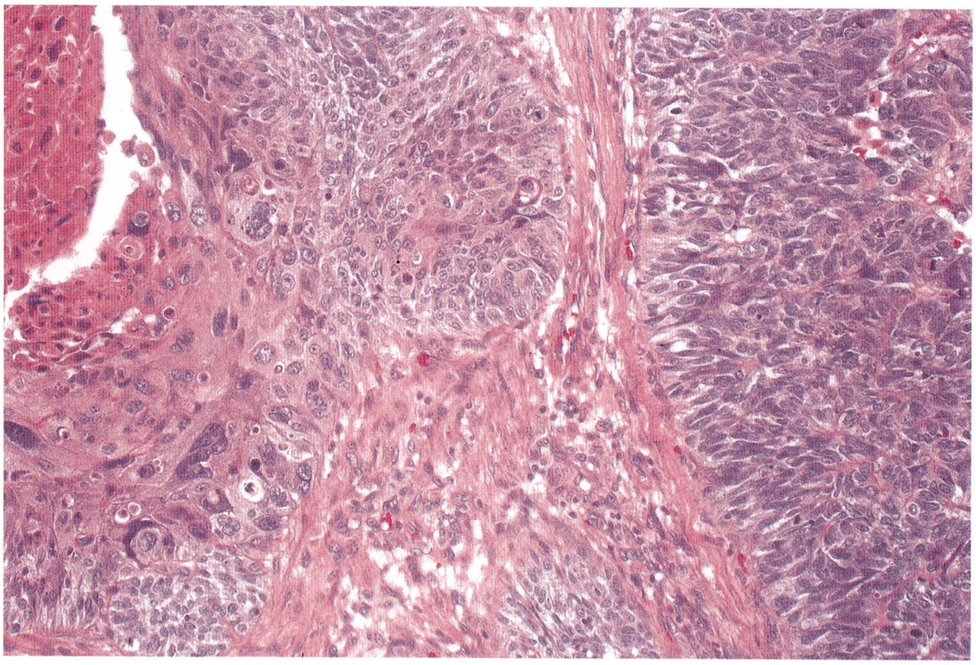

图 3-33
可见伴有坏死的明确的鳞状细胞癌（左），并列有特征性的基底样、小的、核在外周呈栅栏样排列的基底样鳞状细胞癌（右）。

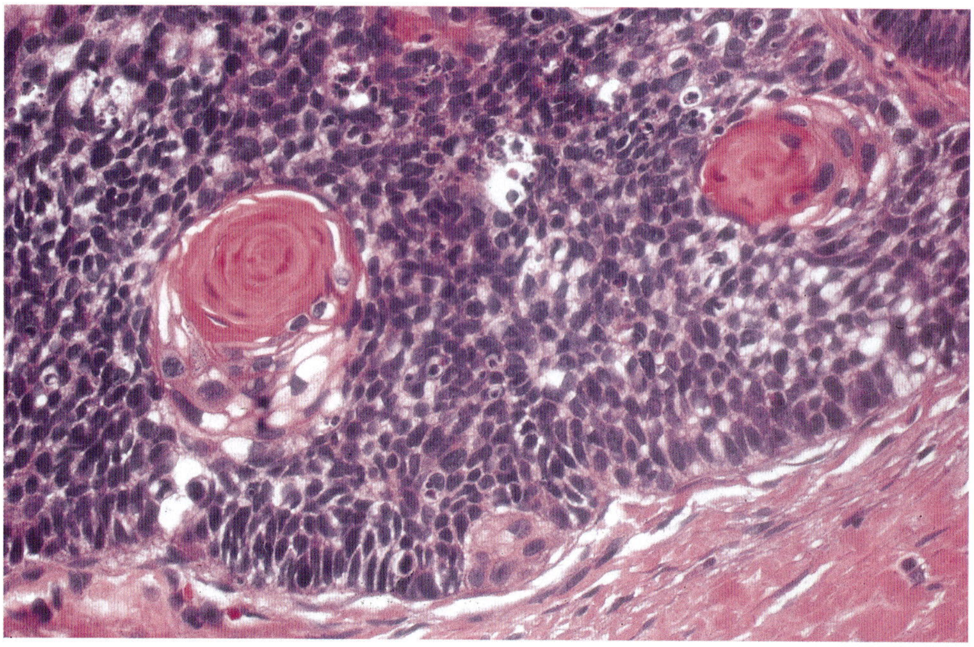

图 3-34
在本例基底样鳞状细胞癌内可见明显的角化灶，周围的基底样细胞体积小，伴有高的核 / 浆比和深染的核仁。

在定义上，肿瘤具有腺癌和鳞癌两种成分，在一些肿瘤中还伴有未分化细胞成分（图3-35）。这种SCC可以是原位的或侵袭性，分化从好到差。鳞状分化通过铺路样的生长方式可被确定，伴有细胞间桥，角化珠形成，角化不良和单个细胞角化。腺癌成分可呈管状，腺泡状和腺样，黏液细胞并非诊断的必要条件。腺癌细胞可为基底样，与基底样鳞状细胞癌的区分主观性较强。这两种癌可独立存在或相互混合，一些区域伴混合（commingling）和（或）从鳞状细胞癌到腺癌的转化（图3-36）。在这两种不同癌间的未分化区域通常由透明细胞组成。两种癌均常见核分裂象，坏死和周围组织及所属周围神经的浸润。在肿瘤的间质可见少量典型的炎性细胞浸润。

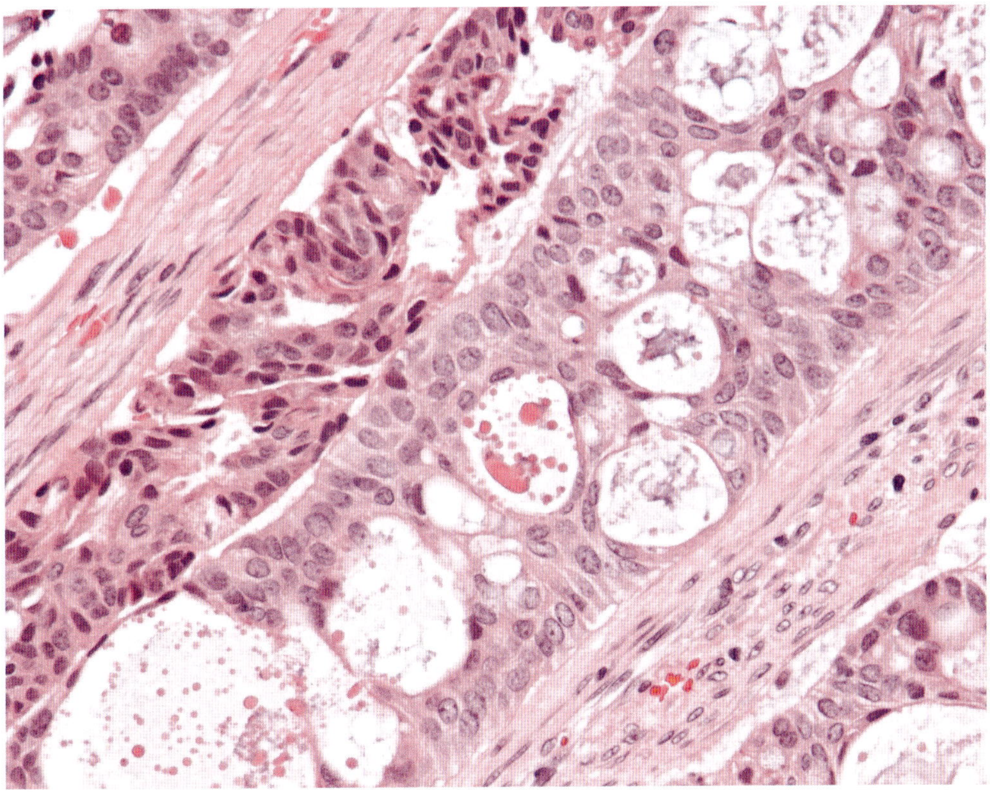

图 3-35
腺鳞癌显示在一个单独的肿瘤团块中混合有腺癌和鳞癌成分。

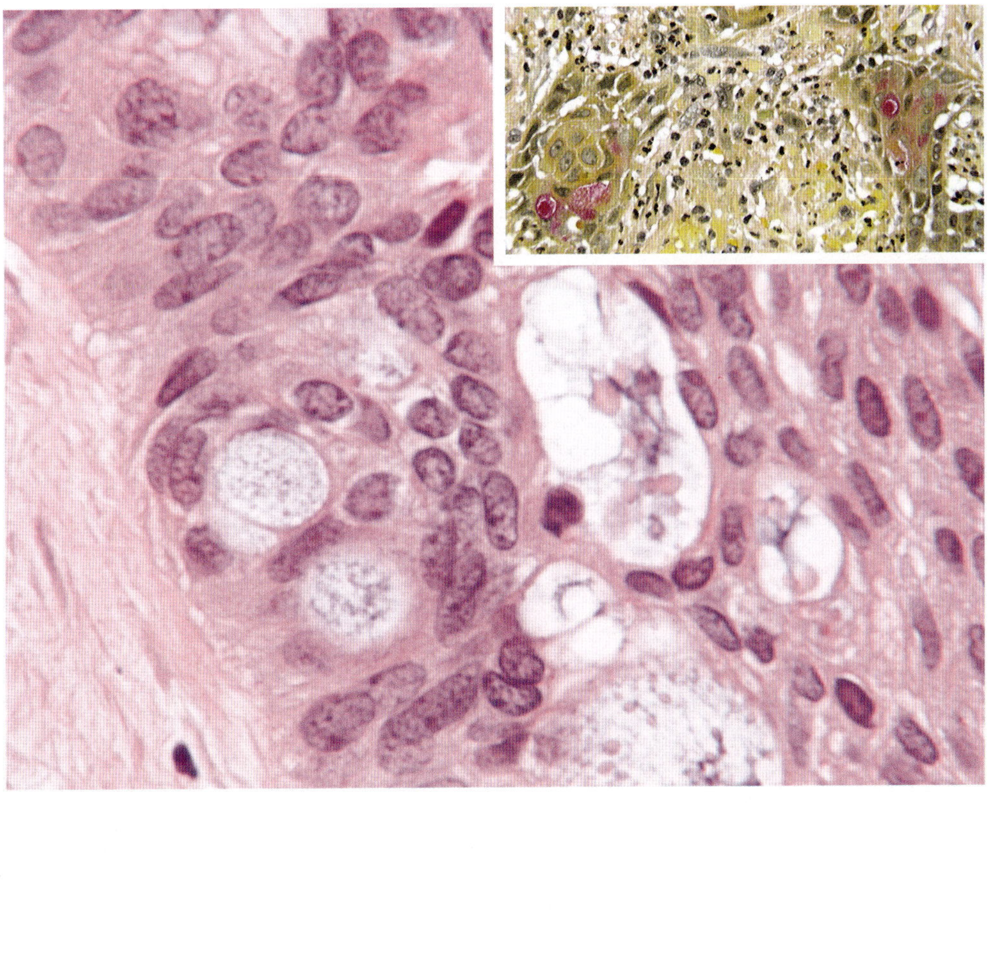

图 3-36
腺鳞癌可见小的腺样结构混合在有细胞间桥的鳞状上皮中。插图示阳性的黏蛋白卡红反应。

和BSCC相比，ASC有明显的鳞状细胞成分，缺少外周核呈栅栏样排列的基底样细胞，同时伴颗粒细胞分化。尽管在一些病例中不可能区分腺鳞癌和黏液表皮样癌，但黏液表皮样癌显示有中间型细胞，一般无真正的鳞癌分化及两种明显不同的癌成分（腺癌和鳞癌）。腺癌中的鳞状化生通常达不到恶性鳞状细胞核的判定标准。同时发生的SCC和腺癌也可见于上呼吸消化道，但这些病变通常是单独发生。积极进行颈部清扫可使两年生存率达到近55%。

神经内分泌癌

有关这一家族肿瘤的命名充满了混乱和争议。世界卫生组织建议分为类癌（carcinoid）、不典型类癌（atypical carcinoid）和小细胞癌（small cell carcinoma），与肺的命名法相似。同样，这些术语分别表示分化好（类癌）、中分化（不典型癌）和分化差（小细胞癌）的神经内分泌癌（neuroendocrine carcinoma）。激素的表达常常局限于免疫组化，出现系统症状和副癌综合征也非常少见。

临床特点

尽管不同级别的神经内分泌肿瘤有微小的差别，大部分患者在45~80岁之间，峰值在60多岁，主要为男性，与吸烟密切相关。如所有的喉肿瘤一样最为常见的症状为吞咽困难、声音嘶哑、咽喉痛并有咽喉部肿块感。不典型类癌是喉部最为常见的非鳞状上皮恶性肿瘤。小细胞癌的患者常有淋巴结转移（50%）。

病理学特点

大体所见

神经内分泌肿瘤最常发生于声门上区，表现为杓会厌襞黏膜下或杓状软骨肿块。组织发生尚不明确，但考虑为上皮来源。大体表现为息肉状，带蒂至溃疡

神经内分泌癌
（类癌，不典型类癌，小细胞癌）
疾病概况

定义	恶性上皮性肿瘤伴神经内分泌分化
发生及部位	喉最为常见的非鳞状细胞性恶性肿瘤 常位于声门上
相关改变或死亡率	根据组织学分级而不同 疾病转移是死亡常见的原因，甚于复发 常转移至淋巴结、肝、肺和骨
性别、种族和年龄	男>>女（男：女为3：1） 发病高峰在60多岁
临床特点	与过量吸烟有关 吞咽困难、声音嘶哑、咽喉痛、咳血、咽喉肿块
预后及治疗	取决于肿瘤类型： 类癌：长期好的预后 只需外科切除 不典型类癌：45%转移；5年生存率50%；外科手术和放疗 小细胞癌：迅速死亡；2年生存率16%

神经内分泌癌
（类癌，不典型类癌，小细胞癌）
病理学特点

大体所见	声门上 黏膜下肿块，高级别肿瘤有溃疡 息肉状，有蒂 可大至4cm
镜下所见	类癌：器官样和小梁状排列，细胞单一，圆形核，核浆比低，染色质细点状 不典型类癌：索状、实性和单行浸润，脉管浸润，核泡状至深染，核浆比高，有核仁 小细胞癌：片状、带状和假菊形团，浸润性生长，细胞多形性，核浆比高，核异性、坏死、核分裂和碎片
免疫组化特点	角蛋白、EMA和CEA阳性 Chg、Syn、降钙素和其他神经内分泌标记物和激素阳性
病理鉴别诊断	低分化鳞状细胞癌，甲状腺髓样癌，腺样囊性癌，黑色素瘤，淋巴瘤，转移癌

性肿物，大小不等，最大可达 4 cm，平均大小为 1.6 cm。

镜下所见

尽管类癌和不典型类癌境界清楚，神经内分泌肿瘤通常无包膜，被覆未累及的表面黏膜。肿瘤表现为不同的组织学形态，包括类癌中的器官样或小梁状生长方式（图 3-37），在不典型类癌中还有束状、实性、单行排列和筛状结构（图 3-38），在小细胞癌中除了上述形态外，还有片状、带状、假腺体和菊形团。不典型类癌和小细胞癌表面可有溃疡。一般来说小细胞癌缺乏血管纤维间质，而在类癌和不典型类癌则可见

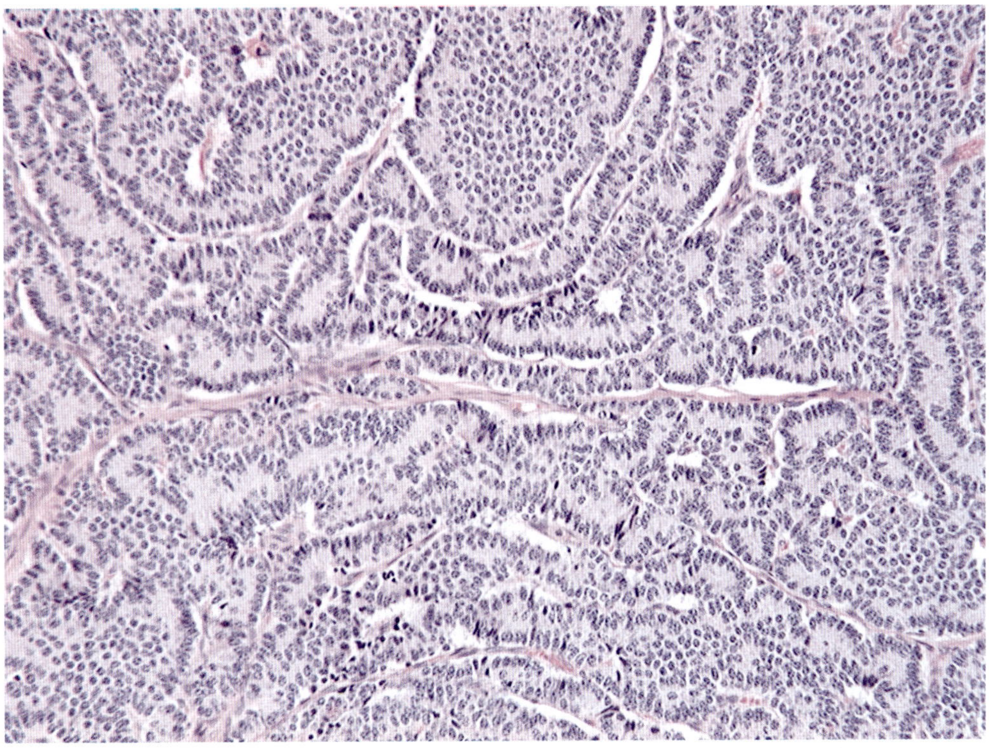

图 3-37
类癌中分化好的细胞排列成缎带和花边状，细胞胞浆淡白色，围绕圆形的核，核染色质粗颗粒状。

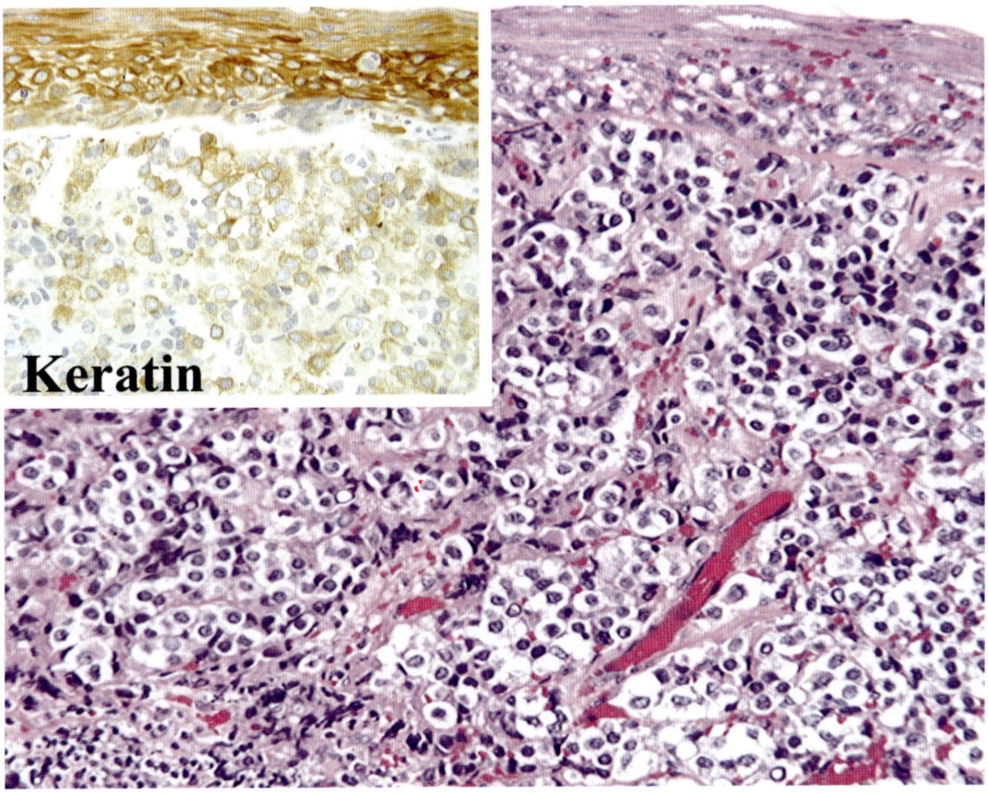

图 3-38
不典型类癌。表面上皮未受累，肿瘤呈中等异型性增生，细胞核染色质粗、深染，围绕丰富的淡染至嗜碱性胞浆，其内血管丰富。肿瘤细胞免疫反应角蛋白强阳性（插图）。

到。不典型类癌或小细胞癌可见淋巴管、神经周围和软组织浸润，偶见淀粉样变和肿瘤细胞的梭形变，也可同时伴有鳞状细胞癌。

细胞形态决定于神经内分泌癌的亚型。腺样（伴黏液产物）或鳞状化生可见于神经内分泌肿瘤。随着肿瘤细胞多形性、核分裂活动和坏死的增加，肿瘤的分化变差（小细胞癌）。在类癌中肿瘤细胞缺乏多形性、坏死和核分裂象，而在小细胞癌细胞则有明显的多形性、坏死和核分裂，不典型类癌细胞的特点介于两者之间（图 3-39）。由于细胞脆性增加，在小细胞癌中常有明显的细胞碎片（图 3-40）。

类癌细胞小而单一，核浆比小，圆形的泡状核，核染色质细颗粒状（图 3-37）。不典型类癌细胞呈多角形，细胞核泡状至深染，核浆比增高，核位置不定，围以双染性至嗜酸性胞浆。核仁不定，可缺乏或显著（图 3-38，3-39）。小细胞癌是由高核浆比的肿瘤细胞组成，核浓染，卵圆形或梭形，无核仁（图 3-40）。可见核分裂象、坏死，偶见多核瘤巨细胞。间质常较

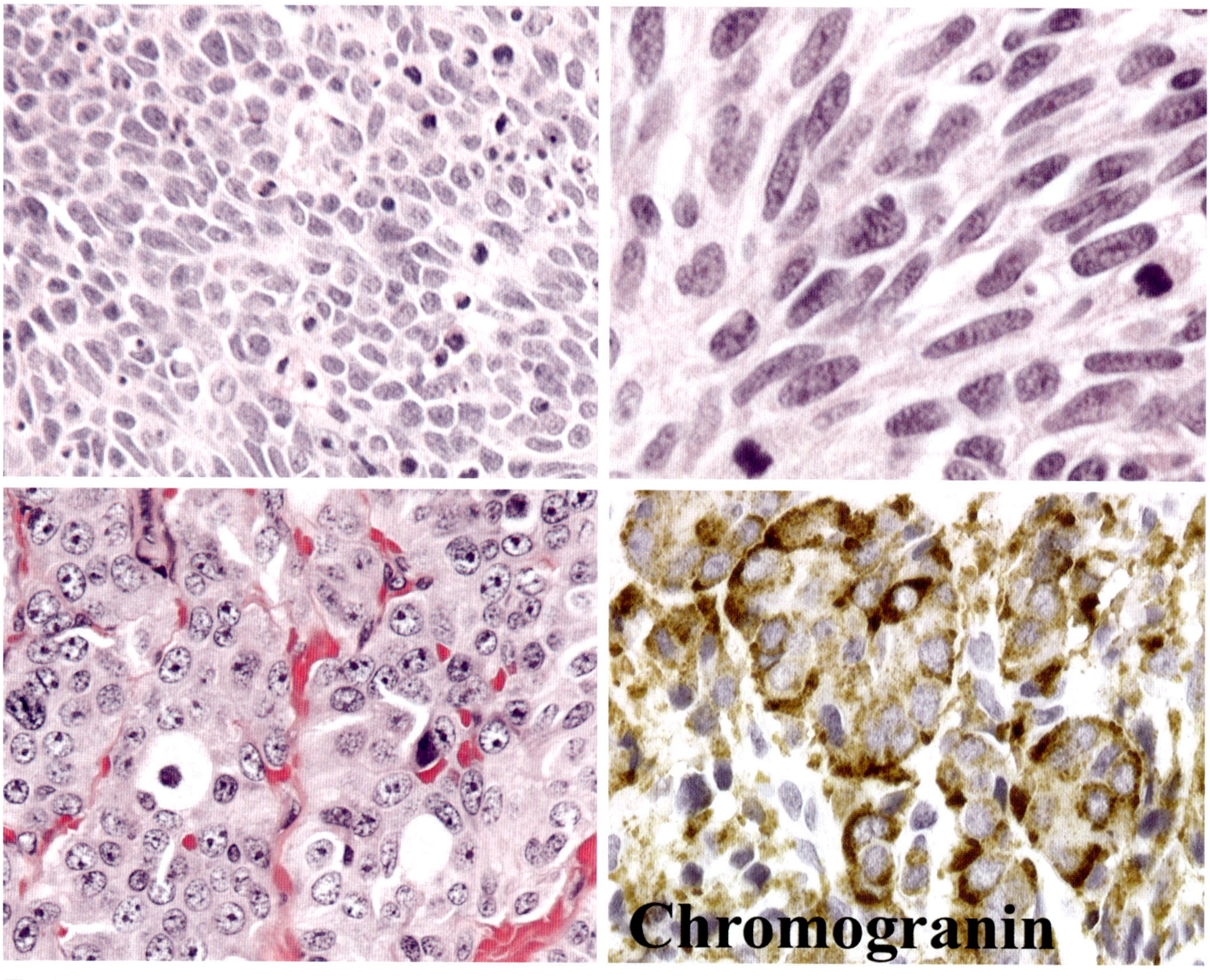

图 3-39

不典型类癌。神经内分泌肿瘤细胞可排列成实性片状，细胞核浆比高（左上），或细胞呈梭形，排列成束状，细胞核呈斑点状（右上），或细胞呈腺样，核圆形，有明显的核仁，染色质分布呈“盐和胡椒粉”样（左下）。肿瘤细胞胞浆显示嗜铬素颗粒状强阳性（右下）。

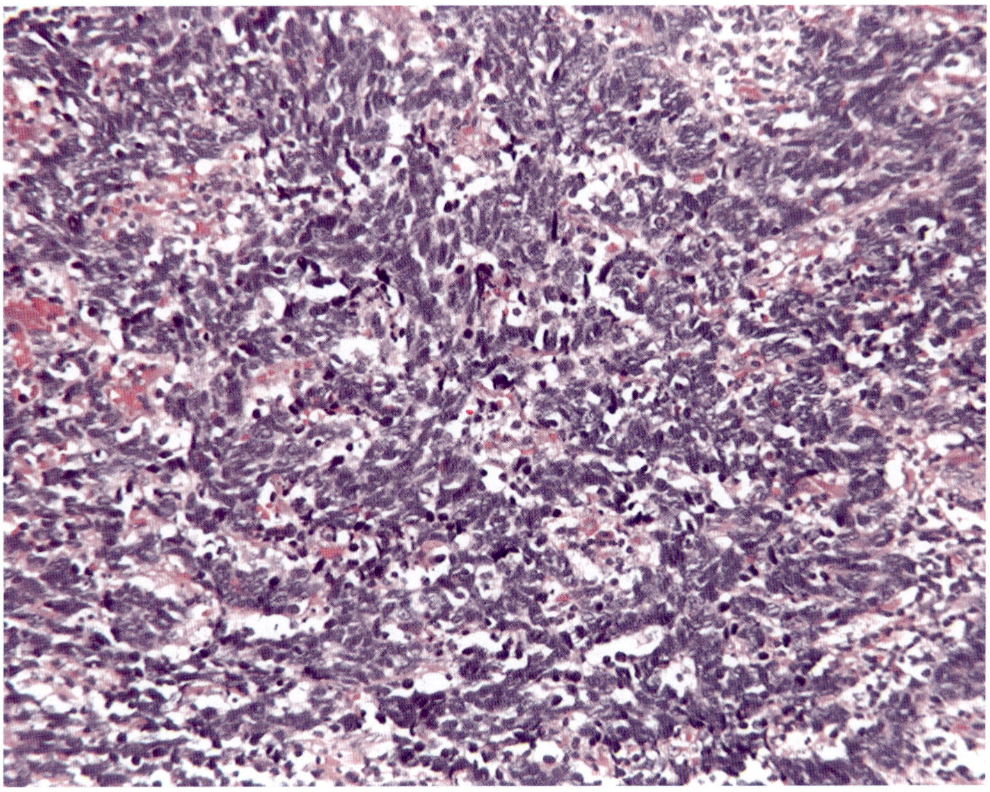

图 3-40
小细胞癌表现为特征性的"压碎的"人工改变，核浆比高、核染色质粗。

少，可为黏液样。喉的神经内分泌肿瘤在形态学上是一个连续的谱系，但肿瘤之间有一个总的特征以相互区别。

辅助检查

超微结构特点

电子显微镜证实有膜包绕、高电子密度的神经内分泌颗粒，大小在 50 ~ 250 nm 之间，在分化差的肿瘤中其数量减少。细胞间可见复杂的指状突起，偶尔可见细胞间连接。

免疫组化特点

所有级别的肿瘤对角蛋白（图 3-38）、上皮膜抗原（EMA）、癌胚抗原（CEA）、嗜铬素（Chg）（图 3-39）、突触素（Syn）和降钙素有不同程度的反应，同时对其他神经内分泌和激素标记物也有不同程度的表达（NSE、Leu7、NF蛋白）。几乎所有的病变均不表达S-100蛋白、胶质纤维酸性蛋白（GFAP）和甲硫氨酸脑啡肽（met-enkephalin）。

鉴别诊断

鉴别诊断较为广泛，包括鳞状细胞癌（squamous cell carcinoma）、恶性黑色素瘤（malignant melanoma）、腺样囊性癌（adenoid cystic carcinoma）、淋巴瘤（lymphoma）、转移癌（metastatic carcinoma）和甲状腺髓样癌（medullary thyroid carcinoma）。

需要给神经内分泌肿瘤一个明确诊断的部分原因是因为不同分化的肿瘤其治疗方案和预后不相同。分化差的 SCC（神经内分泌免疫组化阴性）对放疗有效，而通常不典型类癌则无效。黏膜黑色素瘤可有黑色素颗粒，常累及表面上皮，细胞有较为明显的多形性，S-100蛋白和HMB45阳性。排除转移至喉的肿瘤是必须的，特别是小细胞癌，原发于肺并转移至喉的肿瘤常常TTF-1阳性。甲状腺髓样癌可转移或直接侵犯至喉，区别甲状腺髓样癌和喉的神经内分泌癌几乎是不可能的，淀粉样物和血清降钙素的升高更多见于甲状腺髓样癌。有挤压改变和位于黏膜下的淋巴瘤，可因缺乏神经内分泌分化（无论免疫组化或超微结构）而鉴别开。

预后和治疗

把神经内分泌肿瘤分成不同类型的原因是因为治疗和预后的不同。类癌预后良好，随着分化程度的降低预后变差。不典型类癌常在发现时已有转移（45%），常因为对放疗和化疗不敏感而只采用外科手术。小细胞癌在出现时大约50%的病例已有转移，临床病程死亡迅速。死亡常常取决转移的病变和肿瘤的大小（一个重要的预后因子）。

软骨肉瘤

只有2% ~ 5%的软骨肉瘤（chondrosarcoma）发生于头颈部，而喉软骨肉瘤占所有喉恶性肿瘤的1%。喉软骨肉瘤的病因推测为喉软骨的骨化异常，特别是环状软骨（骨化常发生在肌间且归因于肌肉收缩产生的机械作用）。透明软骨的骨化常见于老年患者，而喉软骨肉瘤也出现在这个年龄。也有人认为机械创伤导致的喉软骨瘤的局部缺血可能是恶变的前驱。有趣的是，喉软骨瘤的发生比软骨肉瘤平均早10年，这可能提示一个疾病发展的连续谱系。

临床特点

男性发病明显地多于女性（男：女为4：1）。尽管发病的年龄范围较广（25 ~ 91岁），但大部分患者在65岁左右。由于喉内肿瘤的生长引起气道进行性狭窄或堵塞而逐步出现声音嘶哑、呼吸困难、吞咽困难、呼吸艰难和喘鸣。发生在甲状软骨的肿瘤更可能表现为颈前肿块。症状持续时间较长（平均> 2年），这也支持了惰性肿瘤的生长方式。内窥镜下，可见声门下膨隆，位于完整黏膜的下方。

软骨肉瘤
疾病概况

定义	软骨肉瘤是恶性肿瘤，发生于喉软骨内并形成软骨性新生物
发生及部位	占所有喉恶性肿瘤的1%，占所有喉肉瘤的75% 最常累及环状软骨
发病率和死亡率	患者复发率高达 40% 很少患者死于肿瘤
性别、种族和年龄	男>>女（男：女为 4：1） 平均年龄 60 ~ 65 岁
临床特点	声音嘶哑、呼吸困难、吞咽困难、喘鸣 甲状软骨病变表现为颈前肿块 症状持续时间长 在内窥镜下为声门下区黏膜下彭隆
影像学特点	细致、细孔状、斑点状致粗糙的钙化 界限不明确、浸润性、低密度肿块
预后及治疗	10 年生存率> 95% 完整的手术切除，但为保守的，保留喉功能的手术

影像学特点

无论平片还是CT检查在低密度的肿块中均可见到细致、细孔斑点状至粗糙（“爆米花”）的钙化（图3-41）。经仔细辩别肿瘤为“软骨性”，其他特点为非

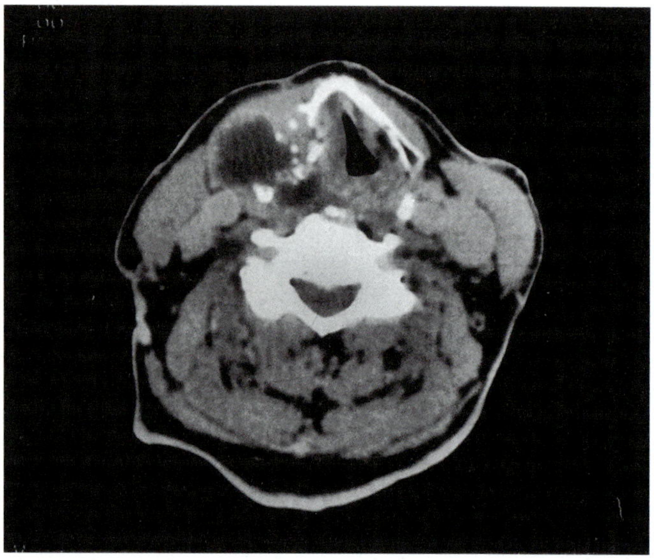

图 3-41

一个软骨肉瘤的CT像，肿瘤破坏了甲状软骨的后部，其内有斑点状至粗糙（爆米花）的钙化。

特异性，大部分软骨肉瘤位于环状软骨中心，边界常常不清，可呈囊性，并有喉内或喉外侵袭的征象。

病理学特点

大体所见

环状软骨（特别是后板内）是较之其他喉软骨更常（约75%）受累的部位。其次为甲状软骨和杓状软骨。肿瘤大小 0.8～12 cm（平均3.5 cm）。质硬、“易碎的”或“砂砾样”、分叶状，切面发亮有光泽伴有蓝灰色半透明、黏液样-黏蛋白状基质（图 3-42）。去分化软骨肉瘤有鱼肉样区域。

软骨肉瘤
病理学特点

大体所见	环状软骨肿块，后板 中线肿块 平均大小 3.5 cm 质硬、易碎、小叶状，有光泽伴有黏液样-黏蛋白状基质
镜下所见	骨侵犯（软骨内有骨化中心） 细胞数量增多 失去正常组织的结构和分布（簇状紊乱） 核异型性有双 - 多核 核浆比增高 嗜碱性至异染性软骨基质 核分裂象和坏死只见于高级别的肿瘤
病理鉴别诊断	软骨瘤和软骨化生

镜下所见

软骨肉瘤由于肿瘤细胞数量增多、核异型包括双-多核（图 3-43）、浸润倾向和破坏周围组织结构而确诊。大部分软骨肉瘤似乎只累及单个软骨而很少有浸润毗邻软骨的趋势。当标本中包含了正常的软骨组织，该软骨中常有骨化并在骨化区域有肿瘤性软骨细胞浸润（图 3-44）。异型的肿瘤性软骨细胞有嗜碱性至异染性软骨基质（图 3-45），总体上软骨细胞失去正常的结构和分布（“簇状紊乱”）。肿瘤细胞形态上有不同程度的变化，可以从细胞成份少、细胞小、核染色质深、胞浆丰富到大量的肿瘤细胞，细胞增大、双-多核的异型细胞，核浆比增高、核染色质分布不规则和明显的核仁（图 3-46）。肿瘤级别越高，陷窝之间的间质越少。核分裂象包括非典型性核分裂很少见到，并且只在高级别肿瘤中见到。肿瘤坏死常为灶状和局限分布，往往只见于更高级别的肿瘤。

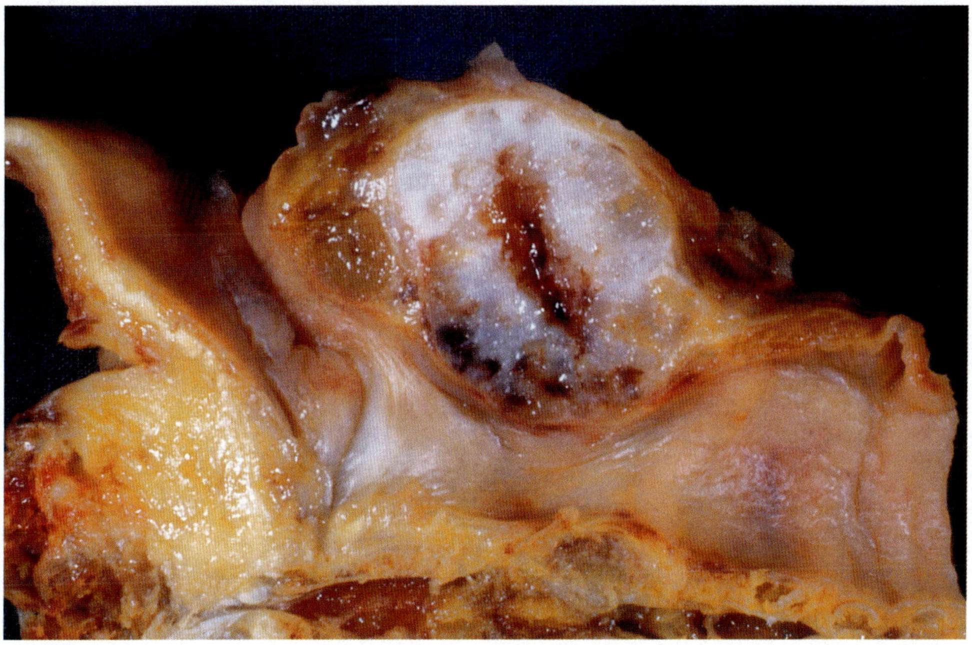

图 3-42
喉切除大体标本，表现为环状软骨软骨肉瘤侵袭至薄的骨性边缘，坚韧的小叶状生长方式，伴有中央区变性。

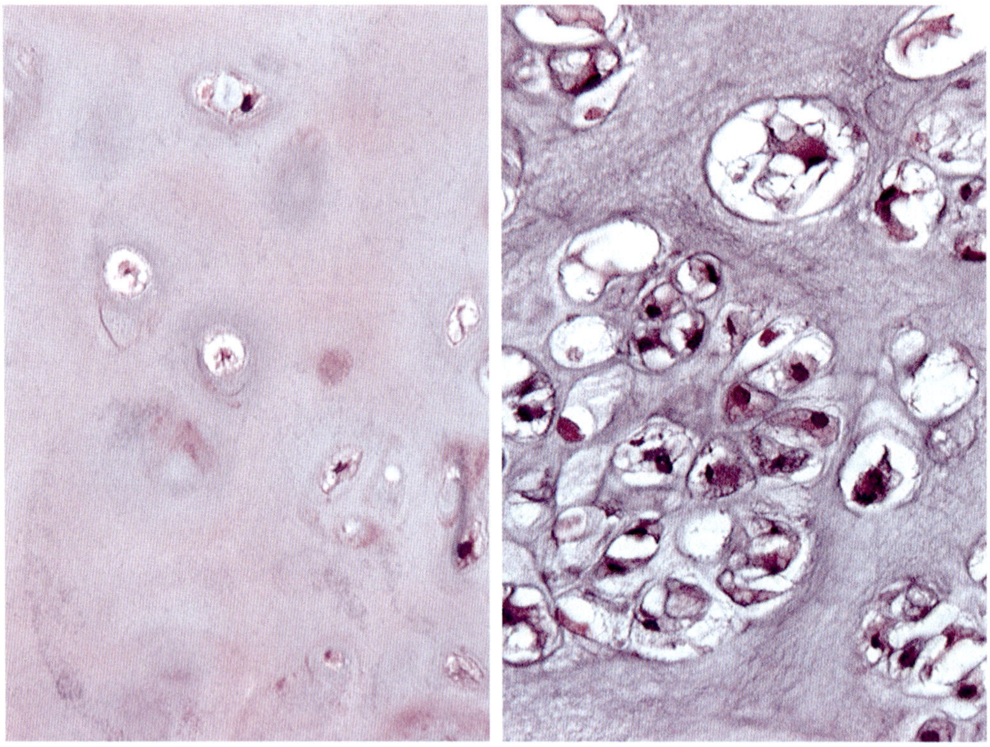

图 3-43
左：示正常软骨细胞的量及陷窝大小。右：示软骨肉瘤细胞数量增加、多形性和细胞核增大。

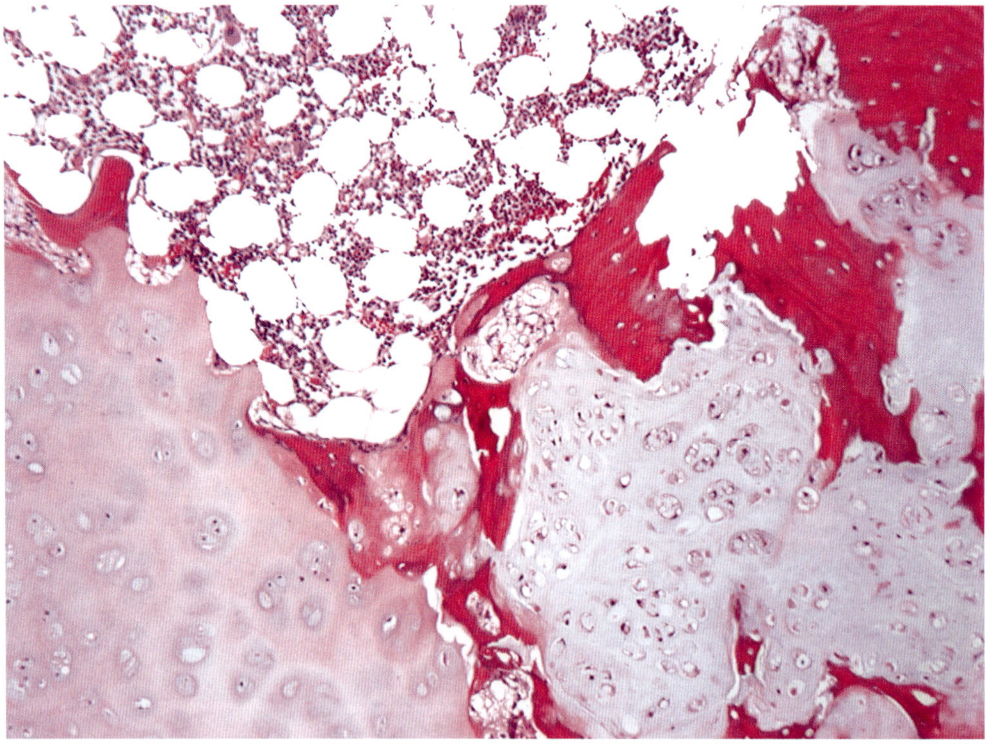

图 3-44
可见透明软骨伴有软骨内骨化（左下），与低级别（Ⅰ级）软骨肉瘤（右下）侵袭成份刚刚毗邻。视野上方可见正常的骨髓成份。

软骨肉瘤的分级根据上述的标准。大部分肿瘤（65%）分化好（低级别，Ⅰ级；图 3-45），其次为中分化（中级别，Ⅱ级；30%；图 3-46），和分化差（高级别，Ⅲ级；5%；图 3-46）的肿瘤。在喉部级别并不影响患者整体预后。大部分肿瘤为软骨细胞性软骨肉瘤，但也有黏液样和去分化软骨肉瘤的报道。虽然肿瘤细胞 S-100 和 vimentin 阳性，但免疫组化是不必要的。

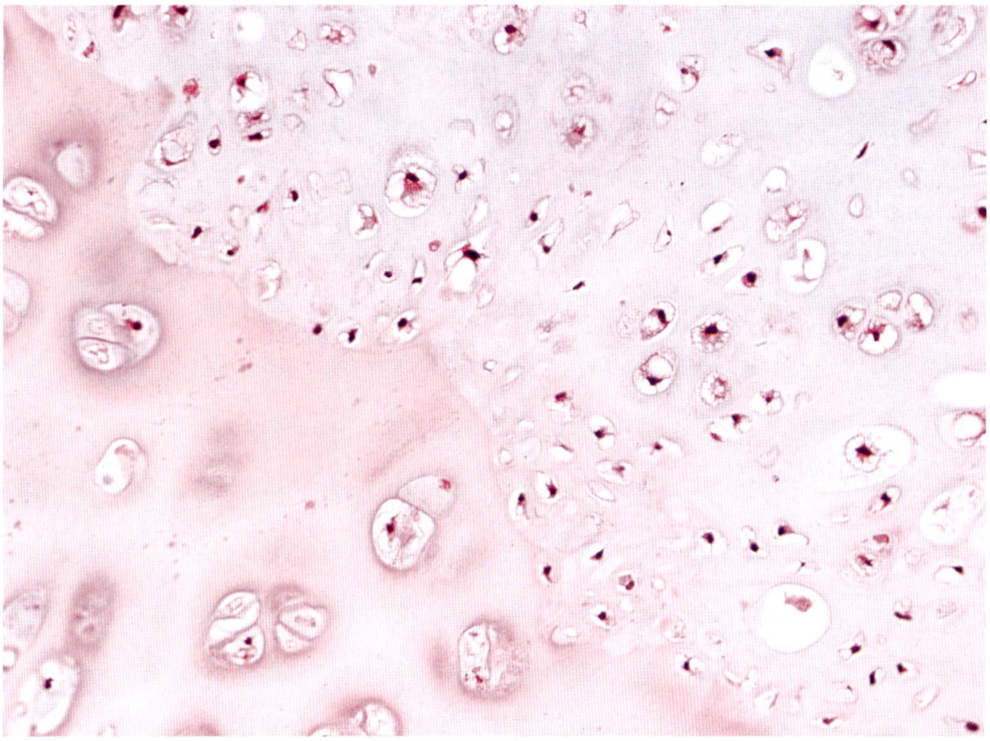

图 3-45
图左下区可见正常的透明软骨与 I 级软骨肉瘤（上方和右侧）相邻。取材是对喉软骨肿瘤作出正确诊断的关键。

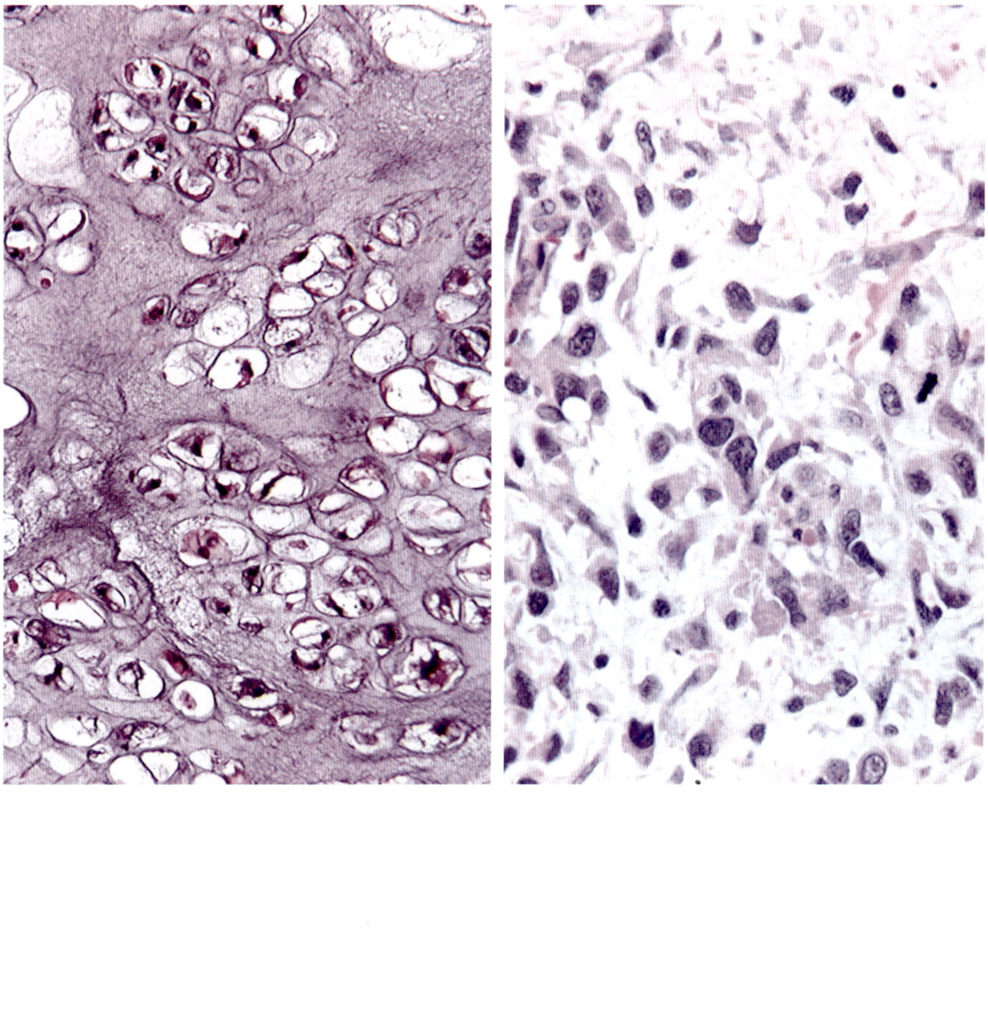

图 3-46
左：II级软骨肉瘤，有中等量的细胞，双核、核异型和核染色质深染。右：III级软骨肉瘤有显著的核的多形性，多核和核染色质深。可见核分裂象。

鉴别诊断

鉴别诊断局限于目前的术语软骨瘤和软骨化生。一般认为，真正的喉软骨瘤非常罕见，许多作者认为所有的喉软骨瘤是低度软骨肉瘤的错误描述。假定软骨瘤和软骨肉瘤关系密切，那么很有可能是“标本”没有取到恶性成份，因此，充分取材（大标本）是对肿瘤分型和分级作出准确判断的关键。虽然单独按肿瘤大小来分级是错误的，但>3cm的肿瘤更有可能为软骨肉瘤。显微镜下来区分软骨瘤和软骨肉瘤非常困难，软骨瘤细胞轻微增大，核形态一致，只有轻度结构异型。在实际工作中，任何复发的喉软骨性肿瘤都应认为是软骨肉瘤。

软骨化生是由弹性丰富的软骨结节组成，常发生在声带，小于1cm，包含小而一致的软骨细胞，无核异型。病灶边界不清，在软骨与周围组织之间有一移行带。疾病多灶发生有时被误认为是复发。

预后及治疗

喉软骨肉瘤被认为是低级别肿瘤。保守的、保留喉功能的外科手术是治疗的首选。当肿瘤复发时（高达40%的患者），则需扩大切除，切除范围根据肿瘤的大小，当无法保留功能和重建气道通畅时则需作全喉切除。保留嗓音的外科手术提高了患者的生活质量和较长存活时间，且与患者的长期生存率无冲突。

总体上，平均随访> 10 年的存活率>95%。死于本病的患者非常少见，常常是由于无法控制的局部生长浸润颈部重要结构。有报道黏液亚型（>肿瘤总数10%）和开始发病时年龄大于 60 岁的患者预后较差。高级别的肿瘤可能有较高的转移率，但并不提高疾病的死亡率。

滑膜肉瘤

喉的软组织肿瘤分类对外科和病理医生常常较困难，因为有形态相似的上皮性肿瘤、转移性病变和炎症性病变的可能。发生于头颈部的滑膜肉瘤(synovial sarcoma，SS)可达10%，但原发于喉和下咽的SS罕见，而由颈部直接蔓延过来的继发性病变略多一些。

滑膜肉瘤
疾病概况

定义	高级别间叶性梭形细胞肿瘤，伴有上皮分化和特异性 t(X;18) 染色体易位
发生和部位	喉肿瘤< 1%，大约 5% 的滑膜肉瘤发生在头颈部 下咽
发病率和死亡率	多样，但总体上 5 年生存率< 50%
性别、种族和年龄	青年，无性别差异
临床特点	进行性吞咽困难、间歇性声嘶和气道不畅
影像学特点	CT/MRI 显示肿瘤范围和原发部位 非黏膜、不均质有隔膜的肿块伴有囊肿和钙化
预后及治疗	常复发（高达 80%） 多种治疗方案（广泛外科切除、放疗、化疗）

临床特点

虽然可发生于任何年龄，但最常发生于青年（15～40 岁），无性别差异。症状无特异性，包括进行性吞咽困难、间歇性声嘶和逐渐的气道受阻。X线检查（CT或MRI）对显示肿瘤的范围和发生部位很有价值，当肿瘤为非黏膜、不均质、有分隔并伴有囊肿和钙化时可提示为滑膜肉瘤的可能。

病理特点

大体所见

肿块常无境界或有部分包膜，表面小叶状或黏膜下小圆突起，大多发生在咽后部或下咽和杓状软骨，大小最大可达10cm。肿瘤可为外生性或有蒂，表面常有溃疡。切面黄色、灰白，伴有质韧、沙砾感和易碎至柔软潮湿和橡皮样坚韧，偶有囊性、黏液样变或出血性改变。

镜下所见

肿瘤起源于多能造血间充质干细胞的可能性大于成熟的滑膜组织，SS是高级别肿瘤，既表达上皮又有支持组织的特点，分为单相和双相型两类。在双相型，有不同比例的间叶梭形细胞成份和腺上皮样结构，（图 3-47）。在单相型中只有梭形或上皮样成份。梭形细胞排列整齐，细胞密集，一致的肥胖细胞呈短束交错状。细胞核卵圆形至梭形，空泡状至深染，胞浆少，细胞边界不清。上皮样细胞为立方状至柱状，排列呈腺样、带状、巢状，胞浆丰富，核圆形至卵圆形，胞膜清楚（图 3-48）。核分裂虽然不很多但容易见到。在梭形细胞区域可见肥大细胞和钙化，在细胞成份少或黏液样变或坏死区则更易见到。肿瘤中常见血管，胶原沉积通常较少。

滑膜肉瘤 病理学特点	
大体所见	相当大的黏膜下肿块 外生性带蒂 黄色，灰白色，砂砾感，偶见囊性
镜下所见	分双相或单相型两类 梭形细胞排列密集，胖梭形细胞短束交错排列 泡状至深染细胞核，细胞边界不清 上皮样细胞为立方状或柱状，呈腺样、带状或巢状排列，细胞边界清楚 核分裂象易见 常有肥大细胞 可见钙化
免疫组化特点	上皮和梭形细胞角蛋白和 EMA 阳性（尽管梭形细胞可为灶状并弱阳性） 梭形细胞 vimentin 阳性 分子学检查 t(X;18)(p11.2;q11.2)染色体易位
病理鉴别诊断	SCSCC，黏膜恶黑，恶性外周神经鞘瘤

辅助检查

超微结构特点

电子显微镜可证实腺体分化的区域有微绒毛、细胞间连接、张力丝和完整的基底膜，而梭形细胞有发育很差的原始细胞连接、不分支的胞浆和中间丝，可有局灶性短的被外膜包绕的细胞突起。

免疫组化特点

上皮细胞和梭形细胞细胞角蛋白（CK）和EMA阳性，而只有梭形细胞 vimentin 阳性。由于表达的差异，为了帮助明确诊断均应做两种上皮标记，因为梭

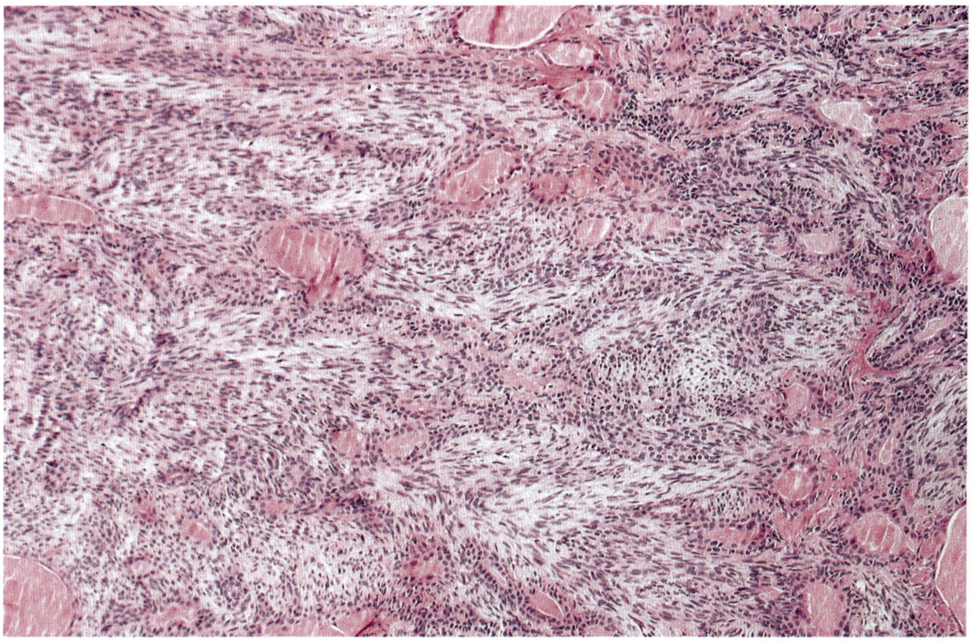

图 3-47
腺样上皮和梭形细胞两种成份混合是双相型滑膜肉瘤的典型改变。

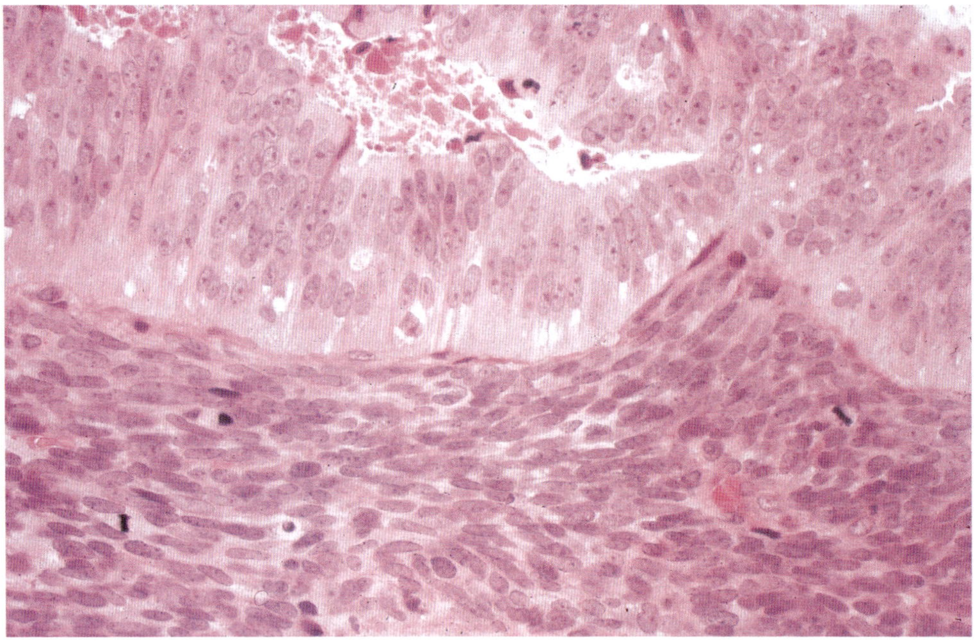

图 3-48
上皮成分分化好，排列成假复层结构，梭形细胞成份细胞数量丰富，有很多核分裂象和轻度核的多形性。

形细胞可能只有灶状和弱的上皮阳性反应。

组织化学

在腺腔和细胞内区域黏液卡红（mucicarmine）阳性和耐淀粉酶，PAS 染色可见上皮细胞胞浆内的上皮性黏蛋白，而在梭形细胞和黏液样区域可见透明质酸敏感的阿尔辛兰和胶原铁染色阳性的间叶性黏蛋白。

其他辅助检查

用 RT-PCR 或间期荧光原位杂交分子学检查发现在 X 和 18 号染色体间有特征性的染色体易位 t(X;18)(p11.2;q11.2)，该发现可证实诊断。

鉴别诊断

双相性肿瘤具有独特的鉴别诊断，特别在喉部，包括SCSCC，黏膜恶性黑色素瘤和罕见的恶性外周神经鞘瘤(malignant peripheral nerve sheath tumor，MPNST)。SCSCC常为原位或浸润性SCC，除了梭形细胞成份，没有腺样结构。SCSCC 极少发生于下咽部。分子学检查可明确诊断。恶性黑色素瘤常有更多的上皮性改变，有明显的嗜酸性核仁，可累及被覆表面黏膜（连接处)，S-100和（或）HMB45阳性。MPNST可有相似的生长方式，但细胞核有较多的波纹，深染并可呈栅栏状排列。MPNST 常常 S-100 阳性而上皮性标记物阴性，而 EM 显示指状突起可提示其 Schwann 细胞来源。所有的肿瘤类型（SS，恶性黑色素瘤，MPNST）在该部位非常罕见，SCSCC 可能略多一些。

预后和治疗

预后多样但似乎比软组织滑膜肉瘤的要好。由于受喉及下咽解剖结构的限制导致肿瘤手术范围不够充分，致引起的复发更难处理。SS转移较晚，转移后存活率低。积极的多方案治疗包括外科切除、放疗和化疗可能使患者达到最好的长期效果。

推荐阅读

鳞状上皮癌前病变

1. Crissman JD, Zarbo RJ: Dysplasia, in situ carcinoma, and progression to invasive squamous cell carcinoma of the upper aerodigestive tract. Am J Surg Pathol 1989;13 (Suppl 1):5–16.
2. Devaney KO, Rinaldo A, Zeitels SM, Bradley PJ, Ferlito A: Laryngeal dysplasia and other epithelial changes on endoscopic biopsy: what does it all mean to the individual patient? ORL J Otorhinolaryngol Relat Spec 2004;66:1–4.

3. Gale N, Pilch BZ, Sidransky D, Westra WH, Califano J. Epithelial precursor lesions. In: Barnes EL, Eveson JW, Reichart P, Sidransky D, eds. Pathology and Genetics of Head and Neck Tumours. Kleihues P, Sobin LH, series eds. World Health Organization Classification of Tumours. Lyon, France: IARC Press, 2005:140–143.
4. Hellquist H, Lundgren J, Olofsson J: Hyperplasia, keratosis, dysplasia and carcinoma in situ of the vocal cords—a follow-up study. Clin Otolaryngol 1982;7:11–27.
5. Sanz-Ortega J, Valor C, Saez MC, Ortega L, Sierra E, Poch J, Hernandez S, Sanz-Esponera J: 3p21, 5q21, 9p21 and 17p13 allelic deletions accumulate in the dysplastic spectrum of laryngeal carcinogenesis and precede malignant transformation. Histol Histopathol 2003;18: 1053–1057.
6. Sengiz S, Pabuccuoglu U, Sarioglu S: Immunohistological comparison of the World Health Organization (WHO) and Ljubljana classifications on the grading of preneoplastic lesions of the larynx. Pathol Res Pract 2004;200:181–188.

鳞状细胞癌

1. Barnes L: Diseases of the larynx, hypopharynx, and esophagus. In: Barnes L. Surgical Pathology of the Head and Neck, 2nd ed. New York: Marcel Dekker, 2001:127–237.
2. Barnes L, Ferlito A, Altavilla G, MacMillan C, Rinaldo A, Doglioni C: Basaloid squamous cell carcinoma of the head and neck: clinicopathological features and differential diagnosis. Ann Otol Rhinol Laryngol 1996;105:75–82.
3. Batsakis JG, Hybels R, Crissman JD, Rice DH: The pathology of head and neck tumors: verrucous carcinoma, Part 15. Head Neck Surg 1982;5:29–38.
4. Cardesa A, Gale N, Nadal A, Zidar N. Squamous cell carcinoma. In: Barnes EL, Eveson JW, Reichart P, Sidransky D, eds. Pathology and Genetics of Head and Neck Tumours. Kleihues P, Sobin LH, series eds. World Health Organization Classification of Tumours. Lyon, France: IARC Press, 2005:118–121.
5. Cardesa A, Zidar N. Verrucous carcinoma. In: Barnes EL, Eveson JW, Reichart P, Sidransky D, eds. Pathology and Genetics of the Head and Neck Tumours. Kleihues P, Sobin LH, series eds. World Health Organization Classification of Tumours. Lyon, France: IARC Press, 2005:122–123.
6. Cardesa A, Zidar N, Ereño C. Basaloid squamous cell carcinoma. In: Barnes EL, Eveson JW, Reichart P, Sidransky D, eds. Pathology and Genetics of Head and Neck Tumours. Kleihues P, Sobin LH, series eds. World Health Organization Classification of Tumours. Lyon, France: IARC Press, 2005:124–125.
7. Cardesa A, Zidar N, Nadal A, Ereño C. Papillary squamous cell carcinoma. In: Barnes EL, Eveson JW, Reichart P, Sidransky D, eds. Pathology and Genetics of Head and Neck Tumours. Kleihues P, Sobin LH, series eds. World Health Organization Classification of Tumours. Lyon, France: IARC Press, 2005:126.
8. Cardesa A, Zidar N. Spindle cell carcinoma. In: Barnes EL, Eveson JW, Reichart P, Sidransky D, eds. Pathology and Genetics of Head and Neck Tumours. Kleihues P, Sobin LH, series eds. World Health Organization Classification of Tumours. Lyon, France: IARC Press, 2005:127–128.
9. Cardesa A, Zidar N, Alos L. Adenosquamous carcinoma. In: Barnes EL, Eveson JW, Reichart P, Sidransky D, eds. Pathology and Genetics of Head and Neck Tumours. Kleihues P, Sobin LH, series eds. World Health Organization Classification of Tumours. Lyon, France: IARC Press, 2005:130–131.
10. Crissman JD, Kessis T, Shah KV, et al.: Squamous papillary neoplasia of the adult upper aerodigestive tract. Hum Pathol 1988;19: 1387–1396.
11. Crissman JD, Zarbo RJ, Drozdowicz S, et al.: Carcinoma in situ and microinvasive squamous carcinoma of the laryngeal glottis. Arch Otolaryngol Head Neck Surg 1988;114:299–307.
12. Damiani JM, Damiani KK, Hauck K, Hyams VJ: Mucoepidermoid-adenosquamous carcinoma of the larynx and hypopharynx: a report of 21 cases and a review of the literature. Otolaryngol Head Neck Surg 1981;89:235–243.
13. Ferlito A, Recher G: Ackerman's tumor (verrucous carcinoma) of the larynx: a clinicopathologic study of 77 cases. Cancer 1980;46: 1617–1630.
14. Franceschi S, Talamini R, Barra S, et al.: Smoking and drinking in relation to cancers of the oral cavity, pharynx, larynx, and esophagus in northern Italy. Cancer Res 1990;50:6502–6507.
15. Gillison ML, Koch WM, Capone RB, et al.: Evidence for a causal association between human papillomavirus and a subset of head and neck cancers. J Natl Cancer Inst 2000;92:709–720.
16. Keelawat S, Liu CZ, Roehm PC, Barnes L: Adenosquamous carcinoma of the upper aerodigestive tract: a clinicopathologic study of 12 cases and review of the literature. Am J Otolaryngol 2002;23:160–168.
17. Koch BB, Trask DK, Hoffman HT, et al.: National survey of head and neck verrucous carcinoma: patterns of presentation, care, and outcome. Cancer 2001;92:110–120.
18. Lewis JE, Olsen KD, Sebo TJ: Spindle cell carcinoma of the larynx: review of 26 cases including DNA content and immunohistochemistry. Hum Pathol 1997;28:664–673.
19. Morice WG, Ferreiro JA: Distinction of basaloid squamous cell carcinoma from adenoid cystic and small cell undifferentiated carcinoma by immunohistochemistry. Hum Pathol 1998;29:609–612.
20. Nappi O, Wick MR: Sarcomatoid neoplasms of the respiratory tract. Semin Diagn Pathol 1993;10:137–147.
21. Suarez PA, Adler-Storthz K, Luna MA, et al.: Papillary squamous cell carcinomas of the upper aerodigestive tract: a clinicopathologic and molecular study. Head Neck 2000;22:360–368.
22. Thompson LD, Wenig BM, Heffner DK, Gnepp DR: Exophytic and papillary squamous cell carcinomas of the larynx: a clinicopathologic series of 104 cases. Otolaryngol Head Neck Surg 1999;120:718–724.
23. Thompson LD, Wieneke JA, Miettinen M, Heffner DK: Spindle cell (sarcomatoid) carcinomas of the larynx: a clinicopathologic study of 187 cases. Am J Surg Pathol 2002;26:153–170.
24. Vokes EE, Weichselbaum RR, Lippman SM, Hong WK: Head and neck cancer. N Engl J Med 1993;328:184–194.
25. Wu M, Putti TC, Bhuiya TA: Comparative study in the expression of p53, EGFR, TGF-alpha, and cyclin D1 in verrucous carcinoma, verrucous hyperplasia, and squamous cell carcinoma of head and neck region. Appl Immunohistochem Mol Morphol 2002;10:351–356.

神经内分泌癌

1. Barnes L. Neuroendocrine tumours. In: Barnes EL, Eveson JW, Reichart P, Sidransky D, eds. Pathology and Genetics of Head and Neck Tumours. Kleihues P, Sobin LH, series eds. World Health Organization Classification of Tumours. Lyon, France: IARC Press, 2005:135–139.
2. El-Naggar AK, Batsakis JG: Carcinoid tumor of the larynx. A critical review of the literature. ORL J Otorhinolaryngol Relat Spec 1991;53:188–193.
3. Ferlito A, Shaha AR, Rinaldo A: Neuroendocrine neoplasms of the larynx: diagnosis, treatment and prognosis. ORL J Otorhinolaryngol Relat Spec 2002;64:108–113.
4. Ferlito A, Barnes L, Rinaldo A, et al.: A review of neuroendocrine neoplasms of the larynx: update on diagnosis and treatment. J Laryngol Otol 1998;112:827–834.
5. Mills SE: Neuroectodermal neoplasms of the head and neck with emphasis on neuroendocrine carcinomas. Mod Pathol 2002;15:264–278.
6. Rinaldo A, Devaney KO, Ferlito A: Immunohistochemical studies in support of a diagnosis of small cell neuroendocrine carcinoma of the larynx. Acta Otolaryngol 2004;124:638–641.
7. Wenig BM, Gnepp DR: The spectrum of neuroendocrine carcinomas of the larynx. Sem Diag Pathol 1989;6:329–350.
8. Wenig BM, Hyams VJ, Heffner DK: Moderately differentiated neuroendocrine carcinoma of the larynx. A clinico-pathologic study of 54 cases. Cancer 1988;62:2658–2676.

软骨肉瘤

1. Chiu LD, Rasgon BM: Laryngeal chondroma: a benign process with long-term clinical implications. Ear Nose Throat J 1996;75:540–549.
2. Garcia RE, Thompson LDR, Gannon FH: Dedifferentiated chondrosarcomas of the larynx: a report of two cases and review of the literature. Laryngoscope 2002;112:1015–1018.
3. Lewis JE, Olsen KD, Inwards CY: Cartilaginous tumors of the larynx: clinicopathologic review of 47 cases. Ann Otol Rhinol Laryngol 1997;106:94–100.
4. Rinaldo A, Howard DJ, Ferlito A: Laryngeal chondrosarcoma: a 24-year experience at the Royal National Throat, Nose and Ear Hospital. Acta Otolaryngol 2000;120:680–688.
5. Thompson LDR, Gannon FH: Chondrosarcoma of the larynx: a clinicopathologic study of 111 cases. Am J Surg Pathol 2002;26:836–851.

6. Tiwari R, Mahieu H, Snow G: Long-term results of organ preservation in chondrosarcoma of the cricoid. Eur Arch Otorhinolaryngol 1999;256: 271–276.

滑膜肉瘤

1. Dei Tos AP, Dal Cin P, Sciot R, et al.: Synovial sarcoma of the larynx and hypopharynx. Ann Otol Rhinol Laryngol 1998;107:1080–1085.
2. Ferlito A, Caruso G: Endolaryngeal synovial sarcoma. An update on diagnosis and treatment. ORL J Otorhinolaryngol Relat Spec 1991;53: 116–119.
3. Hirsch RJ, Yousem DM, Loevner LA, et al.: Synovial sarcomas of the head and neck: MR findings. AJR Am J Roentgenol 1997;169: 1185–1188.
4. Roth JA, Enzinger FM, Tannenbaum M: Synovial sarcoma of the neck: a follow-up study of 24 cases. Cancer 1975;35:1243–1253.
5. Thompson LDR, Fanburg-Smith JC. Malignant soft tissue tumours. In: Barnes EL, Eveson JW, Reichart P, Sidransky D, eds. Pathology and Genetics of Head and Neck Tumours. Kleihues P, Sobin LH, series eds. World Health Organization Classification of Tumours. Lyon, France: IARC Press, 2005:147–149.

4 鼻腔、鼻窦及鼻咽部非肿瘤性病变

Margaret Brandwein-Gensler, Lester D.R.Thompson

鼻息肉

临床特点

鼻息肉（sinonasal polyp）有多种病因，包括过敏、血管舒缩性鼻炎、感染性鼻-鼻窦炎、糖尿病、囊性纤维化、阿司匹林不耐受及镍暴露史等。最常见的病因是反复发作的鼻窦炎。鼻息肉是液体流入Schneiderian呼吸黏膜固有层导致的结果。偶尔可由上颌窦息肉扩张并脱垂出窦口外引起，表现为鼻腔内或鼻咽部息肉。这被称作后鼻孔息肉，占所有鼻息肉的4%～6%。血管瘤型息肉是受过损伤的富于血管的后鼻孔息肉，常伴纤维化。

10%～20%的患有囊性纤维化的儿童可发生鼻息肉。通常儿童鼻息肉不常见，29%的儿童鼻息肉伴有囊性纤维化。鼻息肉还可伴有阿司匹林不耐受和支气管哮喘（Sampter三联征）。约20%的鼻息肉患者同时伴有哮喘，反之，约30%的哮喘患者伴有鼻息肉。一般而言，儿童鼻息肉少见（囊性纤维化儿童患者除外），亦无年龄和性别差异。患者表现为鼻溢液、鼻堵、头痛、鼻窦炎和鼻窦的其他非特异性症状。

鼻息肉
疾病概况

定义	多元性因素引起的液体、蛋白质和纤维组织积聚导致的固有层膨胀性疾病
发生及部位	鼻窦不常见 鼻腔，鼻窦（上颌窦和筛窦）
相关改变或死亡率	骨质破坏可引起面部畸形
性别、种族和年龄	男女发病率均等 年龄谱广，但儿童少见（囊性纤维化的儿童患鼻息肉者增多）
临床特点	鼻溢液 鼻堵，鼻阻塞，罕见嗅觉丧失 慢性头痛 病因较多，包括过敏、感染、糖尿病、阿司匹林敏感、哮喘、囊性纤维化、镍暴露史等
预后及治疗	预后好。最恰当的治疗是针对病因的处理 保守的内窥镜下切除息肉和改善鼻窦通气

影像学特点

表现为鼻腔和（或）鼻窦内孤立的或多发的膨胀性肿块。受累的鼻窦内可见黏液潴留或黏膜增厚。累及筛骨时，变宽但薄而脆的筛骨隔板未被破坏。相反，该区域的实性肿瘤（良性或恶性）则破坏筛骨骨隔。血管瘤型息肉常生长在鼻腔陷窝内。血管造影术显示这种息肉和具有丰富血管的鼻咽血管纤维瘤相比，只有少量显影的血管。

病理学特点

大体所见

通常光滑、有光泽、半透明、颜色为灰粉色。后鼻孔息肉则质硬不透明。

镜下所见

典型的鼻息肉表现为固有层中等程度的慢性炎症（图4-1）。可见浆-黏液腺及杯状细胞增生（图4-2）。若息肉为过敏性息肉则可见明显的嗜酸性粒细胞浸润。蒂扭转时于固有层可见散在分布的单个奇异形反应性成纤维细胞，即所谓的“非典型性基质”（图4-3）。后鼻孔息肉呈纤维性，下层的浆-黏液腺减少或消失（图4-4）。假血管瘤型（淋巴血管瘤型）息肉表现为疏松、水肿或黏液性基质中含有增生的薄壁血管（图4-5）。所有类型的息肉可发生梗死、组织的重建或继发感染，有时增加诊断的难度（图4-6）。息肉可以和其他鼻窦病变并存，应谨慎排除。

鼻息肉
病理学特点

大体所见	光滑，有光泽，胶冻状，半透明
	后鼻孔息肉有狭窄的蒂，坚硬，不透明
镜下所见	黏膜可伴化生，但通常完整
	固有层水肿伴淋巴母细胞浸润，偶尔嗜酸性粒细胞浸润（根据病因）
	浆-黏液腺可伴杯状细胞化生
	可有肌纤维母细胞“非典型性基质”
	后鼻孔息肉为纤维性，腺体减少或消失
	可有假血管瘤样改变，梗死，重构和继发感染
病理鉴别诊断	慢性鼻窦炎，Schneiderian 乳头状瘤（内生型），横纹肌肉瘤，鼻咽血管纤维瘤，变应性真菌性鼻窦炎，淋巴瘤

鉴别诊断

慢性鼻窦炎（chronic sinusitis）基质也可出现轻度水肿，但通常组织不会呈息肉样。内生性乳头状瘤（Schneiderian papilloma）可呈息肉样，但移行/呼吸性上皮的增生和内生性生长方式可与息肉鉴别。横纹肌肉瘤（rhabdomyosarcoma）更加富于细胞，并伴有成层排列或侵袭性生长的非典型的梭形细胞。肌源性标记（myogenin，myo-D1，myoglobin，desmin）有助于鉴别这些疾病。鼻咽血管纤维瘤（nasopharyngeal angiofibroma）的基质内含有大小不一的血管，并可见胶原沉积和星状的基质细胞，二者的解剖部位也不相同。

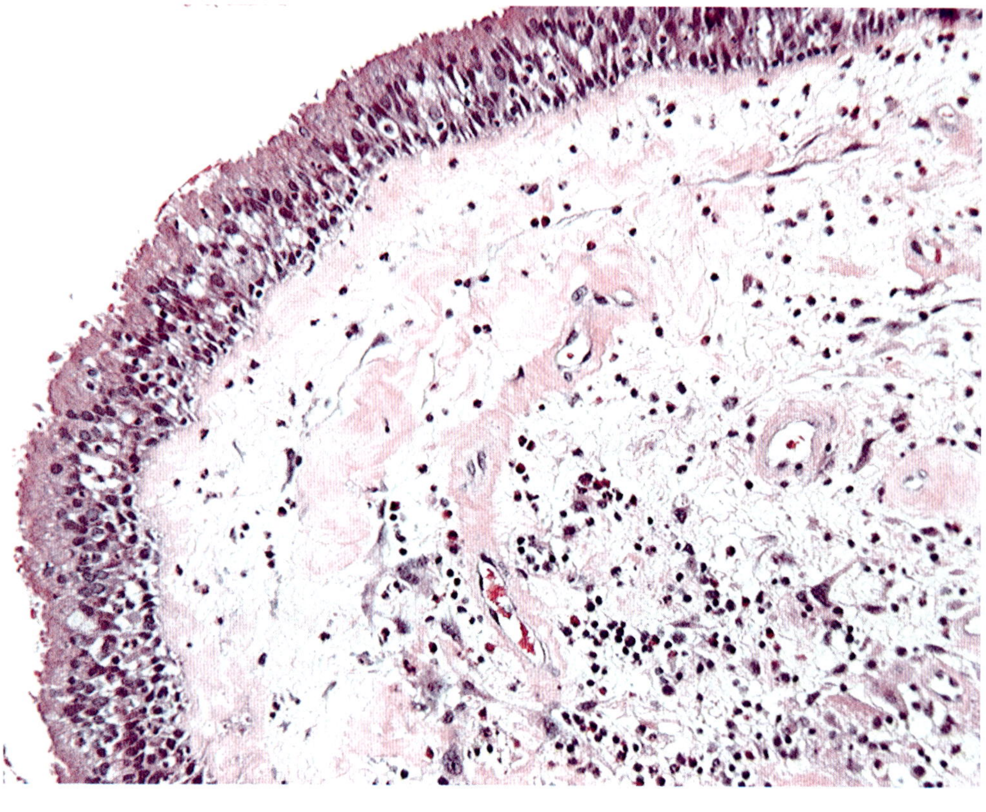

图 4-1
鼻息肉具有炎细胞的浸润和疏松的基质。

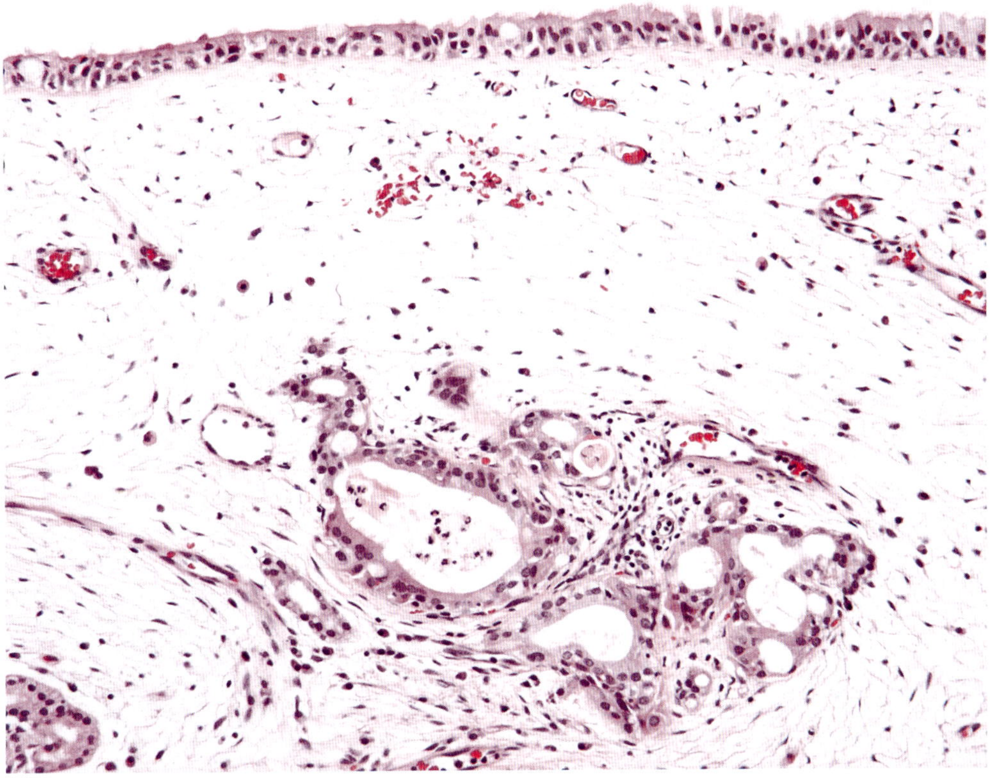

图 4-2
注意浆 - 黏液腺周围为慢性炎症及水肿的基质。

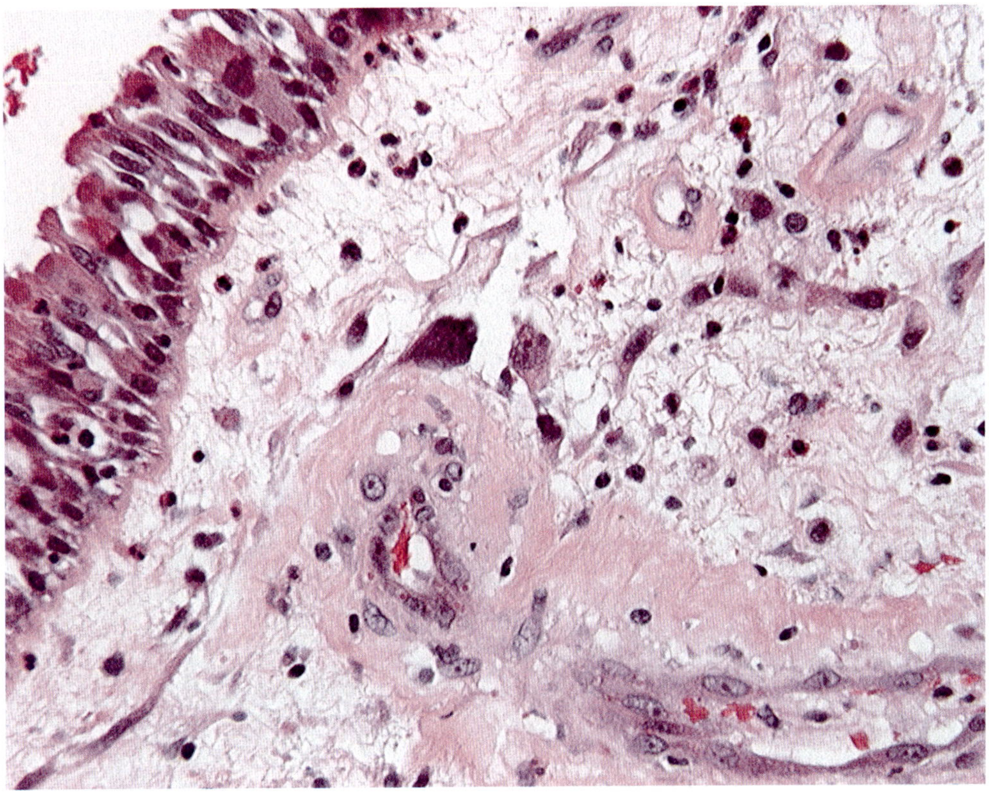

图 4-3
息肉内可见非典型的、单个的肌纤维母细胞。

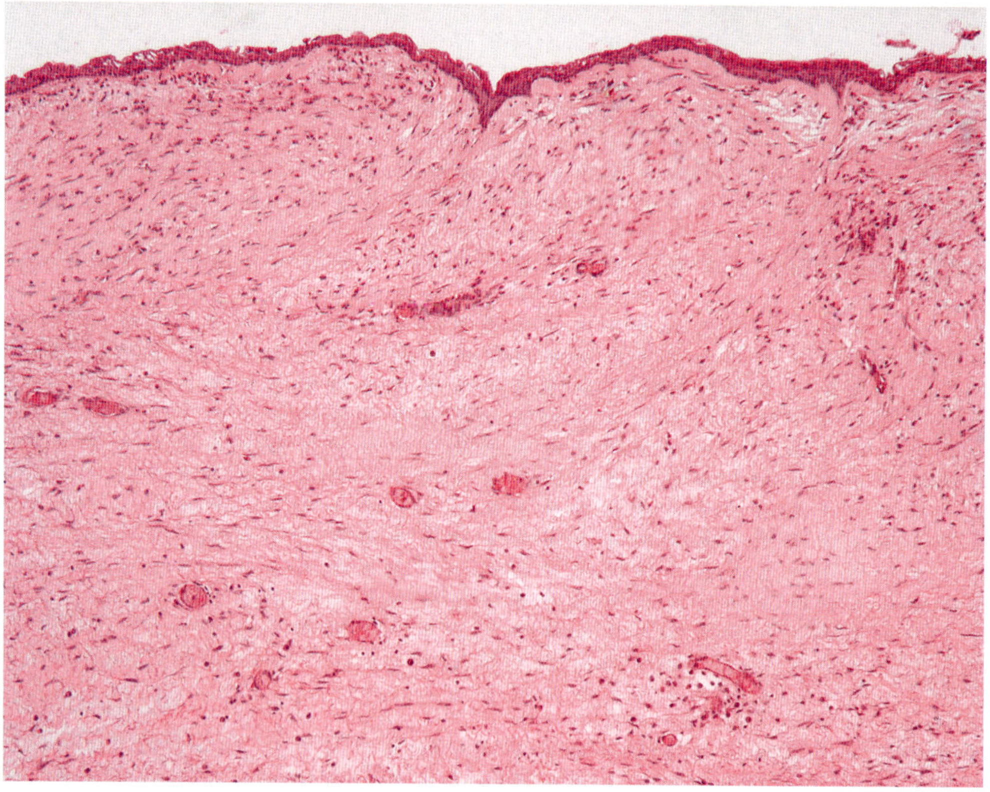

图 4-4
后鼻孔息肉重度纤维化，浆-黏液腺减少甚至消失。

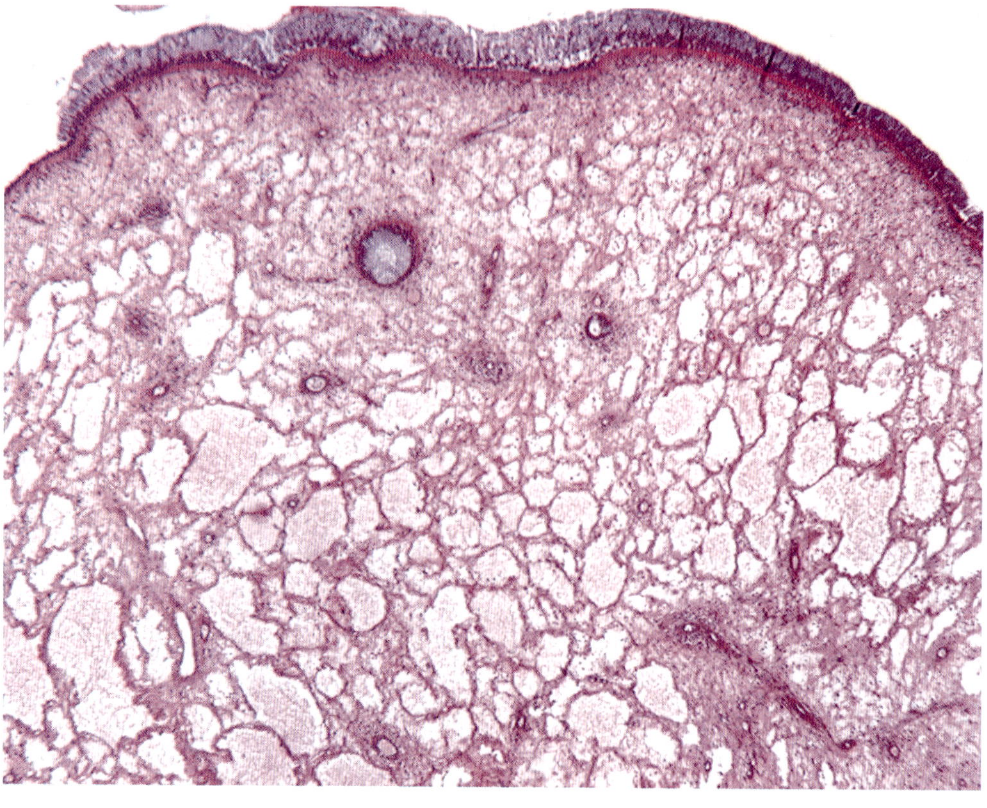

图 4-5
该例息肉出现大量扩张的血管，呈假血管瘤样表现。

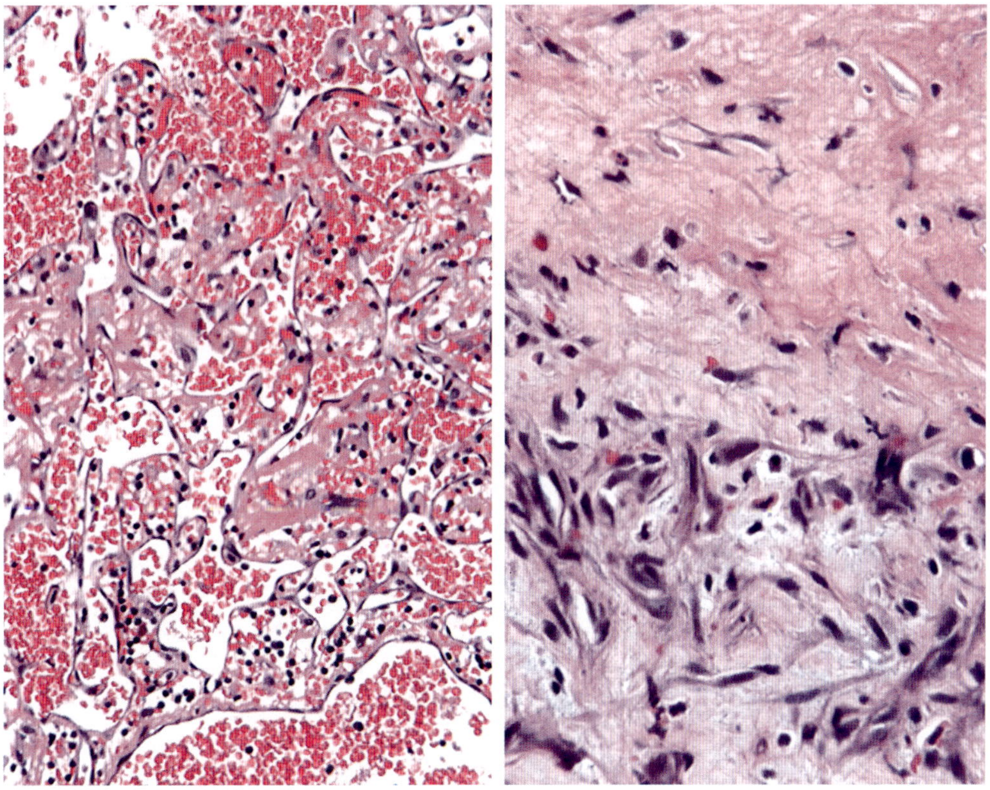

图 4-6
左：一例梗死性息肉出现丰富内生性生长的血管重构。右：梗死后纤维化伴有反应性非典型肌纤维母细胞基质。

息肉可出现继发性感染，若伴有重度急性炎细胞浸润或见到变应性黏蛋白，则需寻找感染源。鼻窦淋巴瘤可见非典型淋巴细胞并表达特定的免疫表型。

预后及治疗

由于鼻息肉为良性反应性病变，故预后好。不过，正确清除病源可使发病率明显降低。治疗通常采用传统的内窥镜清除术和改善鼻窦通气。

鼻神经胶质异位

鼻神经胶质异位（nasal glial heterotopia，NGH）是正常的、成熟的神经胶质发生异位而形成的先天性畸形（迷芽瘤），与颅内的脑膜成分不延续。“鼻神经胶质异位”这一名词较“神经胶质瘤”更为准确，因后者表示肿瘤。与之相比，脑膨出是脑组织和软脑膜通过颅骨的骨缺损而形成的疝，与颅腔相延续。

临床特点

NGH最常见于婴幼儿，偶尔也可发生于较大的儿童或成人。多表现为儿童或婴幼儿鼻梁上或接近鼻梁处的小的、坚硬的皮下结节。这种类型被归为鼻外型

鼻神经胶质异位
疾病概况

定义	鼻神经胶质异位（NGH）是正常的、成熟的神经胶质发生异位而形成的先天性畸形，与颅内不延续
发生及部位	少见 部位：鼻外型（60%），鼻内型（30%），混合型（10%）
相关改变或死亡率	若为脑膨出易并发脑膜炎和脑脊液鼻漏
性别、种族和年龄	男女均等 多发生于婴幼儿，成人罕见
临床特点	眉间 / 鼻梁上的肿块 鼻塞 慢性鼻窦炎及鼻溢液 中耳炎
影像学特点	与颅内不连接的界限清楚的肿块
预后及治疗	预后好，尽管手术清楚不彻底可有 30% 复发

NGH，占NGH的大多数（60%）。约10%的NGH为混合型，含有皮下和鼻内成分。余下的30% NGH为鼻内型，表现为鼻腔上部的息肉样病变（图4-7）。患者表现出鼻堵、鼻息肉、慢性鼻窦炎，鼻溢液和慢性中耳炎等症状。活体组织检查前行X光检查至关重要，应确认没有与中枢神经系统组织相延续，以避免出现并发症。不管外科手术之前还是之后，出现脑膜炎和（或）脑脊液鼻漏均表明是脑膨出。

影像学特点

NGH无论发生于鼻外或鼻腔上部，均表现为光滑的、界限清楚的、膨胀性肿块（图4-8）。颅内延伸，出现管状、筛状或片状的缺损则排除NGH。若与颅内相连，尤其是出现脑脊液鼻漏，则应诊断为脑膨出。用高分辨率的CT扫描或MRI检查NGH，其与颅内的关联并不明显。

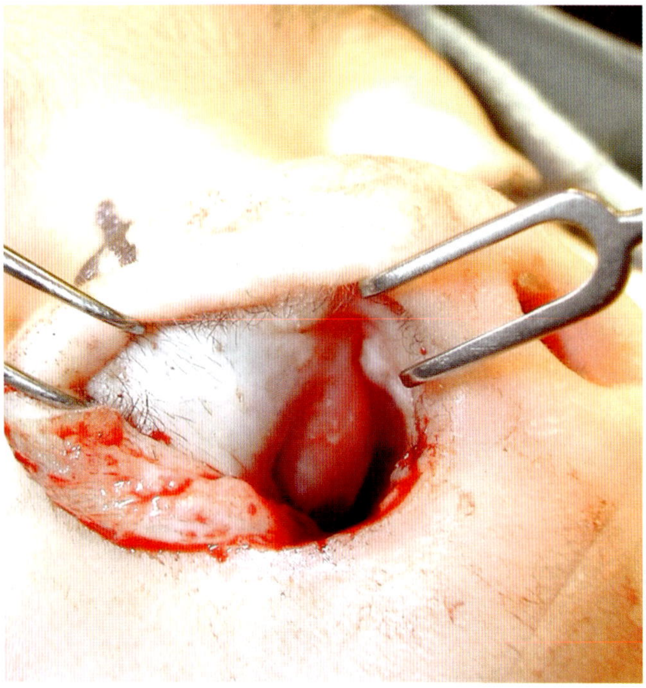

图 4-7
鼻神经胶质异位可表现出纯粹的鼻腔内鼻息肉样外观。

病理学特点

大体所见

与脑组织相似，光滑，均质，切面有光泽。由于其中含有纤维组织成分，质地也可较硬。

镜下所见

NGH与神经胶质过多症相似。完整的皮肤或表面黏膜下方可见神经胶质组织并混有纤维成分（图4-9）。由巢状和团块状排列的纤细的神经胶质组织和明显的

鼻神经胶质异位
病理学特点

大体所见	光滑，均质，切面有光泽 广泛纤维化时质地坚硬 若发生于鼻腔内呈息肉样
镜下所见	NGH与神经胶质过多症相似 完整的表面组织下方出现神经胶质组织并混有纤维成分 星形胶质细胞出现肥胖性改变 脑膨出与正常脑组织成分一致，但退变可引起神经元的丢失
辅助检查	三色染色神经胶质着红色（纤维组织着蓝色） 神经胶质S-100、GFAP阳性
病理鉴别诊断	脑膨出和纤维性鼻息肉

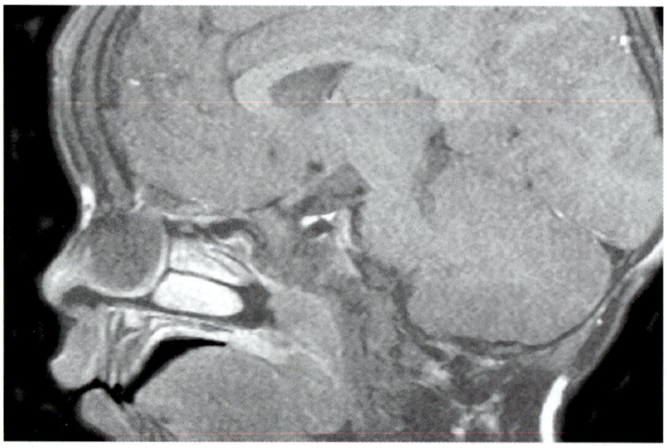

图 4-8
矢状T1加权、脂肪抑制MRI示前鼻窝神经胶质异位达前颅底，但无颅内成分。颅前额叶表面下方无病变。

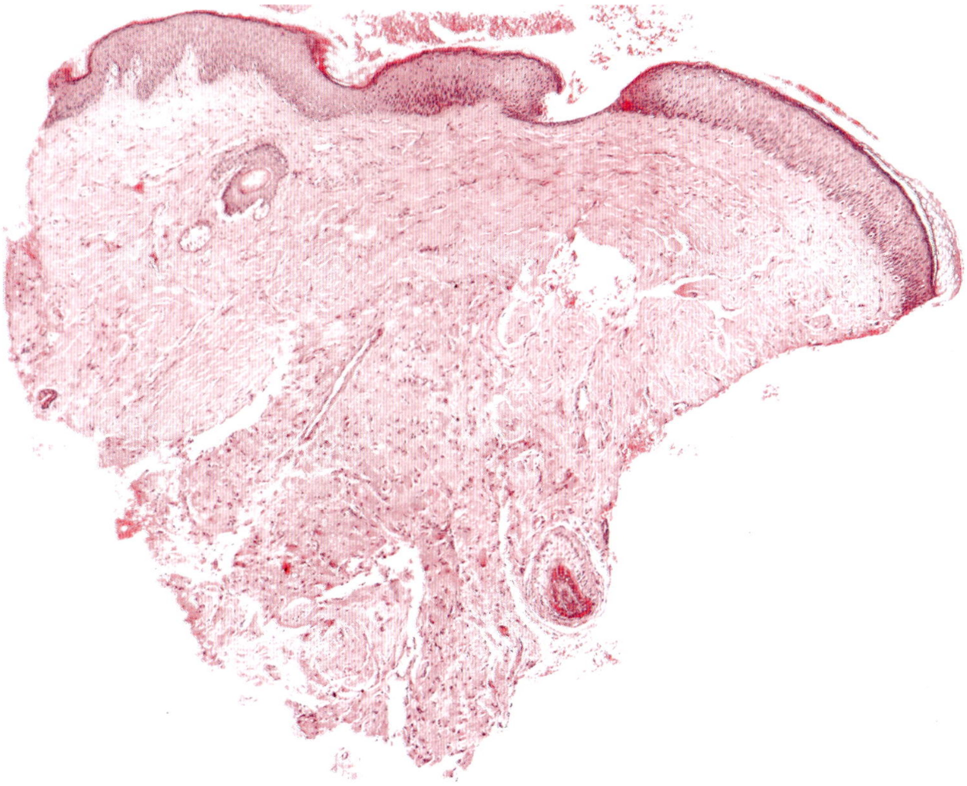

图 4-9
完整的皮肤覆盖于增生的神经胶质组织，伴有纤维化。注意完整的附属器结构。

网状胶质纤维组成。星形胶质细胞可出现肥胖性改变（图4-10）。神经元细胞罕见（10%）。极少数的报道中还可见到脉络膜丛、室管膜细胞及视网膜色素细胞。需要提出的是纤维化可造成神经胶质组织成分不明显（图4-11），常需特殊的检查方法以鉴别出各种组成成分。脑膨出成分与正常的脑组织一致，但退变可引起

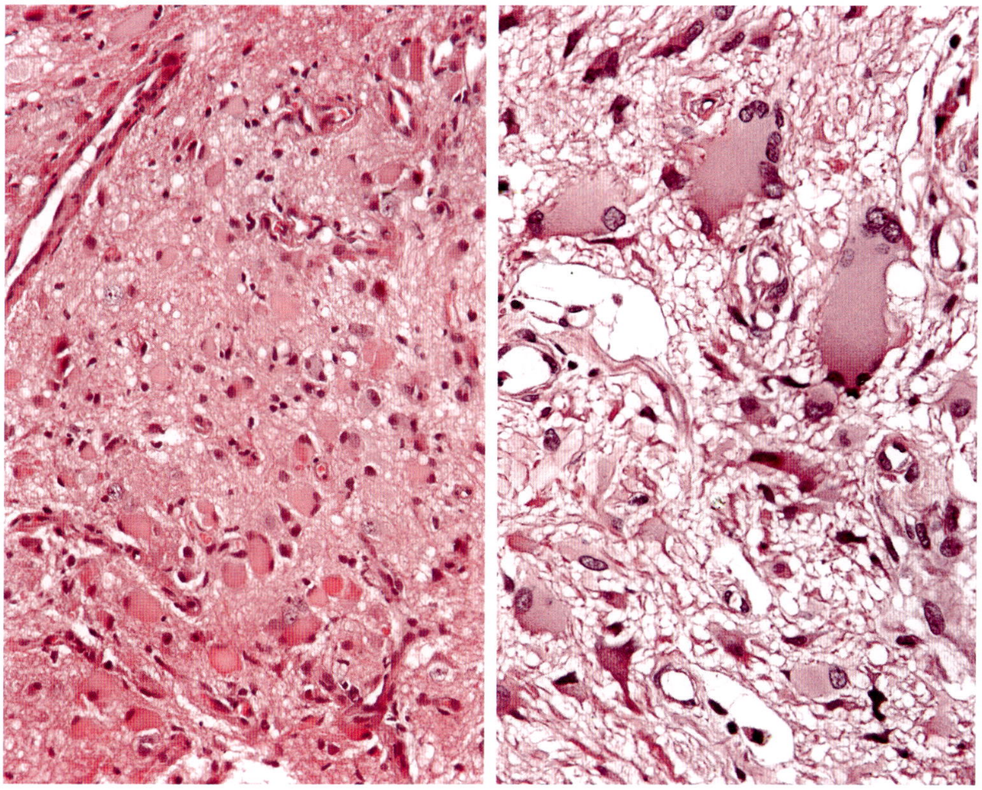

图 4-10
左：肥胖型星形胶质细胞出现在纤维性神经基质内。右：神经节样细胞及明显的神经基质。

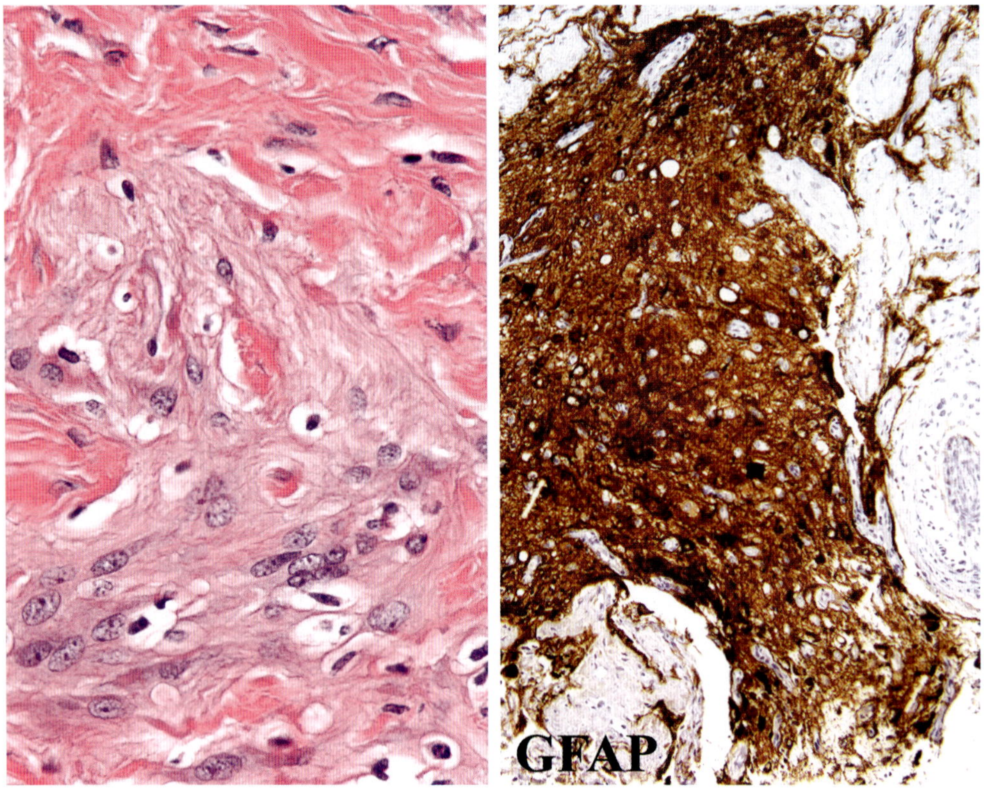

图 4-11
左：重度纤维化有时可使纤细的神经胶质组织成分不明显。右：神经胶质 GFAP 弥漫强阳性表达。

神经元的丢失。对于这种病例，与NGH鉴别则需要结合 X 光检查和临床资料。

辅助检查

三色染色可鉴别出纤维组织和神经胶质组织，神经胶质着亮红色而纤维组织着蓝色。神经胶质组织 GFAP（图 4-11）和 S-100 呈弥漫强阳性表达。

鉴别诊断

最常见的鉴别诊断包括脑膨出（encephalocele）和纤维性鼻息肉（fibrosed nasal polyp）。宽大的星形胶质细胞可被误认为组织细胞，但免疫组化GFAP阳性则支持是神经胶质细胞。在明确没有神经组织成分时才可诊断息肉。

预后及治疗

手术充分切除，患者可治愈，但手术切除不充分时可达 30% 可复发。

变应性真菌性鼻窦炎（嗜酸粒细胞性真菌性鼻－鼻窦炎）

临床特点

真菌比过去人们认识到的还要普遍存在于慢性鼻－鼻窦炎中，几乎人人鼻腔里都存在着寄生真菌。变应性真菌性鼻窦炎（allergic fungal sinusitis，AFS）被认为是由广泛存在的真菌抗原引起的、嗜酸性粒细胞激发的持续的级链变应反应。患者常表现为外周嗜酸性粒细胞的增多和真菌性 IgE 免疫球蛋白的升高。炎症和分泌物可引起类似于足分支菌病或黏液囊肿的膨胀性肿块（图4-12）。严重的病例，肿块持续生长引

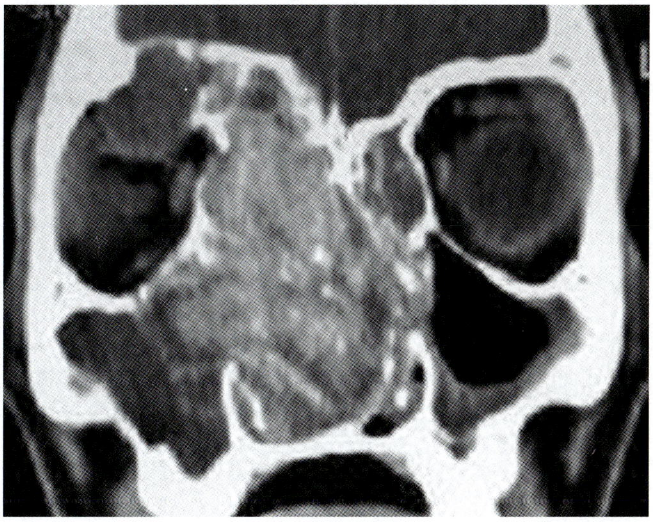

图 4-12
X线检查AFS有时表现为与肿瘤相似的呈破坏性膨胀性生长的肿块。

变应性真菌性鼻窦炎
疾病概况

定义	发生于鼻窦的由真菌抗原引起、嗜酸性粒细胞激发的级联变应反应
发生及部位	多发生于气候温暖的地区
相关改变或死亡率	炎症性肿块可引起骨侵蚀、面部畸形和视觉障碍
性别、种族和年龄	男女比例均等 20 ～ 70 岁多发
临床特点	变应性症状，鼻溢液 面部畸形和视觉障碍少见 外周嗜酸性粒细胞增多及真菌性 IgE 升高
预后及治疗	真菌脱敏治疗，预后较好 必须做真菌培养以辅助脱敏治疗 保证患窦的通气引流和（或）鼻腔内使用类固醇激素

起患者面部畸形和视觉障碍。 AFS 无性别和年龄差异，临床表现为很长时间的鼻溢液症状。

病理学特点

大体所见

AFS的分泌物呈油灰样、花生酱样、泥沙样或油脂样。常伴恶臭。

变应性真菌性鼻窦炎
病理学特点

大体所见	分泌物呈油灰样、花生酱样、泥沙样
镜下所见	分层的“潮汐样”，波浪状或波纹状黏蛋白伴退化的细胞碎片、嗜酸性粒细胞及多形核细胞 可有 Charcot-Leyden 结晶（退化的嗜酸性粒细胞） 真菌菌丝可稀少，银染阳性 培养结果包括曲霉菌及暗色孢菌（双极菌、新月弯孢菌、交链孢菌）
病理鉴别诊断	侵袭性真菌感染，足分支菌病和炎性息肉

镜下所见

AFS特征性的表现是分层的“潮汐样”或“波纹状”黏蛋白伴退化的细胞碎片，主要成分为嗜酸性粒细胞（图 4-13）。嗜酸性粒细胞常发生退化及脱颗粒（图 4-14），偶尔形成长针状或双椎形 Charcot-Leyden 结晶。有时，以黏蛋白成分为主，但常会见到退化的炎症细胞。

辅助检查

环六亚甲基四胺银（GMS）染色可使真菌菌丝着色（图4-15），也可用其他任何一种真菌染色方法。真菌数量可大量或很少，但孢子头不常见。真菌培养是必需的检查，AFS最多见的致病菌是曲霉菌属，其次为暗色孢菌（双极菌、新月弯孢真菌、交链孢真菌）。

鉴别诊断

需鉴别的疾病包括侵袭性真菌感染，足分支菌病（mycetoma）和炎性鼻息肉。炎性息肉也可有黏液成分，但不出现分层的黏蛋白结构及炎性嗜酸性粒细胞碎片。侵袭性真菌感染于血管内或呼吸性上皮下方的基质深层内出现真菌成分（图4-16）。足分支菌病是由真菌聚集引起的限局性反应，但不侵袭鼻窦组织，孢子头常见。

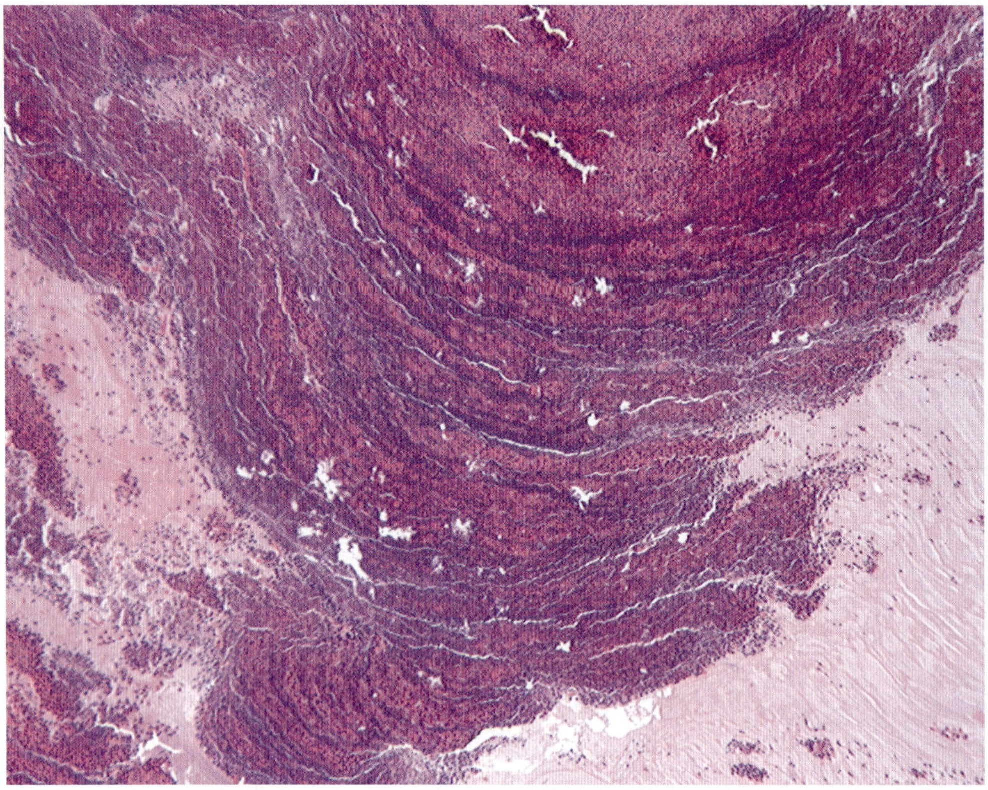

图 4-13
AFS 特征性地表现为嗜酸性粒细胞和中性粒细胞呈分层的“潮汐样”或波纹状分布。

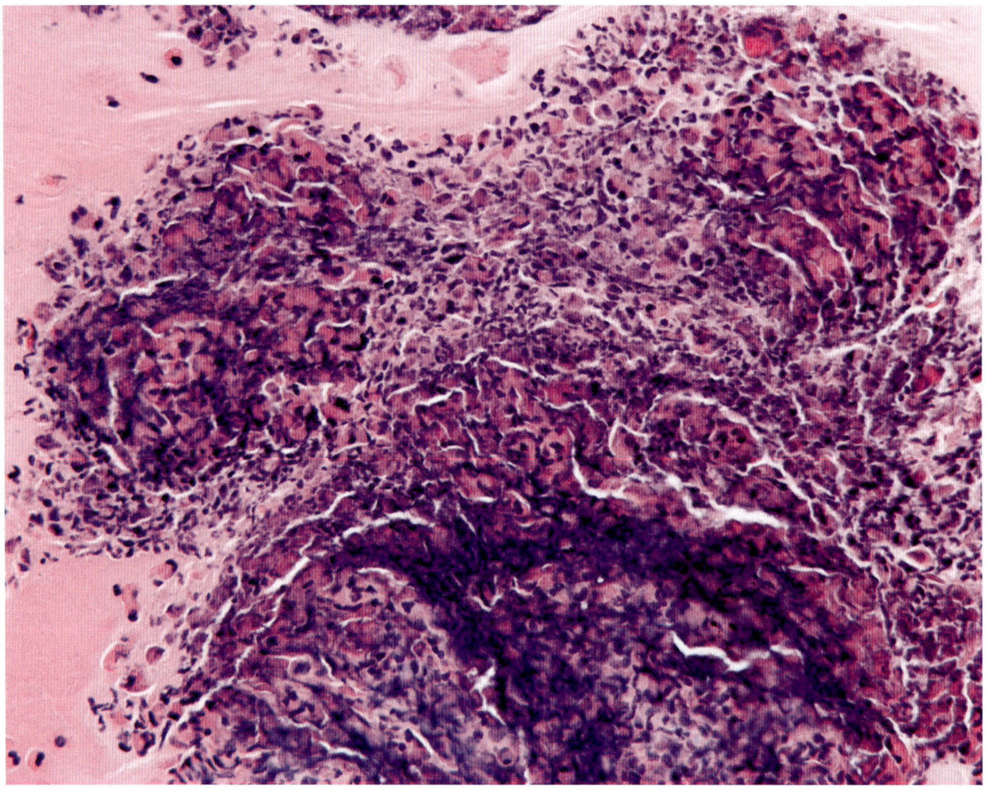

图 4-14
黏蛋白的背景为大量的中性粒细胞和嗜酸性粒细胞碎片。

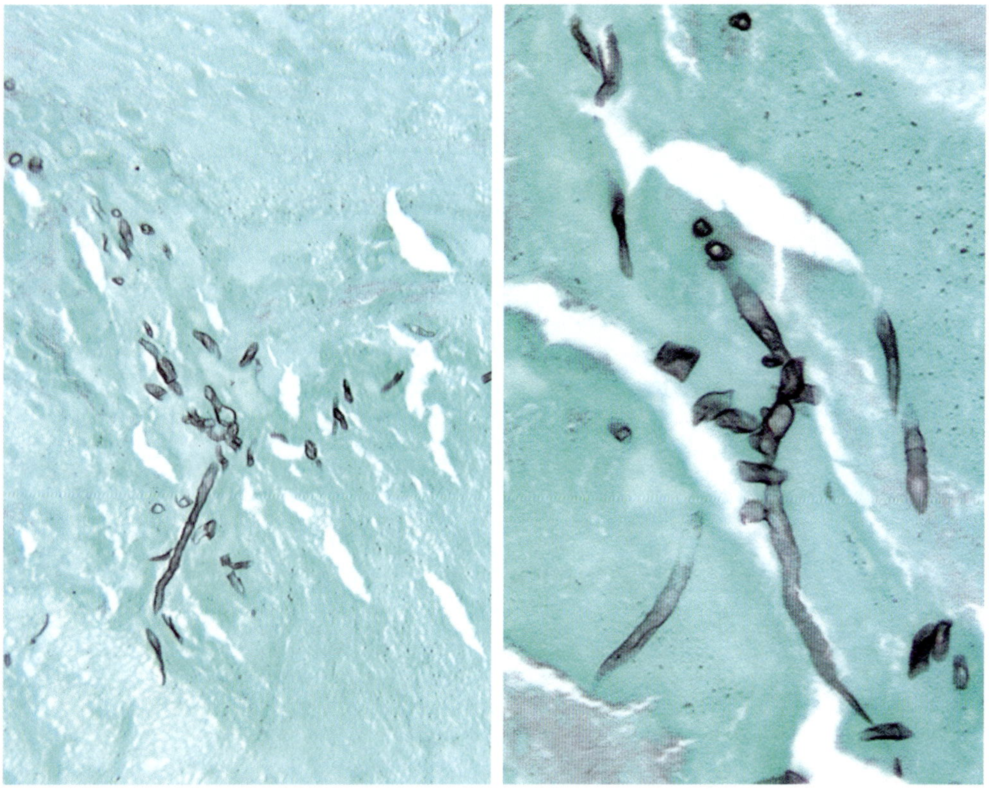

图 4-15
银染色真菌着色（左），常为曲霉菌属（右）。

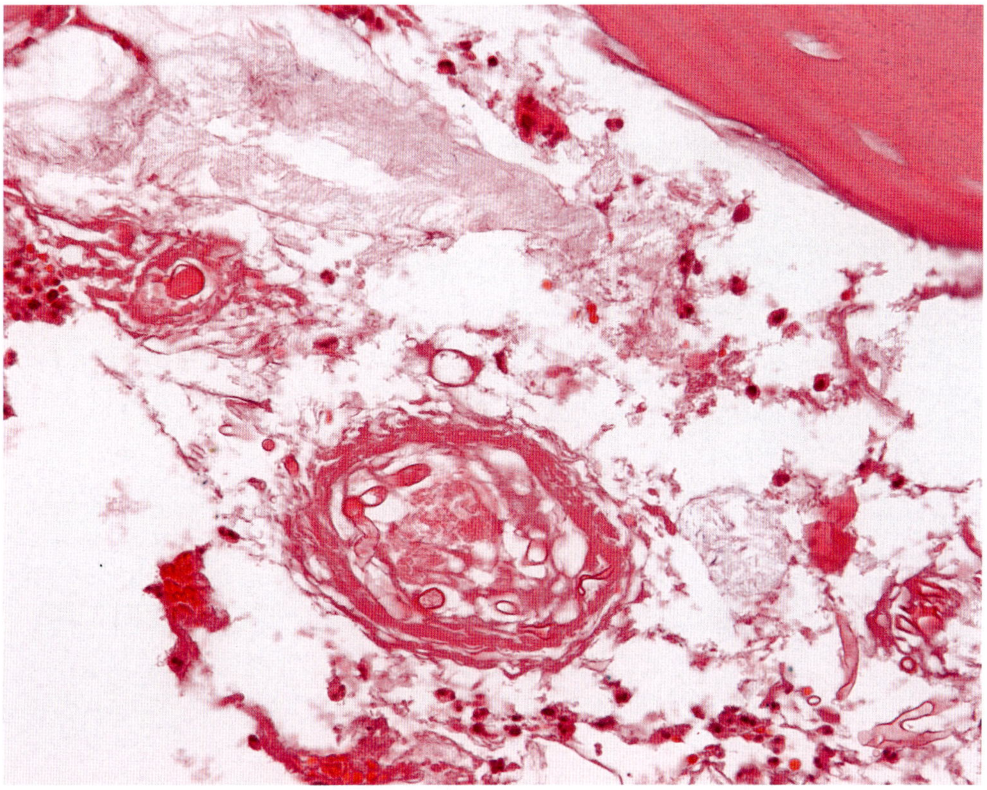

图 4-16
骨组织中毛真菌菌丝血管侵犯，提示侵袭性真菌性鼻窦炎。

预后及治疗

应用 GMS 染色来明确真菌种类几乎是不可能的，须进行真菌培养。真菌菌种的鉴定与手术清除分泌物和类固醇激素治疗后的脱敏治疗密切相关。类固醇激素喷雾治疗可减轻症状。当未发现真菌菌丝，但患者表现出变应性症状时，应采用“嗜酸粒细胞性真菌性鼻-鼻窦炎样综合征”这一名称，尽管其治疗过程与 AFS 相似。

鼻硬结症

临床特点

鼻硬结症（rhinoscleroma）是由弱传染性的革兰阴性克雷伯鼻硬结杆菌引起的一种慢性进展性上呼吸消化道肉芽肿性感染性疾病。该病为地方病，好发于美洲中部、埃及、热带非洲、印度、印尼和东欧，罕见于美国。人口密度大、卫生条件差及营养不良成为易感因素，确切发病机理尚未清楚。女性略多于男性，通常好发于 10 ～ 30 岁年龄段。

鼻硬结症
疾病概况

定义	由克雷伯鼻硬结杆菌引起的一种慢性进展性上呼吸消化道的感染性疾病
发生及部位	好发于美洲中部、热带非洲、印度、印尼、埃及和东欧的地方病 人口密度大、卫生条件差及营养不良是易感因素
相关改变或死亡率	可引起面部畸形和鼻腔狭窄
性别、种族和年龄分布	女性略多于男性 高峰年龄 10 ～ 30 岁
临床特点	临床分为三个阶段：渗出期、增生期和瘢痕期 化脓，恶臭溢液，黏膜充血，红肿 多发性小的质硬的苍白色溃疡性炎症性肿块引起面部畸形 晚期瘢痕形成，并可能引起鼻腔狭窄
预后及治疗	由于其复发率高，持续的临床随访/治疗是必需的 外科手术和长期的抗生素治疗

若不治疗疾病可进展，分为三个阶段，渗出期、增生期和瘢痕期。“阿托品性卡他”期或称渗出期表现为急性或慢性感染症状如流脓、黏膜充血红肿，附着污秽的脓性分泌物及结痂。增生期或称“肉芽肿”期发生于数月或数年后，表现为多发性小的质硬的苍白色溃疡性炎症性肿块，肿块可生长并破坏黏膜表面并使软组织扭曲变形形成“犀牛”样改变。最终的瘢痕“硬化”期表现为广泛瘢痕组织形成并可引起鼻腔狭窄。

病理学特点

大体所见

肉芽肿期为质脆易碎的炎性息肉样病变。最终的瘢痕期受累组织为致密的瘢痕。

镜下所见

组织学表现根据分期而有所不同，多在增生期行活组织检查并确诊。镜下，病变组织血管丰富，致密的淋巴细胞浆细胞浸润，并见Russell小体（图4-17）。但更为突出的特征是团簇状或片状分布的内含致病菌的大的（100 ～ 200 μm）空泡状组织细胞（Mikülicz 细胞）（图4-18）。增生期细胞内最容易找到鼻硬结杆菌。瘢痕期表现为非特异性纤维化。

辅助检查

尽管 HE 染色偶尔也可见到鼻硬结杆菌，但更为可靠的染色是 Warthin-Starry 染色（图 4-18）。

鼻硬结症
病理学特点

大体所见	质脆易碎的炎性息肉或致密的纤维
镜下所见	致密的淋巴细胞浆细胞浸润，并见Russell小体 团簇状或片状分布的内含致病菌的大的空泡状巨噬细胞（Mikülicz 细胞）
辅助检查	Warthin-Starry 染色检测杆菌最敏感 抗 III 型克雷伯鼻硬结杆菌抗原免疫组化检测阳性
病理鉴别诊断	非典型分枝杆菌感染，麻风病，梅毒

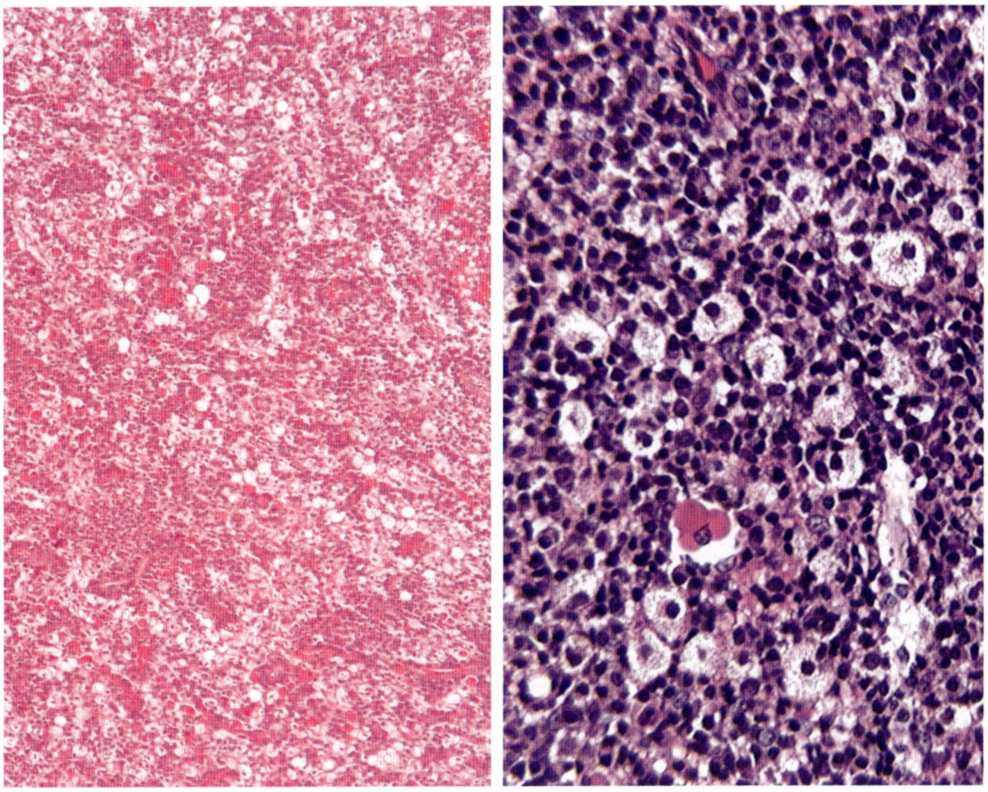

图 4-17
左：鼻硬结症可见大量的淋巴细胞及泡沫样组织细胞。右：大量组织细胞浸润的区域内可见一 Russell 小体。

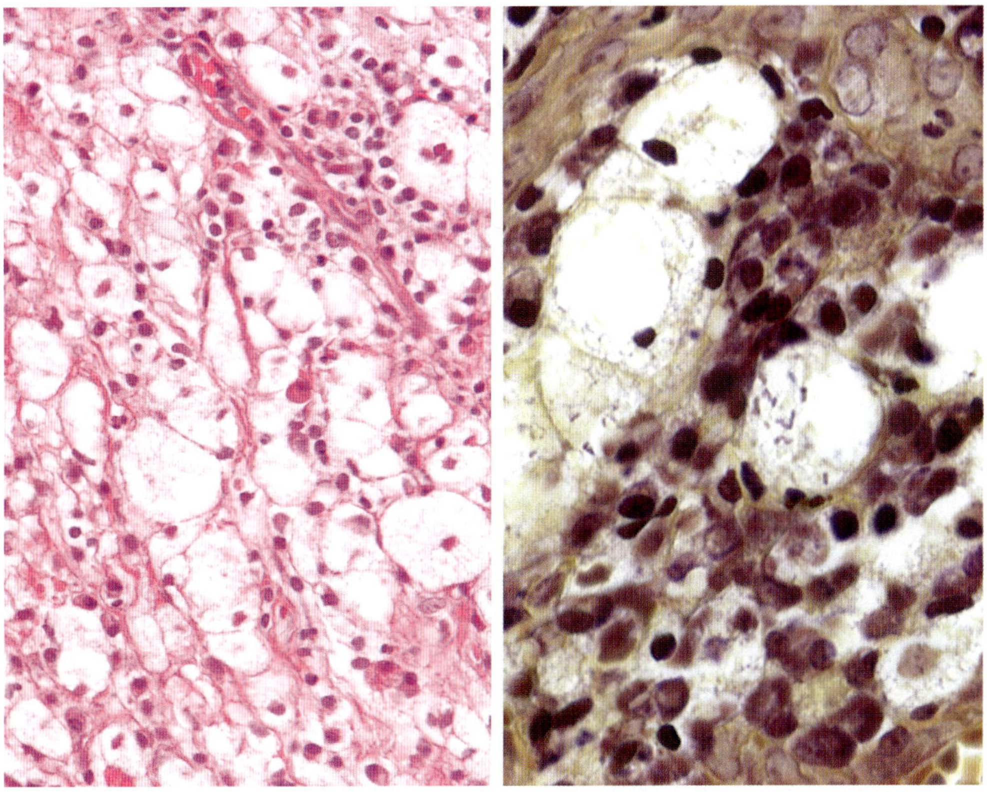

图 4-18
左：肉芽肿期，可见大量 Mikülicz 细胞。
右：Warthin-Starry 染色细胞内杆菌着色。

抗 III 型克雷伯鼻硬结杆菌抗原免疫组化检测有一定意义，但难以判定。必要时需排除其他疾病如非典型分枝杆菌感染（atypical mycobacterial infection），结节型麻风病（lepromatous leprosy），梅毒（syphilis）（行 Ziehl-Neelsen，Fite-Farraco 染色）。

预后及治疗

鼻硬结症的治疗方法包括外科清除术和硬化组织修正术及术后长期的抗生素治疗（多西环素、利福平、链霉素）。复发率较高，需长期临床随访。

鼻孢子菌病

临床特点

鼻孢子菌（rhinosporidium seeberi）是一种引起慢性、无痛性和限局性黏膜感染的病原微生物，遍布全世界，印度和斯里兰卡多发。鼻孢子菌从未被培养出来，但认为它是蓝绿色藻类，由动物也可能是污染物传染给人。滞流的水塘或垃圾中可发现鼻孢子菌。鼻孢子菌病（rhinosporidiosis）的感染部位最多见于鼻腔和球结膜，但也可见于鼻咽、喉、气管支气管树、食管、耳和生殖道。常见的症状包括鼻堵、鼻出血和鼻溢液。发生于鼻腔和尿道者男性多见，发生于球结膜者女性多见。

鼻孢子菌病
疾病概况

定义	由蓝绿色藻类——鼻孢子菌引起的感染性疾病
发生及部位	高发于印度、斯里兰卡、巴西、阿根廷 与滞流的水塘或垃圾有关 鼻腔，球结膜，生殖道
相关改变或死亡率	可导致原发部位的破坏
性别、种族和年龄	男性多于女性（鼻窦部位） 所有年龄均可发病
临床特点	鼻堵、鼻出血和鼻溢液 肿胀、破坏性息肉样
预后及治疗	当抗生素无效时，选择外科手术，但 10% 的患者复发

病理学特点

大体所见

大体上，病变表现为孤立或多发性息肉样、有蒂或无蒂、红色或粉红色质脆易碎的肿块。由于其肿块状生长方式，易被临床误认为肿瘤。

镜下所见

表现为重度急性和慢性炎症，通常由大而圆的厚壁包囊破裂引起（直径达300 μm的孢子囊）。表面上皮可增生也可发生鳞化（图4-19）。厚的囊壁具有双折光性，HE染色、GMS染色、消化的PAS和黏液卡红染色均可使其着色。最为成熟且最大的囊最接近于黏膜表面，但不见于黏膜上皮内（图4-20）。成熟的囊内可见成百上千的小的内生孢子（直径 2 ～ 9 μm）（图4-21）。最初这些孢子是单核的，成熟后变成多核，含有 12 ～ 16 个“裸核”。

鉴别诊断

Schneiderian 圆柱细胞乳头状瘤（Schneiderian cylindrical cell papilloma）含有黏液和核碎片的囊位于上皮内，并且囊壁非双折光性。球孢子菌病（Coccidioides immitis）也具有和鼻孢子菌病相似的表现，形成含内生孢子的厚壁球囊体，但它的囊直径为 5 ～ 60 μm，且通常伴特征性的肉芽肿反应。

鼻孢子菌病
病理学特点

大体所见	孤立或多发性息肉样、红色或粉红色质脆易碎的肿块
镜下所见	表面上皮可增生或化生 重度淋巴细胞、浆细胞反应，尤其囊破裂时 上皮下出现大的藻菌孢子囊（300 μm），囊壁厚且具双折光性 成熟的包囊内有大量小的内生孢子（2～9 μm）
病理鉴别诊断	Schneiderian 乳头状瘤 - 圆柱细胞型，球孢子菌病

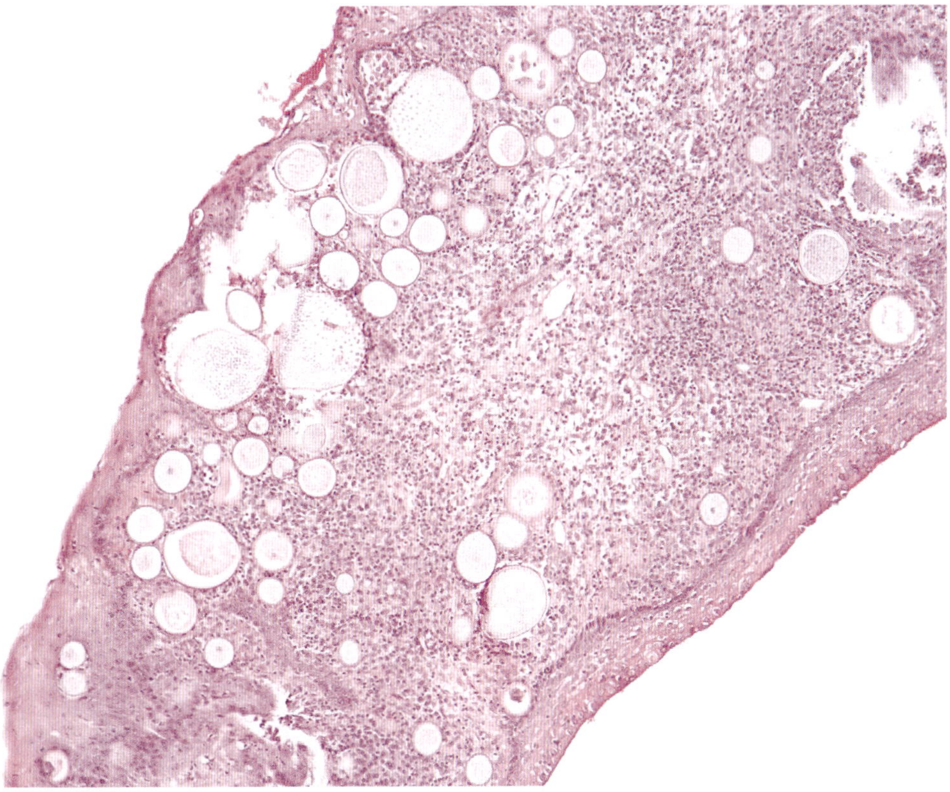

图 4-19
黏膜表面鳞状上皮化生，黏膜下重度炎症。可见多个孢子囊，但均位于黏膜上皮下。

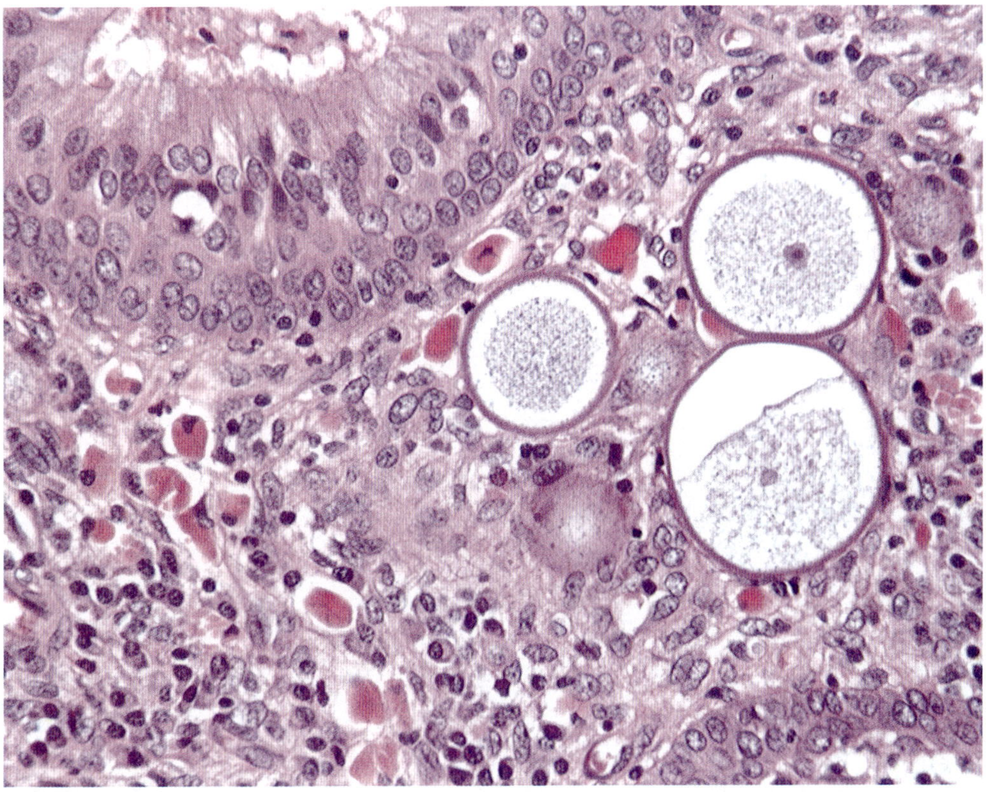

图 4-20
成熟的、含有很少孢子的三层孢子囊周围大量的炎细胞浸润。

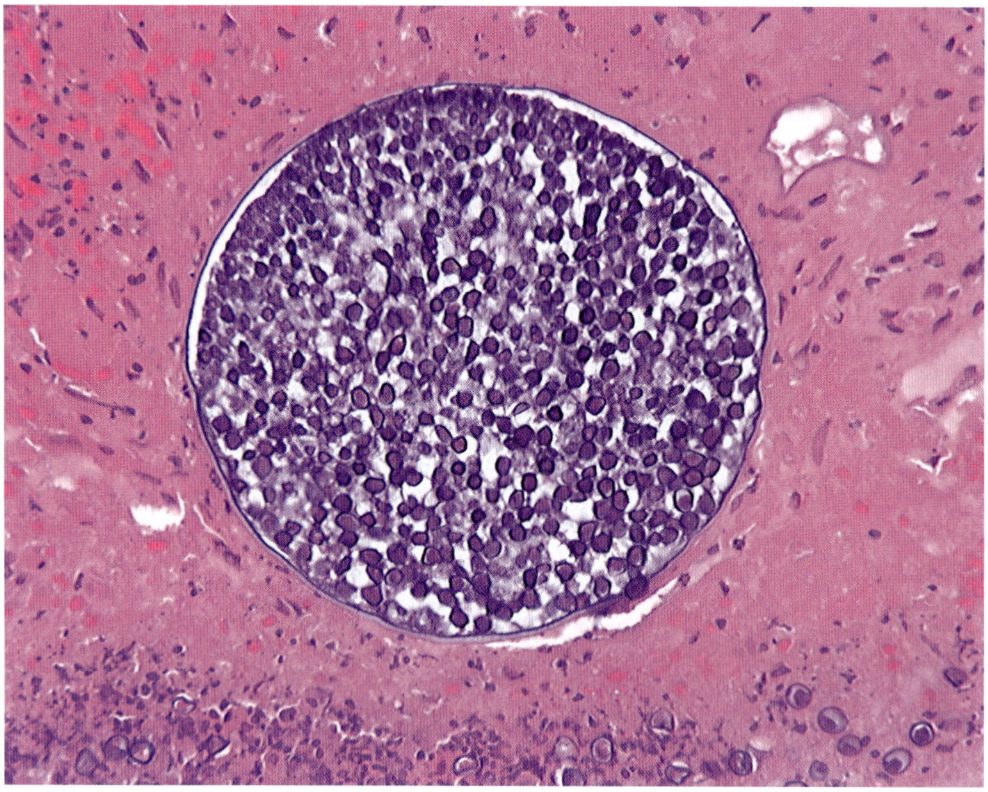

图 4-21
囊内充满了孢子。底端见释放出的孢子。

预后及治疗

鼻孢子虫病的治疗方案为外科手术，伴10%的复发率。目前尚未发现有效的抗生素。

传染性单核细胞增多症

临床特点

传染性单核细胞增多症（infectious mononucleosis，IM）是一种良性、系统性、自限性的传染性淋巴增殖性疾病，由口腔分泌物中EBV传染，通常表现出急性临床表象。早期的 EBV 感染多为亚临床症状。但是年轻的成人（性别无差异）原发感染可引起明显的临床症状，据报道其发病率为 45/100 000。患者出现急性咽炎和扁桃体炎，表现为非特异性前驱症状后，出现发热、咽喉痛、头痛、不适感、颈部淋巴结病等征候，持续 3 ~ 5 天。也可出现肝脾肿大、肝炎和罕见的脾破裂等症状。表现为白细胞增多伴有非典型的淋巴细胞增多。咽炎和扁桃体炎可发生溃疡和渗出并引起扁桃体周围脓肿。严重的病例扁桃体炎可导致上呼吸道阻塞。极少数病例，出现多发性脑神经瘫，可能继发于脑干脑炎。

传染性单核细胞增多症
疾病概况

定义	传染性单核细胞增多症是一种良性、系统性、自限性的传染性淋巴增生性疾病，通常由 EBV 感染并表现出急性临床表象
发生及部位	约 45/100 000 西方多见
相关改变或死亡率	上呼吸道阻塞，脾破裂，脑炎，心肌炎等为其严重的并发症
性别、种族和年龄	男女发病率均等 西方人群多见 年轻的成人为发病高峰
临床特点	急性咽炎和扁桃体炎 发热、咽喉痛、不适感、头痛 前颈和后颈部淋巴结肿大 肝脾肿大
预后及治疗	支持疗法预后很好，尽管出现并发症时提倡使用皮质类固醇激素 并发症包括呼吸道梗阻、血小板减少、溶血性贫血、中枢神经系统症状、心包炎、心肌炎

病理学特点

大体所见

扁桃体可见“污秽”的灰白色膜。阻塞性扁桃体炎由过度肥大的扁桃体引起。也可见肿大的淋巴结。

镜下所见

扁桃体传染性单核细胞增多症的组织学表现为不同程度的非典型的细胞成分。明显的淋巴组织增生，在不规则增大的生发中心周围出现明显的套区和扩大的滤泡间区。扁桃体结构尚存。出现一系列炎症细胞成分，包括成熟的淋巴细胞、浆细胞、中心细胞、免疫母细胞、Reed-Sternberg 样细胞、组织细胞、嗜酸性粒细胞和中性粒细胞（图 4-22）。可见坏死和核分裂象。

传染性单核细胞增多症
病理学特点

大体所见	增大的扁桃体伴有灰白色膜
镜下所见	淋巴组织增生，表现为不规则的生发中心，但仍有明显的套区 扩大的滤泡间区伴有成熟的淋巴细胞、浆细胞、中心细胞、免疫母细胞、Reed-Sternberg 样细胞、组织细胞、嗜酸性粒细胞和中性粒细胞 坏死和核分裂象常见
免疫组化特点	EBV-LMP 或原位杂交 EBER 阳性 B 细胞和 T 细胞标记物均阳性
病理鉴别诊断	弥漫大 B 细胞淋巴瘤，滤泡性淋巴瘤，Hodgkin 淋巴瘤，癌（罕见于年轻患者）

辅助检查

B细胞和T细胞标记物、κ/λ、EBV-LMP和EBER均阳性，要注意除外淋巴瘤（图 4-23）。

鉴别诊断

通过相应的免疫组化检查排除血液系统恶性疾病，如弥漫大 B 细胞淋巴瘤（diffuse large B cell lymphoma），滤泡性淋巴瘤（follicular lymphoma）或 Hodgkin 淋巴瘤（Hodgkin lymphoma）等。还需和癌鉴别，传染性单核细胞增多症发病年龄较轻，且异染抗体（“单点”试验阳性）可资鉴别。

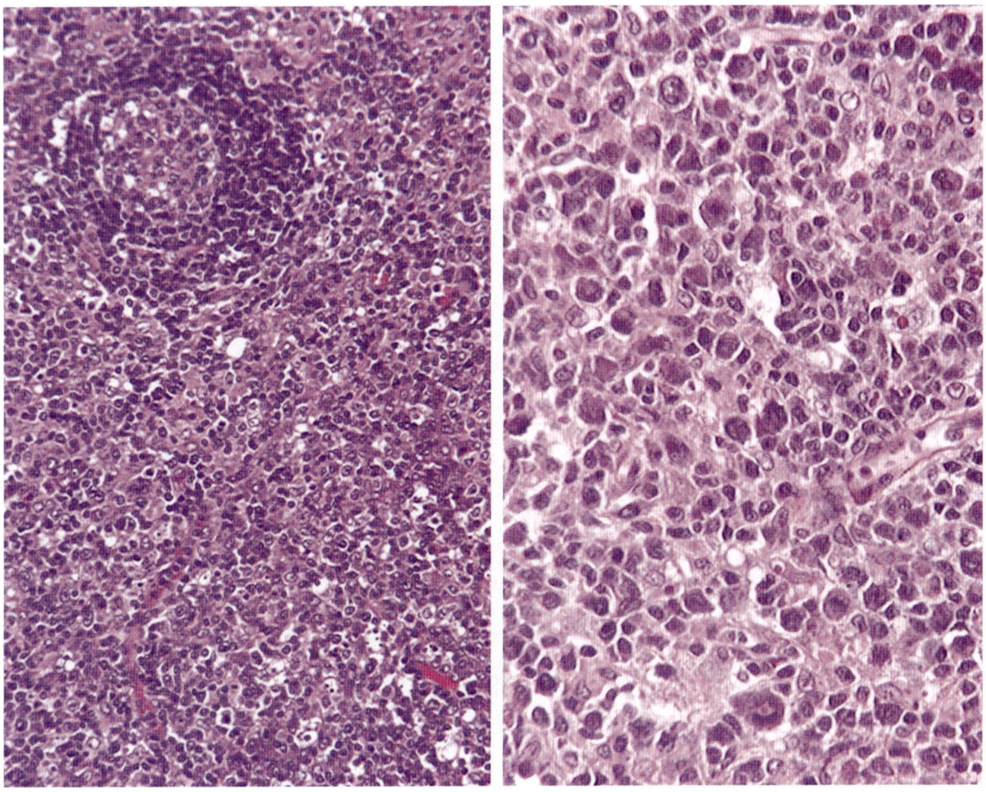

图 4-22
左：残存的淋巴滤泡周围扩张增生的滤泡间区。右：EBV 感染，显著的细胞形态各异（多形性）。

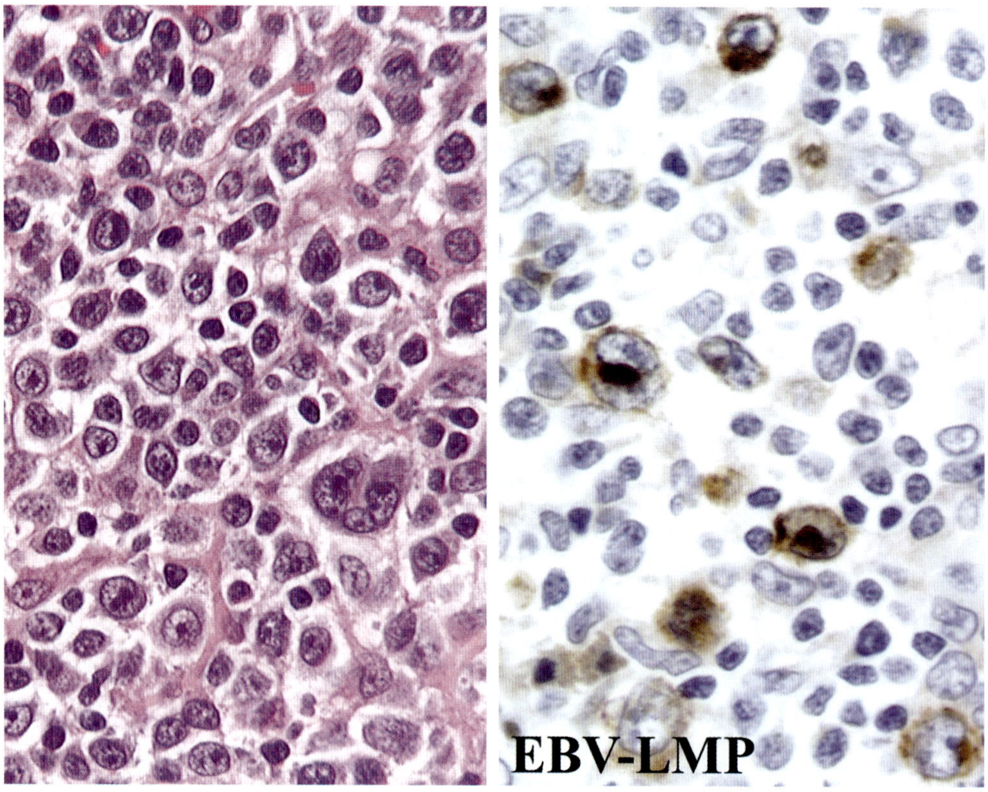

图 4-23
左：反应性淋巴细胞，包括R-S 样细胞。右：感染的细胞EBV-LMP阳性，通常于高尔基体或核周点状阳性。

预后及治疗

多采用支持疗法，因为95%以上的病例无需特殊治疗即可痊愈。对部分病例提倡皮质类固醇激素治疗，尤其是出现濒临呼吸道阻塞、血小板减少症、溶血性贫血、中枢神经系统症状、心包炎或心肌炎等症状的病例。抗病毒治疗疗效还不明确。

HIV（扁桃体）

临床特点

HIV感染者最初可能完全没有症状，血清学变化是其唯一的指征。半数以上感染HIV的患者表现出非特异性的症状，如发热、不适感、肌痛、腹泻、咽炎、红斑性皮疹、淋巴结肿大、脾肿大和体重减轻等类似于传染性单核细胞增多症的症状。急性症状出现于接触感染源 3 ～ 6 周后，症状持续 2 周，轻微症状则可持续数月。有证据表明扁桃体内可隐藏HIV，但究竟是否为病毒进入的原发部位目前尚存争议。获得HIV患者的流行病学统计数据很困难，同性恋者、静脉吸毒者和妓女为易感人群。

HIV（扁桃体）
疾病概况

定义	由人类免疫缺陷病毒造成的扁桃体感染
发生及部位	HIV 感染性扁桃体炎罕见 总体上，美国每年新增艾滋病病例约40 000例 2004 年统计资料表明更多病例发生于亚洲（1 200 000 例）和非洲（3 100 000 例）
相关改变或死亡率	致死性慢性疾病
性别、种族和年龄	男性多于女性（男：女为 7：3），尤其美国 在美国，＞ 50% 的新感染病例发生于黑人 发病高峰年龄为 20 ～ 50 岁
临床特点	常无症状，血清学变化是其早期唯一的指征 非特异性的症状包括发热、不适感、肌痛、体重减轻、咽炎、黏膜溃疡及发生于上腭、食道、肛门生殖器区的不连续的溃疡 淋巴结肿大和脾肿大 红斑性皮疹
预后及治疗	致死性慢性疾病 鸡尾酒疗法（HART）可延缓疾病进展

病理学特点

大体所见

通常因扁桃体增大而切除扁桃体组织以除外肿瘤。部分病例切除时即已明确为 HIV 感染。

镜下所见

Waldeyer环的镜下表现与HIV感染患者的淋巴结表现相似。早期，滤泡数量明显增多，伴或不伴滤泡萎缩（图4-24）。淋巴组织内可见无规则分布的多核巨细胞，主要分布于淋巴上皮下（图4-25）。晚期，扁桃体结构丧失，滤泡消失，浆细胞和免疫母细胞浸润。

HIV（扁桃体）
病理学特点

大体所见	扁桃体可肿大
镜下所见	滤泡数量明显增多，伴或不伴滤泡萎缩
	多核巨细胞无规则分布，主要分布于淋巴上皮下
	晚期，扁桃体结构丧失，滤泡消失，浆细胞浸润
辅助检查	p24 阳性，原位杂交 HIV-RNA 阳性
病理鉴别诊断	Warthin-Finkeldey 巨细胞，淋巴瘤

辅助检查

HIV感染可通过免疫组化p24阳性[特异性表达于滤泡树突状细胞（图 4-25）和巨细胞]以及 RNA 原位杂交证实。

鉴别诊断

Warthin-Finkeldey 巨细胞与 HIV 感染的巨细胞相似，但它通常位于扁桃体的中央部，呈“葡萄簇”样排列。其他造血系统疾病，包括淋巴瘤，需要相关的免疫组化检查进行排除。

预后及治疗

随着更多药物的使用，HIV感染患者的预后有所好转，但针对扁桃体HIV感染并没有特异性或唯一的

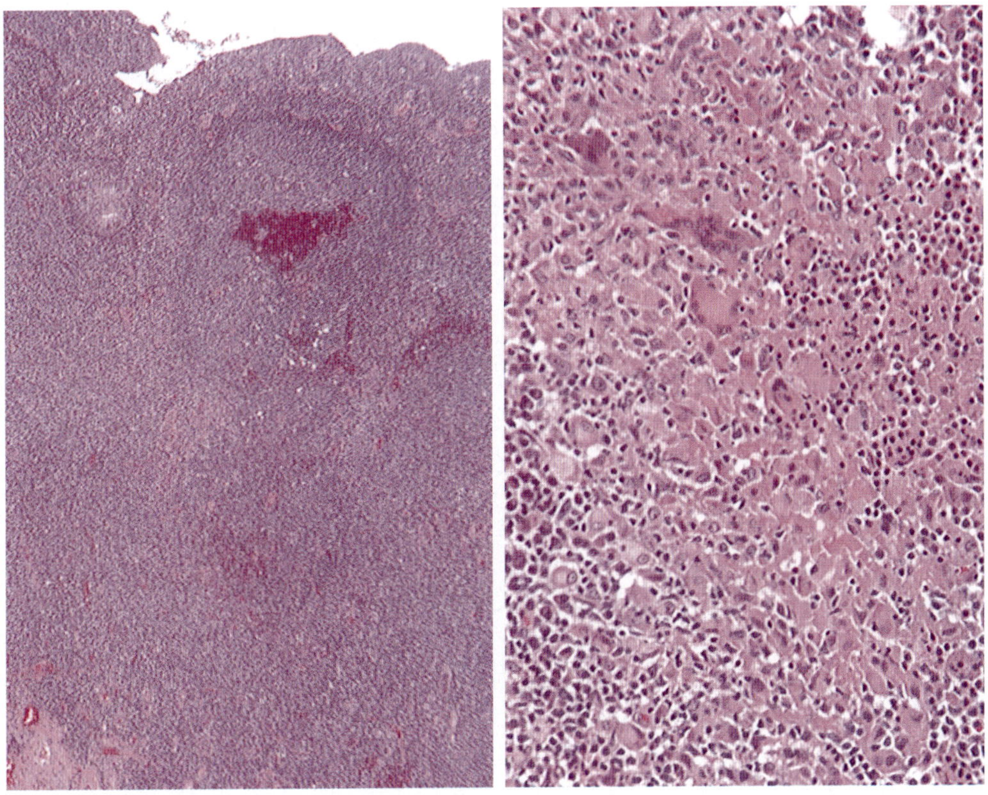

图 4-24
左：扁桃体内弥散分布的淋巴组织，扩大的滤泡间区。右：表面黏膜层破坏，可见巨细胞。

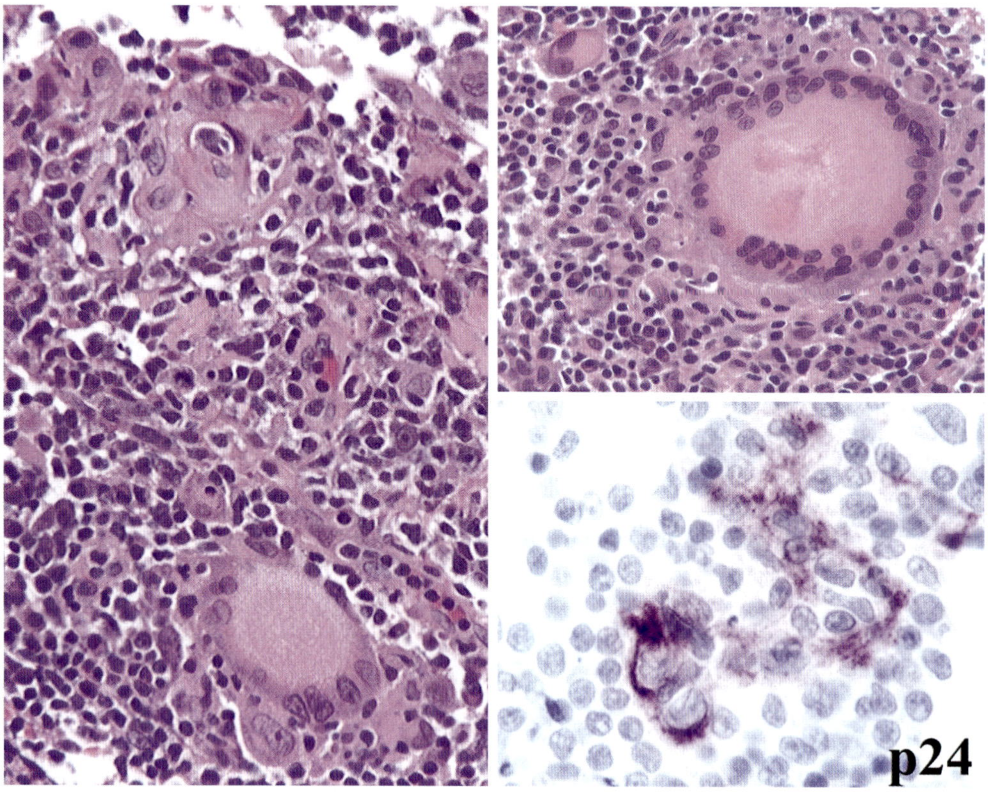

图 4-25
左：注意表面上皮下一个“花环状”巨细胞。右上：“花环状”巨细胞。右下：免疫组化滤泡树突样细胞p24阳性，巨细胞也呈阳性。

治疗手段。

Wegener 肉芽肿病

临床特点

Wegener 肉芽肿病（Wegener’s granulomatosis，WG）病因不明，异常的免疫反应可能是其主要病因，也可能与环境和遗传有关。90%的WG出现上呼吸消化道症状。WG可以是系统性疾病多器官受累，也可以单个器官受累，如呼吸道。呼吸道和肾脏最易受累，后者可引起快速进行性肾小球肾炎。肺部受累可引起肺浸润、肺水肿或空洞。WG还可出现皮肤病变如明显的紫癜、血管性大疱或溃疡。

所有年龄均可发病且无性别差异。患者主述鼻痛、鼻堵、鼻炎和听力丧失，后者是由 eustachian 管受累引起。儿童常出现鼻中隔破坏穿孔而形成“鞍状鼻”。

Wegener 肉芽肿病
疾病概况

定义	异常的免疫反应，可能是环境和遗传引起的呼吸消化道和肾脏的小血管炎性疾病
发生及部位	美国每年新增约 500 例 发病部位最多见于肾脏和肺，鼻窦受累占 90%
相关改变或死亡率	肾脏功能下降和肺部病变为主要病变并可能导致死亡
性别、种族和年龄	男女均等 绝大多数为白种人 41 岁为发病高峰年龄
临床特点	鼻痛、鼻堵、鼻炎和听力丧失 疾病后期鼻中隔破坏穿孔形成“鞍状鼻” 声门狭窄引起呼吸困难
预后及治疗	预后取决于分期和病变累及的范围 复发常见，与升高的c-ANCA抗体滴度相一致 采用免疫抑制疗法（环磷酰胺和糖皮质激素），需密切监测潜在副作用

喉气管受累可引起声门狭窄，也常见于儿童。

影像学特点

鼻窦影像学表现为非特异性黏膜改变或限局性软组织块。鼻腔受累通常先于鼻窦受累。上颌窦和筛窦最常受累。胸部X线检查表现为肺部多中心性不透明的浸润影或出现空洞。肺渗出常见。

病理学特点

大体所见

鼻窦慢性溃疡性病变，送检物为坏死组织碎块。

镜下所见

镜下有许多特点，其中鼻窦的胶原渐进性坏死（溶胶原性坏死）和间叶样组织最具特征性（图4-26）。细致或粗糙的颗粒状嗜碱性的地图样坏死是发生于头颈部WG特异性的表现。嗜碱性的碎片源于中性粒细胞的细胞核碎裂和内皮细胞及胶原的坏死（图4-27）。小血管炎常见于肺和肾脏，鼻窦小血管炎很难辨认（图4-28）。真正的肉芽肿同样难以找到，通常见到很多散在分布的巨细胞（图4-29）。由于渐进性细胞坏死包含软组织，因此坏死区还可见到含有平滑肌肌壁的血管。

Wegener 肉芽肿病 病理学特点	
大体所见	伴坏死组织碎块的慢性溃疡性病变
镜下所见	地图样渐进性细胞坏死（蓝色、颗粒状碎片） 难于辨认的血管炎改变 尽管可见到巨细胞，但无肉芽肿结构
免疫荧光	c-ANCA 阳性，蛋白酶 -3（PR3）阳性
病理鉴别诊断	感染性肉芽肿性炎症、MPA、Churg-Strauss 综合征、结外 NK/T 细胞淋巴瘤，鼻型、滥用可卡因

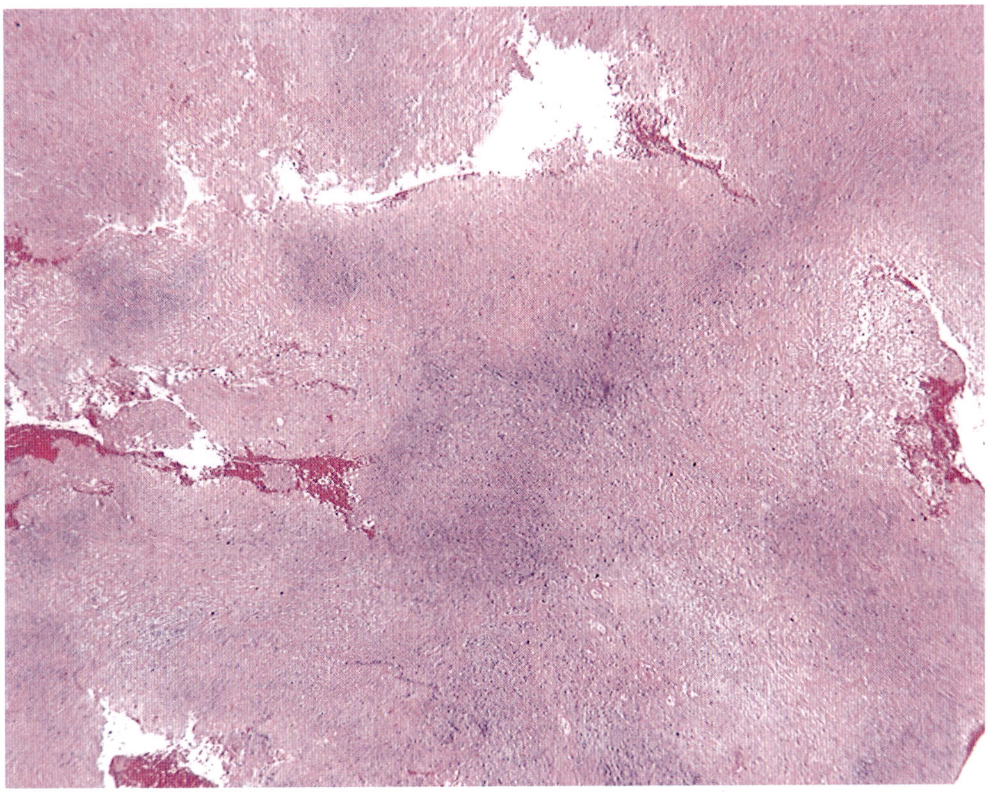

图 4-26
WG 特征性的片状分布的蓝色或粉红色、颗粒状渐进性细胞坏死。

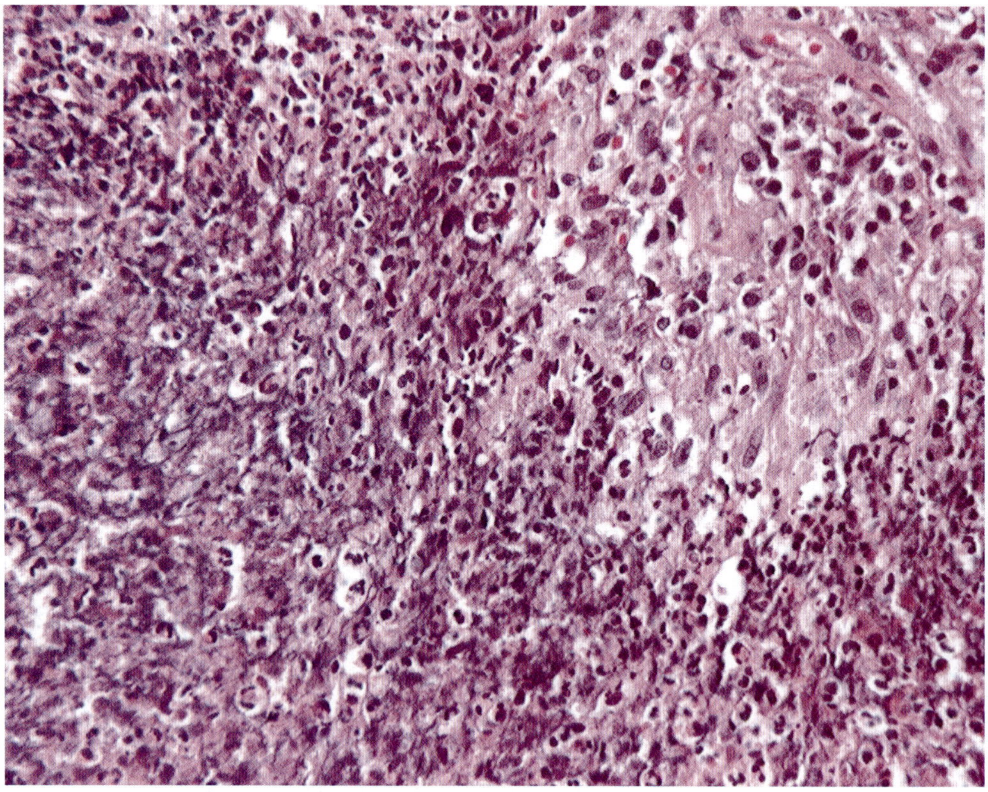

图 4-27
蓝色颗粒状渐进性细胞坏死伴有小血管破坏（右上）。

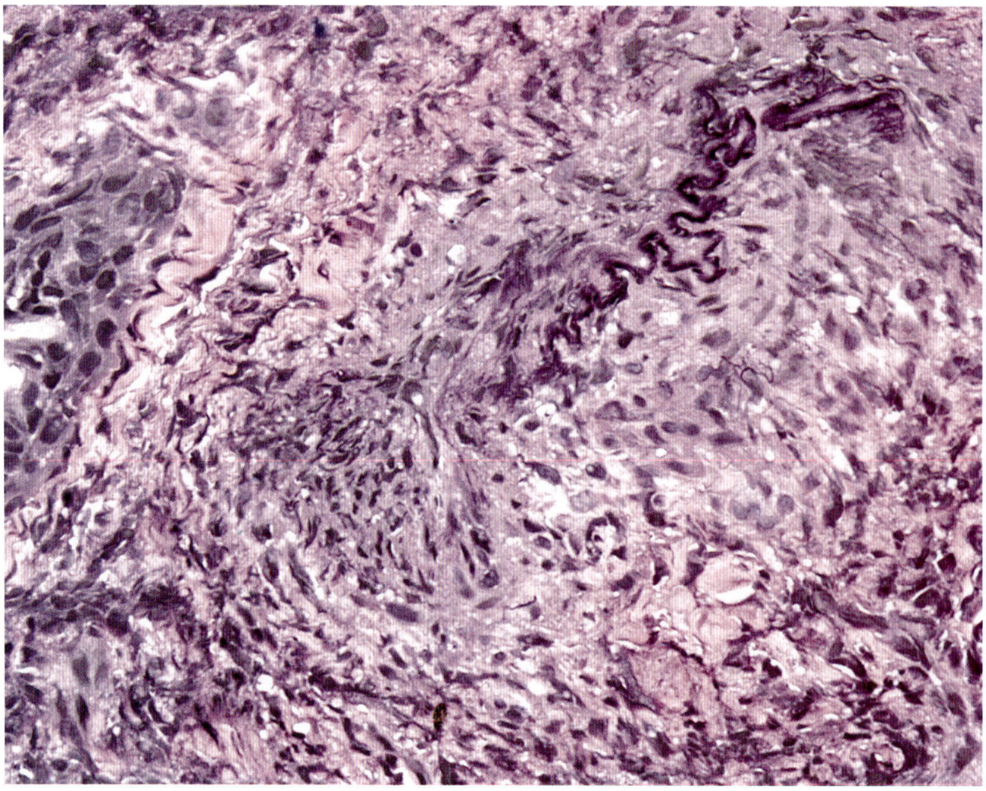

图 4-28
WG小血管炎。弹力纤维染色示被破坏的血管壁。

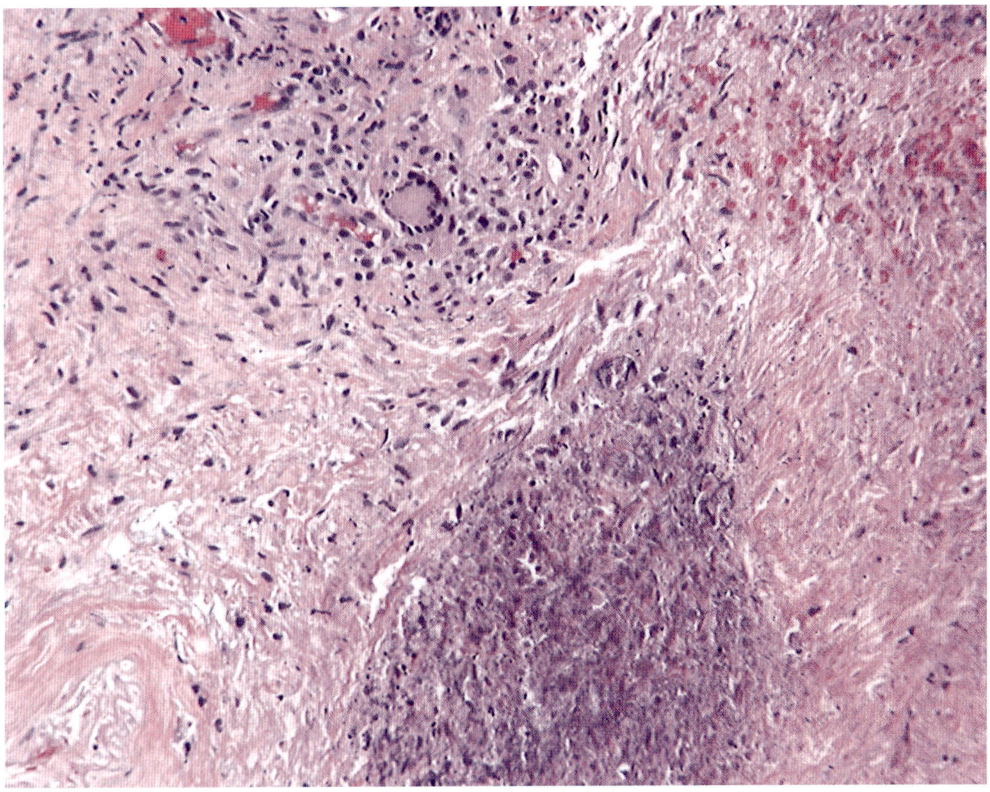

图 4-29
少数病例可见到巨细胞，但未见典型的肉芽肿结构。注意左下方的血管壁。

辅助检查

可达 85% 的 WG 患者通常为抗蛋白酶 3（PR3）及中性粒细胞胞浆抗体（c-ANCA）滴度升高。但也有 10% ～ 15% 的 WG 患者 ANCA 阴性。ANCA 滴度在症状减轻后还可持续一段时间，但若滴度发生变化或升高则表明疾病复发。部分患者血清内出现抗内皮细胞抗体，特异性地识别鼻腔、肺和肾脏的内皮细胞。

鉴别诊断

WG 是一种排除性诊断，很多疾病都和它有相似的表现。感染性肉芽肿性炎症、MPA、Churg-Strauss 综合征、鼻型结外 NK/T 细胞淋巴瘤和滥用可卡因等疾病都需要排除。感染性肉芽肿性炎症多形成肉芽肿结构并伴有较多的巨细胞，特殊染色和培养有助于诊断，尽管WG有时也可出现继发性感染。MPA是发生于肺、肾脏和皮肤的相关性小血管炎，伴髓过氧化物酶ANCA（MPO-ANCA）升高。Churg-Strauss综合征通常是呼吸道疾病，有特征性的临床表现。淋巴瘤的细胞具有非典型性并伴血管破坏，且表达特异的免疫表型。滥用可卡因有时和 WG 很相似。使用偏振光可识别出用于切割可卡因的滑石成分，尽管有时也用其他物质切割可卡因并且滑石也并不只和滥用可卡因有关。

预后及治疗

患者的预后取决于病变是限局性的还是系统性的，以及治疗方案的选择。治疗情况与疾病的严重程度直接相关，常发生复发。主要采用免疫抑制治疗，常采用环磷酰胺和糖皮质激素联合治疗。需要监测治疗的副作用。

呼吸上皮腺瘤样错构瘤

临床特点

呼吸上皮腺瘤样错构瘤（respiratory epithelial adenomatoid hamartoma，READ）是鼻窦的小浆黏液

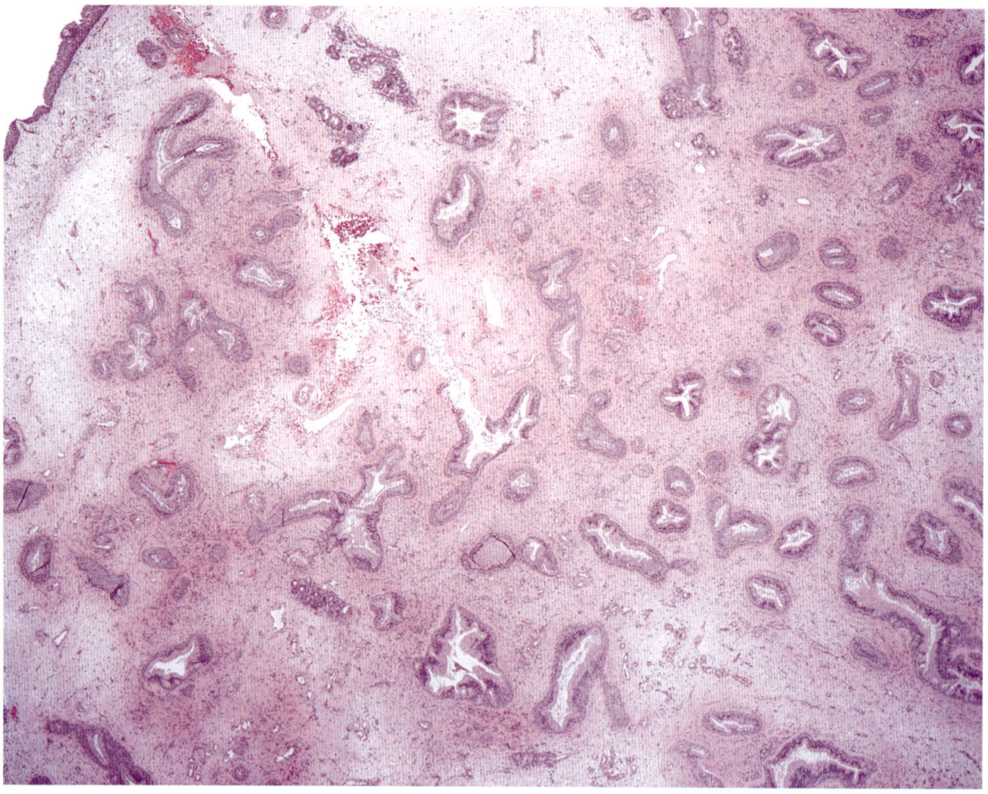

图 4-30
基质内众多小的腺体增生。左上方为表面黏膜。无“基质”反应。

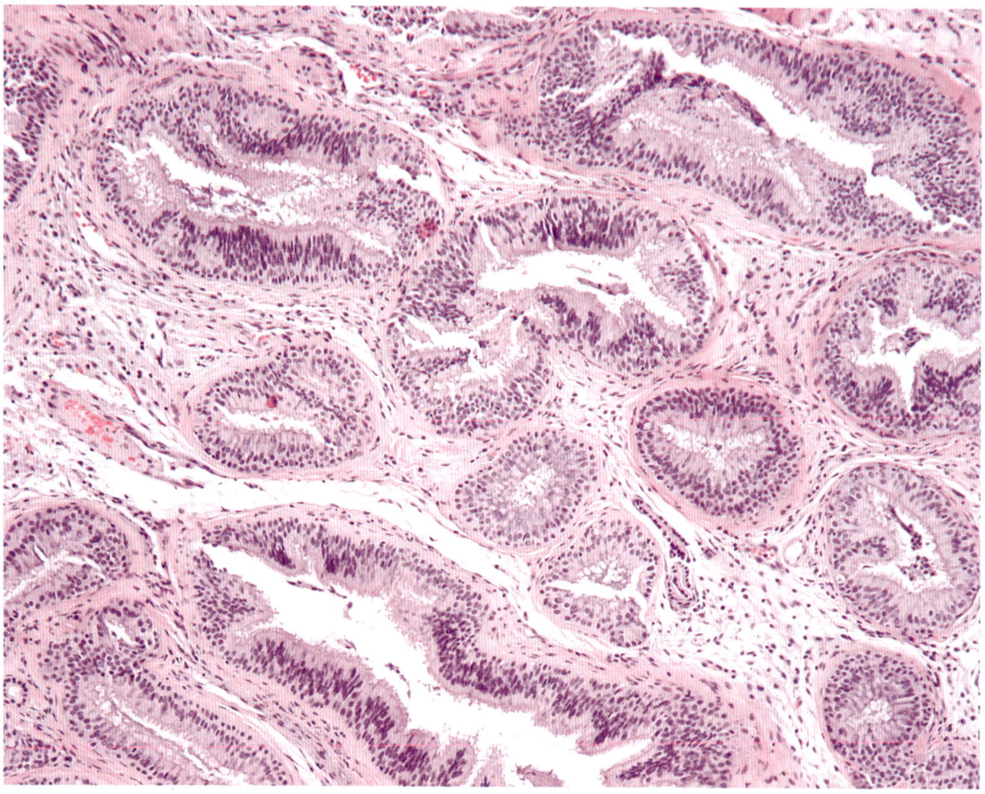

图 4-31
界限清楚的腺体周围围绕基底膜。衬覆假复层柱状上皮。

呼吸上皮腺瘤样错构瘤（READ）
疾病概况

定义	成熟的鼻窦组织成分良性增生，表现为息肉样肿块
发生及部位	罕见 通常发生于鼻腔
性别、种族和年龄	男>女 发病高峰年龄为 50 ～ 60 岁
临床特点	单侧鼻堵 鼻出血 反复发作的鼻窦炎
预后及治疗	采用保守但彻底的切除可治愈

呼吸上皮腺瘤样错构瘤（READ）
病理学特点

大体所见	外生性，息肉样，最大径可达 6 cm 质硬，灰白色或红褐色
镜下所见	成熟的呼吸性腺体增生，伴表面上皮内陷 腺体周围围绕厚的基底膜 上皮由多层柱状纤毛呼吸上皮组成
病理鉴别诊断	内翻性 Schneiderian 乳头状瘤，肠型腺癌，炎性息肉

腺良性过度增生性疾病。这种少见的错构瘤由小的腺样上皮岛组成，背景为间叶细胞成分，但缺乏任何其他干细胞层的成分。男性多于女性，高峰年龄50多岁。患者表现为单侧鼻堵、鼻出血和反复发作的鼻窦炎。

影像学特点

约80%的病例表现为后部鼻中隔或鼻侧壁单侧性肿块。其余病例肿块可能位于鼻咽或鼻窦。

病理学特点

大体所见

外观呈外生性、息肉样、有弹性或质硬的灰白色或红褐色病变，最大径可达 6 cm。

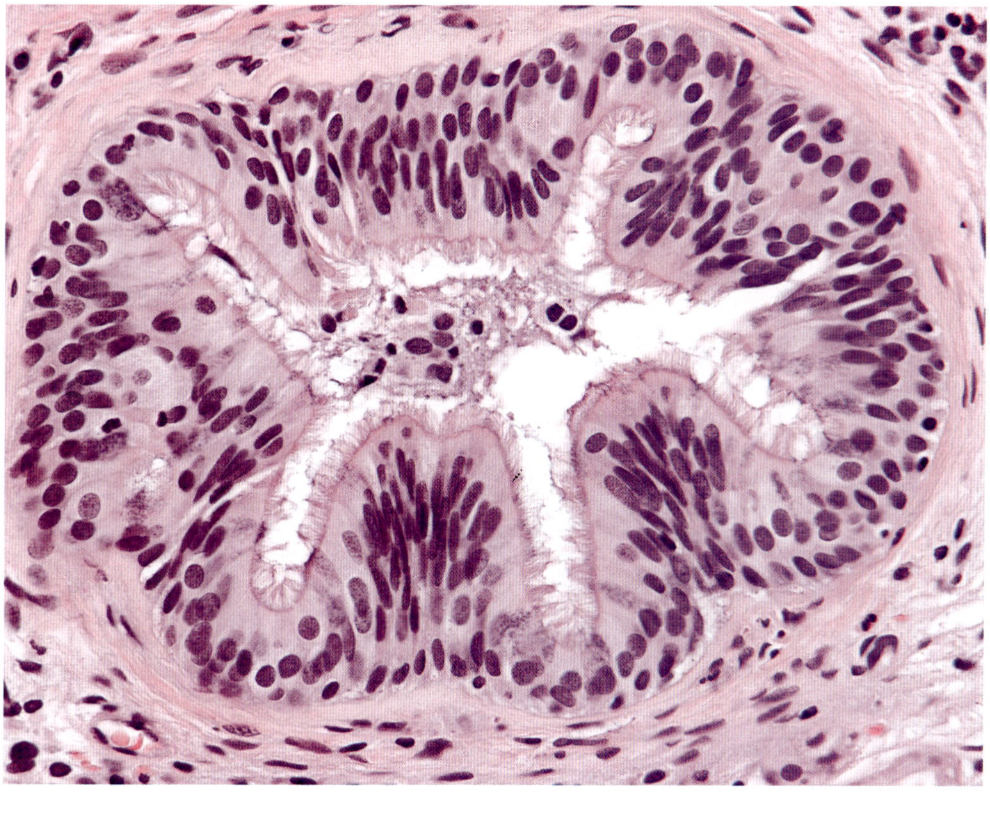

图 4-32
组织学表现上皮良性，表面有大量纤毛。本例 READ 上皮为多层呼吸性上皮。

镜下所见

这些息肉由内衬呼吸性黏膜纤毛上皮的大量增生的腺体组成（图4-30）。腺体表面上皮连续，通常周围围绕致密的粉红色基底膜，使内陷性腺体与纤维性、半透明的伴灶性炎症反应的基质分隔开（图 4-31）。上皮由多层柱状、有明显纤毛的呼吸性上皮组成（图 4-32）。偶尔可见到软骨或骨成分。

鉴别诊断

鉴别诊断包括Schneiderian内翻性乳头状瘤（IP）、肠型腺癌（ITAC）和炎性息肉。IP 的内生性上皮岛也可有内衬的呼吸性上皮，但总体来说其上皮层较厚，可见到腔内充满碎片的小黏液囊肿，但其上皮团外周通常没有厚的基底膜。ITAC 由背靠背的腺体组成，无基底层或基底膜，且无纤毛呼吸上皮，叶状结构尚存。炎性息肉基质内缺乏上皮性“腺瘤样”成分。

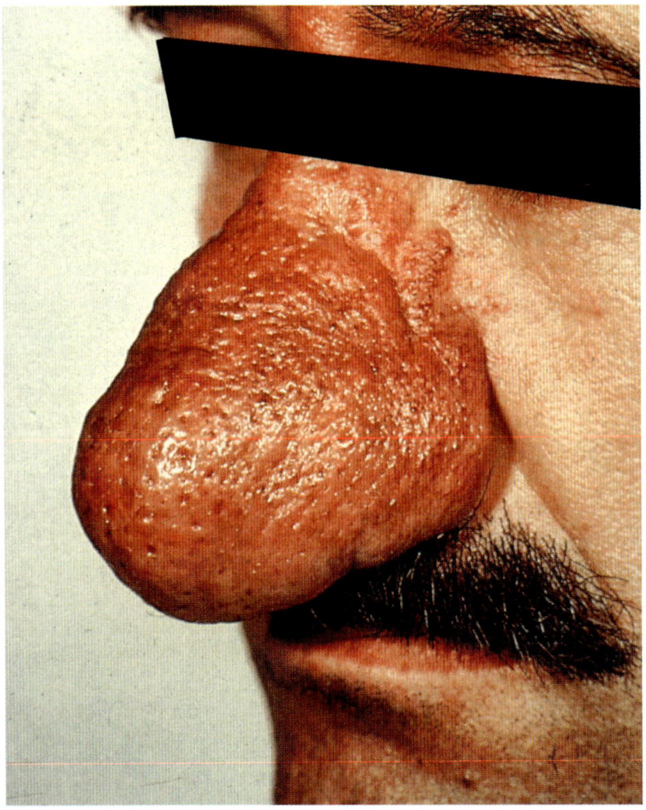

图 4-33
巨大球形鼻是鼻赘的特点。

预后及治疗

采用保守但彻底的切除，极少复发。

鼻赘

临床特点

鼻赘（rhinophyma）患者表现为进行性的鼻畸形和增大。鼻穹窿增大成球形，表面不平，毛细血管扩张（图4-33）。患者有慢性痤疮史。饮用热饮、酒精或进食辛辣食物后面部潮红。不过，仅有约一半的鼻赘患者有酗酒史。通常男性多发，尤其是老年男性。

鼻赘
疾病概况

定义	长时间的痤疮后鼻穹窿皮脂腺增生
发生及部位	不常见 鼻穹窿
性别、种族和年龄	男>女 老年男性
临床特点	增大、表面不平的鼻穹窿伴毛细血管扩张 慢性痤疮 饮用热饮、酒精或进食辛辣食物后面部潮红
预后及治疗	疾病常为进展性并可出现畸形 早期用抗生素治疗，进展期用磨皮法、激光或冷冻治疗

病理学特点

表现为皮脂腺增生和毛囊堵塞（图4-34）。鼻赘的

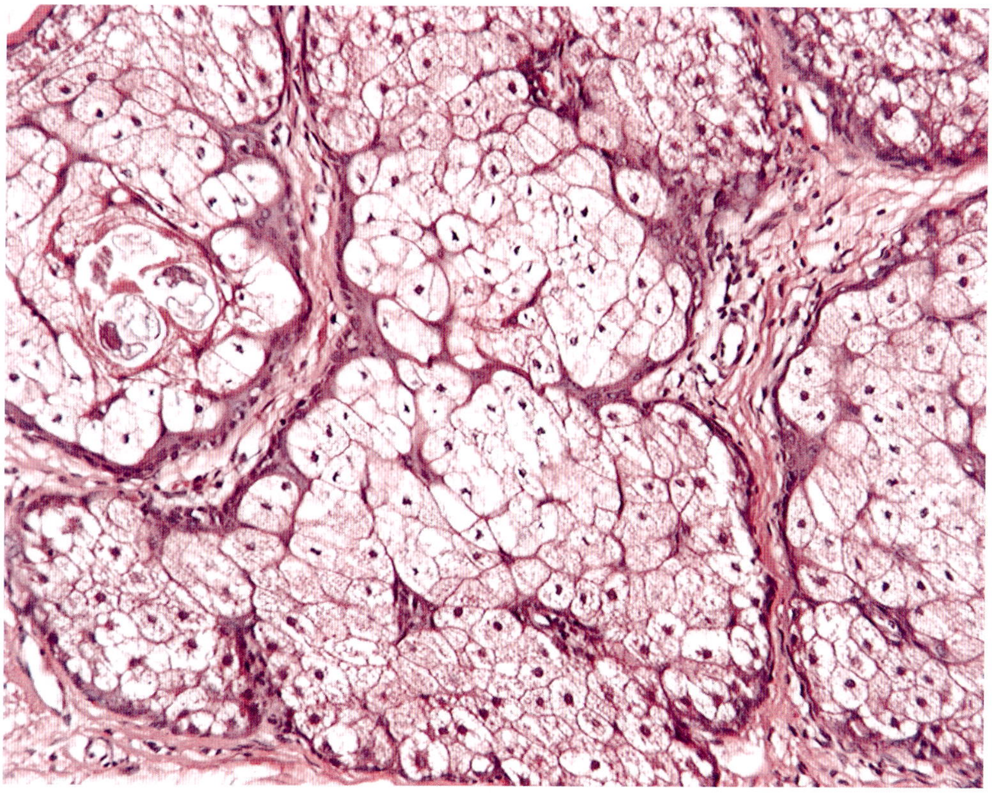

图 4-34
此例鼻赘可见增多的皮脂腺呈巢状排列。

鼻赘 病理学特点	
镜下所见	皮脂腺增生，毛囊堵塞，灶性毛囊炎，毛囊周围炎和毛细血管扩张 无非典型性或侵袭性生长
病理鉴别诊断	皮脂腺瘤，皮脂腺癌

纤维变异型的特征是弥漫的真皮纤维化、大量的黏蛋白、弥漫的毛囊皮脂腺结构及毛细血管扩张。还可见扩张的毛囊、灶性毛囊炎和毛囊周围炎。

鉴别诊断

皮脂腺瘤（sebaceoma）或皮脂腺癌（sebaceous carcinoma）均为肿瘤，并不排列在毛囊周围，且通常具有明显的细胞非典型性。

预后及治疗

鼻赘早期可用抗生素治疗（局部应用甲硝唑）。更多的进展期病例可用外科治疗（磨皮法、激光或冷冻）。

窦组织细胞增多症伴巨大淋巴结病（Rosai-Dorfman 病）

临床特点

Rosai-Dorfman病（窦组织细胞增生症伴巨大淋巴结病或SHML）[Rosai-Dorfman disease（sinus histiocytosis with massive lymphadenopathy，SHML）]是一种罕见的先天性组织细胞增生性疾病，常见于年轻的黑人女性（非洲及加勒比海地区）。巨大淋巴结病最多见于颈部淋巴结。约半数患者累及结外，多数（75%）累及头颈部，如眼、眼附属器、鼻窦和鼻腔。典型症状为鼻堵、突眼、颅神经功能障碍和肿块，伴发热、白细胞数和红细胞沉降率升高。可同时累及淋巴结。

影像学特点

鼻窦病变表现为大的、均质性的肿块，很像淋巴瘤。

窦组织细胞增多症伴巨大淋巴结病 (Rosai-Dorfman) 疾病概况	
定义	Rosai-Dorfman 病是常见于年轻黑人女性的一种罕见的先天性组织细胞增生性疾病
发生及部位	罕见
	多数累及头颈部，50% 出现结外疾病（眼、鼻窦）
相关改变或死亡率	肿块直接侵袭颅腔
性别、种族和年龄	女>男
	黑人多发
	年轻人多见
临床特点	鼻堵、突眼、颅神经功能障碍和肿块
	颈部淋巴结肿大常见
	发热、白细胞数升高和红细胞沉降率加快
预后及治疗	预后取决于病变范围和疾病分期
	自发缓解和死于并发症不常见
	类固醇激素传统应用于限局性病变，外科切除和（或）放疗应用于广泛性病变

病理学特点

大体所见

鼻窦病变表现为息肉样肿块，可呈纤维性，切面灰白或灰黄色。

镜下所见

以显著扩张的淋巴窦并伴大量淋巴浆细胞浸润为背景（图 4-35）。扩张的窦区可见纤维化。这些窦内

窦组织细胞增多症伴巨大淋巴结病 (Rosai-Dorfman 病) 病理学特点	
大体所见	鼻窦内息肉样肿块，可呈纤维性
镜下所见	显著扩张的淋巴窦
	大量淋巴浆细胞浸润为背景
	淋巴窦内淡染的组织细胞显示淋巴吞噬作用或称伸入运动
免疫组化特点	S-100，CD68，Leu M3，溶菌酶阳性
	CD1a 阴性
病理鉴别诊断	鼻硬结症，结节型麻风，组织细胞性淋巴瘤

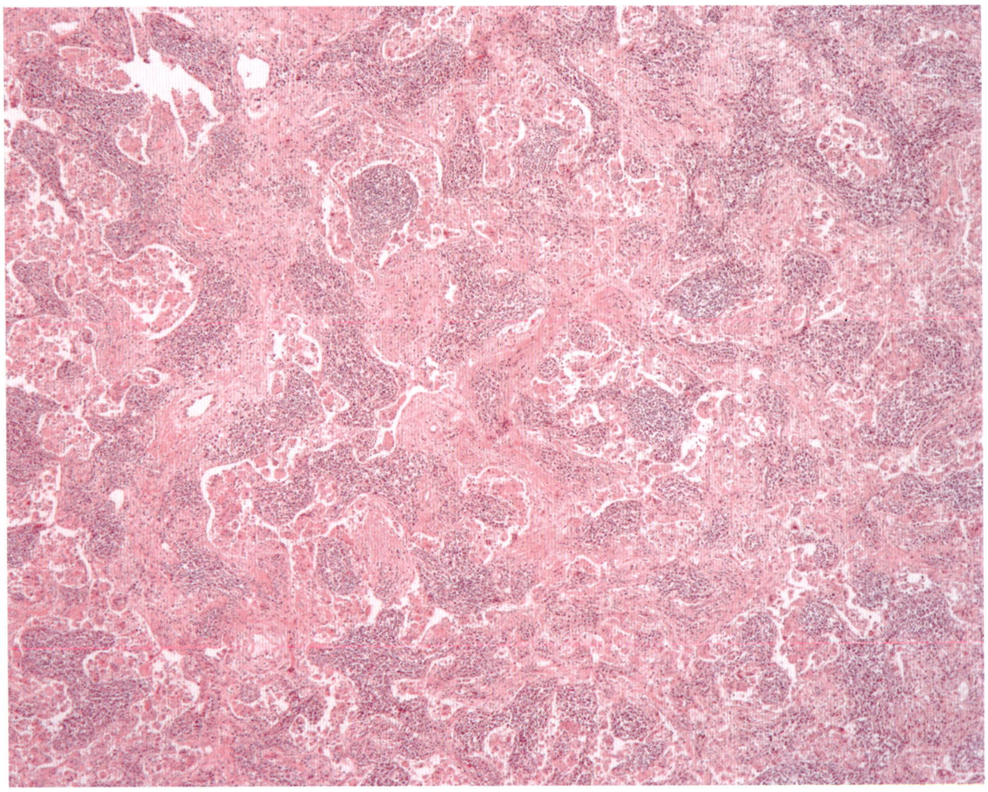

图 4-35
淋巴细胞被充填于扩张的窦内的组织细胞湖分隔。

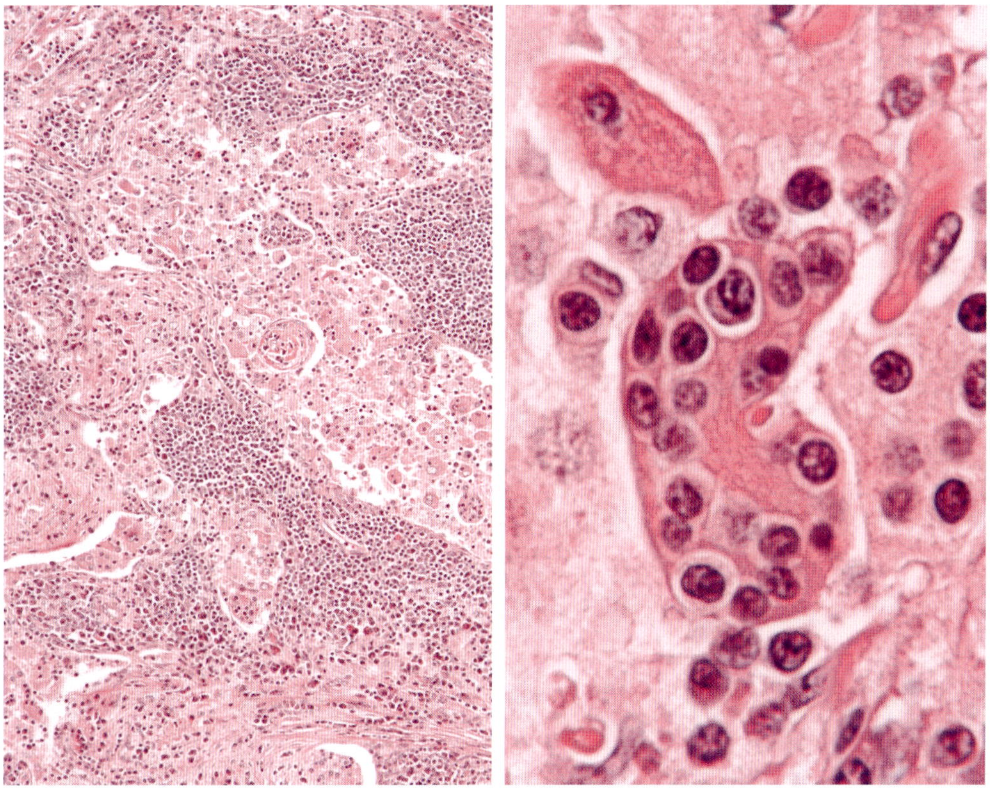

图 4-36
左：窦组织细胞增多症由具有吞噬作用的组织细胞组成。右：高倍镜示伸入运动的组织细胞：大量的浆细胞和淋巴细胞核存在于组织细胞的胞质中。

充满了过量的具有特征性的淋巴吞入或伸入运动的组织细胞（图4-36）。值得一提的是结外SHML与淋巴结 SHML 相比，更倾向于出现纤维化，而较少出现伸入运动的组织细胞。但常规的微生物特殊染色为阴性。

辅助检查

超微结构特点

组织细胞内含有肥胖的空泡，缺少Birbeck颗粒。

免疫组化特点

组织细胞 S-100 阳性，且表达组织细胞抗原如CD68，Leu M3，溶菌酶，α_1-糜蛋白酶等，但CD1a阴性。这些组织细胞被认为是新入血的单核细胞。

鉴别诊断

包括其他组织细胞丰富的疾病如鼻硬结症（rhinoscleroma），结节型麻风（lepromatous leprosy）和少见的组织细胞性淋巴瘤（histiocytic lymphoma）。感染性疾病中的组织细胞较小，不分布在窦内，且S-100 阴性。B 细胞淋巴瘤很少出现淋巴细胞伸入现象，S-100 也为阴性表达。

预后及治疗

预后取决于病变的范围和疾病的“分期”。病情可自发缓解，但患者偶尔可死于并发症（多为感染和淀粉样变）。类固醇激素传统应用于限局性病变，邻近结构受累者需采用外科手术（扩大切除）和放疗。

Langerhans 细胞组织细胞增多症

临床特点

Langerhans 细胞组织细胞增多症（Langerhans cell histiocytosis，LCH），又称组织细胞增多症X，代表了罕见的相关联的一组疾病，包括嗜伊红肉芽肿（EG），

Langerhans 细胞组织细胞增多症
疾病概况

定义	电镜下含有 Birbeck 颗粒的特征性的组织细胞增生的一组相关联的疾病
发生及部位	儿童多发，每年 1/200 000
相关改变或	颅骨多灶状累及
死亡率	多器官受累且对化疗不敏感者预后差
性别、种族和	男女均等
年龄	年轻人多见（<20 岁）
临床特点	头颈部受累多位于颅骨扁平部或颌骨 出现中耳炎和（或）颞骨破坏（病变局限时）
预后及治疗	预后取决于分期和是否为限局性或系统性病变 若多器官受累疾病常进展 限局性病变以外科治疗预后好 系统性病变应结合化疗

Langerhans 细胞组织细胞增多症
病理学特点

镜下所见	Langerhans 细胞较大，细胞质围绕在泡状核周围，纤细淡染，细胞核呈锯齿状、凹槽状、叶片状、折叠状、有核沟 常出现增多的嗜酸细胞，偶尔形成微脓肿
超微结构特点	Langerhans细胞具有折叠的、皱褶的、叶片状的核 细胞膜内陷形成Birbeck或Langerhans颗粒：圆盘状，多层状，“网球拍”状
免疫组化特点	表达多种组织细胞标记物，常用 S-100、CD68、CD1a 确诊
病理鉴别诊断	Hodgkin 淋巴瘤，结外 NK/T 细胞淋巴瘤，Erdheim-Chester 病

Hand-Schüller-Christian 综合征和 Letterer-Siwe 病，电镜下可见到特征性的含 Birbeck 颗粒的组织细胞。该病发病率约为每年1/200 000儿童，可为局限性或系统性病变伴多器官受累。头颈部常受累，多位于颅骨扁平部或颌骨、耳和鼻窦。发病年龄数个月至60多岁，但年轻患者最常见（< 20 岁)。患者表现出非特异性症状包括中耳炎和骨破坏。

影像学特点

LCH累及骨表现为透光性增强的锐利的孔。累及牙槽使牙齿似“漂浮在空气中”。

病理学特点

Langerhans 细胞组织细胞增多症表现为特征性的大细胞，含有围绕在泡状核周围淡染或嗜酸性的胞质，细胞核呈锯齿状、凹槽状、叶片状、折叠状、有核沟、空泡状或“咖啡豆”样，有一至两个核仁（图 4-37，4-38)。细胞质通常出现小的空泡，偶尔出现吞噬细胞碎片。还可见多量的嗜酸性细胞混杂在郎格罕斯细胞之间，主要集中于坏死区周围。

辅助检查

超微结构特点

Langerhans 细胞的核折叠、有皱褶、叶片状，细胞质延伸，形成不均匀的细胞轮廓。细胞内含有数量不等的细胞膜内陷形成的 Birbeck 或称 Langerhans 颗粒。颗粒呈圆盘状，横切面呈杆状。颗粒呈多层交叉的条纹状，常伴特征性的泡状膨胀似“网球拍”状结构。

免疫组化特点

Langerhans细胞的抗原谱广，S-100、CD1a、CD68 阳性。有时，Leu M1、花生凝集素、ATP 酶、T-6 抗原决定簇和 HLA-DR CD74 阳性可帮助诊断。巨噬细胞抗原通常表达在核周区和高尔基体区。

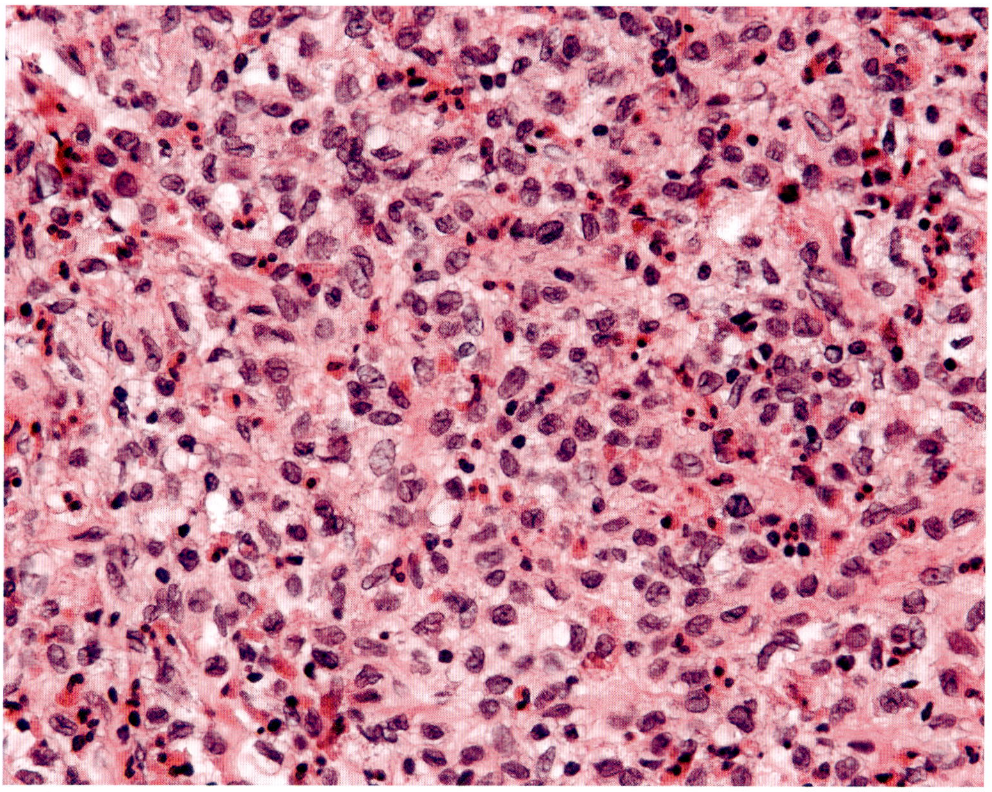

图 4-37
Langerhans 细胞组织细胞增多症。以丰富的嗜酸粒细胞炎症为背景，裂开的“咖啡豆”样细胞核。

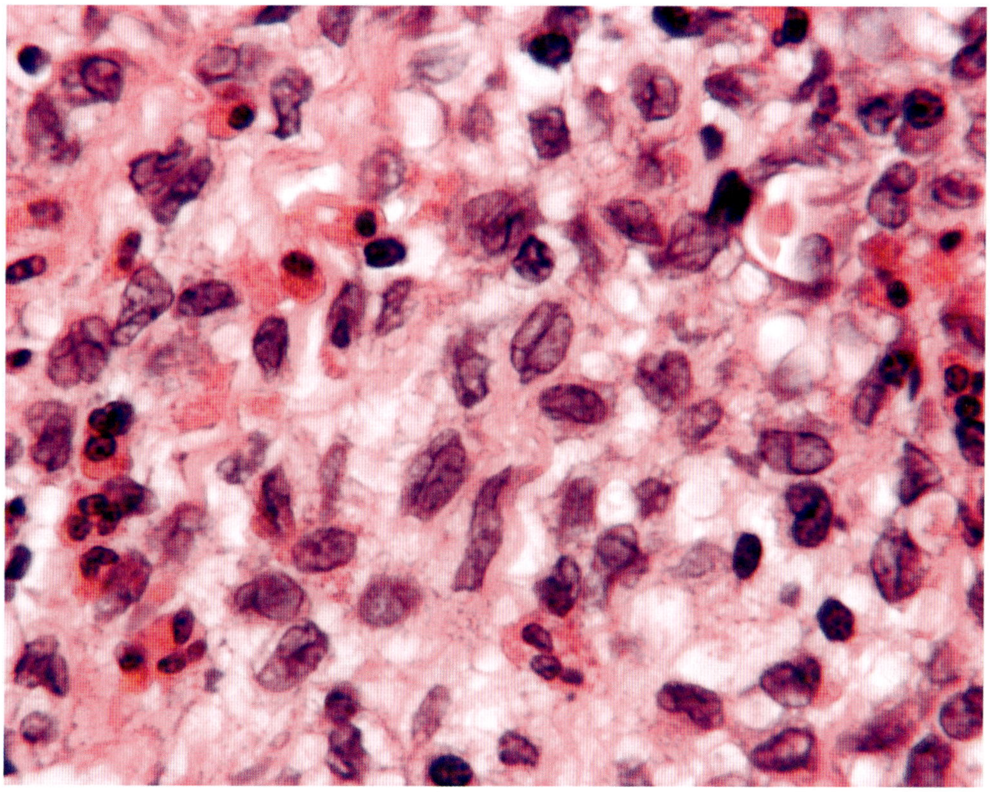

图 4-38
细胞核中央的裂隙形成了 Langerhans 组织细胞特征性的叶片状“咖啡豆”样外观。注意背景中的嗜酸粒细胞。

鉴别诊断

发生于头颈部的 Langerhans 细胞组织细胞增多症应与 Hodgkin 淋巴瘤、结外 NK/T 细胞淋巴瘤和 Erdheim-Chester 病鉴别。Hodgkin 淋巴瘤也可有明显的嗜酸细胞浸润，但有R-S细胞，CD15和CD30阳性而CD1a阴性。NK/T细胞淋巴瘤也可有不规则或有核沟的细胞核，以及嗜酸细胞为背景，但有血管侵犯，NK 和 T 细胞相关抗原阳性表达。Erdheim-Chester 病是一种先天性真正的组织细胞异常，S-100 阳性，但 CD1a 阴性，且缺乏 Birbeck 颗粒。

预后及治疗

LCH可为限局性或系统性疾病，需要复杂的分期系统。不过，头颈部多为限局性病变，保守的外科治疗预后较好。若为系统性病变，应联合化疗。

肌球病

临床特点

肌球病（myospherulosis）是一种医源性异物反应性疾病，由红细胞和油脂、羊毛脂、创伤后脂肪组织等相互作用引起。患者曾行术中油料填塞，出现持续的鼻窦炎、面部疼痛和肿胀。患者发生进展性粘连的几率很高，可能需要特殊的处置。

病理学特征

可见大量小的假包囊呈“瑞士乳酪”样。包囊周围重度纤维化（图 4-39）。这些大的（100 μm）包囊具有非折光的薄膜，内含褐色或无色的畸形红细胞（图 4-40）。红细胞银染不着色。

鉴别诊断

鉴别诊断包括球孢子菌病（coccidiodomycosis）和鼻孢子虫病（rhinosporidium）。肌球病的包囊囊壁厚度约 1 μm ，与球孢子菌病和鼻孢子虫病的厚的、双层、双折光的囊壁不同。

预后及治疗

肌球病采用保守治疗，尽管这种与外科手术有关的疾病可能需要再次手术。因此，对于曾被诊断为肌球病的患者应避免用油性膏剂填塞鼻腔。

肌球病
疾病概况

定义	是一种由医源性油脂、羊毛脂、创伤后脂肪组织等异物反应而产生的人工红细胞包囊
发生及部位	罕见
相关改变或死亡率	肌球病患者常需多次手术以解除粘连
临床特点	鼻窦受累后出现持续的鼻窦症状
预后及治疗	保守治疗，避免使用油脂性填塞物

肌球病
病理学特点

镜下所见	致密的纤维组织中大量小的假包囊大的（100 μm）包囊具有非折光的薄膜，内含褐色或无色畸形的红细胞
组织化学特点	血红蛋白染色证实囊内小体为红细胞 GMS 和铁染色阴性
病理鉴别诊断	球孢子菌病和鼻孢子虫病

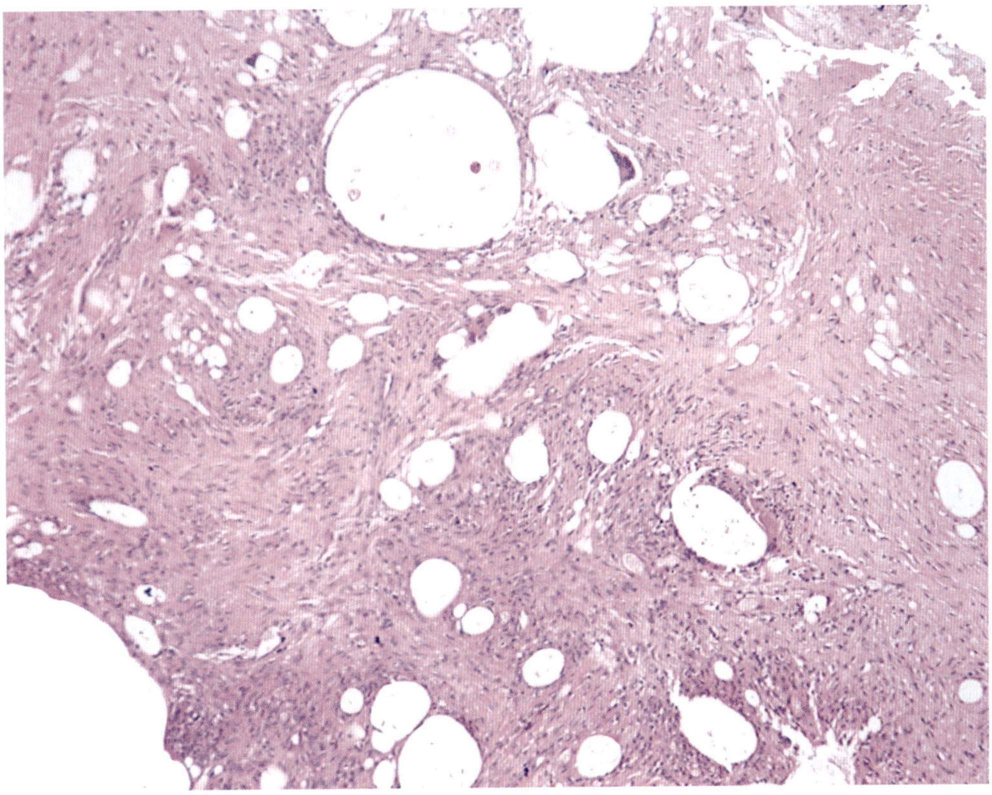

图 4-39
炎症中明显的重度纤维化和大量空泡。可见“嗜酸性小球”小灶状聚集。

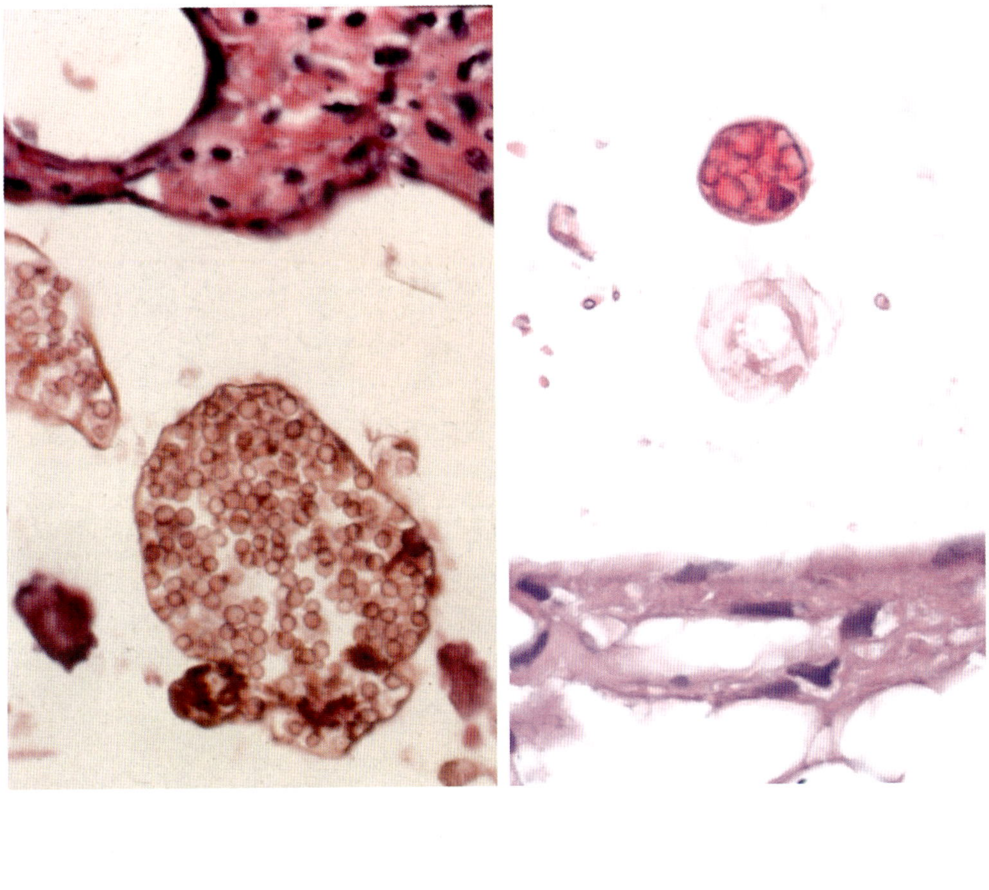

图 4-40
左：肌球病包囊内的红细胞酷似真菌孢子。右：小的退化的红细胞核在囊腔内的球体内。

推荐阅读

鼻息肉

1. Gysin C, Alothman GA, Papsin BC: Sinonasal disease in cystic fibrosis: clinical characteristics, diagnosis, and management. Pediatr Pulmonol 2000;30(6):481–489.
2. Hellquist HB: Nasal polyps update. Histopathology. Allergy Asthma Proc 1996;17(5):237–242.
3. Nakayama M, Wenig BM, Heffner DK: Atypical stromal cells in inflammatory nasal polyps: immunohistochemical and ultrastructural analysis in defining histogenesis. Laryngoscope 1995;105:127–134.
4. Nishioka GJ, Cook PR: Paranasal sinus disease in patients with cystic fibrosis. Otolaryngol Clin North Am 1996;29(1):193–205.
5. Passali D, Bellussi L, Hassan HA, et al.: Consensus conference on nasal polyposis. Acta Otorhinolaryngol Ital 2004;24(2 Suppl 77):3–61.
6. Picado C: Aspirin intolerance and nasal polyposis. Curr Allergy Asthma Rep 2002;2(6):488–493.
7. Scadding GK: Comparison of medical and surgical treatment of nasal polyposis. Curr Allergy Asthma Rep 2002;2(6):494–499.
8. Zeifer B: Update on sinonasal imaging: anatomy and inflammatory disease. Neuroimaging Clin N Am 1998;8(3):607–630.
9. Zeitz HJ: Bronchial asthma, nasal polyps, and aspirin sensitivity: Samter's syndrome. Clin Chest Med 1988;9(4):567–576.

鼻神经胶质异位

1. Cerda-Nicolas M, Fernandez de Sevilla CS, Lopez-Gines C, et al.: Nasal glioma or nasal glial heterotopia? Morphological, immunohistochemical and ultrastructural study of two cases. Clin Neuropathol 2002;21:66–71.
2. Mills SE, Gaffey MJ, Frierson HF: Neural, neuroendocrine, and neuroectodermal neoplasia. Tumors of the upper aerodigestive tract and ear, third series ed. Washington, DC: AFIP, 1997:119–200.
3. Patterson K, Kapur S, Chandra R: "Nasal gliomas" and related brain heterotopias: a pathologist's perspective. Ped Pathol 1986;5:353–362.
4. Penner CR, Thompson LDR: Nasal glial heterotopia: a clinicopathologic and immunophenotypic analysis of 10 cases with a review of the literature. Ann Diag Pathol 2003;7:354–359.
5. Wenig BM, Dulguerov P, Kapadia SB, Prasad ML, Fanburg-Smith JC, Thompson LDR. Neuroectodermal tumours. In: Barnes EL, Eveson JW, Reichart P, Sidransky D, eds. Pathology and Genetics of Head and Neck Tumours. Kleihues P, Sobin LH, series eds. World Health Organization Classification of Tumours. Lyon, France: IARC Press, 2005: 65–75.

感染

1. Corey JP, Delsupehe KG, Ferguson BJ: Allergic fungal sinusitis: allergic, infectious, or both? Otolaryngol Head Neck Surg 1995;113(1):110–119.
2. Kuhn FA, Swain R: Allergic fungal sinusitis: diagnosis and treatment. Current Opin Otolaryngol Head Neck Surg 2003;11: 1–5.
3. Lara JF, Gomez JD: Allergic mucin with and without fungus. A comparitive clinicopathologic analysis. Arch Pathol Lab Med 2001;125: 1442–1447.
4. Ferguson BJ: Eosinophilic mucin rhinosinusitis. Laryngoscope 2000; 110:799–813.
5. Makannaar JH, Chavan SS: Rhinosporidiosis: a clinicopathological study of 34 cases. Indian J Pathol Microbiol 2001;44:17–21.
6. Ahluwalia KB, Maheshwari N, Deka RC: Rhinosporidiosis: a study that resolves etiologic controversies. Am J Rhinol 1997;11:479–483.
7. Wenig BM, Thompson LDR, Franekl SS, et al.: Lymphoid changes of the nasopharyngeal and palatine tonsils that are indicative of human immunodeficiency virus infection: a clinicopathologic study of 12 cases. Am J Surg Pathol 1996;20:572–587.

Wegener 肉芽肿病

1. Frosch M, Foell D: Wegener granulomatosis in childhood and adolescence. Eur J Pediatr 2004;163:425–434.
2. Heffner DK: Wegener's granulomatosis is not a granulomatous disease. Ann Diagn Pathol 2002;6:329–333.
3. Holmen C, Christensson M, Petttersson E, et al.: Wegener's granulomatosis is associated with organ-specific antiendothelial cell antibodies. Kid International 2004;66:1049–1060.
4. Lamprecht P, Gross WL: Wegener's granulomatosis. Herz 2004;29: 47–56.
5. Nishike S, Kato T, Nagai M, et al.: Management and follow-up of localized Wegener's granulomatosis: a review of five cases. Acta Otolaryngol 2004;124:1103–1108.
6. Rowshani AT, Schot LJ, Berge IJM: c-ANCA as a serological pitfall. Lancet 2004;363:782.
7. Seo P, Stone JH: The antineutrophil cytoplasmic antibody-associated vasculitides. Am J Med 2004;117:39–50.
8. Seyer BA, Grist W, Muller S: Aggressive destructive midfacial lesion from cocaine abuse. Oral Surg Oral Med Oral Pathol Oral Radiol Endod 2002;94:465–470.
9. Takwoingi YM, Dempster JH: Wegener's granulomatosis: an analysis of 33 patients seen over a 10-year period. Clin Otolaryngol 2003;28: 187–194.
10. Yi ES, Colby TV: Wegener's granulomatosis. Semin Diagn Pathol 2001; 18:34–46.

呼吸上皮腺瘤样错构瘤

1. Wenig BM, Heffner DK: Respiratory epithelial adenomatoid hamartomas of the sinonasal tract and nasopharynx: a clinicopathologic study of 31 cases. Ann Otol Rhinol Laryngol 1995;104:639–645.
2. Wenig BM. Respiratory epithelial adenomatoid hamartoma. In: Barnes EL, Eveson JW, Reichart P, Sidransky D, eds. Pathology and Genetics of Head and Neck Tumours. Kleihues P, Sobin LH, series eds. World Health Organization Classification of Tumours. Lyon, France: IARC Press, 2005:33.

鼻赘

1. Curnier A, Choudhary S: Rhinophyma: dispelling the myths. Plast Reconstr Surg 2004;114:351–354.
2. Stucker FJ, Lian T, Sanders K: The ABCs of rhinophyma management. Am J Rhinol 2003;17:45–49.
3. Rohrich RJ, Griffin JR, Adams WP Jr: Rhinophyma: review and update. Plast Reconstr Surg 2002;110:860–869.

窦组织细胞增多症伴巨大淋巴结病
(Rosai–Dorfman 病)

1. Carbone A, Passannante A, Gloghini A, Devaney KO, Rinaldo A, Ferlito A: Review of sinus histiocytosis with massive lymphadenopathy (Rosai-Dorfman disease) of head and neck. Ann Otol Rhinol Laryngol 1999;108:1095–1104.
2. Chan ACL, Chan JKC, Cheung MMC, Kapadia SB. Haematolymphoid tumours. In: Barnes EL, Eveson JW, Reichart P, Sidransky D, eds. Pathology and Genetics of Head and Neck Tumours. Kleihues P, Sobin LH, series eds. World Health Organization Classification of Tumours. Lyon, France: IARC Press, 2005:58–64.
3. Foucar E, Rosai J, Dorfman RF: Sinus histiocytosis with massive lymphadenopathy. An analysis of 14 deaths occurring in a patient registry. Cancer 1984;54:1834–1840.
4. Goodnight JW, Wang MB, Sercarz JA, Fu YS: Extranodal Rosai-Dorfman disease of the head and neck. Laryngoscope 1996;106: 253–256.
5. Wenig BM, Abbondanzo SL, Childers EL, et al.: Extranodal sinus histiocytosis with massive lymphadenopathy (Rosai-Dorfman disease) of the head and neck. Hum Pathol 1993;24:483–492.

Langerhans 细胞组织细胞增多症

1. Davis SE, Rice DH: Langerhans' cell histiocytosis: current trends and the role of the head and neck surgeon. Ear Nose Throat J 2004;83: 340–344.
2. Devaney KO, Putzi MJ, Ferlito A, Rinaldo A: Head and neck Langerhans cell histiocytosis. Ann Otol Rhinol Laryngol 1997;106:526–532.
3. Krishna H, Behari S, Pal L, et al.: Solitary Langerhans-cell histiocytosis of the clivus and sphenoid sinus with parasellar and petrous exten-

sions: case report and a review of literature. Surg Neurol 2004;62: 447–454.

肌球病

1. Rosai J: The nature of myospherulosis of the upper respiratory tract. Am J Clin Pathol 1978;69:475–481.
2. Sindwani R, Cohen JT, Pilch BZ, Metson RB: Myospherulosis following sinus surgery: pathological curiosity or important clinical entity? Laryngoscope 2003;113:1123–1127.
3. Wheeler TM, Sessions RB, McGavran MH: Myospherulosis: a preventable iatrogenic nasal and paranasal entity. Arch Otolaryngol 1980;106:272–274.

5 鼻腔、鼻窦及鼻咽部良性肿瘤

Bayardo Perez-Ordoñez, Schneiderian D.R.Thompson

Schneiderian 乳头状瘤

鼻前庭和鼻腔上壁的黏膜分别被覆鳞状上皮和嗅上皮。其余的鼻黏膜上皮为纤毛柱状上皮，为外胚层起源，称为Schneiderian膜（Schneiderian membrane）。三种良性肿瘤性的乳头状瘤样增生起源于Schneiderian膜：外生性、蕈状或外翻性乳头状瘤（exophytic，fungiform，everted papilloma，EP），内翻性或内生性的乳头状瘤（inverted or endophytic papilloma，IP），和柱状、圆柱状细胞或嗜酸细胞性乳头状瘤（cylindrical cell 或 oncocytic papilloma，CCP）。虽然三种疾病具有一些共同特点，并均被称为“Schneiderian 乳头状瘤”（Schneiderian papilloma），但是三者的临床特点和病理组织学特点又有许多区别，因此在临床病理学上被认为是三种不同的疾病。无混合性的乳头状瘤以及它们与人乳头状瘤病毒（HPV）的关系明显不同也支持这一分类。

Schneiderian 乳头状瘤：外生性
疾病概况

定义	来源于 Schneiderian 膜的一种乳头状瘤，由外生性的乳头状叶状肿物构成，具有纤维血管轴心，轴心外被覆多层分化好的层状的上皮细胞
发生及部位	不常见（约为 6/1 000 000） 鼻中隔
发病率和死亡率	发病率与鼻堵和鼻出血有关 无死亡率
性别，种族和年龄	男＞女 （男：女为 4：1） 成人（平均年龄 50 ～ 60 岁）
临床特点	单侧鼻堵 鼻出血 鼻溢液 头痛
预后及治疗	尽管有复发（达 50%），但长期预后良好 仔细且完全的外科切除

临床特点

鼻腔鼻窦Schneiderian乳头状瘤（sinonasal Schneiderian papilloma，SSP）是一种罕见的疾病，估计每年的发病率为0.6/100 000。男性多见（男：女为4：1），大多数患者发病年龄较高（15 ～ 96 岁，平均56 岁）。临床症状无特异性，包括单侧鼻塞，其次有鼻出血，鼻溢液，面部压迫感和头痛。病人在被确诊为SSP以前，通常有鼻内手术病史。大体检查单侧鼻腔内常可见息肉样团块，根据组织学类型的不同，SSP 的解剖部位明显不同；EP 几乎均发生在鼻中隔；IP 和 CCP

Schneiderian 乳头状瘤：内翻性
疾病概况

定义	来源于 Schneiderian 膜的一种乳头状瘤，伴增生，肿瘤向其下面的间质内嵌入性生长
发生及部位	不常见（约为 6/1 000 000） 鼻腔侧壁，中鼻甲，其次是鼻窦（鼻咽部和中耳罕见）
发病率和死亡率	颅内浸润 10% 的病例可发生恶变
性别、种族和年龄	男＞女 （男：女为 4：1） 成人（平均年龄 50 岁），儿童不常见
临床特点	鼻堵 鼻溢液 鼻出血 面部压迫感 头痛
预后及治疗	（除恶变病例外）长期预后良好 根据外科手术方式的不同，复发率达 60% 大约 10% 的病例恶变 仔细彻底的外科切除

Schneiderian 乳头状瘤：柱状细胞型
疾病概况

定义	来源于 Schneiderian 膜的一种乳头状瘤，呈外生性叶状及内生性嵌入性生长，被覆多层柱状嗜酸性细胞
发生及部位	罕见 鼻腔侧壁
相关改变或死亡率	鼻堵，出血 恶变病例罕见
性别，种族和年龄	男、女发病率相同 50 ~ 60 岁人群
临床特点	鼻堵 鼻出血
预防及治疗	预后良好 恶变病例罕见 仔细和彻底的外科手术切除

侵犯鼻腔侧壁，中鼻道，其次累及鼻窦（上额窦、筛窦、蝶窦、额窦）。不到 3% 的病例，肿瘤组织为双侧发生。极少数情况下肿瘤原发于鼻咽和中耳。

影像学特点

X 线、CT 和 MRI 检查通常显示单侧的息肉样肿物充满鼻腔，鼻中隔移位和鼻窦浑浊也常见。约 45% 的病例可出现压迫性骨侵害，肿瘤内部极少出现钙化。

Schneiderian 乳头状瘤：外生性
病理学特点

大体所见	灰褐色，花椰菜样或疣状的乳头增生，有窄蒂，附着于黏膜上
镜下所见	分支状、外生性增生伴纤维血管的轴心，被覆分化好的分层的鳞状上皮 有基底层及副基底层细胞，分化好的角化细胞，颗粒细胞层，表面角化 上皮内的或有腔的纤毛或杯状细胞 间质内有浆液黏液腺
病理鉴别诊断	皮肤鳞状细胞乳头状瘤，炎性鼻息肉，乳头状鳞状细胞癌

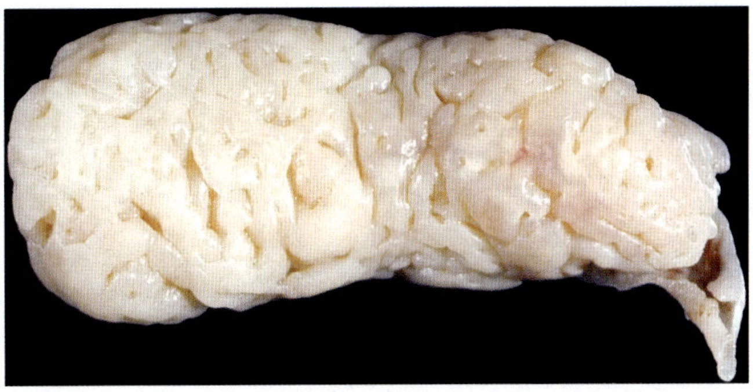

图 5-1
一个内翻性乳头状瘤的外科手术标本，呈息肉样外观。由于内翻性生长的上皮过度增生，肿物表面呈脑形，有许多沟裂。

Schneiderian 乳头状瘤：内生性
病理学特点

大体所见	大的多结节状坚硬的息肉样病变 有内翻性的深裂，但黏膜完整 外科手术标本中有碎骨片
镜下所见	明显增厚的，内翻性肿瘤性增生取代黏液浆液腺和导管（非浸润性） 移行/鳞状上皮内伴有多量的上皮内微囊，囊内包含巨噬细胞、黏蛋白和细胞碎屑 细胞边界明显伴糖原 可有纤毛柱状细胞或表面角化 灶状细胞不典型增生 间质的变化范围从水肿性、黏液瘤样到纤维性，伴有炎性浸润 间质内无浆液黏液腺 可发生恶变（原位或浸润性）（通常为鳞状细胞癌）
免疫组化特点	同一细胞同时表达柱状和鳞状上皮角蛋白
病理鉴别诊断	鼻息肉，READ，癌

病理学特点

大体所见

EP 为灰褐色，菜花样或桑葚样的疣状乳头样增生，通过窄蒂与下面的黏膜相连。IP通常较大，为多结节状的坚硬的息肉样病变，表面有深的裂隙，黏膜完整（图5-1）。IP的切除标本通常包括骨的碎片。大体上，CCP通常较小，呈碎片状，由粉红色到褐色的软的乳头状组织碎片构成。

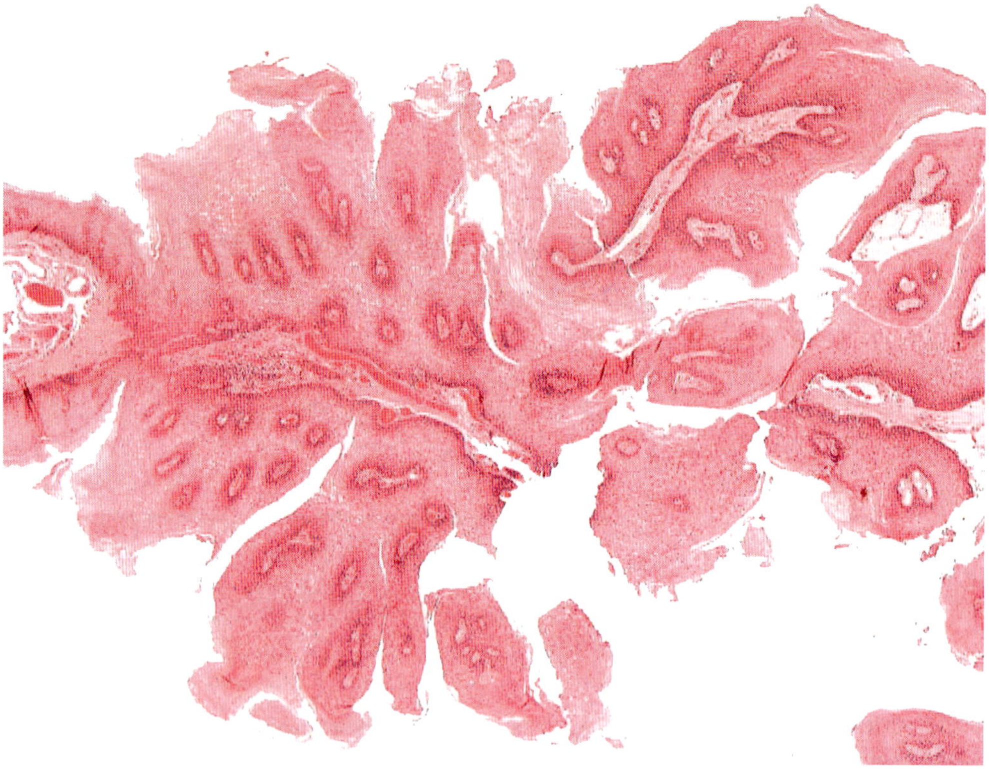

图 5-2
鼻中隔的外生性 Schneiderian 乳头状瘤，被覆明显增厚的分化较好的鳞状上皮。

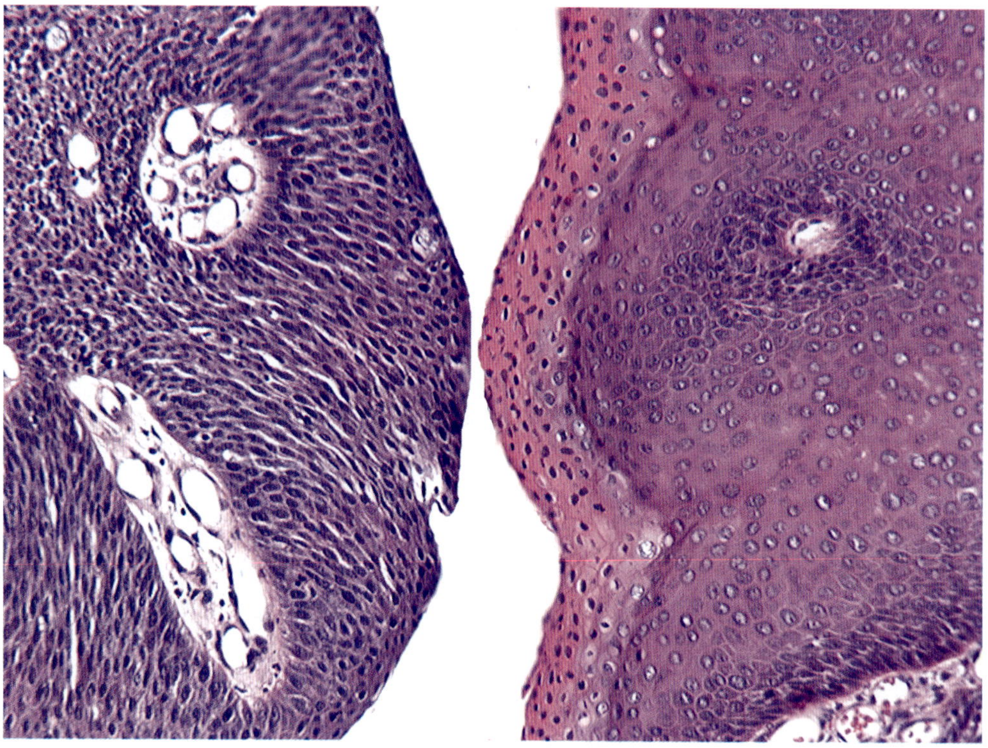

图 5-3
左侧：外生性的Schneiderian乳头状瘤明显的基底 - 旁基底细胞。右侧：分化好的角化不全的角化上皮。

镜下所见

外生性

EP呈分支状，外生性生长，具有纤维血管轴心，被覆分化较好的，层状的鳞状上皮（图5-2）。上皮细胞的变化范围从基底层和旁基层细胞（图5-3）到带有颗粒细胞层的分化良好的角化细胞，表面角化伴有过度角化（图5-4，5-5）。可以出现上皮内的或有腔的纤毛细胞或杯状细胞，间质通常含有多少不等的浆液黏液腺。在EP中，核分裂象和不典型细胞很少见，恶化的 EP 极罕见。

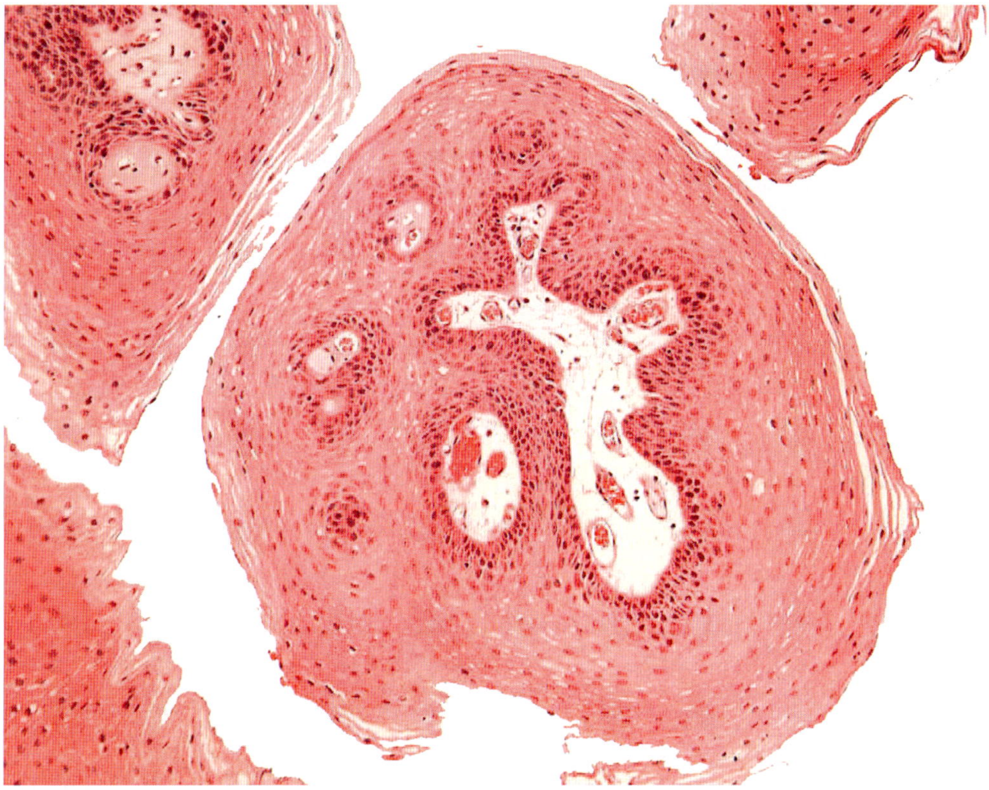

图 5-4
外生性 Schneiderian 乳头状瘤，可见乳头状“指样”突起，突起具有纤维血管轴心，外被鳞状细胞。

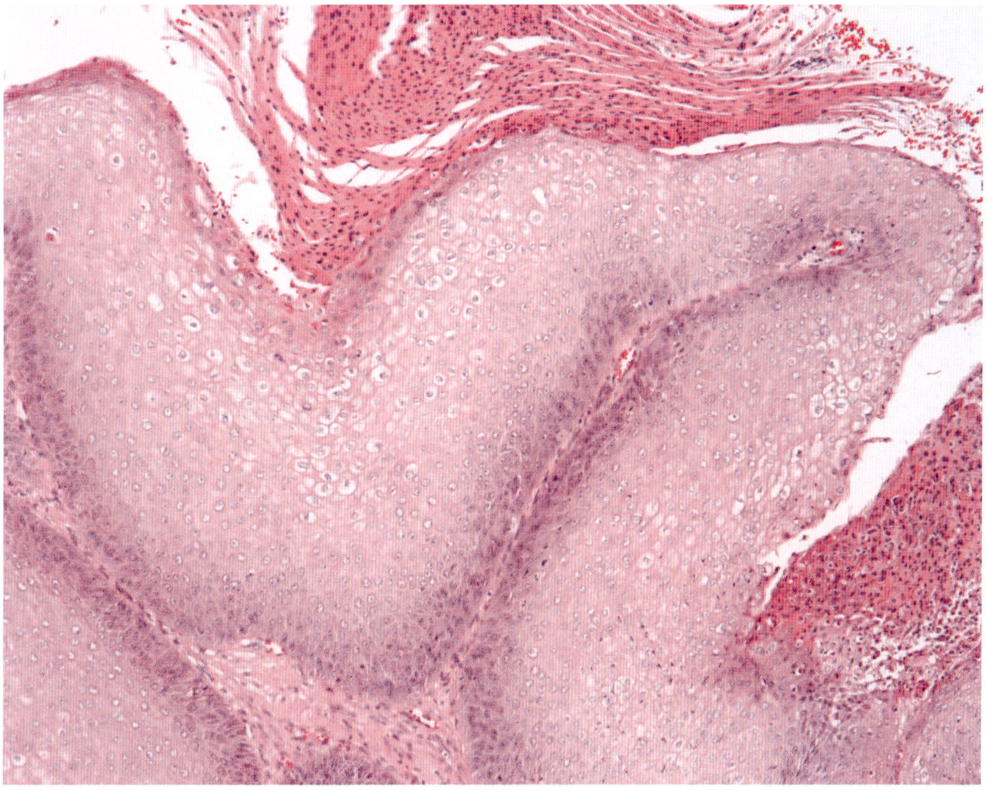

图 5-5
外生性乳头状瘤，可见有不典型性的挖空细胞、过度角化和不全角化。

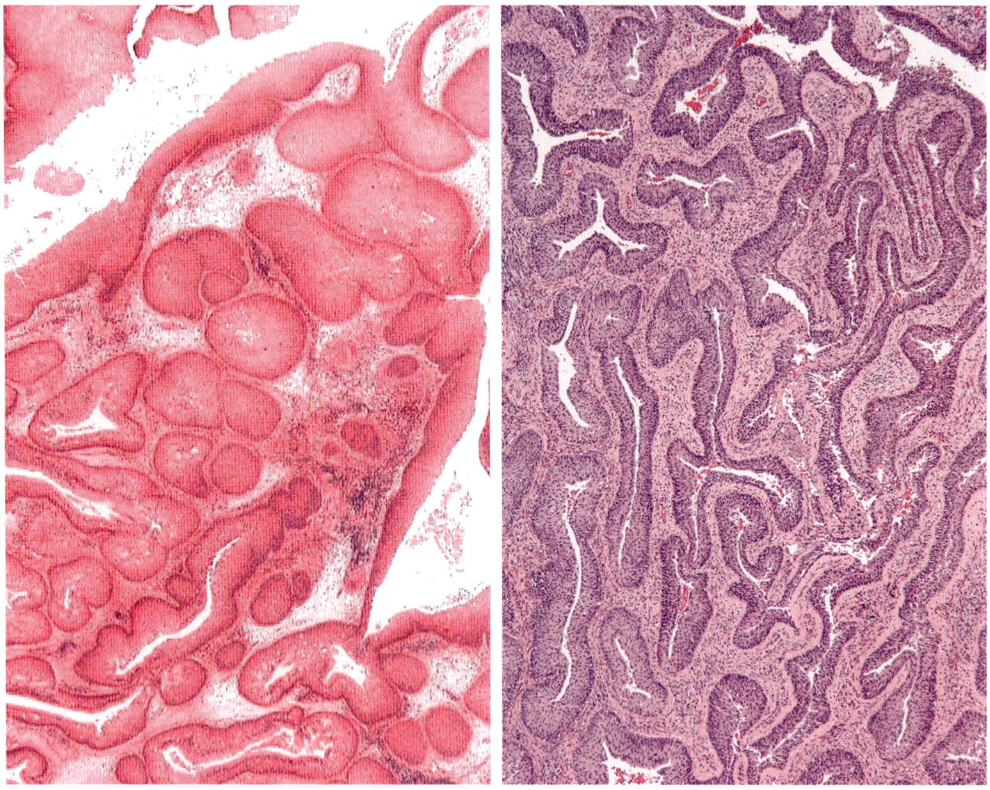

图 5-6
内翻性 Schneiderian 乳头状瘤，间质深处可见细胞巢。

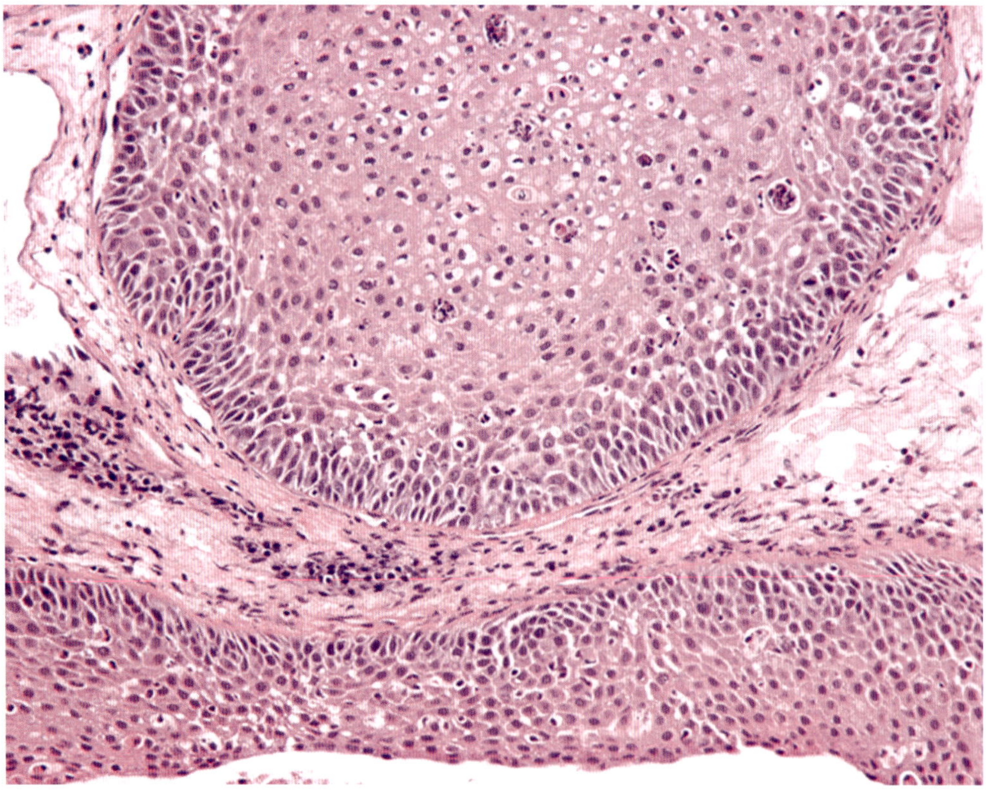

图 5-7
内翻性Schneiderian乳头状瘤内可见典型的非角化的鳞状上皮，上皮内囊腔偶见吞噬细胞。

内翻性

IP的上皮为明显增厚的，内翻性的或内生性的非角化移行上皮（图5-6）。IP中内翻性生长的区域由完整的基底膜包绕，不显示“浸润性生长”。随表面细胞呈变平的方向，IP的上皮细胞经历了鳞状上皮的成熟过程（图5-7）。表面角化和颗粒细胞层不常见（10%）。通常细胞边界清楚，胞浆透明（由于胞浆内糖原）。细胞可出现多形性，但为局灶性的，且与错角化和核分裂象的增加不相关。IP的一个特征性变化为大量上皮内微囊的出现，微囊内含有巨噬细胞、黏蛋白和细胞碎屑（图 5-8）。在近腔面的部位，微囊的数量更多。黏液细胞可散在出现。核分裂象变化不等，但通常限于基底细胞和旁基底细胞。有时，腔面可能被覆纤毛柱状上皮细胞。间质可为水肿性的、黏液瘤样的和纤维性的，通常情况下，间质明显缺乏浆液黏液腺。炎性渗出物由多少不等的中性白细胞、嗜酸性粒细胞和小淋巴细胞及浆细胞混合构成，有时可有生发中心形成（图 5-9）。

恶变见于 10% 的 IP 病例，其中大多数恶变为常见的原位鳞状细胞癌和浸润性鳞状细胞癌（图5-10）。在恶变病例中，60% 是与 IP 同步发生的，而 40% 则发生于 IP 发生后。

柱状细胞型

CCP的特点为由增生的多层的柱状上皮细胞和嗜酸细胞构成（图 5-11）。大多数 CCP 有外生性的、分支状的、乳头状的外观，乳头具有长的纤细的纤维轴心。每个肿瘤细胞的边界清楚，胞浆呈嗜酸性或颗粒嗜酸性，细胞核呈圆形，位于细胞中心，大小一致，常见小到中等大小的核仁。有时表层细胞可见明显的纤毛（图5-12）。在这些肿瘤中，也可见到典型的，大量的小的上皮内黏液囊腔。在 CCP，核分裂象不常见，与 IP 不同，在 CCP 中在黏膜下可见浆液黏液腺。在 CCP 恶变罕见。

辅助检查

超微结构特点

尽管对 IP 的诊断不必要，但电镜显示 IP 由层状的移行样细胞构成，基底细胞和鳞状细胞的特点为胞浆内具有张力丝束。有时可确定杯状细胞内有黏液颗粒。肿瘤细胞具有长的微绒毛样的突起，由发育较好

Schneiderian 乳头状瘤：柱状细胞型
病理学特点

大体所见	小的乳头状组织碎片、质软、肉状、粉红色、褐色
镜下所见	呈外生性和内生性生长方式 多层的柱状嗜酸性上皮 肿瘤细胞边界清楚，胞浆嗜酸性或颗粒状嗜酸性 核圆形，核仁小 上皮内微囊表面可见灶性纤毛 恶变病例罕见
免疫组化特点	线粒体组织化学染色（PTAH）阳性 细胞色素 C 氧化酶阳性
病理鉴别诊断	鼻孢子虫病和鼻腔、鼻窦低级别的乳头状腺癌

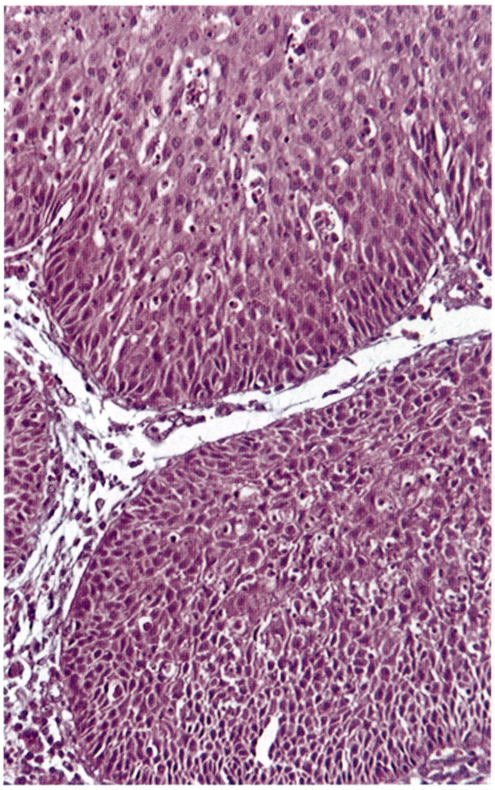

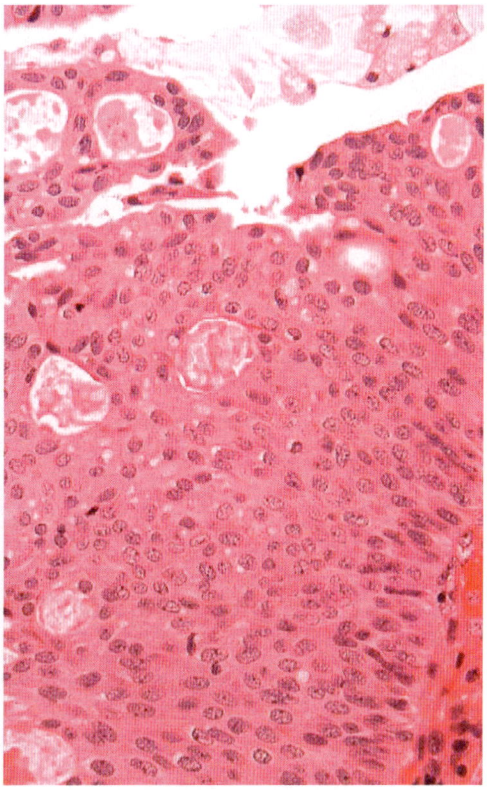

图 5-8
内翻性 Schneiderian 乳头状瘤，鳞状上皮增生，伴多少不等的上皮内微囊。

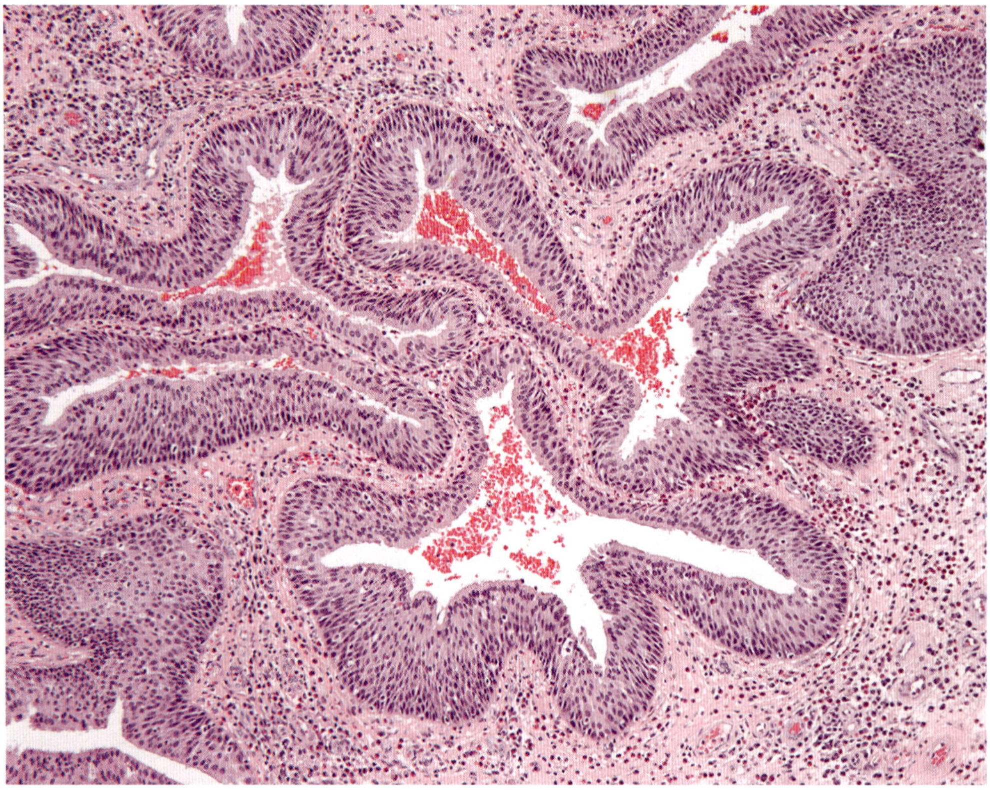

图 5-9
内翻性增生的上皮由纤维间质分隔，伴有混合性的炎性细胞浸润。

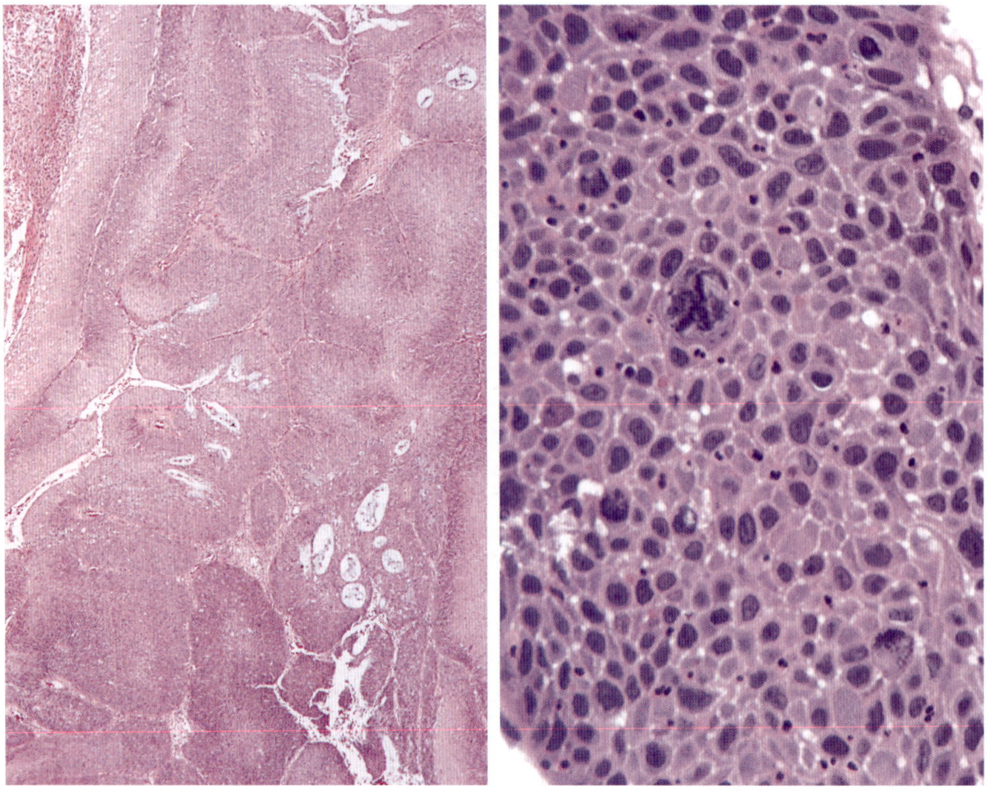

图 5-10
左：恶变的内翻性Schneiderian乳头状瘤，细胞成分增多且欠成熟。右：在高倍镜下可见核有多形性，具有不典型核分裂象。

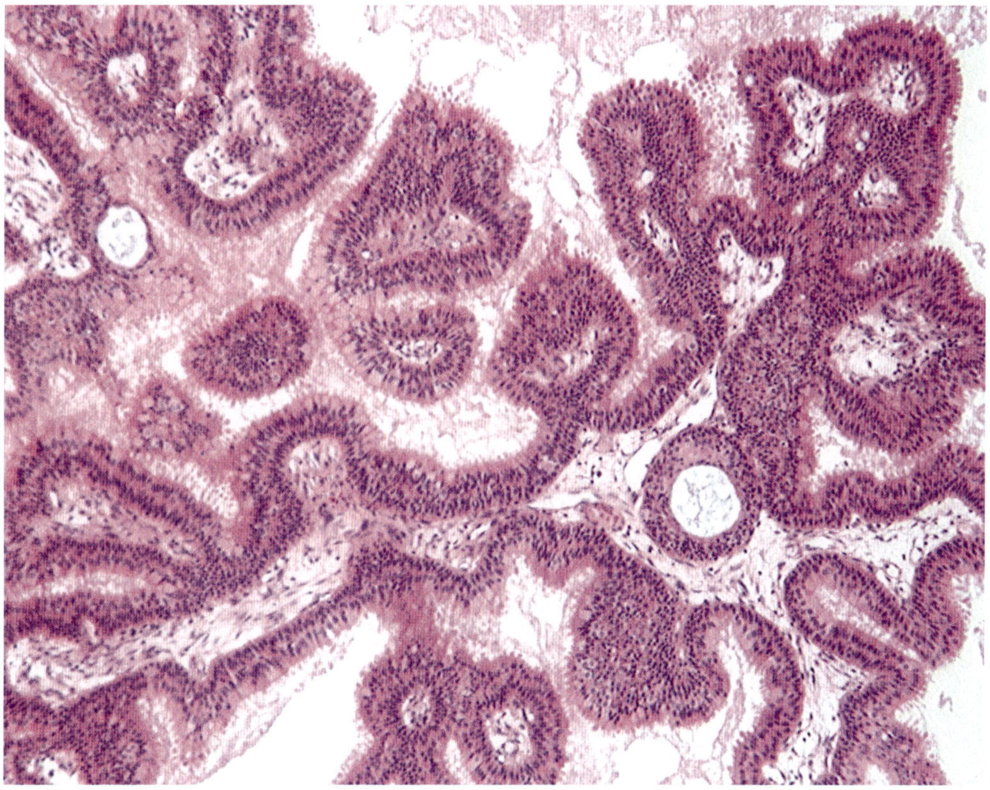

图 5-11
多层的嗜酸性上皮细胞呈局灶性“有轨电车轨道（tram-track）”样排列。在复杂的乳头状生长的表面可见丰富的纤毛。

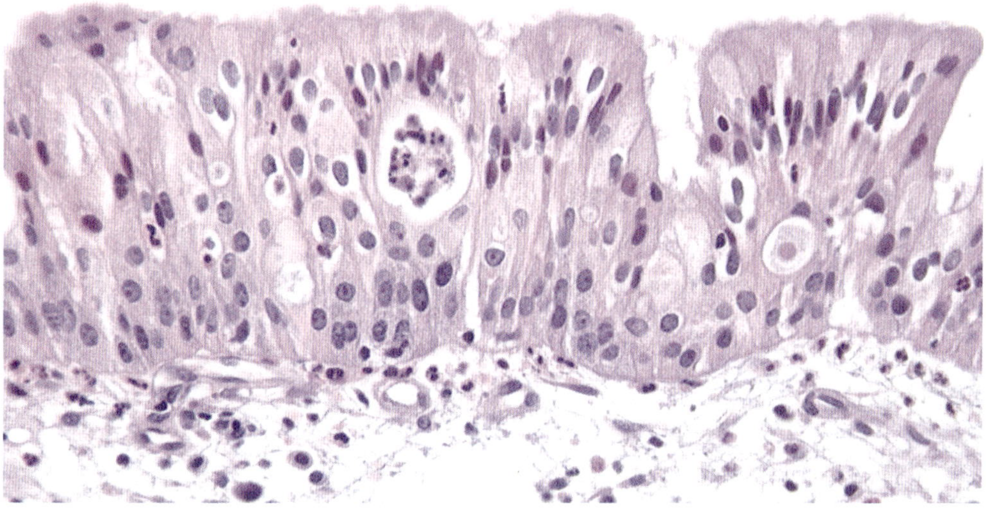

图 5-12
柱状细胞型Schneiderian乳头状瘤，可见分层的柱状呼吸上皮，伴有嗜酸细胞和小的嗜中性白细胞脓肿。

的桥粒相连接。胞浆内的糖原和溶酶体明显。在许多区域基底膜较薄且不连续。

免疫组化特点

免疫组化检查对于 SSP 的诊断和分类并不必要。有趣的是同一细胞同时表达柱状细胞和鳞状细胞分化所特有的角蛋白，这一点似乎是 Schneiderian 乳头状瘤的特点，而在非肿瘤性的黏膜组织中无此共同表达。与在嗜酸细胞中预期的一样，CCP的细胞对细胞色素 C 氧化酶的免疫组化反应呈阳性改变。

分子生物学技术

尽管使用不同的技术及 HPV 血清型产生了不同的结果，但原位杂交技术和PCR技术已经令人信服地证实了 HPV 感染为 SSP 的一个病因。最常见的 HPV 为低风险的 HPV6 型和 HPV11 型。HPV 感染似乎不会增加该肿瘤恶变的风险。

鉴别诊断

鉴别诊断依据乳头状瘤的组织学类型，诊断包括鼻腔、鼻窦息肉，皮肤鳞状细胞乳头状瘤，乳头状鳞状细胞癌，呼吸上皮腺瘤样错构瘤（READ），低分化的乳头状腺癌，及鼻孢子虫病。鼻息肉的间质水肿明显，有明显的炎症反应，上皮无增生性，无上皮内微囊的出现。乳头状鳞状细胞癌的特点为乳头带有纤维血管轴心，表面被覆明显恶变的鳞状上皮。癌变有可能来源于 Schneiderian 乳头状瘤。READ 是一种少见的错构瘤，上皮呈腺性分布。低分化的鼻腔、鼻窦乳头状腺癌呈浸润性生长，肿瘤可呈腺泡状，囊性或小梁状生长。鼻孢子虫病有特征性的孢子囊和内生孢子，位于上皮下的间质内，而 IP 和 CCP 的微囊则位于上皮内。

预后和治疗

不伴有原位癌和浸润性鳞状细胞癌的SSP预后良好。然而复发率相当高，复发率与肿瘤的范围和初次外科手术入路有关。如果肿瘤未被完全切除，复发率可达60%（与其他类型相比，内翻性乳头状瘤的复发更常见），复发通常发生在初次发病的五年内。多次复发不常见。应告知其解剖边界，如果忽略可能会出现明显的复发。恶变与复发的次数无关。

治疗选择外科手术，或是使用内镜，圈套撕脱法，或是使用更彻底的切除方法（外侧鼻切除术和内侧上颌骨切除术，Caldwell-Luc 手术，颅面切除术，面中部勒除）。仔细切除对于避免复发很关键。

小叶状毛细血管瘤（化脓性肉芽肿）

临床特点

小叶状毛细血管瘤（lobular capillary hemangioma，LCH）是一种相对常见的良性血管性肿瘤，大约占鼻腔、鼻窦非上皮性肿瘤的25%。在应用“小叶状毛细血管瘤”诊断这些病变之前，人们曾使用“化脓性肉芽肿”这个词，但“化脓性肉芽肿”这个用词并不正确。LCH不是化脓性的、传染性的或“肉芽肿性的”。尽管发病机制仍不清楚，但局部创伤和激素因素仍被认为是致病因素。约1/3的黏膜LCH来自鼻腔，这些病变通常发生于15岁以下的男孩、生育期的妇女，较少发生于年龄较大的男性、女性。

患者通常表现为周期性的，无痛性的鼻出血，较大的病变可能引起鼻塞。鼻镜检查可见肿物边界清楚，无蒂或是息肉样、红色到紫色的团块样。通常黏膜可见溃疡，溃疡表面有纤维蛋白渗出物。大约60%

小叶状毛细血管瘤（化脓性肉芽肿）
疾病概况

定义	良性血管性肿瘤，伴小叶状结构，由大小不等的血管构成，伴内皮细胞增生
发生及部位	常见 鼻中隔前部（60%），鼻前庭（20%），鼻甲（20%）
性别、种族和年龄	小于 15 岁的男孩 生育期的女性 老年病人性别无明显差异
临床特点	周期性的，无痛性鼻出血 鼻堵
预后及治疗	预后良好，无明显复发 用内镜彻底切除，术中控制出血

的病例来自鼻中隔前部的 Little 区，20% 累及鼻前庭，20% 侵犯鼻甲。

病理学特点

大体所见

LCH为息肉样（图5-13），结节状，无蒂的团块，呈粉红色或灰褐色。外科手术标本通常可见覆有黄色到白色纤维蛋白渗出物的溃疡。

小叶状毛细血管瘤（化脓性肉芽肿）病理学特点

大体所见	无蒂，息肉样或结节状，红色至紫色的肿块 溃疡常见
镜下所见	分叶状结构伴混合性的厚壁及薄壁血管 中心性血管被致密的毛细血管性细胞性小叶围绕 肥胖的内皮细胞，温和的细胞核，胞浆中度嗜酸或缺乏 核分裂象常见 水肿至纤维性的间质伴混合性炎症细胞浸润 表面溃疡伴纤维素渗出，类似肉芽组织
免疫组化特点	内皮细胞 CD31、CD34、VIII-RAg 因子阳性 肌动蛋白在周细胞及平滑肌细胞阳性
病理鉴别诊断	鼻咽部血管纤维瘤、血管球外皮细胞瘤（鼻腔鼻窦型血管外皮细胞瘤）、血管肉瘤

镜下所见

“小叶状毛细血管瘤”一词恰当地描述出了这种良性血管性肿瘤的显微镜下特点。在低倍镜下，LCH呈现出一种独特的小叶状结构，这种结构由薄壁和厚壁血管组成并构成病变的中心（图5-14）。小叶富含细胞，由小的紧密排列的带有狭长开口样的或不清楚管腔的毛细血管组成（图5-15）。血管的内皮细胞饱满，具有一般的核的特点，胞浆从无嗜酸性到中度嗜酸性（图5-16）。在小叶内，核分裂象容易辨认。在LCH的中心部分和表面部分可见分化良好的毛细血管或大角度的带分支管腔的血管。这些血管可能有厚的管壁，类似小动脉或小静脉。间质可为水肿性或纤维性的。炎性渗出物多少不等，由小淋巴细胞、浆细胞，肥大细胞构成，也可有中性白细胞出现。在伴有溃疡的肿瘤表面炎性渗出明显。在伴有溃疡的肿瘤组织中可见纤维蛋白渗出物，部分区域与常见的肉芽组织难以区分。

辅助检查

尽管对绝大多数病例来说并不必要，但内皮细胞对血管性标志物如 CD31、CD34 及 VIII-RAg 呈阳性反应。肌动蛋白染色可显示出外皮细胞和平滑肌细胞。

鉴别诊断

此良性肿瘤必须与鼻咽部的血管纤维瘤（naso-pharygeal angiofibroma，NPA），血管球外皮细胞瘤

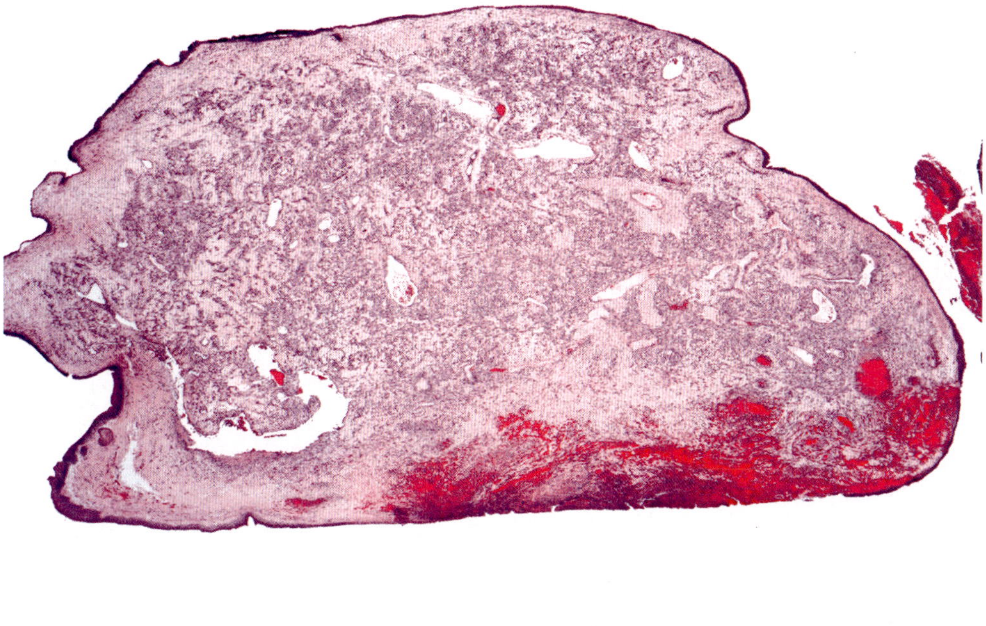

图 5-13
小叶状毛细血管瘤，在大的开放的血管周围可见小叶状排列。

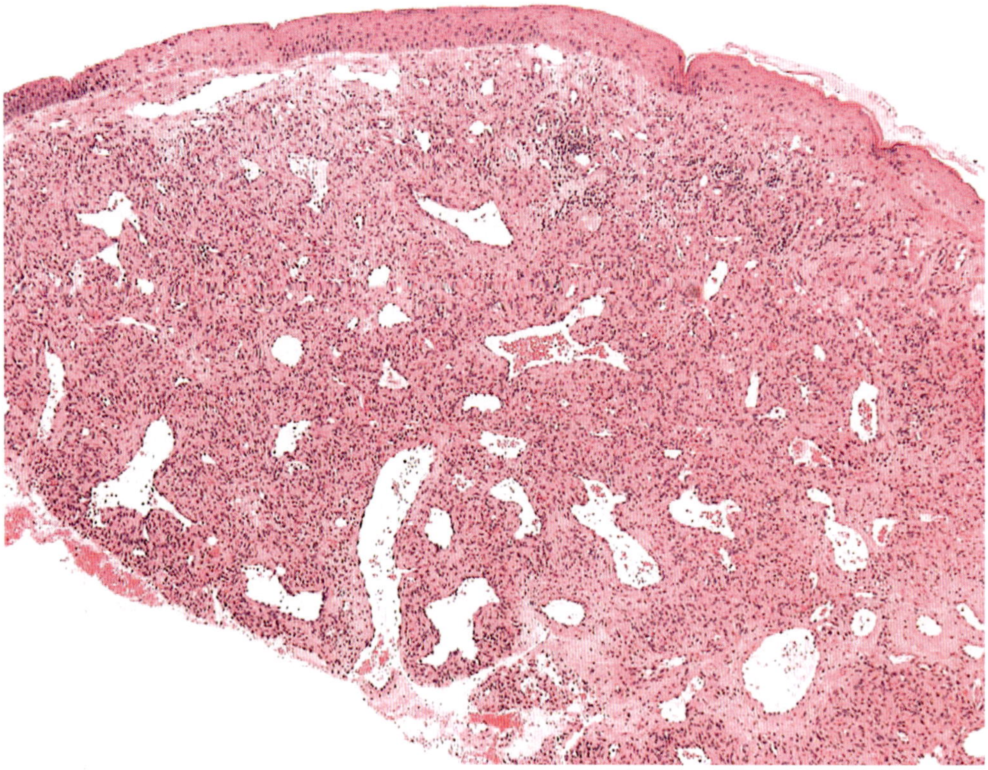

图 5-14
伴有小叶状结构的小叶状毛细血管瘤，小叶细胞丰富，可见散在扩张的较大血管。

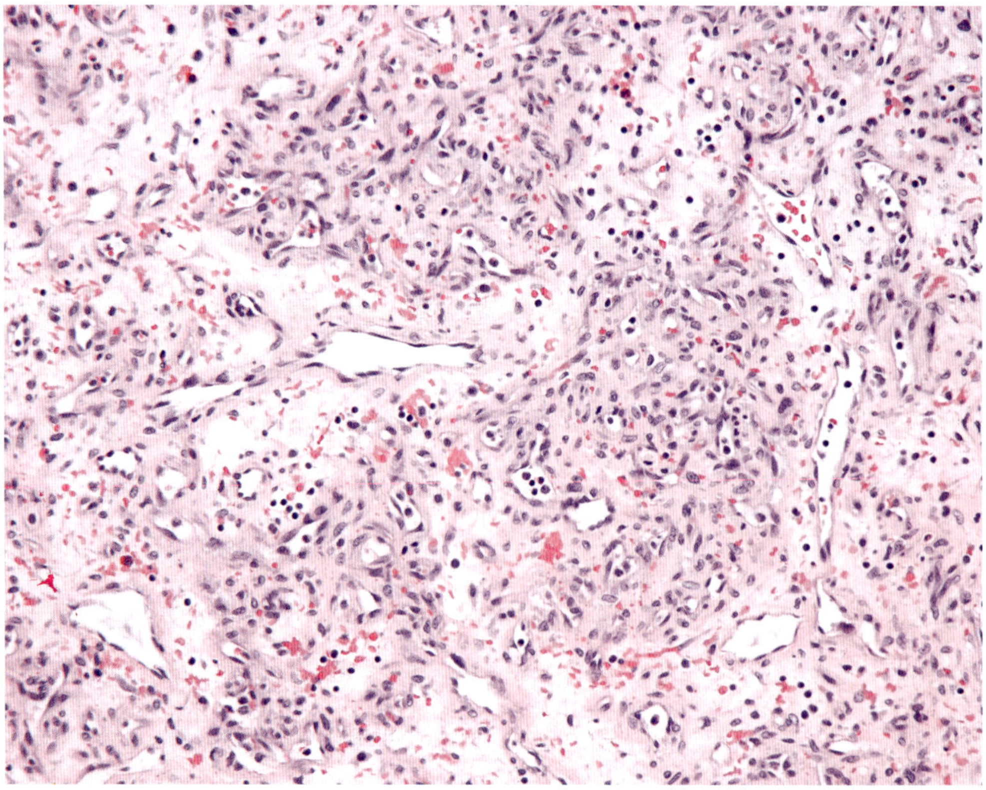

图 5-15
内皮细胞衬里的毛细血管组成的小叶包绕中央的血管。

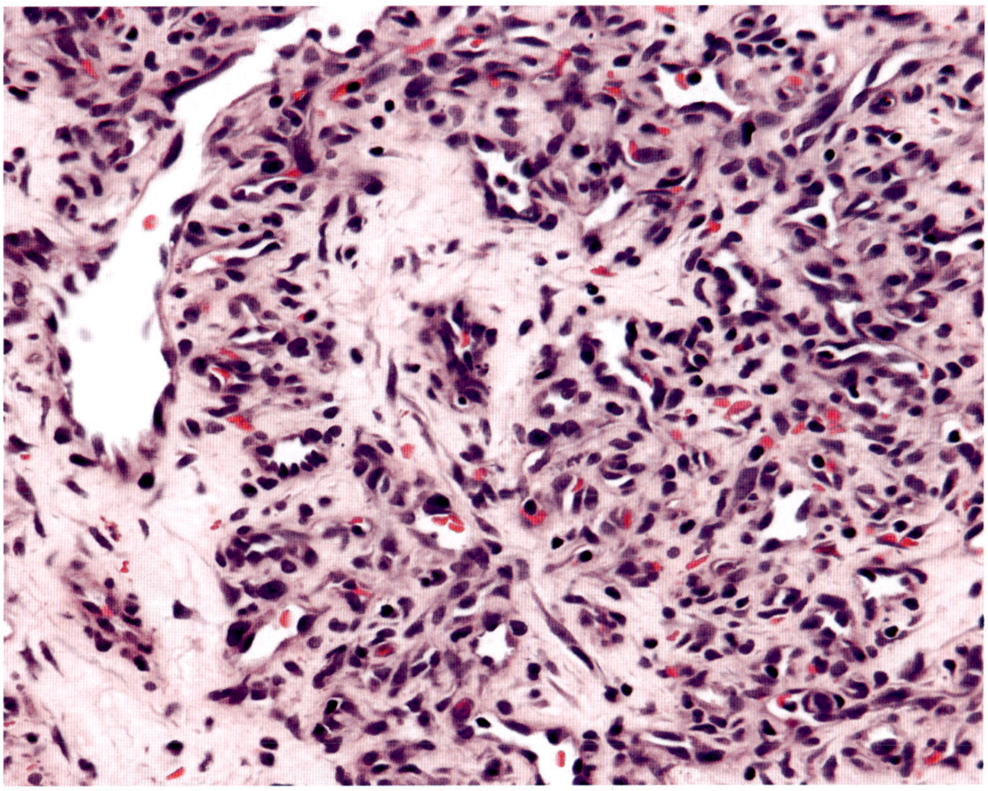

图 5-16
小叶细胞丰富，由明显的内皮细胞构成，混有不明显的外皮细胞。小叶含有大小不等的血管并被其保绕。

（鼻腔、鼻窦型血管外皮细胞瘤）和血管肉瘤相鉴别。在其他的血管性肿瘤中见不到小叶状结构。NPA的血管成分被薄的和厚的胶原纤维和梭形的或星状间质细胞所分隔。血管球外皮细胞瘤是一种细胞性肿瘤，由卵圆形到梭性细胞构成，其特点为血管周围可见玻璃样变性，伴有肥大细胞和嗜酸性粒细胞。血管肉瘤广泛浸润，由不典型的内皮细胞构成，内皮细胞的核分裂象多见。

预后和治疗

LCH是一种良性肿瘤，经彻底切除后不复发。切除前应作放射学检查以明确肿瘤的范围。采用宽内镜切除，利用YAG激光器控制可能的出血。应切到正常的黏膜 / 黏膜下边缘。

血管球外皮细胞瘤（鼻腔鼻窦型血管外皮细胞瘤）

该肿瘤被称作血管外皮细胞瘤样肿瘤（hemangiopericytoma-like tumor），鼻腔鼻窦型血管外皮细胞瘤（sinonasal-type hemangiopericytoma）和血管球外皮细胞瘤（glomangiopericytoma）。这是一种不常见的鼻腔鼻窦肿瘤，呈现血管周的肌样表型，呈现球形动静脉吻合（肌样）和血管外皮细胞瘤（外皮细胞样）之间的杂交分化。因此称该肿瘤为血管球外皮细胞瘤（glomangiopericytoma，GPC）较合适。这种肿瘤与软组织型血管外皮细胞瘤明显不同。

临床特点

GPC是一种罕见的肿瘤（不到所有鼻腔鼻窦肿瘤的 0.5%），女性发病者稍多于男性。发病年龄不一，从胎儿到 86 岁均可发病，平均发病年龄 60 ~ 70 岁。大多数患者有鼻堵 / 鼻出血，其次为鼻溢液，疼痛和头疼。体检通常发现单侧鼻腔内息肉样团快，双侧发病罕见。鼻窦很少受累。

影像学特点

放射学检查无特异性，典型病例的 X 线和 CT 扫描检查可见由鼻腔息肉样团块导致的鼻腔浑浊。在相当数量的病例中可见骨侵蚀和骨化。

血管球外皮细胞瘤
（鼻腔鼻窦型血管外皮细胞瘤）
疾病概况

定义	一种鼻腔鼻窦肿瘤，呈现血管周的肌样表型
发生及部位	罕见的肿瘤（不到鼻腔鼻窦肿瘤的 0.5%） 外侧鼻腔 鼻窦很少受累
相关改变或死亡率	罕见恶性肿瘤
性别、种族和年龄	女性稍多于男性 平均年龄 50 ～ 60 岁（从胎儿到 86 岁）
临床特点	鼻堵 鼻出血 鼻腔排出物、疼痛和头痛
预后及治疗	进展缓慢，预后良好（5 年生存率＞ 90%） 30% 的病例可复发 恶变的病例罕见（2%） 彻底的外科切除

病理学特点

大体所见

息肉样肿瘤通常可达 8 cm（平均约 3 cm）。肿物呈红色到灰粉色、质软、水肿样，为肉样到质脆的团块，通常有出血。

镜下所见

GPC是位于上皮下境界清楚的无包膜的细胞性肿瘤，掩盖或包绕正常的结构（图5-17）。肿瘤由紧密排列的细胞构成，细胞排列成短束状，有时呈现席纹状、螺纹状或栅栏状排列，细胞间散在许多血管（图 5-18）。管腔呈毛细血管大小，或呈张开的大的空隙，这种空隙可表现为鹿角样（staghorn 或 antler-like）结构。其特点是具有明显的血管外皮细胞瘤样的玻璃样变（图5-19）。肿瘤细胞大小一致，呈长椭圆形，细胞核呈泡状或着色深，圆形、卵圆形或梭形，胞浆轻度嗜酸性（图5-20）。细胞通常呈合胞体型，核可出现轻度的多形性。有时可出现核分裂象，但无坏死出现。渗出的红细胞，肥大细胞和嗜酸性粒细胞随处可见（图 5-21）。有时可见瘤巨细胞、纤维化或黏液样变性。具有中度到重度核的非典型性及核分裂象比例＞ 4/10 HPF 的病例易复发，或易死于本病。

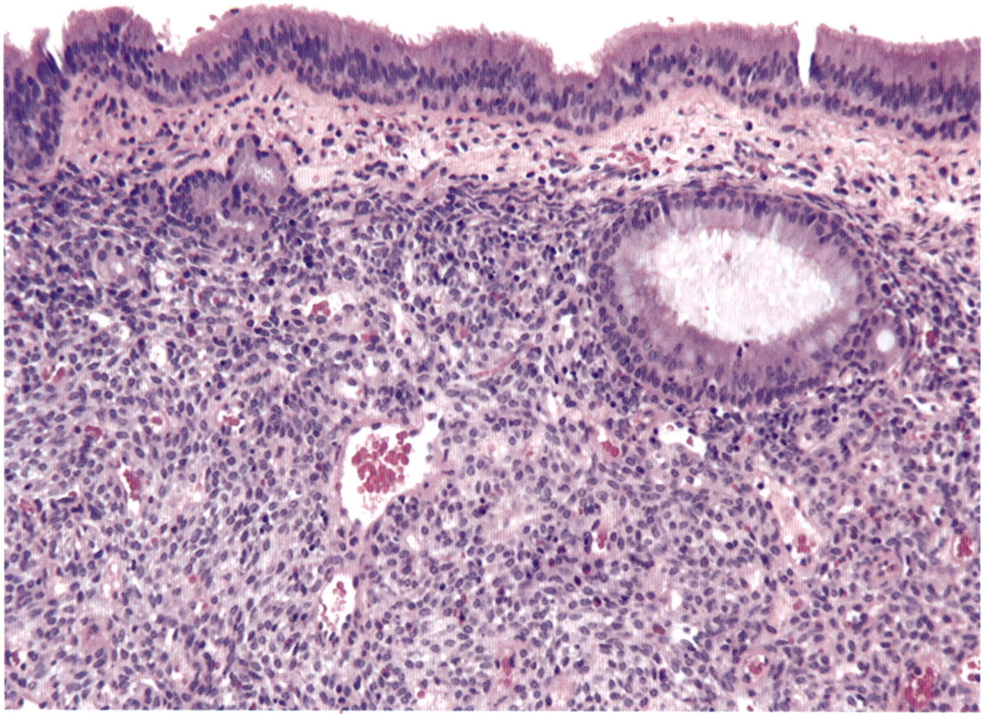

图 5-17
肿瘤在黏膜下呈特征性的弥漫性生长，掩盖了黏膜下的正常成分，小涎腺仍保留。被覆的呼吸上皮完整。

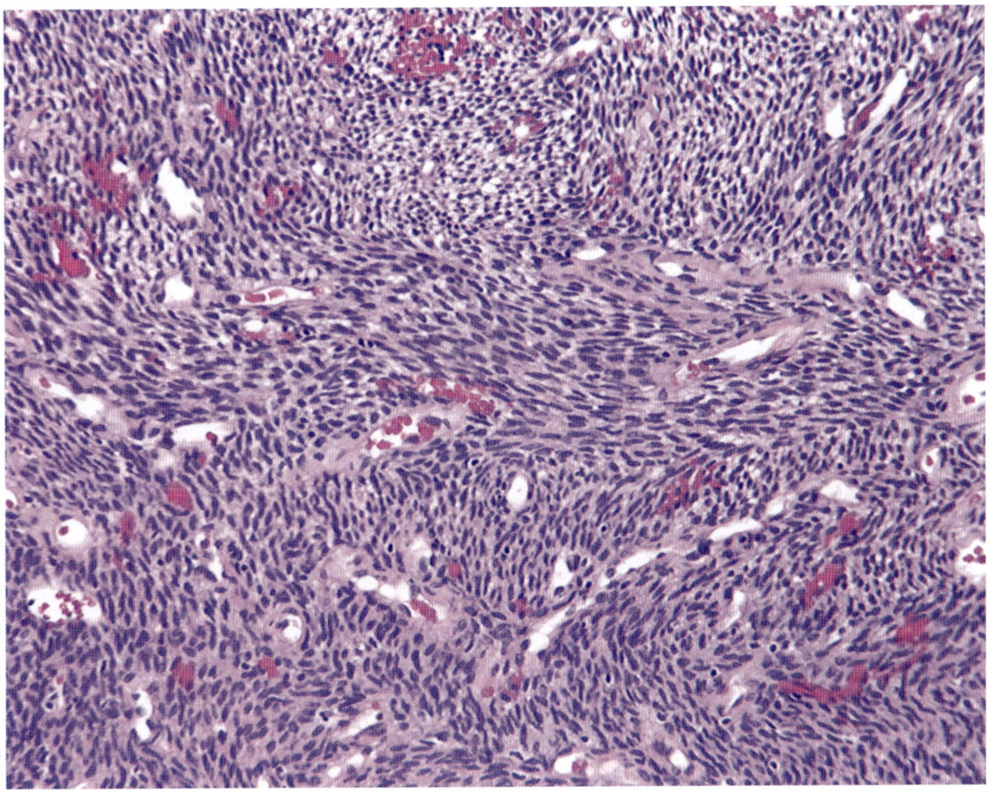

图 5-18
细胞紧密排列成短束状，间质成分模糊。可见许多血管。

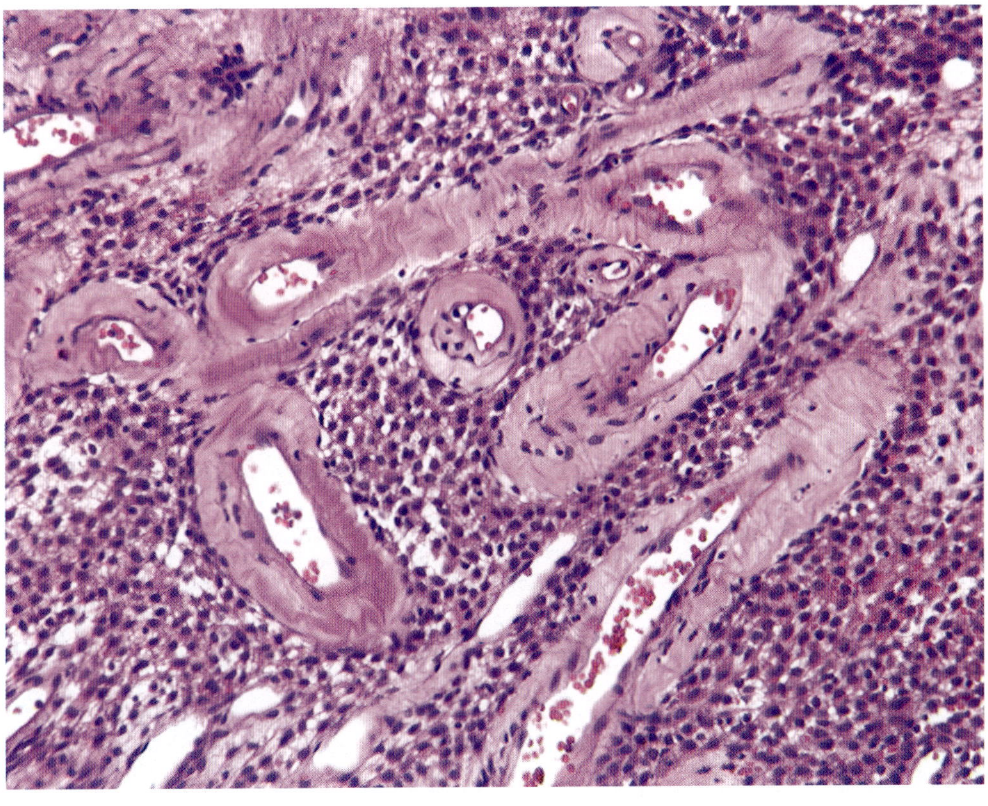

图 5-19
特征性的组织形态学特点是明显的血管外周玻璃样变性。

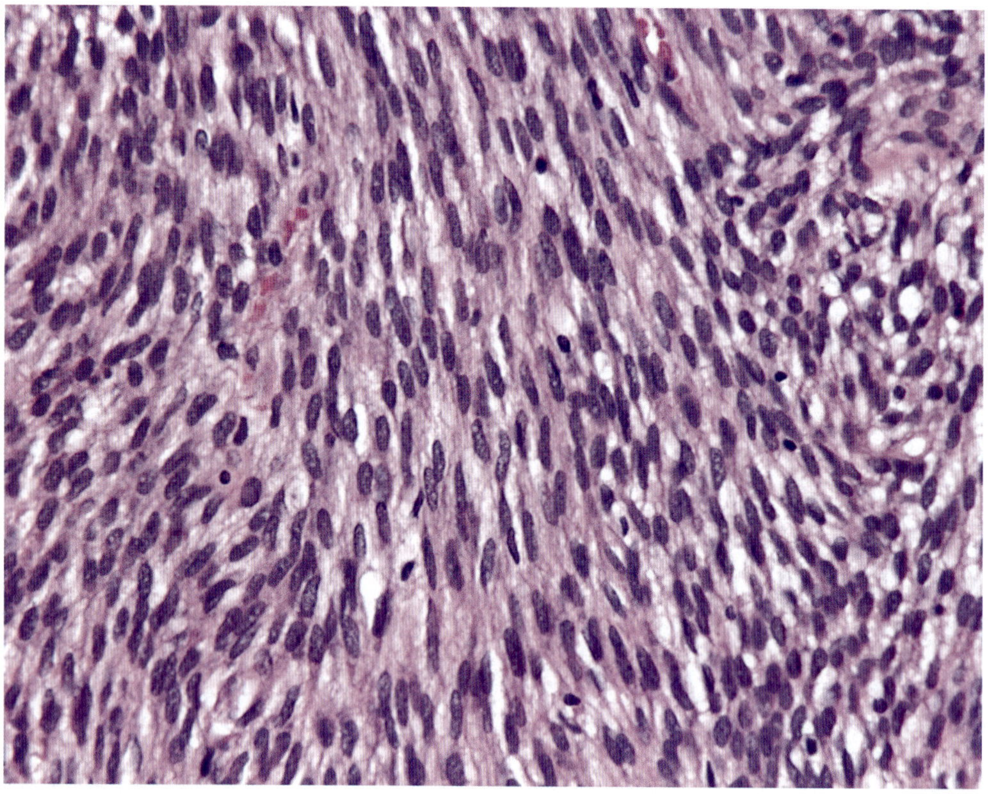

图 5-20
流线型的短梭形细胞呈合胞体形排列。核呈椭圆形。该视野内血管间隙不明显。

辅助检查

超微结构特点

电镜观察显示 GPC 由围绕着非肿瘤性的血管和内皮细胞的梭形和星形细胞构成。肿瘤细胞含有成束的带有致密小体的微丝和与真正外皮细胞分化相一致的质膜下斑块。在部分肿瘤中可见微泡饮小囊泡。

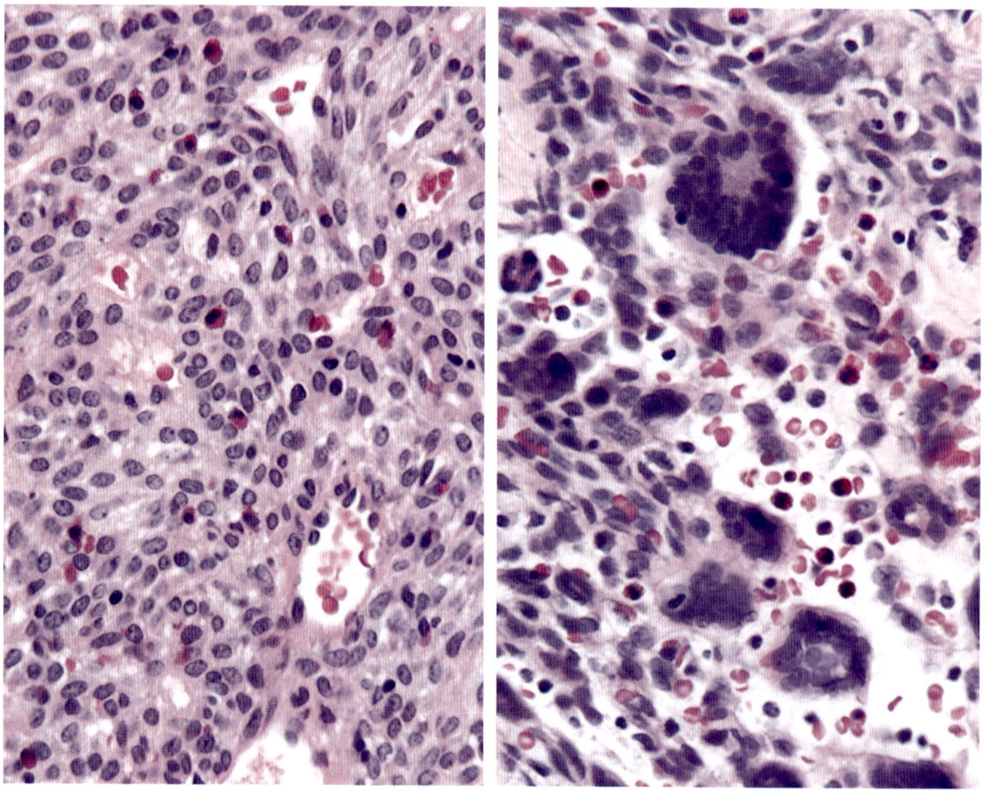

图 5-21
左：在GPC中，常见嗜酸细胞和肥大细胞。右：有时可见瘤巨细胞。

血管球外皮细胞瘤（鼻腔鼻窦型血管外皮细胞瘤）
病理学特点

大体所见	息肉样团块		圆形至梭形的细胞核
	平均 3 cm		肥大细胞和嗜酸性细胞
	实性、粗壮的肉样团块、伴灶状		具有中度到重度核的不典型性，核分裂象
	出血		> 4/10HPF 的肿瘤，易复发或易死于该病
镜下所见	上皮下、无包膜的细胞性肿瘤	免疫组化特点	对 vimentin，SMA，MSA，XIII因子
	细胞紧密排列，短束状和席纹 - 螺纹状		呈阳性
	血管腔（鹿角）显示明显的血管外皮		对 bcl-2，keratin，CD31，VIII-RAg，desmin，
	细胞瘤样玻璃样变		CD117 呈阴性
	卵圆形至拉长的细胞呈一致的合胞体状	病理鉴别诊断	血管瘤、孤立性纤维瘤、球瘤、平滑肌瘤、
	排列		单相的滑膜肉瘤，纤维肉瘤和恶性的外周神经鞘瘤

免疫组化特点

肿瘤细胞对SMA，MSA，XIII因子呈弥散性阳性改变。有时局部 CD34 阳性染色明显。肿瘤细胞对 bcl-2，keratin，CD31，VIII-RAg，desmin，CD99 和 CD117 呈阴性。

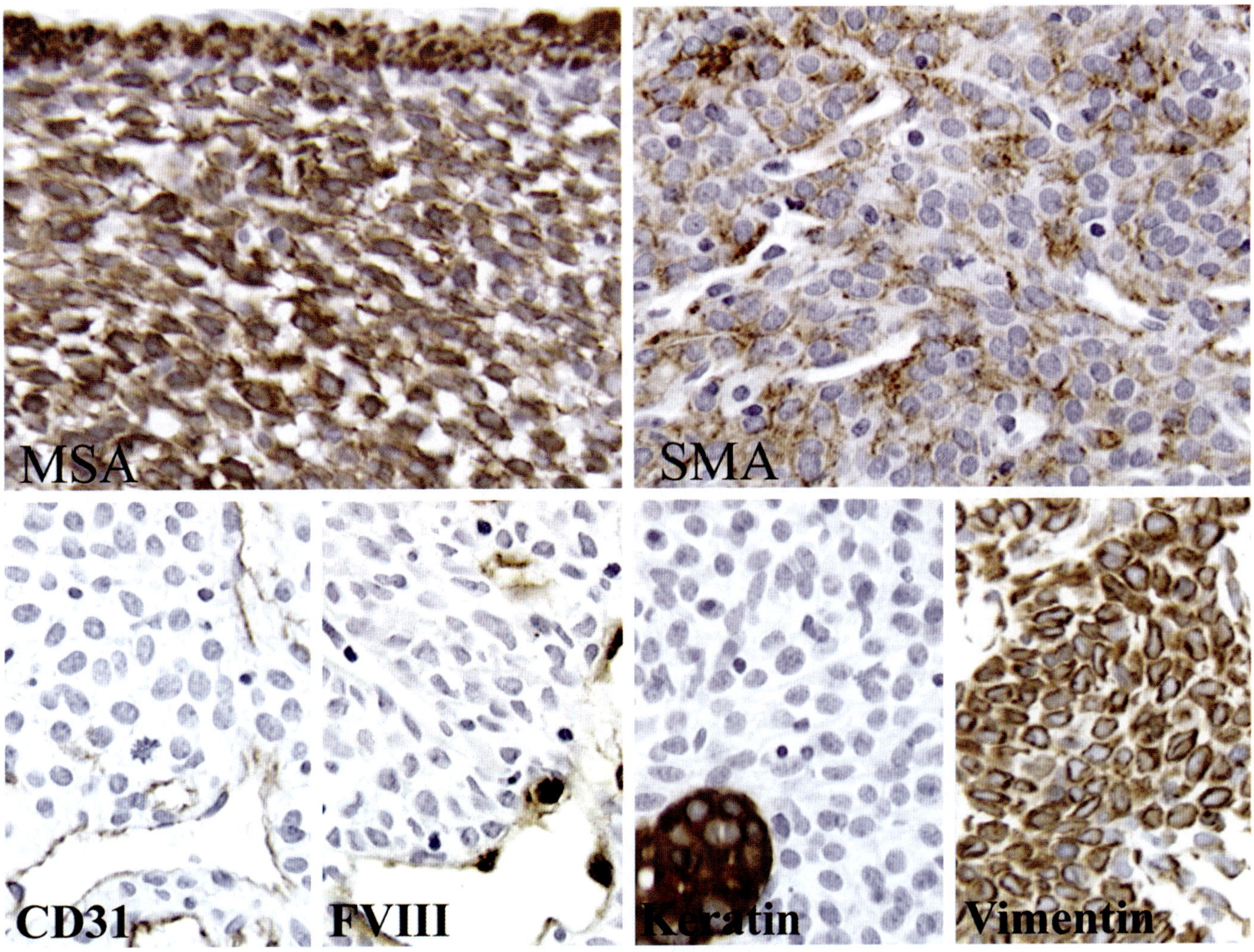

图 5-22
肿瘤细胞对肌动蛋白和 vimentin 免疫组化呈阳性反应，而对 CD31、VIII-RAg 或 keratin 呈阴性反应。

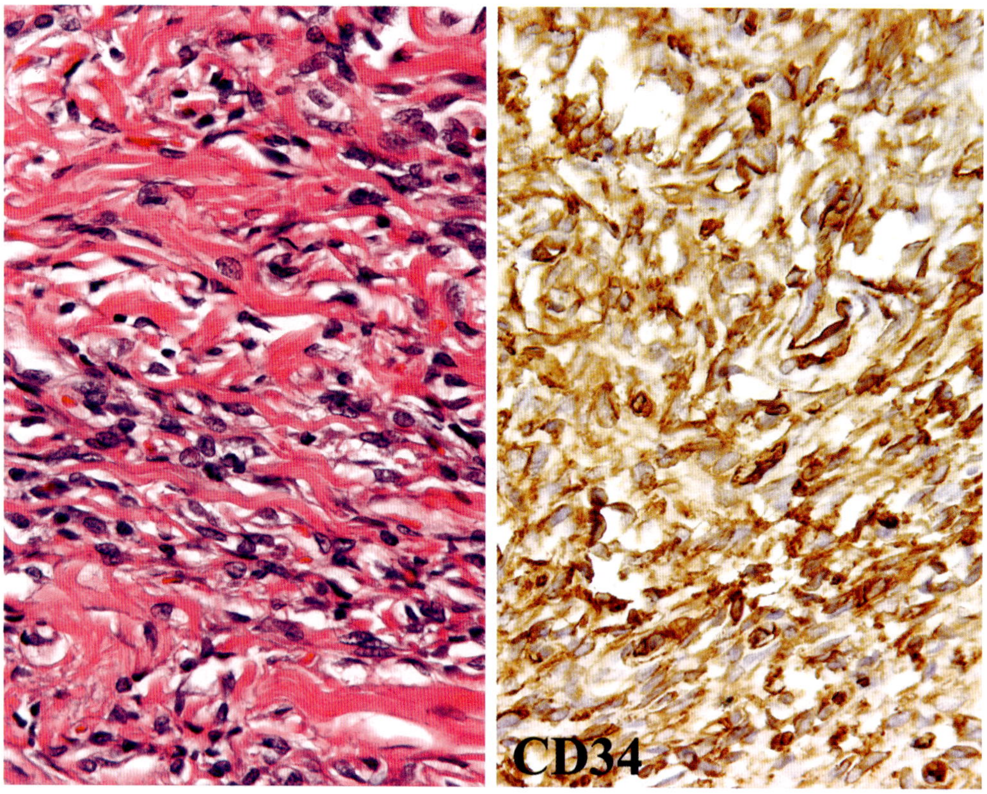

图 5-23
左：孤立性纤维瘤，随意性的细胞排列，伴有纤维化。右：肿瘤细胞 CD34 强阳性。

鉴别诊断

GPC 应与各种良性和恶性梭形细胞肿瘤相鉴别，但通常限于下列肿瘤，包括血管瘤、孤立性纤维瘤、球瘤、平滑肌瘤、单相的滑膜肉瘤、纤维肉瘤和恶性外周神经鞘瘤。血管瘤为小叶状，表面通常有溃疡，不呈束状结构生长。孤立性纤维瘤（SFT）通常细胞成分较少，有较厚的间质胶原，对CD34，bcl-2 呈弥散性阳性反应（图5-23）。球瘤由圆形、上皮样细胞构成，细胞形成类器官样的细胞巢，此肿瘤在鼻腔鼻窦很罕见。鼻腔、鼻窦的平滑肌瘤由大的梭形细胞构成，分布在血管周围，除对 actin 呈阳性反应外，对 desmin也呈阳性反应。所有的肉瘤通常有明显的多形性、核分裂和坏死。

预后和治疗

GPC进展缓慢，经彻底的外科切除后，总生存率较高（5年生存率＞90%）。30%的病例可复发，复发通常发生在初次手术后的一年以内，但许多病例也发生在初次手术后的许多年后。具有侵袭性的GPC（恶性GPC）不常见（2%），并且通常具有下列特征：肿瘤较大（＞ 5 cm），有骨浸润，细胞核具有多形性且程度较重，核分裂增加（＞4/10HPF），有不典型核分裂、坏死和增殖细胞指数＞ 10%。

鼻咽纤维血管瘤

所谓“幼年性”纤维血管瘤实为误称，因为该肿瘤只生长于青少年。鼻咽部纤维血管瘤（nasopharyngeal angiofibroma，NPA）是良性、富含细胞及血管的间叶性肿瘤，生长于男性的鼻咽顶部。罕见，不足所有鼻咽部肿瘤的 1%，长于鼻顶部后壁的纤维血管性间质内。研究确定大多数NPA的发生点位于腭骨蝶突与犁骨水平翼及翼状突交汇处。该连接形成了蝶腭孔的上缘及中鼻甲的后缘。

临床特点

NPA几乎只见于男性儿童及青少年，平均年龄15岁。不常见，估计每 150 000 位男性中有一位发病，浅肤色及红头发男性更多受累。如女性发病，须通过染色体分析排除其睾丸女性化。与家族性纤维瘤性息肉病有关。NPA最常见的症状是鼻堵、自发性鼻衄及鼻腔分泌物增多。一些患者可表现为面部变形、眼球突出、鼻音、耳聋、鼻窦炎、耳炎，由于肿瘤延伸入面部及眼眶的软组织导致腮部肿胀。内窥镜检查可见累及鼻腔后壁的肿块。分期系统已列出（表1），大小及部位决定其转归。

影像学特点

在平片上，NPA特征性的表现为软组织肿块，肿块引起上颌窦后壁弯曲、变形及取代翼板后部(Holman-Miller征)。骨性边缘可能被侵蚀，但清晰可见。CT 及 MRI 可显示肿瘤的范围及可能的手术入路(图5-24)。血管造影可确定营养血管，有助于术前栓塞。致密的肿瘤性充血是其特点（图5-24)。因可发生致命的出血，建议肿瘤活检前应做好预防措施。

病理学特点

大体所见

大多数 NPA 是圆形或结节状无包膜的肿块，无蒂或有柄。平均直径为 4 cm，但肿瘤可以较大。肿瘤表面大多被以完整的黏膜，局部有溃疡

表 5–1
幼年性鼻咽部纤维血管瘤分期系统

分期	描述
I 期	肿瘤局限于鼻咽部，无骨质破坏
II 期	肿瘤侵犯鼻腔、下颌骨、筛窦及蝶窦，但无骨质破坏
III 期	肿瘤侵犯翼腭窝、颞下窝、眼眶及蝶旁区域
IV 期	肿瘤膨胀性侵犯颅腔、海绵窦、视交叉或垂体窝

鼻咽部纤维血管瘤
疾病概况

定义	良性、富含细胞及血管的间叶肿瘤，生长于男性的鼻咽部
发生及部位	不常见，1/150 000 男性，不足鼻咽部肿瘤的 1% 鼻后壁、鼻顶及鼻咽
发病率和死亡率	一些患者可出现颅内侵犯 由于出血及颅内侵犯，死亡率可高达 9%
性别、种族和年龄	男性（仅限于） 峰值年龄 15 岁（6 ~ 29 岁）
临床特点	鼻堵、自发鼻衄、鼻腔分泌物 面部变形、眼球突出、腮骨肿胀 鼻窦炎、鼻音、耳炎、耳鸣、耳聋
影像学特点	软组织致密影，致上颌窦后壁弯曲 可侵蚀骨性边缘 血管造影确定营养血管及术前栓塞
预后及治疗	良性但局部侵袭性肿瘤 约 20% 复发，多见于颅内且常在诊断后两年内 由于出血及颅内侵犯，死亡率高达 9% 彻底手术切除辅以术前栓塞或激素治疗 对于无法切除的颅内病变可采用放疗

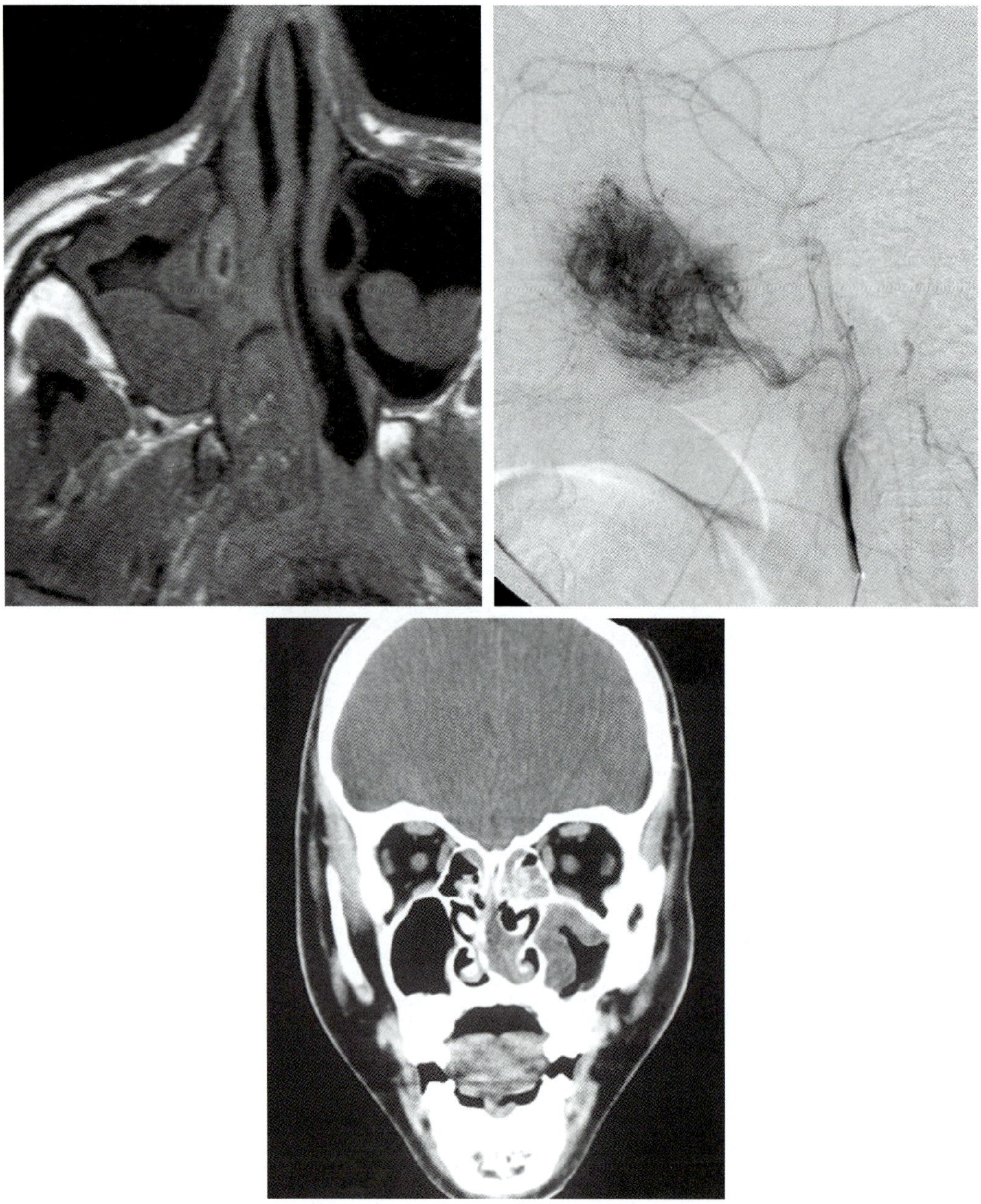

图 5-24
左上：CT扫描显示鼻咽部、鼻腔及上颌窦内巨大肿块。上颌窦后壁弯曲。右上：致密的充血显示纤维血管瘤血管丰富及营养血管。下：CT显示一鼻腔内肿块，充填上颌窦及筛窦。

鼻咽部纤维血管瘤
病理学特点

大体所见	圆形或结节状无包膜的肿块，无蒂或有柄 黏膜完整，伴局灶溃疡或表面出血 切面见血管扩张，使肿瘤表现为海绵状或实性、纤维化 平均直径 4 cm
镜下所见	由异常血管网、结缔组织间质及间质细胞构成 血管网由粗细不等的血管构成，从薄壁、裂隙样到大的不规则血管 肌层缺如、灶状、垫样或环状内皮萎缩，但也可丰满 胶原化的背景内可见梭形、星形及多角形细胞 通常无炎细胞 治疗可致纤维化增多，可见栓塞物质
免疫组化特点	血管壁表达波形蛋白 内皮细胞表达CD34、CD31、雄激素受体及VIII-RAg 间质细胞表达 vimentin、β - 连接素、雄激素受体
病理鉴别诊断	叶状毛细血管瘤、鼻窦息肉、外周神经鞘瘤、硬纤维瘤（韧带样瘤型纤维瘤病）

形成及浅表出血。切面多样，扩张的血管致肿瘤呈海绵状。血管较少的区域，肿瘤呈实性及纤维性（图 5-25）。

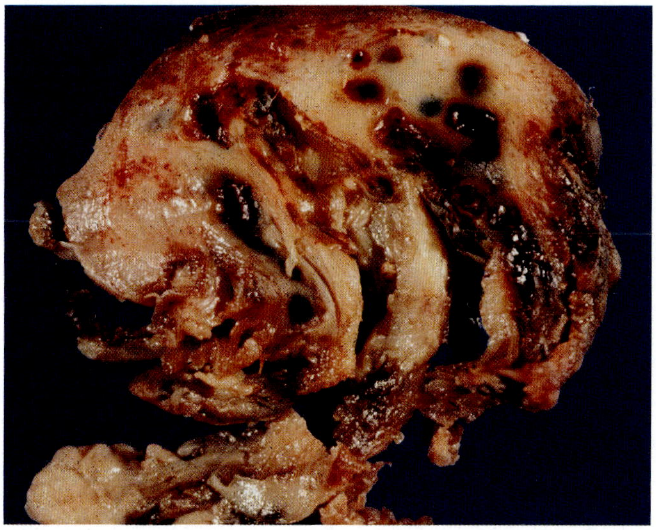

图 5-25
鼻咽部纤维血管瘤，表面光滑。切面可见一实性肿块，对应营养血管有大面积出血。

镜下所见

依三种成分的组合而定：异常的血管网、结缔组织间质及间质细胞（图5-26）。组成血管网的大多数是薄壁、裂隙状（“鹿角”）或扩张的血管，口径从毛细血管到扩张的大血管不等（图5-27）。肌层可缺如、灶状、垫样或环状。血管腔及衬覆的内皮似乎直接贴于结缔组织间质（图5-28）。内皮细胞可以丰满但通常很薄。纤维结缔组织由丰满的梭形、多角形或星形细胞及细腻或粗糙的胶原纤维构成（图5-29）。间质可灶性无细胞成分而呈现透明变或黏液样变（尤其见于栓塞标本）。间质细胞的细胞核通常温和（图5-30），但也可多核或在细胞丰富的区域显示一定程度的异型性。染色质细腻甚至散在。大的胞浆丰富的间质细胞可类似于神经节细胞。在典型的NPA中核分裂象及核异型性不是该病变的特点。可见巨细胞，但其他炎性成分缺如（除非存在表面溃疡）。陈旧性病变表现为增多的纤维化及血管成分减少。激素治疗可致间质胶原化增多，伴有较少但更厚壁的血管。在栓塞治疗后的标本，肿瘤通常显示多区域梗死，在一些血管内可见栓子（图5-31）。肉瘤变相当罕见，通常发生于放疗后。

图 5-26
完整的呼吸性上皮（左）覆盖在血管丰富的肿瘤表面，血管大小不一，由胶原及成纤维细胞性间质围绕。

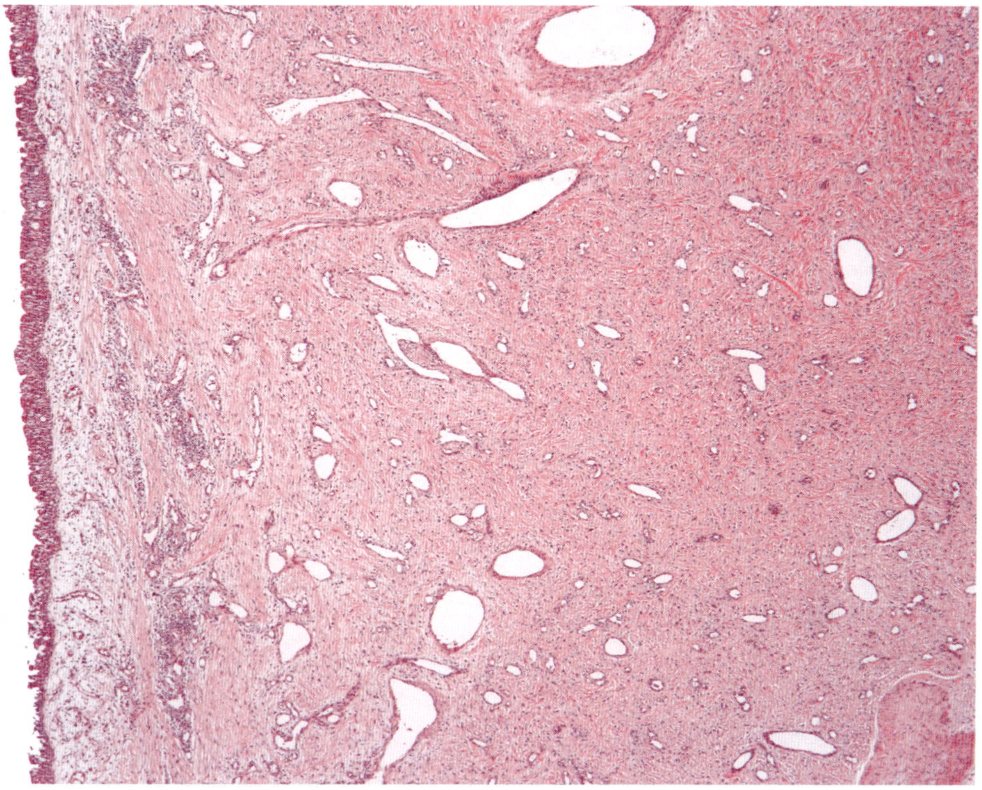

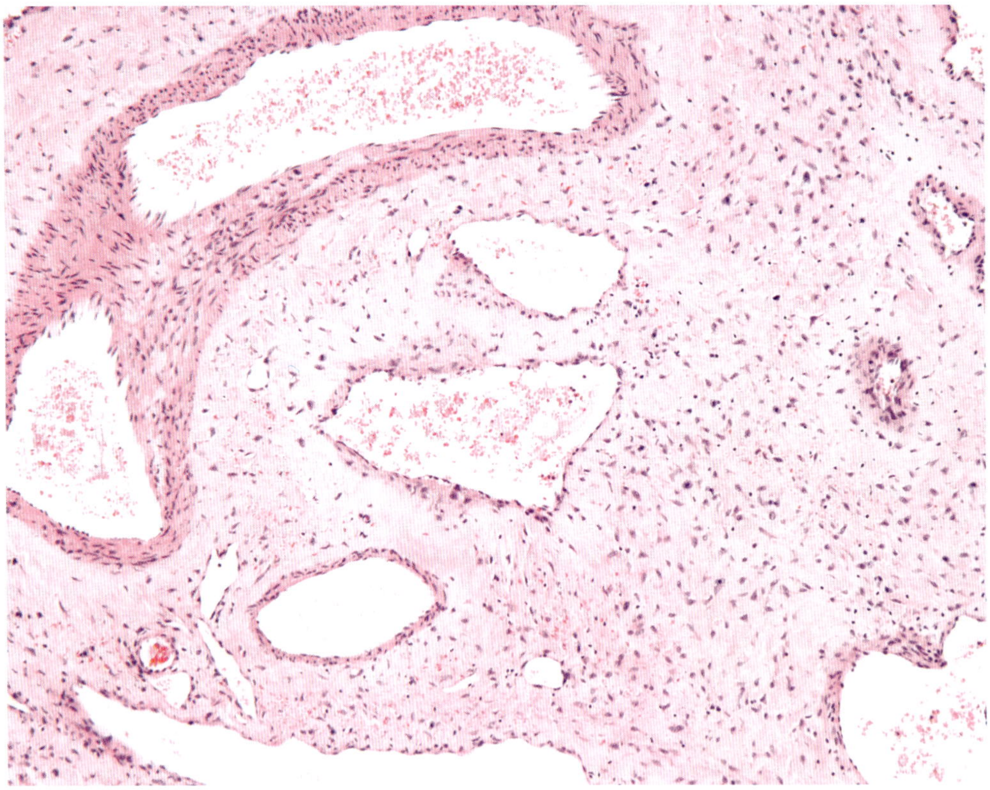

图 5-27
该例可见平滑肌壁的血管、扩张的血管及毛细血管，均由特征性的胶原化间质围绕。

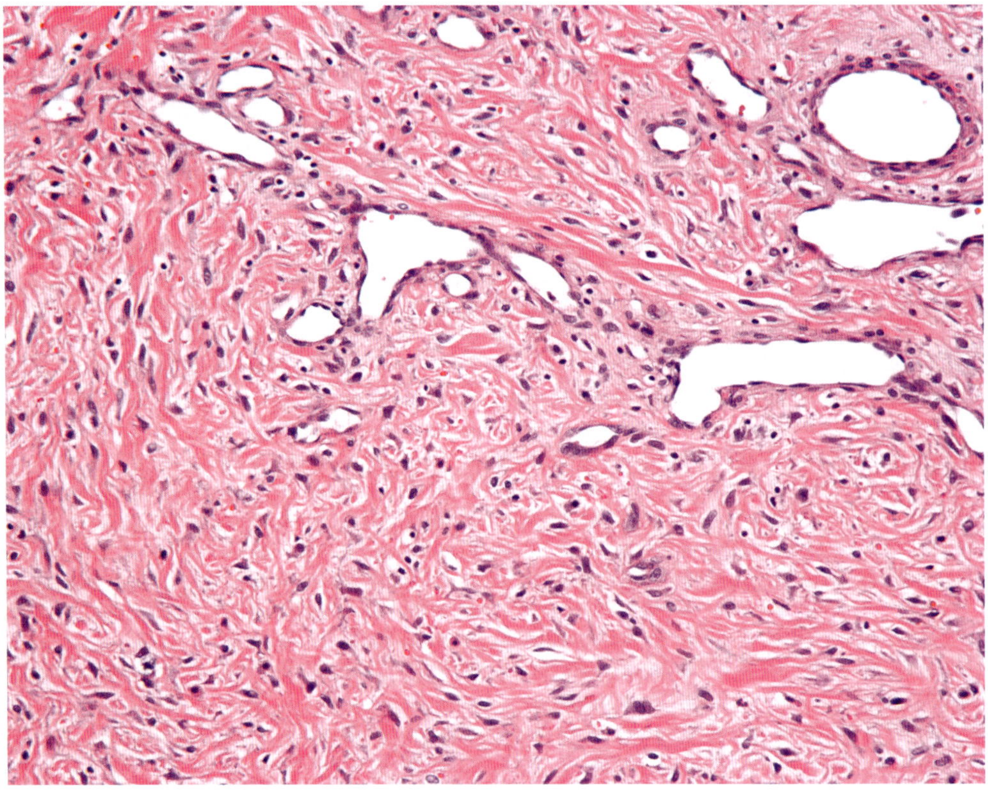

图 5-28
由致密的“瘢痕样”胶原围绕的薄壁血管。注意星形成纤维细胞。

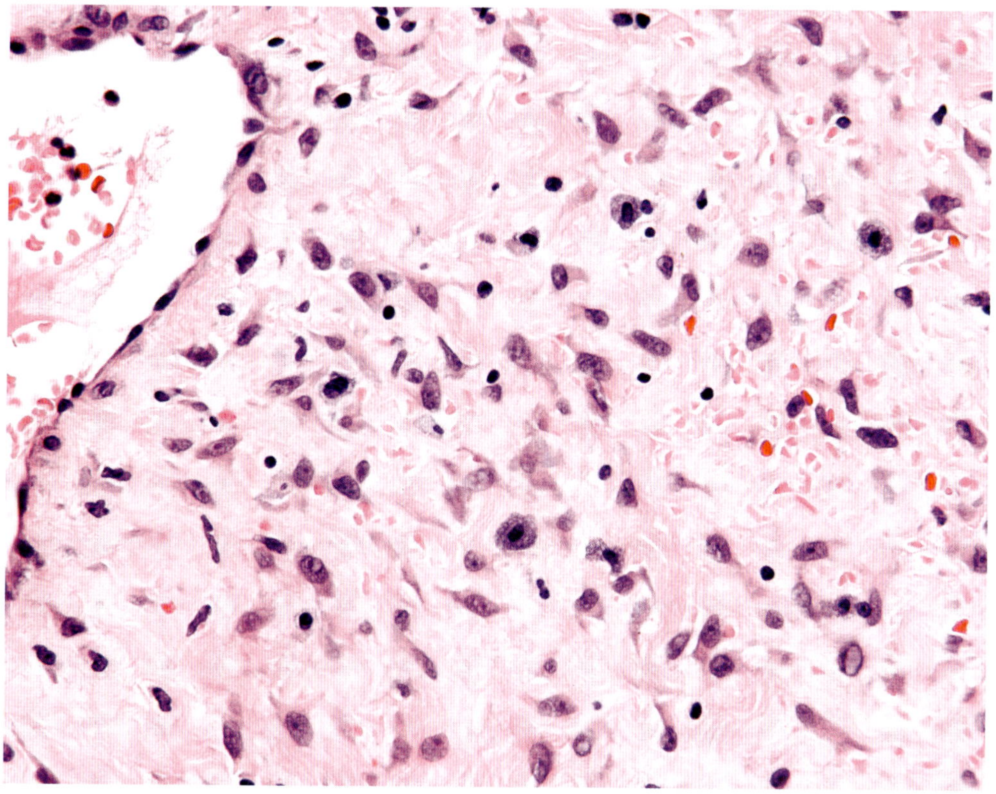

图 5-29
巨大的薄壁血管及纤维结缔组织、炎细胞、星形细胞。

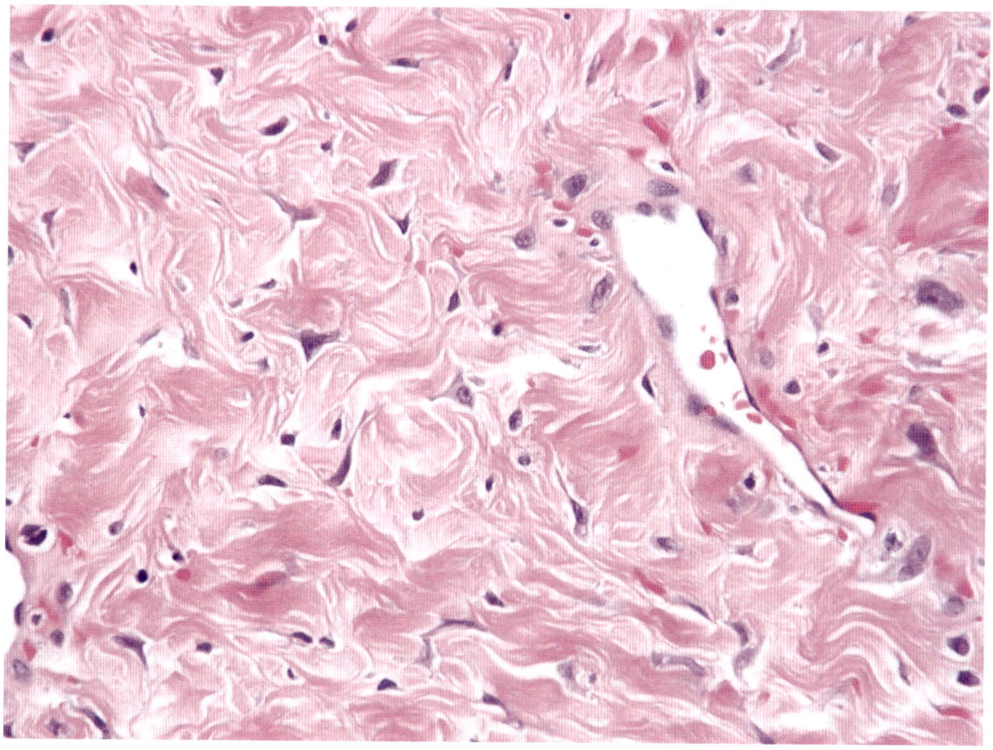

图 5-30
严重胶原化的间质，仅显示极少星形成纤维细胞及单根血管。

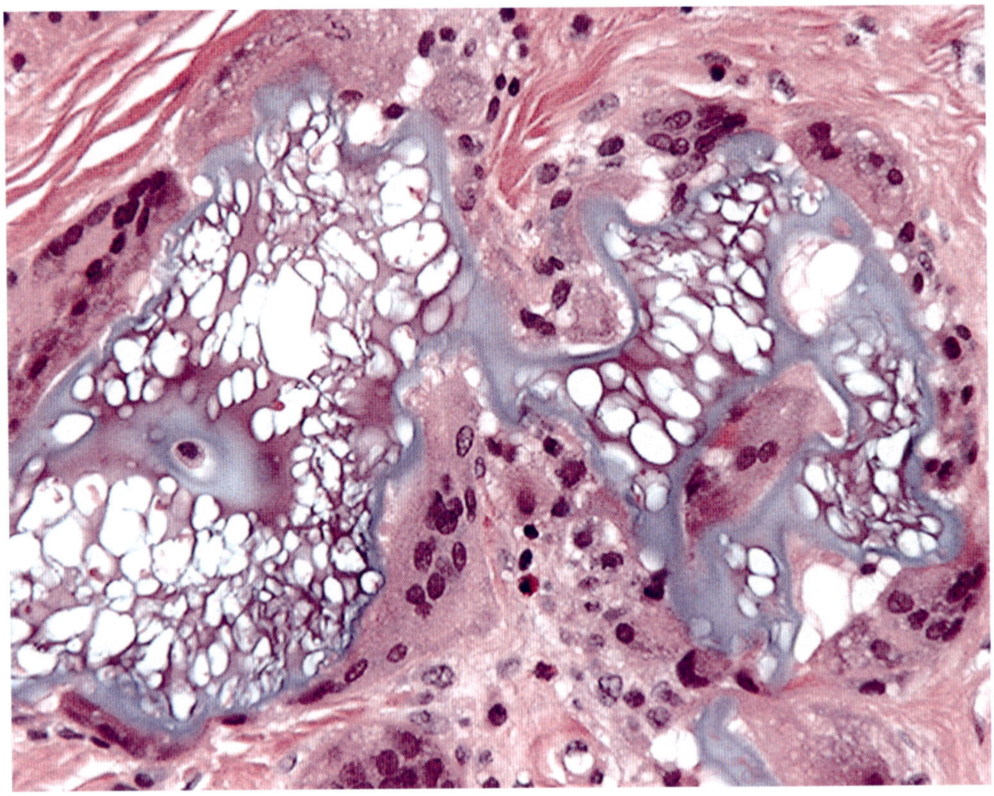

图 5-31
NPA 中多核巨细胞围绕的栓塞物质。

辅助检查

超微结构特点

在超微结构上，间质细胞含有分叶核、核内包涵体、数量不等的粗面内质网及细的纤维丝、半桥粒、灶状基板及明显的胞饮小泡，提示为一种杂合的间叶细胞（肌纤维母细胞）。虽然间质纤维母细胞核内出现致密小体罕见，但具有特征性。这些核小体类似于大的染色质周粒。间质成纤维细胞周围绕以丰富的成熟胶原纤维。

免疫组化特点

血管壁细胞表达波形蛋白及SMA，而间质细胞仅表达波形蛋白，但在纤维化增多的区域也可局灶表达SMA。肿瘤周边的大血管可局灶表达肌丝蛋白。内皮细胞强烈表达第八因子受体抗原（FVIII-RAg）、CD34、CD31，但间质细胞不表达。内皮细胞及间质细胞通常可表达雄激素（75%），偶表达孕激素。其他标记物，包括β连接素、CD117、血小板源性生长因子B、基质纤维母细胞生长因子、胰岛素样生长因子II及神经生长因子也可呈阳性。

鉴别诊断

主要的鉴别诊断包括LCH、鼻窦息肉、外周神经鞘瘤、SFT及硬纤维瘤。LCH呈分叶状结构并缺乏纤维血管瘤的间质细胞及胶原。间质不典型性息肉（polyp with stromal atypia）有炎细胞，且缺乏血管排列。外周神经鞘瘤呈束状结构并表达S-100。SFT细胞成分更丰富，且无血管排列并强烈表达CD34。硬纤维瘤或纤维瘤病的韧带样瘤亚型呈现长束状，并有浸润性边缘，无 NPA 典型的血管结构。

预后及治疗

该良性肿瘤以局部侵袭性生长为特点，约20%复发（在年龄较大的病例中可达50%），多见于颅内且通常出现于诊断后2年内。由于出血及颅内侵犯，死亡率曾高达9%，但随着影像学及外科手术的进步，已有所下降。在彻底的手术切除（通常经过鼻外侧切开术）前，患者可行选择性血管栓塞或激素治疗。放疗曾成功应用于大的、颅内或复发性肿瘤，但外科手术依然是重要选择。肿瘤恶性变极罕见，见于放疗后。

黏液瘤

黏液瘤（myxoma）是一种良性肿瘤，以丰富的黏液或黏液样细胞外基质内存在星形及梭形细胞为特点。当有相对多量的胶原时，可用“黏液纤维瘤”一词。肿瘤源于骨或软组织内。多数观点认为黏液瘤来源于变异的成纤维细胞或肌纤维母细胞，这些细胞产生过量的粘多糖而通常不能产生成熟胶原。然而，这不是“全或无”现象，因为一些细胞还保留有形成胶原的能力。

临床特点

骨的黏液瘤极罕见，且几乎只见于颌骨，上颌骨比下颌骨更多见，多位于后部。该肿瘤如此好发于颌骨提示可能为牙源性，而其与阻生牙及缺失牙的关系进一步支持此观点。黏液瘤真正的发病率很难估计，经计算为每百万人口0.07。多数肿瘤累及十几至四十几岁的年轻人（平均 30 岁）。黏液瘤略好发于女性。多数患者无症状，如有则多表现为疼痛、头痛、眼眶突出、鼻不通气或堵塞、或面部麻痹。如牙齿根部受累，则可出现牙齿松动或被取代。尽管软组织黏液瘤与纤维结构不良和（或）Albright综合征相关，但颌骨及鼻窦肿瘤不是 Carney 征的特点。

黏液瘤
一般情况

定义	良性间叶肿瘤，由星形或梭形细胞构成，绕以疏松的黏液或黏液样细胞外间质
发生及部位	罕见，每百万人口 0.07 上颌骨及下颌骨（后壁），鼻窦罕见
相关改变或死亡率	只有颅内的黏液瘤可致死
性别、种族和年龄	女性略多（男：女为 1：1.2） 平均年龄 30 岁（10~40 岁）
临床特点	多数颌骨病变无症状 可出现疼痛、头痛、鼻不通气、面部麻痹 牙齿松动或被取代 骨病变与综合征无关
影像学特点	境界清楚、单叶、透光或多叶的破坏性病变 肥皂泡或蜂窝状 牙齿可被取代
预后及治疗	预后好，尽管隐匿的局部侵犯可导致复发 约 25% 复发，多在 5 年内 罕见致死，可见于颅底受累者 手术彻底切除，周围带有正常组织边缘

影像学特点

在传统的放射学及 CT 扫描上，黏液瘤是均质、单叶或多叶的透光性肿瘤，扩展或浸润至皮质骨（图 5-32）。有骨小梁的肿瘤常显示“肥皂泡”或“蜂窝状”。巨大病变中常可见牙齿被取代或吸收。

病理学特点

大体所见

大体上，黏液瘤常被描述为无包膜但境界清楚、分叶状或多结节状的肿瘤，褐色或灰白色。质地为有光泽的黏液样、胶冻状、半透明至实性（图5-33）。也

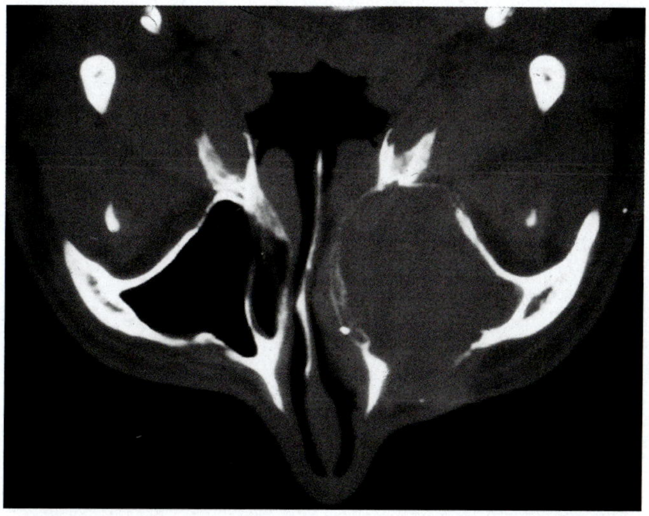

图 5-32
黏液瘤典型的透光、均质性肿块，伴有皮质骨膨胀。

黏液瘤 病理学特点	
大体所见	无包膜但境界清楚的分叶状或多结节状肿瘤 褐色或灰白色 有光泽的黏液样、胶冻状、半透明至实性 可见侵犯或破坏皮质骨 分叶状或多结节状肿块
镜下所见	细胞成分少、由有纤细细胞突起且无异型性的梭形及星形细胞构成 大量的黏液或黏液样间质，无血管 胶原通常缺乏，但也可较多（黏液纤维瘤） 偶见惰性牙源性上皮灶
超微结构特点	成纤维细胞或肌纤维母细胞，细胞连接退化 粗面内质网发达 可见胞浆中型纤维丝及微纤维丝 细胞外无定形物质及胶原纤维
免疫组化特点	表达波形蛋白、层连蛋白、肌动蛋白，极少表达肌丝蛋白 不表达 keratin、S-100 蛋白、GFAP、CD34
病理鉴别诊断	牙乳头、黏液囊肿、黏液变的鼻息肉、神经鞘黏液瘤、良性外周神经鞘瘤、低级别黏液纤维肉瘤、黏液样软骨肉瘤

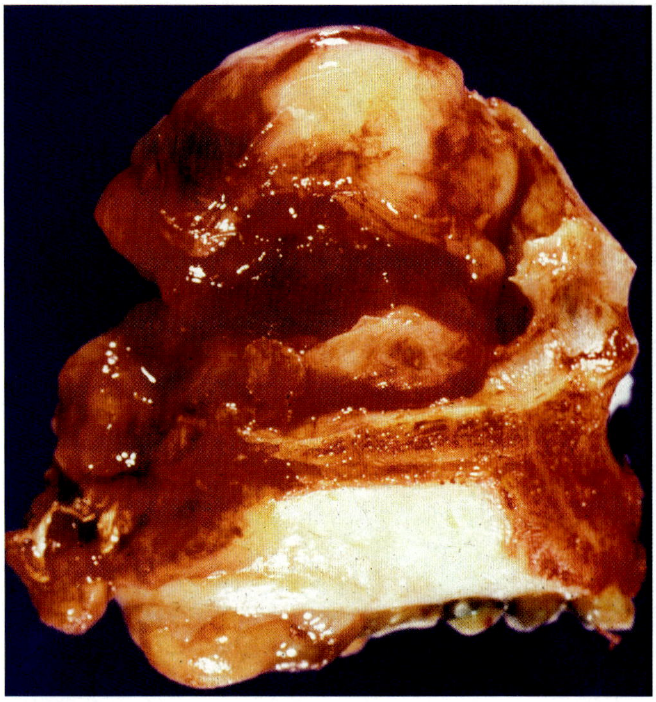

图 5-33
切除部分上颌骨的黏液瘤标本，显示上颌骨内有光泽的胶冻样肿块。

可见皮质骨浸润破坏（图5-34)。切面可见小囊及束状纤维化。

镜下所见

黏液瘤是细胞成分很少的肿瘤，梭形细胞随机分布，其具有星形至长短不一的纤细的胞浆突起。肿瘤细胞无细胞或核的异型性（图5-35)。细胞核小，染色质丰富，核分裂象罕见或不显著。这些细胞位于缺乏血管的基质内，基质富含粘多糖（透明质酸基硫酸软骨素)，表现为黏液或黏液样，含有纤细的网状纤维。特征性的改变是黏液瘤含有少量胶原；然而，一些肿瘤可呈现不同区域的血管增多或致密胶原，称为“黏液纤维瘤”（图5-36)。偶尔一些肿瘤含有惰性的牙源性上皮，类似 Malassez 的残留。

辅助检查

超微结构特点

肿瘤细胞显示成纤维细胞及肌纤维母细胞的超微结构，梭形或星形细胞有纤细的胞浆突起，偶被退化的细胞连接所连。许多细胞都有发育完好的粗面内质网、高尔基复合体及线粒体。也常见胞浆内中型纤维丝（波形蛋白）或微纤维丝（肌动蛋白)。微纤维丝可富集于细胞膜下。细胞外物质由低电子密度的无定形物及细束状的胶原纤维构成。

免疫组化特点

黏液瘤特征性的表达波形蛋白及层连蛋白，不同程度的表达肌动蛋白及肌丝蛋白。肿瘤细胞不表达角蛋白、S-100、GFAP 及血管标记物。

鉴别诊断

鉴别诊断包括任一有黏液变的肿瘤，在此仅列出少数病变。可偶然发现牙乳头及牙髓发育的胚胎性前体，

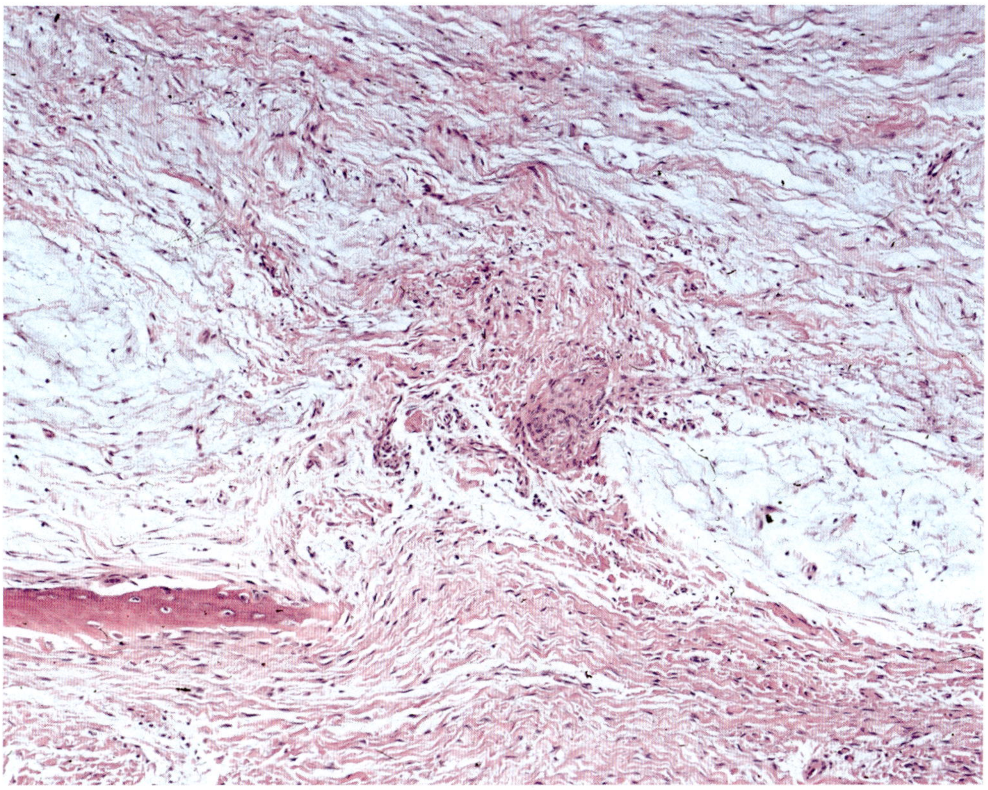

图 5-34
胶原化的黏液瘤显示局部侵犯并破坏皮质骨。

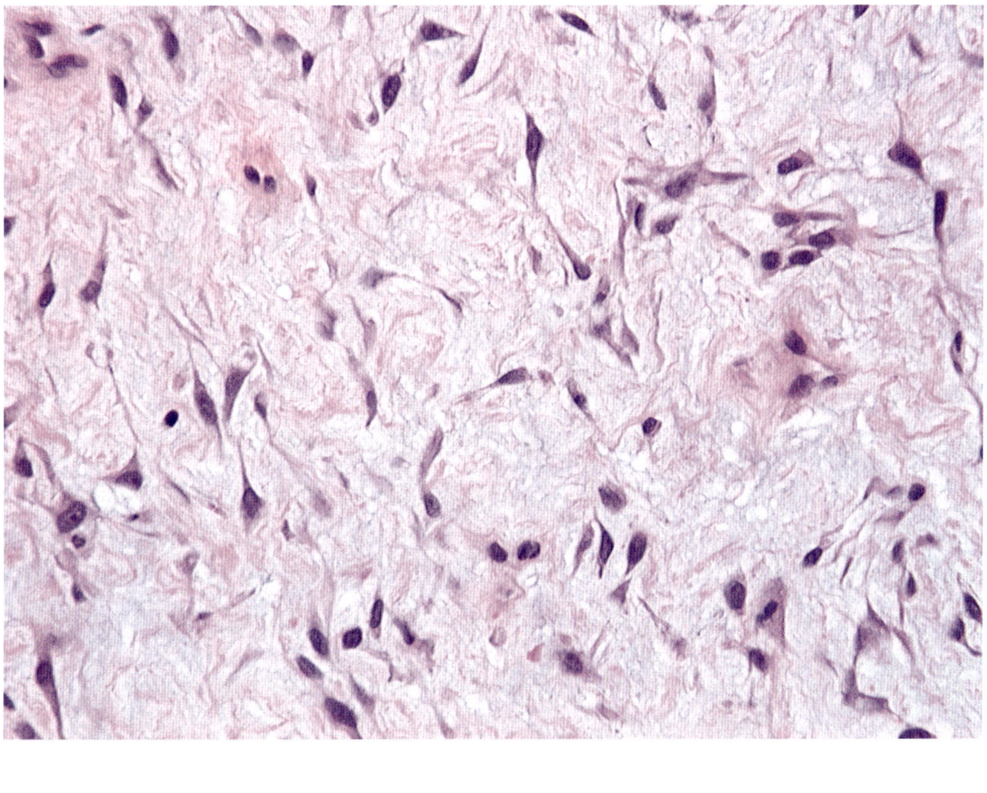

图 5-35
黏液瘤由具有纤细胞质突起及小且深染细胞核的细长梭形及星形细胞构成。

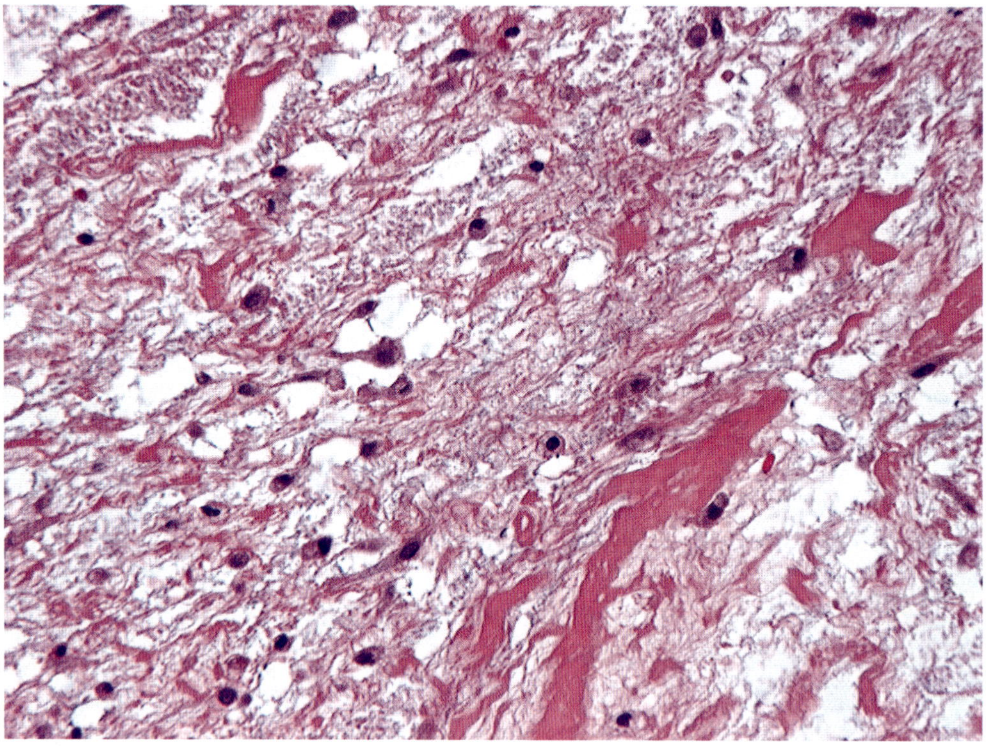

图 5-36
黏液纤维瘤具有黏液背景、稀疏的细胞及细腻至大量的胶原沉积。

境界清楚，通常较小，常有成牙本质细胞及牙本质样物质。黏液囊肿缺乏成纤维细胞 / 肌纤维母细胞。黏液变的鼻息肉有炎细胞并通常呈息肉样。神经鞘黏液瘤或良性外周神经鞘瘤比大多数黏液瘤更富含细胞成分，且表达 S-100 蛋白。低级别黏液纤维肉瘤及黏液样软骨肉瘤有细胞异型性，呈明显的结节状或分叶状，软骨肉瘤表达 S-100 蛋白。

预后及治疗

黏液瘤是良性肿瘤，无转移倾向。然而，未经治疗的肿瘤可以生长巨大，侵犯邻近骨及软组织。约25% 患者复发，通常在治疗后的前 5 年内。偶尔可由于扩展至颅底而致死。治疗通常采取保守但彻底的切除，肿瘤周围应带有正常组织，手术入路非常困难，尤其是通过鼻道者。

异位垂体腺瘤

蝶鞍外的良性垂体腺肿瘤（例如伴有正常的垂体前叶腺体）被称为异位垂体腺瘤（ectopic pituitary adenoma）。累及鼻道的垂体腺瘤更多的是蝶鞍内肿瘤直接延伸所致，仅有极少数是异位肿瘤。据估计2%的蝶鞍内垂体腺瘤延伸至鼻道。蝶骨及蝶窦是异位肿瘤最好发的部位，偶见于鼻腔、鼻咽、颞骨的岩骨部位。推测该肿瘤来源于 Rathke 囊迁移过程中的胚胎残件。

临床特点

与蝶鞍内肿瘤相似，鼻窦内垂体腺瘤也好发于女性（女：男为2：1），发现时平均年龄49岁（16～65岁）。患者通常有非特异症状，如鼻堵、慢性鼻窦炎、血性鼻分泌物或鼻衄、头痛、复视或其他视野缺失。约 50% 的患者有激素分泌过多的临床表现，例如Cushing病、肢端肥大症、甲旁亢、甲亢、闭经、多毛症。对于无内分泌症状的肿瘤，往往于术前未能做出诊断。

影像学特点

CT 及 MRI 检查能确定肿瘤的范围及部位，特征性的表现为正常垂体存在的同时，蝶骨内或鼻内不规

异位垂体腺瘤 疾病概况	
定义	蝶鞍外且无蝶鞍（正常垂体前叶）受累的良性垂体腺瘤
发生及部位	罕见 蝶窦最常见，其次为鼻腔
发病率和死亡率	与激素表现及侵犯部位相关
性别、种族和年龄	女＞男（女：男为 2：1） 平均年龄 49 岁（16 ~ 65 岁）
临床特点	鼻堵 慢性鼻窦炎 血性鼻分泌物或鼻衄 头痛 视野缺失（复视） 约 50% 有激素分泌过多的表现
影像学特点	CT 及 MRI 可确定肿瘤的范围及部位 尽管蝶鞍通常正常，但也可被向上扩展的肿瘤侵犯
预后及治疗	彻底手术切除后控制内分泌症状可获得极好的预后 巨大肿瘤可复发 恶性变格外罕见 手术可治愈，但必须彻底切除 药物（多巴胺受体激动剂、类生长抑素制剂）及放疗可用于术后控制

则肿块伴有骨质破坏。巨大异位腺瘤可向上累及蝶鞍（图 5-37）。肿瘤大小似与症状的严重性无关。

病理学特点

表面上皮通常完整且无受累，其内包裹着无包膜的肿瘤（图 5-38）。纤细的纤维血管分隔肿瘤，呈实性、器官样及小梁状。组织学上，肿瘤与蝶鞍内垂体腺瘤形态一致。多数肿瘤由单一的圆形至椭圆形嗜酸性胞浆的上皮细胞构成，通常特征性的表现为嫌色细胞腺瘤。细胞核圆形或椭圆形，染色质呈团块状，核仁不明显或小（图5-39）。与所有内分泌肿瘤相同，可见局灶异型性。无核分裂及坏死。

异位垂体腺瘤 病理学特点	
镜下所见	黏膜下，无包膜 肿瘤可为实性、器官样及小梁状排列，由纤细的纤维血管分隔 单一的圆形或多角形上皮细胞，胞浆嗜酸性 圆形或椭圆形细胞核，“胡椒面样”染色质，核仁不明显或小 核异型性、核分裂及坏死罕见
超微结构特点	胞浆内神经内分泌颗粒，形状依据肿瘤分泌激素的不同而不同
免疫组化特点	强烈表达角蛋白、嗜铬素、突触素、NSE 可表达激素肽，包括ACTH、PL、TSH、GH、FSH、LH
病理鉴别诊断	嗅神经母细胞瘤、ES/PNET、癌、神经内分泌癌、淋巴瘤、黑色素瘤

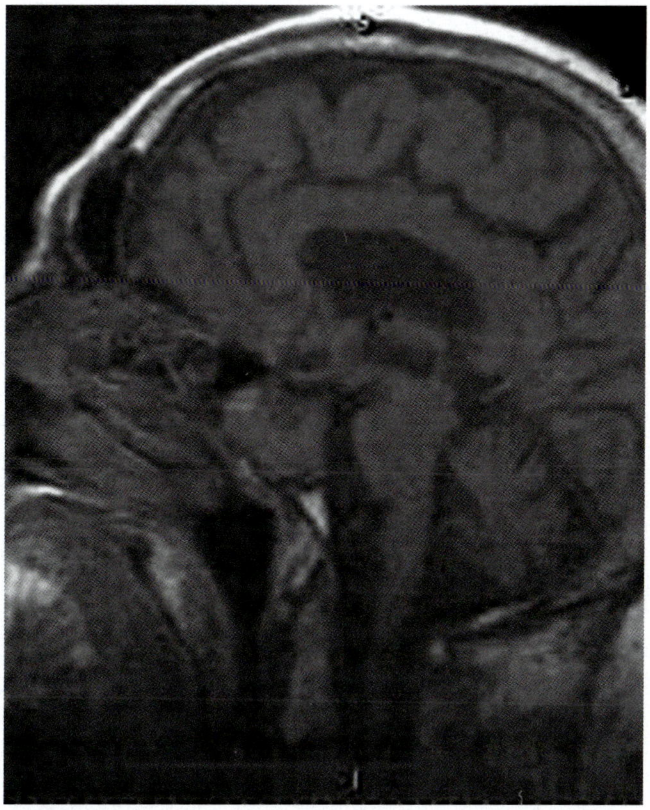

图 5-37
蝶窦内巨大的泌乳素瘤，继发侵犯蝶鞍。

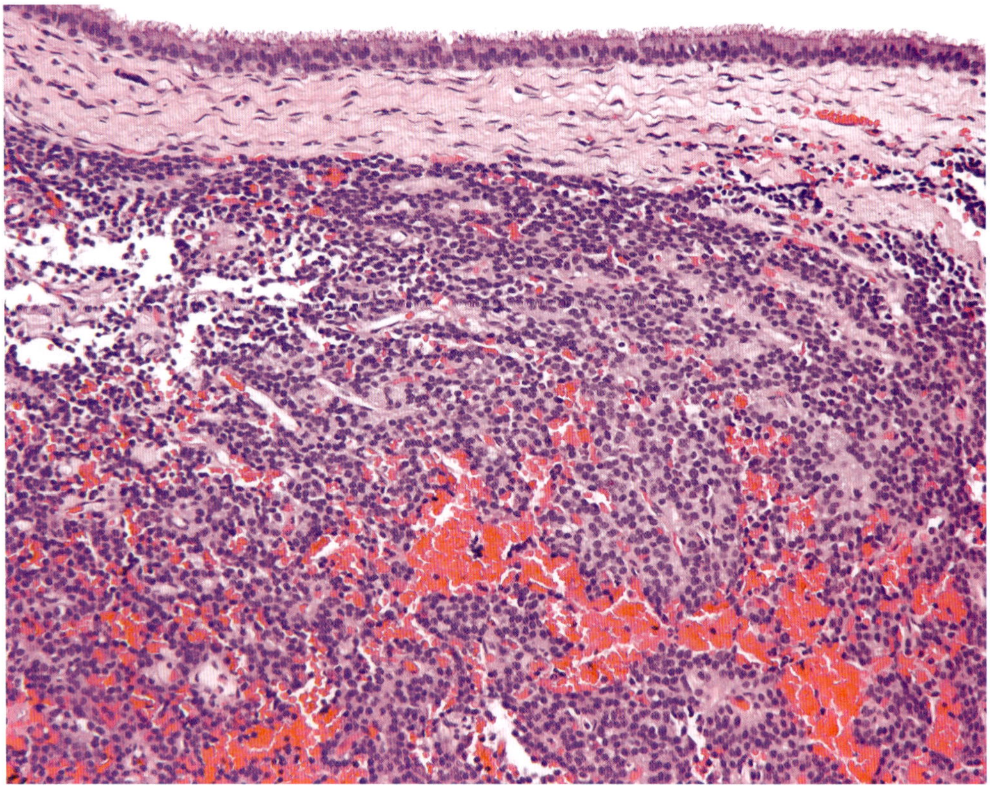

图 5-38
蝶窦的异位垂体腺瘤，被覆呼吸性纤毛上皮黏膜。肿瘤由单一的胞浆嗜酸性的上皮细胞构成，呈叶状分布。注意纤细的纤维血管分隔肿瘤成叶状。

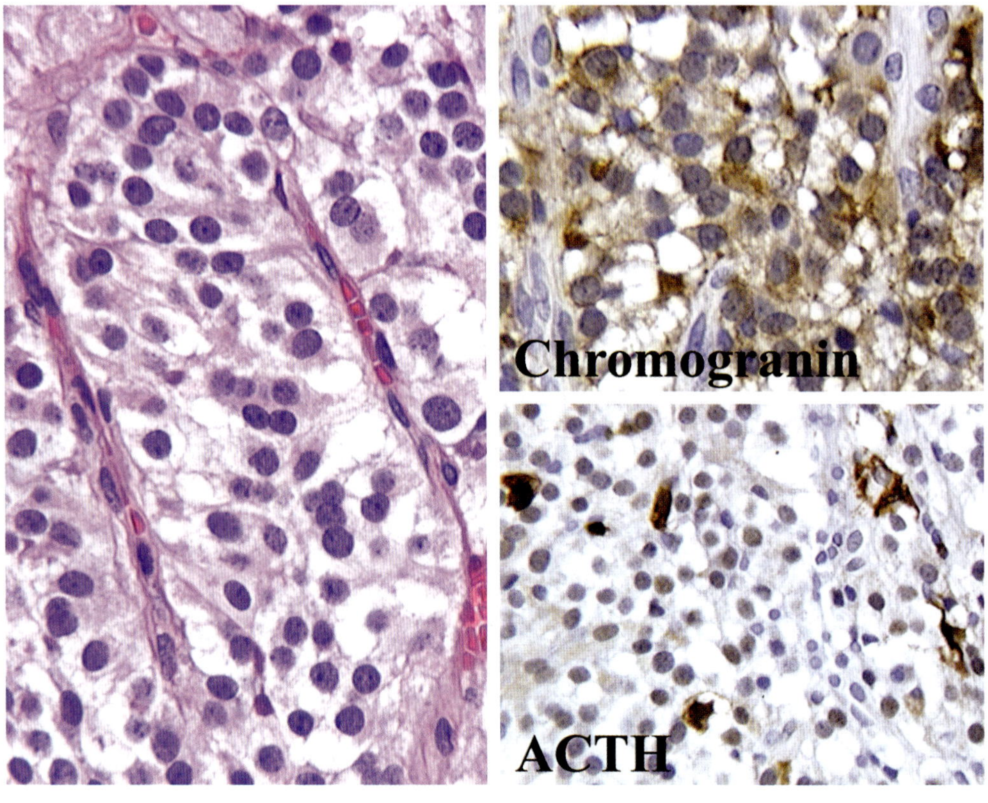

图 5-39
左：染色质呈细腻的胡椒粉样分布。右上：嗜铬素染色。右下：肿瘤表达 ACTH。

辅助检查

超微结构特点

细胞内内分泌颗粒的存在证实了肿瘤的内分泌本质，颗粒大小、形状与产生激素相关。

免疫组化特点

肿瘤细胞强烈且弥漫表达角蛋白、嗜铬素、突触素及NSE。肿瘤可产生特异性激素，应检测以确定诊断。这些激素包括ACTH、PL、GH、TSH（β-TSH）、垂体特异性转化因子（Pit-1）、糖蛋白激素的β亚单位及α亚单位、可溶性纤维蛋白（SF-1）、FSH 及 LH。最常见的激素表达是 ACTH 及 PL。

鉴别诊断

做出正确诊断，需着重观察形态及免疫组化特点。解剖部位是诊断的关键提示。鉴别诊断包括嗅神经母细胞瘤、低级别神经内分泌癌（类癌）、淋巴瘤、ES/PNET（尤文肉瘤/原始神经外胚层肿瘤）及癌/无特异分类（NOS）。单纯的神经内分泌特点不能区分这两类病变，但嗅神经母细胞瘤有神经纤维丝的背景、菊形团，且通常不表达角蛋白。癌之间的鉴别相当困难，通常需通过鉴定垂体激素或辅以电镜检查。此部位的ES/PNET极罕见，通常胞浆少，表达CD99。淋巴瘤常结构分散，表达 CD45RB。

预后及治疗

虽然组织学属良性，但由于部位特殊（侵犯如骨及颅腔）及激素表现，该肿瘤有致死可能。可复发，尤其当肿瘤巨大并切除不完整时。恶性变格外罕见。大多数肿瘤可手术切除，如为控制激素症状可辅以药物或放疗。

推荐阅读

施奈德乳头状瘤

1. Barnes L, Tse LLY, Hunt JL. Schneiderian papillomas. In: Barnes EL, Eveson JW, Reichart P, Sidransky D, eds. Pathology and Genetics of Head and Neck Tumours. Kleihues P, Sobin LH, series eds. World Health Organization Classification of Tumours. Lyon, France: IARC Press, 2005:28-32.
2. Barnes L, Bedetti C: Oncocytic Schneiderian papilloma: a reappraisal of cylindrical cell papilloma of the sinonasal tract. Hum Pathol 1984;15:344-351.
3. Buchwald C, Franzmann MB, Tos M: Sinonasal papillomas: a report of 82 cases in Copenhagen County, including a longitudinal epidemiological and clinical study. Laryngoscope 1995;105:72-79.
4. Buchwald C, Lindeberg H, Pedersen BL, Franzmann MB: Human papilloma virus and p53 expression in carcinomas associated with sinonasal papillomas: a Danish Epidemiological study 1980-1998. Laryngoscope 2001;111:1104-1110.
5. Califano J, Koch W, Sidransky D, Westra WH: Inverted sinonasal papilloma: a molecular genetic appraisal of its putative status as a precursor to squamous cell carcinoma. Am J Pathol 2000;156:333-337.
6. Hyams VJ: Papillomas of the nasal cavity and paranasal sinuses. A clinicopathological study of 315 cases. Ann Otol Rhinol Laryngol 1971;80:192-206.
7. Kapadia SB, Barnes L, Pelzman K, Mirani N, Heffner DK, Bedetti C: Carcinoma ex oncocytic Schneiderian (cylindrical cell) papilloma. Am J Otolaryngol 1993;14:332-338.
8. Kaufman MR, Brandwein MS, Lawson W: Sinonasal papillomas: clinicopathologic review of 40 patients with inverted and oncocytic Schneiderian papillomas. Laryngoscope 2002;112:1372-1377.
9. Kraft M, Simmen D, Casas R, Pfaltz M: Significance of human papillomavirus in sinonasal papillomas. J Laryngol Otol 2001;115:709-714.
10. Lawson W, Kaufman MR, Biller HF: Treatment outcomes in the management of inverted papilloma: an analysis of 160 cases. Laryngoscope 2003;113:1548-1556.
11. Michaels L, Young M: Histogenesis of papillomas of the nose and paranasal sinuses. Arch Pathol Lab Med 1995;119:821-826.
12. Phillips PP, Gustafson RO, Facer GW: The clinical behavior of inverting papilloma of the nose and paranasal sinuses: report of 112 cases and review of the literature. Laryngoscope 1990;100:463-469.
13. Schwerer MJ, Kraft K, Baczako K, Maier H: Coexpression of cytokeratins typical for columnar and squamous differentiation in sinonasal inverted papillomas. Am J Clin Pathol 2001;115:747-754.
14. Syrjanen KJ: HPV infections in benign and malignant sinonasal lesions. J Clin Pathol 2003;56:174-181.
15. Vrabec DP: The inverted Schneiderian papilloma: a 25-year study. Laryngoscope 1994;104:582-605.
16. Ward BE, Fechner RE, Mills SE: Carcinoma arising in oncocytic Schneiderian papilloma. Am J Surg Pathol 1990;14:364-369.

小叶状毛细血管瘤（化脓性肉芽肿）

1. Fu YS, Perzin KH: Non-epithelial tumors of the nasal cavity, paranasal sinuses, and nasopharynx: a clinicopathologic study. I. General features and vascular tumors. Cancer 1974;33:1275-1288.
2. Heffner DK: Problems in pediatric otorhinolaryngic pathology. II. Vascular tumors and lesions of the sinonasal tract and nasopharynx. Int J Pediatr Otorhinolaryngol 1983;5:125-138.
3. Iwata N, Hattori K, Nakagawa T, Tsujimura T: Hemangioma of the nasal cavity: a clinicopathologic study. Auris Nasus Larynx 2002;29:335-339.
4. Miller FR, D'Agostino MA, Schlack K: Lobular capillary hemangioma of the nasal cavity. Otolaryngol Head Neck Surg 1999;120:783-784.
5. Mills SE, Cooper PH, Fechner RE: Lobular capillary hemangioma: the underlying lesion of pyogenic granuloma. A study of 73 cases from the oral and nasal mucous membranes. Am J Surg Pathol 1980;4:470-479.
6. Ozcan C, Apa DD, Gorur K: Pediatric lobular capillary hemangioma of the nasal cavity. Eur Arch Otorhinolaryngol 2004;261:449-451.
7. Thompson LDR, Fanburg-Smith JC. Benign soft tissue tumours. In: Barnes EL, Eveson JW, Reichart P, Sidransky D, eds. Pathology and Genetics of Head and Neck Tumours. Kleihues P, Sobin LH, series eds. World Health Organization Classification of Tumours. Lyon, France: IARC Press, 2005:46-50.

血管球外皮细胞瘤（鼻腔鼻窦型血管外皮细胞瘤）

1. Compagno J: Hemangiopericytoma-like tumors of the nasal cavity: a comparison with hemangiopericytoma of soft tissues. Laryngoscope 1978;88:460–469.
2. Compagno J, Hyams VJ: Hemangiopericytoma-like intranasal tumors. A clinicopathologic study of 23 cases. Am J Clin Pathol 1976;66:672–683.
3. Eichhorn JH, Dickersin GR, Bhan AK, Goodman ML: Sinonasal hemangiopericytoma. A reassessment with electron microscopy, immunohistochemistry, and long-term follow-up. Am J Surg Pathol 1990;14:856–866.
4. El-Naggar AK, Batsakis JG, Garcia GM, Luna ML, Goepfert H: Sinonasal hemangiopericytomas. A clinicopathologic and DNA content study. Arch Otolaryngol Head Neck Surg 1992;118:134–137.
5. Li XQ, Hisaoka M, Morio T, Hashimoto H: Intranasal pericytic tumors (glomus tumor and sinonasal hemangiopericytoma-like tumor): report of two cases with review of the literature. Pathol Int 2003;53:303–308.
6. Thompson LD, Miettinen M, Wenig BM: Sinonasal-type hemangiopericytoma: a clinicopathologic and immunophenotypic analysis of 104 cases showing perivascular myoid differentiation. Am J Surg Pathol 2003;27:737–749.
7. Thompson LDR, Fanburg-Smith JC, Wenig BM. Borderline and low malignant potential tumours of soft tissues. In: Barnes EL, Eveson JW, Reichart P, Sidransky D, eds. Pathology and Genetics of Head and Neck Tumours. Kleihues P, Sobin LH, series eds. World Health Organization Classification of Tumours. Lyon, France: IARC Press, 2005:43–45.
8. Tse LLY, Chan JKC: Sinonasal haemangiopericytoma-like tumor: a sinonasal glomus tumor or haemangiopericytoma. Histopathology 2002;40:510–517.

鼻咽纤维血管瘤

1. Abraham SC, Montgomery EA, Giardiello FM, Wu TT: Frequent beta-catenin mutations in juvenile nasopharyngeal angiofibromas. Am J Pathol 2001;158:1073–1078.
2. Beham A, Beham-Schmid C, Regauer S, et al.: Nasopharyngeal angiofibroma: true neoplasm or vascular malformation? Adv Anat Pathol 2000;7:36–46.
3. Beham A, Fletcher CD, Kainz J, et al.: Nasopharyngeal angiofibroma: an immunohistochemical study of 32 cases. Virchows Arch A Pathol Anat Histopathol 1993;423:281–285.
4. Beham A, Regauer S, Beham-Schmid C, et al.: Expression of CD34-antigen in nasopharyngeal angiofibromas. Int J Pediatr Otorhinolaryngol 1998;44:245–250.
5. Giardiello FM, Hamilton SR, Krush AJ, et al.: Nasopharyngeal angiofibroma in patients with familial adenomatous polyposis. Gastroenterology 1993;105:1550–1552.
6. Hwang HC, Mills SE, Patterson K, Gown AM: Expression of androgen receptors in nasopharyngeal angiofibroma: an immunohistochemical study of 24 cases. Mod Pathol 1998;11:1122–1126.
7. Neel HB, Whicker JH, Devine KD, Weiland LH: Juvenile angiofibroma. Review of 120 cases. Am J Surg 1973;126:547–556.
8. Thompson LDR, Fanburg-Smith JC. Nasopharyngeal angiofibroma. In: Barnes EL, Eveson JW, Reichart P, Sidransky D, eds. Pathology and Genetics of Head and Neck Tumours. Kleihues P, Sobin LH, series eds. World Health Organization Classification of Tumours. Lyon, France: IARC Press, 2005:102–103.

黏液瘤

1. Andrews T, Kountakis SE, Maillard AA: Myxomas of the head and neck. Am J Otolaryngol 2000;21:184–189.
2. Barker BF: Odontogenic myxoma. Semin Diag Pathol 1999;16:297–301.
3. Fu Y-S, Perzin KH: Non-epithelial tumors of the nasal cavity, paranasal sinuses and nasopharynx: a clinico-pathologic study. Cancer 1977;39:195–203.
4. Gregor RT, Loftus-Coll B: Myxoma of the paranasal sinuses. J Laryngol Otol 1994;108:679–681.
5. Kawai T, Murakami S, Nishiyama H, et al.: Diagnostic imaging for a case of maxillary myxoma with a review of the magnetic resonance images of myxoid lesions. Oral Surg Oral Med Oral Pathol Oral Radiol Endod 1997;84:449–454.
6. Buchner A, Odell EW. Odontogenic myxoma/myxofibroma. In: Barnes EL, Eveson JW, Reichart P, Sidransky D, eds. Pathology and Genetics of Head and Neck Tumours. Kleihues P, Sobin LH, series eds. World Health Organization Classification of Tumours. Lyon, France: IARC Press, 2005: 315–316.
7. Sato H, Gyo K, Tomidokoro Y, Honda N: Myxoma of the sphenoid sinus. Otolaryngol Head Neck Surg 2004;130:370–380.
8. Simon ENM, Merkx MAW, Vuhahula E, et al.: Odontogenic myxoma: a clinicopathological study of 33 cases. Int J Oral Maxillofac Surg 2004;33:333–337.
9. Thompson LDR, Fanburg-Smith JC. Benign soft tissue tumours. In: Barnes EL, Eveson JW, Reichart P, Sidransky D, eds. Pathology and Genetics of Head and Neck Tumours. Kleihues P, Sobin LH, series eds. World Health Organization Classification of Tumours. Lyon, France: IARC Press, 2005:46–50.

垂体瘤

1. Asa SL: Pituitary adenomas. In: Atlas of Tumor Pathology. Tumors of the pituitary gland. Washington, DC: Armed Forces Institute of Pathology; 1998:47–147.
2. Coire CI, Horvath E, Kovacs K, et al.: Cushing's syndrome from an ectopic pituitary adenoma with peliosis: a histological, immunohistochemical, and ultrastructural study and review of the literature. Endocr Pathol 1997;8:65–74.
3. Hosaka N, Kitajiri S, Hiraumi H, et al.: Ectopic pituitary adenoma with malignant transformation. Am J Surg Pathol 2002;26:1078–1082.
4. Langford L, Batsakis JG: Pituitary gland involvement of the sinonasal tract. Ann Otol Rhinol Laryngol 1995;104:167–169.
5. Lloyd RV, Chandler WF, Kovacs K, Ryan N: Ectopic pituitary adenomas with normal anterior pituitary glands. Am J Surg Pathol 1986;10:546–552.
6. Luk SC, Chan JKC, Chow SM, Leung S: Pituitary adenoma presenting as sinonasal tumor: pitfalls in diagnosis. Hum Pathol 1996;27:605–609.
7. Luna MA, Cardesa A, Barnes L, et al.: Benign epithelial tumours. In: Barnes EL, Eveson JW, Reichart P, Sidransky D, eds. Pathology and Genetics of Head and Neck Tumours. Kleihues P, Sobin LH, series eds. World Health Organization Classification of Tumours. Lyon, France: IARC Press, 2005:99–101.
8. Matsushita H, Matsuya S, Endo Y, et al.: A prolactin producing tumor originated in the sphenoid sinus. Acta Pathol Jpn 1984;34:103–109.
9. Pasquini E, Faustini-Fustini M, Sciarretta V, et al.: Ectopic TSH-secreting pituitary adenoma of the vomerosphenoidal junction. Eur J Endocrinol 2003;148:253–257.

6 鼻腔、鼻窦及鼻咽部恶性肿瘤

Lester D. R. Thompson

鼻道恶性肿瘤占所有肿瘤的比例不足1%，占上呼吸消化道肿瘤的3%。鳞状细胞癌（squamous cell carcinoma，SCC）和腺癌与环境因素密切相关，包括烟草、酒精和职业暴露，如接触重金属颗粒（镍，铬），以及皮革业、针织业、家具以及木材工业的工人。

鼻道恶性肿瘤经常侵袭上颌窦（~60%），其次为鼻腔（~22%），筛窦（~15%），额窦及蝶窦（<3%）。鼻道肿瘤绝大多数为鳞癌及其变异型（55%），其次为非上皮性肿瘤（20%），腺癌（15%），未分化癌（7%）以及混合性肿瘤（3%）。

鼻咽癌在很多方面都不同于鼻腔和鼻窦肿瘤，将单独讨论。

发生于鼻道的鳞癌、腺癌和大多数其他恶性肿瘤的临床表现、放射学特征和肿瘤侵袭方式均相似。鳞状细胞癌在本章节中详细描述而在其他的章节中不再重复。由于鼻窦和鼻咽部恶性肿瘤的最初诊断是通过内窥镜或息肉切除术切除的组织诊断的，故其大体所见在辅助性诊断中的价值不大。除了鼻咽癌、恶性淋巴瘤和横纹肌肉瘤外，大多数鼻道恶性肿瘤的治疗是选择彻底的外科手术切除。在此我们以鳞状细胞癌的治疗作为实例进行介绍。

鳞状细胞癌

临床特点

鳞状细胞癌（squamous cell carcinoma，SCC），男性多见（男：女为2：1），50~70岁为发病高峰。好发部位依次为上颌窦、鼻腔、筛窦、额窦和蝶窦。由于该病的症状及特征不特异，与某些慢性鼻窦炎、过敏反应和鼻息肉极其相似，故早期诊断困难。早期症状与肿物引起单侧鼻堵有关。继发感染常见，引起黏液溢出或排脓。当黏膜溃疡或肿瘤侵及窦壁时，可出现鼻出血。当侵及筛窦、上颌窦或额窦时，可引起眼球突出及运动受限、复视或失明。当肿瘤引起泪囊或泪管堵塞时，可导致溢泪。原发部位的神经压迫或肿瘤侵及周围神经可引起颅神经功能障碍。内窥镜下和活检可见肿物或脱色性病变。

晚期症状包括面部肿胀和颊部的感觉异常，它们分别是由于前上颌窦向前侵袭软组织和累及眶下神经引起的。向下侵及口腔可形成上腭或牙槽脊肿物。向后侵及翼状肌可引起张口困难。听觉症状的出现提示肿瘤可能已侵犯鼻咽、咽鼓管和翼板。向上侵入颅底可使颅神经和硬脑膜受累。在发病初期，很少出现颈部淋巴结转移。

影像学特点

CT和MRI在鼻道疾病的成像上，很大程度的替代了传统的X线照片。CT和MRI相互补充，协助区分炎症疾病、良性和恶性肿瘤，以及提供治疗前的信息，包括部位、大小、范围、局部浸润、局部和远处的转移。尤其是肿瘤侵入翼腭突和颞下窝的范围，肿瘤与血管（尤其是颈内动脉和海绵窦）、神经和颅腔的关系。骨组织在CT中呈现亮显影，骨组织的损伤和软组织侵犯通常提示侵袭性肿瘤的出现。MRI在显

鳞状细胞癌
疾病概况

定义	鳞状上皮细胞的恶性肿瘤
发生及部位	鼻道最常见的恶性肿瘤，占鼻道癌的 60% ～ 70% 鼻窦：上颌窦多于筛窦 鼻腔：鼻侧壁和鼻中隔
发病率和死亡率	5 年的死亡率为 30% ～ 40%
性别、种族和年龄	男性＞女性（男：女为 2：1） 50 ～ 70 岁
临床特点	鼻堵，鼻溢液，鼻衄和疼痛 眼和眼眶的症状和体征 累及颅神经 鼻腔肿块
影像学特点	CT 和 MRI 相互补充 MRI 可以将肿瘤与炎症区分开，且能显示与软组织的关系 CT在显示骨组织破坏、破坏的范围、肿物的定位和大小方面最具优势
预后及治疗	鼻腔： 预后：一旦确诊，经过外科手术结合术后放疗（T3，T4），5 年存活率为 80%。 鼻窦： 预后较发生于鼻腔的肿瘤差，复发常见，可以侵犯颅底 约 15% 的患者可发生颈部淋巴结转移 必要时采取激进的扩大切除，再结合术后放疗和（或）化疗（术前或术后）。

示鼻窦肿瘤的界限以区别炎症疾病的能力上优于CT，它可以很好地将肿瘤从软组织中区分出来。对于含水量高的组织，如伴有炎症的黏膜、息肉和非黏稠的分泌物，使用 MRI T2 加权成像具有高密度的信号。相比之下，含有较少水分的细胞丰富的鼻窦肿瘤在 T2 加权成像下显示中等的信号强度。肿瘤神经周的播散可通过脂肪抑制钆对比 MRI 和 T1 加权成像显示。CT 可帮助检查颈部淋巴结转移，尤其有大小超过1.5 cm的多发性成簇的淋巴结时。对于代谢活跃的组织可以通过^{18}FDG-PET检测淋巴结的状态，如结节性转移。

病理学特点

大体所见

鼻腔肿瘤通常是外生性的体积增大的肿块，易碎有坏死和溃疡。鼻窦肿瘤可呈局限性生长，以膨胀的方式填充于窦腔内，并伴有骨壁的破坏，而其他的肿瘤更具有侵袭性，坏死和出血更多见。

镜下所见

大多数作者根据（a）角化的范围，（b）核分裂象，（c）细胞核的特征使用三级分级系统。该分级系统在某种程度上与肿瘤的行为相关。通常，发生在鼻腔的SCC分化良好并伴角化，而发生在鼻窦的SCC则是非角化性的，呈中或低分化。

SCC根据细胞类型分为角化型和非角化型。在角化型鳞癌中，肿瘤细胞出现角化、细胞间桥和角化珠（图 6-1）。肿瘤细胞通常具有增大的胞核，染色质增多，核伴有一定程度的间变。核分裂象常见。在促纤维增生性的间质中可见不规则的细胞巢或细胞条索浸润，常与慢性炎症反应有关（图6-2）。然而在浅表取材的活检中，间质浸润的唯一征象可能是孤立于基底膜或舌样延伸的鳞状上皮之外的单个细胞。

非角化型 SCC 可形成大小不一的实性细胞巢，通常伴有相对平滑的边界。肿瘤细胞有均匀一致的大圆形

鳞状细胞癌
病理学特点

大体所见	外生性质脆的肿物 局部软组织浸润和骨质破坏
镜下所见	鼻腔： 分化良好，角化 角化珠，细胞间桥，核深染 鼻窦： 中－低分化，非角化 包括梭形细胞型，乳头状型，内生型，疣状型
免疫组化特点	CD5/6，CK8，CK13 阳性 CK10 阴性
病理鉴别诊断	假上皮瘤样增生，鼻道乳头状瘤伴异型增生 / 原位癌

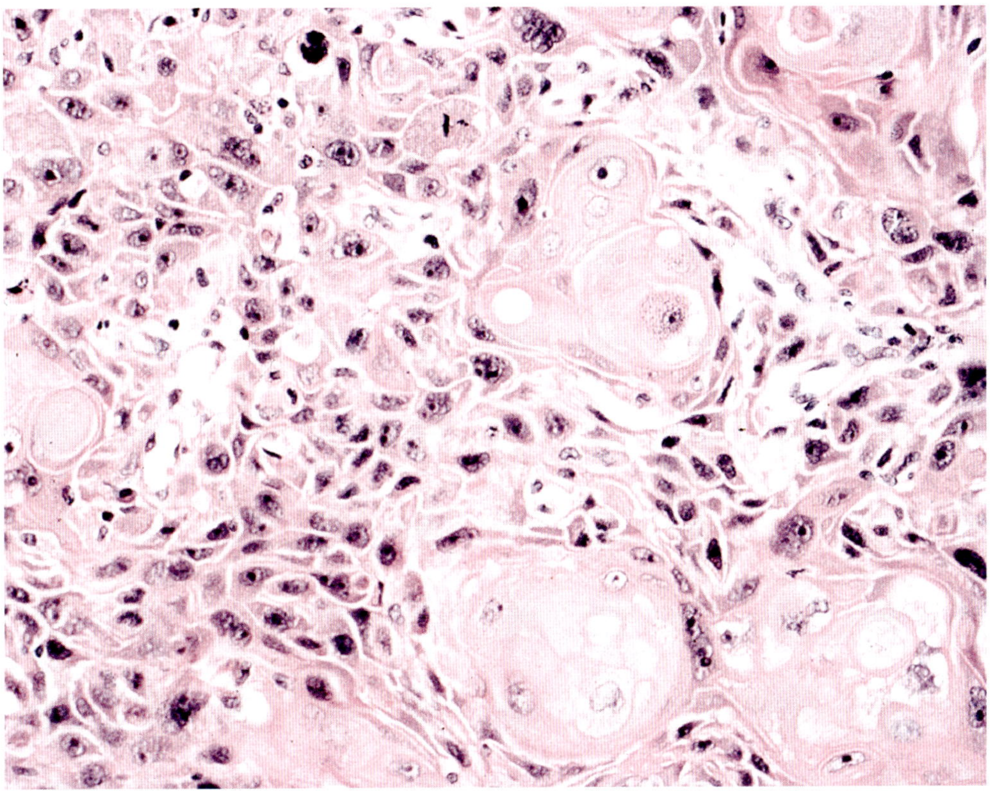

图 6-1
角化型鳞状细胞癌。肿瘤细胞形成不规则的巢状和片状，伴角化珠形成。

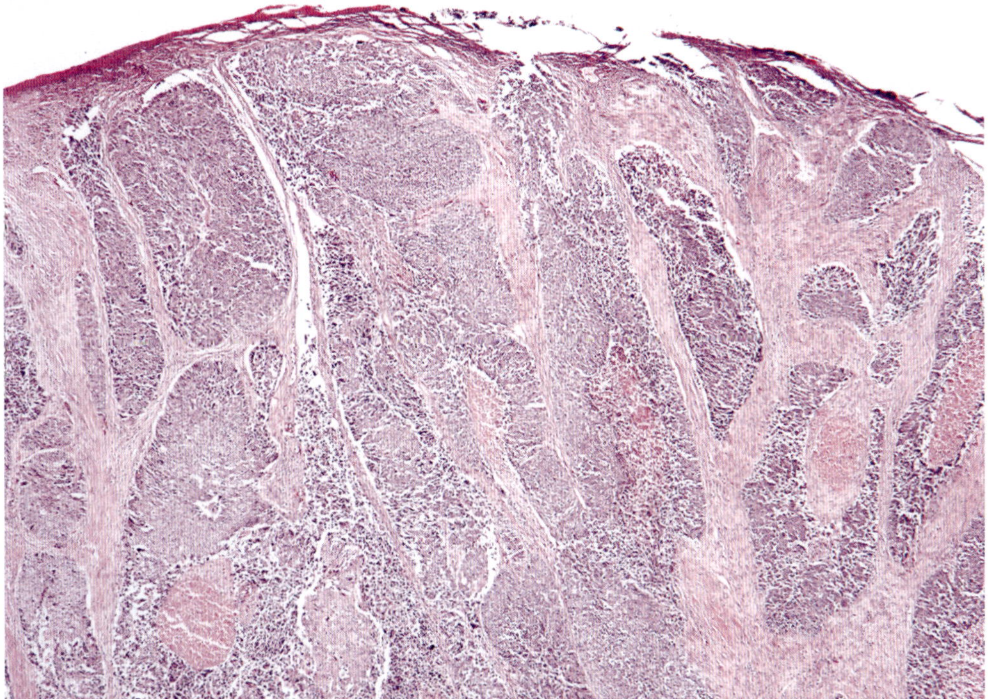

图 6-2
非角化型鳞状细胞癌。肿瘤细胞形成实性片状结构，边缘侵袭性生长，伴间质纤维化。

或卵圆形细胞核，核仁明显（图6-3）。胞质表现不同，为淡嗜酸性、双嗜性或空泡状改变。细胞界限明显，偶尔个别细胞可以出现角化（图6-4）。可见梭形的瘤细胞，并且当梭形细胞占优势时，即可诊断为梭形细胞鳞状细胞癌。还可见乳头状和内翻状表现。乳头型肿瘤表现为生长异常的上皮围绕纤细的纤维血管轴心（图 6-5）。内翻型肿瘤通常分化较差，称为“移行细胞癌”或“Schneiderian癌”。这些肿瘤细胞排列成边

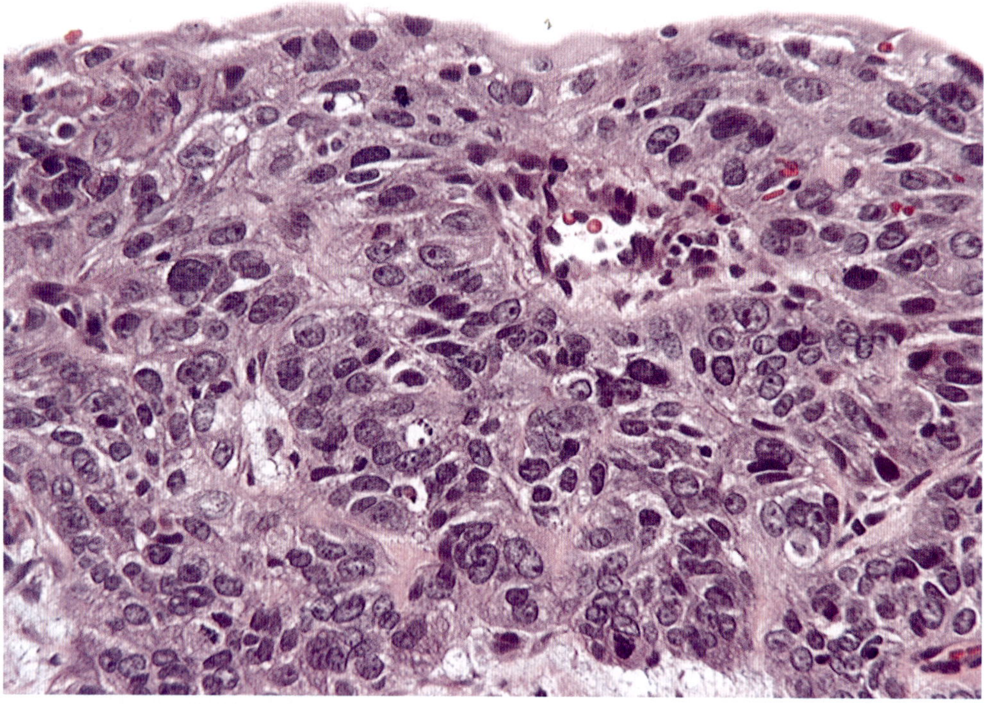

图 6-3
低分化鳞状细胞癌。胞核不规则浓染，核仁小，胞质中等量。

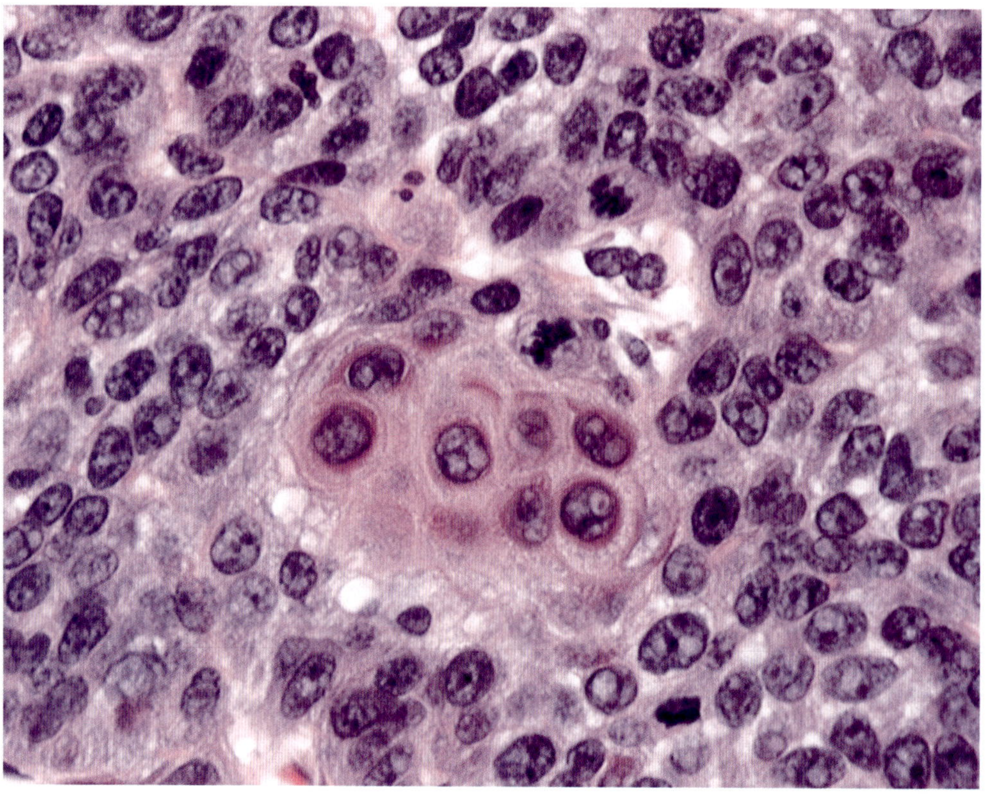

图 6-4
非角化鳞状细胞癌。可见孤立的单个细胞角化灶。

界清楚的大片状结构，且有基底膜样物质包绕（图6-6）。间质浸润在表浅的或小的活检标本中通常不易见到。在这些病例中结合局部破坏的影像学证据可以确定其恶性肿瘤的侵袭本质。同样，疣状鳞癌和乳头状鳞癌活组织标本没有包含病变基底时，易于引起诊断不足。SCC的变异型，如疣状鳞癌和基底细胞鳞癌

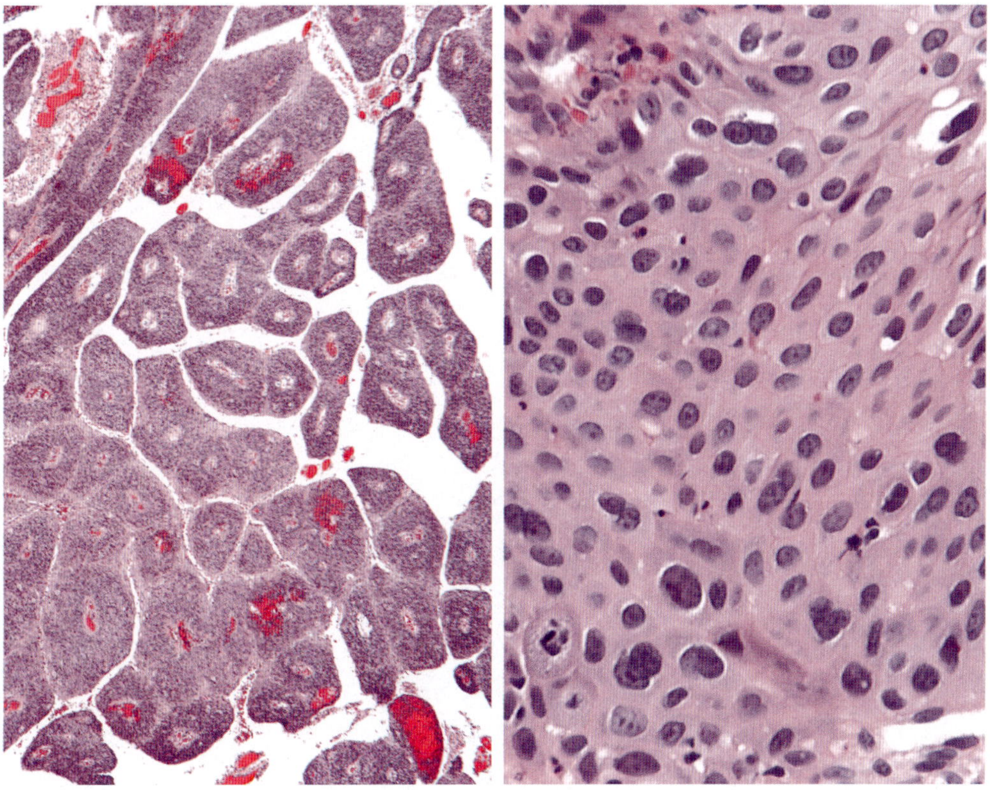

图 6-5
左：鼻窦鳞状细胞癌的乳头状排列方式。右：乳头表面上皮衬附的肿瘤细胞异型性明显和极向丧失。

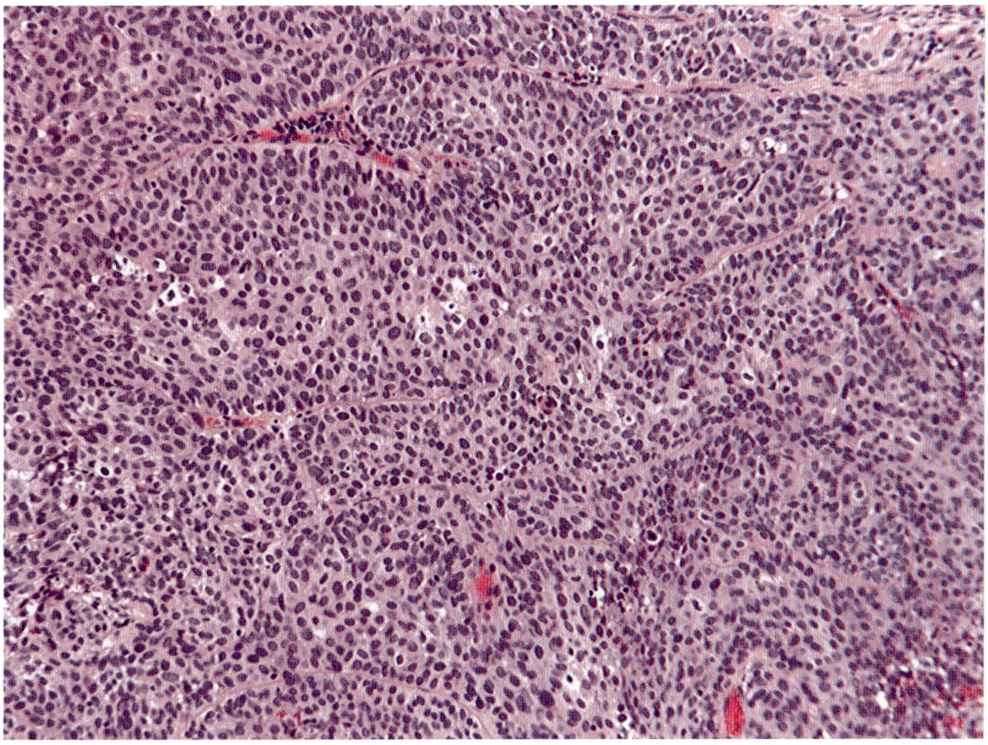

图 6-6
非角化型鳞状细胞癌。由片状的伴有平滑边界的移行细胞型上皮组成。

在鼻道罕见。

辅助检查

SCC的诊断几乎很少借助免疫组织化学标记，瘤细胞 CK5/6，CK8 和 CK13 阳性，CK10 阴性。

鉴别诊断

鼻道的假上皮瘤样增生通常与伴有或不伴有医疗行为的黏膜溃疡密切相关，并且可与鼻硬结症、真菌感染和肿瘤性疾病相关。后者包括颗粒细胞瘤、恶性淋巴瘤和纤维组织细胞瘤。伸长和增厚的钉突浸润结缔组织的下方，并具有平滑锐利有时呈尖状的边缘。没有结缔组织间质的增生。瘤细胞及胞核均匀一致，胞核无异型性以及核分裂象罕见。Schneiderian瘤和鳞状细胞乳头状瘤有时可发生恶性变，可见到局部鳞状细胞的非典型性改变和原位癌。当活体组织检查中见到大片状的恶性 SCC 细胞时，即使未见间质的浸润也应该考虑SCC的诊断。需要临床表现和影像学辅助诊断。

预后及治疗

若 SCC 只局限于鼻腔，5 年和 10 年的生存率为 80%。当肿瘤已侵及鼻窦，则预后不良。治疗失败主要归因于肿瘤的浸润及复发于外科不易手术的区域，如颅底、硬脑膜和大脑。颈部淋巴结的转移见于大约 20% 的患者，很少发生远处转移。

治疗根据肿瘤发生的部位及范围。T1 和 T2 期鼻腔肿瘤用外科手术治疗，而 T3，T4 期肿瘤需要接受术后放射治疗。各种各样的外科手术被应用，鼻外侧壁切开术或面中线脱除术用于鼻中隔的肿瘤，中间上颌骨切除术或筛窦整体切除术用于鼻腔上方和侧壁的肿瘤。鼻窦肿瘤使用彻底的外科手术（包括颅面联合切除术）及术后放疗。化疗可以作为一种新的辅助性或手术后治疗。

鼻道腺癌

鼻道的恶性腺性肿瘤来源于呼吸上皮或其下方的粘浆液腺，多数源于粘浆液腺（60%）。呼吸上皮来源的肿瘤位于鼻腔和筛窦部的较高位置，涎腺型肿瘤则更常见于鼻腔较低位置及上颌窦。

鼻道腺癌
疾病概况

定义	发生于黏膜腺体的涎腺型腺癌； 发生于呼吸黏膜的非涎腺型腺癌
发生及部位	鼻道第二位常见癌 占鼻道癌的 15% 鼻窦＞鼻腔
发病率和死亡率	涎腺型腺癌死亡率 40% ～ 60% 非涎腺型腺癌死亡率 60%，但与分级相关
性别、种族和年龄	涎腺型腺癌： 性别无差异 20 ～ 80 岁 非涎腺型腺癌： 男性＞＞＞女性（尤其是伴有工业暴露的男性） 50 ～ 70 岁（低级别：50 ～ 60 岁；高级别：60 ～ 70 岁）
临床特点	单侧鼻堵 鼻衄 溢脓性或清亮的液体 肿物较大时出现疼痛或视觉障碍 肠型腺癌的发病与林业工人和皮革工人密切相关（发生率 × 500）
影像学特点	CT 和 MRI 可以界定肿瘤的范围以及浸润的程度
预后及治疗	涎腺型腺癌： 预后依赖于肿瘤类型的分期（腺样囊性癌，10 年生存率为 50%） 复发常见（60%） 彻底的外科手术结合选择性的放疗 非涎腺型腺癌（肠型）： 乳头状的ITAC5年生存率为80%，但分化差的肿瘤 5 年生存率为 40% 彻底的外科手术结合放疗

临床特点

涎腺型腺癌

无性别差异，发病年龄广，以老年人为主（平均 55 岁）。大多数发生在上颌窦（约 60%）或鼻腔鼻窦混合发生。症状不特异，包括鼻堵、鼻衄和疼痛，可见上腭肿胀。

非涎腺型腺癌

主要分成两大类型：肠型腺癌和非肠型腺癌。肠型腺癌在男性中显著高于女性（约90%），且多为老年男性（平均 60 岁）。存在显著的职业暴露，尤其是林业工人和皮革工人。当致癌物质不明确时，考虑为自然界中的颗粒物，作为这些工人的配偶具有很高的患病风险。长时间的职业性暴露并且经常是几十年的暴露导致该病。肿瘤可以发生于筛窦和鼻腔，尤其是下鼻甲和中鼻甲（图6-7）。单侧鼻堵、鼻溢液和鼻衄是最常见的症状。

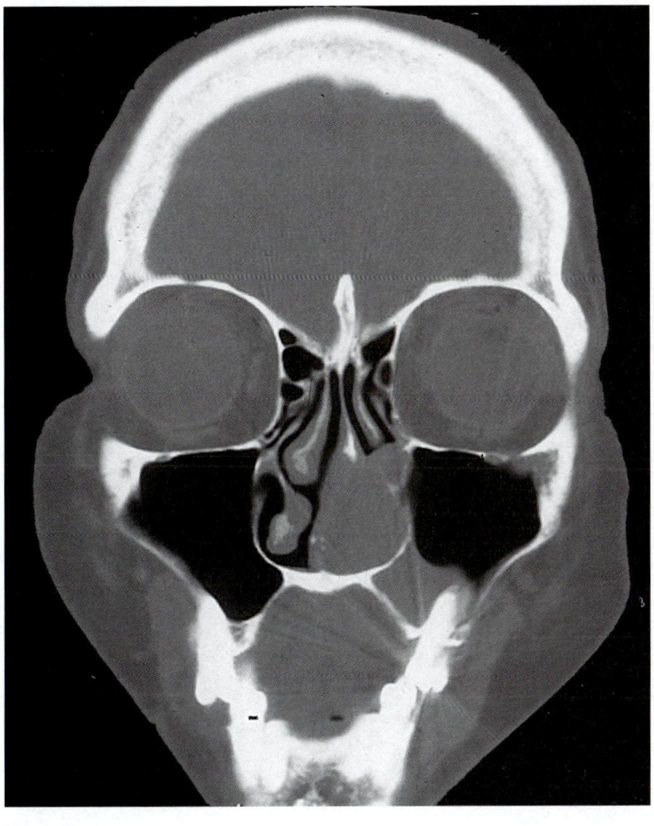

图 6-7
CT 图显示鼻腔腺癌侵袭骨质，并伴上颌窦的浸润。

非肠型的腺癌分为低级别和高级别。男性略多见，发病年龄广泛，而发病年龄，低级别肿瘤较高级别肿瘤年轻 10 岁（平均年龄分别为 54 岁和 63 岁）。筛窦和上颌窦比其他部位更易受累。

病理学特点

大体所见

涎腺型腺癌表现为大的、质硬的实性肿块，诊断时即有广泛浸润。肠型腺癌可以呈现真菌样的生长，表面溃疡、质脆。切面呈灰白色，半透明，黏液样。

镜下所见

涎腺型腺癌

腺样囊性癌（adenoid cystic carcinoma，ACC）是发生于鼻窦最常见的涎腺型腺癌。其他涎腺型腺癌，如黏液表皮癌、腺泡细胞癌和低级别乳头状腺癌很少侵犯鼻窦。ACC可侵犯周围神经和骨（图6-8），腺样

鼻道腺癌
病理学特点

大体所见	涎腺型腺癌： 黏膜下肿物 非涎腺型腺癌： 蕈样生长、表面溃疡的肿块
镜下所见	涎腺型腺癌： 腺样囊性癌最常见，排列成筛状和囊状，小的基底样细胞，核浓染 非涎腺型腺癌： 肠型和非肠型 主要类型包括乳头型，结肠型，实性型和黏液型 通常呈无纤毛的高柱状细胞 常见坏死和炎症背景
免疫组化特点	肠型 CK7、CK20 和 CEA 阳性 sialosyl-Tn、c-erb-2的表达和H-ras点突变有预后价值
病理鉴别诊断	Schneiderian乳头状瘤，转移性结肠癌，高级别的癌，淋巴瘤，嗅神经母细胞瘤

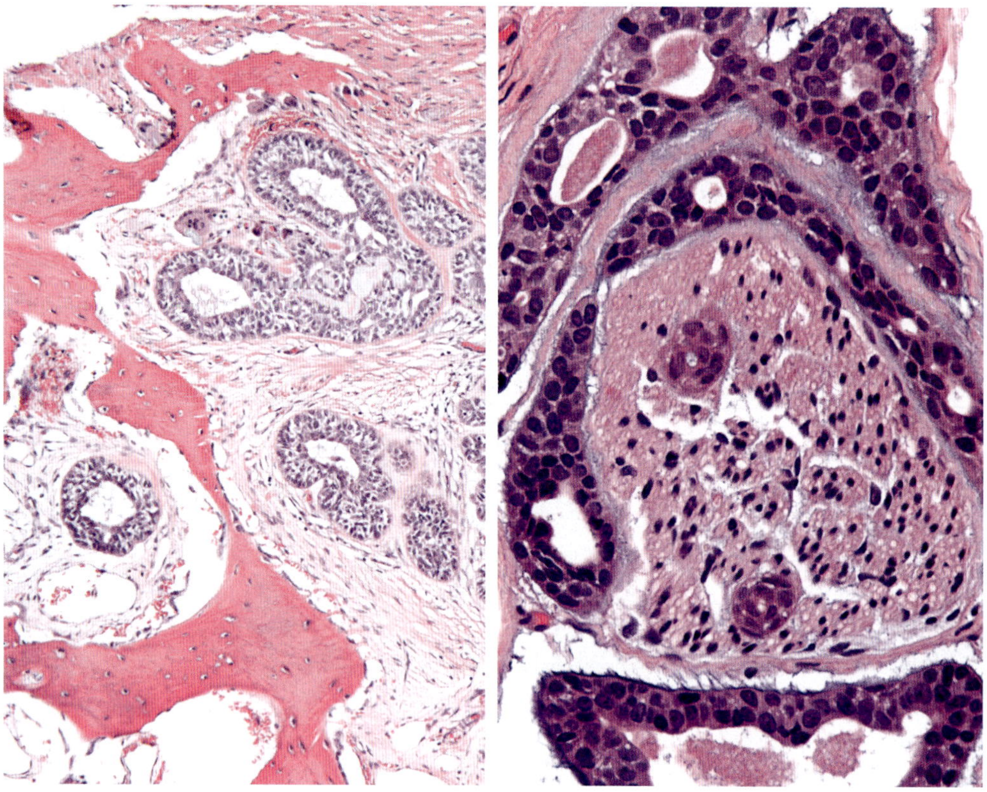

图 6-8
腺样囊性癌侵袭骨和外周神经。

囊性癌有周围神经和骨的浸润，由排列成管状、筛状腺样和实性片状的小基底样细胞组成，细胞核深染，胞质稀少。常见厚的基底膜物质和囊内的黏蛋白或玻璃样物质（图6-9）。实性型ACC与小细胞未分化癌和基底样鳞状细胞癌的区别可通过它的低核分裂象及免疫组化证实肌上皮的分化来鉴别。

非涎腺型腺癌

这是一组异质性肿瘤，可分为肠型和非肠型，肠型又可分成乳头型、结肠型、实性型和黏液型。

肠型腺癌 肠型腺癌（instestinal-type of adenocarcinoma，ITAC）由吸收细胞和杯状细胞所形成的腺体、细胞巢和丰富的黏液组成。分化程度各不相同，部分肿瘤分化良好，具有结肠管状和绒毛状腺瘤的外观，伴有胞核的分层现象和轻度的核异型性（图6-10）。部分肿瘤包括小肠型细胞，如Paneth细胞和肠的嗜铬细胞（图6-11）。少量多层的平滑肌细胞可出现在腺体的基底部。其他类似于中分化结肠腺癌的肿瘤可见融合性腺体（图6-12），核多形，核仁明显和核分裂象增多。部分肿瘤细胞可产生丰富的黏蛋白物质（图6-13）。坏死常见。还可见到乳头状和实性片状结构（图6-14）。在活检中，间质中的黏液池和坏死碎屑的出现高度可疑恶性肿瘤。在所有病例中，肿瘤被确诊为上呼吸道原发肿瘤之前，应先排除结肠肿瘤。

非肠型腺癌 根据结构、胞核特点及核分裂象，非肠型腺癌通常分为低级别和高级别。低级别非肠型腺癌表现为瘤细胞大小一致，排列成致密的腺泡状，背靠背，融合性腺体，囊性区域和乳头状结构。瘤细胞呈高柱状到立方形结构并且排列为无核分层的单层（图6-15）。胞浆丰富，但形态多样，呈嗜酸性（图6-16）、嗜碱性、颗粒状或黏液状。细胞核轻度到中等异形性。核仁可以明显，核分裂象通常较少。高级别的非肠型腺癌通常为实性，瘤细胞核呈多形性、核仁显著和核分裂象多。部分肿瘤可见丰富的印戒细胞（图 6-17）。特殊染色有助于识别黏液。

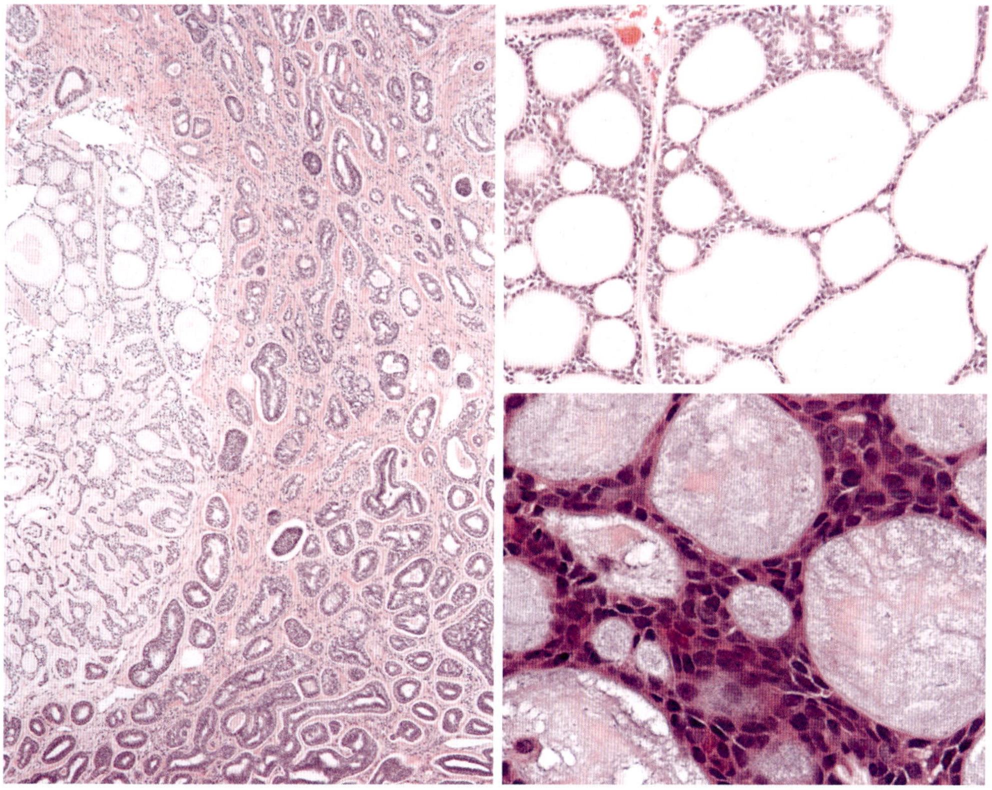

图 6-9
左：肿瘤细胞形成大量的管状结构，伴有丰富的透明样的间质。可见部分筛状结构。右：小细胞中浓染而呈多角形的细胞核围绕蓝色黏液或淡染的物质。

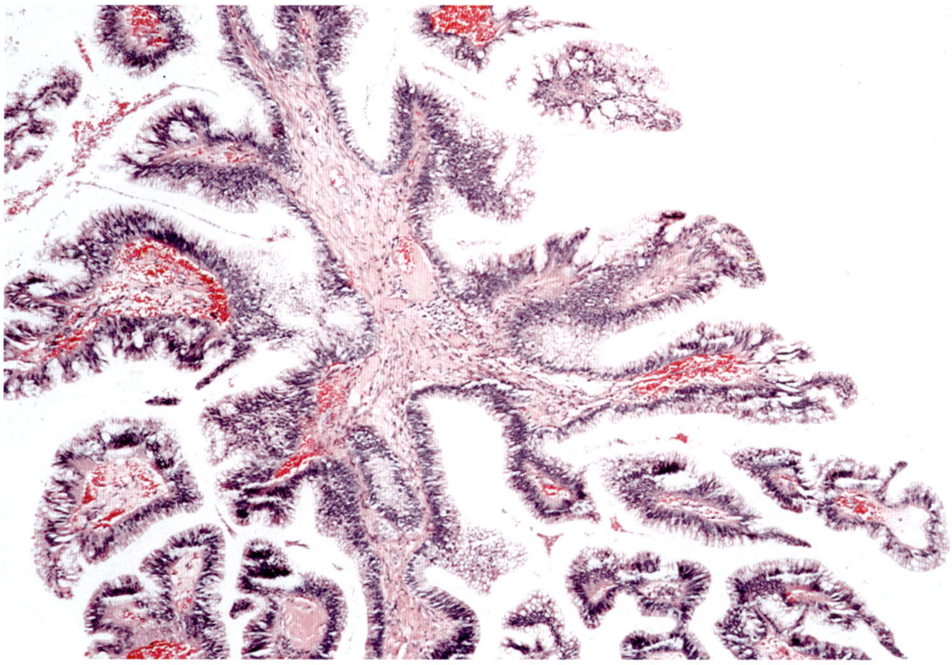

图 6-10
发生于筛窦的分化良好的肠型腺癌，表现为大量的乳头状结构和平滑的基底部，与结肠的绒毛状腺瘤相似。

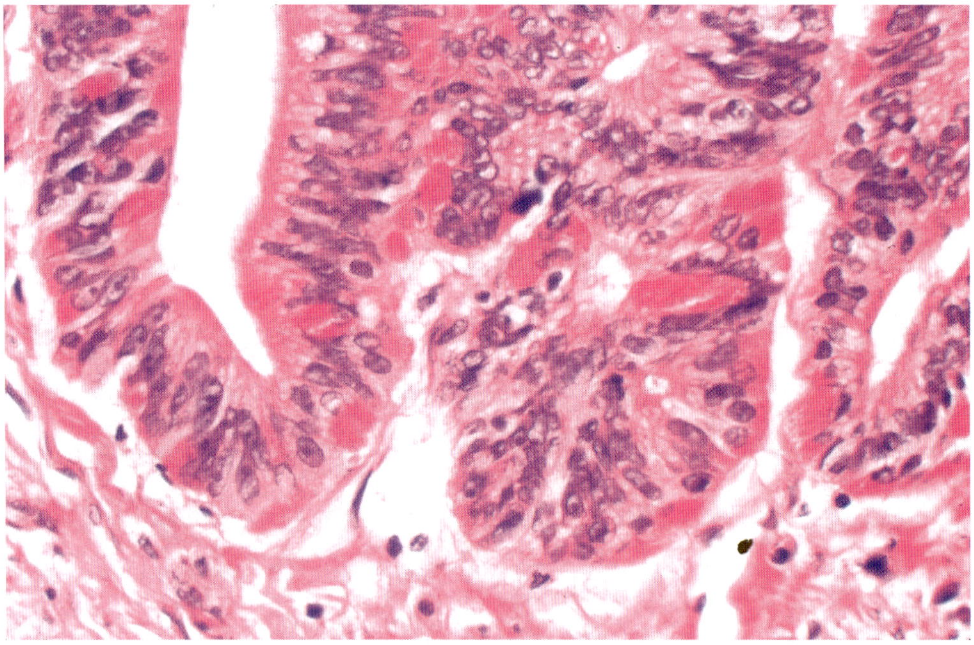

图 6-11
ITAC 的肿瘤细胞表现为多层核，可见轻度核异型和丰富颗粒状嗜酸性胞质的潘氏细胞。（由 Yao S. Fu提供，医学博士，资深病理学家，Providence St. Joseph Medical Center，Burbank，CA）

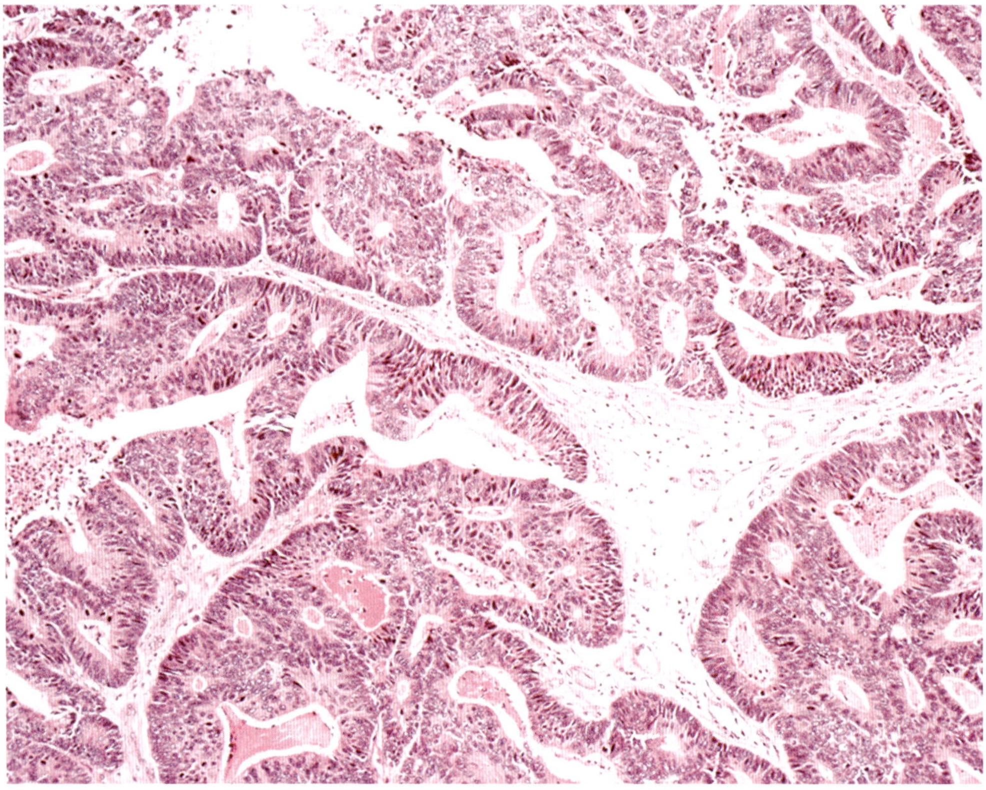

图 6-12
中等分化腺癌。由伴有中心粉刺样坏死的筛状腺体组成。

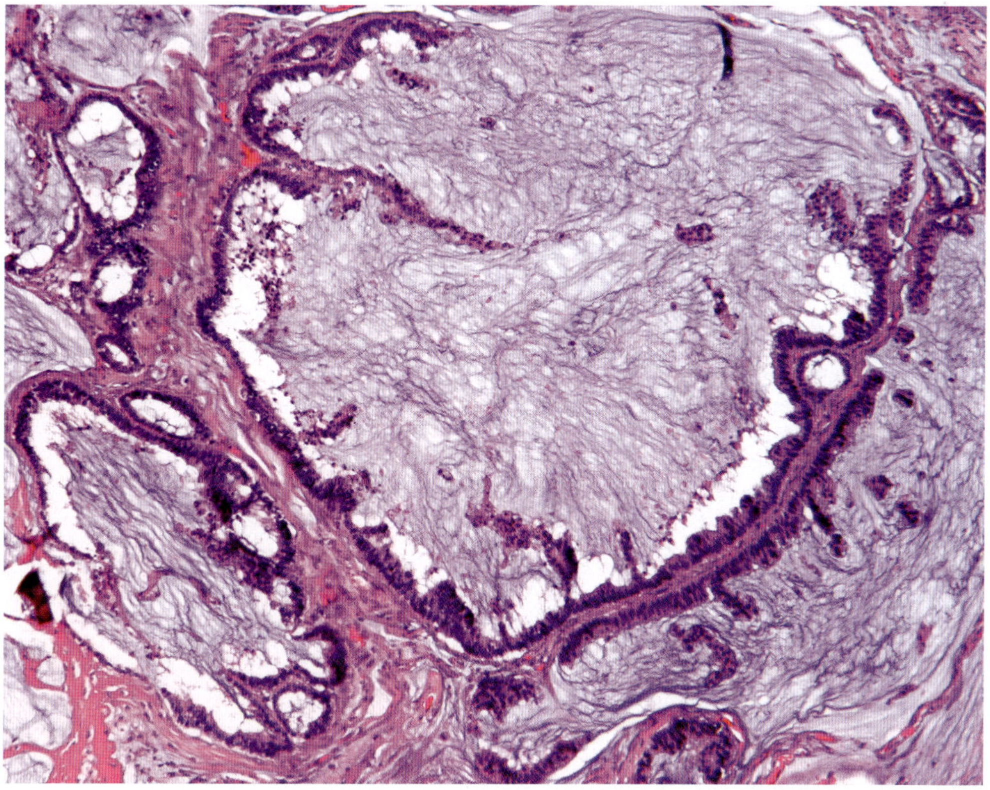

图 6-13
产生大量黏液的肿瘤腺体。

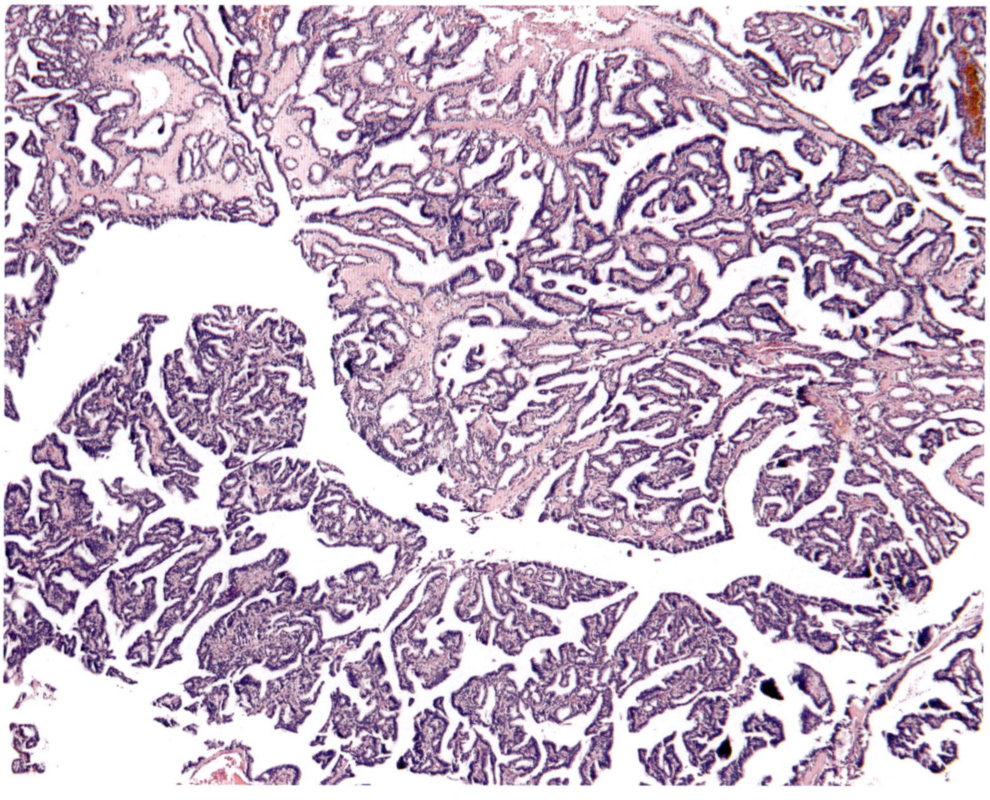

图 6-14
乳头型ITAC，明显的乳头状结构。

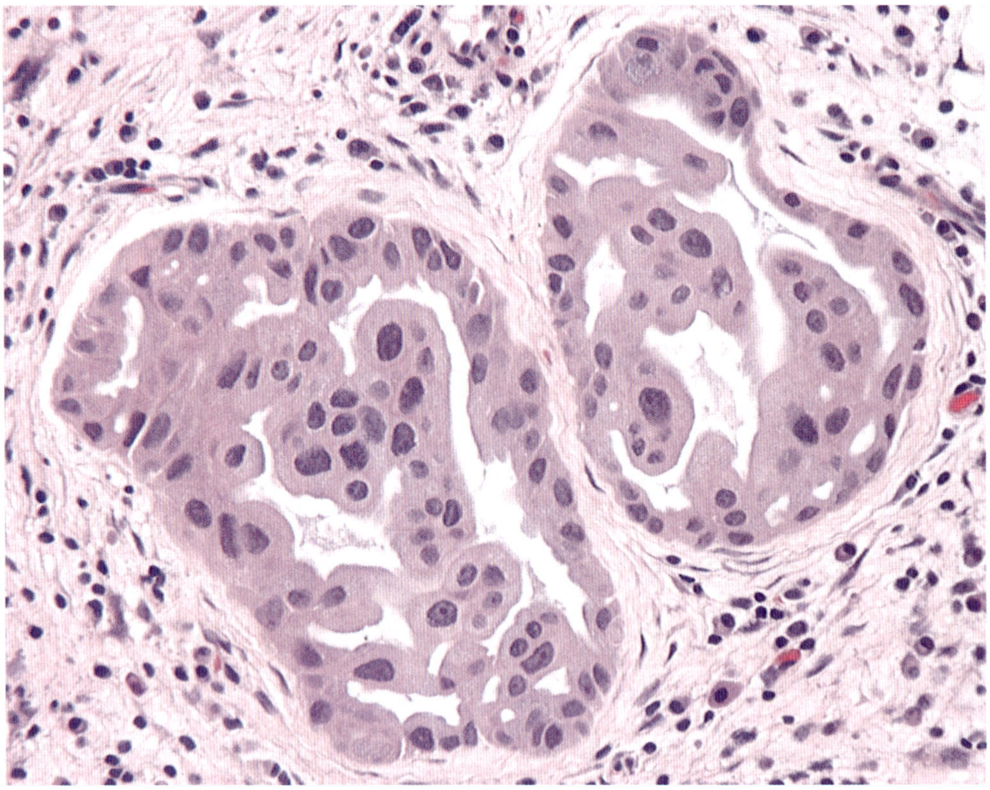

图 6-15
非肠型低级别腺癌中显示伴有核异型的混合性腺体，无多层核。

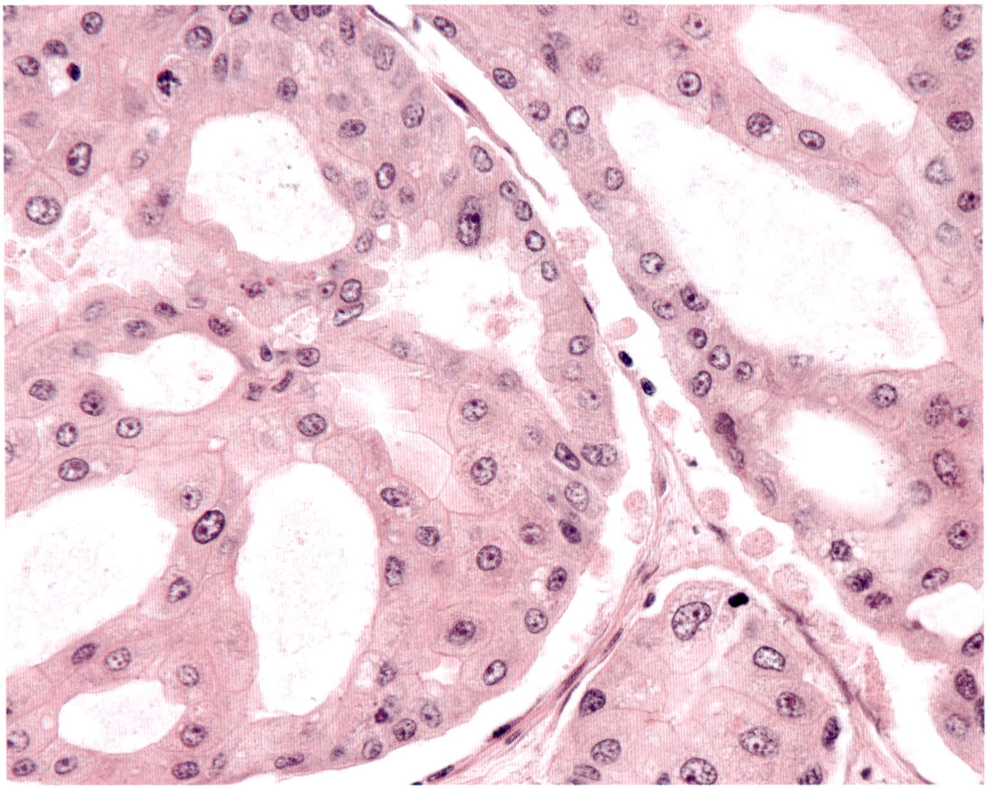

图 6-16
无多层或显著核多形性的柱状细胞或立方形细胞。可见一个核分裂象（左上）。

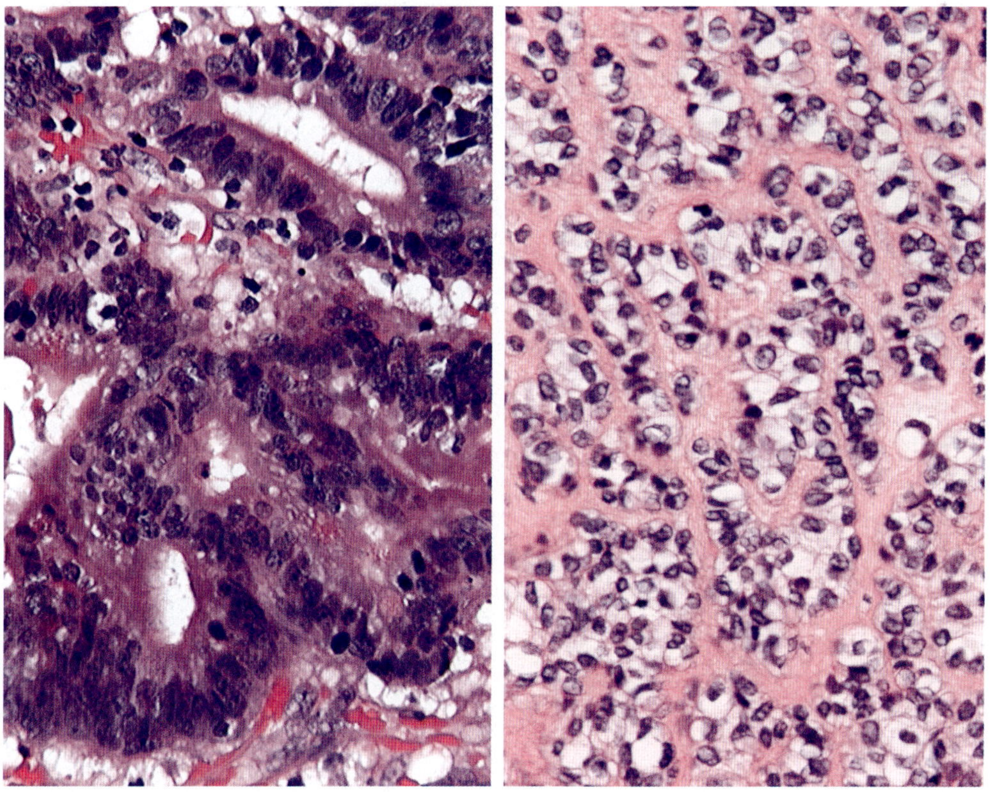

图 6-17
左：高级别腺癌，细胞核浓染，核分裂象多见。右：鼻窦腺癌中可见透明细胞或印戒样细胞。

辅助检查

多数腺癌不需要免疫组化染色。ACC 对角蛋白、CK7、S-100 蛋白、calponin 和 p63 呈阳性。肠型腺癌对角蛋白、CMA、B72.3、CK7、CK20、和CDX-2呈阳性。免疫组化 sialosyl-Tn 抗原和 c-erbB-2 可提示预后。K-ras 或 H-ras 基因的点突变与预后不良有关。

鉴别诊断

腺样囊性癌必须与高级别的癌、淋巴瘤和嗅神经母细胞瘤鉴别。Schneiderian乳头状瘤（尤其是嗜酸细胞变异型）出现复杂的背对背融合性腺体和乳头状结构，可被过诊为低级别腺癌，而其细胞学是良性的。

预后及治疗

ACC 的 10 年生存率为 40% ~ 60%。即使是已发生远处转移的患者，也要慎行侵袭性局部治疗，因为相当一部分患者都会带瘤存活多年。复发常见（达 60%）。对 ACC 的治疗可选择手术切除肿瘤连带周围组织，尤其对切缘不净或肿瘤紧邻切缘的病例，术后常联合放疗以加强局部控制。肿瘤侵袭外周神经则很难切净肿物。

非涎腺型腺癌的患者，其组织学分级将影响预后。分化好的肿瘤伴乳头状、管状结构者（5 年生存率 85%）较分化差的肿瘤（5 年生存率 40%）预后更好。有工业暴露史的患者较散发病例有更好的预后，其原因可能是由于他们有规律的体检而被更早的检查出来。复发率约50%，其中约15%出现远处转移。整体生存率约40%，约3 年内死亡。治疗采取外科根治术结合术后放疗。

鼻道未分化癌

鼻道未分化癌（sinonasal undifferentiated carcinoma）是一种罕见的高侵袭性肿瘤，呈现多型性及坏死，但不同于嗅神经母细胞瘤。该肿瘤分类还未明确或未被广泛接受。

鼻道未分化癌
疾病概况

定义	伴有局部侵袭性的高级别侵袭性未分化癌
发生及部位	罕见 鼻腔、上颌窦、筛窦，常多发
发病率和死亡率	5 年死亡率 80%
性别、种族和年龄	男性＞女性（男：女为 2：1 ～ 3：1） 发病年龄广泛（20～76岁），平均年龄50余岁
临床特点	鼻塞 鼻衄 眼突、眶周肿胀和面痛 破坏性病变 可累及颅神经
预后及治疗	平均生存期约 18 个月，5 年生存率约 20% 约 30% 的患者出现颈部淋巴结转移 根治术，多种方式化疗和放疗

鼻窦未分化癌
病理学特点

大体所见	大的蕈样生长的肿物（大于 4 cm），伴骨质破坏 / 浸润
镜下所见	未分化细胞排列成巢状、小叶状和片状（无鳞状或腺样分化） 核浆比率高，胞核体积中等到大 单一明显的核仁 核分裂象多 肿瘤坏死常见
免疫组化特点	通常表达广谱角蛋白、CK7、CK8、CK19 阳性 EMA、NSE、和 p53 有时为阳性 S-100蛋白、CD99（MIC2）、嗜铬素和突触素阳性罕见
病理鉴别诊断	嗅神经母细胞瘤，神经内分泌癌，淋巴瘤，恶性黑色素瘤，横纹肌肉瘤，ES/PNET

临床特点

未分化癌是一个独特的临床病理学实体。大多数患者呈局部进展性，多数诊断时即已累及骨、颅内或眼眶。中位年龄50多岁，男性居多（男：女为2：1～3：1）。既往的放射史可能是发病原因。患者的非特异性症状与其他鼻道肿瘤不易区分。肿物常侵及鼻腔、上颌窦和筛窦以及邻近的部位。

病理学特点

大体所见

肿物通常较大（＞ 4 cm），可浸润骨质，边界不清。

镜下所见

细胞排列为巢状、小叶和片状，无鳞状或腺样分化。瘤细胞有很高的核浆比和中到大的细胞核，胞质稀少（图 6-18，6-19）。核仁通常明显且为单个。坏死，包括粉刺样坏死常见。核分裂象增多。淋巴管浸润常见。

辅助检查

大多数肿瘤表达角蛋白（单一角蛋白，尤其CK7，CK8，和CK19）（图6-20）。EMA，NSE和p53可阳性。嗜铬粒蛋白和突触素阳性罕见。EB病毒编码的 RNA（EBER）原位杂交为阴性。

鉴别诊断

鼻道未分化癌与嗅神经母细胞瘤和神经内分泌癌鉴别仍然存在争议。嗅神经母细胞瘤具有特殊的解剖学部位、小叶结构和神经来源的特征。神经内分泌癌可与鼻窦未分化癌重叠，他们的区分目前没有临床意义。免疫组化染色对诊断淋巴瘤、黑色素瘤、横纹肌肉瘤和 Ewing 肉瘤 / 原始神经外胚层肿瘤有价值（见表 6-1）。

预后及治疗

预后通常差，中位生存期小于 18 个月。总体 5 年存活率约20%。复发常见，可伴淋巴结和远处转

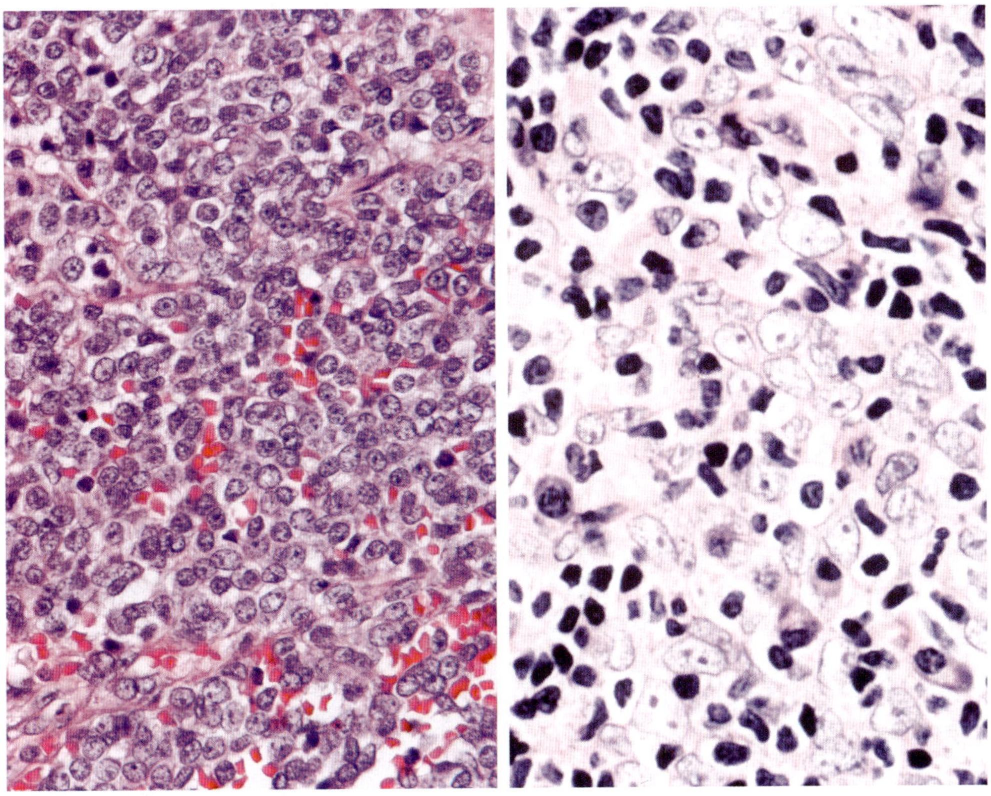

图 6-18
左：片状分布的小的恶性肿瘤细胞，核型明显，核浆比例高。右：有明显核仁的泡状核。

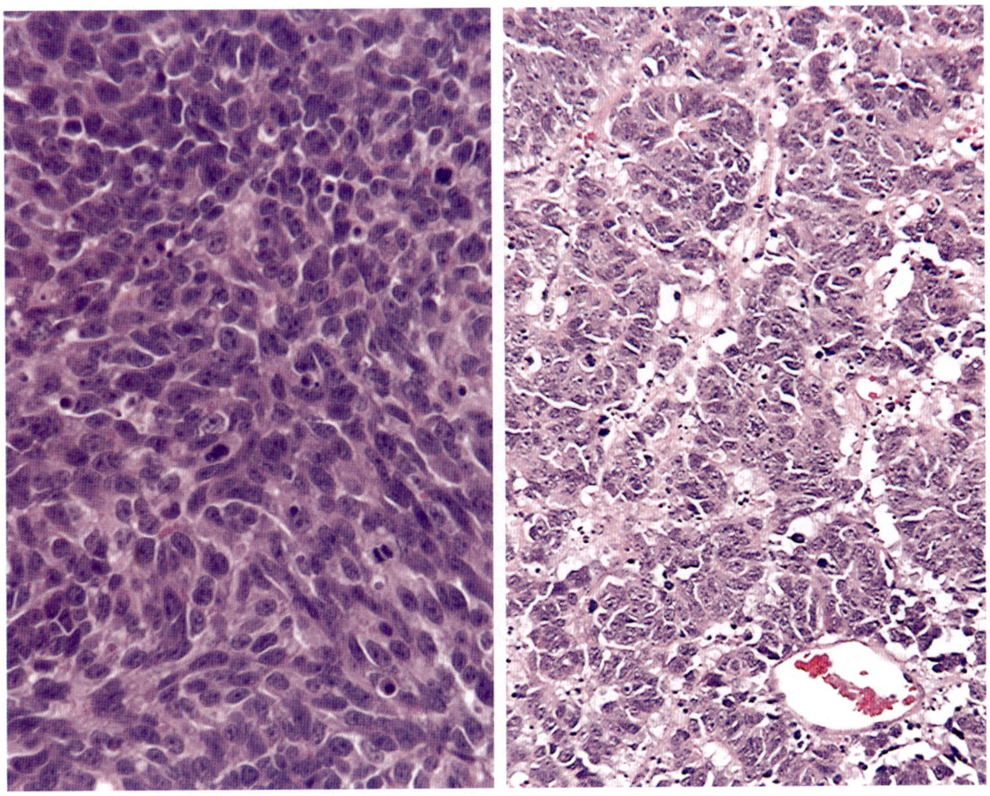

图 6-19
左：瘤细胞核中等大小，圆形到卵圆形，染色质多，胞质中等量，核浆比例高。右：血管性间质可将肿瘤组织分割成结节状，核分裂象增多。

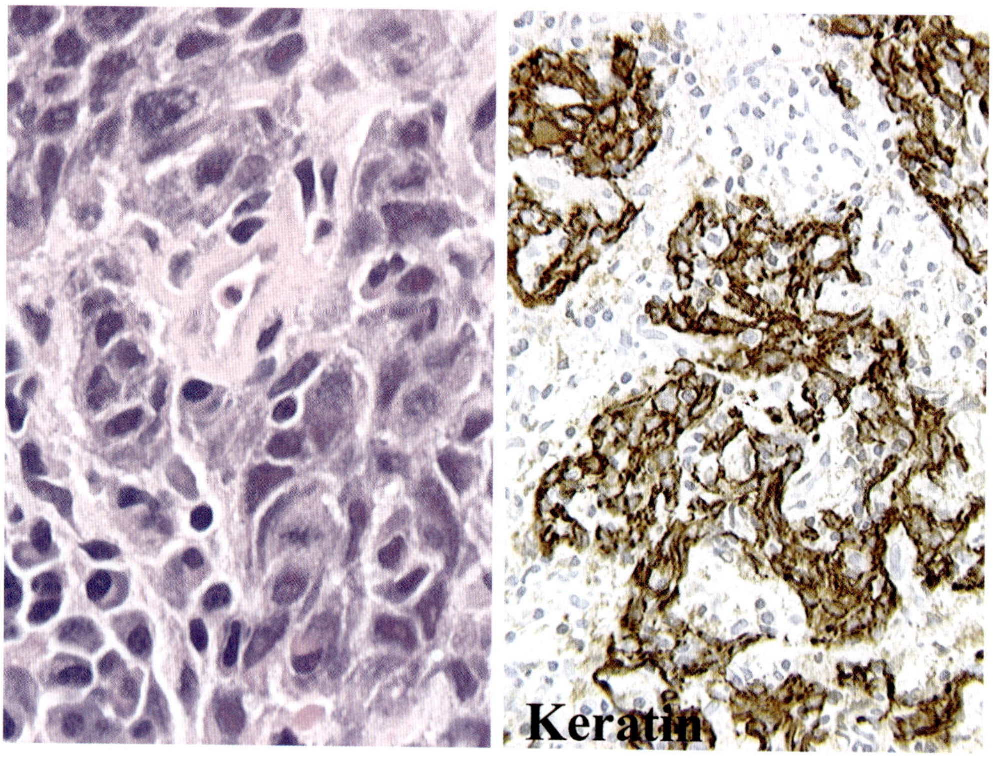

图 6-20
左：鼻窦未分化癌中可见不规则的、多边形或梭形的瘤细胞。右：瘤细胞表达角蛋白。

移。外科根治术、化疗和放疗联合治疗可以提高生存率。

鼻咽癌

鼻咽癌（nasopharyngeal carcinoma）的命名经历了多次反复，目前腺癌和涎腺型癌已被排除在该分类以外。鼻咽癌（nasopharyngeal carcinoma，NPC）包括非角化型癌，角化型鳞状细胞癌和基底样鳞状细胞癌。过去，同义词包括淋巴上皮癌，Schmincke型癌，Regaud淋巴上皮瘤，未分化癌和间变性癌，这些命名已经被废弃，而使用当前的命名。

临床特点

NPC 流行于中国的南方地区和东南亚地区（泰国、菲律宾和缅甸），但它并不是一种常见的肿瘤，占所有癌的比例不足0.5%。高发人群当迁移至低风险地域，则其后代发病风险可降低。在流行病学上，NPC与EB病毒（尤其是早期抗原和病毒壳蛋白抗原）、经常食用挥发性的亚硝酸盐（咸鱼，发酵食品），以及其他环境因素（吸烟，甲醛和化学烟尘）存在密切的相关性。男性较女性多发（男：女为 3：1），发病年龄广泛（7 ~ 77 岁），发病高峰 40 ~ 50 岁。由于局部的解剖学位置，在临床上不易发现。最常见的早期症状是淋巴结转移（达70%），紧接着是鼻腔症状，如鼻堵，溢液和鼻衄。中耳的症状常见，如耳鸣，耳痛，耳溢液和继发于咽鼓管阻塞的失聪。随着疾病的发展，易侵及颅神经，尤其是 III、V、VI、IX 和 X 颅神经。

诊断技术

影像学特点

对于鼻咽顶及鼻咽两侧壁，CT 和 MRI 具有相同的敏感性。然而MRI可以更好的区分肿瘤组织和正常组织。CT 和 MRI 二者均可以用于临床治疗方案中对于肿瘤范围的评估。正电子发射断层摄影术（positron emission tomography，PET）可以最佳的评估淋巴结的状态。它通常被使用于治疗后检测是否存在残留的肿物。

鼻咽癌
疾病概况

定义	发生于鼻咽黏膜的恶性肿瘤，证实有鳞状分化
发生及部位	具有地域和种族（亚洲最高）差别 占所有癌的比率不足 0.5% 鼻咽部
发病率和死亡率	低分期患者的 5 年生存率达 80% 通常 5 年生存率为 55% ～ 60%
性别、种族和年龄	男性＞女性（男：女为 3：1） 40 ～ 60 岁为发病高峰
临床特点	颈部肿块，鼻塞，鼻衄，听觉缺失，耳鸣，颅神经受累 内窥镜检查可显示肿块、饱满或未见病变 从高危地区向低危地区转移的人群并不改变其癌变的危险，但后代癌变的危险呈降低趋势 与 EBV 及食物中高浓度挥发性的亚硝酸盐有密切联系
放射学特点	MRI 是可选择的观察手段，可显示肿瘤的范围，尤其骨质的浸润 PET 对淋巴结的评估作用最佳
预后及治疗	总体 5 年生存率 55% ～ 60%（取决于分期） 复发常见，多数发生在诊断后的前 3 年内 放疗是治疗的基础，且非角化型最敏感 进展期患者可使用化疗

鼻咽癌
病理学特点

大体所见	鼻腔上壁或侧壁的肿块，尤其常见于咽隐窝 颈部转移常见
镜下所见	非角化型癌： 最常见类型，可累及表面 实性片状、岛状和巢状，伴有密集的淋巴浸润 瘤细胞呈大的合体细胞样，边界不清楚，泡状核，明显的嗜酸性核仁、胞质稀少 核分裂象明显；坏死 角化性鳞状细胞癌： 浸润性癌，有明显的鳞状上皮分化和角化 肿瘤边界清楚，细胞间桥 常侵及表面 基底样鳞状细胞癌： 与其他头颈部的 BSCC 相同（罕见）
免疫组织化学特点	广谱角蛋白，CK5/6，34βE12，EBER 原位杂交呈阳性
病理鉴别诊断	淋巴瘤，Hodgkin 淋巴瘤，横纹肌肉瘤，化生 / 反应性非典型性病变（上皮细胞或淋巴细胞），肉瘤

实验室检查

非角化型癌可在约 90% 的患者中有 EBV 滴定度，包括对抗早期抗原的免疫球蛋白IgG/IgA，或对抗病毒壳抗原的IgA。在患者的血清和血浆中可以通过定量 PCR 检测出 EBER-1（EBV 编码的早期 RNA）或 EBNA-1，这是对 NPC 的最灵敏的检测之一。

病理学特点

大体所见

鼻咽癌好发于鼻咽部的上壁或顶部，其次是侧壁的咽隐窝。通过鼻咽镜检查，肿瘤可表现为膨出（隆起，饱满状），浸润性的，外生分叶状的或溃疡性的肿块。在某些病例中，无可见的病变，肿瘤是通过随机鼻咽活检检查出来的。

镜下所见

NPC 的 WHO 组织学分类系统包括非角化型癌、角化型鳞状细胞癌和基底样鳞状细胞癌。

非角化型鳞状细胞癌

肿瘤排列为不规则的岛状、实性片状、梁状和单个瘤细胞。瘤细胞密集混合于淋巴细胞和浆细胞中。瘤细胞呈合胞体状，大的细胞边界不清。胞核通常为空泡状，可见居中的明显的大核仁（图6-21，6-22）。有时细胞铺路样分布及分层现象可提示其较高的分化程度。坏死和核分裂象常见。纤维组织增生性间质不常见。有时淋巴细胞可将瘤细胞岛分隔为单个细胞，由此得到曾用名“淋巴上皮癌”。还可见嗜酸性细胞和淀粉样沉积物。偶尔瘤细胞可呈梭形（图6-23）。在转移性病灶中，淋巴样混合结构与原发病灶相似，虽然间质纤维组织增生和上皮样肉芽肿可使转移的病灶不明显。

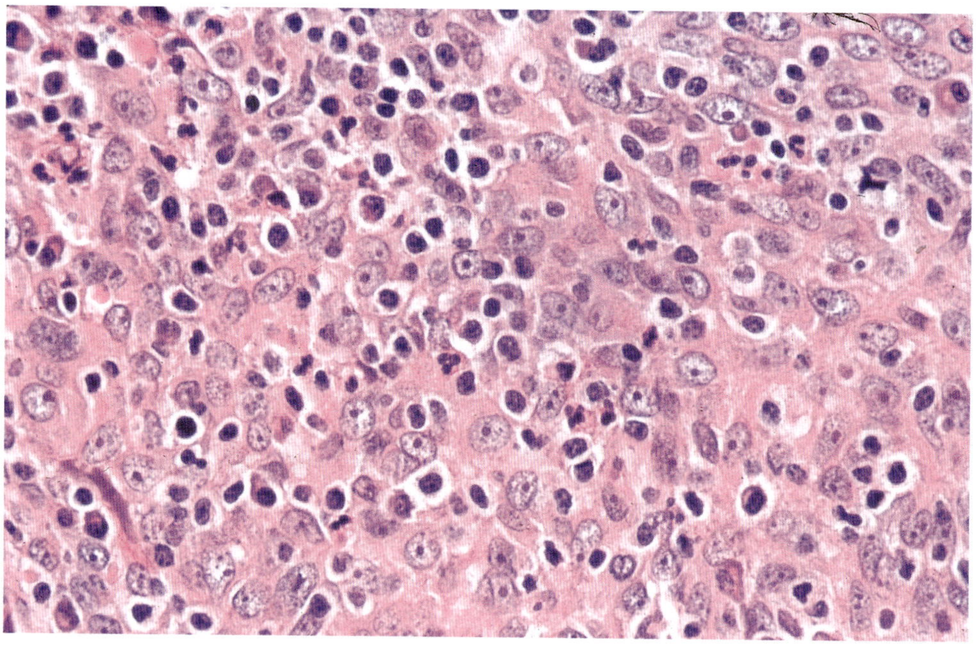

图 6-21
非角化型癌中可见松散粘合的肿瘤细胞与小淋巴细胞相互混合。瘤细胞核呈大圆形～卵圆形、核仁明显、细胞边界不清。（由Yao S. Fu 提供，医学博士，资深病理学家，Providence St. Joseph Medical Center，Burbank，CA）

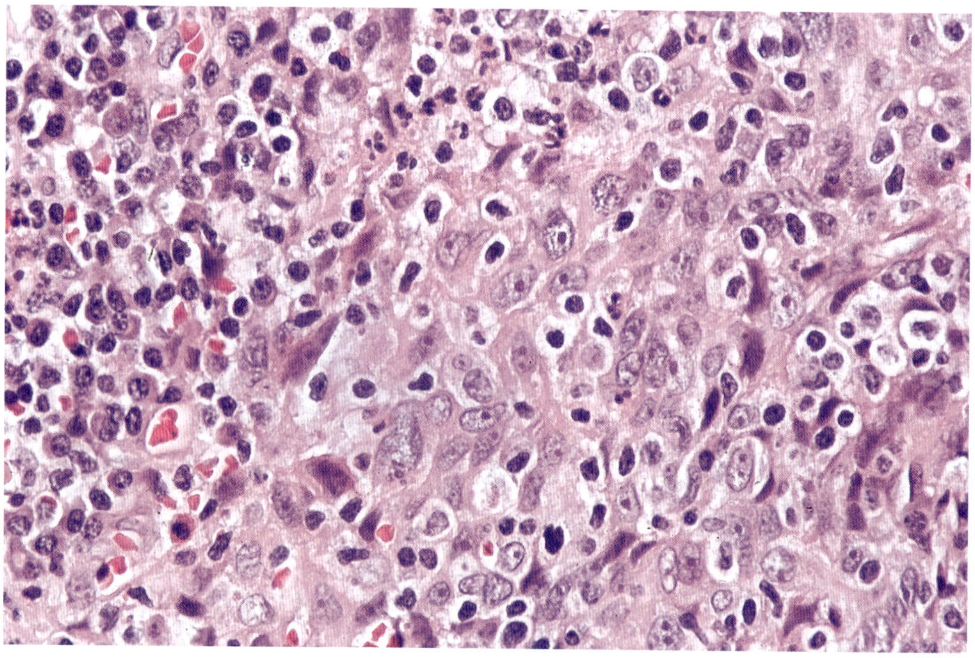

图 6-22
被淋巴细胞和浆细胞包围的明显的上皮细胞巢。（由 Yao S. Fu 提供，医学博士，资深病理学家，Providence St. Joseph Medical Center，Burbank，CA）

角化型鳞状细胞癌

肿瘤细胞可见显著的细胞间桥和角化珠形成，胞质不透明、玻璃状、嗜酸性，细胞界限清楚（图6-24）。细胞排列成致密的细胞巢，而非合胞体样的松散粘合。常累及表面上皮，显示原位癌。肿瘤可分为高、中、低分化（图6-25）。可见伴有炎细胞的促纤维组织增生的间质。这种肿瘤具有局部侵袭性，转移较非角化型癌少见。

基底样鳞状细胞癌

形态学上与其他发生于头颈部者一致，但发生在该处极其罕见。

辅助检查

NPC弥散强阳性表达广谱角蛋白，通常表达于少量纤细的细胞质中，由于肿瘤细胞围绕淋巴细胞，故

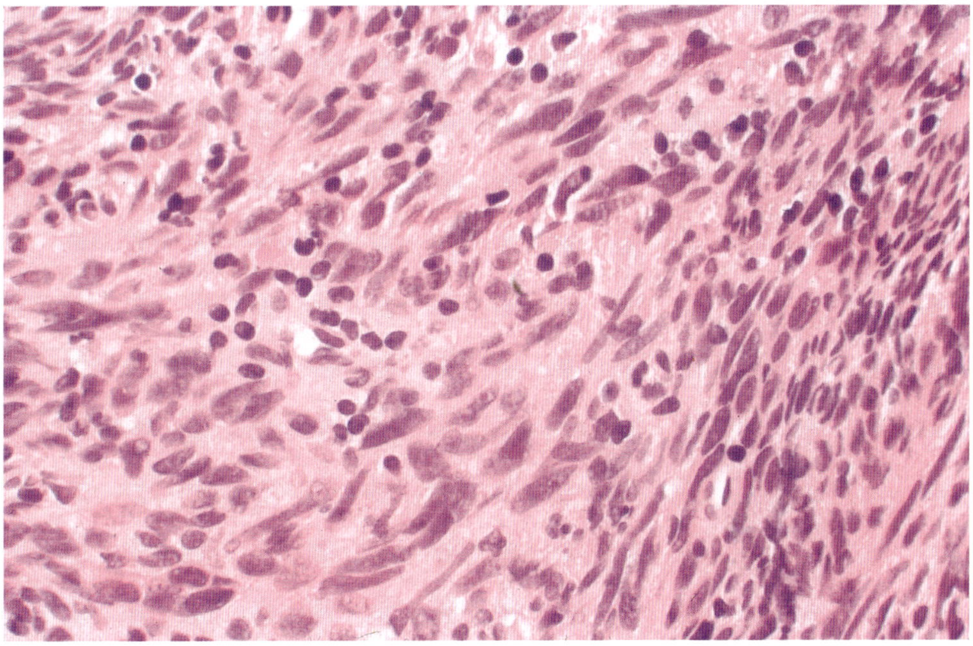

图 6-23
鼻咽部梭形细胞变异型非角化型癌。（由 Yao S. Fu 提供，医学博士，资深病理学家，Providence St. Joseph Medical Center，Burbank，CA）

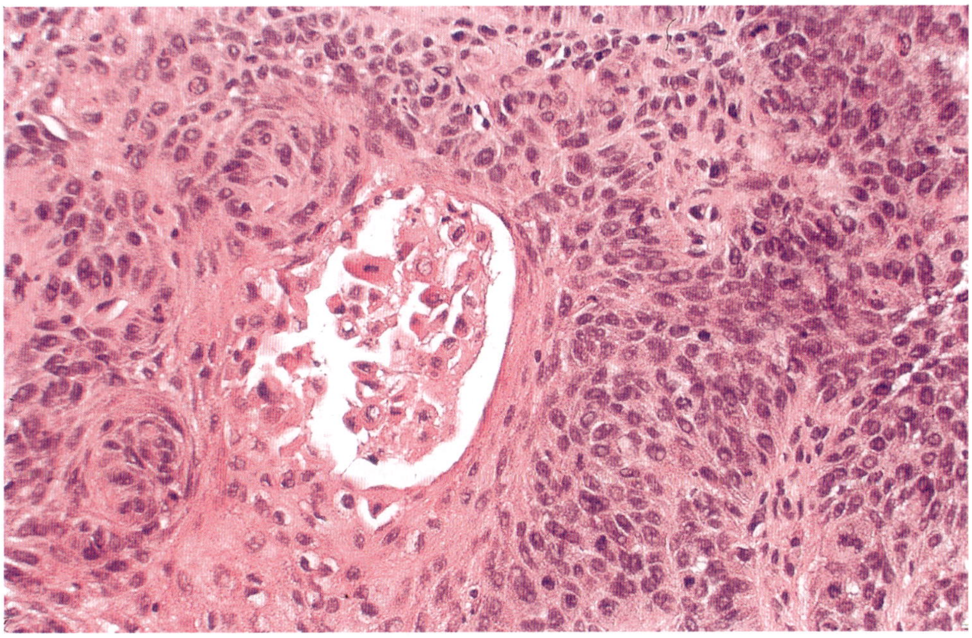

图 6-24
角化型鳞状细胞癌中央区显示个别细胞角化、同心环和脱落的角化不全细胞。（由 Yao S. Fu 提供，医学博士，资深病理学家，Providence St. Joseph Medical Center，Burbank，CA）

阳性表达呈网状分布（图 6-26）。高分子量角蛋白（CK5/6，34βE12）呈阳性，而 CK7 和 CK20 呈阴性。在几乎所有的肿瘤中可检测到EBV，但实验操作和抗原可影响其阳性率：LMP1 呈点灶状弱阳性表达，且只在大约30%的病例中呈阳性。最便捷和最可靠的鉴别EBV的方法是EBER原位杂交，几乎所有肿瘤细胞核中显示强阳性。淋巴样细胞表达混合性B和T细胞，支持它们是反应性细胞。

鉴别诊断

由于活检标本小及人工挤压，NPC的组织学诊断困难且具挑战性。最常需要的鉴别诊断包括大细胞淋巴瘤、Hodgkin 淋巴瘤、化生或反应性的上皮细胞异型和梭形细胞肉瘤。由于不同肿瘤的治疗不同，免疫组化染色对于鉴别诊断至关重要。

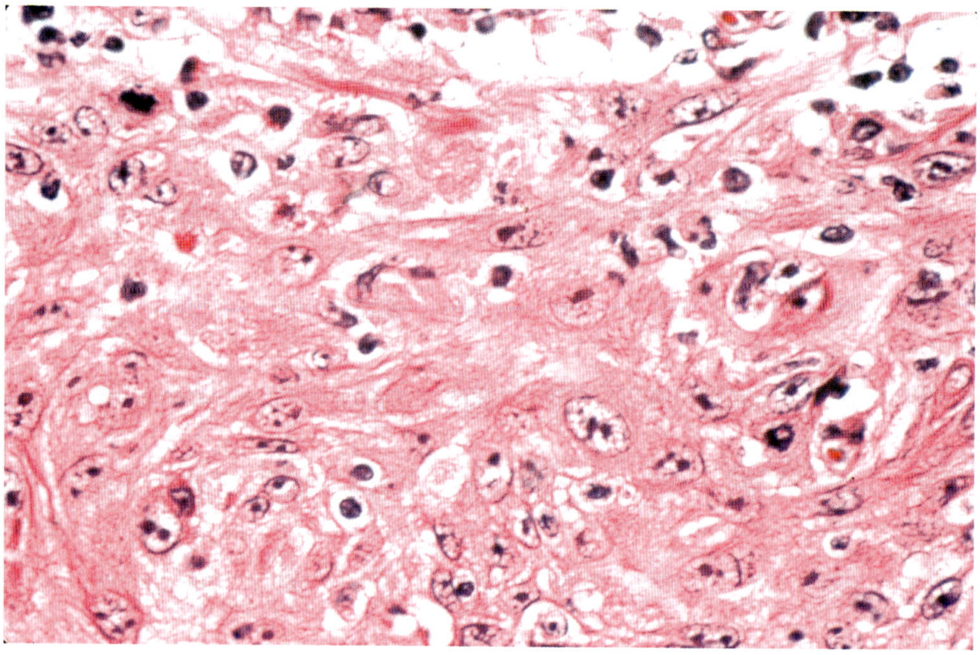

图 6-25
该角化型鳞状细胞癌细胞呈中等分化，可见细胞铺砖样排列、胞核大圆形到卵圆形，浓染，胞质嗜酸性、细胞边界清楚，可见细胞间桥。（由Yao S. Fu提供，医学博士，资深病理学家，Providence St. Joseph Medical Center，Burbank，CA）

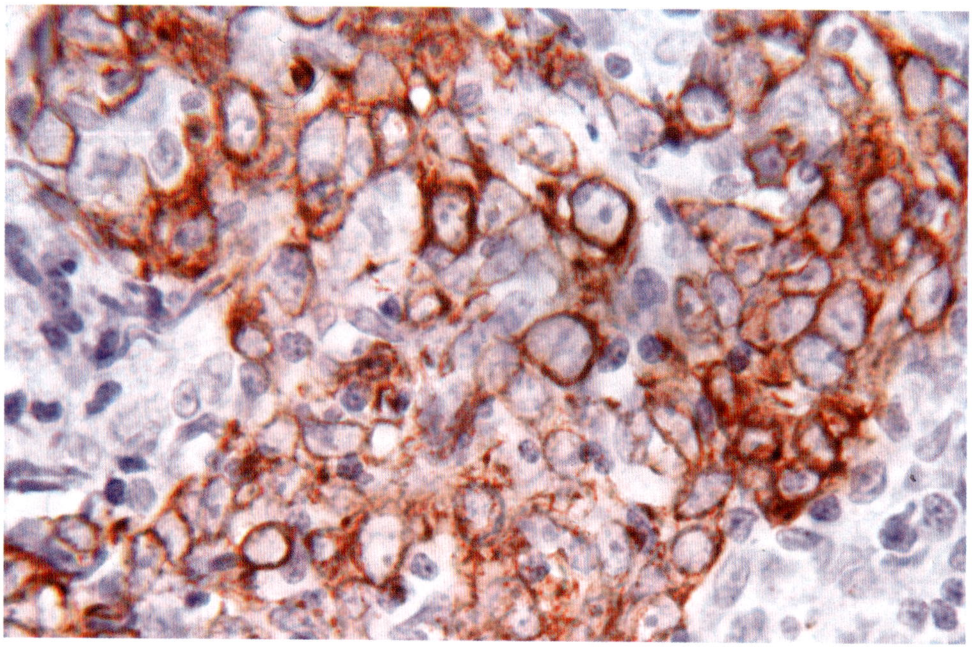

图 6-26
广谱角蛋白免疫组化染色结果显示肿瘤细胞角蛋白阳性，而背景淋巴细胞角蛋白阴性，可证实癌的诊断。（由 Yao S. Fu 提供，医学博士，资深病理学家，Providence St. Joseph Medical Center，Burbank，CA）

预后及治疗

总体上，非角化型癌有较好的预后，5 年生存率 55% ~ 60%，取决于分期，I 期 5 年生存率为 98%，IV期减少至70%。预后与就诊时的肿瘤分期、肿瘤类型、年轻、女性和肿瘤细胞的非整倍体性相关。复发常见。角化型癌的5年生存率小于20%，可能对放疗不敏感。放疗是治疗的基础，使用特殊的隔离罩。当病情进展时，可加入化疗（之前、同时或放疗后）。

治疗后的活组织检查有时很难解释，尤其在开始治疗后三个月取样。放射将诱发周围黏膜组织改变的同时影响肿瘤细胞。核浆比例不变者为反应性改变。EBER阳性表明是残留/复发的肿瘤。某些病例中，如监控到血清 EBV DNA 滴度则可提示病情的复发，尽管通常是晚期的发现。

恶性黑色素瘤

临床特点

发生于鼻道的恶性黑素瘤（malignant melanoma）极罕见，在所有黑色素瘤中所占的比例不足1%，占鼻道肿瘤的不足5%。男女性别无差异，好发于40～80岁。日本的发病率有所升高。鼻道内最好发于前鼻中隔，其次是上颌窦。临床上，常见症状为鼻塞、鼻衄、鼻溢液、鼻息肉和疼痛。

恶性黑色素瘤
疾病概况

定义	黑色素细胞的恶性肿瘤
发生及部位	占所有黑色素瘤的比例不足 1% 占所有鼻道肿瘤的比例不足 5% 前鼻中隔＞上颌窦
发病率和死亡率	5 年死亡率 50% ～ 80%
性别、种族和年龄	男女性别没有差异 日本的发病率有所升高 好发于 40 ～ 80 岁
临床特点	鼻塞 鼻衄或鼻溢液 鼻息肉 疼痛不常见
预后及治疗	通常预后不良（5 年生存率 17% ～ 47%） 复发常见 老年、肿瘤大于3 cm、多发、脉管浸润者预后不良 根治性手术结合缓解性放疗

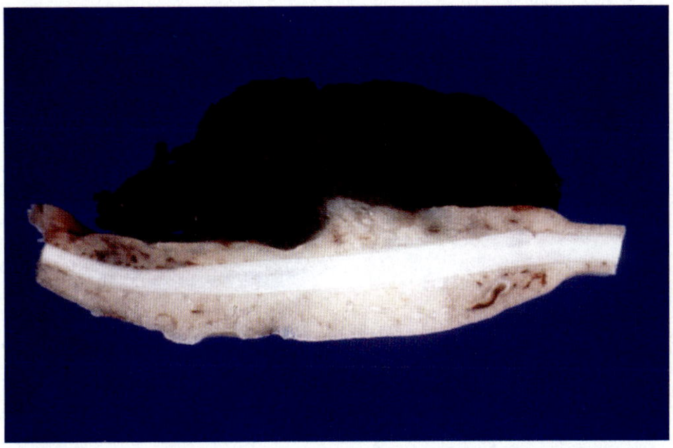

图 6-27
鼻中隔软骨上可见一黑色息肉状肿物，组织学上证实为黑色素瘤。

病理学特点

大体所见

发生于鼻腔的黑色素瘤，诊断时通常已达到数厘米大小，呈息肉状外观，颜色可呈白色到灰色、褐色或黑色（图 6-27）。

镜下所见

鼻道恶性黑色素瘤组织学表现多变。有一个虽然不常见但有助于诊断的特点，就是出现连接活性和上皮迁移（图6-28）。多数鼻道黑色素瘤呈片状、巢状、丛状和（或）交错的束状生长（图6-29）。外皮瘤样分布少见（图6-30）。肿瘤细胞呈大多边形上皮样或浆细胞样或棒状，有泡状核、明显的核仁以及核内包涵体（图6-31）。部分肿瘤细胞核小深染，胞质稀少，类似间变性小细胞癌。可见含黑色素的瘤细胞（图6-32）。核分裂象常见，亦可见肿瘤周边的炎症反应。肿瘤浸润的深度和（或）厚度对于发生在鼻道者无意义。

恶性黑色素瘤
病理学特点

大体所见	灰色、褐色或黑色的大肿块，质脆或胶状外观
镜下所见	连接活性和表皮迁移证实其为原发 上皮样、小的梭形和多形的细胞类型 外皮瘤样生长较为独特，常伴有坏死 瘤细胞为大细胞，核浆比率高、核仁明显、核内包涵体 可见黑色素 常见核分裂象
超微结构特点	胞质内可见前黑素体和黑素体，无细胞连接
免疫组化特点	S-100 蛋白，melan A，HMB45，vimentin 阳性 角蛋白和肌源性标记物阴性
病理鉴别诊断	未分化癌，淋巴瘤（间变性），血管肉瘤，肉瘤（横纹肌肉瘤，平滑肌肉瘤，纤维肉瘤），鼻道转移性恶性黑色素瘤

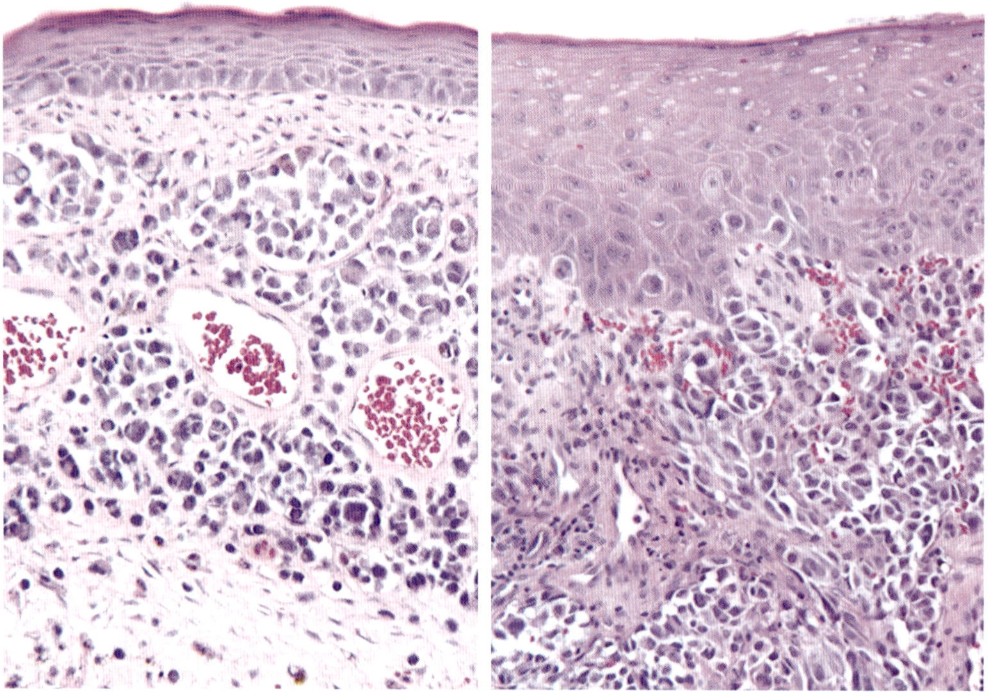

图 6-28
左：瘤细胞和表面的分离区域。右：本例黑色素瘤中可见基底部 Paget 病样播散并与肿瘤相连接的部分。

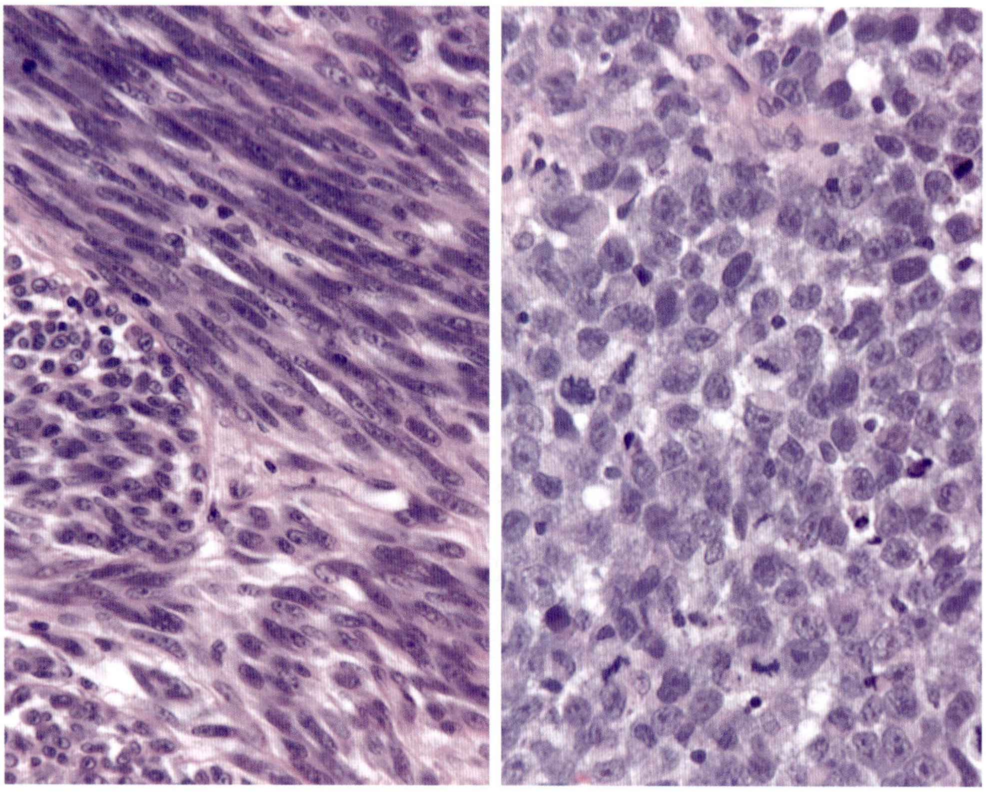

图 6-29
左：黑色素瘤细胞由致密的肌束状的梭性细胞组成。右：上皮样到未分化的实性片状细胞组成黑色素瘤。

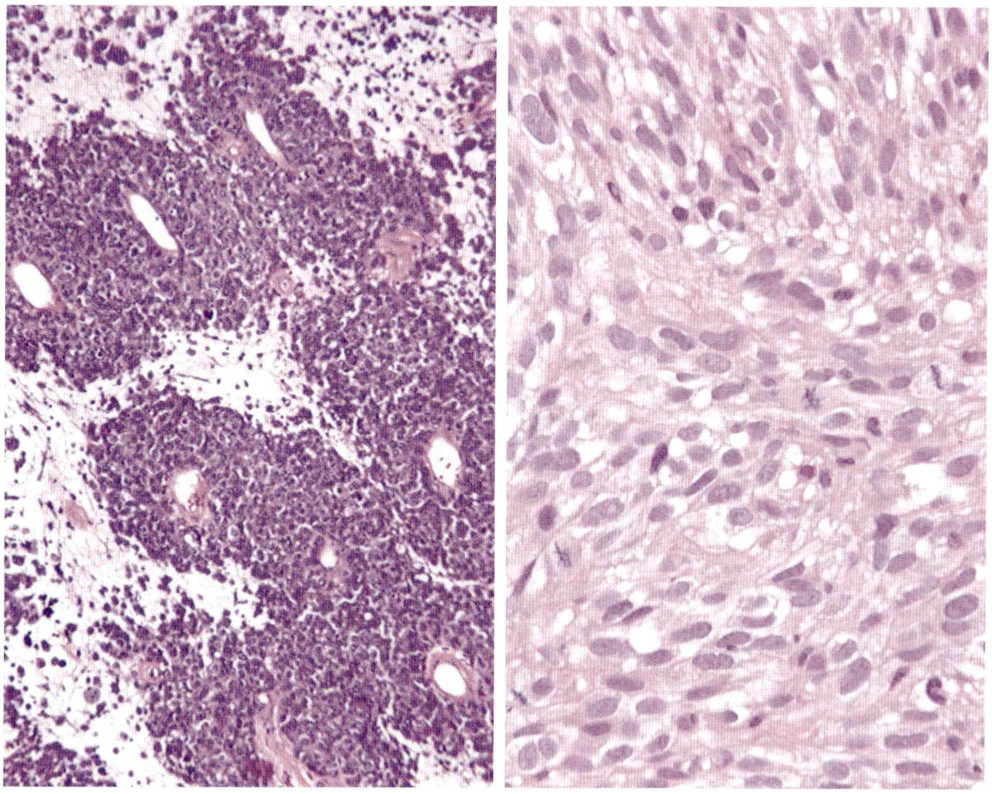

图 6-30
左：外皮瘤样排列是鼻道黑色素瘤非常独特的改变。右：异型的梭性细胞排列呈席纹状结构，类似于平滑肌肉瘤，核分裂象多。

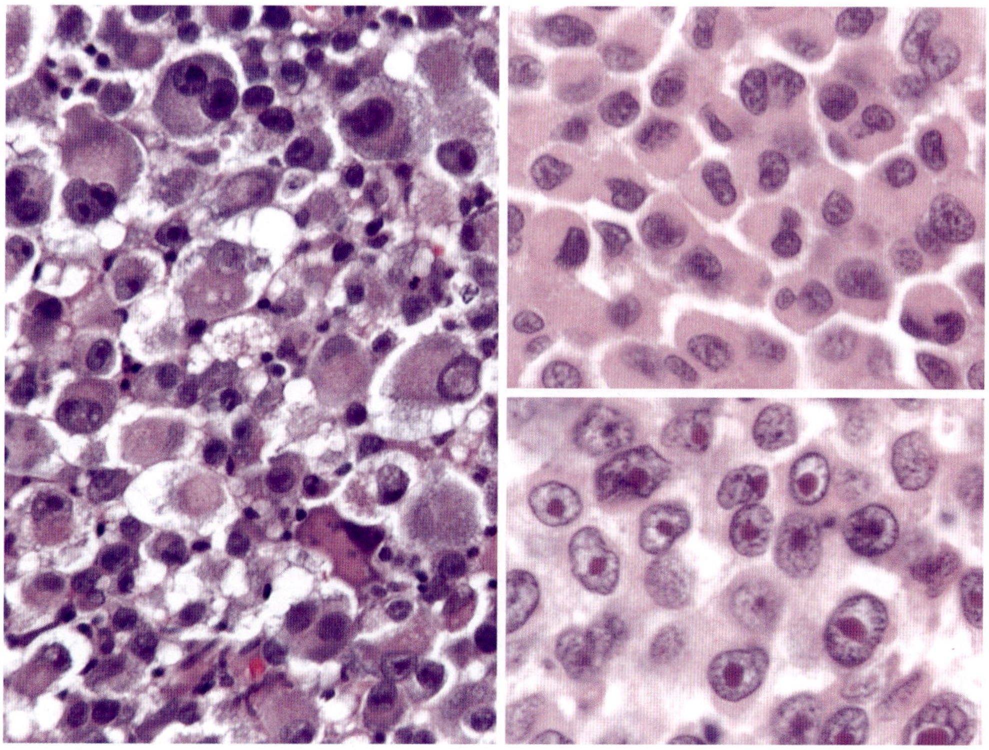

图 6-31
左：带有核内包涵体的浆细胞样瘤细胞组成黑色素瘤。右上：黑色素瘤中可见含有丰富透明嗜酸性胞质的肌样细胞。右下：显著的嗜酸性核仁。

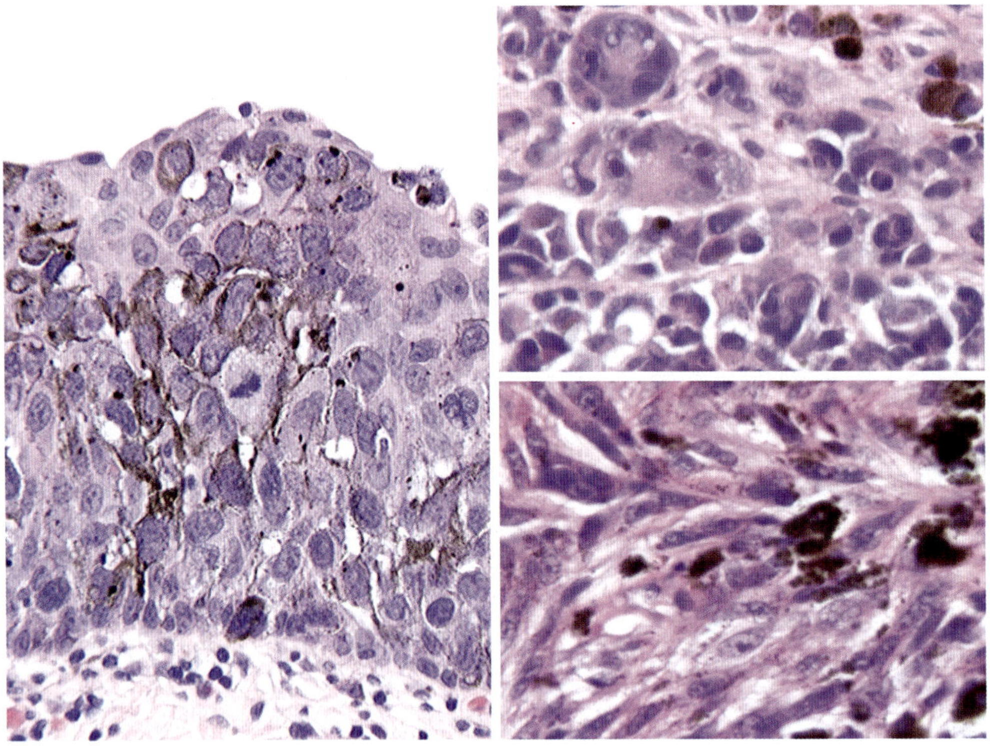

图 6-32
黑色素可出现在黑色素瘤的原位（左）、上皮样型的瘤细胞中（右上）和梭形细胞型瘤细胞中（右下）。

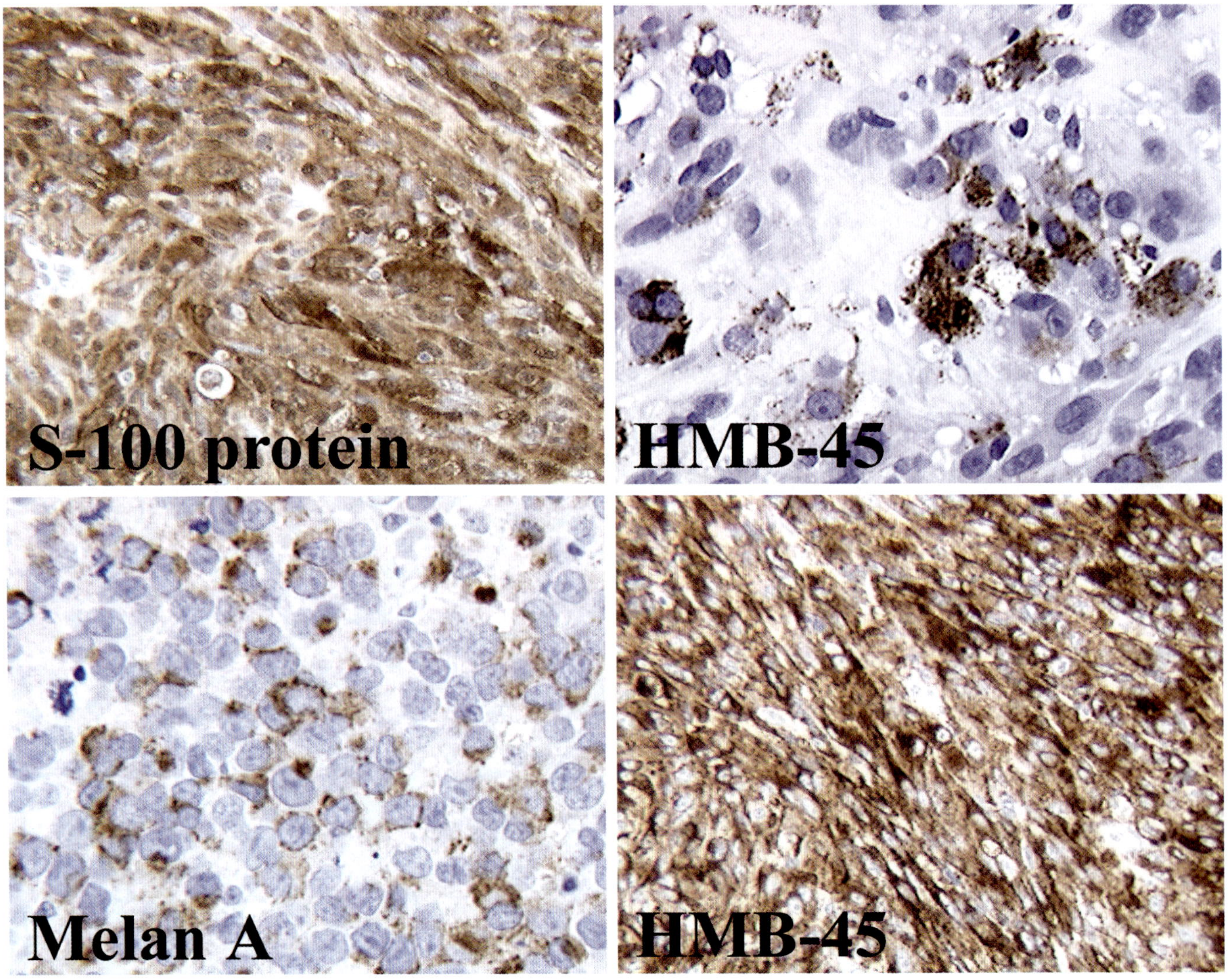

图 6-33
瘤细胞不同程度的表达S-100（左上），melan A（左下）和HMB45（右），可呈弥散性强阳性，也可呈轻度、颗粒状和稀疏的阳性。

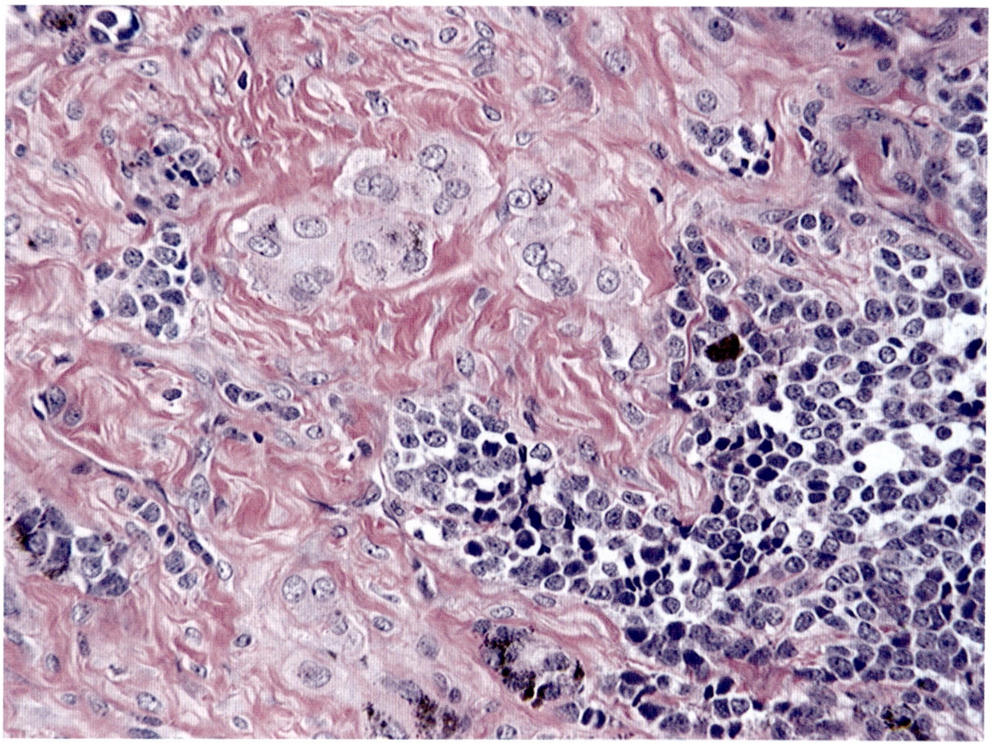

图 6-34
一例婴儿黑色素神经外胚瘤，可见大的色素细胞及小的原始细胞双重分布。密集的纤维性间质将二者区分开。无细胞多型性，核分裂象很少。发病年龄低有助于临床与黑色素瘤鉴别。

辅助检查

超微结构特点

前黑色素小体和黑色素小体的存在可证实其黑素细胞起源。

免疫组化特点

瘤细胞表达 S-100 蛋白，HMB45，melan A，微眼转录因子（microphthalmia transcription factor），酪氨酸酶和波形蛋白（图 6-33）。

鉴别诊断

恶性黑色素瘤表现出的广泛的形态学多样性需要与许多恶性肿瘤鉴别，如未分化癌、淋巴瘤、婴儿黑色素神经外胚瘤（图 6-34）、横纹肌肉瘤、平滑肌肉瘤、纤维肉瘤、血管肉瘤和罕见的鼻窦转移性黑色素瘤（表6-1）。相关的免疫组化研究可鉴别诊断。发生于鼻窦的转移性黑素瘤通常是晚期征象，且为全身性疾病的一部分。

预后及治疗

鼻道黑色素瘤的总体预后差，5 年生存率为 17%～47%。复发常见，处于进展期，肿瘤大于 3 cm，多部位受累和脉管浸润的患者预后不良。局部大范围切除是治疗的首选方法，结合缓解性放射治疗。

嗅神经母细胞瘤

嗅神经母细胞瘤（成感觉神经细胞瘤）（olfactory neuroblastoma，ONB）是恶性神经外胚层肿瘤，起源于特殊的感觉神经上皮（神经外胚层的）的嗅细胞，通常位于鼻腔上部，包括上鼻甲、鼻中隔上部、鼻顶和筛窦的筛板。

临床特点

嗅神经母细胞瘤约占鼻窦恶性肿瘤的 5%。男女性别没有差异，可发生在任何年龄，存在年龄的双峰分布，分别为 11 ～ 20 岁和 51 ～ 60 岁。肿瘤生长缓慢，常见症状为单侧鼻塞、鼻衄和鼻腔上部和筛骨区域的肿块。

表 6–1

鼻窦“小圆细胞恶性肿瘤”的鉴别诊断比较

特征	鳞状细胞癌	鼻道未分化癌	恶性黑色素瘤	嗅神经母细胞瘤	结外 NK/T 细胞淋巴瘤，鼻型	横纹肌肉瘤	Ewing 肉瘤/PNET
平均年龄	55～65 岁	55～60 岁	40～70 岁	40～45 岁	50～60 岁	<20 岁	<30 岁
部位	鼻腔和（或）鼻窦	通常多个部位	前鼻中隔>上颌窦	鼻腔顶	鼻腔 > 鼻窦>鼻咽	鼻咽 > 鼻窦	上颌窦>鼻腔
放射学检查	很少破坏/ 扩散	显著的破坏/扩散	中央破坏性肿块	“哑铃形”筛板肿块	非特异的早期变化；后有中线破坏	肿瘤大小，范围	肿块，伴骨质浸润
预后	5 年生存率 60%（取决于分期和肿瘤类型）	5 年生存率<20%	5 年生存率为 17%～47%	5 年生存率 60%～80%	5 年生存率 30%～50%，（取决于分期）	5 年生存率 44%～69% （取决于年龄、分期及亚型）	5 年生存率为 60%～70% （分期，大小及 FLI1）
侵及颅神经	不常见	常见	不常见	有时	有时	不常见	有时
排列方式	合胞体的	片状和巢状	变化不定	小叶状	弥散	片状，腺泡状	片状，巢状
细胞学	鳞状细胞分化，角化，不透明细胞质	中等大细胞，核仁不明显	大的多边形，上皮样，杆状，浆细胞样，梭形；色素	盐和胡椒样染色质，小核仁 （取决于分级）	多形，小到大，折叠的，有核沟的细胞核	圆形，舌形，梭形，横纹肌母细胞，原始	中等大，圆形细胞，空泡样细胞质，染色质细腻
间变	存在	常见	常见	偶而和局灶	常见	常见	最少
核分裂象	存在	高	高	可变的	高	可变的	常见
坏死	局限	显著	局限	偶而	显著 （60%）	局限	常见
脉管浸润	罕见	显著	罕见	偶而	显著 （60%）	罕见	罕见

表 6–1

鼻窦“小圆细胞恶性肿瘤”的鉴别诊断比较（续）

特征	鳞状细胞癌	鼻窦未分化癌	恶性黑色素瘤	嗅神经母细胞瘤	结外 NK/T 细胞淋巴瘤，鼻型	横纹肌肉瘤	Ewing 肉瘤/PNET
神经纤维间质	无	无	无	常见	无	无	无
假菊形团	无	无	罕见	常见	无	无	可见
角蛋白	阳性	>90%	阴性	局部，弱	阴性	阴性	罕见
CK 5/6	可见	阴性	阴性	阴性	阴性	阴性	—
EMA	可见	50%	罕见	阴性	阴性	阴性	—
NSE	阴性	50%	阴性	> 90%	阴性	阴性	阳性
S-100 蛋白	阴性	<15%	阳性	阳性（支持细胞）	阴性	阴性	罕见
嗜铬素/突触素	阴性	<15%	阴性	>90%（可弱阳性）	阴性	阴性	阳性
HMB45	阴性	阴性	阳性	阴性	阴性	阴性	阴性
CD45RO	阴性	阴性	阴性	阴性	阳性	阴性	阴性
CD56	阴性	阴性	阴性	阳性	阳性	阴性	罕见
CD99	阴性	<10%	阴性	阴性	阴性	罕见	>99%
波形蛋白	阴性	阴性	阳性	阴性	阳性	阳性	阳性
Desmin	阴性	阴性	阴性	阴性	阴性	阳性	阴性
EBER 原位杂交	无	无	无	无	几乎 100%	阴性	阴性
电镜	上皮性连接	连接，罕见神经内分泌颗粒	前黑色素小体，黑素小体	类神经突起，神经丝，神经内分泌颗粒	—	粗、细肌丝，肌节，Z-带，糖原	糖原；原始细胞

[a] 淋巴瘤对 CD3e，CD2. CD56，穿孔素，TIA1，粒酶 B 呈阳性反应。

[b] 横纹肌肉瘤对结蛋白，肌动蛋白，肌红蛋白，快肌红蛋白，MyoD1 和肌浆蛋白呈阳性。

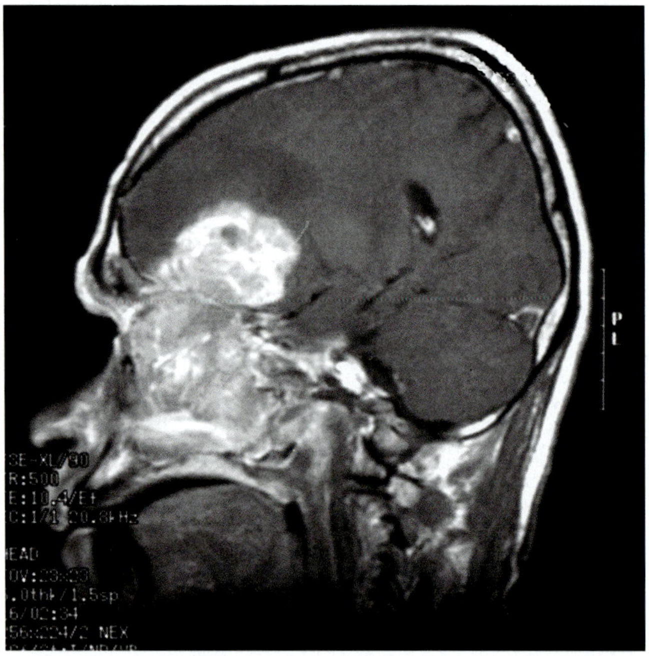

图 6-35

MRI 钆标记 T1 加权像显示一哑铃形的肿物穿过筛板并填充鼻腔顶部和颅腔。

嗅神经母细胞瘤
疾病概况

定义	发生于嗅上皮的恶性神经外胚层肿瘤
发生及部位	约占鼻窦恶性肿瘤的 5% 约 0.4/1 000 000 人群 包绕筛板
发病率和死亡率	死亡率取决于肿瘤的分期，整体 5 年生存率约为 60%
性别、种族和年龄	性别无差异 双峰分布：峰值分别在 11 ~ 20 岁和 51 ~ 60 岁
临床特点	单侧鼻塞和鼻衄最常见 嗅觉丧失，头痛，疼痛和视觉障碍 常缓慢生长
影像学特点	筛板任意一侧的哑铃形肿物 MRI 显示 T2 加权图像上的强信号，钆标记 T1 加权像增强信号 CT显示骨质浸润（筛板，纸样板，筛骨小凹） 可见钙化
预后及治疗	预后取决于分期和分级，A 期 5 年生存率为 75% ~ 90%，C 期 5 年生存率为 45%；低级别 5 年生存率为 80%，高级别 40% 复发率约 30%，通常在 2 年内复发 转移可发生在淋巴结或肺脏及骨骼（约 20%） 精确的外科治疗（颅面联合进路）结合手术后放疗可达到最佳疗效 化疗和骨髓移植

影像学特点

典型表现是在鼻腔顶部有一个“哑铃形”肿物包围筛板（图6-35）。MRI 前后对比图像显示钆标记T1加权像信号增强。T2加权图像也显示很强的信号，但相对使用少。通常 CT 可以识别骨化。

病理学特点

大体所见

切除的肿瘤从小的息肉状结节到大的肿块，可以侵及筛骨和鼻腔，并向两侧延伸到邻近鼻窦。切面呈灰褐色到粉红色，血管丰富。

镜下所见

嗅神经母细胞瘤的组织学形态随分化程度的不同而不同，尽管少量的小叶结构可出现在各种分化程度的肿瘤（图6-36）。肿瘤细胞常位于完整的黏膜下，通常直接位于嗅上皮下。低级别的肿瘤可见细胞巢周围围绕纤细的纤维脉管间隔而形成器官样结构。这些相对均匀的细胞，比淋巴细胞稍大，位于纤细的纤维间质内。细胞有小的圆形或卵圆形的细胞核，可见均匀分布的细或粗的染色质（图 6-37）。Homer Wright 假菊形团的特征性结构是瘤细胞环状围绕中心性的纤细神经纤维或颗粒状物质形成（图 6-38）。真 Flexner-Wintersteiner 菊形团则形成管状空腔，由胞核位于基底部的无纤毛柱状细胞排列包绕形成，但该结构较少见（图 6-39）。

随着嗅神经母细胞瘤级别的增高（分化渐差），假菊形团和纤维间质少见。胞核异形性增加，染色质更粗糙，核分裂象增多，可见肿瘤坏死（图6-40，6-41，6-42）。根据分化程度、神经间质、核分裂象及坏死，

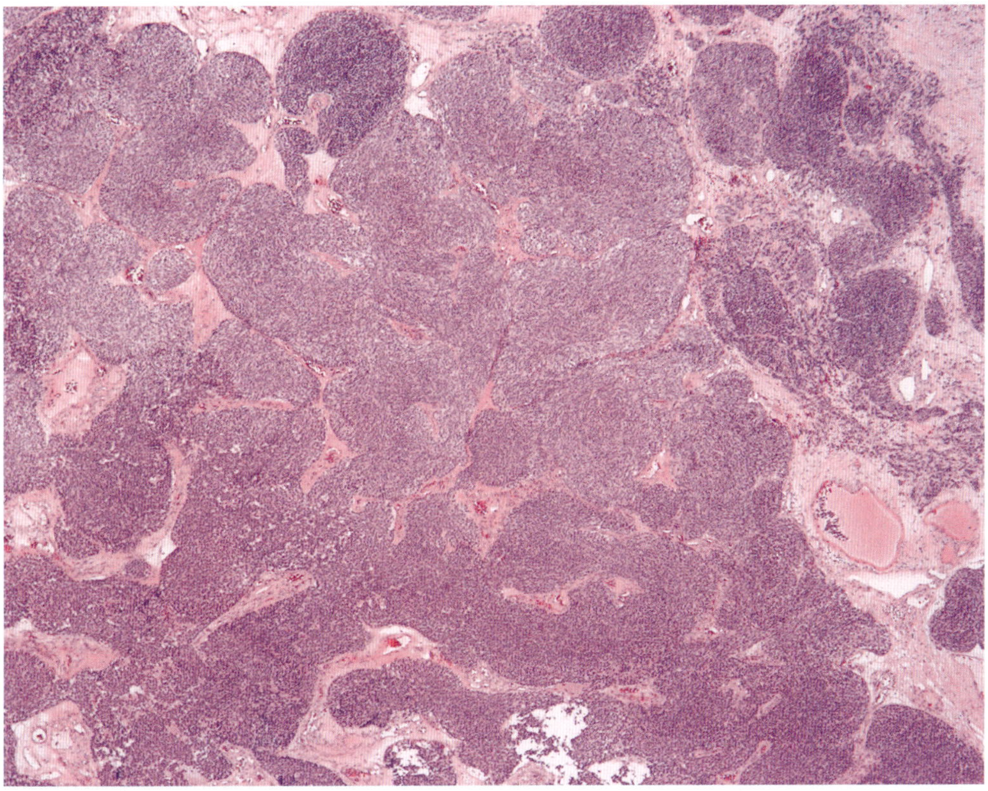

图 6-36
富含血管的间质将密集的细胞分割为规整的小叶结构。

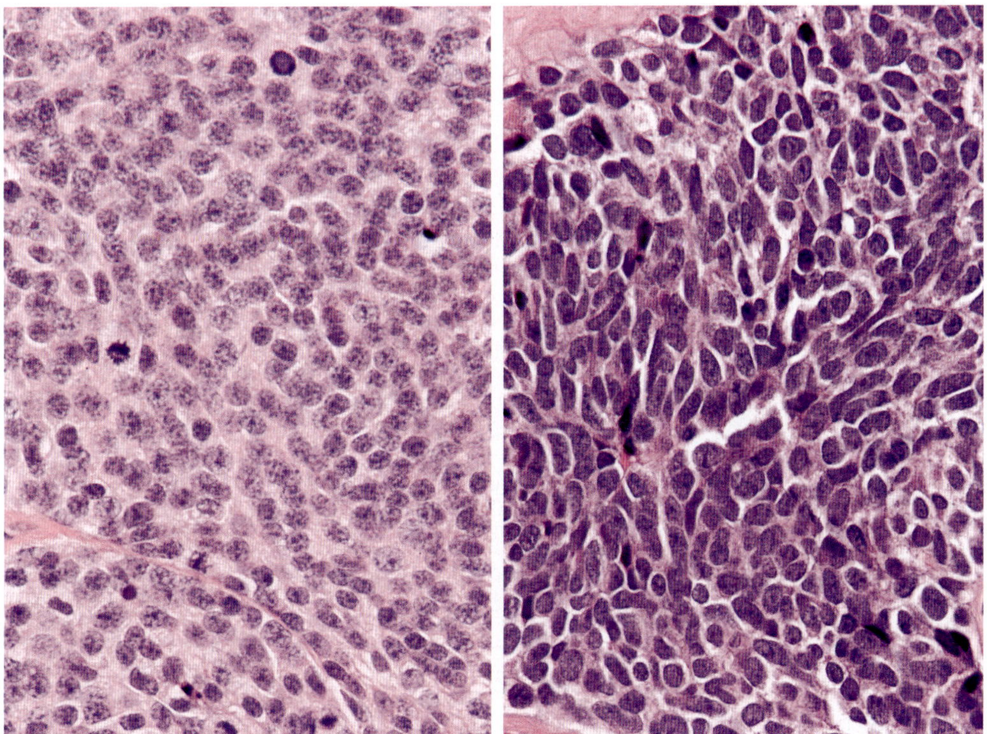

图 6-37
肿瘤细胞具有均匀一致的圆形或卵圆形细胞核并伴有轻度多形性，核染色质纤细（左）到粗糙（右）。

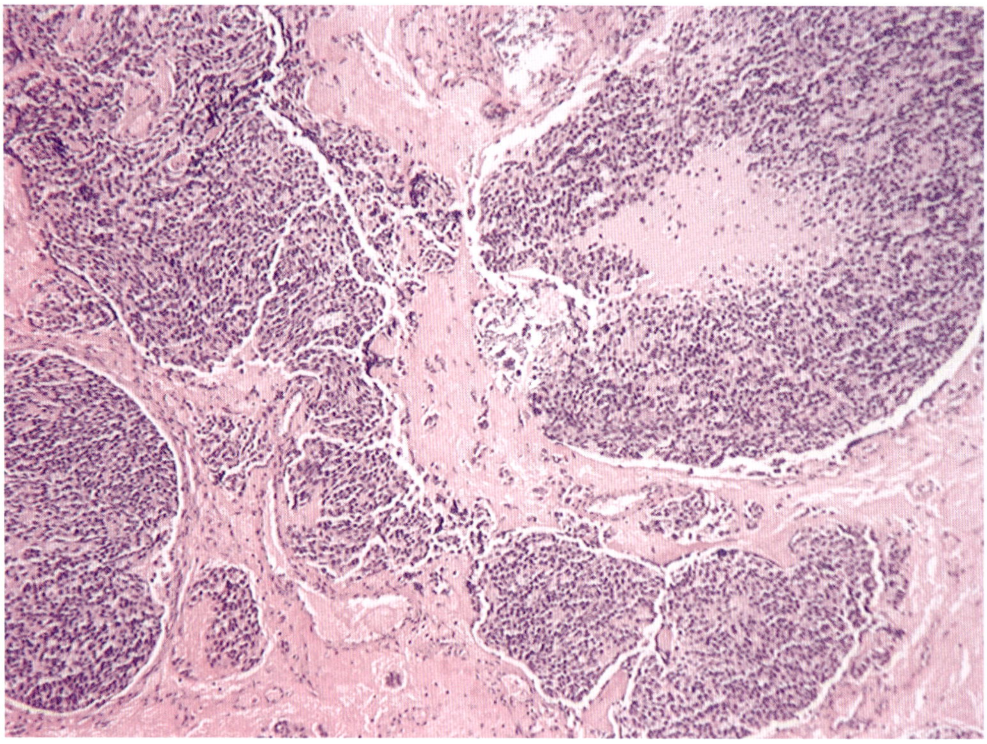

图 6-38
小叶结构被致密的纤维组织分割。一个大的假菊形团（Homer Wright）中心可见神经纤维基质。

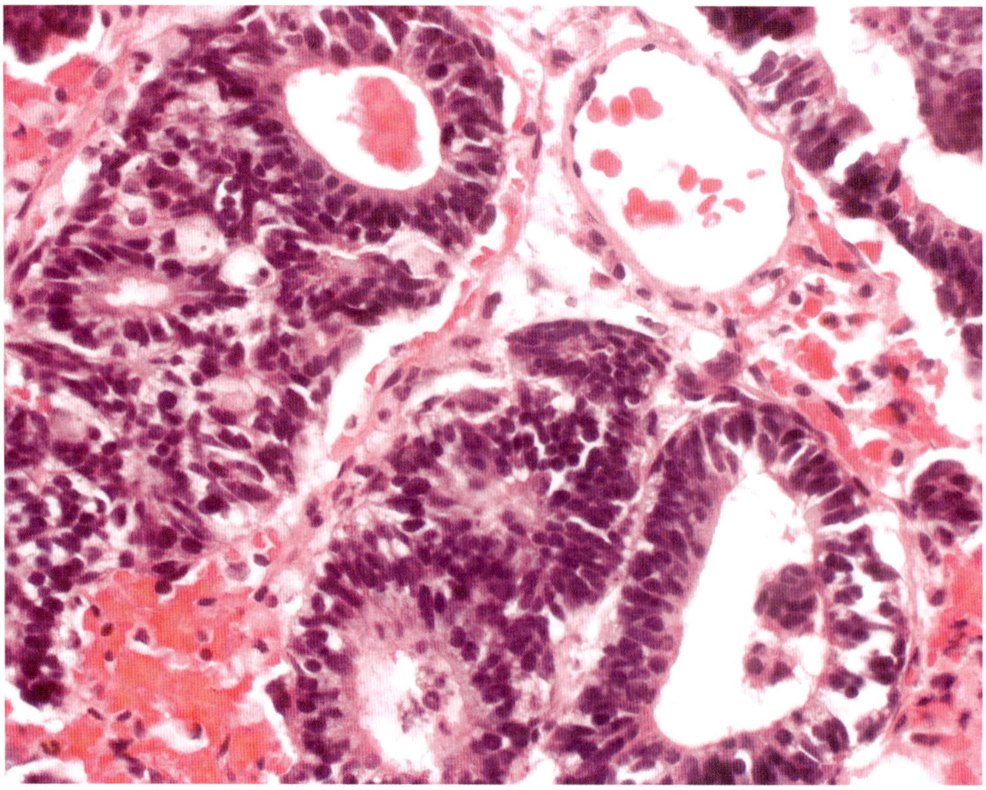

图 6-39
柱状细胞形成中空的腺腔样真菊形团结构。

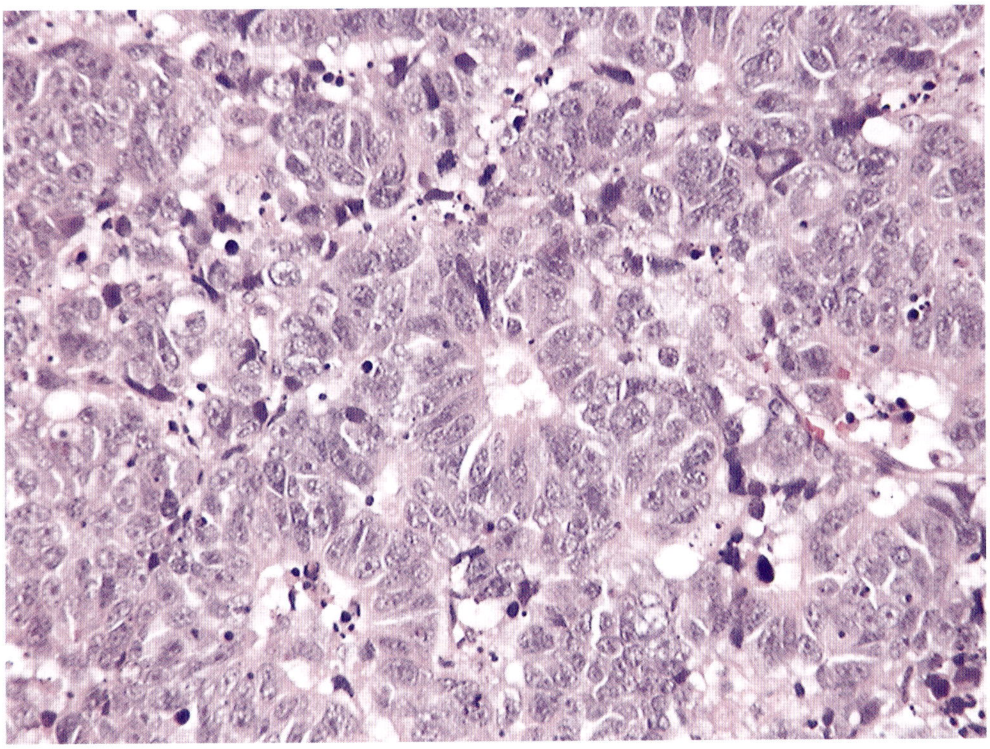

图 6-40
III级ONB中可见真菊形团和增多的核分裂象。

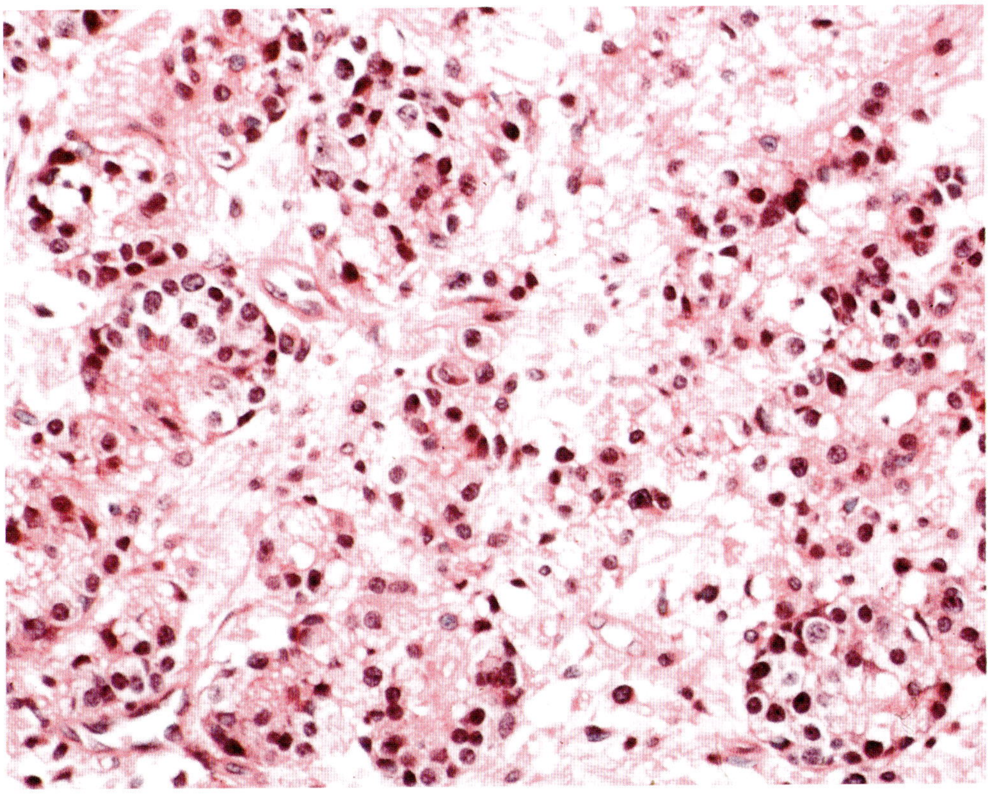

图 6-41
IV级ONB显示形态怪异的瘤细胞，可见增多的核分裂象。注意神经原纤维基质的背景。

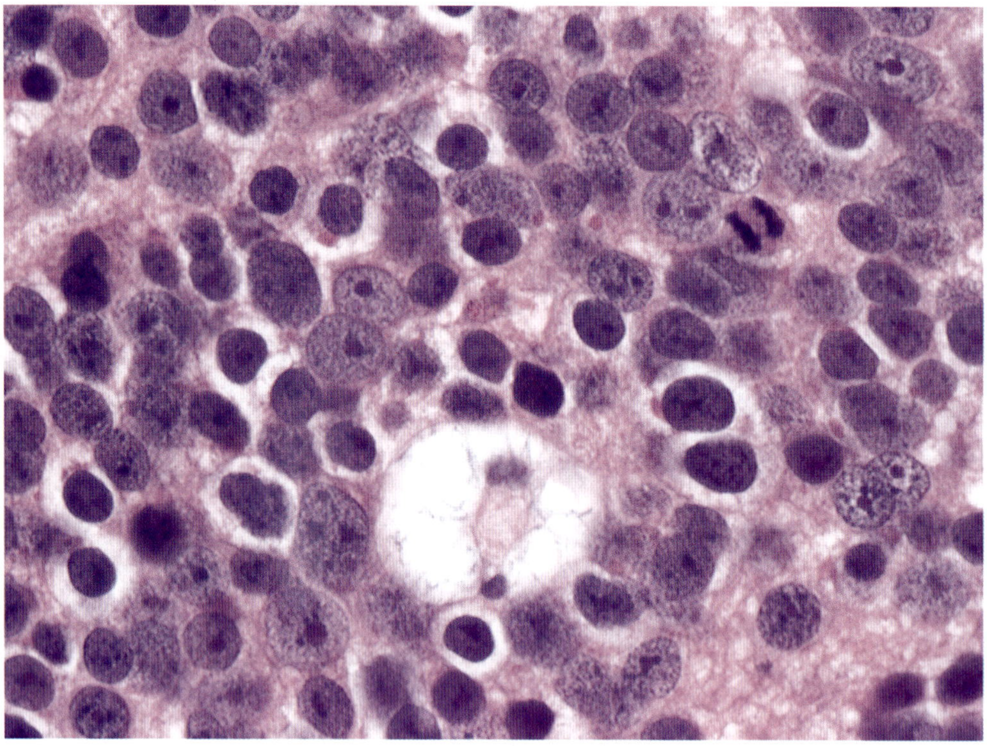

图 6-42
高倍镜下，Flexner-Wintersteiner真菊形团。该菊形团是由胞质稀少的中等大小细胞组成，可见核分裂象及明显的核仁。注意粗糙的染色质分布。

嗅神经母细胞瘤
病理学特点

大体所见	息肉状，有光泽，质软，血管丰富，多见于鼻腔顶部和筛骨区域
镜下所见	在所有级别中通常都可以见到程度不同的由血管性间质分开的有界限的小叶结构 肿瘤细胞可以形成实性巢、伴有神经原纤维基质的 Homer Wright 假菊形团（30%）和伴有腺腔的 Flexner-Wintersteiner 真菊形团（5%） 细胞小，大小一致，核圆形及“盐和胡椒粉”状的核染色质 高级别的肿瘤瘤细胞大，核多形，核分裂象增多；神经纤维基质少见或缺如
超微结构特点	细胞质中可见具有致密核心的神经内分泌颗粒 伴有神经丝和神经小管的神经突状结构
免疫组化特点	神经元特异性烯醇化酶，嗜铬素，突触素，神经丝蛋白在 80% 肿瘤中呈阳性 S-100蛋白阳性仅限于肿瘤细胞巢周围的外周细胞
病理鉴别诊断	鼻窦未分化癌，淋巴瘤，横纹肌肉瘤，黑色素瘤，神经内分泌癌

表 6-2
嗅神经母细胞瘤的 Hyams' 分级系统

特征	1级	2级	3级	4级
结构	小叶	小叶	小叶	小叶
核分裂象	无	可见	明显	显著
核多形性	无	中等	明显	显著
原纤维基质	明显	可见	较少见	无
菊形团	Homer Wright	Homer Wright	Flexner-Wintersteiner	Flexner-Wintersteiner
坏死	无	无	可见或不可见	常见

可以将肿瘤分为I级到IV级（表6-2），该分级尽管不如肿瘤分期敏感，但与预后相关。

辅助检查

超微结构特点

在细胞质和神经突内可见具有致密核心的神经内分泌颗粒，还含有神经微管及神经微丝。颗粒直径为50～250 nm，在Flexner-Wintersteiner型真菊形团中可见在瘤细胞顶端边界处有嗅泡和微绒毛的嗅觉分化。

免疫组化特点

大约80%的肿瘤弥漫性表达神经元特异性烯醇化酶，嗜铬素，突触素和CD56（图6-43）。少数肿瘤巢外围的细胞阳性表达S-100蛋白和胶质纤维酸性蛋白（GFAP），表明其Schwann细胞分化（图6-44）。角蛋

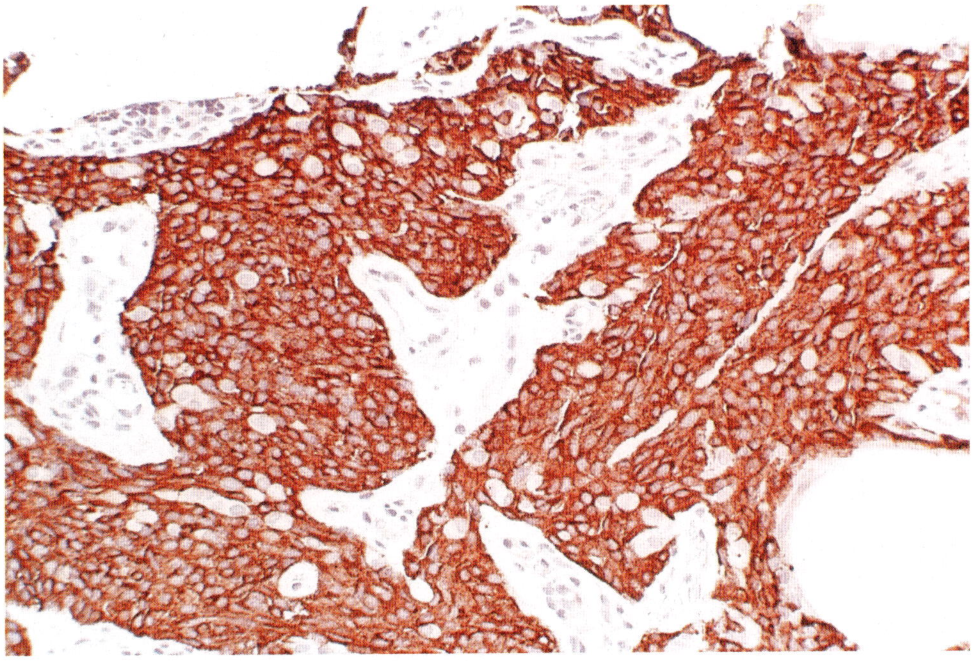

图 6-43
ONB。嗜铬素弥漫表达。（由Yao S. Fu提供，医学博士，资深病理学家，Providence St. Joseph Medical Center，Burbank，CA）

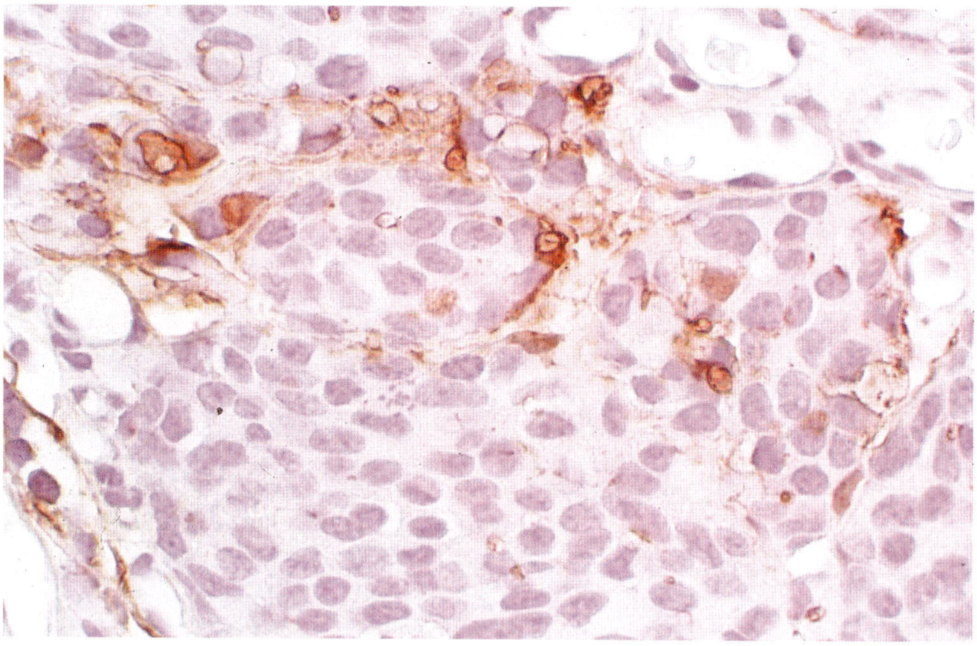

图 6-44
免疫组化S-100蛋白只表达于肿瘤细胞巢外周的细胞，即Schwann细胞方向分化的细胞（由 Yao S. Fu 提供，医学博士，资深病理学家，Providence St. Joseph Medical Center，Burbank，CA）。

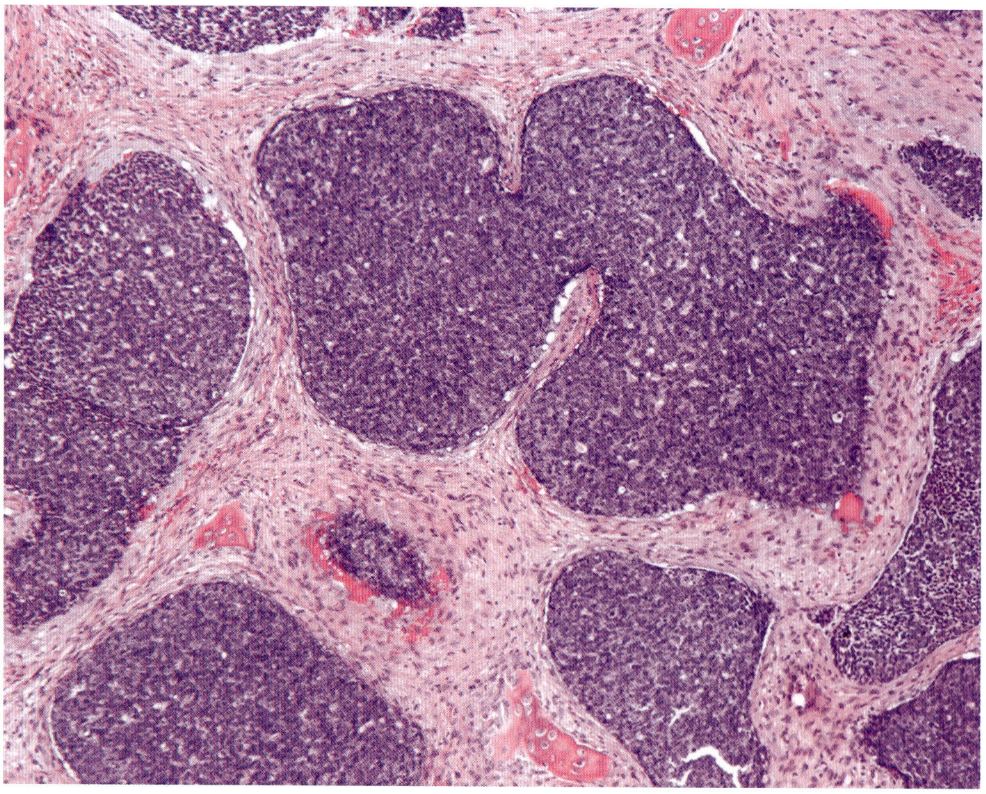

图 6-45
腺样囊性癌中的实性小叶结构类似于嗅神经母细胞瘤。然而注意其小叶边缘的栅栏结构以及厚的基底膜样物质。

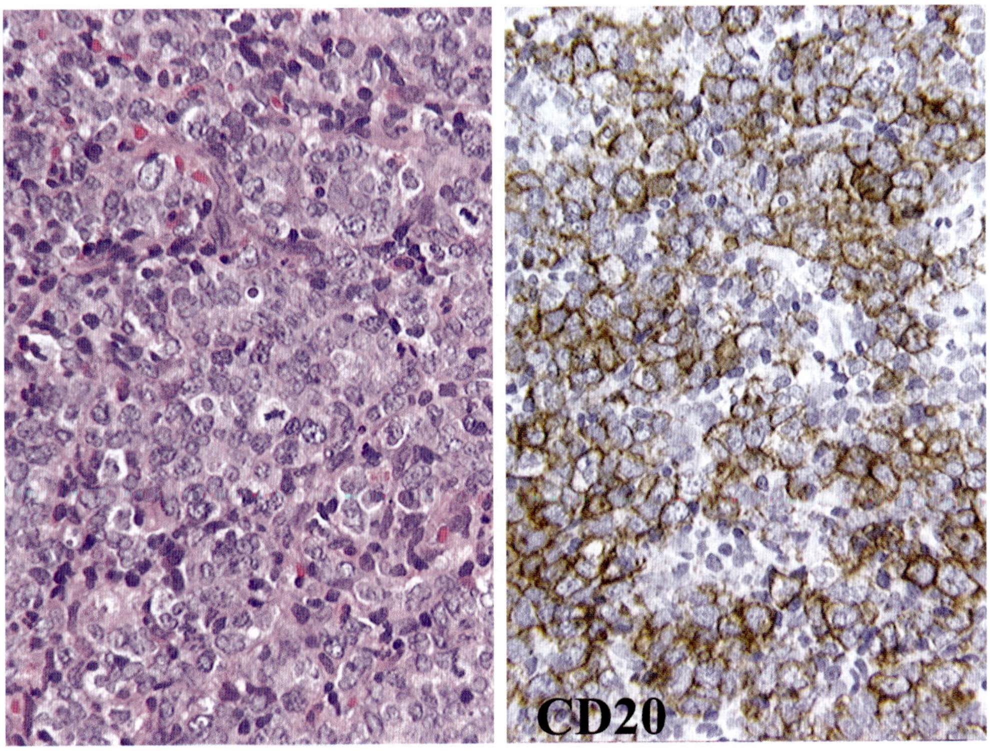

图 6-46
上颌窦的弥散性大 B 细胞淋巴瘤，可见非典型的大淋巴细胞。

白很少阳性。CD45RB，HMB45，连接素和 MIC2 抗原（CD99）呈阴性。

鉴别诊断

鼻道的小蓝圆细胞肿瘤包括鼻窦未分化癌，腺样囊性癌（图6-45），淋巴瘤，横纹肌肉瘤，黑色素瘤，神经内分泌癌和ES/PNET（表6-1）。对人工挤压的小标本活检，常出现误诊，尤其当免疫组化反应出现边缘效应和弥漫性假阳性反应而难以鉴别时更容易误诊。癌倾向于有更多的核分裂象，更大的核仁及明显的坏死。常需多项特征性的免疫组化标记组合来进行鉴别诊断，尤其是位于鼻腔上部的病变。

预后及治疗

预后取决于分期和分级，A 期肿瘤患者 5 年生存率为 75% 到 90%，而 C 期的肿瘤患者仅有 45% 的生存率（见附录C）。类似的，低级别肿瘤患者有80%的生存率，而高级别肿瘤患者有40%的生存率。复发常见（约30%），通常发生于首发症状的2年之内。约20%的病例可出现转移，而其中60%的患者可发生远处转移。对这些肿瘤的可选治疗是通过环锯术和颅面进路术实施肿瘤和筛板的整体切除。多数患者都采用术后放疗以加强局部控制。高级别或低分化肿瘤患者通常接受多方式的治疗，包括化疗和骨髓移植。

结外 NK／T 细胞淋巴瘤，鼻型

淋巴瘤是发生于上呼吸道的最常见的恶性非上皮性肿瘤，最常侵犯鼻腔、上颌窦、鼻咽和涎腺。本节仅讨论结外NK/T细胞淋巴瘤，鼻型（extranodal NK/T cell lymphoma，nasal type，NK/T LNT），其好发于鼻腔鼻窦，而 B 细胞淋巴瘤则在鼻咽、咽淋巴环和鼻窦内更为常见（图6-46）。霍奇金淋巴瘤在上述任何位置都不常见。另外，该病的发病存在地理差别，亚洲和南美病人鼻窦淋巴瘤发病频率显著增高（约占淋巴瘤的7%），主要是NK/T LNT，而在西方国家，鼻窦淋巴瘤占淋巴瘤的比例不足 2%，以 B 细胞类型为主。

发生在这些部位的不同种类的淋巴瘤之间具有很大的差异，与受累组织的功能密切相关。例如，正常情况下鼻腔鼻窦并不包含淋巴组织，因此与EBV相关的NK/T LNT倾向发生在该部位；相反的，鼻咽部具有丰富的淋巴组织，故常常发生滤泡增生或B细胞淋巴瘤，尤其是套细胞淋巴瘤。把NK/T LNT与其他出现中线破坏的疾病区分开来不能给以过大的压力。许多病例，其治疗和预后情况之间的差别相反。很不幸，对处于初期的NK/T LNT的诊断很具有挑战性，要求病理学家、耳鼻喉科学家、肿瘤学专家和放射治疗学家的密切临床合作。

过去，该病曾有多种不同的名称：血管中心性NK/T细胞淋巴瘤、多形性网状细胞增多症、致死性中线肉芽肿、Stewart肉芽肿和末梢NK/T细胞淋巴瘤，这只是其中的少部分名称。使用目前的WHO标准是最明智的，因为它把临床、组织学、免疫组织化学特点、分子生物学和治疗均纳入了分类体系。

临床特点

所有年龄均可发病，但患者多发于40～60岁。男性比女性更常见（男：女为3：1）。最常见的初期临床表现无特异性，包括鼻涕、鼻窦炎、头痛、面部和眼眶周围肿胀和鼻出血。随着肿瘤的发展以及侵袭生长，可出现中线破坏性的征象，如鼻腔溃疡，鼻窦（常双侧性）坏死伴上腭延伸及瘘管形成，眼眶肿胀和明显的水肿（常伴红斑和表面皮肤温度的升高）。疼痛和感觉异常随着组织的进一步破坏而加重。可出现体重减轻、发热、疲劳和严重的夜间盗汗等全身症状，尤其当淋巴瘤已经转移至鼻窦以外的部位（皮肤、软组织、胃肠道）时。多数患者有IE或IIE期的临床表现（E：结外）。故这类特殊类型的淋巴瘤是惰性的还是侵袭性的取决于总体细胞形态和分期。无论是地方性和非地方性发病的人群都与EBV密切相关。

结外NK/T细胞淋巴瘤，鼻型
疾病概况

定义	发生在鼻道的恶性NK/T细胞淋巴瘤
发生及部位	最常见的鼻道非上皮性的恶性肿瘤 约占鼻道所有恶性肿瘤的15% 鼻腔和鼻窦
发病率和死亡率	死亡率50%～70%
性别，种族和年龄	男性＞女性（男：女为3：1） 亚洲和拉丁美洲地方病 发病峰值为50～60岁
临床特点	早期症状无特异性，很难发现 鼻塞，鼻衄，鼻溢液和鼻肿胀 晚期出现鼻中隔穿孔和骨组织破坏 发热和体重减轻不常见 多数患者发病处于初期阶段（I/II E期）
预后及治疗	总体生存率为30%～50% 复发率可达50% 晚期、肿物体积大和全身症状导致预后差 放疗联合化疗，尽管化疗仍存在争议

病理学特点

大体所见

早期为单侧隆起的息肉状病变，可逐渐发展为溃疡和坏死，并可发展为两侧。切面灰白、质脆、均质。

镜下所见

与鼻咽部和扁桃体相比，在鼻腔内NK/T LNT比B细胞淋巴瘤常见。镜下改变与疾病的进程相关。最

结外NK/T细胞淋巴瘤，鼻型
病理学特点

镜下所见	由于背景为反应性的淋巴细胞浸润，故早期阶段难于发现 血管中心性和血管壁的弥散性浸润与肿瘤坏死有关 细胞多样，大淋巴细胞，混合性小和大的淋巴细胞 偶尔可见上皮PEH
免疫组化特点	CD2、细胞质CD3e、CD56、穿孔蛋白、TIA1、粒酶B、EBER原位杂交呈阳性 CD5、CD16、CD57通常阴性
病理鉴别诊断	反应性/炎症性浸润，Wegener肉芽肿病，淋巴瘤样肉芽肿病，嗅神经母细胞瘤，ES/PNET

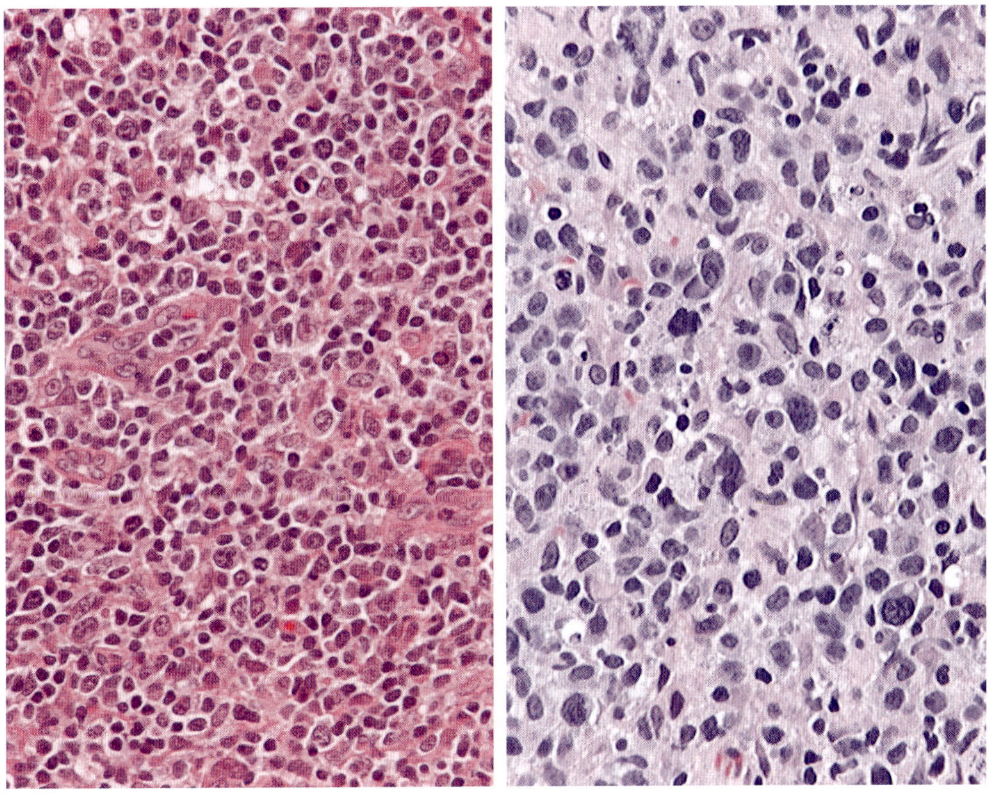

图 6-47
左：大量混合的炎症细胞内可见异形淋巴细胞成分。右：疾病进展后，出现更多的更易辨认的非典型性淋巴细胞。

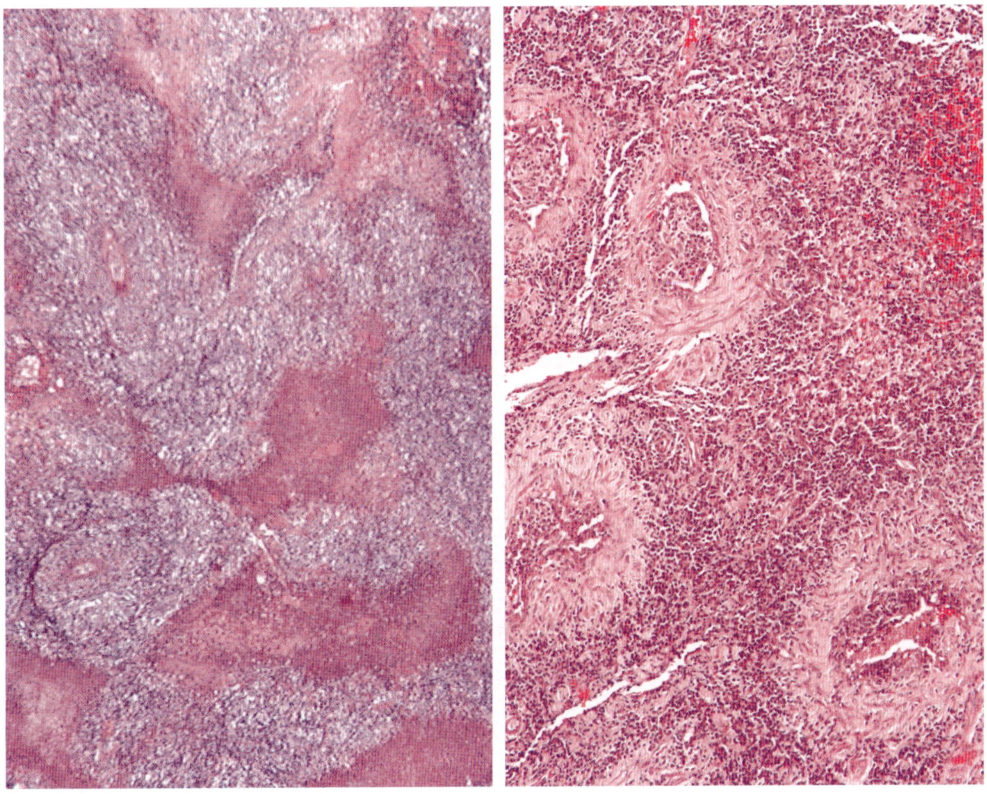

图 6-48
左：在非典型性淋巴细胞岛和明显的动脉之间可见坏死。右：动脉被非典型性淋巴细胞包围和浸润。

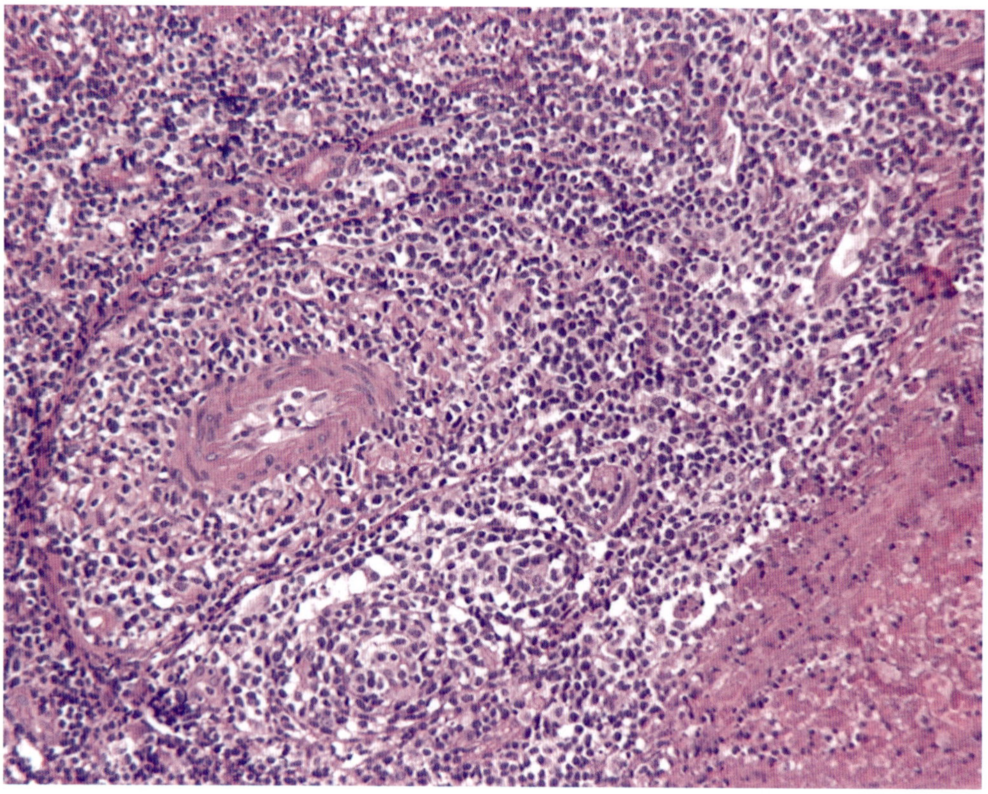

图 6-49
血管被非典型细胞包围及浸润；右下角可见坏死。

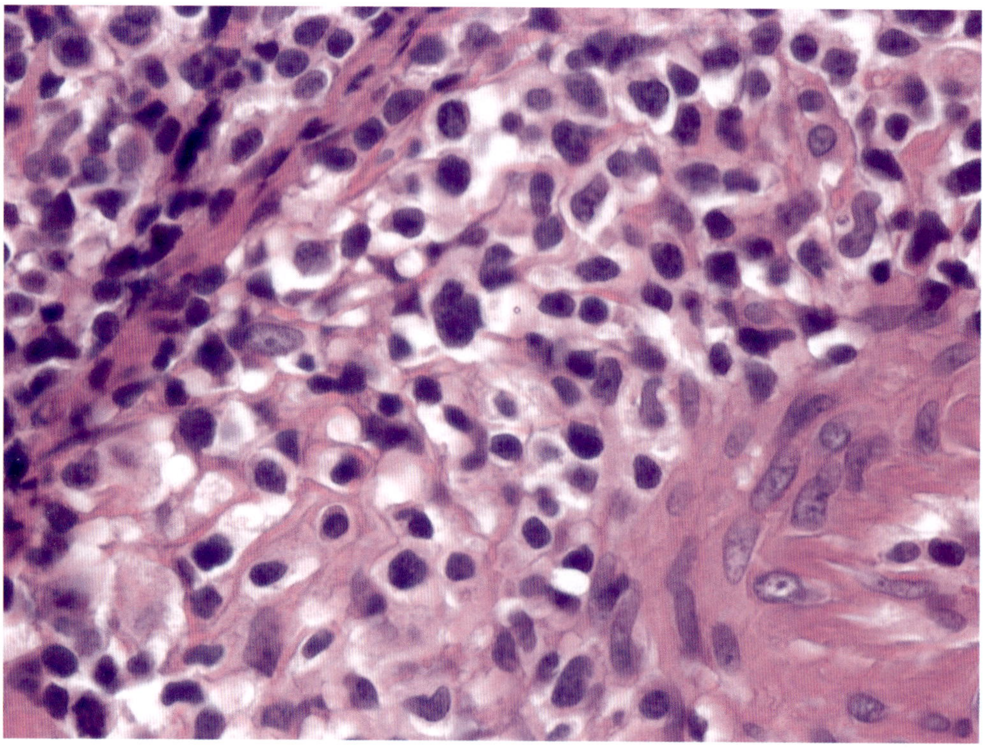

图 6-50
非典型性淋巴细胞浸润血管壁。

初，可见位于上皮下弥漫的多种细胞浸润，包括正常形态的淋巴细胞、组织细胞、免疫母细胞、嗜酸性细胞和浆细胞。在这样的背景下，出现大量的非典型的淋巴细胞，随疾病进展逐渐增多。这种弥漫混入于整个样本的异型 NK/T 细胞常使诊断非常困难，即便是使用辅助性手段（图6-47）。这种显著的炎症背景成分与感染或炎症类似，可完全掩盖下面的肿瘤。当血管壁被瘤细胞浸润达到堵塞管腔，出现显著的坏死时，

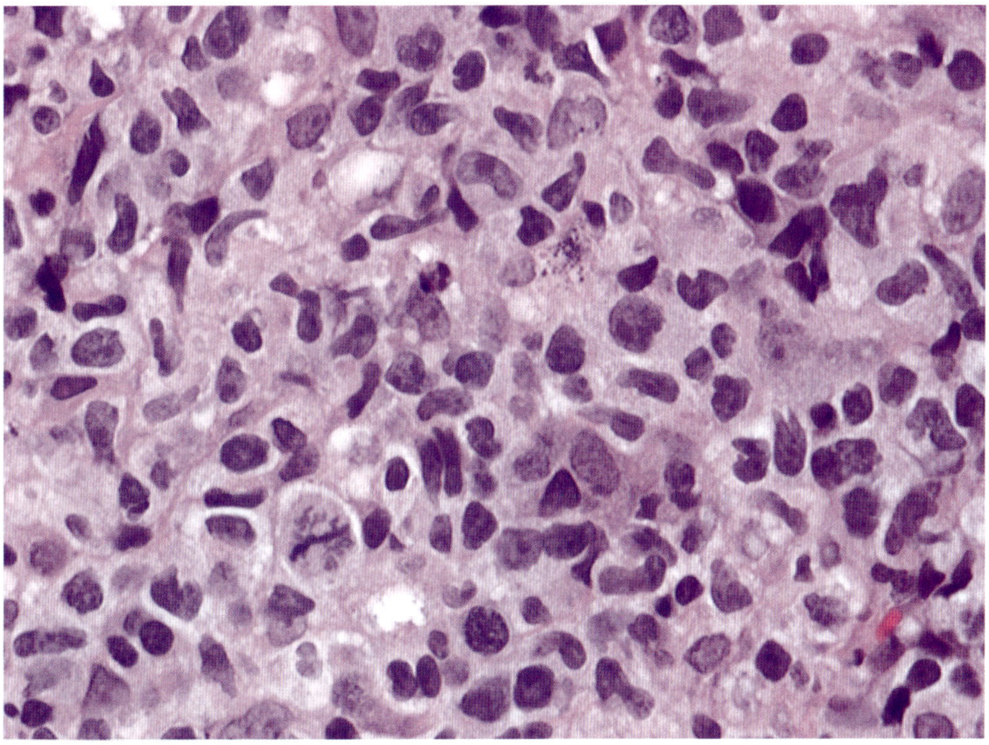

图 6-51
非典型性淋巴细胞由小和大细胞混杂组成，多数含有折叠、裂隙和不规则的细胞核。

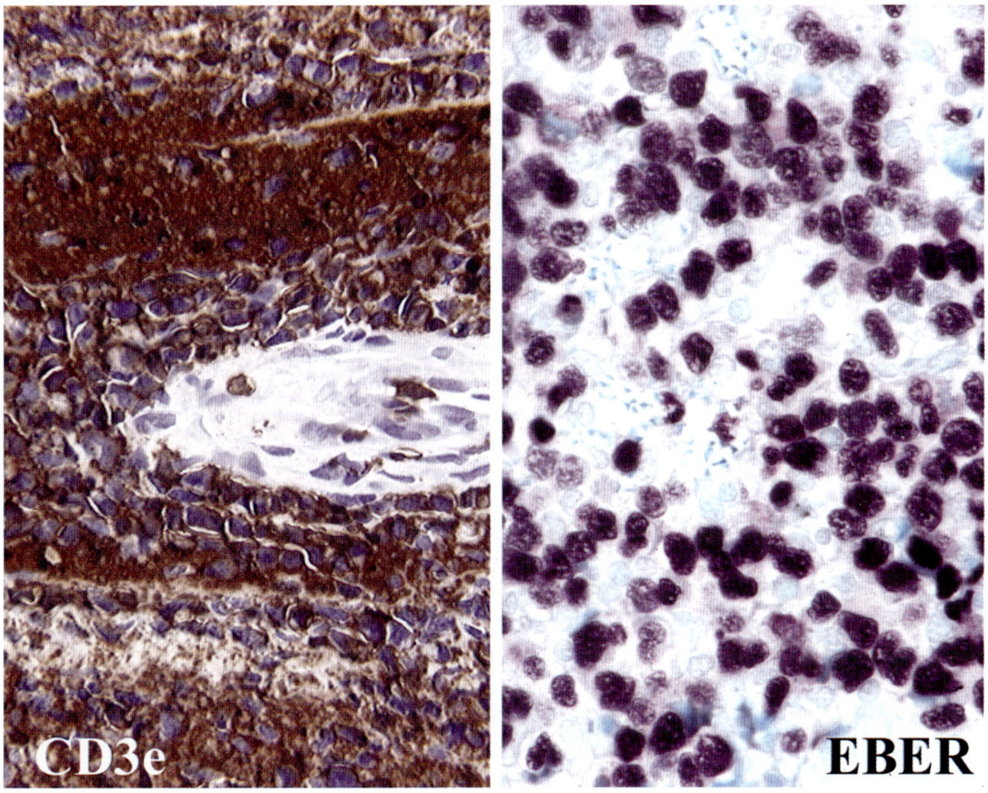

图 6-52
左：血管中的瘤细胞弥漫性强阳性表达 CD3e。右：原位杂交，几乎所有的瘤细胞均呈强阳性弥漫表达 EBER。（由 J.K. C. Chan 博士提供）

则要考虑肿瘤的可能性（图 6-48）。大约 50% ~ 60% 的 NK/T LNT 病例可以出现伴随有坏死的血管中心性和血管壁的瘤细胞浸润（图6-49，6-50）。由于不是所有病例均存在血管壁的浸润和破坏，WHO提出由“结外NK/T细胞淋巴瘤，鼻型”代替血管中心性NK-T细胞淋巴瘤。凝固性坏死可广泛存在，因此要深入取材，尤其小组织的活检。对临床上恶化的患者常需要多处和反复活检以明确诊断！瘤细胞的细胞形态学多样，从小细胞到大细胞，大细胞通常有明显的异型性（图6-51）。NK/T细胞淋巴瘤的瘤细胞具有折叠、分裂和凹陷的特征。有时，假上皮瘤样增生可类似于上皮的恶性肿瘤。

辅助检查

几乎100%的NK/T LNT可以在原位杂交中检测到EBER，EBER更多见于亚洲患者，但也可见于西方国家（图6-52）。瘤细胞阳性表达T细胞（CD3e［图6-51］，CD2）和自然杀伤细胞/细胞毒性相关标记物（CD56，穿孔素，TIA1，粒酶B）（图6-51）。CD43和CD45RO可呈阳性。而CD5，CD16和CD57通常阴性。

鉴别诊断

炎症和感染性疾病以及Wegener肉芽肿病是鉴别时需主要考虑的疾病。良性病变中，没有或很少出现核异型及核分裂象。免疫组化染色和EBER原位杂交有助于明确NK/T LNT的诊断。与淋巴瘤样肉芽肿（LYG）很难区分，因为后者在临床、形态学和免疫组织化学特点特征方面，在很大程度上与NK/T LNT相重合。LYG作为一种富含T细胞的EBV相关B细胞淋巴组织增生症，其T细胞丰富且活跃。相反NK/T LNT是一种T细胞淋巴增生障碍性疾病，其中EBV出现在T细胞和NK细胞中。与其他“蓝圆细胞肿瘤”鉴别时通常需要恰当的免疫组化标记（表6-1）。

预后及治疗

NK/T LNT预后总体生存率为30%～50%，复发率可达50%。预后取决于分期、肿物大小以及是否出现系统性症状。系统性症状常见。对局灶肿瘤的治疗是放疗，联合或不联合化疗。必须再强调的是弥漫性大B细胞淋巴瘤尽管其5年存活率达40%～60%，仍然需要进行不同的治疗。

横纹肌肉瘤

所有横纹肌肉瘤（rhabdomyosarcoma）中约40%发生于头颈部，其中约20%发生在鼻道和鼻咽部。鼻咽部较鼻腔鼻窦更易发生。横纹肌肉瘤是儿童最常见的肉瘤。横纹肌肉瘤可分为多种类型：胚胎型、腺泡型和多形型，且在每种类型中仍可进一步划分亚型。本文仅讨论发生于鼻道的最常见的类型：胚胎型和腺泡型。

临床特点

横纹肌肉瘤发病高峰为出生后至20岁，男性稍多。胚胎型以儿童多见，腺泡型以成年人为主。症状包括呼吸困难、鼻衄、面部肿胀、视觉障碍和鼻窦炎，持续时间较短。CT和MRI可以显示肿瘤的大小和范围（图6-53）。

横纹肌肉瘤
疾病概况

定义	伴有骨骼肌表型的恶性肿瘤
发生及部位	约20%的横纹肌肉瘤发生在鼻道 占鼻腔鼻窦非上皮性恶性肿瘤的5%～10% 鼻咽比鼻腔鼻窦更常见
发病率和死亡率	总体死亡率40%～60%，取决于年龄、组织学亚型和分期
性别、种族和年龄	男性稍多 儿童和青年（胚胎型） 成年人（腺泡型）
临床特点	呼吸困难、鼻衄、面部肿胀、鼻窦炎 鼻咽或鼻腔内大的息肉状肿物
预后及治疗	预后取决于发病年龄、组织学亚型和临床分期 儿童比成年人有较好的预后（5年生存率分别为60%和10%） 葡萄型预后最好，其次是胚胎型、最差的是腺泡型 联合多种治疗（化疗、放疗、手术）

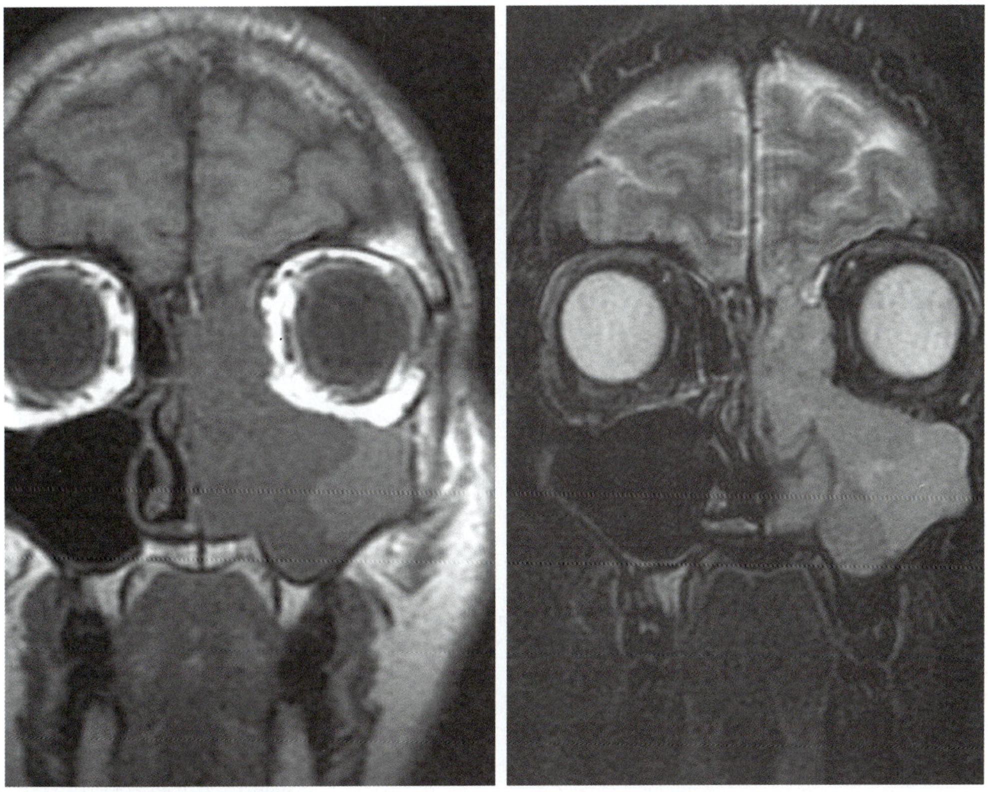

图 6-53
MRI 在 T1 和 T2 加权像中显示上颌窦和筛窦内肿瘤的范围。

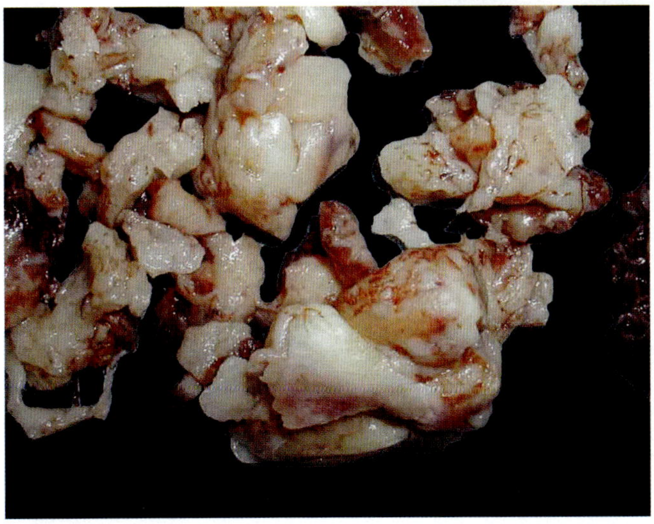

图 6-54
肉眼观，横纹肌肉瘤与鼻息肉相似。

病理学特点

大体所见

肿物较小时，呈实性结节样外观，表面光滑，粉红色，血管丰富。随着体积的增大，肿物呈大的肉质的息肉状，类似多发性鼻息肉（图6-54）。葡萄型亚型具有“葡萄状”外观。

横纹肌肉瘤
病理学特点

大体所见	体积大，肉质，息肉状，葡萄状肿物，类似于息肉
镜下所见	胚胎型（**80%**）： 圆形到梭形的原始间充质细胞，核浓染 罕见伴有横纹的横纹肌母细胞 黏液样间质常见 葡萄型具有独特的黏膜下多细胞层，中间黏液层和处于深层的原始细胞层 腺泡型（**20%**）： 纤维间隔将松散粘合的横纹肌母细胞分隔形成腺泡结构 可见多核巨细胞
超微结构特点	粗、细肌丝，不完整的肌节或者完整的Z-带
免疫组化特点	肌丝蛋白、MSA、肌红蛋白，肌细胞生成素，Myo-D1 阳性
病理鉴别诊断	淋巴瘤，伴有非典型性间质细胞的息肉，未分化癌，ES/PNET，嗅神经母细胞瘤，黑色素瘤

镜下所见

鼻道横纹肌肉瘤主要为胚胎型（80%），其余20%为腺泡型或梭形细胞型。葡萄状横纹肌肉瘤是胚胎性横纹肌肉瘤的变异型。

胚胎性横纹肌肉瘤

肿瘤由圆形或梭形细胞组成，具长形或圆形深染的核，在鳞状上皮或呼吸黏膜下可见特征性的由原始细胞和横纹肌母细胞堆积形成的“生发层”（图6-55，6-56）。在肿瘤的深层区域，以原始细胞为主并混合以不同数量的横纹肌母细胞。横纹肌母细胞可呈现多种不同形态，伸长的带状细胞或小圆形“蝌蚪状”细胞，二者均具有强嗜酸性胞质。横纹罕见（图6-57）。黏液样间质可见，有时丰富。葡萄状变异型呈息肉状，可见黏膜下丰富的细胞层和细胞较少的黏液样区域，以及深层未成熟的原始细胞成分（图6-58）。梭形细胞变异型在鼻道不常见。

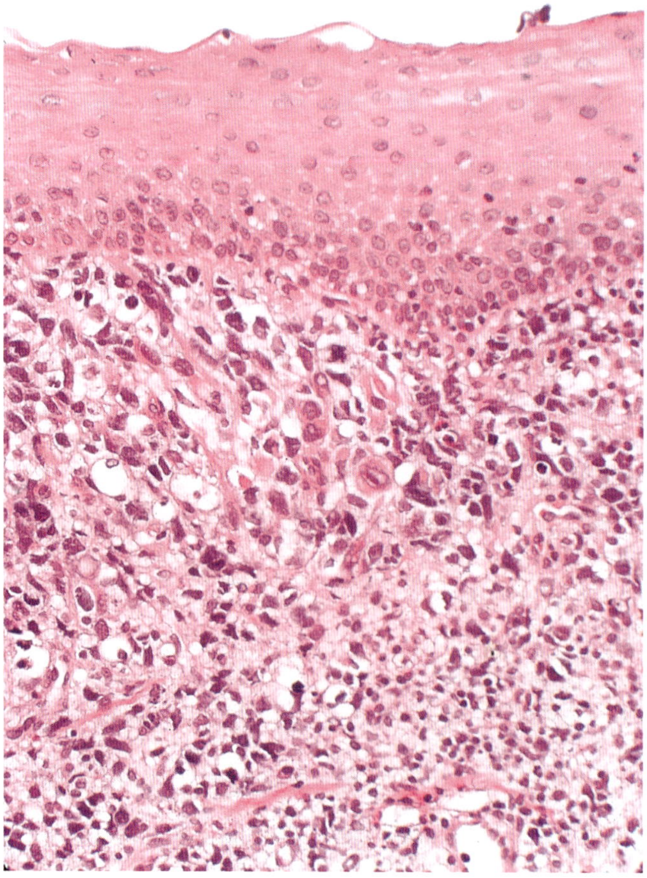

图 6-55

鳞状上皮黏膜下层为多细胞形成层，由原始间充质细胞和横纹肌母细胞组成。（由Yao S. Fu提供，医学博士，资深病理学家，Providence St. Joseph Medical Center，Burbank，CA）

腺泡型横纹肌肉瘤

肿瘤由小至中等大小的细胞组成，细胞间松散粘合，由纤维性间质间隔成簇，类似腺样肿瘤（图6-59，6-60，6-61）。可见多核巨细胞。多数横纹肌母细胞具有嗜酸性胞质，部分可形成空泡/透明状胞质。实性变异型缺少间隔。腺泡型和胚胎型可混合存在。

辅助检查

超微结构特点

电镜下可见不同程度的骨骼肌分化，包括有致密体或Z-带的粗、细肌丝。糖原颗粒常见。

免疫组化特点

横纹肌肉瘤阳性表达肌丝蛋白、MSA、肌红蛋白，快肌球蛋白、核Myo-D1（图6-62）和核肌细胞生成素。少数情况下CD99阳性。

鉴别诊断

鉴别诊断包括大多数小圆形细胞肿瘤，如淋巴瘤、白血病、ES/PNET、嗅神经母细胞瘤、黑色素瘤和未分化癌（表6-1）。这些肿瘤可以通过使用一系列合适的免疫组化染色标记进行排除。伴有间质异型细胞的鼻息肉可见炎症细胞，缺少横纹肌肉瘤的细胞构成，且临床表现不同。非典型性的梭形细胞（图6-63）是肌纤维母细胞，因此也可以出现肌动蛋白阳性反应。

预后及治疗

整体预后取决于年龄、组织学亚型和临床分期。发生在儿童以及葡萄型横纹肌肉瘤具有较好的预后。整体生存率为44%～69%，而I期肿瘤可达90%；五年生存率在儿童和成人分别为60%和10%。治疗包括多种方式（化疗、放疗和手术）。

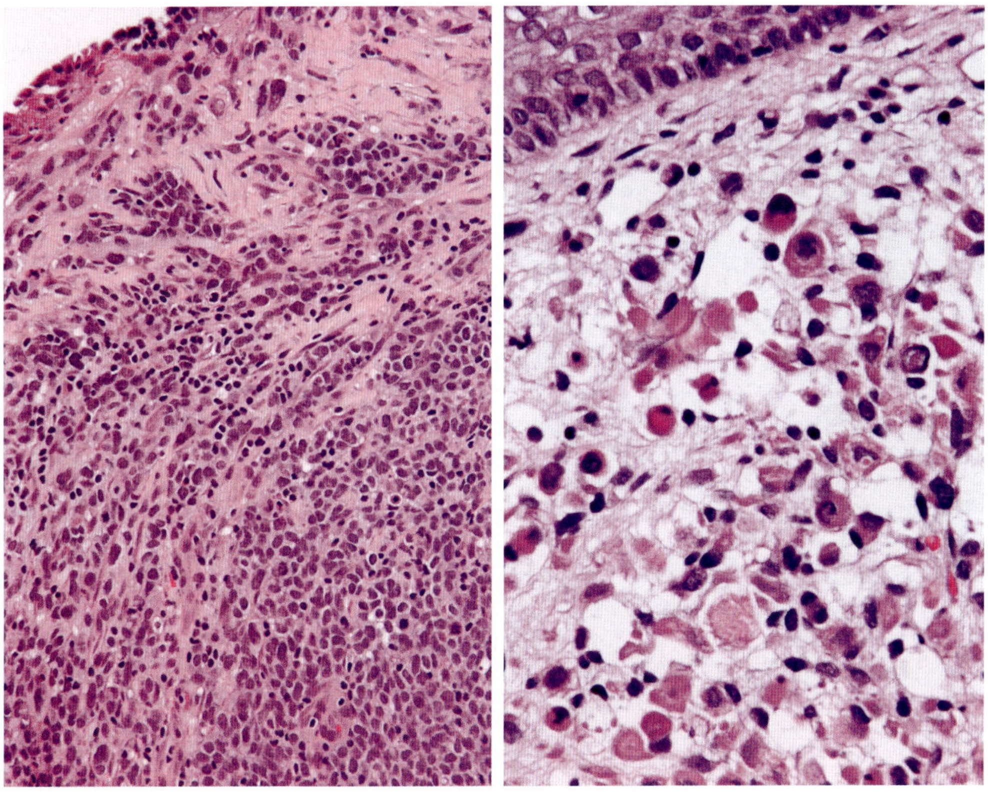

图 6-56
左：呼吸性上皮下可见弥漫的非典型性瘤细胞增生。右：鳞状上皮下层可见胞质嗜酸性的横纹肌母细胞。

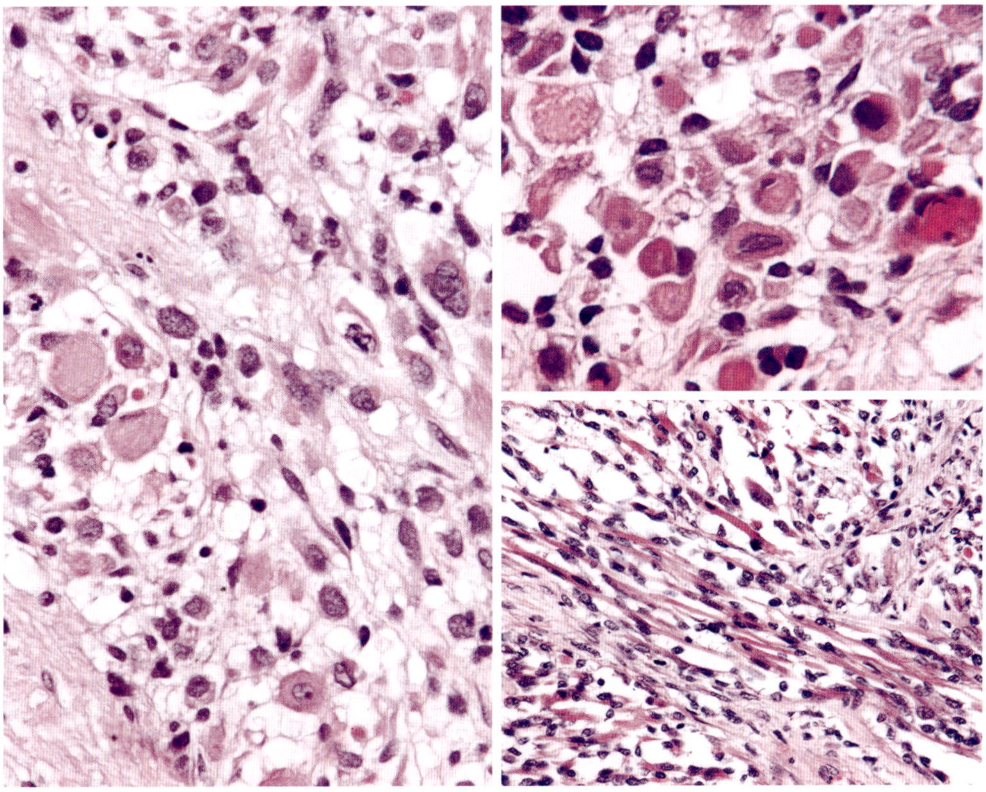

图 6-57
左：横纹肌母细胞和拉长的梭形细胞。右上方：多数为含有丰富偏位的嗜酸性胞质的原始细胞。右下方：带有横纹的带状细胞非常少见。

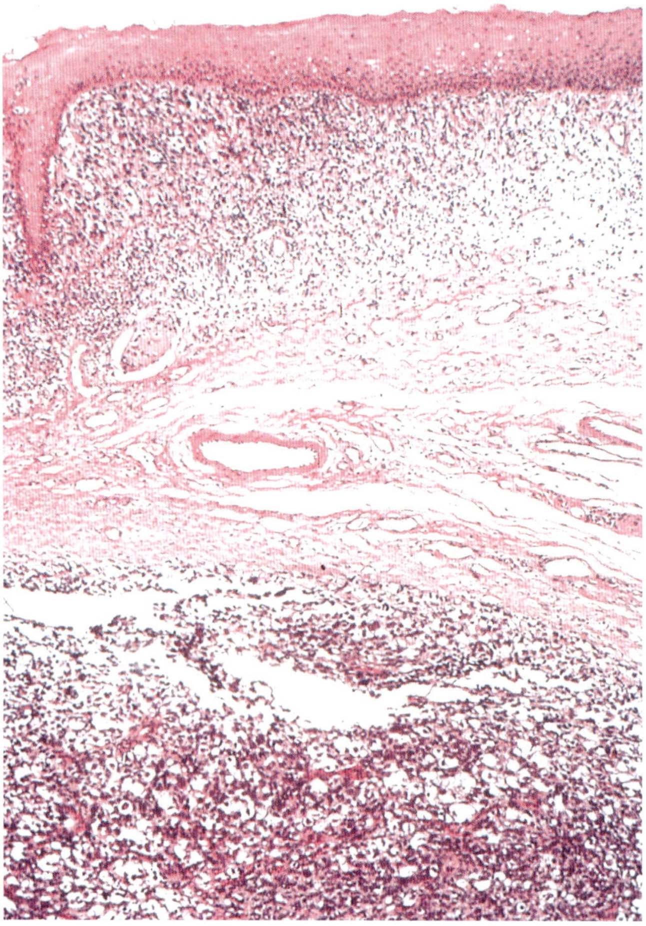

图 6-58
葡萄型横纹肌肉瘤典型的特征是具有三个不同的区域：最上层为位于鳞状上皮下方的富于细胞的新生层；下面的第二个区域为细胞减少的黏液样基质；第三个区域绝大多数为原始的间充质细胞。

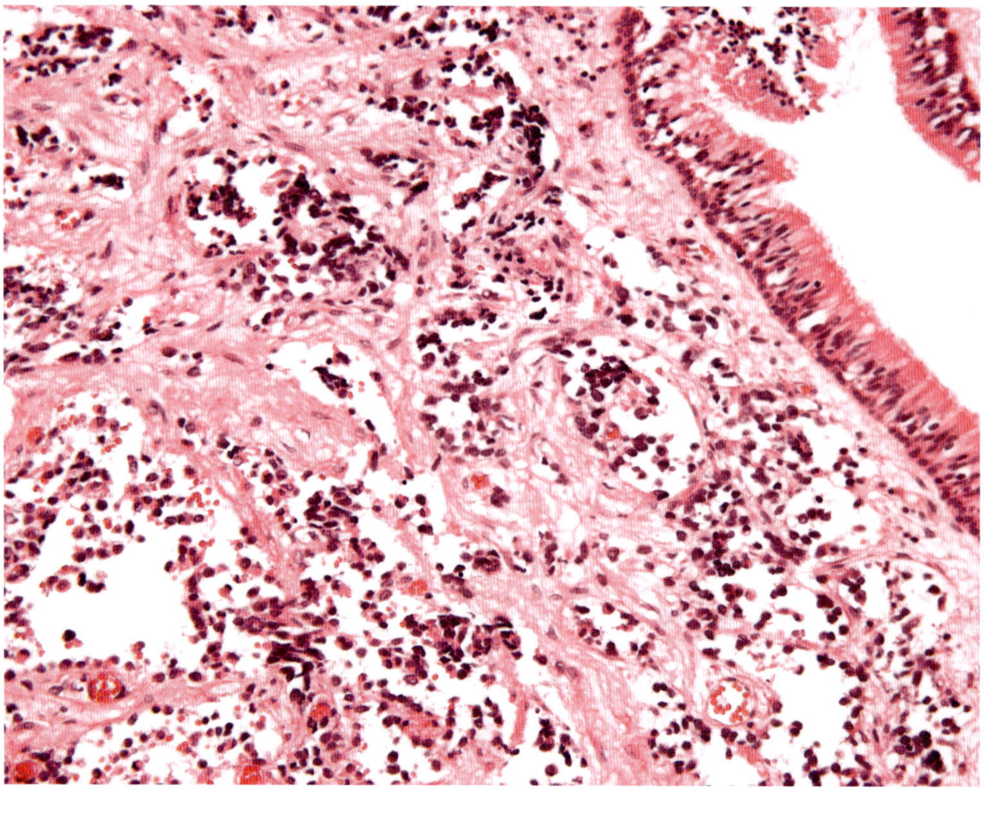

图 6-59
腺泡型横纹肌肉瘤瘤细胞形成扩张的腺泡状结构。

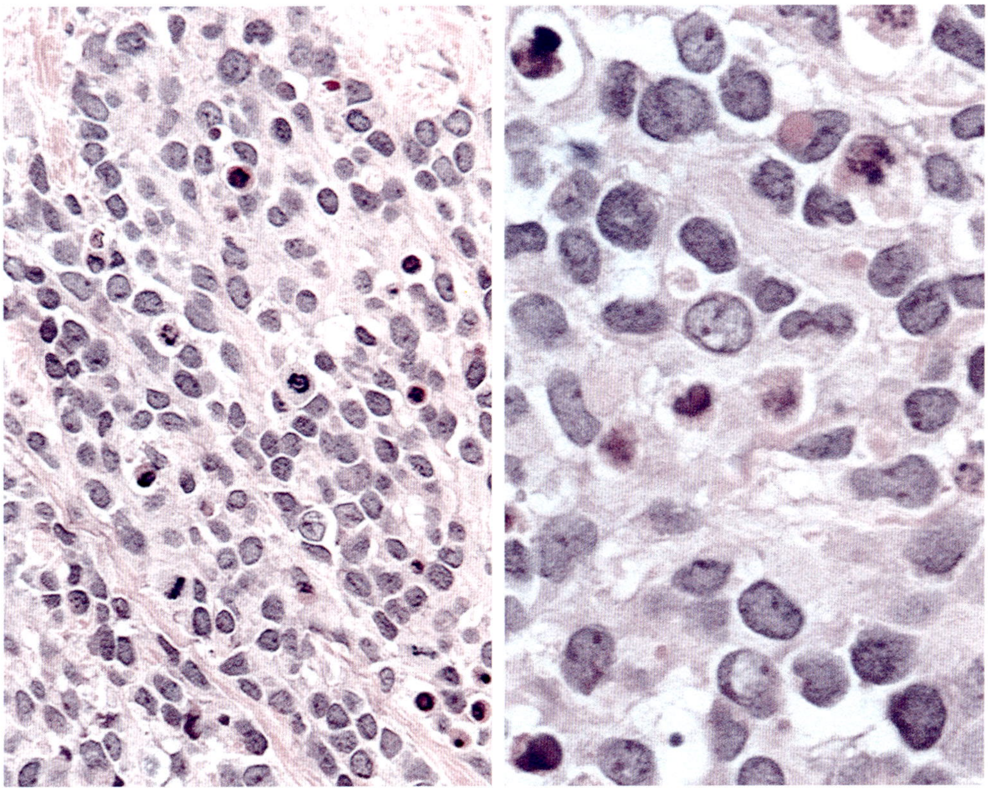

图 6-60

左：肿瘤细胞排列围绕在“腺泡”的周边。右：腺泡型横纹肌肉瘤，肿瘤细胞含有强嗜酸性胞质小球，提示为横纹肌母细胞。

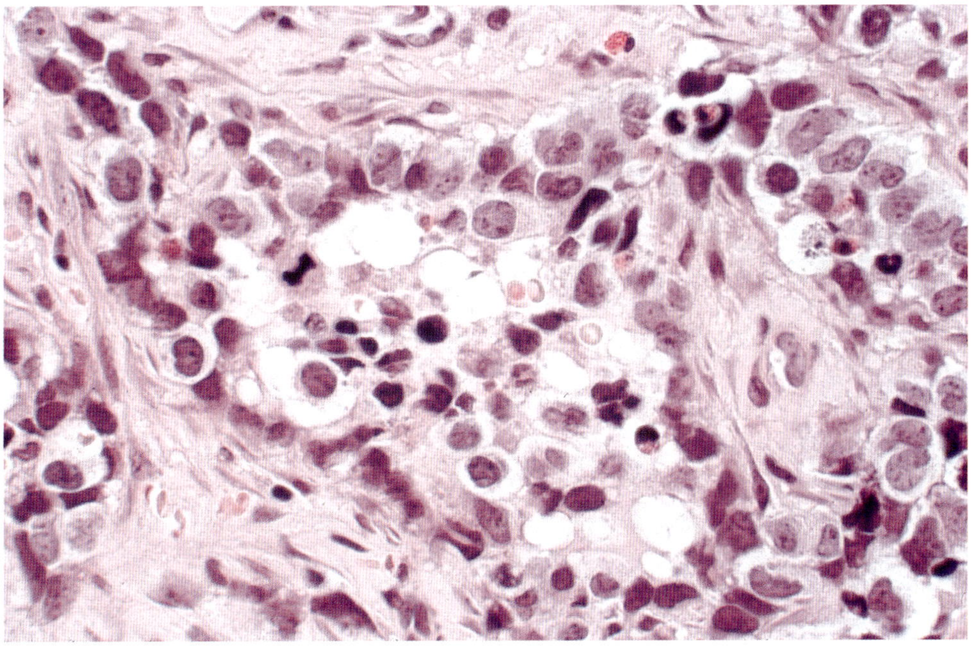

图 6-61

并非所有的横纹肌母细胞都有丰富的胞质，有些含有空泡状胞质，提示腺样肿瘤。（由Yao S. Fu提供，医学博士，资深病理学家，Providence St. Joseph Medical Center，Burbank，CA）

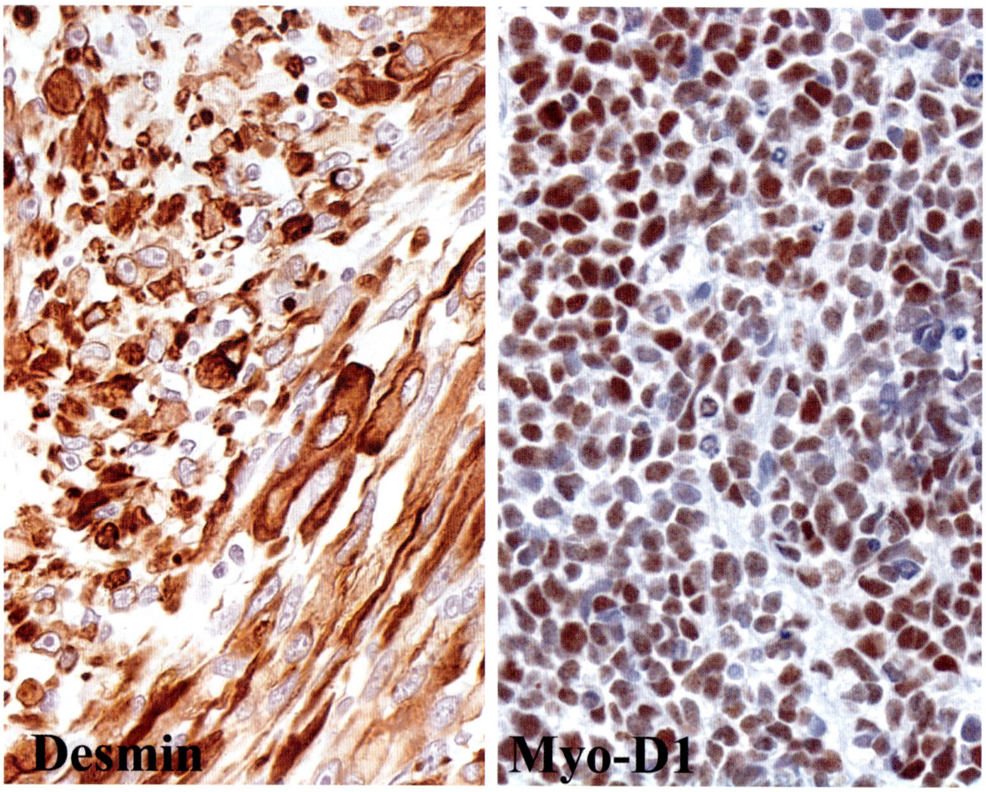

图 6-62
左：胚胎型横纹肌肉瘤。梭形和上皮样瘤细胞的胞质结蛋白呈强阳性反应。右：横纹肌肉瘤。Myo-D1 染色瘤细胞核阳性。

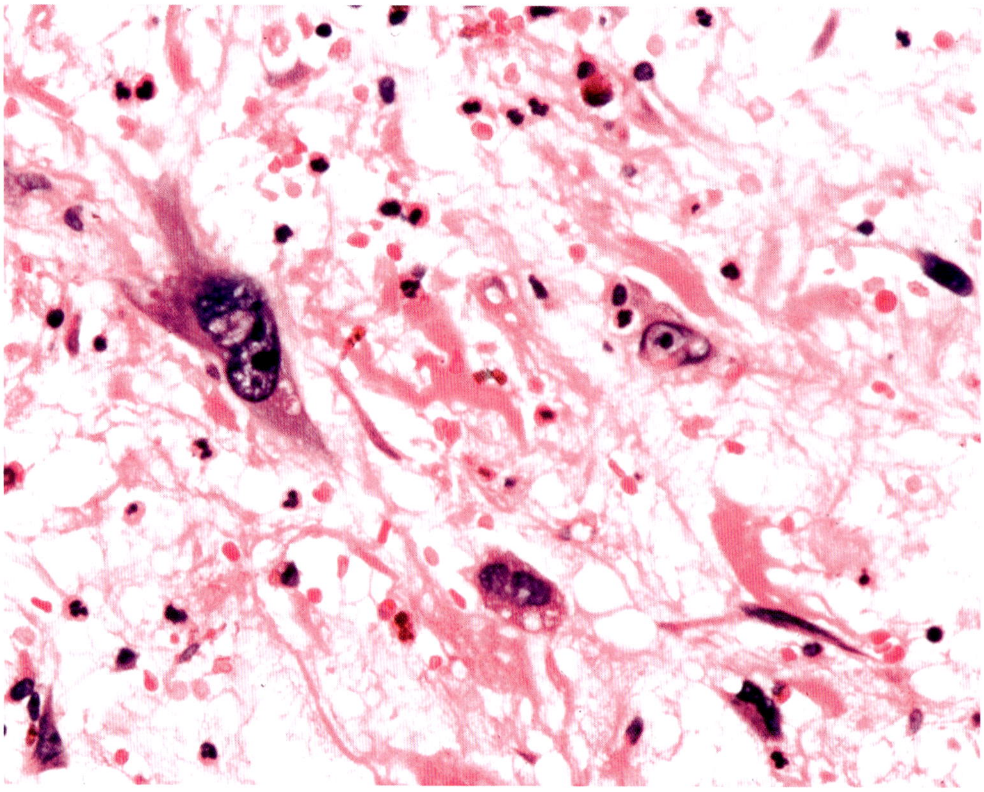

图 6-63
在鼻息肉中可见孤立存在的异形间质细胞，伴有异形的肌纤维母细胞。

Ewing 肉瘤

Ewing肉瘤（Ewing sarcoma，ES）和原始神经外胚叶肿瘤是有密切联系的高级别圆形细胞肿瘤，它们具有神经外胚层的表型。这两种肿瘤属于同一个形态学范畴，都表达相似的遗传学改变。

临床特点

头颈部ES/PNET非常少见。在儿童约20%的ES/PNET发生在头颈部，在这些患病儿童中20%发生在鼻道，最常见于上颌窦和鼻前庭。男性略多见。该肿瘤最常见于儿童和年轻成人，表现为疼痛，肿块和阻塞。

病理学特点

大体所见

肿物呈息肉状，大小可达6 cm，灰白色，有光泽，并且常伴有溃疡和出血。常见骨质破坏。发生于头颈部的肿瘤较发生于其他部位者体积明显变小。

镜下所见

瘤组织由密集分布、呈片状或巢状、形态一致、小到中等大小的圆形细胞组成，具有空泡状的胞质。胞核呈圆形，染色质细并可见小的核仁（图 6-64）。核分裂象及凝固性坏死常见（图6-65）。偶尔，染色质密集成块或有较高的核异型，可见真菊形团与假菊形团（图 6-66）。

辅助检查

组织化学检查

PAS 染色，瘤细胞胞质内可见糖原。

免疫组化特点

MIC2（CD99）和波形蛋白几乎表达于所有的ES/PNET（图6-64）。NSE和突触素不常表达。S-100蛋白、GFAP和角蛋白很少表达。FLI1（EWS/FLI1基因融合产物的一部分）可通过免疫组化检测。由PCR或荧光原位杂交（FISH）技术检测染色体在t(11;22)(q24;q12)或t(21;22)(q22;q12)出现易位可证实诊断。

Ewing 肉瘤
疾病概况

定义	高级别的原始神经外胚层肿瘤（ES和PNET归为一类）
发生及部位	罕见 约 20% 发生在头颈部，其中约 20% 发生于鼻道、上颌窦＞鼻前庭
发病率和死亡率	发生于头颈部的具有较好的预后，死亡率约 30%
性别，种族和年龄	男性略多见 最常见于儿童和年轻成人
临床特点	疼痛、肿块和阻塞 偶尔为息肉状肿块
预后及治疗	取决于肿物的大小和分期，尽管发生于鼻窦较发生于胸腹部具有更好的预后 当出现 EWS/FLI1 融合基因时预后较好 总体 5 年生存率为 60% ～ 70% 联合治疗

Ewing 肉瘤
病理学特点

大体所见	常息肉状，灰白色，有光泽，伴有溃疡和出血 常见骨质侵袭 / 破坏
镜下所见	小到中等大小形态一致的细胞构成的实性片状结构 核浆比率高，胞核圆形 染色质细腻，小核仁 核分裂象多，常见凝固性坏死 偶尔可见神经分化
免疫组化特点	CD99，波形蛋白阳性；角蛋白阳性罕见 FLI1 阳性 其他神经源性标记物（NSE、突触素、S-100蛋白、NFP、GFAP、嗜铬素）可呈阳性
病理鉴别诊断	淋巴瘤，横纹肌肉瘤，嗅神经母细胞瘤，婴儿色素性神经外胚瘤，黑色素瘤，未分化癌，垂体腺瘤

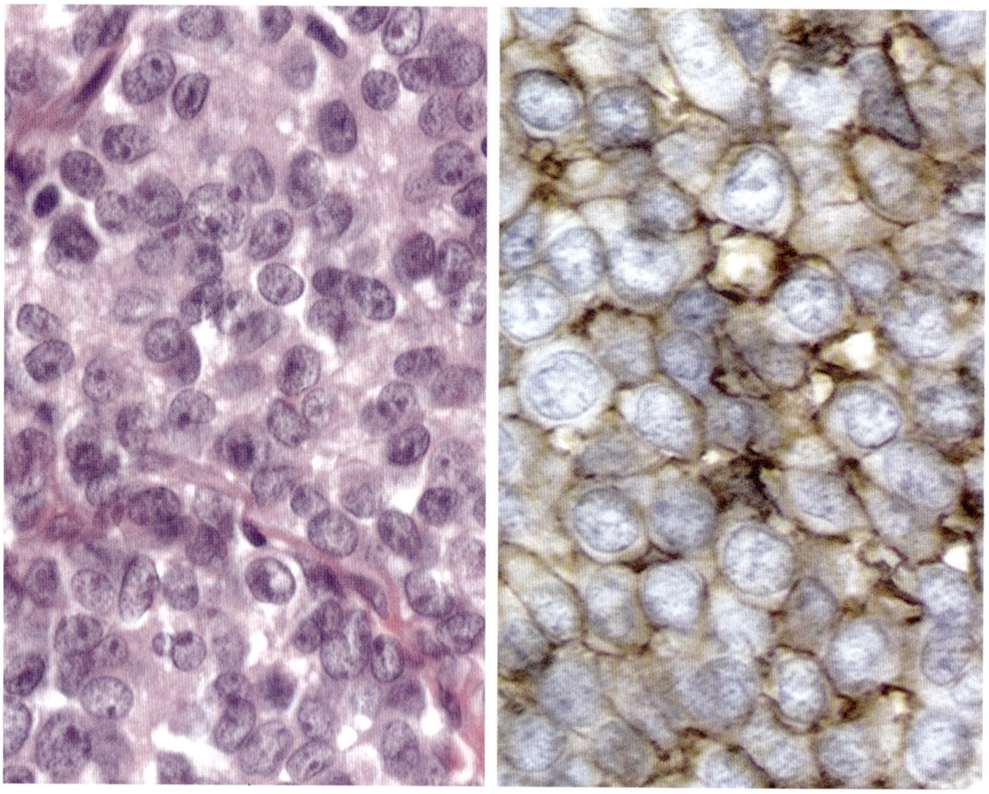

图 6-64
左：空泡状胞质、中等大小、片状分布的肿瘤细胞，注意染色质细腻，小核仁。右：CD99（MIC2）免疫组化染色呈弥漫性强阳性反应。

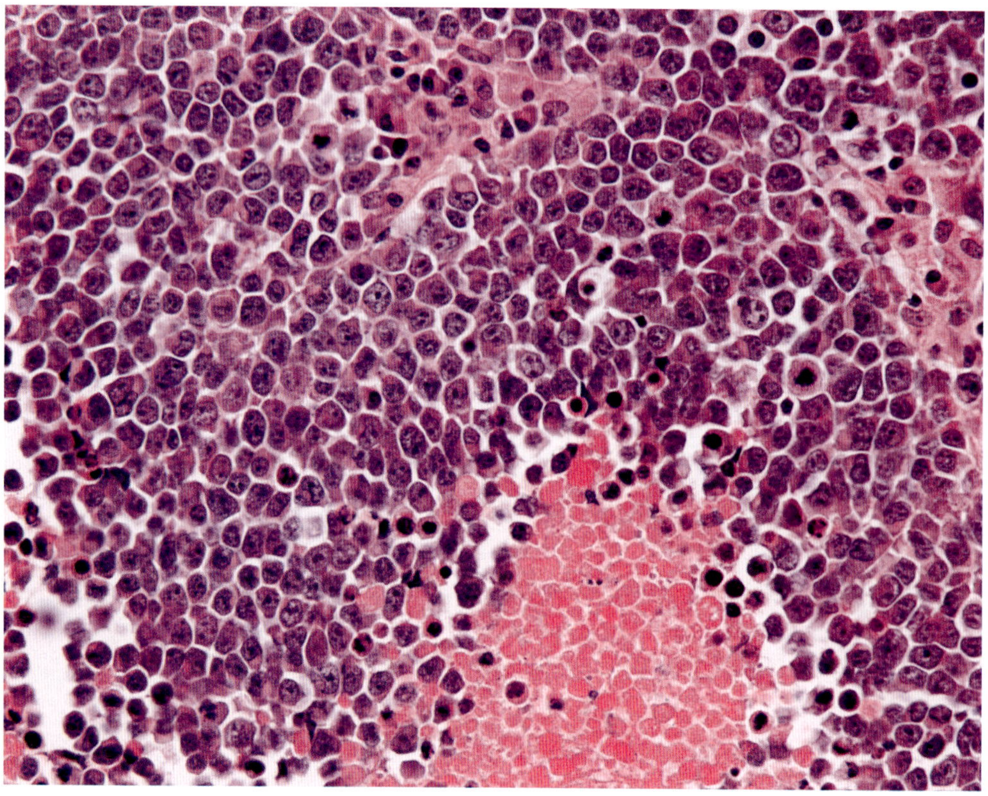

图 6-65
胞质稀少、中等大小、片状分布的瘤细胞，可见凝固性坏死。

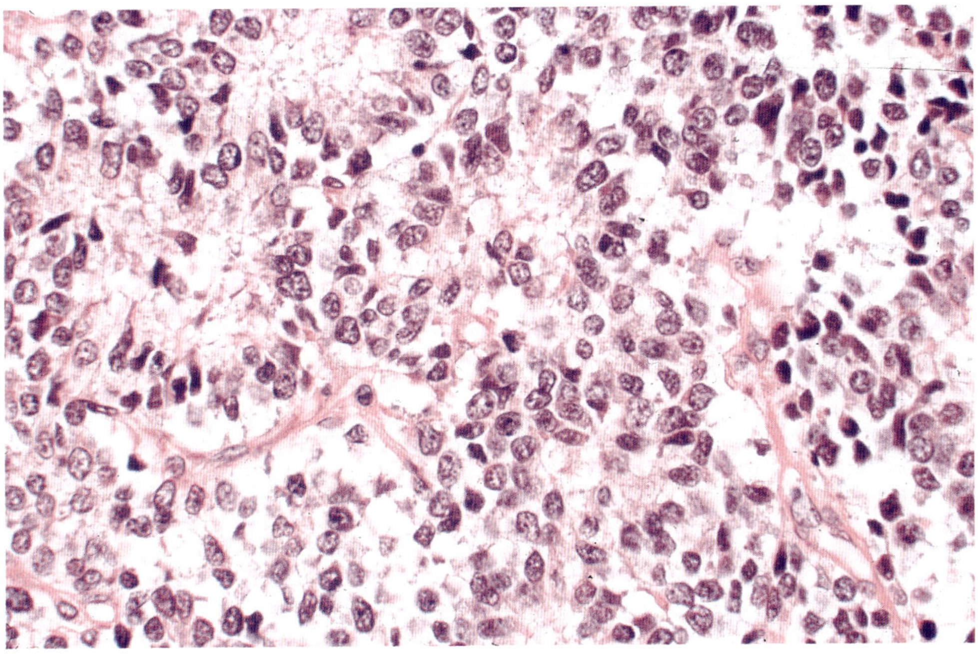

图 6-66
部分 ES/PNET 中可见真菊形团。（由 Yao S. Fu 提供，医学博士，资深病理学家，Providence St. Joseph Medical Center，Burbank，CA）

鉴别诊断

鉴别诊断包括所有恶性小圆形细胞肿瘤，如淋巴瘤，横纹肌肉瘤，嗅神经母细胞瘤，色素性神经外胚瘤，黑色素瘤，小细胞癌和垂体腺瘤（表6-1）。不同的临床表现、生长方式和免疫组化染色可以鉴别诊断。

预后及治疗

ES/PNET 被认为是高度侵袭性肿瘤，常扩散到邻近的鼻窦。根据"横纹肌肉瘤研究临床小组"制定的分期，允许统一的治疗方案。发生在鼻窦的ES/PNET 比发生于胸腹部者预后稍好（5 年生存率为 60% ~ 70%）。伴 EWS/FTI1 融合基因的患者有较好的预后。多种治疗方法联用可达到最佳疗效。

纤维肉瘤

在鼻道的恶性肿瘤中，癌占大多数，其次为淋巴瘤。而纤维肉瘤（fibrosarcoma）则被认为是第三常见的恶性肿瘤（横纹肌肉瘤常见于头颈部，而不是鼻道）。纤维肉瘤是一种恶性肿瘤，它的分化限于成纤维细胞和肌纤维母细胞。辅助检查发现有其他分化则除外本病。同样，含有多形奇异细胞的肿瘤被排除在纤维肉瘤之外，归入恶性纤维组织细胞瘤中（图6-67）。

临床特点

女性略多于男性（女：男为3：2），40～60岁为发病高峰。患者的症状为鼻塞，常伴有鼻衄。疼痛，

纤维肉瘤 疾病概况	
定义	恶性肿瘤，仅有成纤维细胞和（或）肌纤维母细胞分化
发生及部位	不常见，但为第二常见的非上皮性鼻腔鼻窦恶性肿瘤 常发生于鼻窦
发病率和死亡率	低级别肿瘤，死亡率约为 25%
性别、种族和年龄	女性＞男性（女：男为 3：2） 40 ~ 60 岁为发病高峰
临床特点	鼻塞和鼻衄最常见 疼痛，鼻窦炎，鼻溢液和肿胀不常见
预后及治疗	预后较好，存活率为 75% 复发率高（60%），与彻底根除困难有关 手术加辅助性放疗

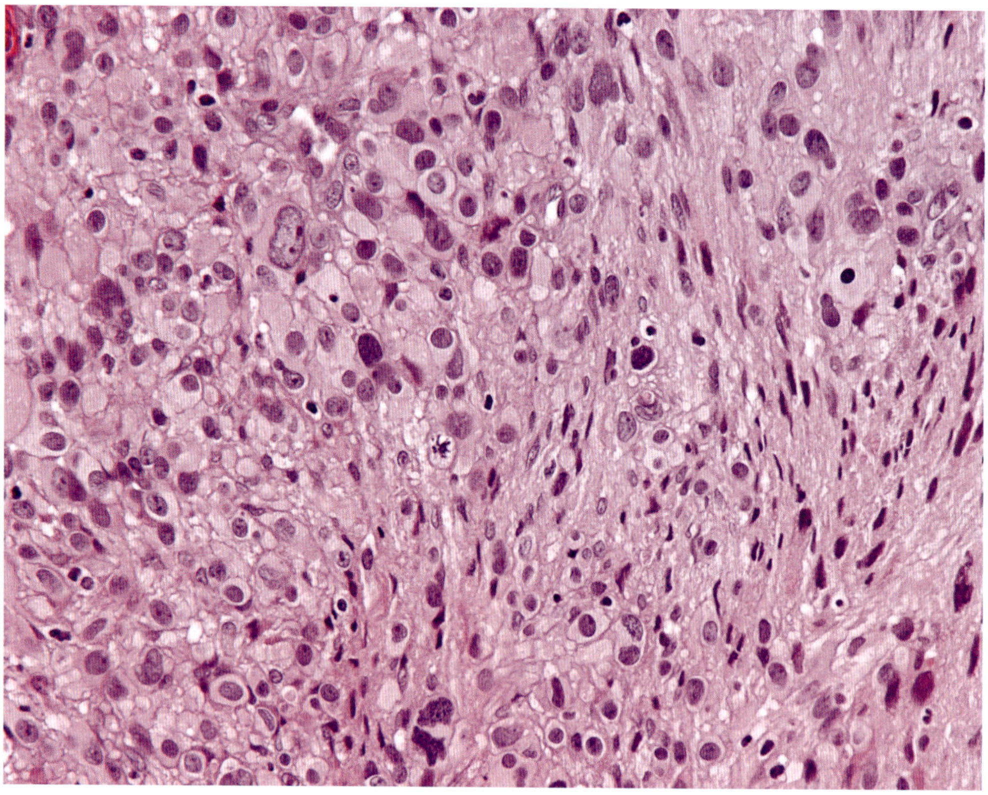

图 6-67
该肿瘤具有高度多形性，伴核分裂象增多及席纹状排列。应归入恶性纤维组织细胞瘤。

鼻窦炎，鼻溢液，肿胀和嗅觉丧失不常见。鼻道纤维肉瘤最常发生于上颌窦、鼻腔和筛骨区域，很少单独发生于鼻腔。

病理学特点

大体所见

在切除的标本中，肿瘤大小2～8 cm不等，光滑、息肉状、肉感、色白、均质。呈边界光滑的膨胀性生长或浸润性生长。坏死和出血常出现在较高级别的肿瘤。

镜下所见

肿瘤无包膜，浸润骨质并偶见表面溃疡。约1/3的纤维肉瘤可见表面呼吸性黏膜上皮的增生和内翻，类似于内翻性乳头状瘤（图6-68）。间质可富于血管，毛细血管弥散分布时类似于血管外皮细胞瘤，也可出现纤细或致密的胶原带。细胞丰富，梭形细胞排列成独特的人字形（图 6-69）。偶尔可见微丛状排列，而非席纹状图案。虽然拉长的细胞核大小相对均匀一致或呈针形，然而也出现核的异型性，染色质分布不均，小核仁，并且通常在肿瘤局部可见增多的核分裂象（图 6-70）。核分裂象少和轻度核异型时易将纤维肉瘤误诊为纤维瘤病和外周神经鞘瘤。当出现细胞核

纤维肉瘤 病理学特点	
大体所见	光滑、结节状、息肉状、肉质的肿块 2 ～ 8 cm，切面质硬、均质 高级别肿瘤可见坏死和出血
镜下所见	无包膜，偶见骨质浸润 表面上皮常见内陷 梭形细胞排列成锐角的、短而致密的束状（人字形） 细胞结构多样 梭形细胞含有居中浓染的细长核和向两端渐细的细胞质 核分裂象多少不一 通常无怪异的多形性细胞
免疫组化特点	波形蛋白阳性，偶尔肌动蛋白局灶阳性
病理鉴别诊断	纤维瘤病，血管外皮细胞瘤，炎症性肌纤维母细胞瘤，孤立性纤维瘤，外周神经鞘瘤，良性和恶性纤维组织细胞瘤，滑膜肉瘤，黑色素瘤

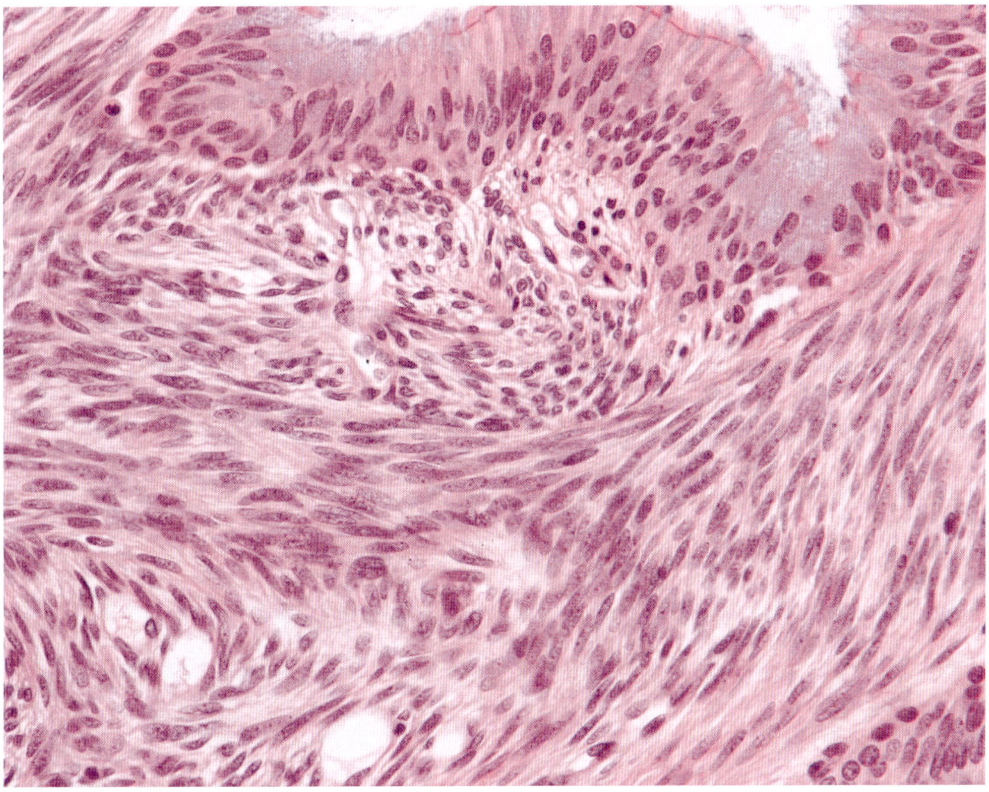

图 6-68
偶尔可见广泛成束的多形性不明显的梭性细胞。带有纤毛的表面上皮层不明显。

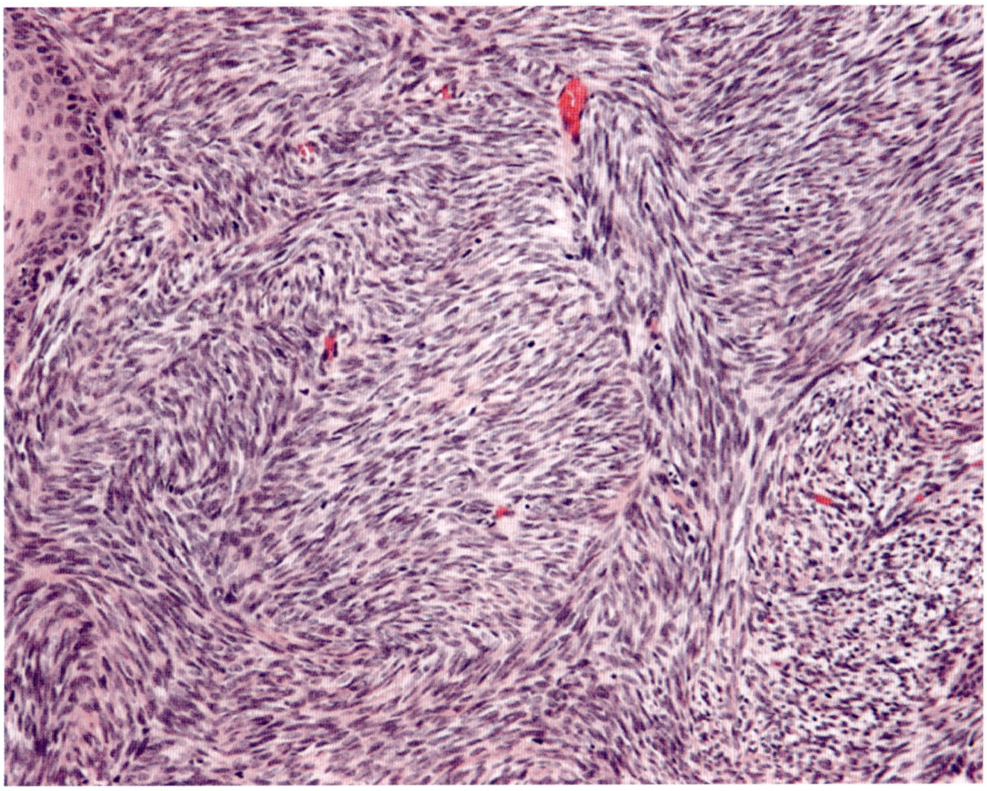

图 6-69
短的锐角交叉（人字形或“∧”形）是低级别纤维肉瘤的特点。

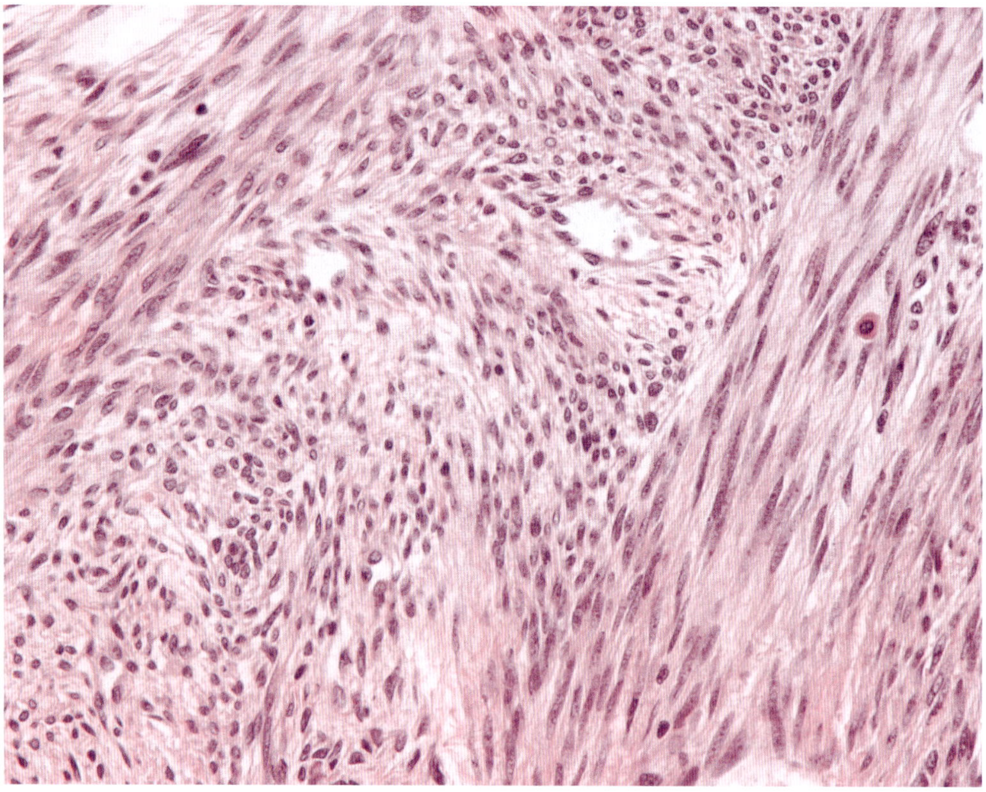

图 6-70
肿瘤细胞内可见均匀伸长、轻度异型的细胞核。纤维基质少。核分裂象不明显。

间变，核分裂象增多，胶原性基质稀少，坏死和出血时，可诊断为低分化纤维肉瘤。但多数鼻道纤维肉瘤分化好。

辅助检查

纤维肉瘤一定表达波形蛋白。偶尔可表达灶性的弱阳性肌动蛋白，但一定不为强的弥漫性阳性。

鉴别诊断

鉴别诊断包括恶性纤维组织细胞瘤（图6-67）、梭形细胞鳞状细胞癌、梭形细胞黑色素瘤、恶性外周神经鞘瘤、滑膜肉瘤、横纹肌肉瘤、血管外皮细胞瘤、炎性肌纤维母细胞瘤和纤维瘤病（硬纤维瘤型）。纤维瘤病常发生于儿童，无转移倾向，缺乏浸润，由成熟的成纤维细胞组成，细胞核均匀一致，核仁不明显，以丰富的胶原基质为背景（图6-71）。炎性肌纤维母细胞瘤可伴广泛的炎症，常缺乏纤维肉瘤的独特结构。孤立性纤维瘤由成熟的胶原基质及肥胖的成纤维细胞组成，有时毛细血管丰富，与血管外皮细胞瘤类似。然而，核分裂象少见和CD34强阳性表达可证实其诊断。与梭形细胞肉瘤和黑色素瘤最有效的鉴别方法就是应用免疫组化染色。滑膜肉瘤可有上皮分化，且具有特征性的易位t（X;18）（p11.2;q11.2）。恶性外周神经鞘瘤比纤维肉瘤分化更差，表达S-100蛋白（图6-72）。偶尔，可见横纹肌母细胞成分，形成恶性蝾螈瘤（Triton Tumor）。虽然在纤维肉瘤周围可见反应骨形成，但在纤维肉瘤实质内不应见到肿瘤性骨或软骨。

预后及治疗

大多数鼻道纤维肉瘤分化良好，并有较好的预后（5年生存率75%）。然而复发常见（可达60%），可能和鼻道复杂的解剖学结构致手术很难切净有关。远处转移不常见（15%），常转移至肺脏和骨骼。不良的预后与肿瘤体积大、肿瘤分期高（多部位累及）、高的组织学分级以及手术切缘不净有关。彻底切除预后最佳。也可联合辅助性放疗。

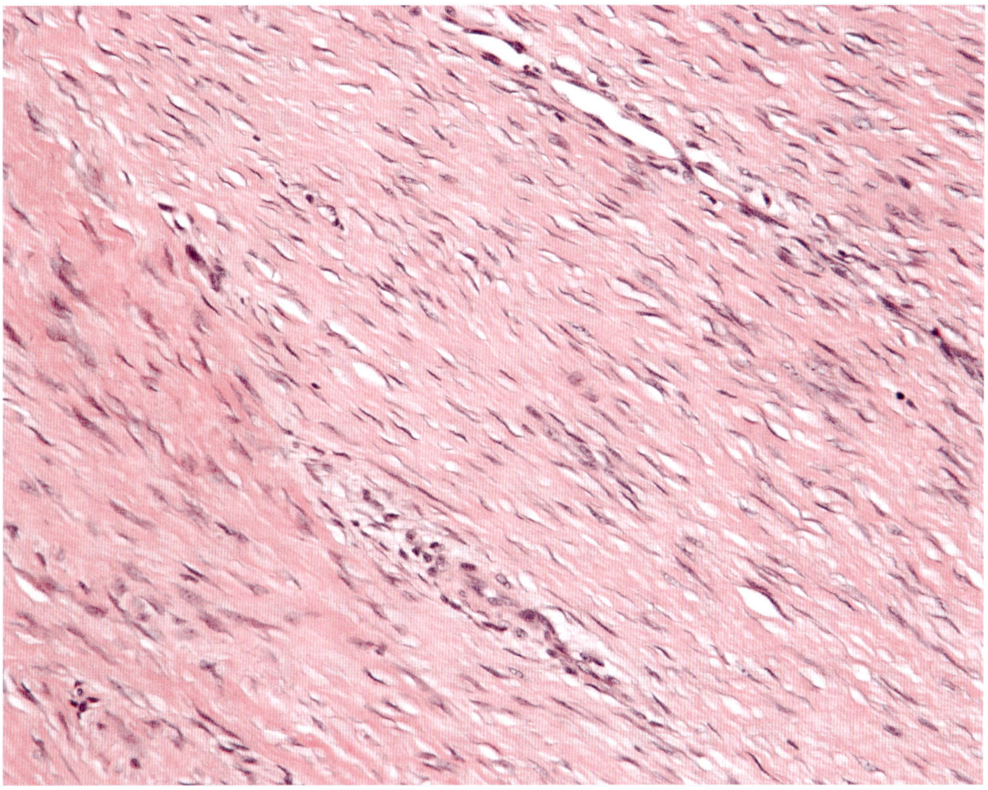

图 6-71
纤维瘤病。在细长的无异形性的核之间可见大量瘢痕疙瘩样胶原沉积。可见平行排列的血管。

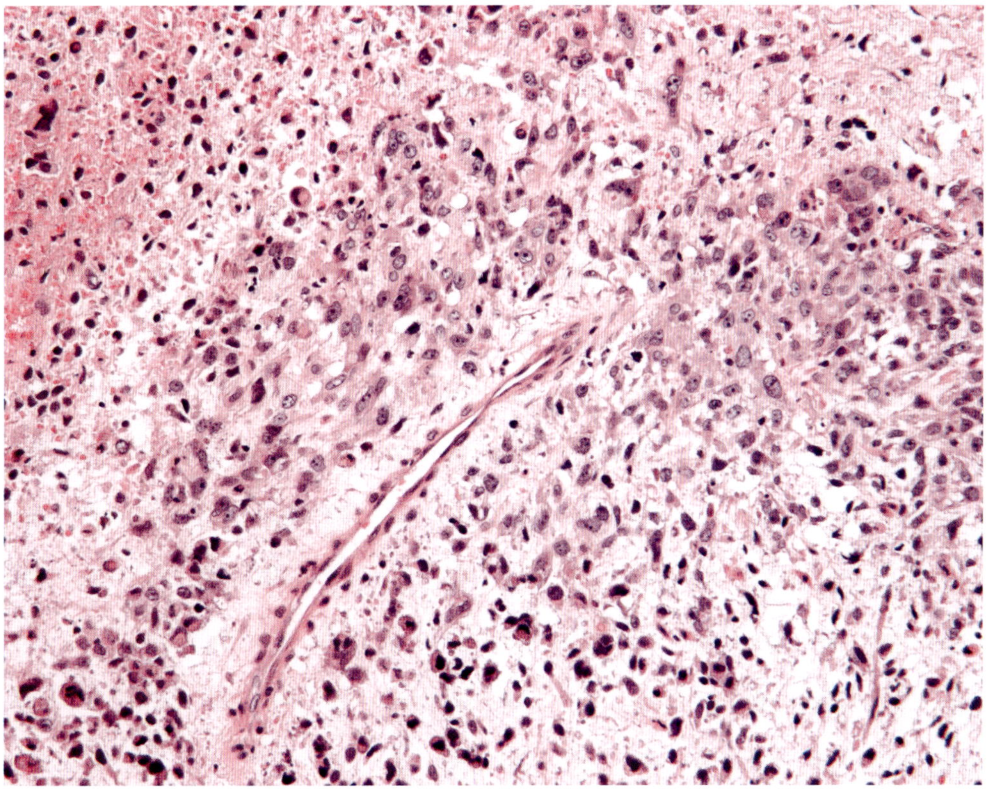

图 6-72
恶性外周性神经鞘瘤。细胞丰富，有坏死，呈上皮样或束状生长。有明显的核分裂象和细胞多形性。

畸胎癌肉瘤

这种鼻道罕见的恶性肿瘤由不同的癌和肉瘤成分组成，包括未成熟的上皮、神经上皮和间叶组织，类似未成熟的畸胎瘤。

临床特点

男性比女性更常见，平均年龄为60岁。与其他恶性肿瘤类似，鼻塞和鼻衄是最常见的症状，持续时间通常短。肿瘤好发于鼻腔顶部、筛窦和上颌窦（图6-73）。

畸胎癌肉瘤
疾病概况

定义	复杂的恶性肿瘤，包括未成熟的恶性内胚层、中胚层和神经上皮成分
发生及部位	极其罕见 筛骨和上颌窦
发病率和死亡率	60% 患者于三年内死亡
性别，种族和年龄	男性>>女性 平均年龄 60 岁（成年人）
临床特点	短时间的鼻塞和鼻衄
预后及治疗	预后不良，有高侵袭性 总体 60% 的患者在 3 年内死亡 通常于 3 年内复发，并发生颅内侵犯 多方式联合治疗不能改变预后

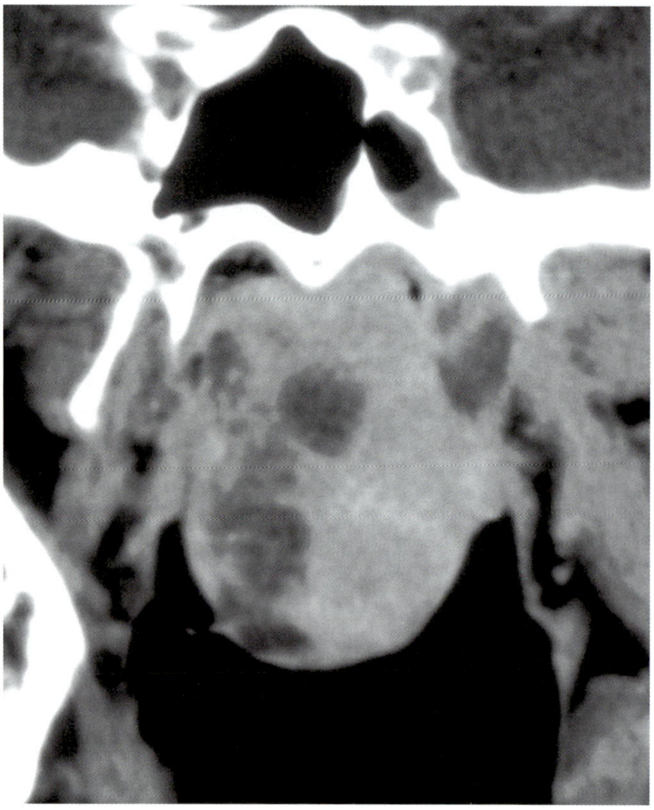

图 6-73
CT 扫描显示鼻腔中一个混合性的肿块延伸到上颌窦内。

畸胎癌肉瘤
病理学特点

大体所见	体积大、息肉状、质脆的肿物
镜下所见	癌和肉瘤成分，来自所有生殖细胞层的多重的成熟与未成熟组织混合而成 癌可为鳞癌或腺癌 神经成分显示明显的菊形团和类原基细胞 软骨、骨或肌肉可形成肉瘤
免疫组化特点	神经上皮成分NSE、嗜铬素、突触素、MIC2阳性 梭形细胞成分波形蛋白、GFAP、肌丝蛋白和（或）肌动蛋白阳性 上皮成分 CK 和 EMA 阳性
病理鉴别诊断	嗅神经母细胞瘤、癌、腺癌和横纹肌肉瘤

病理学特点

大体所见

体积大，息肉状，质脆，通常>4 cm或更大，有坏死。

镜下所见

畸胎癌肉瘤（teratocarcinosarcoma）包括癌和肉瘤组织，以及畸胎瘤样成分（图6-74）。可见所有三种生殖细胞胚层的成分，但成分中既有良性也有恶性的。癌可见鳞状细胞癌或者腺癌。间质成分包括伴有梭形细胞的多细胞的未成熟组织，它们陷入于不同成熟程度的黏液样基质、骨和软骨岛（图6-75）、平滑肌和骨骼肌之中（图6-76）。伴有显著菊形团、假菊形团的原始神经上皮成分或神经纤维基质常存在于该肿瘤

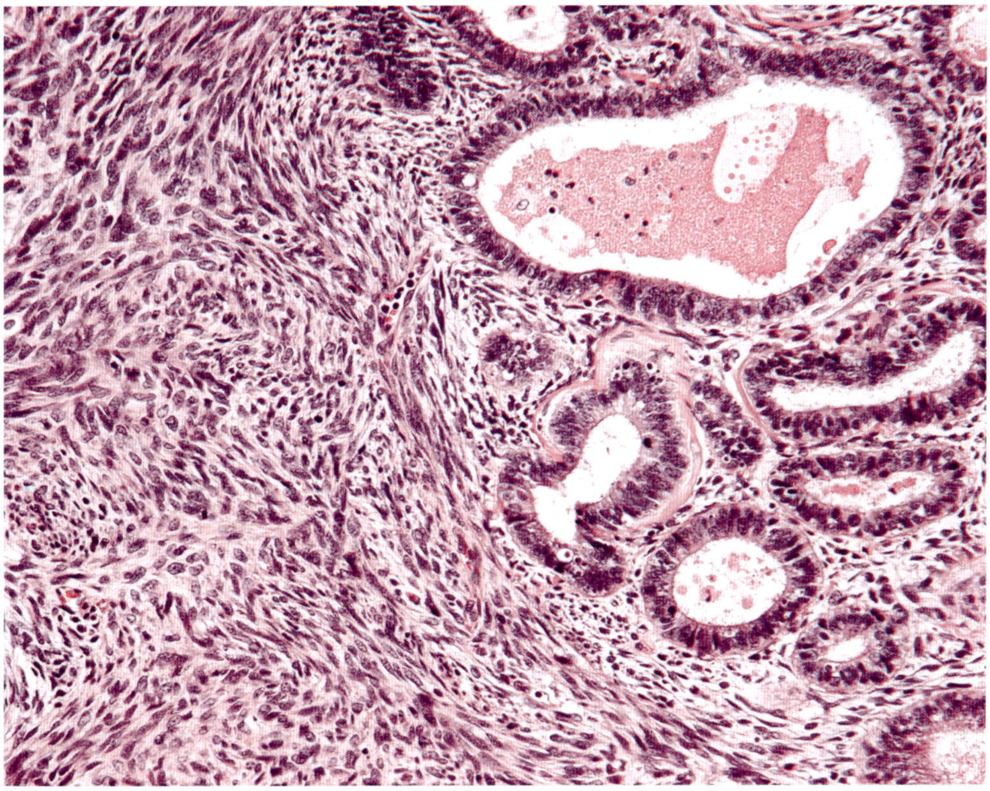

图 6-74
腺癌和肉瘤区域紧密相连，排列成畸胎瘤样。在肿瘤的两种成分中均可见细胞异型性。

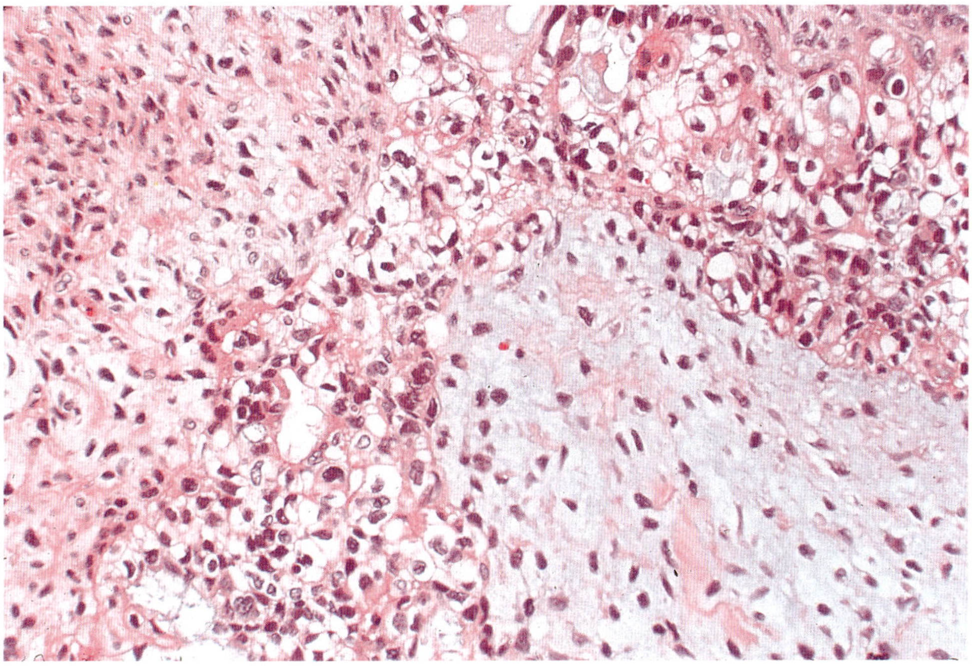

图 6-75
畸胎癌肉瘤中可见未成熟的软骨细胞和梭形细胞。（由 Yao S. Fu 提供，医学博士，资深病理学家，Providence St. Joseph Medical Center，Burbank，CA）

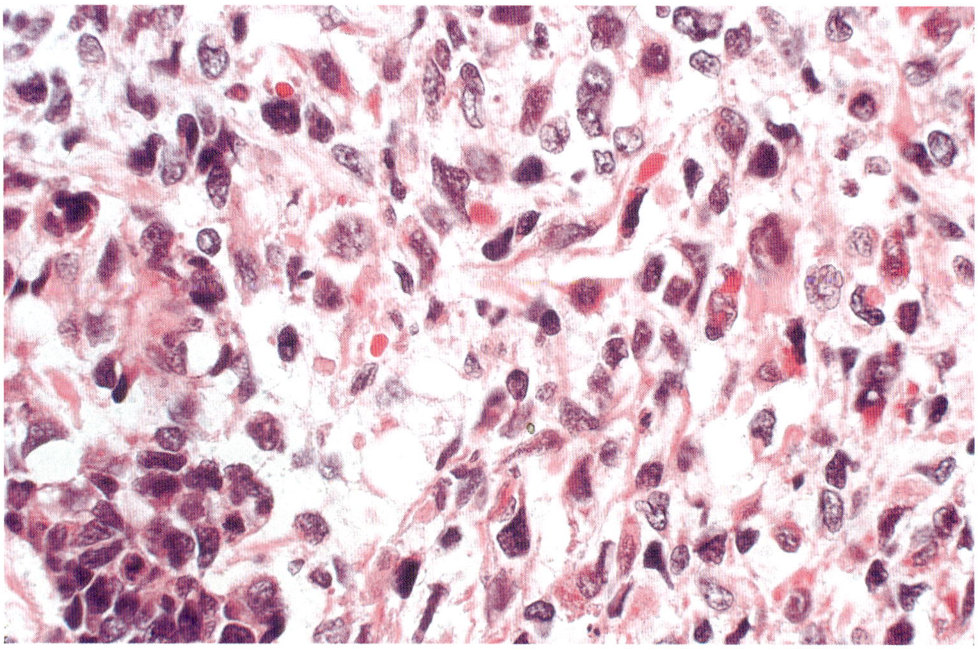

图 6-76
横纹肌母细胞内可见伸长的细胞核和嗜酸性胞质。(由Yao S. Fu提供，医学博士，资深病理学家，Providence St. Joseph Medical Center，Burbank，CA)

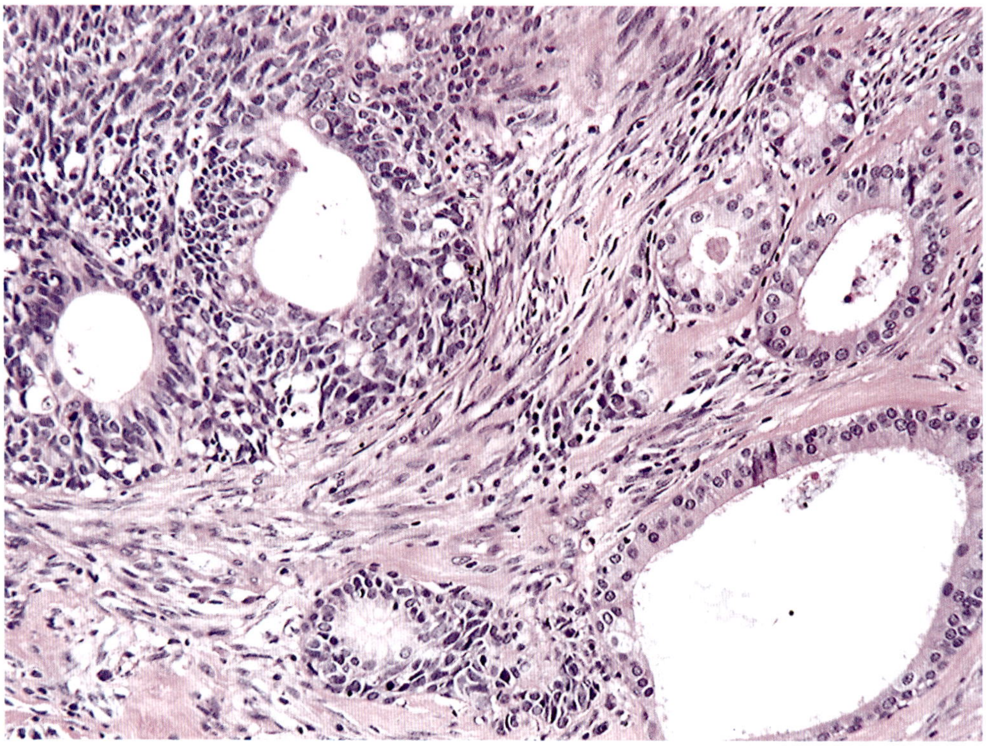

图 6-77
原始的原基样成分与恶性腺样成分紧密相邻，与腺样成分并排分布的还可见到恶性梭形细胞成分。

中（图 6-77，6-78）。

辅助检查

免疫组化可标记各种不同的成分：神经上皮成分通常NSE，嗜铬素、突触素和CD99（MIC2）阳性；梭形细胞成分波形蛋白，GFAP，肌丝蛋白和（或）肌动蛋白阳性；上皮成分 CK 和 EMA 阳性。

鉴别诊断

取决于活检标本中存在的细胞成分，需要考虑的

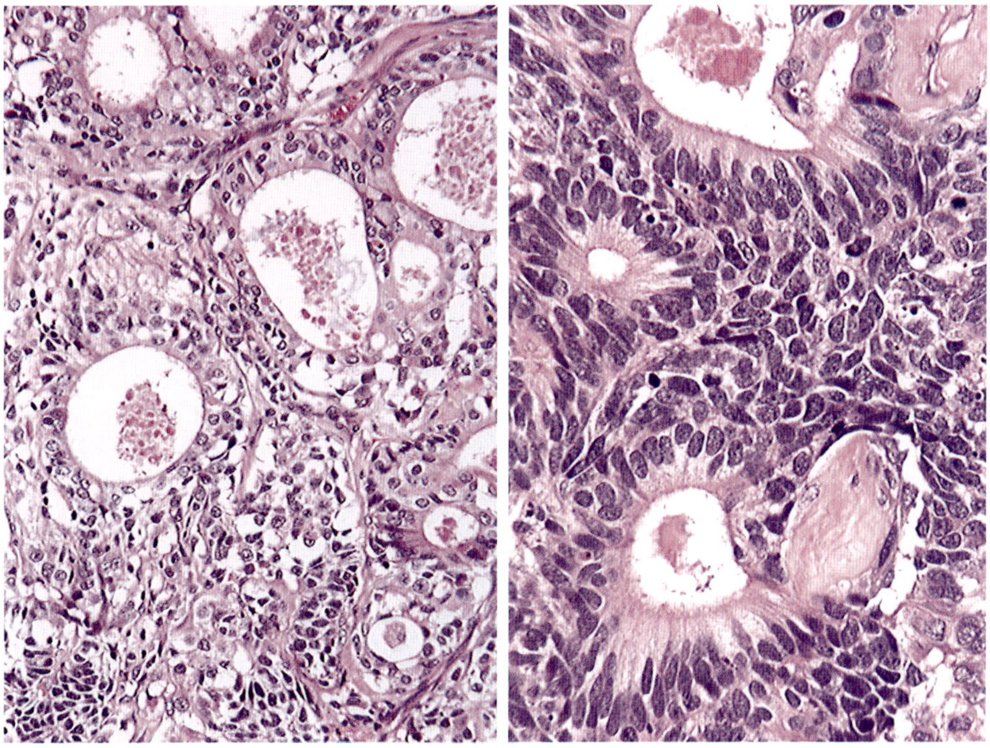

图 6-78
左：具有原始原基样细胞的腺癌。右：原始细胞有时能够排列成真菊形团结构，与畸胎瘤类似。

鉴别诊断包括嗅神经母细胞瘤、横纹肌肉瘤和癌。所有三种成分同时存在通常可以明确诊断。

预后及治疗

这是一种预后不良的高侵袭性肿瘤。多数患者（60%）于三年内死亡。复发常见，并常有颅内扩散，在诊断的三年内病情不断进展。淋巴结转移可发生于约 1/3 的患者。多种方式治疗并不能改变预后。

推荐阅读

鳞状细胞癌

1. Fu YS, Perzin KH: Chapter 6. Pathology of the nasal cavity, paranasal sinuses, and nasopharynx. In: Head and Neck Pathology with Clinical Correlations. Fu YS, Wenig BM, Abemayor E, and Wenig BL, eds. New York: Churchill Livingstone, 2001:137-230.
2. Hopkin N, McNicoll W, Dalley VM, Shaw HJ: Cancer of the paranasal sinuses and nasal cavities. Part I. Clinical features. J Laryngol Otol 1984;98:585-595.
3. Ishiyama A, Eversole LR, Ross DA, et al.: Papillary squamous neoplasms of the head and neck. Laryngoscope 1994;104:1446-1452.
4. Jackson RT, Fitz-Hugh GS, Constable WC: Malignant neoplasms of the nasal cavities and paranasal sinuses. Laryngoscope 1977;87:726-736.
5. Osborn DA: Nature and behavior of transitional tumors in the upper respiratory tract. Cancer 1970;25:50-60.
6. Pilch BZ, Bouquot J, Thompson LDR. Squamous cell carcinoma. In: Barnes EL, Eveson JW, Reichart P, Sidransky D, eds. Pathology and Genetics of Head and Neck Tumours. Kleihues P, Sobin LH, series eds. World Health Organization Classification of Tumours. Lyon, France: IARC Press, 2005:15-17.

鼻道腺癌

1. Alessi DM, Trapp TK, Fu YS, Calcaterra TC: Nonsalivary sinonasal adenocarcinoma. Arch Otolaryngol Head Neck Surg 1988;114:996-999.
2. Barnes L: Intestinal-type adenocarcinoma of the nasal cavity and paranasal sinuses. Am J Surg Pathol 1986;10:192-202.
3. Eveson JW. Salivary gland-type carcinomas. In: Barnes EL, Eveson JW, Reichart P, Sidransky D, eds. Pathology and Genetics of Head and Neck Tumours. Kleihues P, Sobin LH, series eds. World Health Organization Classification of Tumours. Lyon, France: IARC Press, 2005:24-25.
4. Franchi A, Gallo O, Santucci M: Clinical relevance of the histological classification of sinonasal intestinal-type adenocarcinoma. Hum Pathol 1999;30:1140-1145.
5. Franchi A, Santucci M, Wenig BM. Adenocarcinoma. In: Barnes EL, Eveson JW, Reichart P, Sidransky D, eds. Pathology and Genetics of Head and Neck Tumours. Kleihues P, Sobin LH, series eds. World Health Organization Classification of Tumours. Lyon, France: IARC Press, 2005:20-23.
6. Franquemont DW, Fechner RE, Mills SE: Histologic classification of sinonasal intestinal-type adenocarcinoma. Am J Surg Pathol 1991;15: 368-375.
7. Heffner DK, Hyams VJ, Hauck KW, Lingeman C: Low-grade adenocarcinoma of the nasal cavity and paranasal sinuses. Cancer 1982;50: 312-322.
8. Kleinsasser O, Schroeder HG: Adenocarcinoma of the inner nose after exposure to wood dust. Morphological findings and relationship between histopathology and clinical behavior in 79 cases. Arch Otorhinolaryngol 1988;245:1-15.
9. Wenig BM, Hyams VJ, Heffner DK: Nasopharyngeal papillary adenocarcinoma. A clinicopathologic study of a low-grade carcinoma. Am J Surg Pathol 1988;12:946-953.

鼻道未分化癌

1. Cerilli LA, Holst VA, Brandwein MS, et al.: Sinonasal undifferentiated carcinoma. Immunohistochemical profile and lack of EV association. Am J Surg Pathol 2001;25:156-163.
2. Franchi A, Moroni M, Massi D, et al.: Sinonasal undifferentiated carcinoma, nasopharyngeal-type undifferentiated carcinoma, and keratinizing and nonkeratinizing squamous cell carcinoma express

different cytokeratin patterns. Am J Surg Pathol 2002;26:1597-1604.
3. Frierson HF Jr, Mills SE, Fechner RE, et al.: Sinonasal undifferentiated carcinoma. An aggressive neoplasm derived from schneiderian epithelium and distinct from olfactory neuroblastoma. Am J Surg Pathol 1986;10:771-779.
4. Frierson HF Jr, Ross GW, Stewart FM, et al.: Unusual sinonasal small-cell neoplasms following radiotherapy for bilateral retinoblastomas. Am J Surg Pathol 1989;13:947-954.
5. Frierson HF Jr. Sinonasal undifferentiated carcinoma. In: Barnes EL, Eveson JW, Reichart P, Sidransky D, eds. Pathology and Genetics of Head and Neck Tumours. Kleihues P, Sobin LH, series eds. World Health Organization Classification of Tumours. Lyon, France: IARC Press, 2005:19.
6. Georgiou AF, Walker DM, Collins AP, et al.: Primary small cell undifferentiated (neuroendocrine) carcinoma of the maxillary sinus. Oral Surg Oral Med Oral Pathol Oral Radiol Endod 2004;98:572-578.
7. Helliwell TR, Yeoch LH, Stell PM: Anaplastic carcinoma of the nose and paranasal sinuses. Light microscopy, immunohistochemistry and clinical correlation. Cancer 1986;58:2038-2045.
8. Jeng YM, Sung MT, Fang DL, et al.: Sinonasal undifferentiated carcinoma and nasopharyngeal-type undifferentiated carcinoma. Two clinically, biologically, and histopathologically distinct entities. Am J Surg Pathol 2002;26:371-376.
9. Miyamoto RC, Gleich LL, Biddinger PW, Gluckman JL: Esthesioneuroblastoma and sinonasal undifferentiated carcinoma: Impact of histological grading and clinical staging on survival and prognosis. Laryngoscope 2000;110:1262-1265.
10. Smith SR, Som P, Fahmy A, et al.: A clinicopathological study of sinonasal neuroendocrine carcinoma and sinonasal undifferentiated carcinoma. Laryngoscope 2000;110:1617-1622.

鼻咽癌

1. Chan JKC, Bray F, McCarron P, et al: Nasopharyngeal carcinoma. In: Barnes EL, Eveson JW, Reichart P, Sidransky D, eds. Pathology and Genetics of Head and Neck Tumours. Kleihues P, Sobin LH, series eds. World Health Organization Classification of Tumours. Lyon, France: IARC Press, 2005:85-97.
2. Hawkins EP, Krischer JP, Smith BE, et al.: Nasopharyngeal carcinoma in children—a retrospective review and demonstration of Epstein-Barr viral genomes in tumor cell cytoplasm: a report of the pediatric oncology group. Hum Pathol 1990;21:805-810.
3. Hsu HC, Chen CL, Hsu MM, et al.: Pathology of nasopharyngeal carcinoma. Proposal of a new histologic classification correlated with prognosis. Cancer 1987;59:945-951.
4. Hsu MM, Tu SM: Nasopharyngeal carcinoma in Taiwan. Clinical manifestations and results of therapy. Cancer 1983;52:362-368.
5. Sham JST, Poon YF, Wei WI, Choi D: Nasopharyngeal carcinoma in young patients. Cancer 1990;65:2606-2610.
6. Kamino H, Huang SJ, Fu YS: Keratin and involucrin immunohistochemistry of nasopharyngeal carcinoma. Cancer 1988;61:1142-1148.
7. Shamugaratnam K, Sobin LH: Histological typing of upper respiratory tract tumor. International Histological Classification of Tumors, 2nd ed. Geneva, Switzerland: World Health Organization, 1991.

恶性黑色素瘤

1. Billings KR, Wang MB, Sercarz JA, Fu YS: Clinical and pathologic distinction between primary and metastatic mucosal melanoma of the head and neck. Arch Otolaryngol Head Neck Surg 1995;112:700-706.
2. Franquemont DW, Mills SE: Sinonasal malignant melanoma. A clinicopathologic and immunohistochemical study of 14 cases. Am J Clin Pathol 1991;96:689-697.
3. Thompson LDR, Wieneke JA, Miettinen M: Sinonasal tract melanomas: a clinicopathologic study of 115 cases with a proposed staging system. Am J Surg Pathol 2003;27:594-611.
4. Wenig BM, Dulguerov P, Kapadia SB, Prasad ML, Fanburg-Smith JC, Thompson LDR. Neuroectodermal tumours. In: Barnes EL, Eveson JW, Reichart P, Sidransky D, eds. Pathology and Genetics of Head and Neck Tumours. Kleihues P, Sobin LH, series eds. World Health Organization Classification of Tumours. Lyon, France: IARC Press, 2005:65-75.

嗅神经母细胞瘤

1. Argani P, Perez-Ordonez B, Xiao H, et al.: Olfactory neuroblastoma is not related to the Ewing family of tumors. Absence of EWS/FLI1 gene fusion and MIC2 expression. Am J Surg Pathol 1998;22:391-398.
2. Miller DC, Goodman ML, Pilch BZ, et al.: Mixed olfactory neuroblastoma and carcinoma. A report of two cases. Cancer 1984;54:2019-2028.
3. Mills SE, Frierson HF Jr.: Olfactory neuroblastoma. A clinicopathologic study of 21 cases. Am J Surg Pathol 1985;9:317-327.
4. Ordonez NG, Mackay B: Neuroendocrine tumors of the nasal cavity. Pathol Ann 1993;28(2):77-111.
5. Wenig BM, Dulguerov P, Kapadia SB, Prasad ML, Fanburg-Smith JC, Thompson LDR. Neuroectodermal tumours. In: Barnes EL, Eveson JW, Reichart P, Sidransky D, eds. Pathology and Genetics of Head and Neck Tumours. Kleihues P, Sobin LH, series eds. World Health Organization Classification of Tumours. Lyon, France: IARC Press, 2005:65-75.

结外 NK／T 细胞淋巴瘤，鼻型

1. Abbondanzo SL, Wenig BM: Non-Hodgkin's lymphoma of the sinonasal tract. A clinicopathologic and immunophenotypic study of 120 cases. Cancer 1995;75:1281-1291.
2. Chan ACL, Chan JKC, Cheung MMC, Kapadia SB. Haematolymphoid tumours. In: Barnes EL, Eveson JW, Reichart P, Sidransky D, eds. Pathology and Genetics of Head and Neck Tumours. Kleihues P, Sobin LH, series eds. World Health Organization Classification of Tumours. Lyon, France: IARC Press, 2005:58-64.
3. Cuadra-Garcia I, Proulx GM, Wu CL, et al.: Sinonasal lymphoma. A clinicopathologic analysis of 58 cases from the Massachusetts General Hospital. Am J Surg Pathol 1999;23:1356-1369.
4. Gaal K, Sun NCJ, Hernandez AM, Arber DA: Sinonasal NK/T-cell lymphoma in the United States. Am J Surg Pathol 2000;24:1511-1517.
5. Jaffe ES, Chan JKC, Su U, et al.: Report of the workshop on nasal and related extranodal angiocentric T/NK-cell lymphomas: definition, differential diagnosis and epidemiology. Am J Surg Pathol 1996;20:103-111.
6. Strickler JG, Meneses MF, Habermann TM, et al.: Polymorphic reticulosis: a reappraisal. Hum Pathol 1994;25:659-665.
7. van Gorp J, Weiping L, Jacobse K, et al.: Epstein-Barr virus in nasal T-cell lymphomas (polymorphic reticulosis/midline malignant reticulosis) in western China. J Pathol 1994;173:81-87.
8. Wilson WH, Kingma DW, Raffeld M, Wittes RE, Jaffe ES: Association of lymphomatoid granulomatosis with Epstein-Barr viral infection of B lymphocytes and response to interferon-alpha2b. Blood 1996;87:4531-4537.

横纹肌肉瘤

1. Callender TA, Weber RS, Janjan N, et al.: Rhabdomyosarcoma of the nose and paranasal sinuses in adults and children. Arch Otolaryngol Head Neck Surg 1995;112:252-257.
2. Cavazzana AO, Schmidt D, Ninfo V, et al.: Spindle cell rhabdomyosarcoma. A prognostically favorable variant of rhabdomyosarcoma. Am J Surg Pathol 1992;16:229-235.
3. Fu YS, Perzin KH: Non-epithelial tumors of the nasal cavity, paranasal sinuses and nasopharynx: A clinicopathologic study. V. Skeletal muscle tumors (rhabdomyoma and rhabdomyosarcoma). Cancer 1976;37:364-376.
4. Kapadia SB, Popek EJ, Barnes L: Pediatric otorhinolaryngic pathology: diagnosis of selected lesions. Pathology Annual 1994;29(Pt 1):159-209.
5. Thompson LDR, Fanburg-Smith JC. Malignant soft tissue tumours. In: Barnes EL, Eveson JW, Reichart P, Sidransky D, eds. Pathology and Genetics of Head and Neck Tumours. Kleihues P, Sobin LH, series eds. World Health Organization Classification of Tumours. Lyon, France: IARC Press, 2005:35-42.

Ewing 肉瘤

1. Csokonai LV, Liktor B, Arato G, Helffrich F: Ewing's sarcoma in the nasal cavity. Otolaryngol Head Neck Surg 2001;125:665-667.
2. Dehner LP. Primitive neuroectodermal tumor and Ewing's sarcoma. Am J Surg Pathol 1993;17:1-13.

3. Toda T, Atari E, Sadi AM, et al.: Primitive neuroectodermal tumor in sinonasal region. Auris Nasus Larynx 1999;26:83–90.
4. Wenig BM, Dulguerov P, Kapadia SB, Prasad ML, Fanburg-Smith JC, Thompson LDR. Neuroectodermal tumours. In: Barnes EL, Eveson JW, Reichart P, Sidransky D, eds. Pathology and Genetics of Head and Neck Tumours. Kleihues P, Sobin LH, series eds. World Health Organization Classification of Tumours. Lyon, France: IARC Press, 2005:65–75.

纤维肉瘤

1. Fu YS, Perzin KH: Non-epithelial tumors of the nasal cavity, paranasal sinuses and nasopharynx: a clinicopathologic study. VI. Fibrous tissue tumors. Cancer 1976;37:2912–2928.
2. Gnepp DR, Henley J, Weiss S, Heffner D: Desmoid fibromatosis of the sinonasal tract and nasopharynx. A clinicopathologic study of 25 cases. Cancer 1996;78:2572–2579.
3. Heffner DK, Gnepp DR: Sinonasal fibrosarcomas, malignant schwannomas, and "Triton" tumors. A clinicopathologic study of 67 cases. Cancer 1992;70:1089–1101.
4. Thompson LDR, Fanburg-Smith JC. Malignant soft tissue tumours. In: Barnes EL, Eveson JW, Reichart P, Sidransky D, eds. Pathology and Genetics of Head and Neck Tumours. Kleihues P, Sobin LH, series eds. World Health Organization Classification of Tumours. Lyon, France: IARC Press, 2005:35–42.
5. Zukerberg LR, Rosenberg AE, Randolph G, et al.: Solitary fibrous tumor of the nasal cavity and paranasal sinuses. Am J Surg Pathol 1991;15: 126–130.

畸胎癌肉瘤

1. Cardesa A, Luna MA. Germ cell tumours. In: Barnes EL, Eveson JW, Reichart P, Sidransky D, eds. Pathology and Genetics of Head and Neck Tumours. Kleihues P, Sobin LH, series eds. World Health Organization Classification of Tumours. Lyon, France: IARC Press, 2005:76–79.
2. Heffner DK, Hyams VJ. Teratocarcinosarcoma (malignant teratoma?) of the nasal cavity and paranasal sinuses. A clinicopathologic study of 20 cases. Cancer 1984;53:2140–2154.
3. Pai SA, Naresh KN, Masih K, et al.: Teratocarcinosarcoma of the paranasal sinuses: a clinicopathologic and immunohistochemical study. Hum Pathol 1998;29:718–722.
4. Shimazaki H, Aida S, Tamai S: Sinonasal teratocarcinosarcoma: ultrastructural and immunohistochemical evidence of neuroectodermal origin. Ultrast Pathol 2000;24:115–122.

7 口腔和口咽部非肿瘤性病变

Susan Müller

Fordyce 颗粒

临床特点

Fordyce 颗粒被认为是一种出现在口腔黏膜的良性异位皮脂腺（与毛囊无关）。是一种常见的变异，可见于80%的成人，最常见于上下唇和颊黏膜。表现为多发的、形状规则的黄色或黄白色丘疹（图7-1），可融合成斑块状。通常无症状，有时患者主诉表面有粗糙感。

病理学特点

活检表现为靠近表皮的正常皮脂腺，无毛囊（图7-2）。有时中央有一导管连通皮脂腺小叶和表面上皮。皮脂细胞为多角形，富于泡沫状细胞质，核居中。

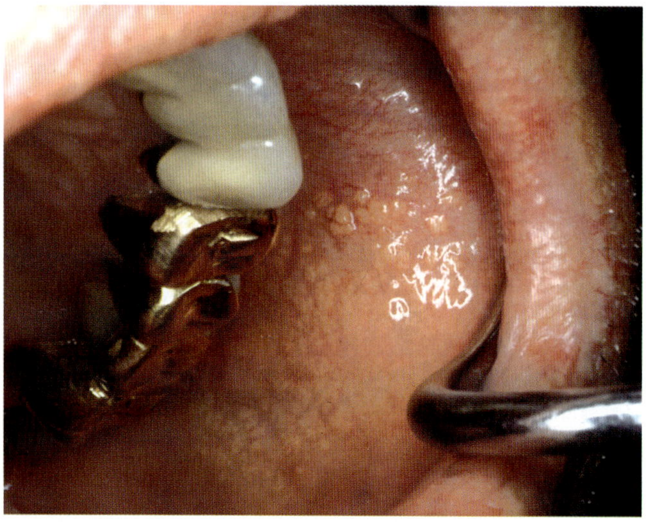

图 7-1
临床上颊黏膜无症状、多发的黄色小丘疹。

Fordyce 颗粒
疾病概况

定义	是一种良性异位皮脂腺，认为是一种正常的变异
发生及部位	可见于 80% 的成人 见于上下唇和颊部黏膜
性别、种族和年龄	男女发病相同 在儿童和青春期临床表现较少
临床特点	无症状、多发的、黄色小丘疹
预后及治疗	认为是一种正常的变异

Fordyce 颗粒
病理学特点

镜下所见	表皮下正常的皮脂腺，无毛囊

鉴别诊断

浅表的黏液囊肿，可表现为下唇 1 ～ 3 mm 的丘疹，通常颜色为蓝色至透明，可自然消退。

预后及治疗

无需治疗，美观需要可实施激光切除。

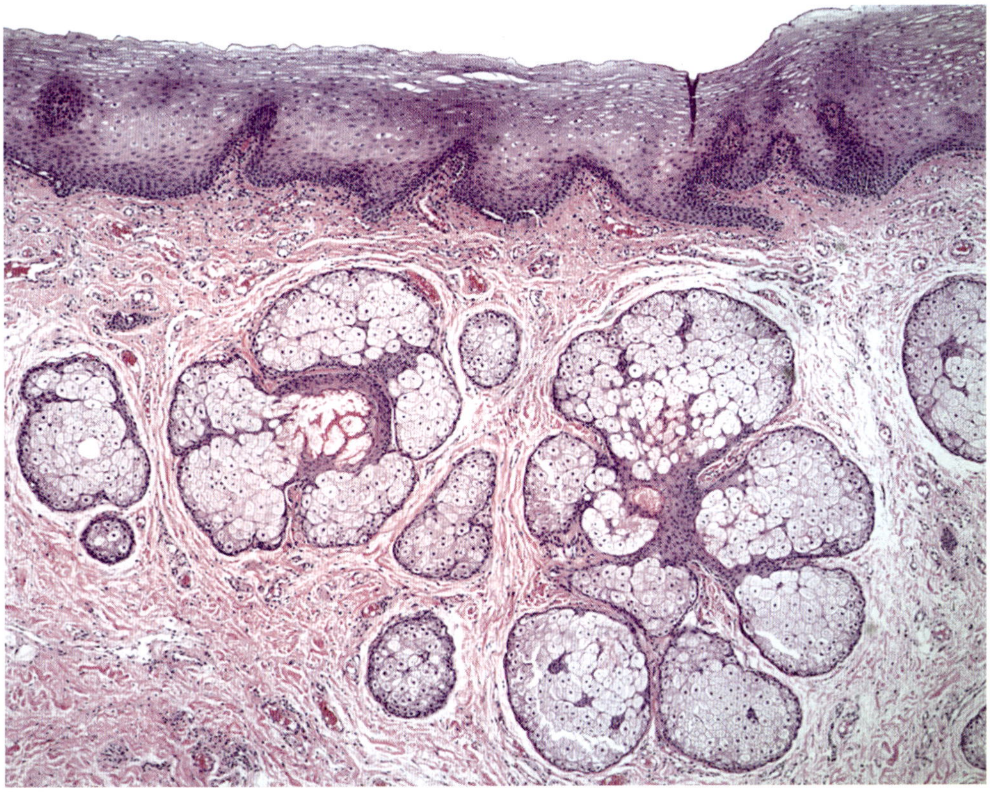

图 7-2
黏膜固有层内多发的皮脂腺。

银汞沉着症

临床特点

银汞沉着症（amalgam tattoo）是一种常见的局限的蓝色、灰色或黑色色素沉着，是由牙科操作过程中植入到口腔黏膜中的银汞合金所引起。银汞合金是牙科常见的一种填充材料，含银、锡、汞和其他金属。银汞沉着症最常分布于颊黏膜和牙龈（图7-3），通常呈平坦的斑点状，直径数毫米或更大弥漫区域的色素沉着。

银汞沉着症
疾病概况

定义	是由牙科操作过程中植入到口腔黏膜中的银汞合金所引起局限的色素沉着。
发生及部位	常见 最常见于颊黏膜和牙龈
临床特点	无症状的平坦斑点，数毫米到更广泛区域的蓝色、灰色或黑色色素沉着
预后及治疗	除美容原因外，无需治疗

影像学特点

一般情况下，银汞沉着症在牙科X线片是不可见的。大的银汞沉着可在 X 线片上呈高密度阴影。

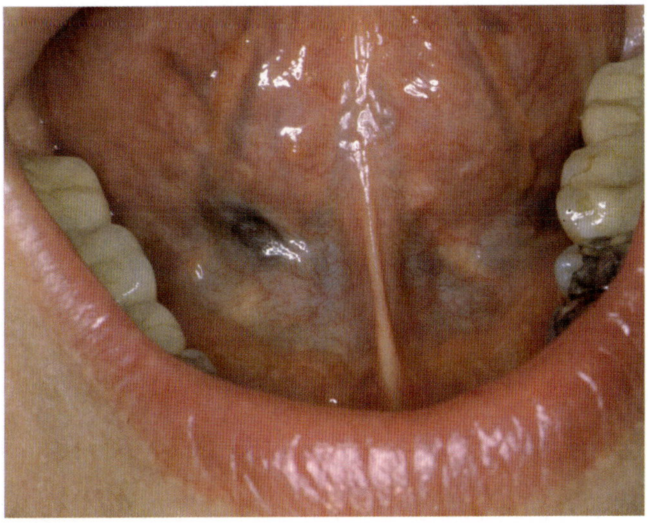

图 7-3
表现在口底的蓝 - 灰色色素沉积的临床照片。色素沉积区平坦，无溃疡或硬结，无症状。

病理学特点

银汞沉着症既可表现为离散细小的黑色颗粒，也可表现为分散不规则的固体碎屑（图7-4）。色素颗粒常沿着胶原纤维或围绕血管和神经周围分布。虽然可能出现异物性巨细胞，但绝大多数病例无组织反应。

鉴别诊断

其他的外源性色素沉着可与银汞沉着症相似。黑色素也可见于色素痣、口腔黑色素斑点、口腔黑色棘皮瘤和黑色素瘤。若银汞沉着症出现在远离牙科操作的部位，就应作进一步的检查。

银汞沉着症 病理学特点	
镜下所见	离散的黑色颗粒，和（或）固体碎屑，沿着胶原纤维或围绕血管和神经周围分布 有时有异物性反应。
病理鉴别诊断	其他的外源性色素沉着，包括铅笔石墨、文身或煤尘。

预后和治疗

通常无需治疗，美容原因除外（手术或激光治疗）。

异位甲状腺

临床特点

异位甲状腺（ectopic thyroid）是甲状腺从位于舌前2/3至舌后1/3的舌盲孔处的甲状舌管到正常喉前位置异常迁移的结果。除罕见情况外，近90%的异位甲状腺位于舌部。70%有舌甲状腺的患者，该甲状腺是其唯一有功能的甲状腺。异位甲状腺在女性的发生率是男性的3～4倍。症状有吞咽困难、呼吸困难、球状感、发声困难，绝大多数出现在青春期、妊娠及绝经期，与甲状腺刺激激素（TSH）水平升高有关。舌根内镜检查表现为舌根部充血性肿块（图7-5）。

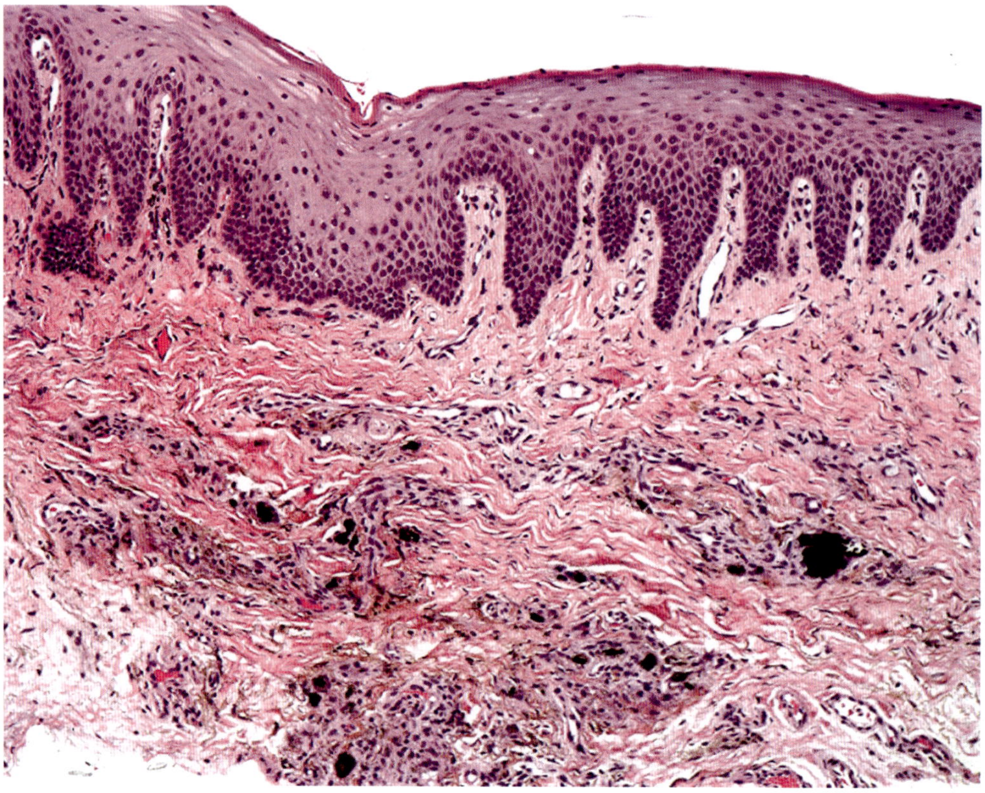

图 7-4
黑色色素颗粒沿着胶原纤维或围绕血管分布，被覆上皮正常，炎症细胞少见。

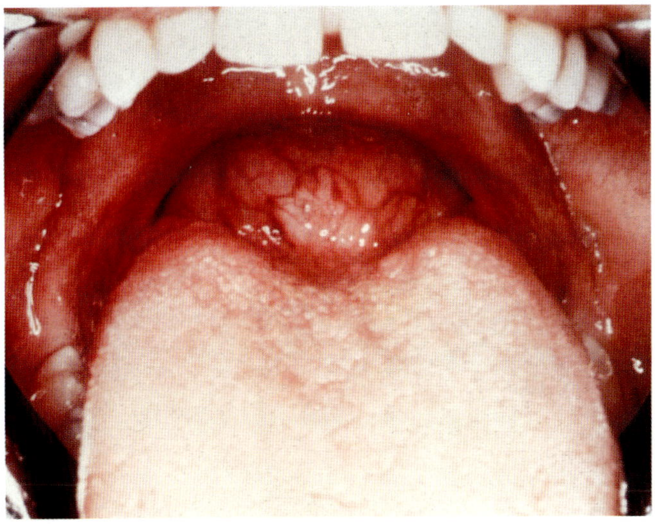

图 7-5
舌甲状腺临床照片表现为中线舌根部一个结节性肿块。表面光滑、充血。

影像学特点

CT 图像显示周围组织与甲状腺组织相比有强烈的碘含量信号衰减。

病理学特点

位于所在位置表面黏膜的正下方，可见潜入舌肌之间，由立方上皮排列形成的含有胶质的异位甲状腺滤泡（图7-6）。已有发生淋巴细胞性甲状腺炎、腺瘤样结节以及乳头状癌的报道。

异位甲状腺
疾病概况

定义	异位甲状腺是甲状腺从舌底异常迁移导致的一种罕见的发育异常
发生及部位	罕见，报道的发生率为 1/100 000 90% 的异位甲状腺为舌甲状腺
相关改变或死亡率	较大的病变可导致气道阻塞，很少有癌变的报道
性别、种族和年龄	女性>>男性（女：男为 3：1 ～ 4：1） 所有年龄
临床特点	吞咽、呼吸困难、发声困难、球状感 1/3 的患者甲状腺功能低下 70% 的患者，异位甲状腺是其唯一的功能性甲状腺组织
预后及治疗	应用甲状腺素抑制性治疗以缩小体积、减轻症状 放射性 ^{131}I 治疗 自体舌甲状腺移植

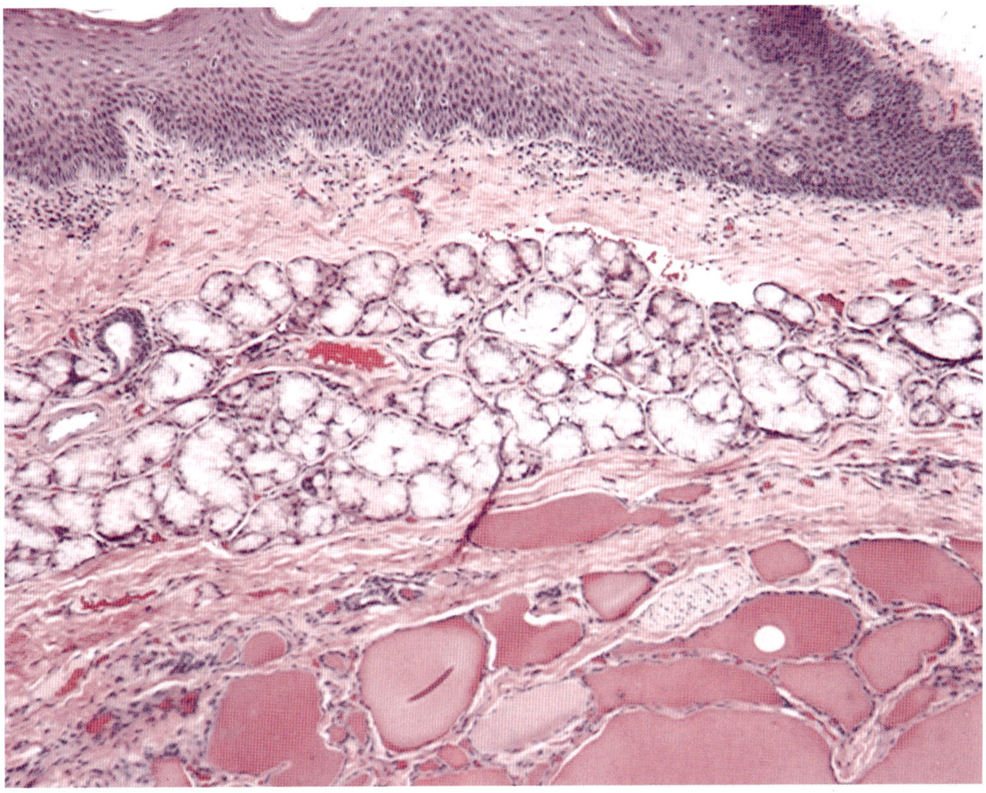

图 7-6
正常的复层鳞状上皮覆盖在没有被膜的一团甲状腺滤泡上。

异位甲状腺 病理学特点	
镜下所见	无包膜正常甲状腺组织穿插在骨骼肌之间 可发生淋巴细胞性甲状腺炎、腺瘤样结节
病理鉴别诊断	转移性甲状腺癌

辅助检查

放射性同位素检查

为判断甲状腺组织的大小、位置和功能，可能需要放射性同位素检查（^{131}I 和（或）Tc-99m）。

细针穿刺

可用细针穿刺活检确定异位甲状腺的诊断或排除肿瘤性改变。

鉴别诊断

在临床上有许多鉴别诊断需要考虑，如血管瘤、淋巴管瘤、舌扁桃体肥大、脓肿、黏液潴留性囊肿、鳞状细胞癌。但异位甲状腺的组织学特征可确定诊断。

预后和治疗

应用甲状腺素抑制促甲状腺激素（TSH）的释放，从而缩小异位甲状腺的体积。如果发生难以控制的出血、气道阻塞或无法进食，就需要外科治疗，对于非外科治疗的患者可用放射性治疗。如果颈前未见正常的甲状腺，可行自体移植手术。虽然在男性患者中恶变比例较多，但恶变仍是一个极为罕见的并发症（< 1%）。

口腔淋巴上皮囊肿

临床特点

口腔淋巴上皮囊肿（oral lymphoepithelial cyst）

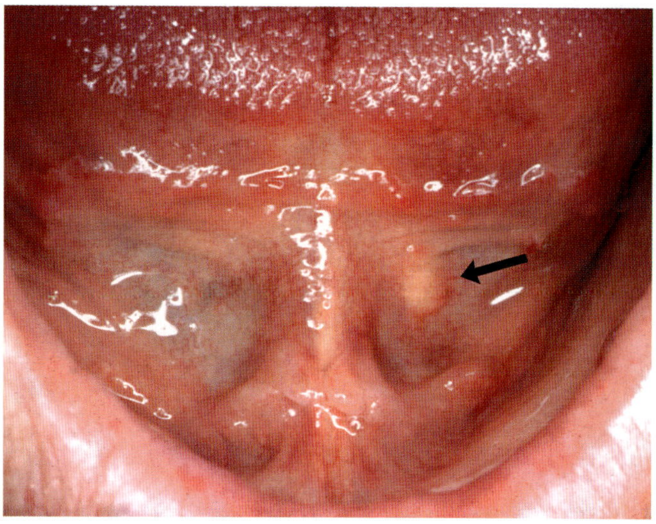

图 7-7
临床照片显示，在左侧口底见一小的圆形、黄色、柔软的肿块（箭头所指处），病变无痛，可自由移动。

口腔淋巴上皮囊肿 疾病概况	
定义	良性的、发育性的充满角质物的囊肿，被成熟的有生发中心的淋巴组织包绕。
发生及部位	不清楚，通常是偶然发现。常位于口底、舌腹侧或后外侧
性别、种族和年龄	男女发生率相同 多见于年轻的成人。
临床特点	无症状、黄色或棕褐色黏膜下肿块，<1 cm。
预后及治疗	若有诊断提示异常或不能确定，保守性切除

发生于口腔的淋巴组织，通常发生于舌后部的侧缘或口底的前部。其表面内陷，内部可能充满角质碎屑。如果囊腔的开口被阻塞或被表皮压迫，在淋巴组织内就会形成囊肿。囊肿通常情况下没有症状，呈黄色或棕褐色，黏膜下肿块的直径一般小于 1 cm（图 7-7）。囊肿内充满干酪样角化物，患者通常主诉为肿胀或有分泌物。口腔淋巴上皮囊肿可发生于各年龄，通常见于年轻的成人。

病理学特点

囊壁被覆角化不全的复层鳞状上皮，个别情况下可见黏液细胞。囊腔内有脱落的上皮和角质碎屑。囊壁内有反应性的淋巴组织（图 7-8）。

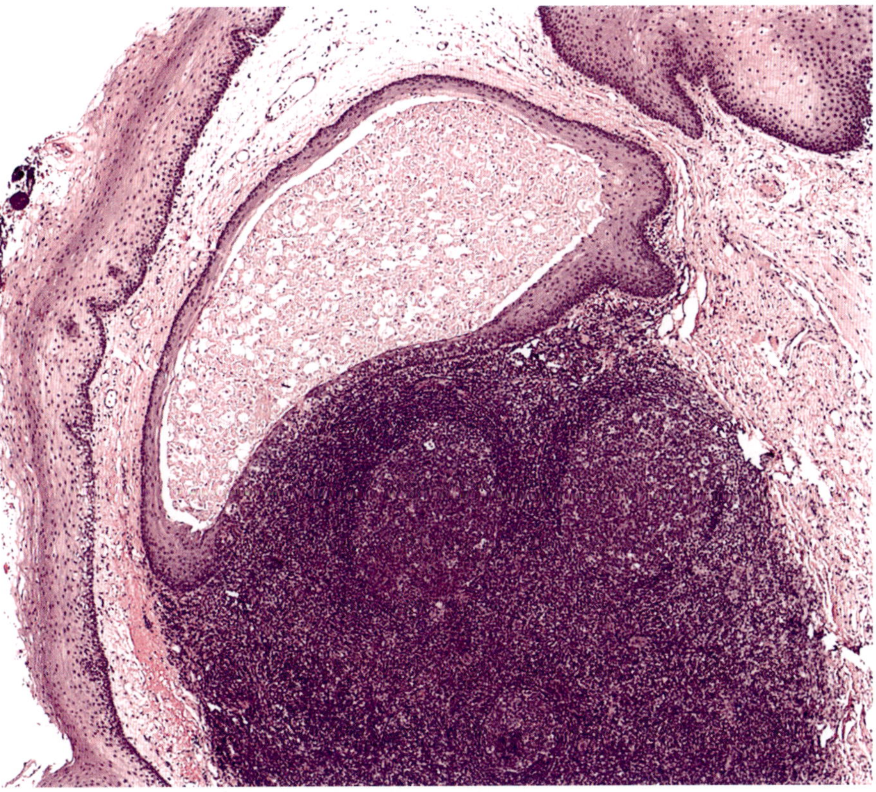

图 7-8
被覆角化不全复层鳞状上皮的囊肿内充满角质物。囊壁内有成熟的有生发中心的淋巴组织。

口腔淋巴上皮囊肿
病理学特点

镜下所见	充满角化物的囊肿被覆角化不全的复层鳞状上皮 囊壁内见有生发中心的淋巴组织
鉴别诊断	良性淋巴组织增生、中线支气管囊肿

鉴别诊断

鉴别诊断在临床上包括扁平苔藓、黏液囊肿、颗粒细胞瘤及良性淋巴组织增生。支气管囊肿可见于中线。

预后和治疗

绝大多数病变在临床上都很明显，但是，在必要的情况下可行保守性外科切除。病变切除后很少复发。

口腔毛状白斑

临床特点

口腔毛状白斑（oral hairy leukoplakia，HL）是一种与EBV有关的良性上皮疾病。基本仅见于免疫力低下的患者，HL 通常表现为舌侧缘的白斑、纵向的条

口腔毛状白斑
疾病概况

定义	良性的无症状的上皮增生，与EB病毒有关，几乎总是见于免疫力低下的患者
发生及部位	＜10%的进行鸡尾酒疗法治疗的HIV感染者 主要发生于舌侧面。
性别、种族和年龄	HIV 阳性的男性发病率增加 无种族和年龄上的差别
临床特点	白斑，表面可有条纹或皱褶，擦拭不掉 可较广泛
预后及治疗	10% 是自发的 没有特别的治疗方法，继发的念珠菌感染需要治疗

纹或表面的皱褶（图 7-9）。病变可发展地非常广泛，在一些病例可覆盖整个舌侧面和舌背部。病变无症状，不能被擦掉。

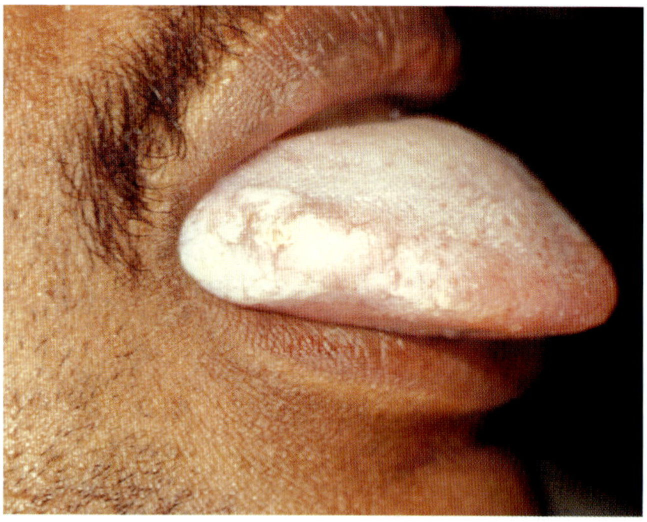

图 7-9
HIV 阳性患者舌侧缘的白斑，外观表现为褶皱样。

病理学特点

HL 以明显的棘层肥厚伴钉突延长和显著的过度角化为特点。在棘层的表层可出现“气球样细胞”，特点为细胞的气球样变、核透明、染色质边集，显示出病毒性的细胞病变反应（图7-10）。这些非特异性的表现需要结合 EBV 在病变局部的情况。

口腔毛状白斑
病理学特点

镜下所见	上皮增生、过度角化和棘层肥厚 棘层的表层出现气球样细胞 有时可见病毒性的细胞病变效应 可能见到继发的念珠菌感染
免疫组化特点	EBV 抗原标记
病理鉴别诊断	摩擦性角化、念珠菌病、白斑

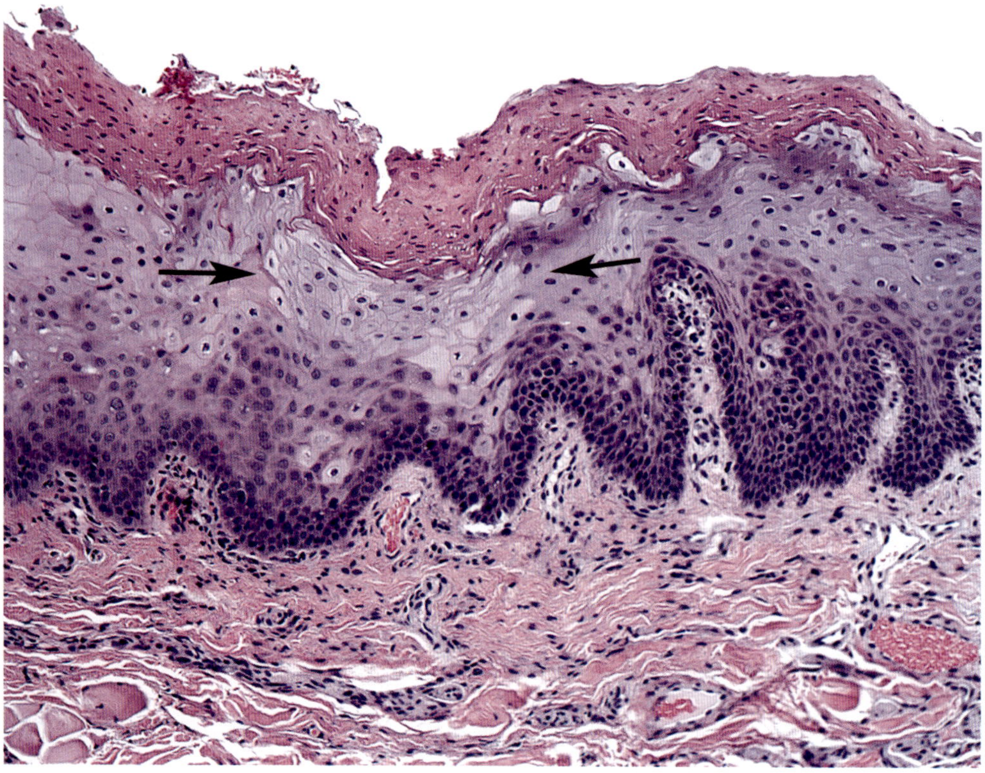

图 7-10
褶皱的过度不全角化的表皮和棘层表层的气球样细胞（箭头所指处）。

辅助检查

免疫组化特点

在印片标本和活检标本均可行 EBV 的免疫标记，如潜伏抗原（EBNA、LMP），复制抗原（EA、VCA）或调解抗原（BLZF1）。应用免疫组化结果，可判定潜伏 EBV 的复制感染。

分子学检查

在免疫组化检测 EBV 失败时，定量 PCR 和原位杂交会有所帮助，尤其是在检测 EBV 潜在基因时。

鉴别诊断

在临床上，HL 与摩擦性角化（咬舌癖）、口腔白斑、扁平苔藓及苔藓样反应相像。由于 HL 不能被擦掉，而念珠菌病可以，故可与口腔念珠菌病鉴别。但 HL 常会有念珠菌寄生。

预后及治疗

HL 没有恶变的潜能。据报道在 10% 的病例可自行改善。在经常进行鸡尾酒疗法治疗（高活性抗逆转录病毒治疗，HAART）的 HIV 感染的患者发病率降到10%以下。对于并发念珠菌感染者，如果患者描述有烧灼感，则有必要进行治疗。

感染

临床特点

很多种感染（infection）都会累及口腔，包括细菌、真菌、病毒和原虫感染。这些感染可表现为急性快速进行性感染，伴持续性的症状，如疱疹性的龈口炎。其他感染可表现为慢性迁延性，如放线菌病和麻风病。性传播疾病，包括梅毒和淋病可有口腔表现。

感染性疾病

疾病概况

定义	念珠菌病：最常见的口腔真菌感染，临床表现多样，受宿主免疫状态的影响 HSV1：通过直接接触或唾液传播的一种 DNA 病毒，具有复发潜能的潜伏性疾病 放线菌病：被一种食腐性的革兰阳性的厌氧的口腔正常菌群感染所致的一种急、慢性感染。
发生	念珠菌病：在高达 55% 的健康人群中检出假丝酵母种 HSV1：高达 90% 的成人有抗 HSV1 抗体 放线菌病：不常见，确切发病率不明
相关改变或死亡率	念珠菌病：通常为轻微的、自限性疾病，虽然反复发生可能意味着潜伏状态 HSV1：初次感染可能感到非常虚弱 放线菌病：骨膜炎、骨髓炎和瘘管形成
性别、种族和年龄	念珠菌病：无性别和种族差异，多见于年龄很小的患者或老年人 HSV1：随年龄增加而增多，与社会经济状况相关（经济条件差的群体患病率高） 放线菌病：无性别、种族和年龄差异
临床特点	念珠菌病：假膜、红斑、正中菱形舌炎、口角唇炎、增殖型和黏液表皮型均有独特的表现 HSV1：原发性的HSV1可能会有发热、不适、淋巴结肿大、多发性黏膜溃疡和牙龈的疼痛性红斑 放线菌病：急性型表现为痛性脓肿，慢性型表现为无痛、硬肿和（或）瘘管形成伴开口困难
预后及治疗	念珠菌病：给予局部和（或）全身抗真菌药治疗 HSV1：对症治疗或局部/全身抗病毒药治疗 放线菌病：长期高剂量抗生素、同时行脓肿引流和瘘管切除（如有发生）

深部真菌感染，包括芽生菌、球孢子菌和组织胞浆菌感染可表现为口腔内的非特异性溃疡。由于一些感染过程在临床上重叠，活检和（或）细菌培养对于明确诊断是必要的。三种比较常见的口腔感染是：念珠菌、I 型单纯疱疹病毒（herpes simplex virus type Ⅰ，HSV1）和放线菌。

口腔和咽部最常见的真菌感染是念珠菌病（candidiasis）。白色念珠菌（candida albican）是最常见的类型，也曾分离出其他菌种。患者的主诉是烧灼

感染性疾病
病理学特点

镜下所见	念珠菌病：菌丝或假菌丝和卵圆形孢子（PAS阳性）伴中性粒细胞浸润形成的微小脓肿。 HSV1：病毒性细胞病变效应包括：棘层松解、气球样变、染色质边集、多核细胞 放线菌病：菌落的棒状菌丝呈放射状玫瑰花结样排列，周围被中性粒细胞包绕
病理鉴别诊断	念珠菌病：黏膜炎症、白斑、地图舌 HSV1：变形性红斑、带状疱疹、EB 病毒、HSV2、细菌性咽炎、急性坏死溃疡性龈炎、创伤性溃疡 放线菌病：脓肿和其他的细菌感染

感、感到恶臭或咸味，也可无症状。在许多感染中，其他因素发挥着作用，如抗生素治疗、免疫抑制剂，包括使用泼尼松、口干燥症和贫血。临床表现有很多种，如假膜形成（真菌性口炎）、多型性红斑、正中菱形舌炎（图7-11），表现为舌背中线部位的红色萎缩区域，随着时间的推移会变成结节；口角唇炎，表现为口角的红色脱皮区域或龟裂（图 7-12），易于罹患流涎、唇功能习惯异常、义齿的固定不良；增殖型念珠菌病的患者表现为无法移动的白色斑块，最常见于硬腭和颊黏膜的前部。慢性黏膜表皮型念珠菌病表现为口腔黏膜、指甲、皮肤和阴道的慢性感染，类似的形式可出现于年龄较小的儿童，与细胞免疫缺陷及内分泌病有关。

患者中几乎普遍存在（可达90%）直接接触或唾液传播的 DNA 病毒 HSV1 的抗体。感染率随年龄的升高而升高，且与社会经济状况相关。约10%的患者在初次感染 HSV1 时发生疱疹性龈口炎，而其他患者仅表现为亚临床症状。包括发热、淋巴结病、身体不适、黏膜红斑、小囊泡或溃疡，在 7 ~ 14 天内消退。病毒仍存在于感觉神经节和自主神经节内，在三叉神经节复发时表现为唇红缘的感染（唇疱疹），也称为"热病性疱疹"或"感冒疮"（图7-13）。通常在发作前24小时在发病部位会有烧灼感、麻刺感及瘙痒等前驱症状。在局部形成一簇充满液体的小囊泡，然后破裂、结痂、并在 7 ~ 10 日内愈合。HSV1 也可在口内硬腭和齿龈复发（图 7-14）。

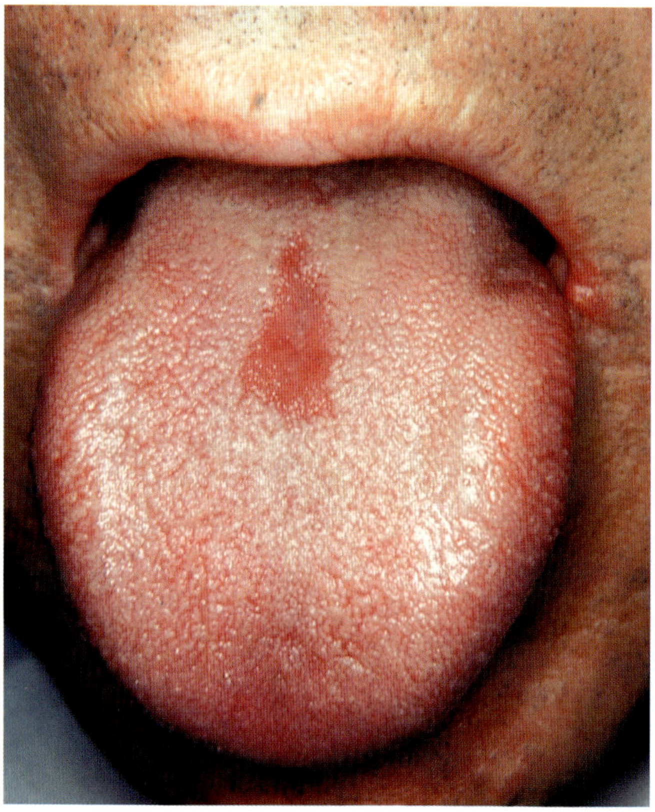

图 7-11
中线菱形舌炎的临床照片，在舌背中线伴有红色萎缩区，与丝状乳头的消失相一致。

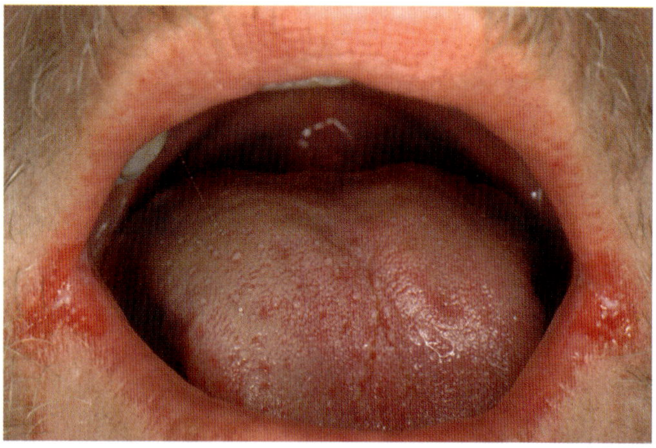

图 7-12
一个患有口角炎病人的临床照片，口角处有一龟裂，伴有痛性红色脱屑区。

放线菌属（actinomyce）是食腐性的革兰阳性的厌氧菌，为口腔菌群的一部分。主要的致病菌为衣氏放线菌（A. israelii），其他菌种也可导致感染。放线菌寄居在扁桃体隐窝、牙菌斑和牙龈沟。病菌进入到创伤部位（拔牙区）、发炎的扁桃体或软组织的损伤部位，可表现为急性或慢性。在急性化脓期，可见淡黄色的细菌克隆（“硫磺颗粒”），而慢性的表现形式包括广泛的纤维化，导致形成一个硬的或“木头样”的硬化区。可形成一个窦道通向表面，也可发生骨膜炎和骨髓炎。

病理学特点

念珠菌（包括正中菱形舌炎）

念珠菌（candida）用过碘酸 -Schiff 染色（PAS，碱性品红着色的菌丝）或 KOH 染色（正常细胞被溶解，菌丝不被溶解）在脱落细胞学检查时可见到。直径 2μm 的菌丝长短不一，可见分支，上有卵圆形或酵母样的孢子（图7-15）。在组织切片内，菌体见于角

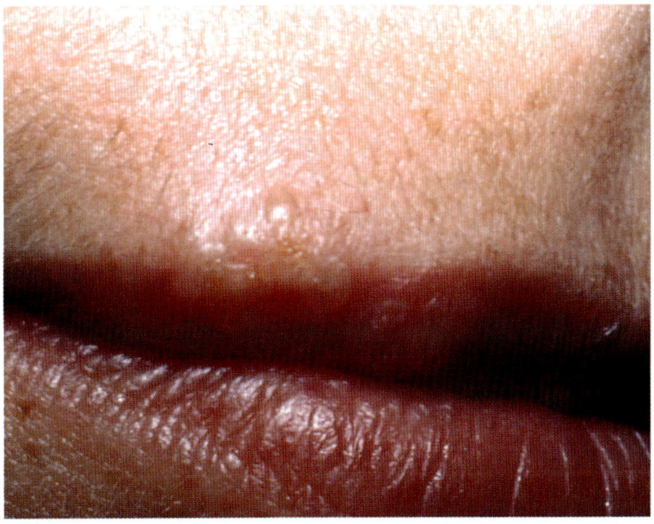

图 7-13
在唇红边界反复发作的HSV1的临床照片，一簇充满液体的囊泡。

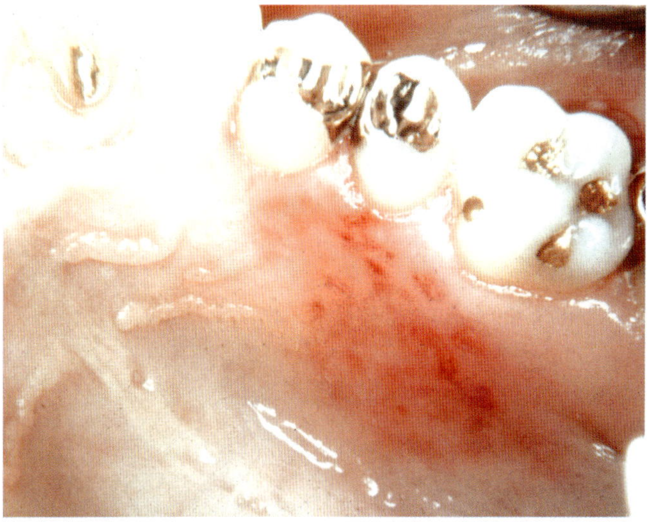

图 7-14
口内硬腭反复发作的 HSV 的临床照片，口内囊泡刚破裂后残存的糜烂的红色黏膜。

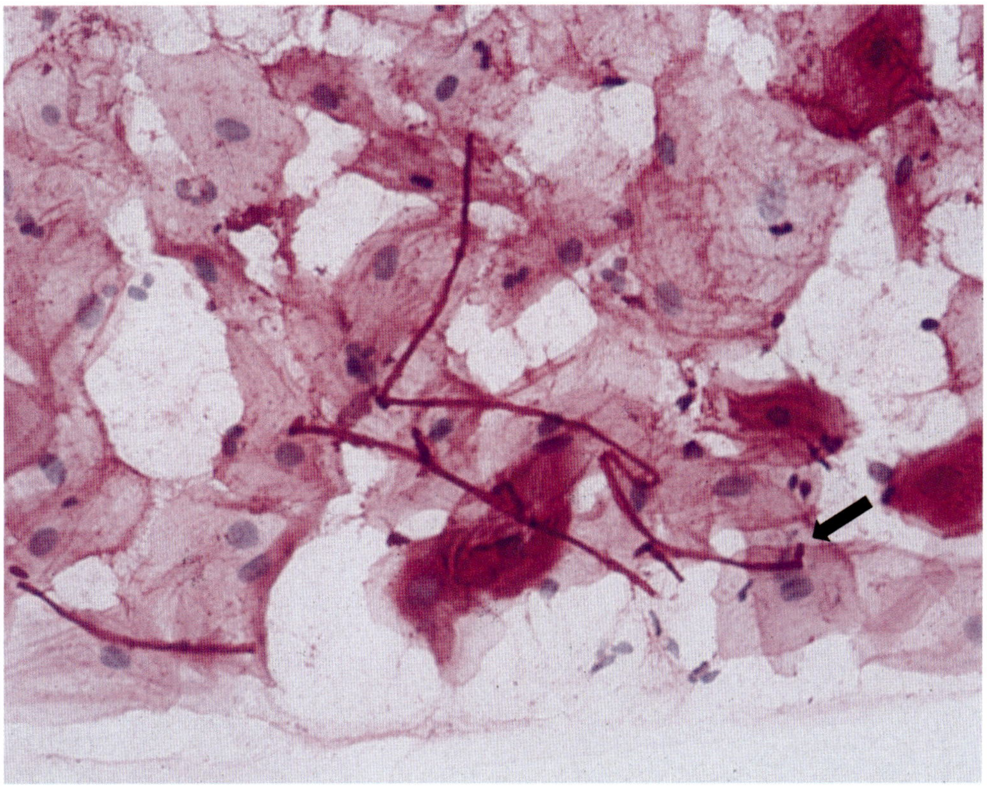

图 7-15
脱落细胞学检查 PAS 染色。菌丝、假菌丝和孢子（末端，箭头）碱性品红着色。

化不全的上皮层内（图 7-16），被 PAS 着色，在黏膜下可见中性粒细胞浸润形成的微小脓肿伴慢性炎细胞浸润。

HSV1

感染了 HSV1 的上皮细胞表现为明显的棘层松解（Tzanck细胞），细胞核增大（气球样变），染色质边集（图 7-17）。感染的上皮细胞可融合成多核细胞。邻近的黏膜水肿并继发炎症。

放线菌病

活检标本表现为肉芽组织，内有不等量的菌团，棒状、嗜碱性的菌丝呈放射状玫瑰花结样排列，周围被中性粒细胞包绕（图7-18）。细菌培养可确定诊断，但由于其他细菌的过度生长或由于缺乏厌氧环境，培养阳性率小于 30%。

鉴别诊断

详细的询问病史及深入了解临床表现一般足以明确诊断。但是，如果在临床表现上与其他疾病重叠或经适当的治疗后没有缓解则需活检或细菌培养来明确诊断。与念珠菌相似的疾病包括：严重的黏膜炎症、地图舌、扁平苔藓、白斑或鳞状细胞癌。

与原发性 HSV1 相似的疾病，尤其是在成年人，包括多形性红斑、急性坏死溃疡性龈炎（ANUG）、传染性单核细胞增多症时的咽扁桃腺炎、链球菌性咽炎，若血清学检查 HSV1 抗体只能证明过去 HSV1 的暴露，对疱疹内容物 24h 内培养并做 ELISA 检测能够确定诊断。社会习惯的改变使得 HSV2 的感染率增高，但这种感染在临床上和镜下是可识别的。带状疱疹病变既可累及角化上皮，也可波及非角化的黏膜，而 HSV1 只影响角化上皮。

颈部放线菌病可被误诊为脓肿、良性或恶性肿瘤。诺卡氏菌属（Nocardia）可用抗酸染色确认，用改良的 Ziehl-Neelsen 染色效果好，而放线菌类无抗酸性。

预后及治疗

抗生素治疗领域已不断变化和发展，其特异的药物治疗在此不做冗述。如患者对抗真菌治疗没有反应，建议进行细菌培养以明确念珠菌的具体种类及药物的敏感性。如果一个在其他方面都很健康的患者发生了慢性的口腔念珠菌病，那么就应该检查是否有内分泌异常或贫血。对于表现有异型增生的白斑病变伴

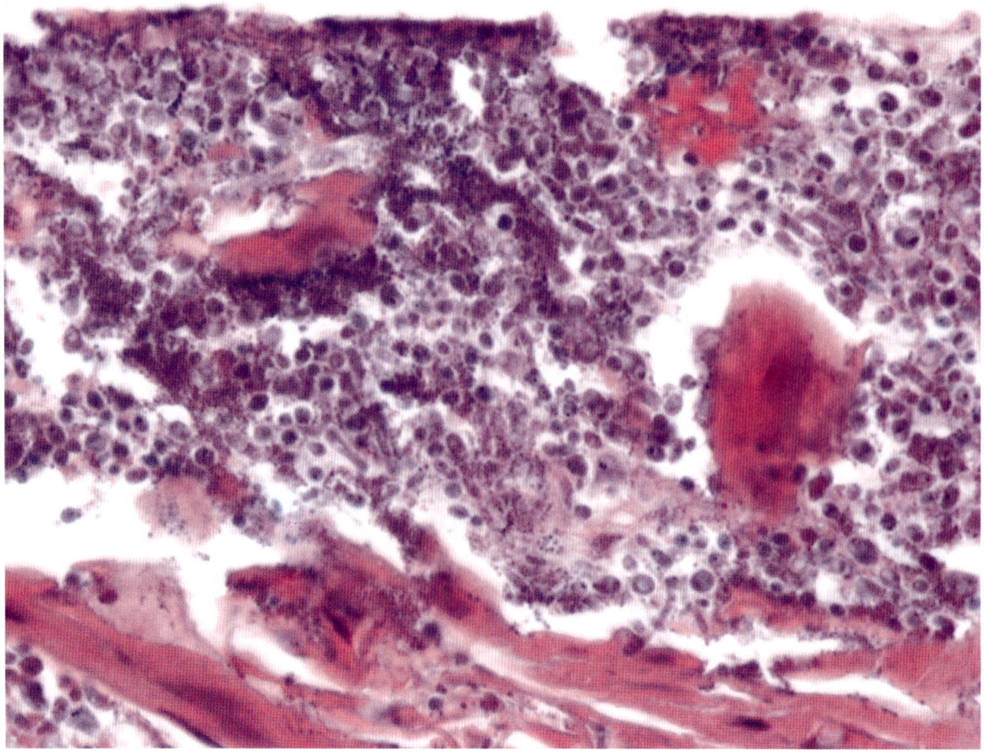

图 7-16
角化不全的上皮层内可见酵母样孢子和菌丝。

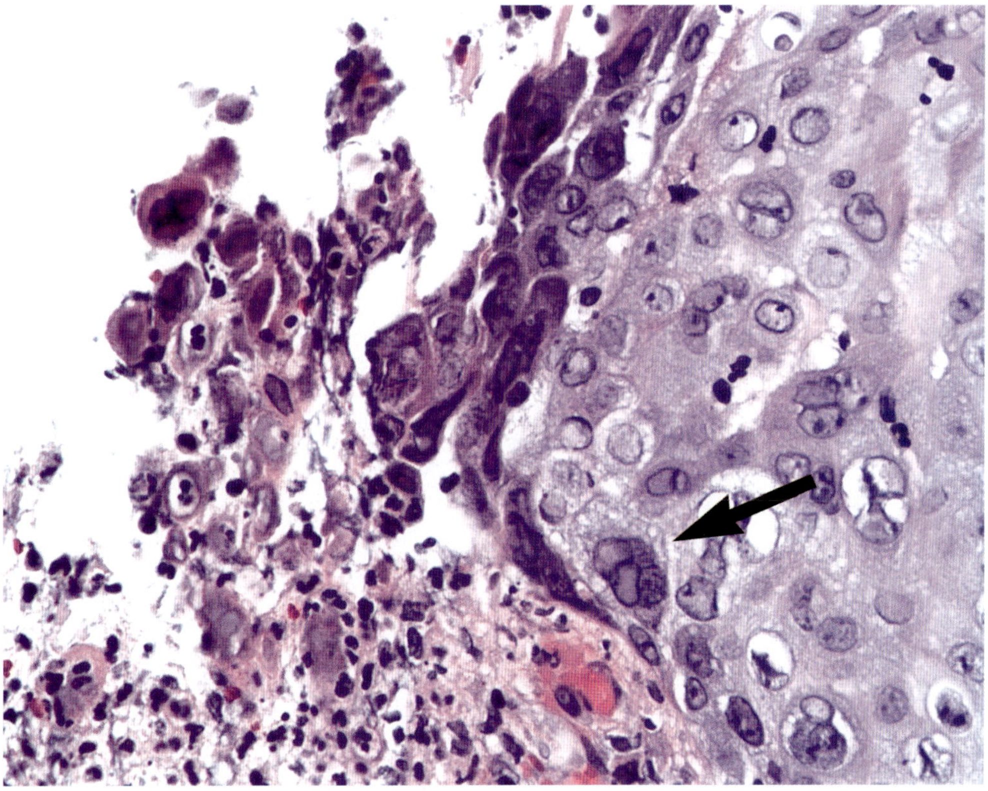

图 7-17
棘层松解的上皮细胞（Tzanck 细胞），细胞核增大，多核细胞（箭头所指处）显示染色质的边集。

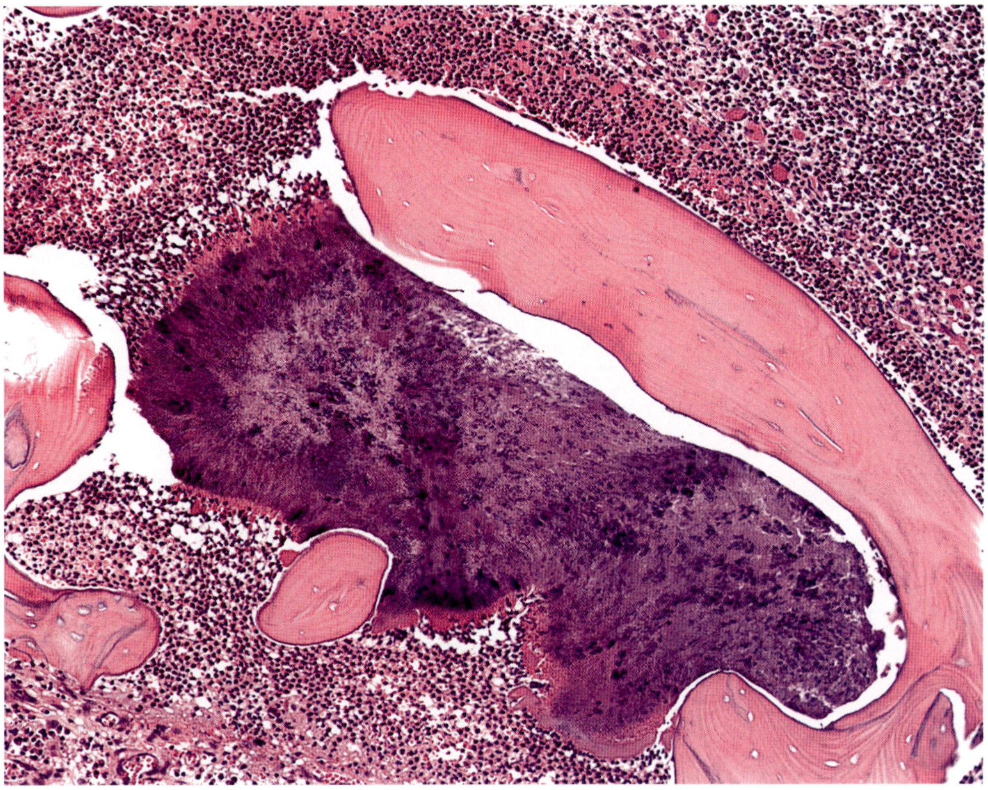

图 7-18
棒状、嗜碱性放线菌菌丝呈放射状排列成玫瑰花结样菌落，被中性粒细胞及死骨包绕。

有念珠菌感染时，应先行适当的抗真菌药物治疗后再重新评估异型增生的情况。

初次发生的HSV1，尤其是儿科患者，要处理好退热、补液、营养摄入和口腔的疼痛。局部的抗病毒治疗在前驱期和疱疹形成的最初几小时是最有效的。

对于慢性放线菌病的最好治疗方法是长期大剂量的抗生素治疗。还需对脓肿进行切开引流，对窦道组织进行切除。

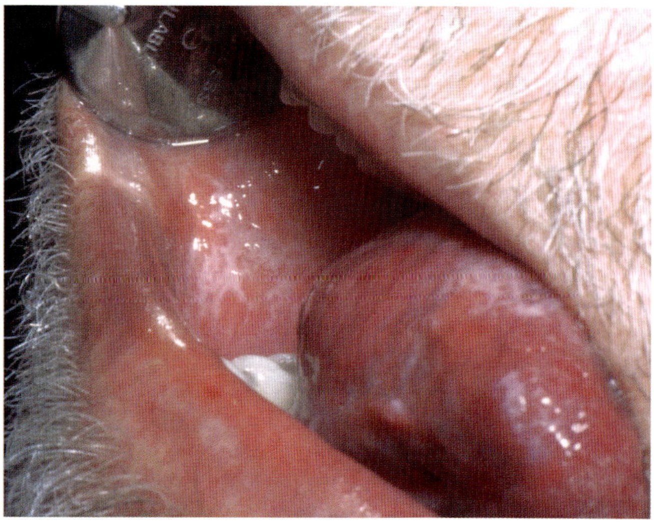

图 7-19
在一例口腔扁平苔藓病例，白色细蕾丝样条纹（Wickham 纹）波及颊黏膜和和舌侧面。

口腔扁平苔藓

临床特征

扁平苔藓（lichen planus，LP）是一种常见的黏膜皮肤疾病，可累及皮肤、黏膜、指甲和眼睛。患有口腔扁平苔藓（OLP）的人中，只有15%～35%发生皮肤病变。扁平苔藓是一种自限性疾病，主要发生于中年的成人，女性多于男性（女：男为2：1）。OLP可表现为多种形式，最常见的是网状条纹和糜烂。网状条纹型无症状，出现在颊黏膜，白色的细条纹呈蕾丝样交织成网络（Wickham纹）（图7-19）。舌背病变则常呈白斑状，而非白色的沟纹。糜烂型患者局部形成红斑和表浅的溃疡，表面常覆有一层脓性纤维素性假膜，表现出的症状有疼痛和烧灼感，影响说话和进食。在红斑和糜烂病变周围的区域，可见到更典型的网状条纹型的OLP（图7-20）。大约10%的OLP限于牙龈内，通常表现为明显的红斑，并发展为剥离性牙龈炎。牙龈易快速出血并可导致牙龈萎缩和牙周病。

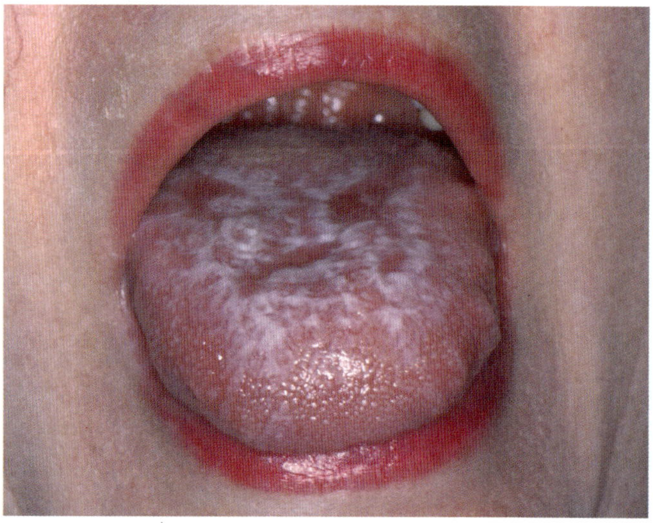

图 7-20
糜烂型扁平苔藓患者舌背部的白斑样红斑和糜烂。

口腔扁平苔藓
疾病概况

定义	常见的慢性自限性炎症性黏膜皮肤病变，病因未明，可累及皮肤、黏膜、指甲和眼
发生及部位	占世界人口的1% ～ 2%
性别、种族和年龄	女性>男性（女：男为1.4：1 ～ 2：1） 主要发生于中年的成人
临床特点	网状条纹型：白色细蕾丝样 糜烂型：萎缩性红斑样的黏膜伴溃疡
预后及治疗	有症状的病变以口服皮质类固醇类药物控制

病理学特点

口腔扁平苔藓的组织学并没有特征性的表现，OLP表现为角化过度与角化不全、棘层增厚、复层鳞状上皮钉突缺失或者增生，称为锯齿状钉突。基底细胞液化坏死，伴附近带状淋巴细胞浸润，偶然可发现变性的角质细胞（胶样小体、类细胞体、Civatte小体）是其典型特点（图7-21）。红斑区的活检可能会有上皮的剥脱或缺失。但无上皮的异型增生。

辅助检查

直接免疫荧光（DIF）经常可在病变周围黏膜的基底膜区见到线状的纤维蛋白和纤维蛋白原的沉积。虽然该表现并非特异性变化，但对于排除其他的疱状 - 溃疡性的疾病极为有用。

口腔扁平苔藓 病理学特点

镜下所见	角化过度、棘层增厚、锯齿状钉突 基底细胞的破坏 带状淋巴细胞浸润 变性的角质细胞（类细胞体、Civatte 小体） 糜烂型可见表皮从固有层剥脱
免疫荧光特点	直接免疫荧光在病变周围黏膜的基底膜区可见线状纤维蛋白和纤维蛋白原的沉积
病理鉴别诊断	黏膜类天疱疮、苔藓样药物反应、牙科材料的苔藓样反应、异型增生

鉴别诊断

临床表现对诊断来说是最重要的，但由于其伴有更复杂的形式，包括糜烂型，因此为排除其他的疱状-溃疡性的疾病，常需进行活检。包括黏膜类天疱疮、红斑狼疮、寻常型天疱疮、慢性移植物抗宿主病、线状免疫球蛋白 IgA 病、对牙科材料的苔藓样反应、慢性溃疡性口炎及苔藓样药物反应。直接和间接免疫荧光都有助于对这些疾病过程进行区分。实性病变应进一步行病变组织的活检，以排除癌前病变或恶性病变，癌前病变或恶性病变的细胞增大、核多形性和分裂像增多或出现异常的核分裂。

预后和治疗

口腔扁平苔藓是一种慢性疾病，症状时好时坏。对无症状的患者不必进行治疗，但糜烂型或红斑型口腔扁平苔藓可用皮质类固醇类药物治疗。如果病变蔓延，全身使用泼尼松可有效减小病损面积，口服类固醇类药物可减轻症状。在少数情况下，可使用环孢素和他克莫司。长期使用类固醇类药物会导致患者发生口腔念珠菌感染的风险增加。同时，对极少数萎缩

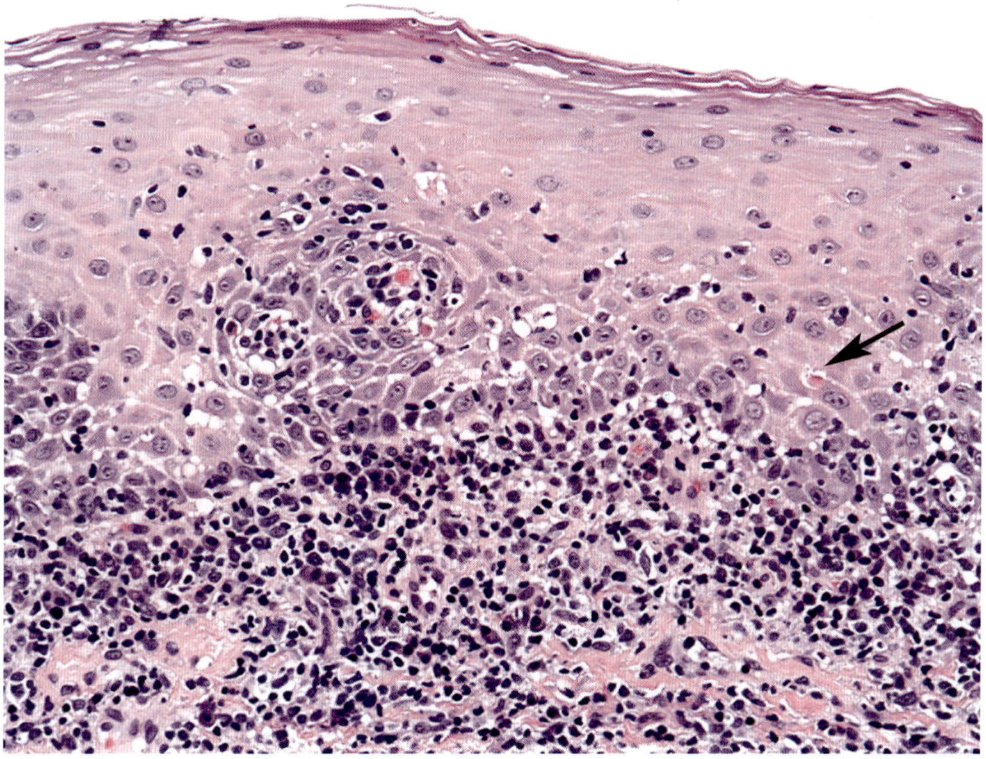

图 7-21
扁平苔藓表现为角化过度、棘层增厚的复层鳞状上皮，钉突缺失。交界处炎症伴基底细胞液化坏死，可见带状淋巴细胞浸润及类细胞体（箭头）。

型、糜烂型的口腔扁平苔藓是否会发生恶变尚有争议，提示有症状的口腔扁平苔藓患者需要长期临床跟踪随访。

黏膜类天疱疮（叶状类天疱疮）

临床特征

黏膜类天疱疮（mucous membrane pemphigoid，MMP）是一种自身免疫性的上皮下的疱性疾病，主要累及黏膜。潜在的病因是对基底膜有自身抗体（至少已发现了10种不同的类型）。声门下狭窄、气道阻塞、结膜瘢痕和失明是黏膜类天疱疮的严重后遗症。MMP 中出现瘢痕归为叶状类天疱疮（cicatrical pemphigoid）。中年到老年人（50 ~ 70 岁）最容易受累，女性多于男性（女：男为1.5：1 ~ 2：1）。几乎100% 的黏膜类天疱疮患者口腔会受累，以牙龈为最常见（图 7-22）。Nikolsky 征阳性，即在外力的作用下，外观正常的黏膜会产生水疱。

黏膜类天疱疮
疾病概况

定义	是一种自身免疫性上皮下的疱性疾病，主要累及黏膜，有抗基底膜的自身抗体
发生及部位	不详
相关改变或死亡率	糜烂治愈后形成瘢痕，可导致失明、气道阻塞和鼻衄
性别、种族和年龄	女性>男性（女：男为 1.5：1 ~ 2：1） 平均 50 ~ 70 岁
临床特点	牙龈水疱伴破裂，致红色疼性糜烂 尼氏征阳性
预后及治疗	时好时坏，病程多为长期 虽经适当治疗，但仍进展 治疗包括局部和（或）全身性可的松，免疫抑制疗法和静脉输入免疫球蛋白

病理学特点

病变周围黏膜组织检查显示：可见上皮下裂，在黏膜固有层的浅层可有或无包括淋巴细胞浆细胞在内的炎细胞浸润（图7-23），基底细胞层完整。偶见中性粒细胞和嗜酸性粒细胞。

辅助检查

病变周围黏膜组织的直接免疫荧光可显示基底膜（BMZ）区IgA、IgG和（或）补体C3的线性沉积（图7-24）。这些表现并不具有特异性，需结合临床。使用盐裂（salt-split）皮肤间接免疫荧光法在患者的血清中可查见抗基底膜的循环抗体，但间接免疫荧光对

黏膜类天疱疮
病理学特点

镜下所见	病变周围组织可见上皮下裂，基底层完整，有或无炎细胞浸润
免疫荧光特点	直接免疫荧光显示基底膜区 IgG、IgA 和（或）C3 呈线状沉积
病理鉴别诊断	扁平苔藓、多形性红斑、线状IgA病、获得性大疱性表皮松解症、副肿瘤性天疱疮

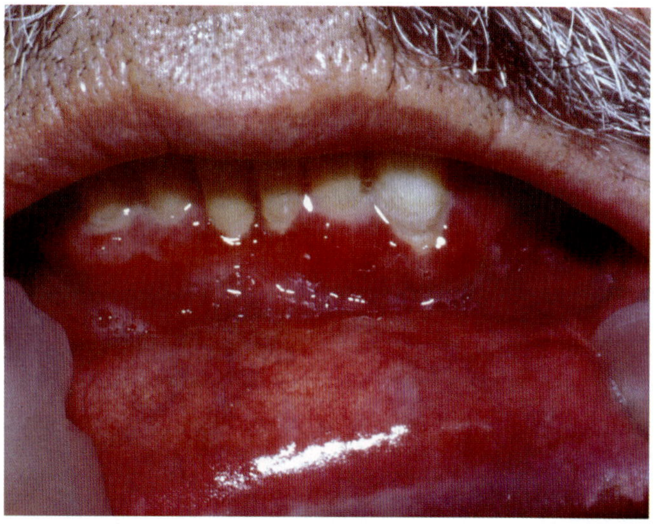

图 7-22
黏膜类天疱疮，由于上皮的剥脱而留下大片红色的没有上皮的牙龈。

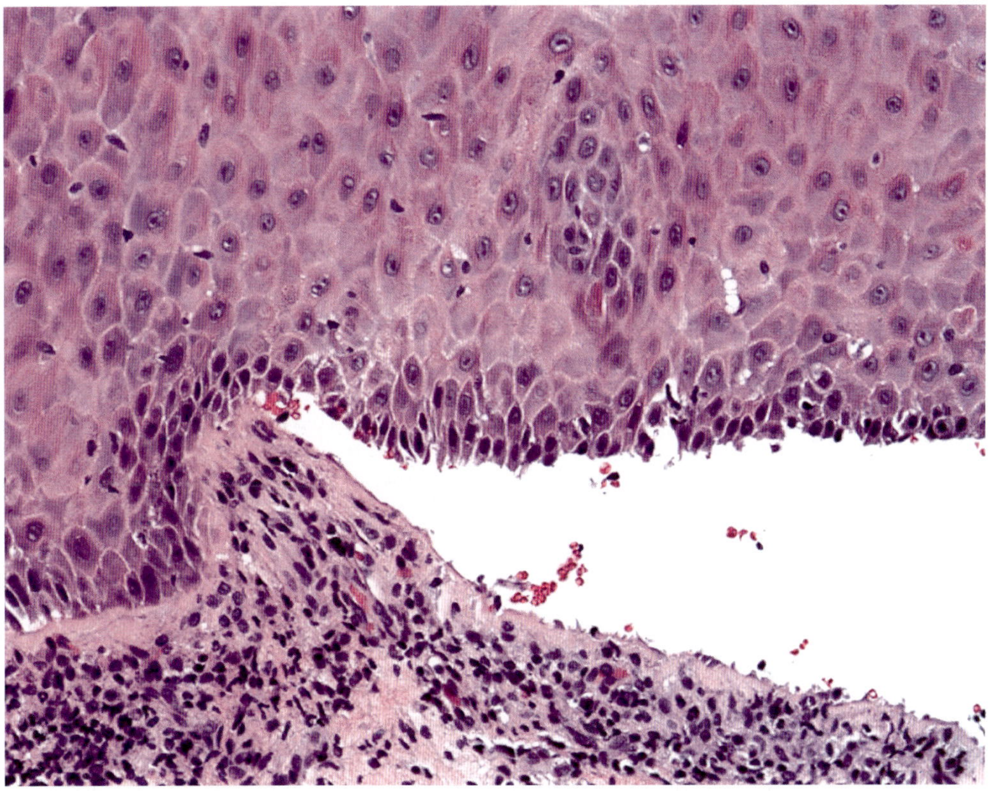

图 7-23
病变周围组织可见上皮下裂，在黏膜固有层浅层可见散在的炎细胞浸润。无基底细胞破坏。

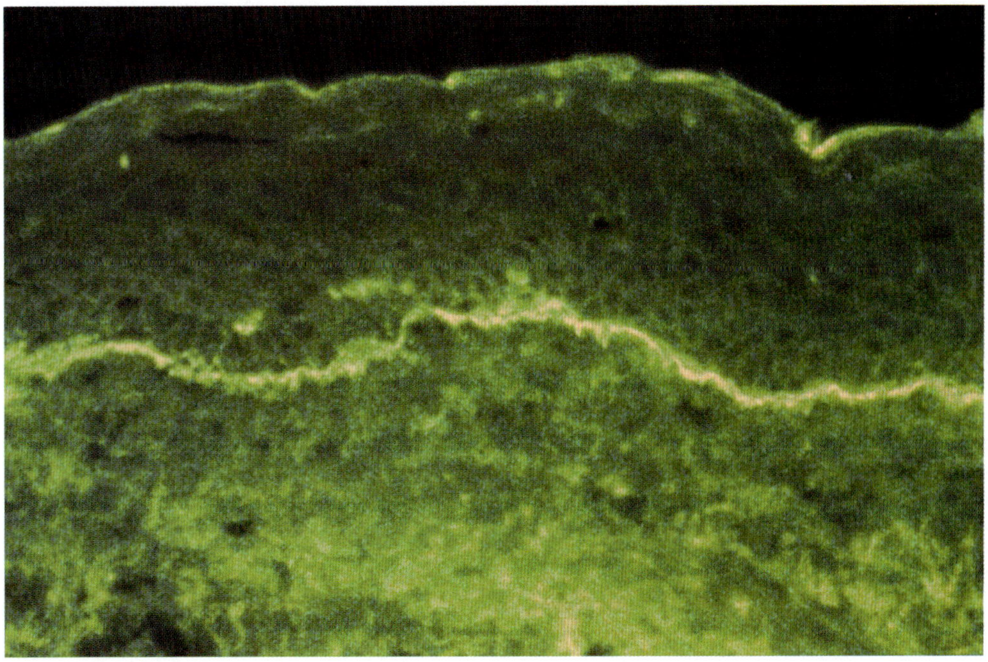

图 7-24
一例患黏膜类天疱疮患者的病变周围黏膜组织的直接免疫荧光。在基底膜区可见连续的线状 IgG 沉积带。

诊断而言并非基本要素。循环抗体的滴度与病情的严重程度无关。

鉴别诊断

黏膜类天疱疮必须与口腔的其他一些疱性疾病区分开，包括糜烂型扁平苔藓、多形性红斑、寻常型天疱疮、红斑狼疮、线状IgA病、获得性大疱性表皮松解症、类天疱疮样药物反应。直接和间接免疫荧光对得出正确诊断是必需的。

预后和治疗

局限于口腔的黏膜类天疱疮相对于眼、生殖器、咽和食管区的病变治疗效果相对好一些，很少发生瘢痕。虽然应用了诸如口服或全身性的类固醇类药物、硫唑嘌呤、氨苯砜和环磷酰胺等适当的治疗措施，但疾病仍会进展。对于那些对其他治疗措施抵抗的患者，静脉输入免疫球蛋白可获得成功。

寻常型天疱疮

临床特点

寻常型天疱疮（pemphigus vulgaris，PV）是一种自身免疫性的黏膜皮肤疱性疾病。抗鳞状上皮细胞的粘附分子桥粒核心糖蛋白1和3（Dsg1，Dsg3）的循环抗体是导致细胞间连接缺失的根本原因。PV是一种罕见的疾病，一般发生于30～60岁左右，但在各年龄阶段均有发生。无性别差异。在地中海后裔和德系犹太人中，PV的发病率较高。50%的病例首发于口腔，起疱后破裂，形成痛性的糜烂面，可无瘢痕愈合（图7-25）。黏膜PV的发生时间早于皮肤，平均为5个月，但也有的病例，黏膜PV是其唯一的临床表现。PV也可影响到其他部位的黏膜（食管、喉、鼻咽部、结膜、生殖器、肛门）。PV的临床表现是在躯干上部、头、颈及易受摩擦得区域出现松软易破的水疱。疱壁破裂后形成大片的、疼痛的表皮剥脱病损。Nikolsky和Asboe-Hansen征（向侧面按压水疱时，水疱向周围未受累的黏膜扩展）阳性。

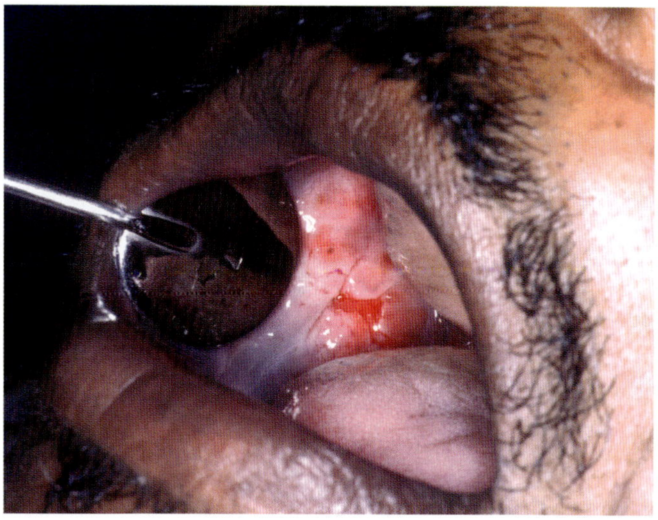

图 7-25
颊黏膜巨大的不规则的溃疡，伴有口腔、口咽、食管和喉的病变。

寻常型天疱疮
疾病概况

定义	自身免疫性的黏膜皮肤疱性疾病，与抗鳞状上皮细胞的粘附分子自身抗体有关
发生及部位	人群中0.08/100 000～3.2/100 000 50%首发于口腔
发病率和死亡率	发病率与疾病的严重程度有关 死亡率为10%，主要是由于长期的免疫抑制
性别、种族及年龄	发病高峰在30～60岁 在地中海后裔和德系犹太人中发病率较高
临床特点	易破的水疱，破裂后形成不规则的可能较广泛的痛性糜烂和溃疡 皮肤病损较松软，充满液体的疱破裂后留下痛性的溃疡
预后及治疗	皮质类固醇类药物和免疫抑制治疗血浆置换疗法和静脉输入免疫球蛋白 长期治疗可治愈，尤其是那些症状轻微，对治疗反应迅速的病例

病理学特点

取自水疱边缘的活检组织可见上皮基底层上有一上皮内疱。可见细胞间水肿、棘层松解、上皮细胞间连接缺失（图7-26）。基底层细胞仍连在基底膜上，表现出一种“墓碑”样外观。固有层的浅层可见轻度炎细胞浸润。

辅助检查

直接免疫荧光显示在病灶周围的全层上皮组织细胞间可见 IgG 沉积（图 7-27）。有时也可见 C3 和 IgM，但不如IgG那样常见。用猴食道上皮为底物的间接免疫荧光在80%～90%的患者中可检到自身抗体。抗体的滴度与疾病的活动性相关。特异的ELISA可检出 Dsg1 和 Dsg3 自身抗体，它与病情的严重程度有关。

寻常型天疱疮
病理学特点

镜下所见	基底层上的上皮内疱 细胞间的水肿、棘层松解、上皮细胞间连接缺失 基底层细胞仍连在基底膜上 轻度的炎细胞浸润
免疫荧光特点	直接免疫荧光：全部上皮组织内细胞间IgG沉积。C3 和 IgM 不多见 间接免疫荧光：以猴食道上皮为底物，可检到抗自身 IgG 抗体
病理鉴别诊断	副肿瘤性天疱疮、类天疱疮样药物反应、多形性红斑、Grover病（暂时性棘层松解性皮病）、Hailey-Hailey 病（家族性良性天疱疮）

鉴别诊断

在临床上的鉴别诊断包括许多脱皮和疱性疾病，病灶周围活检组织的组织病理学检查和直接免疫荧光以及患者血清的间接免疫荧光对诊断都是必要的。副肿瘤性天疱疮（PNP）的黏膜和皮肤都受累，并且与恶性肿瘤（淋巴瘤、慢性淋巴细胞性白血病、肺癌）相关。PV 和 PNP 在组织学和直接免疫荧光上的结果有交叉，但对PNP更特异的检测手段包括间接免疫荧光、用免疫沉淀的方法以大鼠膀胱的移行上皮为底物在 PNP 患者的血清中检测特异性的自身抗体。

治疗和预后

PV的死亡率为10%，主要是由于长期的免疫抑制治疗导致的并发症，但在全身使用皮质类固醇类药物

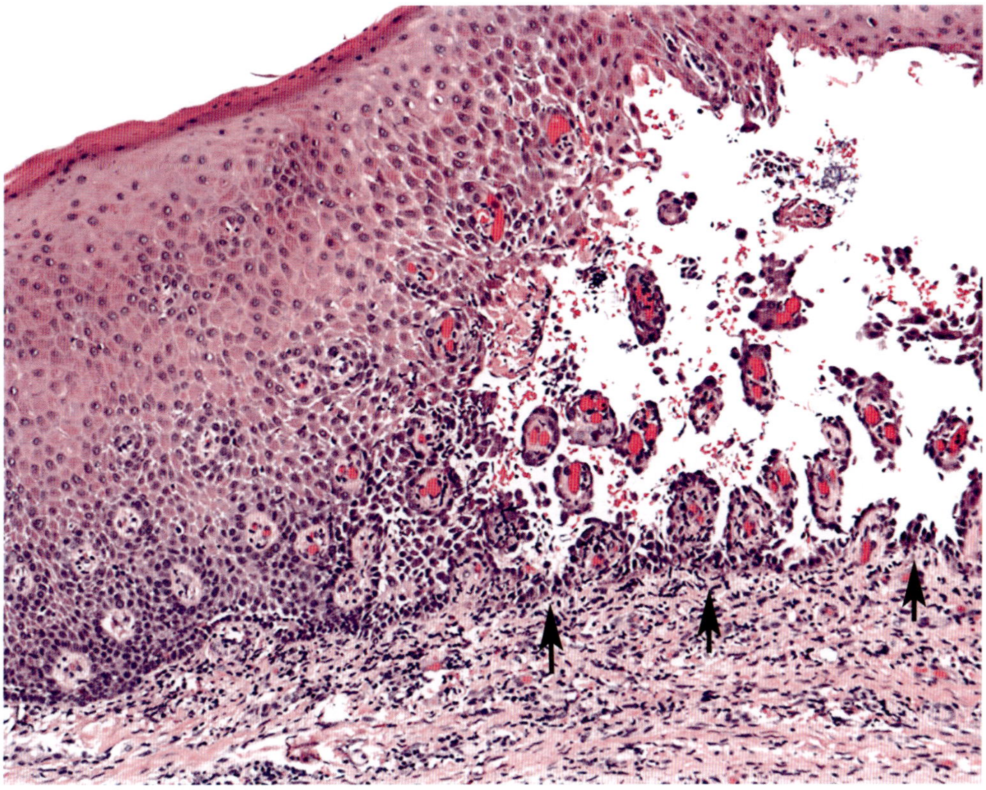

图 7-26
棘层松解、上皮与基底部分离，留下基底层细胞连在基底膜上（“墓碑”样外观，箭头处），可见轻度的炎细胞浸润。

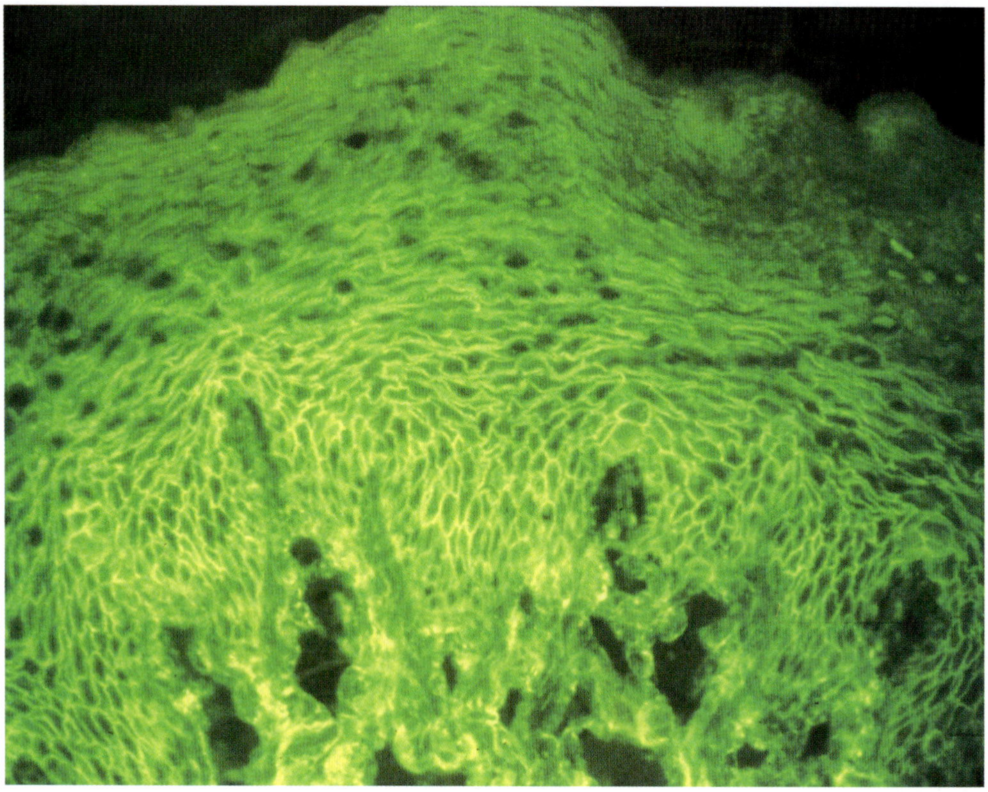

图 7-27
病灶周围组织直接荧光显示可见上皮组织细胞间 IgG 沉积。

治疗之前，其死亡率更高。根据病变部位和病情的不同，治疗措施包括局部和全身性的治疗。辅助性的免疫抑制剂用于类固醇维持效应（甲氨蝶呤、硫唑嘌呤、环磷酰胺和环孢素）。同时具有抗炎效果的一些药物如米诺环素、氨苯砜、四环素也在被使用。血浆置换疗法和大剂量静脉输入免疫球蛋白用于那些对其他疗法无效的患者。治疗的持续时间因人而异，平均彻底治愈的时间范围为2～10年。那些症状轻微，对治疗反应迅速的患者彻底治愈率最高。

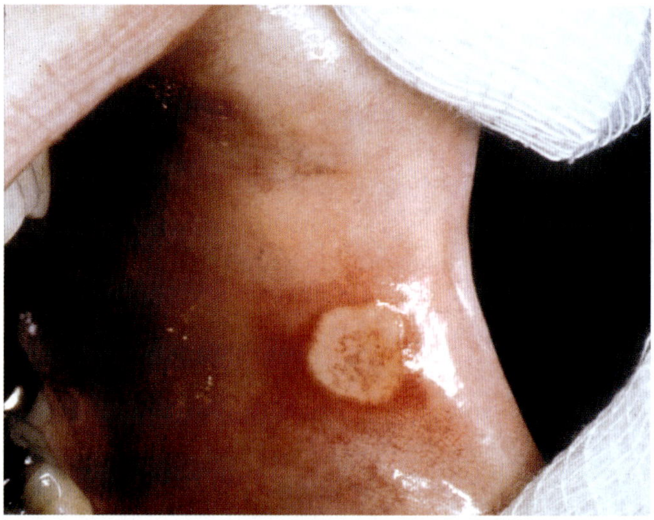

图 7-28
出现在颊黏膜上的阿弗他溃疡。溃疡表面覆以纤维蛋白膜，周围环绕红斑。

复发性阿弗他口炎

临床特征

复发性阿弗他口炎（recurrent aphthous stomatitis, RAS），又称口腔溃疡痛（canker sore），是常见的口腔溃疡，人群发病率估计约30%～35%。这些疼痛性的溃疡一般持续 10 ～ 30 天，大小从数毫米到数厘米不等。小型溃疡，占溃疡的80%，特点是溃疡直径<1cm，表面覆以脓性纤维蛋白膜，周围环绕红斑，出现在非角化上皮（颊黏膜、唇黏膜、软腭、口底及舌的侧面和舌背（图7-28）。这些溃疡通常在10 ～ 14日内无疤性愈合。大型溃疡，溃疡直径>1cm，愈合时间更长，可能留有瘢痕。疱疹性阿弗他溃疡表现为针尖大小的溃疡，可融合成大的溃疡。

RAS的病因被认为是多种因素造成的，包括变态反应、压力、焦虑、局部的机械性损伤和激素。已报道的变应原包括肉桂、谷类产品、西红柿、坚果、柑橘类的水果和巧克力。在40%左右的病例中发现有家族性相关。无已知的细菌或病毒与 RAS 有关。

复发性阿弗他口炎 疾病概况	
定义	常见，多因性的发生于非角化上皮的非感染性口腔溃疡
发生及部位	人群的 35%。
性别、种族和年龄	常发生于儿童期，持续于整个成人阶段
临床特点	小型或大型的阿弗他口炎表现为在非角化口腔黏膜（颊黏膜、唇黏膜、软腭、口底及舌的侧面和舌背）上的溃疡，表面覆以脓性纤维蛋白膜，周围环绕红斑
预后及治疗	治疗的目标包括通过局部 / 全身应用皮质类固醇类药物减轻疼痛和促进愈合，确定特征性的诱发因素预防溃疡的进一步发展

病理学特点

镜下表现为非特异性的溃疡，表面覆以脓性纤维蛋白膜。下面的结缔组织内有急性及慢性炎细胞浸润（图 7-29）。

鉴别诊断

RAS的临床鉴别诊断非常广泛，而镜下仅表现为非特异性炎症。临床鉴别诊断包括单纯疱疹病毒、疱疹性咽峡炎、创伤性溃疡、增殖性脓性口炎、Behcet 病（眼和生殖器溃疡）。典型的 RAS 发生于可自由移

复发性阿弗他口炎 病理学特点	
镜下所见	表面覆以脓性纤维蛋白膜的非特异性的溃疡，下面水肿的肉芽组织内有混合性的炎细胞浸润
病理鉴别诊断	创伤性溃疡、增殖性脓性口炎和 HSV

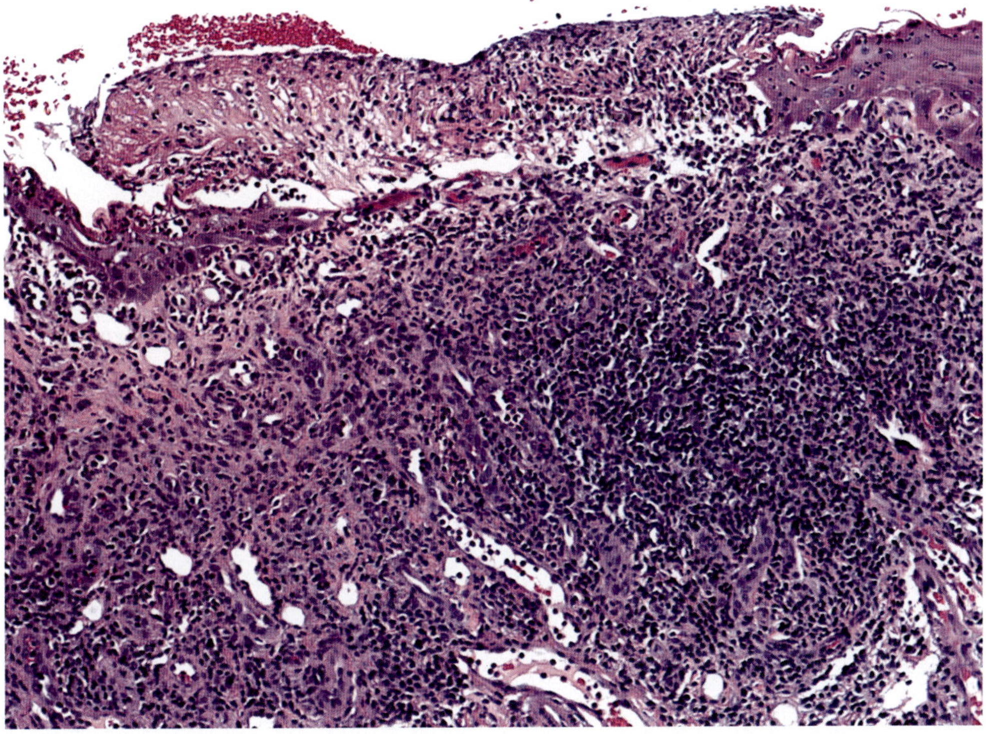

图 7-29
阿弗他溃疡表面的脓性纤维蛋白膜伴中性粒细胞，溃疡底部肉芽组织内有炎细胞浸润。

动的黏膜，而疱疹发生于固定的黏膜（硬腭、牙龈）。增殖性脓性口炎是一种不常见的脓疱性疾病，发生于溃疡性结肠炎患者，病变包括棘层的微小脓肿。病变不愈或治疗无效的患者，通常在两周内应进行活检以排除其他疾病。

预后和治疗

阿弗他溃疡的治疗药物包括 OTC（over-the-counter）药物和处方药。口服皮质类固醇类药物（曲安西龙、醋酸氟轻松和氯倍他索）都能有效地减轻疼痛和缩短愈合时间。重型RAS患者可口服皮质类固醇类药物。找到并减少引发 RAS 的局部因素是 RAS 治疗的重要部分。排除日常的食物和配对试验将有助于确定变应原。一年发病 4 ~ 5 次以上的患者应寻找全身性的原因，包括缺铁性贫血、恶性贫血、乳糜泻和 Crohn 病。

地图舌（良性游走性舌炎、游走性红斑）

临床特征

地图舌（geographic tongue，GT）是一种良性的原因不明的炎症状态，虽然有人怀疑是超敏反应。报道的 GT 患病率高达 15%。成年女性患病率比男性和儿童高。舌前 2/3 是最常见的部位，偶见于颊黏膜、软腭和唇黏膜。GT的外观表现有特征性，表现为界线清晰的红斑，被白色的、漩涡状或扇形的界限包绕（图 7-30）。红斑改变代表丝状乳头萎缩。病变的面积可以增大，边界锐利，然后缓解，又出现在舌的其他部位。GT通常无症状，但对热、辣、酸的食物、某些调味品或口腔卫生用品会产生烧灼感。

地图舌
疾病概况

定义	一种舌的良性的、通常无症状的炎性病变，以周围环绕白色扇贝状边缘的萎缩性红斑粘膜为特点
发生及部位	患病率可达 15% 几乎所有病例都发生于舌
性别、种族和年龄	女性 > 男性（女：男为 2：1） 成人患病常多于儿童
临床特点	多灶、环形红斑，周围环绕白色边缘 病变大小、部位、类型可在几天内发生改变（良性游走性舌炎）
预后及治疗	通过局部合理使用皮质类固醇缓解症状以维持良好状态

病理学特点

GT 的镜下所见与银屑病类似，包括细胞间水肿、过度不全角化、上皮钉突延长。在上皮的棘层可见中性粒细胞微脓肿（图7-31）。固有层内常见淋巴细胞和中性粒细胞两种炎细胞。

地图舌
病理学特点

镜下所见	过度不全角化、细胞间水肿、上皮钉突延长 上皮棘层内中性粒细胞微小脓肿
病理鉴别诊断	口腔念珠菌病、银屑病、炎性异型增生

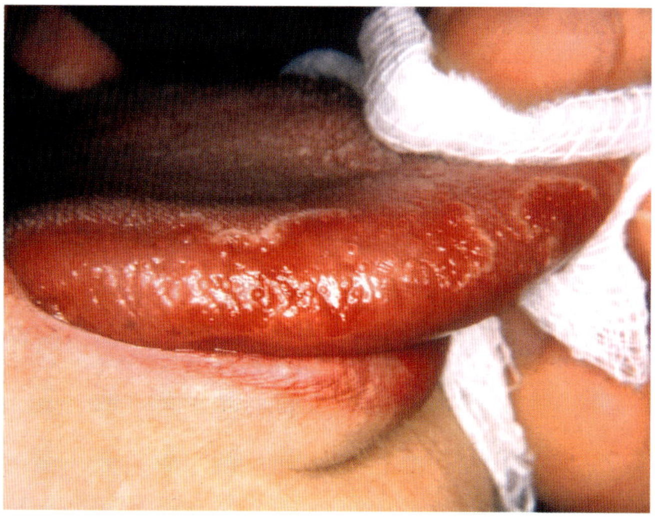

图 7-30
地图舌的临床图片，可见不规则红斑样的丝状乳头萎缩区被略微隆起的白色的、漩涡状的界限包绕。

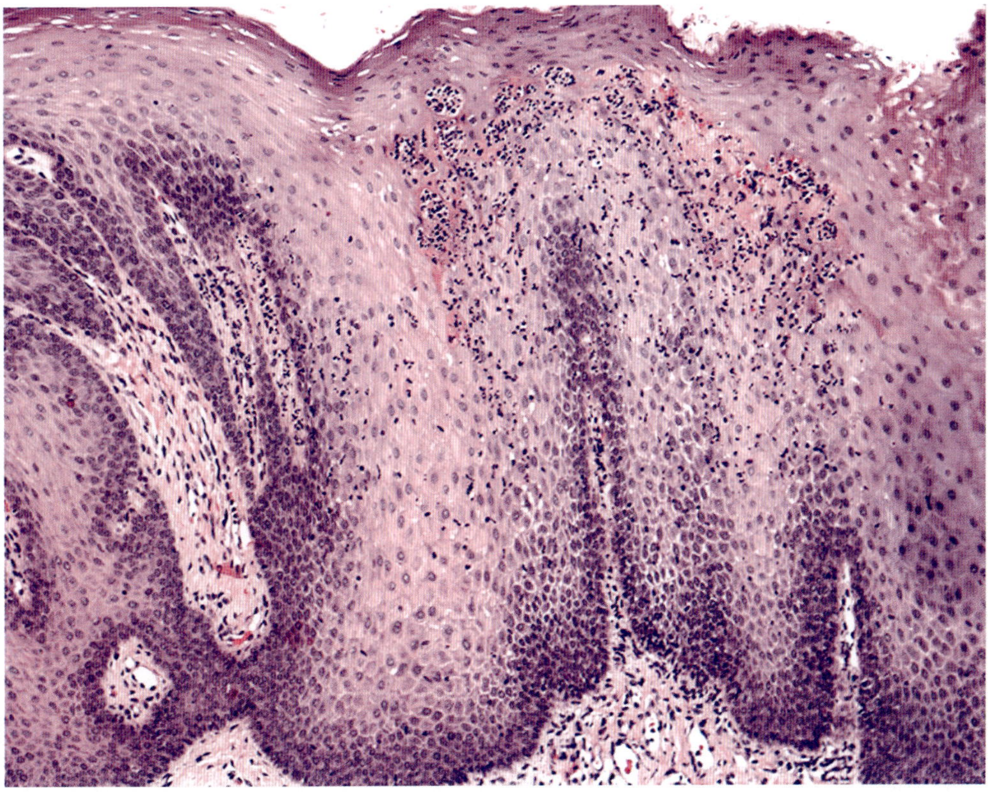

图 7-31
过度不全角化、细胞间水肿、上皮钉突延长。在上皮的棘层可见中性粒细胞微小脓肿。

鉴别诊断

因为 GT 的典型临床表现，一般不会与其他疾病混淆。糜烂型扁平苔藓的症状通常更重，并且通常在口腔的其他部位也可见病变。

预后和治疗

无症状的病变无需治疗，适量的口服皮质类固醇类药物对有烧灼感和触痛的患者可能有效。避免任何已知可能加重的因素是最好的长期治疗方法。

毛状舌 疾病概况	
定义	丝状乳头延缓脱落造成的丝状乳头延长，有多种诱因，包括不良的口腔卫生习惯、药物
发生及部位	成人的 0.5%。
性别、种族和年龄	无性别和种族差别，通常见于成人，也可发生于儿童
临床特点	舌背轮廓乳头前的丝状乳头延长 因为病因或产色素菌的不同，乳头呈不同的颜色
预后及治疗	通过刮刷舌表面清除延长的乳头

毛状舌

临床特征

毛状舌（hairy tongue）是由于丝状乳头延缓脱落造成的，有多种诱因，包括不良的口腔卫生习惯、药物（尤其是广谱抗生素）、头颈部的放疗和口干症。吸烟、喝咖啡、饮茶也能导致毛状舌。丝状乳头延长，上面沾有食物碎片、饮料、糖果和漱口水（图7-32），根据病因不同，舌外观可为黑色、黄色、棕色、绿色或其他颜色。毛状舌通常无症状，部分患者有窒息感。有症状（烧灼感）的毛状舌通常是由于继发念珠菌感染所致。

病理学特点

镜下可见带有相关细菌菌落的拉长了的丝状乳头，偶见炎细胞（图7-33）。PAS染色可能见到念珠菌的过度生长。

鉴别诊断

其他的一些疾病可能会累及舌背，如扁平苔藓、白斑和念珠菌病。但上述疾病均与丝状乳头延长无关。

毛状舌 病理学特点	
镜下所见	延长的、明显过度不全角化的丝状乳头，通常有大量的细菌菌落
病理鉴别诊断	口腔念珠菌病和口腔白斑

预后和治疗

在舌刮或牙刷的辅助下机械性清除延长的乳头。如果是由于使用抗生素的原因，在抗生素治疗结束后舌会恢复正常。如果患者有口干症，增加唾液分泌的治疗有效。有念珠菌病相关的毛状舌患者，应进行抗真菌治疗。

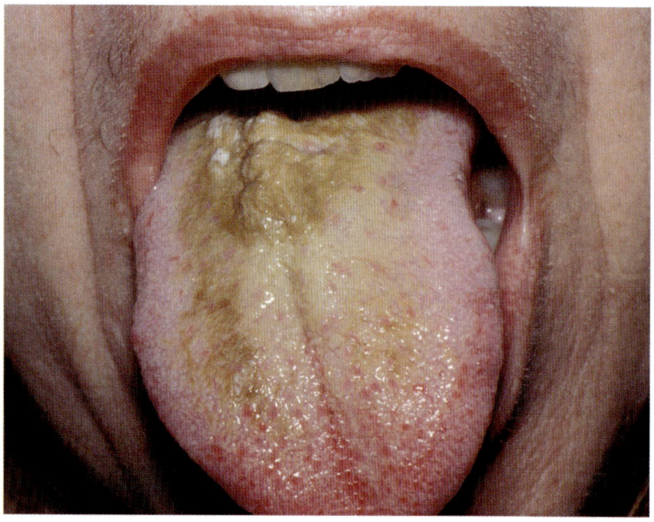

图 7-32
毛状舌的临床图片，可见舌中线上明显延长的丝状乳头。

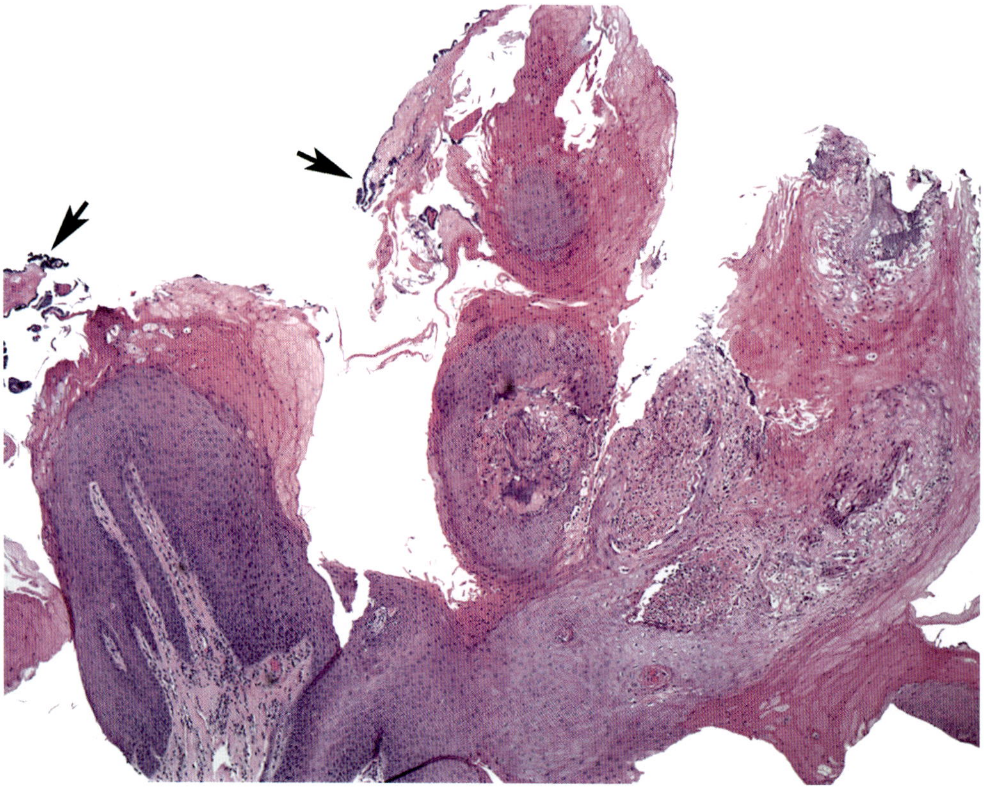

图 7-33
毛状舌延长并明显不全角化的丝状乳头。上皮表层可见大量的细菌菌落（箭头所指处）。

黑斑

临床特征

口腔或唇部的黑斑（melanotic macule）是用来描述一种良性的色素沉积性的口腔病变。报道的病例高达85%发生于女性。下唇红边界是最常见的部位，其次是牙龈、颊黏膜和上颚。黑色沉着斑为实性、扁平、轮廓清楚、形态规则的色素沉积区，颜色从黑色、棕色、蓝色到灰色不等，棕黄色到深棕色是最常见的颜色（图 7-34）。病变< 1cm，病变稳定。

黑斑
疾病概况

定义	良性的色素沉积性的口腔病变，伴有沿上皮内基底细胞层增多的黑色素沉积
发生及部位	确切发病不详 多数病例发生在唇红的边缘
性别、种族和年龄	女性>>男性（女：男为 7：1 ～ 8：1） 平均 40 岁
临床特点	通常为实性、扁平、轮廓清楚、形态规则的色素沉积区，无症状，< 1cm 的斑
预后及治疗	为了美观，不美观的黑斑可用短脉冲激光去除 任何新近发生的、大面积的、不平坦的黑斑都应该切除

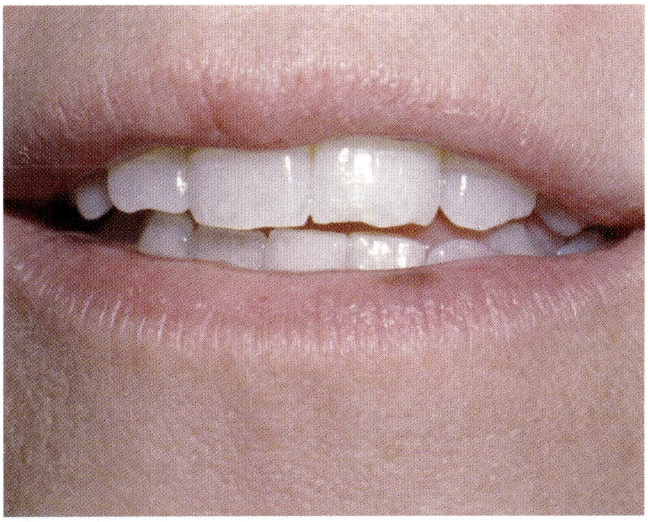

图 7-34
下唇红边界黑色沉着斑的临床图片，表现为无症状的棕色斑。

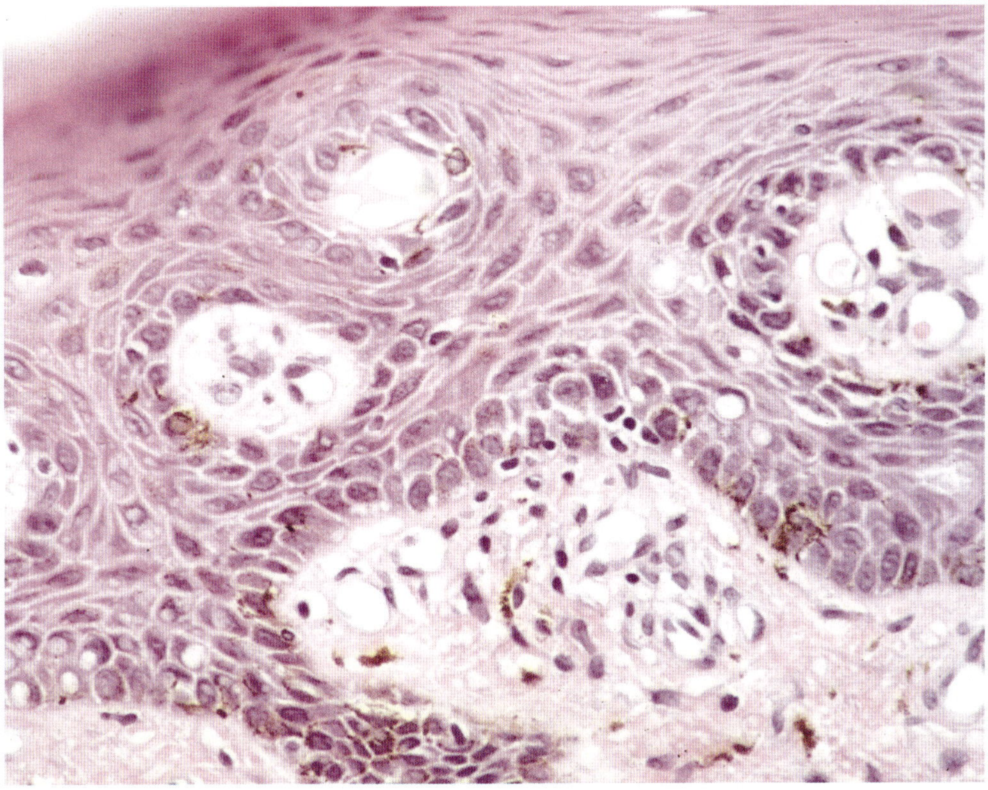

图 7-35
正常的复层鳞状上皮的基底层或基底层旁黑色素沉积，固有层黑色素过度沉积。

黑斑	
病理学特点	
镜下所见	基底细胞层增多的黑色素沉积
	固有层可见黑色素过度沉积
	黑色素细胞数量可增多或不增多
病理鉴别诊断	炎症后色素沉着斑、药物导致的色素沉着

病理学特点

在正常的复层鳞状上皮的基底层或基底层旁可见增多的黑色素沉积（图7-35），尽管黑色素细胞的数量可不受影响。在固有层可见黑色素过度沉积，偶见伴有噬黑素细胞。

鉴别诊断

黑斑的鉴别诊断包括银汞沉着症、口内痣、炎症后色斑、药物导致的色素沉着和黑色素瘤。绝大多数的口内痣是突出于黏膜表面的。蓝痣通常是<1cm的斑，好发于硬腭。而炎症后色斑和药物导致的色素沉着比黑斑更广泛。银汞沉着症是蓝-灰色的，见于牙科工作部位的邻近区域。临床病史和临床表现是诊断的关键。

预后和治疗

黑斑不会恶变也无须治疗。为了美观，难看的黑斑可用短脉冲激光去除。任何新近发生的、大面积的、不平坦的黑斑都应切除。

推荐阅读

Fordyce 颗粒

1. Alawi F, Siddiqui A: Sebaceous carcinoma of the oral mucosa: case report and review of the literature. Oral Surg Oral Med Oral Pathol Oral Radiol Endod 2005;99:79–84.
2. Daley TD: Intraoral sebaceous hyperplasia. Diagnostic criteria. Oral Surg Oral Med Oral Pathol 1993;75:343–347.
3. Verbin RS, Guggenheimer J, Appel BN: Fordyce granules. In: Barnes L, ed. Surgical Pathology of the Head and Neck, 2nd ed. New York: Marcel Dekker, 2001:240–241.

银汞沉着症

1. Aoyagi H, Katagiri M: Long-term effects of Ag-containing alloys on mucous tissue present in biopsy samples. Dent Mater J 2004;23: 340–347.
2. Buchner A, Hansen LS: Amalgam pigmentation (amalgam tattoo) of the oral mucosa. A clinicopathologic study of 268 cases. Oral Surg Oral Med Oral Pathol 1980;49:139 147.
3. Buchner A: Amalgam tattoo (amalgam pigmentation) of the oral mucosa: clinical manifestations, diagnosis and treatment. Refuat Hapeh Vehashinayim 2004;21:25–28, 92.
4. Owens BM, Johnson WW, Schuman NJ: Oral amalgam pigmentations (tattoos): a retrospective study. Quintessence Internat 1992;23: 805–810.
5. Seward GR: Amalgam tattoo. Br Dent J 1998;184:470–471.
6. Shah G: Treatment of an amalgam tattoo with a Q-switched alexandrite (755 nm) laser. Dermatol Surg 2002;28:1180–1181.

异位甲状腺

1. Atiyeh BS, Abdelnour A, Haddad FF, et al.: Lingual thyroid: tongue-splitting incision for transoral excision. J Laryngol Otol 1995;109: 520–524.
2. Barnes TW, Olsen KD, Morgenthaler TI: Obstructive lingual thyroid causing sleep apnea: a case report and review of the literature. Sleep Med 2004;5:605–607.
3. Batsakis JG, El-Naggar AK, Luna MA: Thyroid gland ectopias. Ann Otol Rhinol Laryngol 1996;105:996–1000.
4. Baughman RA: Lingual thyroid and lingual thyroglossal tract remnants. A clinical and histopathologic study with review of the literature. Oral Surg Oral Med Oral Pathol 1972;34:781–799.
5. Douglas PS, Baker AW: Lingual thyroid. Brit J Oral Maxillofac Surg 1994;32:123–124.
6. Emmanouil-Nikoloussi EN, Kerameos-Foroglou C: Developmental malformations of human tongue and associated syndromes (review). Bull Group Int Rech Sci Stomatol Odontol 1992;35:5–12.
7. Turgut S, Murat OK, Celikkanat S, et al.: Diagnosis and treatment of lingual thyroid: a review. Rev Laryngol Otol Rhinol (Bord) 1997;118:189–192.
8. Verbin RS, Guggenheimer J, Appel BN: Ectopic thyroid tissue. In: Barnes L, ed. Surgical Pathology of the Head and Neck, 2nd ed. New York: Marcel Dekker, 2001:251–254.

口腔淋巴上皮囊肿

1. Alpaslan G, Oygur T, Saracgil S: Lymphoepithelial cyst. J Marmara Univ Dent Fac 1993;1:333–336.
2. Buchner A, Hansen LS: Lymphoepithelial cysts of the oral cavity. A clinicopathologic study of thirty-eight cases. Oral Surg Oral Pathol Oral Med 1980;50:441–449.
3. Kumara GR, Gillgrass TJ, Bridgman JB: A lymphoepithelial cyst (branchial cyst) in the floor of the mouth. N Z Dent J 1995;91:14–15.
4. Schiodt M: HIV-associated salivary gland disease: a review. Oral Surg Oral Med Oral Pathol 1992;73:164–167.
5. Seifert G: Lymphoid lesions of the oral cavity. Pathol Res Pract 1980;167:179–203.

口腔毛状白斑

1. de Faria PR, Vargas PA, Saldiva PH, et al.: Tongue disease in advanced AIDS. Oral Dis 2005;11:72–80.
2. Marcus M, Maida CA, Freed JR, et al.: Oral white patches in a national sample of medical HIV patients in the era of HAART. Community Dent Oral Epidemiol 2005;33:99–106.
3. Patton LL, Phelan JA, Ramos-Gomez FJ, et al.: Prevalence and classification of HIV-associated oral lesions. Oral Dis 2002;8 Suppl 2:98–109.
4. Ranganathan K, Umadevi M, Saraswathi TR, et al.: Oral lesions and conditions associated with human immunodeficiency virus infection in 1,000 South Indian patients. Ann Acad Med Singapore 2004;33:37–42.

5. Shiboski CH, Hilton JF, Neuhaus JM, et al.: Human immunodeficiency virus-related oral manifestations and gender. A longitudinal analysis. The University of California, San Francisco, Oral AIDS Center Epidemiology Collaborative Group. Arch Intern Med 1996;156:2249–2254.
6. Walling DM, Etienne W, Ray AJ, et al.: Persistence and transition of Epstein-Barr virus genotypes in the pathogenesis of oral hairy leukoplakia. J Infect Dis 2004;190:387–395.

感染

1. Belmont MJ, Behar PM, Wax MK: Atypical presentations of actinomycosis. Head Neck 1999;21:264–268.
2. Brandwein M: Actinomycoses. In: Barnes L, ed. Surgical Pathology of the Head and Neck, 2nd ed. New York: Marcel Dekker, 2001:2024–2123.
3. Eisen D: The clinical characteristics of intraoral herpes simplex virus infection in 52 immunocompetent patients. Oral Surg Oral Med Oral Pathol Oral Radiol Endod 1998;86:432–437.
4. Kessler HR: Herpes virus infections: a review for the dental practitioner. Tex Dent J 2005;122:150–165.
5. Odell EW: Median rhomboid glossitis. In: Barnes EL, Eveson JW, Reichart P, Sidransky D, eds. Pathology and Genetics of Head and Neck Tumours. Kleihues P, Sobin LH, series eds. World Health Organization Classification of Tumours. Lyon, France: IARC Press, 2005:189.
6. Sciubba JJ: Herpes simplex and aphthous ulcerations: presentation, diagnosis and management—an update. Gen Dent 2003;51:510–516.
7. Sitheeque MA, Samaranayake LP: Chronic hyperplastic candidosis/candidiasis (candidal leukoplakia). Crit Rev Oral Biol Med 2003;14: 253–267.
8. Vazquez J, Sobel JD: Mucosal candidiasis. Infect Dis Clin North Am 2002;16:793–820.

口腔扁平苔藓

1. DeRossi SS, Ciarrocca KN: Lichen planus, lichenoid drug reactions, and lichenoid mucositis. Dent Clin North Am 2005;49:77–89, viii.
2. Eisen D: The clinical manifestations and treatment of oral lichen planus. Dermatol Clin 2003;21:79–89.
3. Scully C, Beyli M, Ferreiro MC, et al.: Update of oral lichen planus: etiopathogenesis and management. Crit Rev Oral Biol Med 1998:9: 86–122.
4. Sugerman PB, Savage NW, Walsh LJ, et al.: The pathogenesis of oral lichen planus. Crit Rev Oral Biol Med 2002;13:350–365.
5. Sugerman PB, Savage NW: Oral lichen planus: causes, diagnosis and management. Aust Dent J 2002;47:290–297.

黏膜类天疱疮（叶状类天疱疮）

1. Bagan J, Lo ML, Scully C: Mucosal disease series. Number III. Mucous membrane pemphigoid. Oral Dis 2005;11:197–218.
2. Chan LS, Ahmed AR, Anhalt GJ, et al.: The first international consensus of mucous membrane pemphigoid. Arch Dermatol 2002;138: 370–379.
3. Sami N, Yeh SW, Ahmed AR: Blistering diseases in the elderly: diagnosis and treatment. Dermatol Clin 2004;22:73–86.
4. Sollecito TP, Parisi E: Mucous membrane pemphigoid. Dent Clin North Am 2005;49:91–106, viii.

寻常型天疱疮

1. Bystryn JC, Rudolph JL: Pemphigus. Lancet 2005;366:61–73.
2. Castellano Suarez JL: Gingival disorders of immune origin. Med Oral 2002;7:271–283.
3. Challacombe SJ, Setterfield J, Shirlaw P, et al.: Immunodiagnosis of pemphigus and mucous membrane pemphigoid. Acta Odontol Scand 2001;59:226–234.
4. Ettlin DA: Pemphigus. Dent Clin North Am 2005;49:107–125.
5. Grando S: New approaches to the treatment of pemphigus. J Investig Dermatol Symp Proc 2004;9:84–91.
6. Scully C, Challacombe SJ: Pemphigus vulgaris: update of etiopathogenesis, oral manifestations, and management. Crit Rev Oral Biol Med 2002;13:397–408.
7. Weinberg MA, Insler MS, Campen RB: Mucocutaneous features of autoimmune blistering diseases. Oral Med Oral Pathol Oral Radiol Endod 1997;84:517–534.

复发性阿弗他口炎

1. Akintoye SO, Greenberg MS: Recurrent aphthous stomatitis. Dent Clin North Am 2005;49:31–47.
2. Natah SS, Konttinen YT, Enattah NS, et al.: Recurrent aphthous ulcers today: a review of the growing knowledge. Int J Oral Maxillofac Surg 2004;33:221–234.
3. Porter S, Scully C: Aphthous ulcers (recurrent). Clin Evid 2004;1687–1694.
4. Scully C, Gorsky M, Lozada-Nur F: The diagnosis and management of recurrent aphthous stomatitis: a consensus approach. J Am Dent Assoc 2003;134:200–207.
5. Zunt SL: Recurrent aphthous stomatitis. Dermatol Clin 2003;21:33–39.

地图舌（良性游走性舌炎、游走性红斑）

1. Assimakopoulos D, Patrikakos G, Fotika C, Elisaf M: Benign migratory glossitis or geographic tongue: an enigmatic oral lesion. Am J Med 2002;113:751–755.
2. Espelid M, Bang G, Johannessen AC, et al.: Geographic stomatitis: report of 6 cases. J Oral Pathol Med 1991;20:425–428.
3. Hume WJ: Geographic stomatitis: a critical review. J Dent 1975;3:25–43.

毛状舌

1. Salonen L, Axell T, Hellden L: Occurrence of oral mucosal lesions, the influence of tobacco habits and an estimate of treatment time in an adult Swedish population. J Oral Pathol Med 1990;19:170–176.
2. Winzer M, Gilliar U, Ackerman AB: Hairy lesions of the oral cavity. Clinical and histopathologic differentiation of hairy leukoplakia from hairy tongue. Am J Dermatopathol 1988;10:155–159.

黑斑

1. Buchner A, Merrell PW, Carpenter WM: Relative frequency of solitary melanocytic lesions of the oral mucosa. J Oral Pathol Med 2004;33: 550–557.
2. Gaeta GM, Satrino RA, Baroni A: Oral Pigmented lesions. Clin Dermatol 2002;20:286–288.
3. Gupta G, Williams RE, Mackie RM: The labial melanotic macule: a review of 79 cases. Br J Dermatol 1997;136:772–775.
4. Ho KK, Dervan P, O'Loughlin S, et al.: Labial melanotic macule: a clinical, histopathologic, and ultrastructural study. J Am Acad Dermatol 1993;28:33–39.
5. Weathers DR, Corio RL, Crawford BE, et al.: The labial melanotic macule. Oral Surg Oral Med Oral Pathol 1976;42:196–205.

8 口腔和口咽部良性肿瘤

William Westra

纤维瘤

除非有特别的限定（如骨化性纤维瘤、造釉细胞纤维瘤等），纤维瘤（fibroma）一般是局部纤维结缔组织对组织刺激的反应性增生。如前所述，口腔纤维瘤本质是反应性的。有些人提出也可以将其命名为“局部纤维组织增生”，这样更符合反应性病变的本质。

临床特点

纤维瘤是口腔最常见的“肿瘤”。女性多发，男女比为2：1，30 ~ 50岁高发，无种族差异。本病发生在口腔并不奇怪，反映出这些部位为易受创伤的部位。纤维瘤好发于咬合线处的颊黏膜和舌的侧缘，但是在唇和齿龈也很常见。经典的临床表现为一突起的无蒂结节，表面覆有光滑的黏膜（图8-1）。通常只有数毫米大小，个别罕见病例可达1 ~ 2cm。纤维瘤是无痛的。

病理学特点

大体所见

口腔纤维瘤肉眼表现为一圆形结节，表面覆有光滑的黏膜。切面为灰白实性，质地可从软到硬。

镜下所见

组织学表现主要是黏膜下胶原纤维结节状沉积（图8-2）。细长的成纤维细胞和小血管在粉色、密集的胶原纤维背景中散在分布（图8-3）。结节为圆形，边界清楚，也可与周围的纤维结缔组织相延续。被覆的

纤维瘤
疾病概况

定义	由于组织损伤引起的局部纤维结缔组织的反应性增生
发生及部位	口腔最常见的“肿瘤” 最常发生在口腔中易受损伤的部位（如沿咬合线处的颊黏膜，舌的侧缘）
性别、种族和年龄	女性＞男性（男：女为2：1） 常发生在30 ~ 50岁
临床特点	无痛且无任何症状 在黏膜下潜在的局限性生长（通常直径只有数毫米）
预后及治疗	外科保守切除是有效的治疗方法 如果创伤刺激持续存在，有潜在复发的可能

纤维瘤
病理学特点

大体所见	圆形结节，直径从数毫米至2cm 除发生继发溃疡外，表面光滑
镜下所见	主要为黏膜下胶原纤维增生 不明显的梭形成纤维细胞在胶原纤维束中散在分布 鳞状上皮无明显变化，但可能有不同程度的钉突萎缩，过度角化，和（或）表面溃疡
病理鉴别诊断	在组织学水平不易与其他的口腔黏膜下结节混淆

鳞状上皮变薄，钉突扁平，紧密地贴覆于结节状肿物的表面。对结节的损伤还可引起继发改变，包括摩擦引起的过度角化及溃疡。

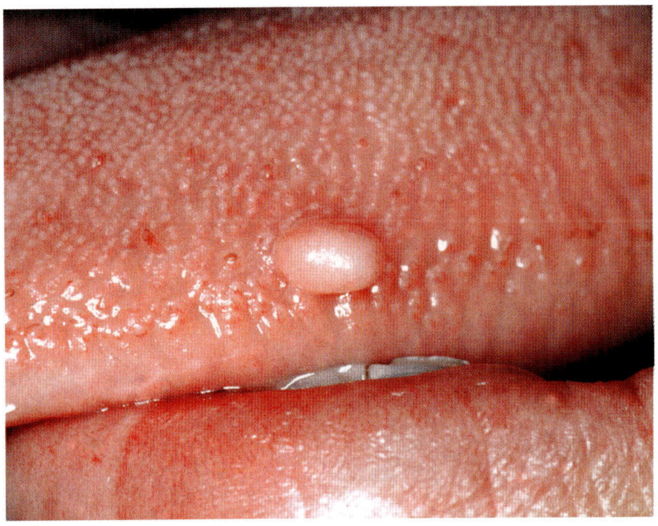

图 8-1
这例纤维瘤发生在舌的侧缘，肉眼为一突起的无蒂结节，覆有光滑的上皮。

病变组织中的成纤维细胞呈梭形，不明显。当病变中出现大的星形的成纤维细胞时，称为巨细胞纤维瘤（giant cell fibroma）（图 8-4），这种成纤维细胞通常有大的多形性的细胞核。与一般的纤维瘤不同，巨细胞纤维瘤与创伤无关，多发生于年轻的患者。

鉴别诊断

尽管纤维瘤很常见并对患者没有影响，但还是应慎重处理，对其进行外科切除并在显微镜下与其他临床表现类似的良恶性肿瘤进行鉴别，如神经鞘瘤、神经纤维瘤、颗粒细胞瘤及涎腺肿瘤。在显微镜下即可鉴别。

预后及治疗

作为一个反应性的非肿瘤过程，纤维瘤没有恶性转化的潜能。单纯的外科切除有效。如果创伤刺激原没有被充分处理，个别病变可能复发。

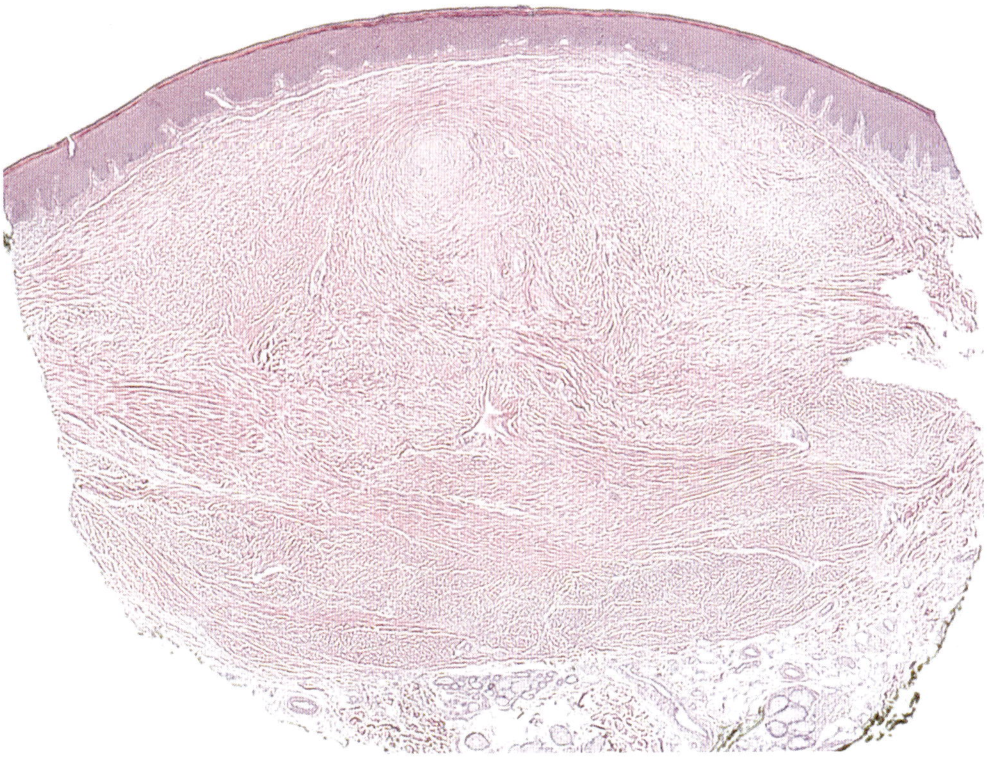

图 8-2
低倍镜下，结缔组织沉积构成一个独立的黏膜下结节。

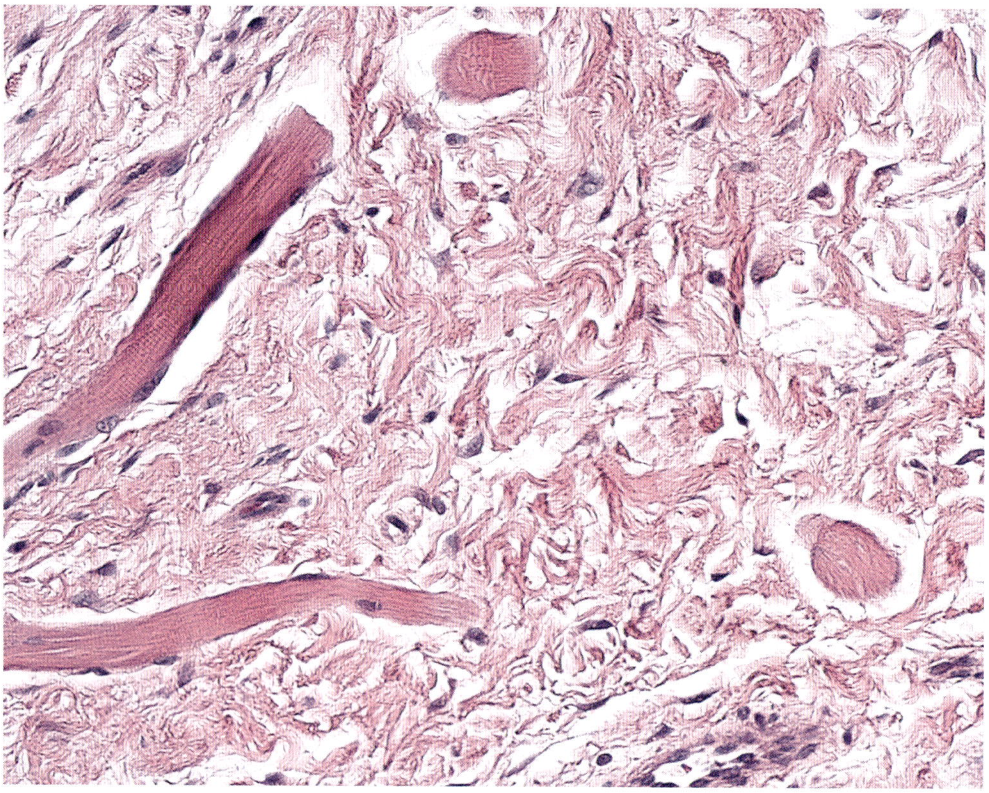

图 8-3
高倍镜下，结节由富含胶原纤维的基质构成，内有不明显的成纤维细胞。

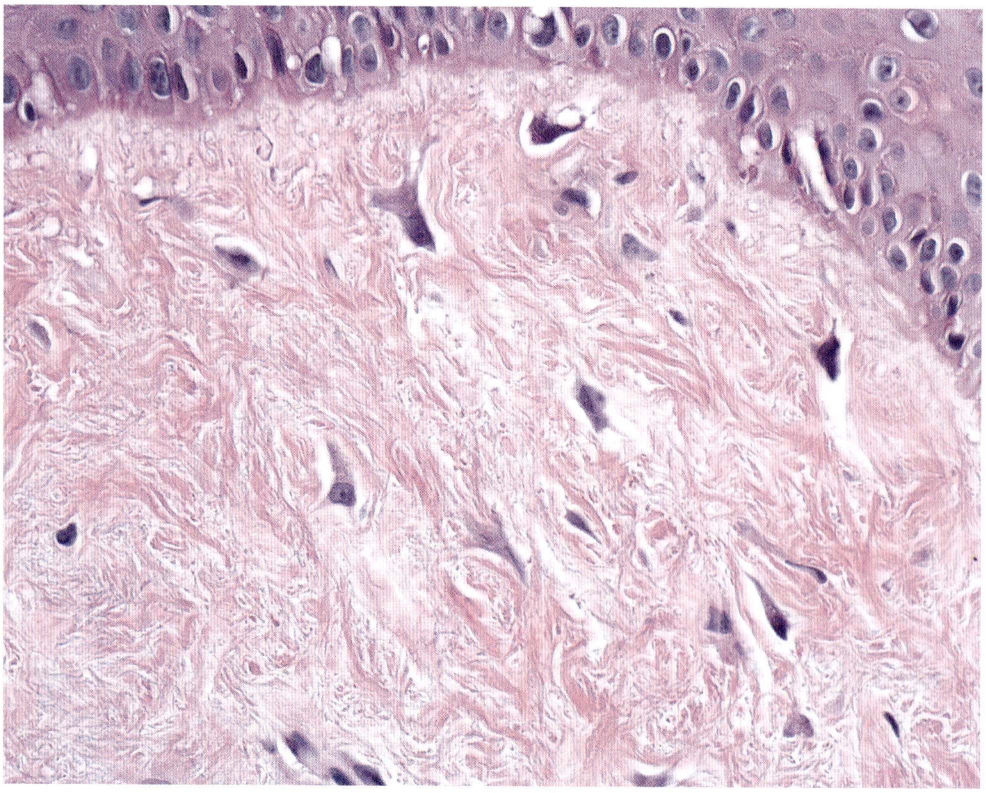

图 8-4
与一般的纤维瘤（如创伤）不同，巨细胞纤维瘤有特征性的星形成纤维细胞，这些成纤维细胞有大而深染的细胞核。

鳞状细胞乳头状瘤（包括疣和湿疣）

口腔的鳞状细胞乳头状瘤（squamous papiloma）是由于鳞状上皮外生性增殖而形成的局部良性病变。其标志性的镜下特点为乳头状分叶。它是口腔中由人乳头瘤病毒（HPV）引起鳞状上皮增殖而形成的多种肿瘤性病变的一种。其他由HPV引起的口腔黏膜增殖性病变包括寻常疣和尖锐湿疣。口腔鳞状细胞乳头状瘤和湿疣通常检出的是非致癌型的HPV6和11型，而HPV2 和 4 型常与寻常疣有关。

临床特点

鳞状细胞乳头状瘤是起源于口腔黏膜的最常见的良性肿瘤。患者发病的年龄很广，儿童和成人均可发病。大多数的病例在 30 ～ 50 岁时确诊。一些大样本的研究表明男性多于女性，白人多于黑人。病变可以发生在口腔内任何部位的黏膜，但硬腭、软腭及悬雍垂好发。

鳞状细胞乳头状瘤（包括疣和湿疣）
疾病概况

定义	鳞状上皮的局部外生性疣状增生，良性，由于感染人乳头瘤病毒引起，主要是非致癌型的 6 和 11 型
发生及部位	最常见的起源于表面上皮的良性肿瘤 可以发生在口腔内黏膜的任何部位，但是硬腭、软腭和悬雍垂多见
相关改变或死亡率	良性增生，只有很小的恶性转化的潜能
性别、种族和年龄	男性略多于女性 白人略多于黑人 发病年龄很广，最常见于 30 ～ 50 岁
临床特点	无痛、无症状 疣状外生性生长 通常单个生长，较小（< 1cm）
预后及治疗	保守的外科切除或激光消融治疗都有效

鳞状细胞乳头状瘤临床上常表现为质软、白色有蒂结节，常常小于 1cm（图 8-5）。它的特点是分叶状的外生性肿物，肿物表面有不规则突起，可以呈颗粒状、多刺或粗糙（如菜花样）。大部分口腔乳头状瘤是单个的病变。

病理学特点

大体所见

鳞状细胞乳头状瘤有外生性生长的趋势，疣状、质脆、白或灰白色。肿物表面的不规则程度反应了乳

鳞状细胞乳头状瘤（包括疣和湿疣）
病理学特点

大体所见	外生性、疣状、质脆、白或灰白色 表面不规则，可以呈颗粒状、多刺或粗糙
镜下所见	纤维血管轴心，外面覆有成熟的、多层的鳞状上皮 棘层细胞可以出现挖空改变（细胞核皱缩，胞浆空亮） 基底细胞层增生常见，不要误认为是癌前病变（例如非整倍体）
病理鉴别诊断	其他由于HPV感染引起的鳞状上皮增生（寻常疣，尖锐湿疣），反应性乳头状增生，黏膜白斑疣状增生，乳头状基底细胞癌

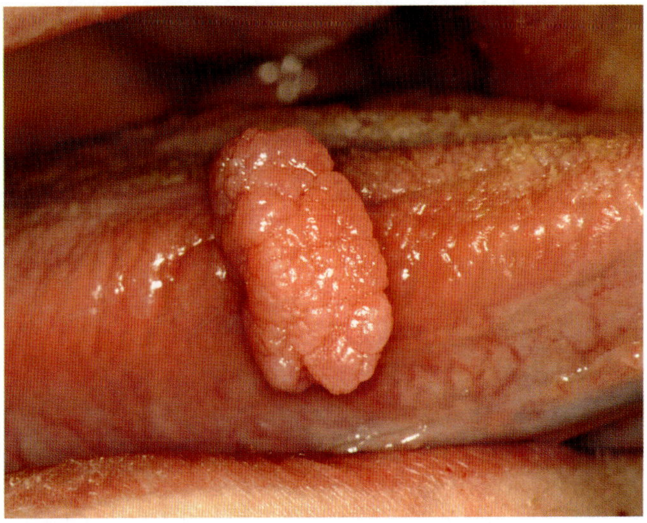

图 8-5
本例鳞状细胞乳头状瘤发生在舌的侧缘，为外生性、菜花样肿物，表面粗糙。

头的长度和复杂性。

镜下所见

鳞状细胞乳头状瘤的标志性特征，正如它的名称一样是乳头状向外生长，组织学特点是纤维血管组织轴心支撑着表面的数层鳞状上皮（图8-6）。鳞状上皮层通常增厚，但这证明它们的成熟是正常的（图8-7）。基底细胞层增生伴核分裂象增加不常见，不作为癌前病变（如异型性改变）。HPV引起的细胞改变，有时可影响到棘细胞层的细胞。这些发生改变的细胞被称为挖空细胞，它们有特征性的皱缩的深色细胞核，核的外周包绕着一圈透亮的胞浆（图 8-8，插图）。

辅助检查

应用不同分型的HPV探针进行原位杂交，是检测口腔鳞状细胞乳头状瘤感染的 HPV 为 6 或 11 型的一种相当可靠的方法。但是该技术在鳞状细胞乳头状瘤

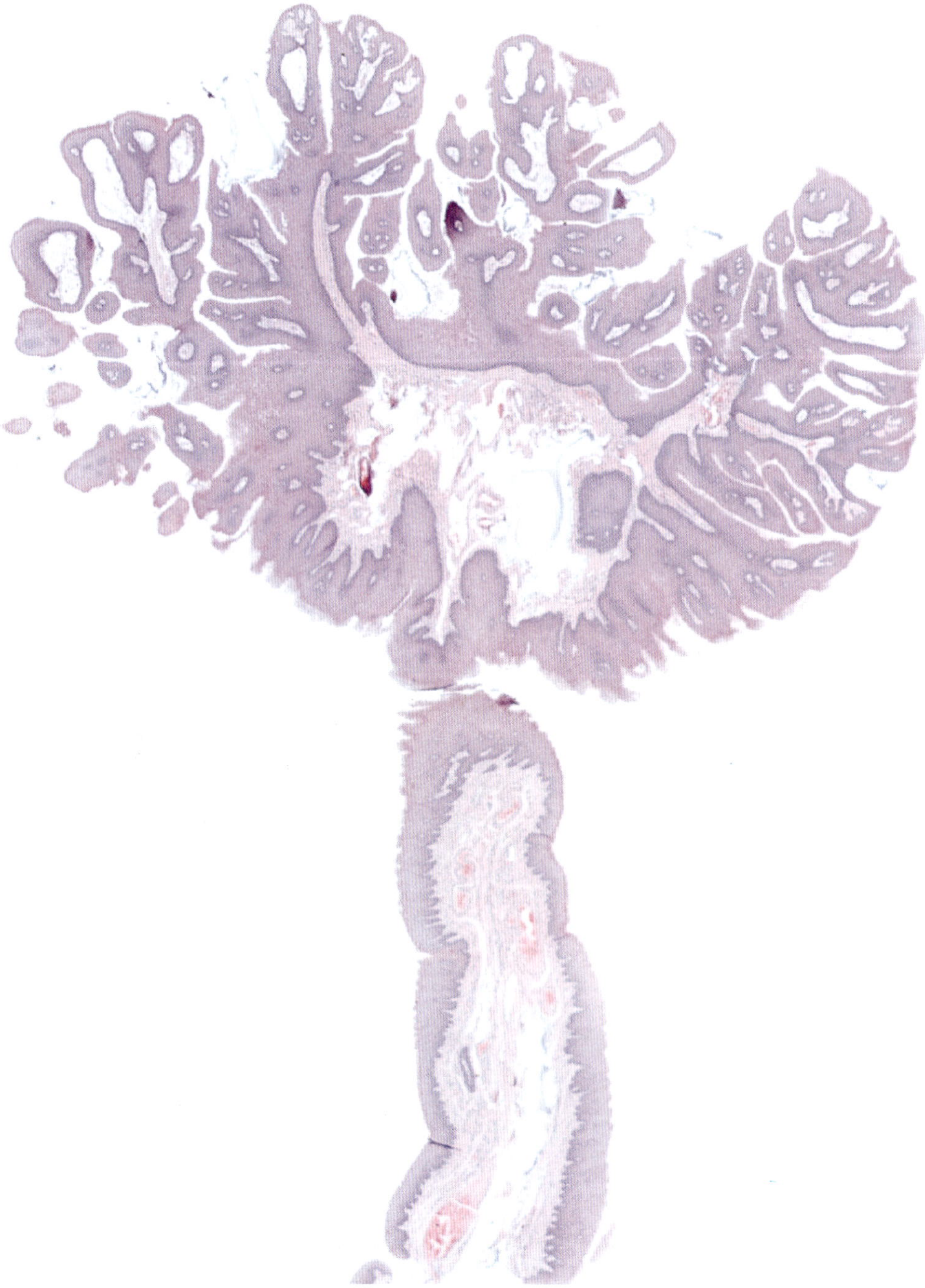

图 8-6
低倍镜下，显示鳞状细胞乳头状瘤复杂的乳头状分支结构。

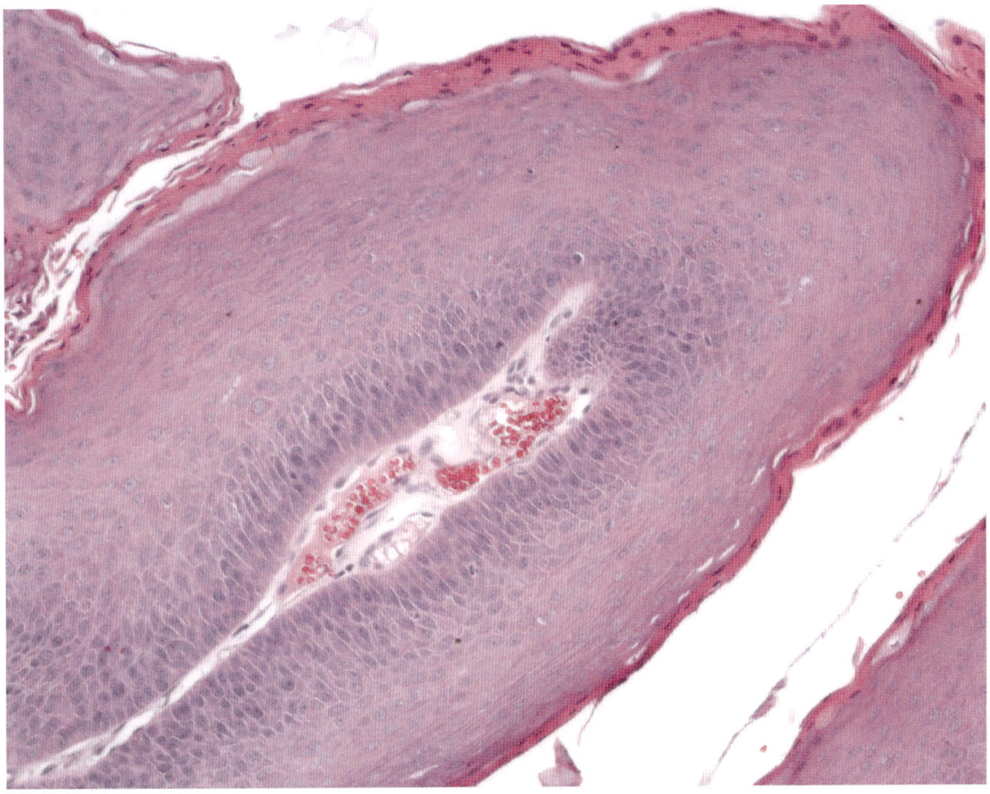

图 8-7
高倍镜下，乳头状的分支由纤维血管轴心及表面的鳞状上皮层组成。

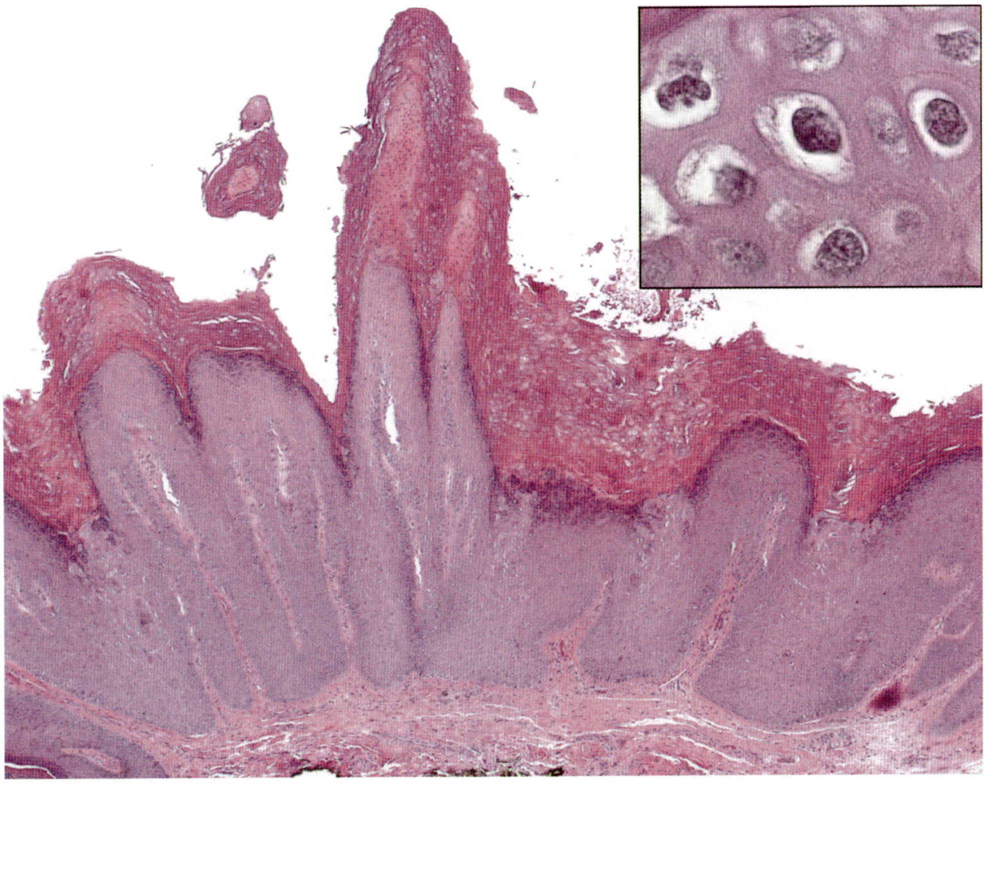

图 8-8
低倍镜下，显示寻常疣。与鳞状细胞乳头状瘤不同，疣的基底部宽而平，颗粒层明显，有广泛的过度角化。插图显示的细胞有深色的皱缩的核，核的外周包绕着一圈透亮的胞浆。这些挖空改变是病毒感染引起的，并且是 HPV 相关口腔病变的特征。

的诊断、治疗方法的选择及预测疾病的临床行为等方面并没有实际意义。

鉴别诊断

鳞状细胞乳头状瘤在临床和组织病理学上，应与HPV感染引起的口腔其他的一些鳞状上皮外生性增生疾病相鉴别。寻常疣是通常发生在唇红线、唇黏膜和（或）儿童的前舌部位的疣状赘生物。在镜下，疣状病变通常有广而平的基底，颗粒层很明显，乳头的顶部有过度角化或不全角化（图8-8）。口腔的湿疣被认为是性传播疾病。在青年人的性接触部位常见（如唇黏膜、软腭）。临床上表现为簇状生长的粉红色结节，这些结节连接在一个外生性的宽基底肿物上。在镜下，本病的乳头状分叶较鳞状细胞乳头状瘤的乳头状突出宽且钝（图 8-9）。

其他的由于乳头状生长而可能与鳞状细胞乳头状瘤混淆的口腔病变包括：反应性乳头状增生、侵袭性疣状黏膜白斑和乳头状鳞状细胞癌。乳头状瘤和乳头状增生可通过临床特点进行鉴别。乳头状增生临床上表现为多发的小的乳头状突起，发生在与不合适的义齿接触的部位。侵袭性疣状黏膜白斑与单纯的口腔乳头状瘤在组织学上很难区分，但是经过一段时间会表现出其特征，即多发，分布广泛，并且组织学过程多变，如不进行处理可向恶性转化。乳头状鳞状细胞癌的乳头由恶性的肿瘤细胞排列而成。

预后及治疗

口腔乳头状瘤为良性肿瘤，有限制性生长的潜能。可通过局部切除或激光消融治疗。局部复发少见，向恶性转化的病例很罕见。最重要的是它与青少年喉乳头状瘤不同，没有多发、广泛性生长及快速复发的倾向。

局灶性上皮增生

局灶性上皮增生（Heck 病）（focal epithelial hyperplasia）是由病毒感染引起的口腔鳞状上皮的良性增生，常见于儿童或青少年。发病有种族差异，但

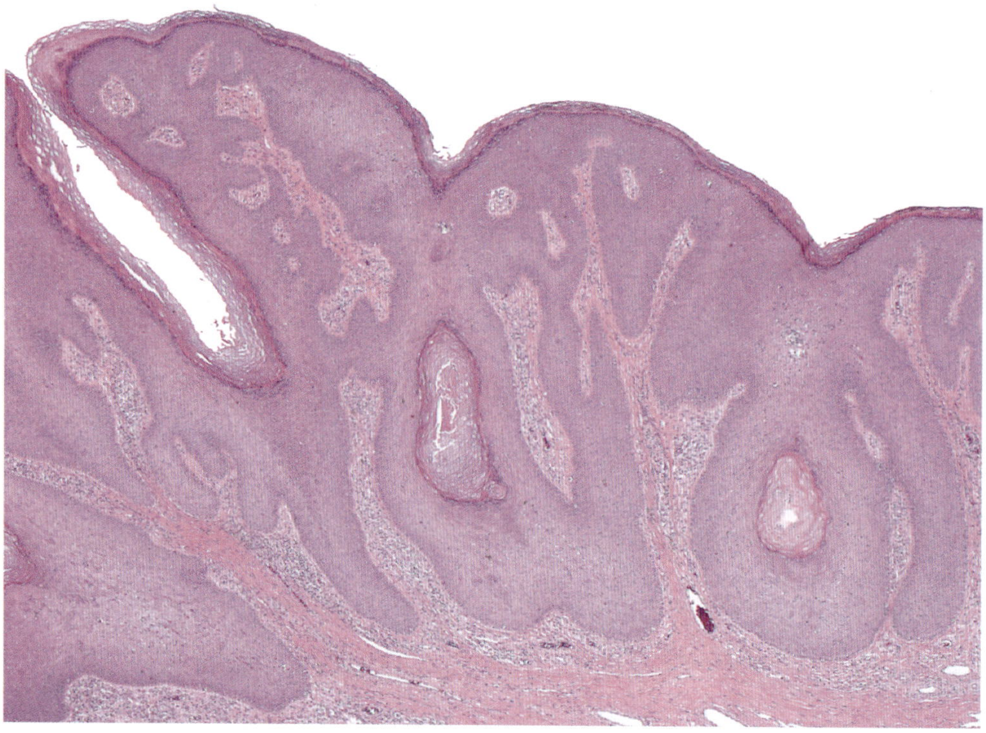

图 8-9
口腔湿疣，本图显示乳头状分叶较鳞状细胞乳头状瘤的乳头状突起宽且钝。

并不像曾经推测的那样只局限在某一特定人群：最初报道见于美洲印第安人和爱斯基摩人，现在世界各地均有报道。本病与 HPV 感染有关，现已证实主要是 HPV13 和 32 型。

临床特点

总的来说局灶性上皮增生并不常见，但在不同年龄和种族的人群中发病率有很大不同：在某些种族的人群中，儿童的发病率接近40%。本病最初在美洲印第安人和爱斯基摩人中报道，但其发生的种族范围比最初推测的要广。在南美洲、中美洲、亚洲、中东及其他地区均有报道。在某些种族的人群中女性的发病率高于男性，男女比为1∶2。大部分的病例发生于儿童或青少年，但有时也可见于成人。曾有报道在HIV感染的成年人中发病。

局灶性上皮增生有独特的临床表现。表现为多发的、成簇的、顶端平坦的丘疹和圆形结节，好发于唇部、舌及颊黏膜（图 8-10）。单个存在的丘疹较小且散在分布（数毫米至 1cm），但是成簇紧密生长的丘疹可融合成一个大的病变。这些丘疹常常是无痛的，质软。

局灶性上皮增生
疾病概况

定义	鳞状上皮局部的单纯性良性增生，人乳头瘤病毒感染所致，主要是非致癌型的 HPV13 和 32 型
发生及部位	总体来说非常少见，但是在某些种族人群中的发病率较高 好发于唇、舌及颊黏膜
相关改变或死亡率	鳞状上皮的良性增生，无恶变潜能 常自行消退
性别、种族和年龄	在某些种族中，女性>男性（女∶男为2∶1） 最初在美洲印第安人及爱斯基摩人中报道，但目前认为种族的分布范围很广 主要在儿童期发病 可发生于 HIV 感染的成年人
临床特点	无自觉症状、无痛 多发，略微隆起的扁平丘疹或圆形结节 单个存在的病变较小（<1cm），但是受累黏膜可以融合形成大的斑块
预后及治疗	无害的病变，常自行消退 没有必要进行治疗，如果病变较少，为了美观，可以进行外科切除或激光消融治疗

局灶性上皮增生
病理学特点

大体所见	棕褐色、质软结节，结节的基底固定、表面光滑
镜下所见	鳞状上皮成熟有序，表面有尖刺（鳞状上皮单纯性增生） 钉突延长、聚集、融合 病毒感染引起的改变：挖空细胞及特征性的核分裂样碎裂（“核分裂样细胞”）

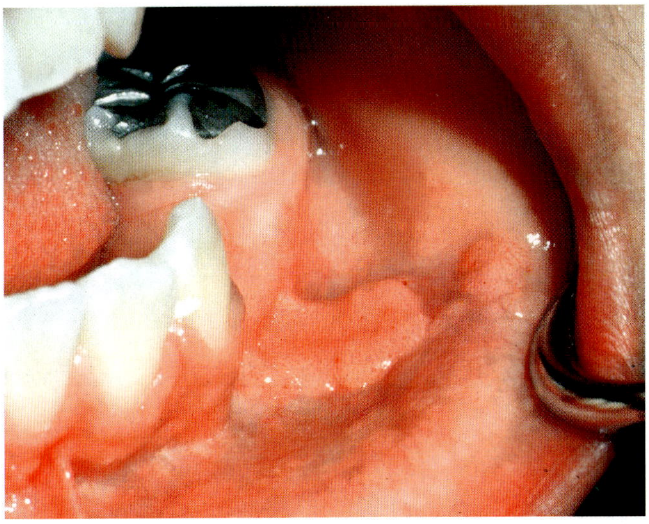

图 8-10
局灶性上皮增生累及唇黏膜。小的、紧密排列的丘疹融合成大的融合性病变。

病理学特点

大体所见

局灶性上皮增生大体表现为棕褐色质软的结节，结节的基底固定，表面光滑。

镜下所见

特征性的病理变化为鳞状上皮呈刺状（图8-11）。钉突延长，高倍镜显示“核分裂样细胞”：角化细胞

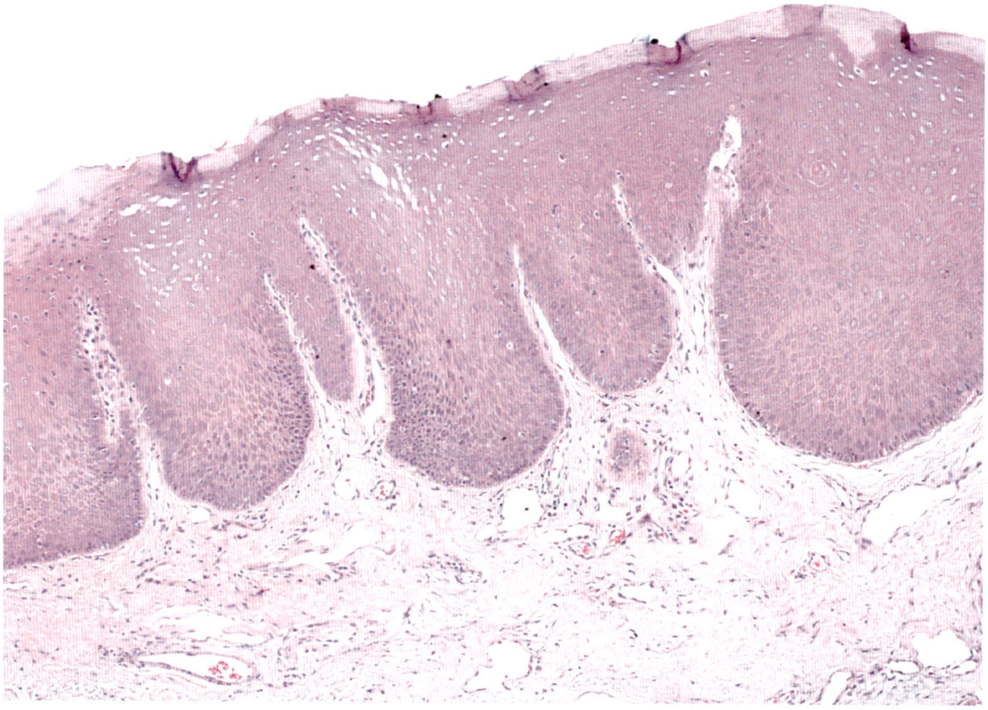

图 8-11
低倍镜显示鳞状上皮的尖刺，钉突延长、聚集。

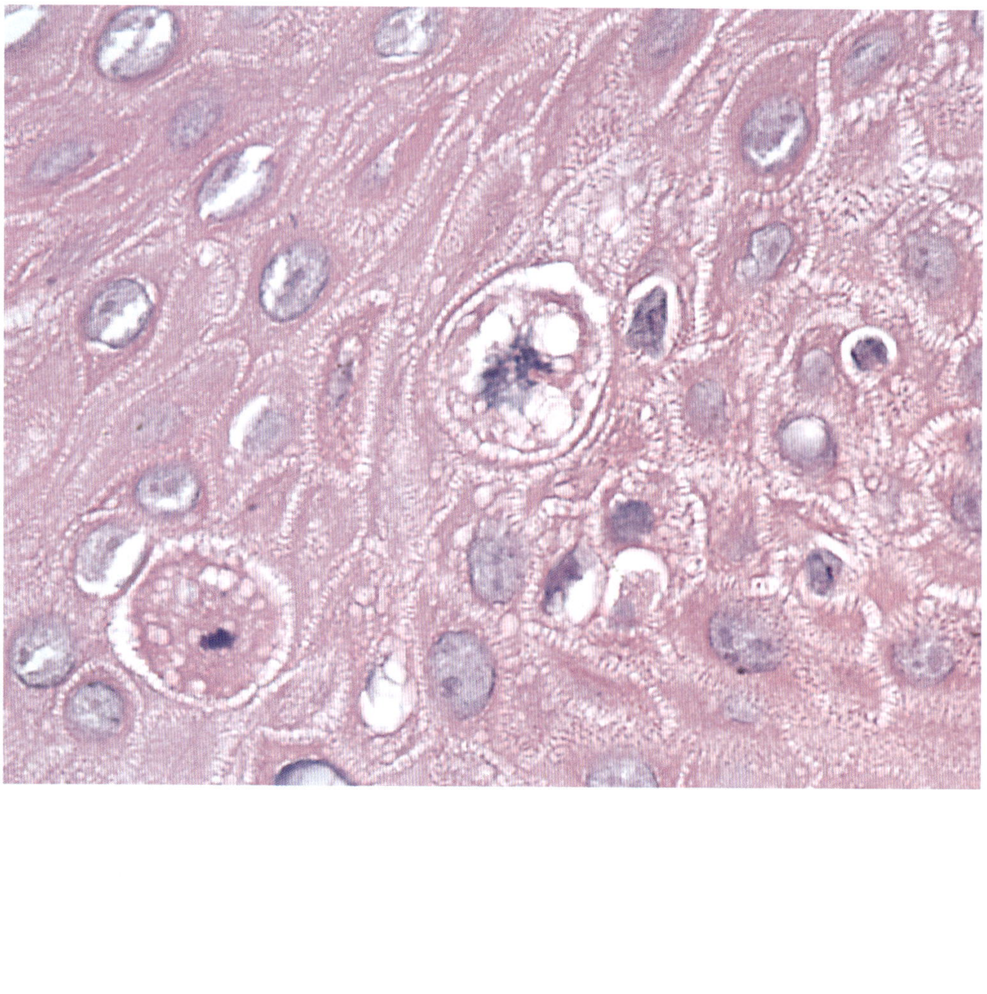

图 8-12
高倍镜下的核分裂样细胞，在有核分裂表现的角化细胞内可见核碎片。

的细胞核碎裂，似有丝分裂的表现。且常常融合。角化细胞成熟有序，无异常细胞。常见不全角化。在表层的角化细胞中有时可以观察到病毒感染引起的细胞改变。这些变化包括HPV感染引起的典型的挖空细胞样改变，另外还有一种更独特的特征性改变，即细胞核类似于核分裂样破碎（称为“核分裂样细胞”）（图8-12）。

辅助检查

电镜及 DNA 杂交方法可以检测出 HPV 的存在。但是，病毒的检测在科研中的价值比在诊断中更大；这些技术在局灶性上皮增生的诊断及临床行为的预测中没有应用价值。

鉴别诊断

在局灶性上皮增生与其他口腔丘疹的鉴别诊断中，应仔细了解其相关的临床及病理特征。如尖锐湿疣在临床上表现为口腔内多发的融合性结节。在镜下，尖锐湿疣及其他HPV相关的口腔疣状病变表现为特征性的乳头状生长，而局灶性上皮增生则表现为单纯的鳞状上皮增生。

预后及治疗

局灶性上皮增生是上皮的良性增生，常自行消退。当病变数量少时，为了美观可以进行单个病变的切除或激光消融。当病变数量多、分布广时，上述治疗是不足的。

化脓性肉芽肿（叶状毛细血管瘤）

化脓性肉芽肿（pyogenic granuloma）是由口腔的毛细血管瘤构成的良性获得性息肉，其组织学特征是呈叶状排列的扩张的小血管。生长时间较长的化脓性肉芽肿，常由于其常见的继发性改变而引起注意，如溃疡和炎症，但是病变并没有炎症性或肉芽肿性的过程。选择命名为“叶状毛细血管瘤”更好得反映病变的本质。

临床特点

化脓性肉芽肿可发生在任何年龄。从总体来讲它在两性中的发病率相等，但有报道显示在不同的年龄组其性别分布并不相同：在小于18岁的患者中，多见于男性；18 至 39 岁的患者中，女性多发；在大于 39 岁的患者中，两性的比例基本相等。在生育年龄，女性的发病率增加，是由于在怀孕早期激素可诱发本病。本病的发生没有种族差异。

口腔最易受累的部位是口唇、牙龈、颊部和舌头。在孕期发生的病变，通常累及牙龈。大约有1/3的病例是在小的创伤后发生。出血是临床上最常见的主诉。口腔的病变通常是单发的。临床表现主要为无痛性、紫红色息肉样肿物，肿物质脆、易出血（图8-13）。肿物表面常有溃疡，有时覆有分泌物。多数肿物的大小为数毫米至数厘米。

化脓性肉芽肿（叶状毛细血管瘤）
疾病概况

定义	由毛细血管瘤构成的获得性息肉，组织学特征为叶状排列的扩张的血管
发生及部位	常见 最常累及的部位是唇、牙龈、颊部和舌
相关改变或死亡率	良性病变，无侵袭性生长或恶性转化倾向
性别、种族和年龄	两性的分布相等 激素可诱发少数（1%）孕期女性发病 任何年龄均可发生
临床特点	无痛性、紫红色、息肉样肿物，肿物质脆、易出血
预后及治疗	局部切除通常有效，但切除不净少数可局部复发 妊娠相关病变通常在分娩后消退

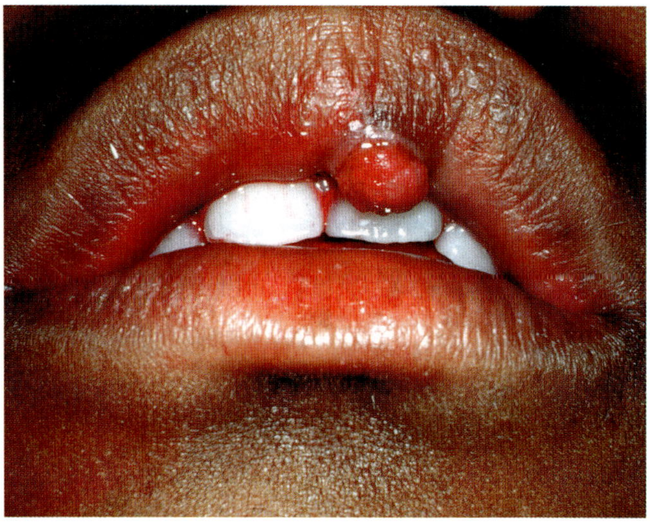

图 8-13
唇部的化脓性肉芽肿，为紫色息肉样结节。

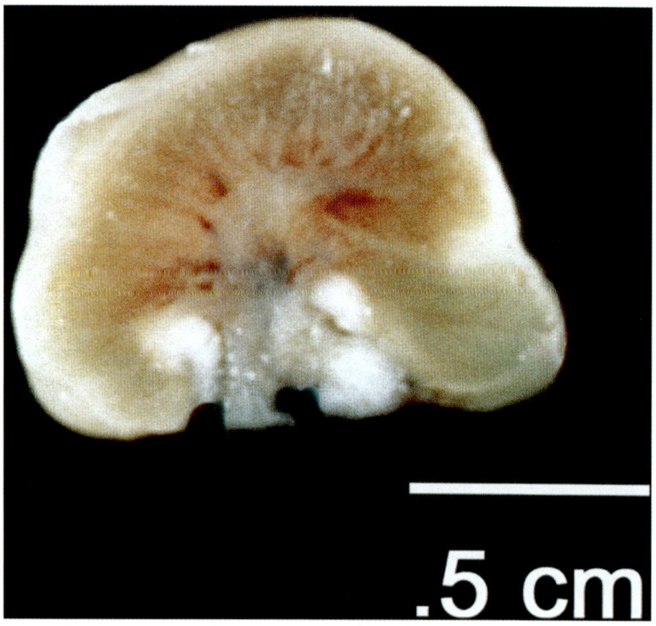

图 8-14
化脓性肉芽肿的切面。丰富的肉芽组织像一个膨胀的帽覆盖在蒂上，构成蘑菇样外观。

化脓性肉芽肿（叶状毛细血管瘤）
病理学特点

大体所见	灰褐色息肉样肿物，表面光滑，有蒂
镜下所见	每一叶由中心较大的滋养血管及其外周紧密排列的增生的毛细血管构成 表面的溃疡有不同程度的间质水肿、炎症细胞浸润及纤维化
免疫组化特征	内皮细胞标记物（VIII 因子相关抗原和 CD31）阳性
病理鉴别诊断	肉芽组织、鼻咽纤维血管瘤、侵袭性血管肿瘤（如 Kaposi 肉瘤、血管肉瘤、血管外皮细胞瘤）

病理学特点

大体所见

化脓性肉芽肿大体表现为息肉样肿物，通常为灰褐色、有蒂。表面常有溃疡，下层丰富的肉芽组织通常在变细的蒂上形成突出的帽（图 8-14）。

镜下所见

低倍镜下，化脓性肉芽肿表现为明显的外生性肿物，通过一个宽的蒂与口腔黏膜相连，表面覆有增生的鳞状上皮（图8-15）。基本的组织学构成为分叶状的毛细血管瘤。每一叶由中心较大的滋养血管及其外周紧密排列的增生的毛细血管构成（图8-16）。溃疡存在时，间质水肿，有炎细胞浸润，在病变的表面部分较明显。当这些继发的间质改变很明显时，分叶状结构缺失，分叶状毛细血管瘤与丰富的肉芽组织间的界线变得不明显。毛细血管的内皮细胞通常肿胀，呈上皮样改变。有丝分裂活动高度易变。

辅助检查

化脓性肉芽肿的血管成分与内皮标记物有免疫反应，包括 VIII 因子相关抗原和 CD31；但与上皮标记物（如细胞角蛋白）和黑色素的标记物（如 S-100，HMB45）无免疫反应。当化脓性肉芽肿中出现的一些上皮样细胞造成与上皮性或黑色素性肿瘤鉴别困难时，免疫组化可明确其血管起源，有诊断作用。

鉴别诊断

化脓性肉芽肿可以与不同的良、恶性疾病混淆，特别是其特征性的小叶结构变形时。炎症中有明显的间质水肿时可误认为是旺盛的肉芽组织。遇到上述情况时，观察病变深部的组织是辨认残存血管小叶结构

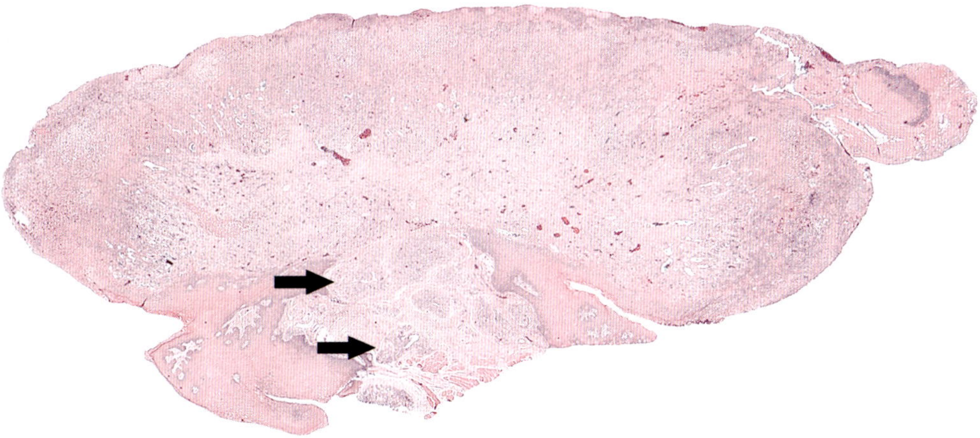

图 8-15
低倍镜下，显示特征性的区域。化脓性肉芽肿的表面部分为溃疡、水肿、炎细胞浸润。病变深部组织最特征的表现为小血管的叶状增生（箭头）。

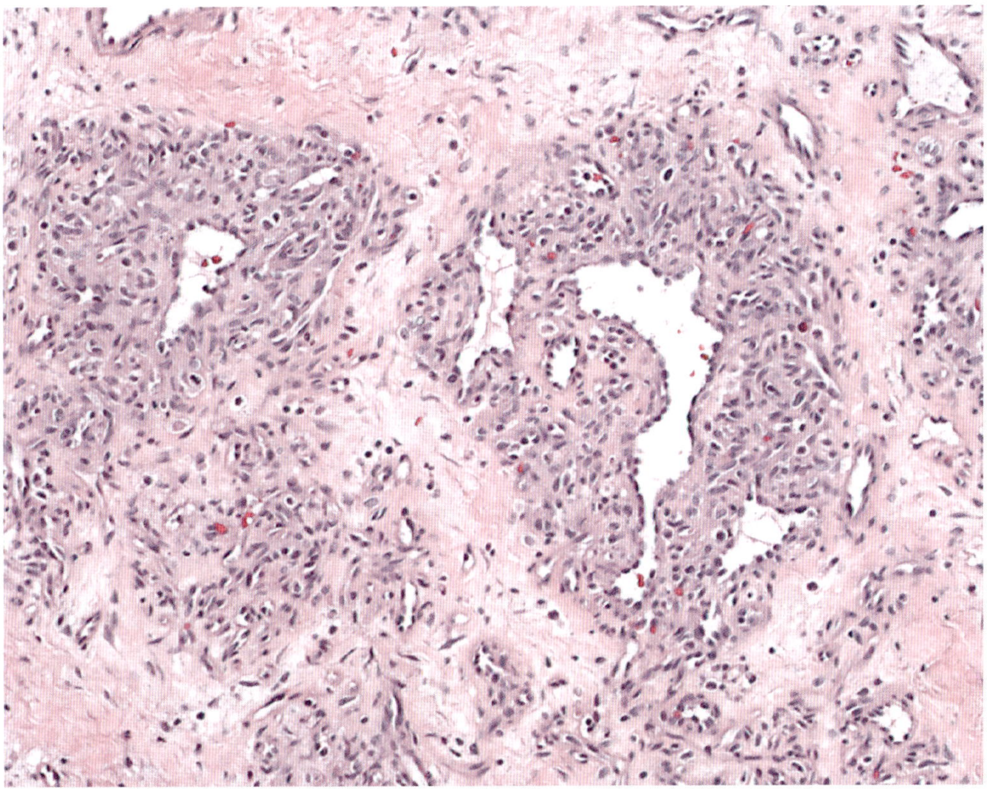

图 8-16
高倍镜下，显示小叶的结构，中心为较大的滋养血管，周围为紧密排列的增生的毛细血管。

的最好方法。当出现明显的间质纤维化时，血管被分隔，可误诊为青少年纤维血管瘤。但是青少年纤维血管瘤是发生在鼻咽部的肿物，与化脓性肉芽肿相比缺乏毛细血管增生。化脓性肉芽肿呈明显的实性生长，并且有丝分裂活跃，可被误诊为更具侵袭性的血管病变，如血管肉瘤、Kaposi肉瘤和血管外皮细胞瘤。当血管内皮细胞出现在实性区域时，更像上皮细胞，病变类似上皮样血管瘤、血管淋巴增伴生嗜酸细胞浸润、甚至癌或恶性黑色素瘤。化脓性肉芽肿与恶性血管性、上皮性及黑色素细胞性肿瘤不同，它呈外生性生长，病变局限，不浸润周围的结构。

预后及治疗

化脓性肉芽肿为良性血管肿瘤，无局部侵袭性生长或播散转移的倾向。局部切除通常有效，但切除不全少数可局部复发。妊娠相关的病变，在分娩后通常消退。

外周骨化性纤维瘤

外周骨化性纤维瘤（peripheral ossifying fibroma）是纤维组织非肿瘤性、反应性增生，伴有灶状骨化而形成的牙龈肿物（外周性是指没有骨质和软组织受累，而中心性是指发生在骨组织的）。

临床特点

外周骨化性纤维瘤是一种常见病变，几乎全部发生在牙龈。发生在上颌骨的病例多于下颌骨，大多数发生在门牙/犬牙区域牙齿之间的龈乳头。部分病例已证实是由慢性刺激（如不合适的义齿、矫正牙齿和创伤）引起的。患者发病的年龄很广，但集中在少年和青年。女性多于男性，男女比为1∶1.7。外周骨化性纤维瘤临床上表现为无蒂或有蒂的结节，直径从数毫米到2cm（图8-17）。大多数病变表面有溃疡。

病理学特点

大体所见

外周骨化性纤维瘤大体上表现为息肉样肿物，有时为有蒂的结节。肿物表面完好或有溃疡。

外周骨化性纤维瘤
疾病概况

定义	牙龈肿物，由纤维组织非肿瘤性的、反应性增生伴骨化形成
发生及部位	常见 几乎全部发生在牙龈，通常发生在两牙齿之间的乳头
相关改变或死亡率	反应性病变，无恶变潜能
性别、种族和年龄	多见于女性 发病的高峰年龄为10～20岁
临床特点	无蒂或有蒂的结节，直径从数毫米到2cm 表面常有溃疡
预后及治疗	局部手术切除至骨膜 可能局部复发

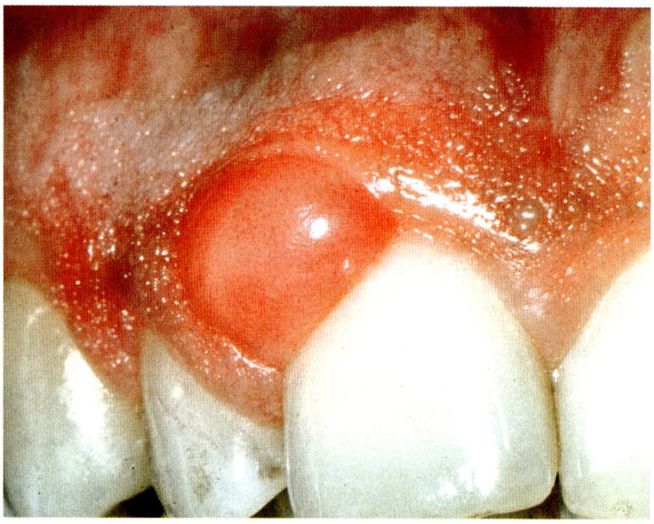

图 8-17
本例外周骨化性纤维瘤发生在两牙齿之间的乳头，为表面光滑的圆形无蒂结节。

外周骨化性纤维瘤
病理学特点

大体所见	息肉样灰褐色肿物，有时有蒂
镜下所见	成纤维细胞增生，在其中不规则地散在分布着骨化的沉积物
病理鉴别诊断	化脓性肉芽肿，外周巨细胞性肉芽肿

镜下所见

外周骨化性纤维瘤基本成分是成纤维细胞，在其中不规则地散在分布着骨化的沉积物（图8-18）。由于在病变形成过程中细胞组成、骨化程度及骨化类型的不同，病变的组织学表现也不固定。增生的成纤维细胞外包裹着复层鳞状上皮，但是上皮常常形成溃疡并由炎性渗出物取代。根据圆形成纤维细胞与基质中胶原的相对比例不同，成纤维细胞成分中总体的细胞构成也相应变化。骨化物质的本质可以是营养不良性钙化、牙骨质样物质或结构完整的骨质（图8-19）。还可能出现多核巨细胞，但数量很少。

鉴别诊断

外周骨化性纤维瘤可能和牙龈其他的纤维性病变混淆。没有明显骨化的溃疡性病变易与化脓性肉芽肿混淆。通常依靠全面的镜下所见，证明局部骨化的沉

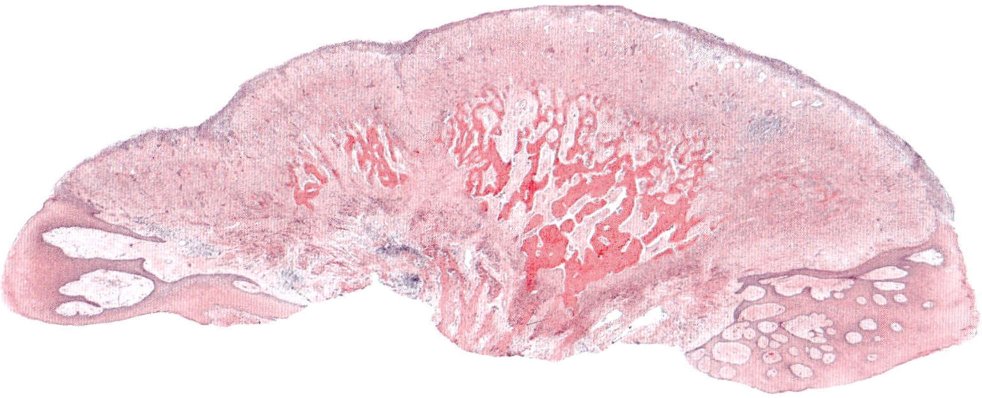

图 8-18
低倍镜下，由丰富的纤维结缔组织组成的外生性肿物，中心为小巢状的骨化物质。肿物的上皮有溃疡。

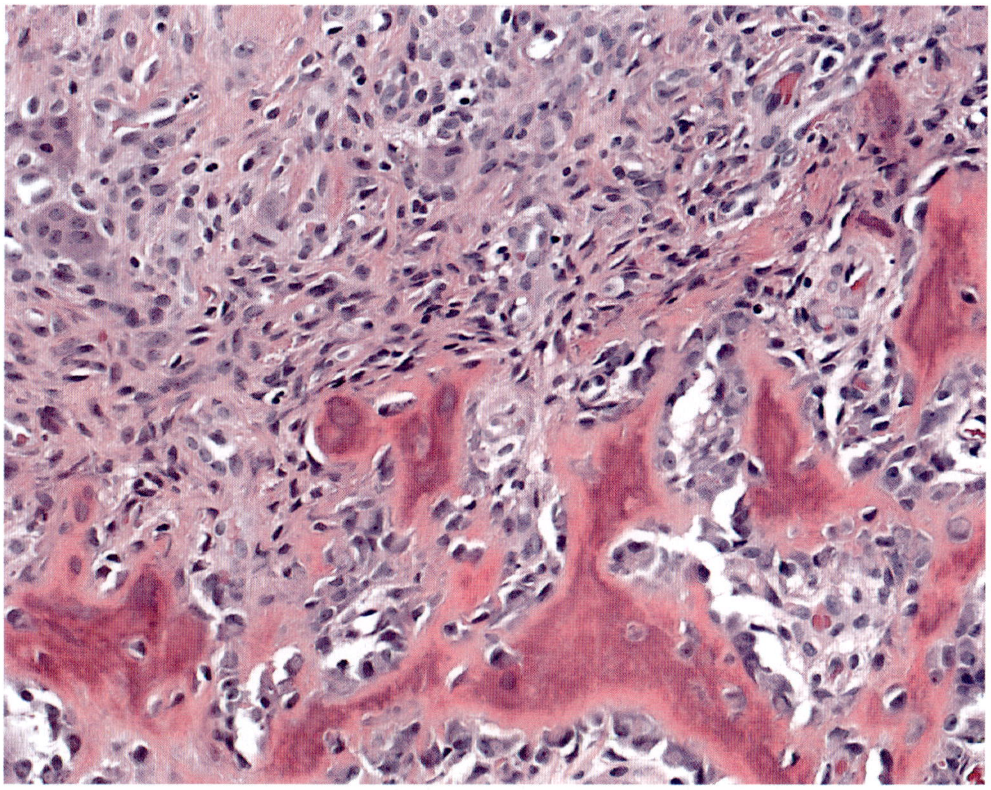

图 8-19
高倍镜下，显示由反应性的新生骨质构成的骨化成分。

积物存在及无叶状增生的毛细血管足以诊断外周骨化性纤维瘤。在外周骨化性纤维瘤中，也可存在单个或成群的多核巨细胞，但其数量较外周巨细胞性肉芽肿要少很多。

预后及治疗

尽管属于非肿瘤性的反应性病变，约有16%的外周骨化性纤维瘤会在局部手术切除后复发。扩大切除至骨膜，避免慢性刺激等方法，可将局部复发的危险性降到最低。

外周性巨细胞肉芽肿

外周性巨细胞肉芽肿（peripheral giant cell granuloma）是由慢性刺激引起的牙龈黏膜的反应性增生。镜下表现为大量增生的多核巨细胞。传统意义上的外周性巨细胞修复性肉芽肿的说法是错误的，因为多核巨细胞在局部组织中的修复能力是很小的。外周提示受累的为软组织，而中心则提示病变位于骨组织内。

临床特点

外周性巨细胞肉芽肿是口腔中相对常见的外生性病变。本病发病的年龄很广，但大多数在 40 ~ 60 岁发病。女性略多于男性。人们推测其起源于牙周韧带，因此外周性巨细胞肉芽肿全部发生在牙龈，通常位于恒磨牙与切牙之间。上下颌骨发生的几率基本相等。外周性巨细胞肉芽肿通常表现为单个发生的、广基底的红蓝色息肉样结节（图8-20）。表面上皮常有溃疡。肿物的大小不定，但通常不超过 2 ~ 3cm。

外周性巨细胞肉芽肿
疾病概况

定义	由大量反应性增生的多核巨细胞构成的牙龈肿物
发生及部位	相对常见 几乎全部发生在牙龈
相关改变或死亡率	反应性病变，无恶变潜能
性别、种族和年龄	多见于女性 大部分发生在 40 ~ 60 岁
临床特点	红蓝色质韧结节，直径从数毫米至 2cm 表面常有溃疡
预后及治疗	局部手术切除至骨质 有局部复发可能

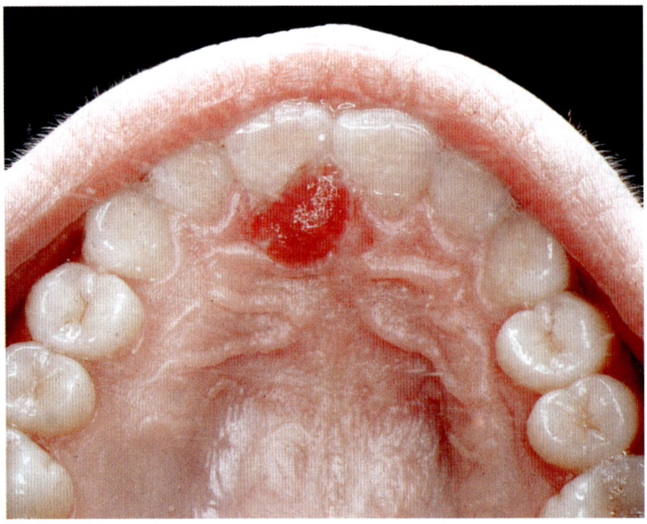

图 8-20
本例外周性巨细胞肉芽肿发生在牙龈，为一广基底的红蓝色息肉样结节。

影像学特点

与中心性巨细胞肉芽肿不同，外周性巨细胞肉芽肿并不发生在颅面骨。但外周性巨细胞肉芽肿有时可促使表层以下牙槽骨的局部再吸收，使表层在射线下形成杯样外形。

病理学特点

大体所见

外周性巨细胞肉芽肿表现为广基底的息肉样结节，质软至韧，直径从数毫米至3cm。表面通常光滑。

镜下所见

镜下的主要特征为大面积的、数量丰富的多核巨细胞（图8-21，图8-22）。这些多核巨细胞与破骨细胞之间的关系尚不明确，但在形态上类似破骨细胞，细胞的胞浆丰富，拥有多达100个的细胞核（图 8-23）。这些多核巨细胞点缀在细长至卵圆形的单核细胞之中。其次的背景特点包括出血、含铁血黄素沉积、慢性炎细胞浸润以及小灶状化生的骨质。

鉴别诊断

只有少数病变在组织形态上与外周性巨细胞肉芽肿相似，包括中心性巨细胞肉芽肿，由于高甲状旁腺

外周性巨细胞肉芽肿
病理学特点

大体所见	广基底的息肉样结节，质地较韧，肿物表面光滑
镜下所见	大量的多核巨细胞与基质中的单核细胞混合 背景的特征包括出血、含铁血黄素沉积、慢性炎细胞浸润以及小灶状化生的骨质
病理鉴别诊断	其他含有丰富巨细胞的肿瘤，包括中心性巨细胞肿瘤、由于高甲状旁腺素引起的褐色瘤以及小灶状化生的骨质

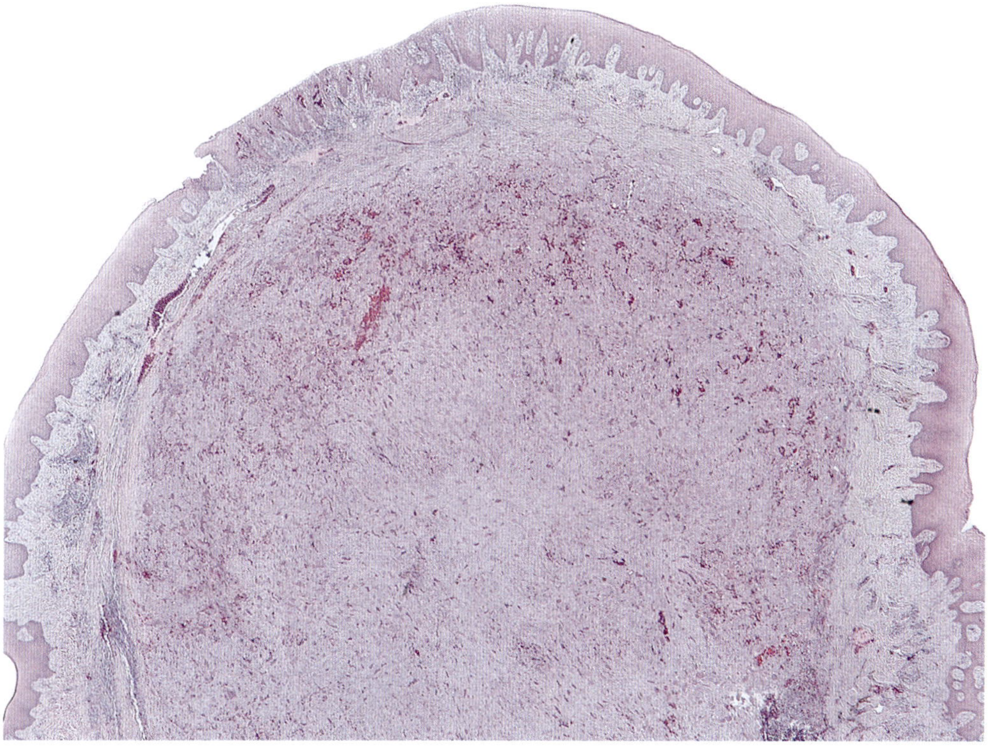

图 8-21
外周性巨细胞肉芽肿构成一个黏膜下的结节。

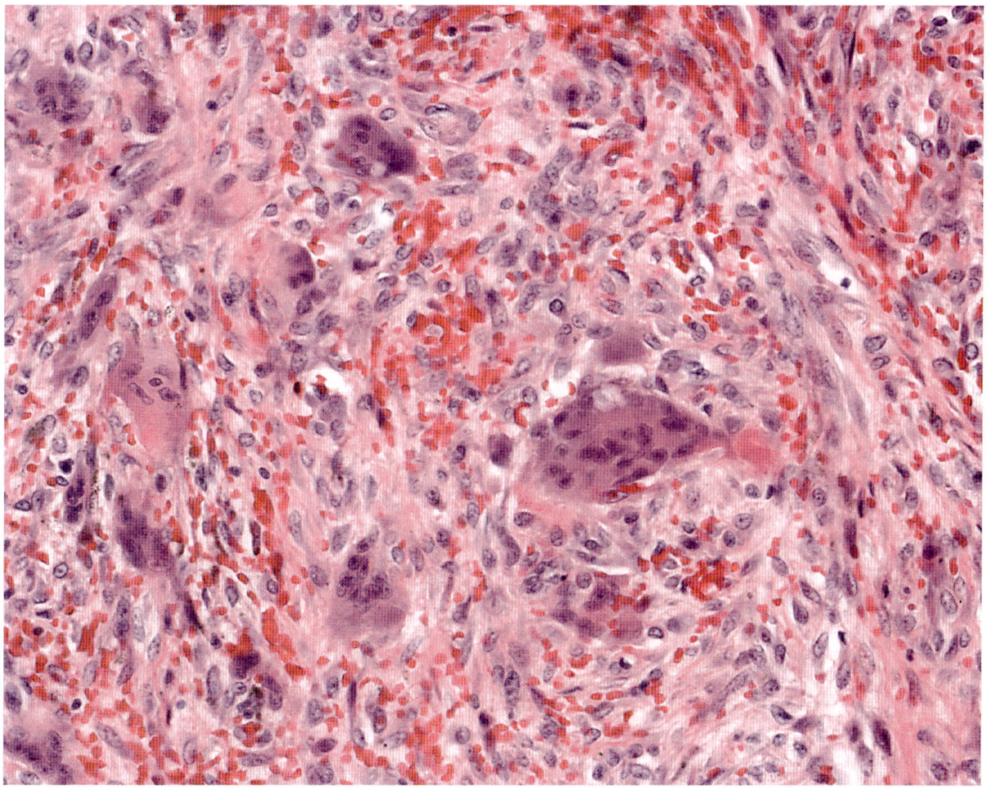

图 8-22
巨细胞散在分布在间质单核细胞周围，背景中有出血。

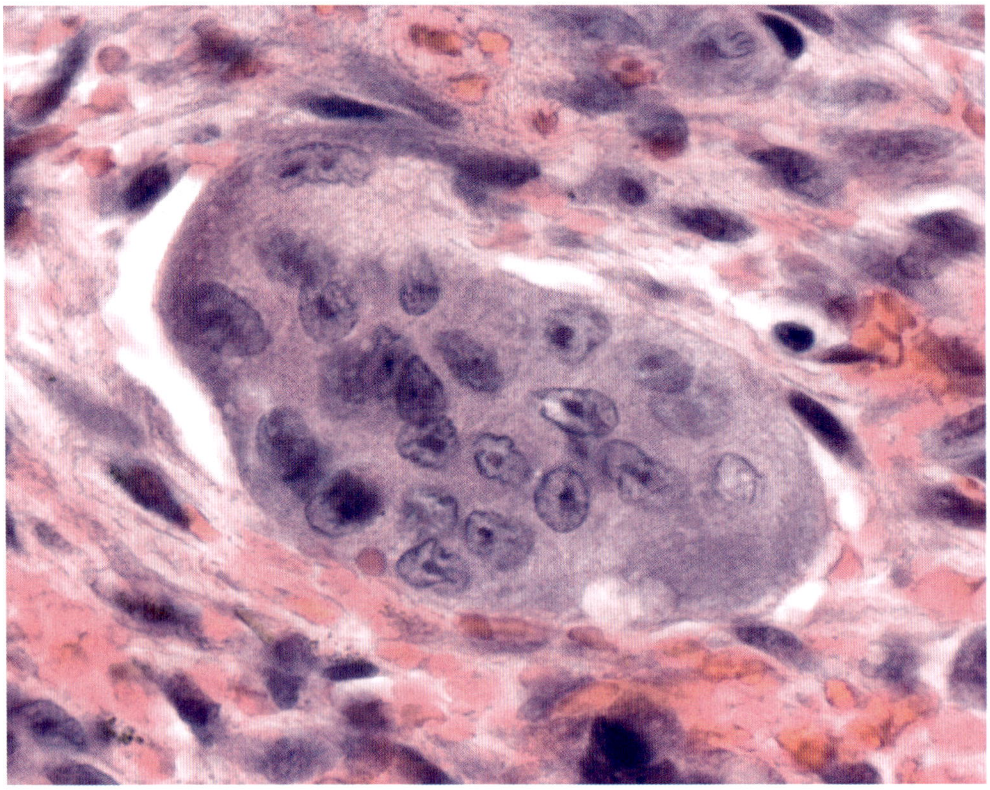

图 8-23
巨细胞胞浆丰富，有多个细胞核。

素引起的褐色瘤、巨颌症。与外周性巨细胞瘤不同，上述病变发生在颅面骨。因此在区分口腔中不同类型的富含巨细胞的病变时，影像学特征和临床表现是基本的鉴别要点。

预后及治疗

外周性巨细胞肉芽肿的常规治疗方法为切除至骨质。未切除骨膜和牙周韧带被认为是局部复发的危险因素，约10%的病例复发。另外还应努力发现和消除慢性刺激，以防止复发。

先天性颗粒细胞龈瘤

先天性颗粒细胞龈瘤（congenital granular cell epulis）是一种罕见的良性间叶性肿瘤，由胞浆中含有粗颗粒的大细胞组成。一般发生在新生儿牙槽嵴。先天性颗粒细胞龈瘤的细胞起源尚不明确，目前认为它与施万细胞起源的成人颗粒细胞瘤属不同性质的病变。

临床特点

先天性颗粒细胞龈瘤是一种罕见的肿瘤，见于新生儿。女性多于男性，男女比为1：9。本病发生在牙

先天性颗粒细胞龈瘤
疾病概况

定义	良性间叶组织肿瘤，发生在新生儿的牙槽嵴，由胞浆中含有粗颗粒的大细胞组成
发生及部位	罕见 几乎全部发生在牙槽嵴，特别是将要长出犬牙及侧切牙处的牙龈 发生在上颌的病例多于下颌
相关改变或死亡率	肿瘤堵塞可引起哺乳和呼吸困难
性别、种族和年龄	女性>>>男性（女：男为9：1） 见于新生儿
临床特点	息肉样肿物，表面光滑无溃疡，与牙槽嵴相连的部位基底较宽
预后及治疗	出生时停止生长，过一段时间后常消退 局部保守切除有效 不复发

槽嵴，特别是将要长出犬牙及侧切牙处的牙龈。上颌较下颌多见。肿瘤为息肉样肿物，表面光滑无破溃，与牙槽嵴相连的部位基底较宽（图8-24）。不累及牙齿和骨。多数病变直径约1cm，也可有直径大于5cm的肿物。患儿通常表现为口腔内突出的肿物。肿瘤堵塞可引起喂哺和呼吸困难。

病理学特点

大体所见

先天性颗粒细胞龈瘤典型的临床表现为粉褐色的息肉样肿物，表面光滑、无溃疡。切面均质，质硬，褐色至黄色。

镜下所见

先天性颗粒细胞龈瘤由独特的颗粒细胞组成（图8-25）。这些细胞的特征为内含有丰富嗜伊红颗粒的细胞质。颗粒细胞呈片状生长，由精巧纤维血管分隔支撑（图8-26）。有时可以看到生牙上皮结构。被覆上皮通常完好，无增生改变。

先天性颗粒细胞龈瘤
病理学特点

大体所见	粉褐色息肉样肿物，表面光滑无溃疡
镜下所见	胞浆中含有丰富嗜伊红颗粒的细胞在黏膜下增生
免疫组化特点	与成人颗粒细胞瘤相反，S-100蛋白染色阴性
病理鉴别诊断	成人颗粒细胞瘤，牙槽软组织肉瘤，横纹肌肉瘤

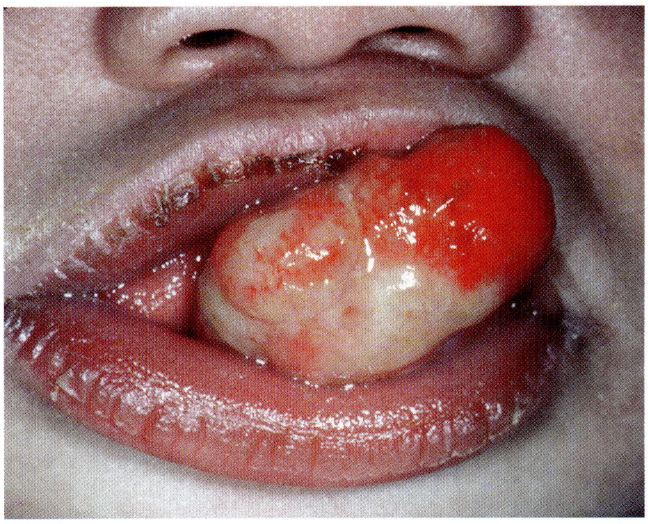

图 8-24
本例先天性颗粒细胞龈瘤生长在上颌骨的牙槽嵴，大的息肉样肿物由口腔向外生长。

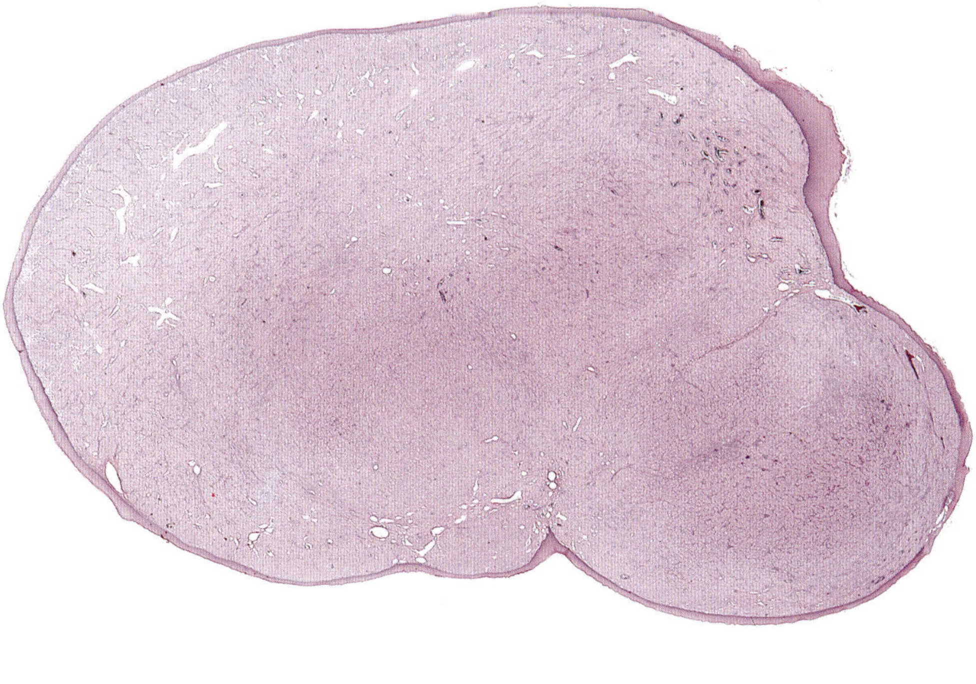

图 8-25
低倍镜下，显示片状生长的颗粒细胞黏膜下充满。

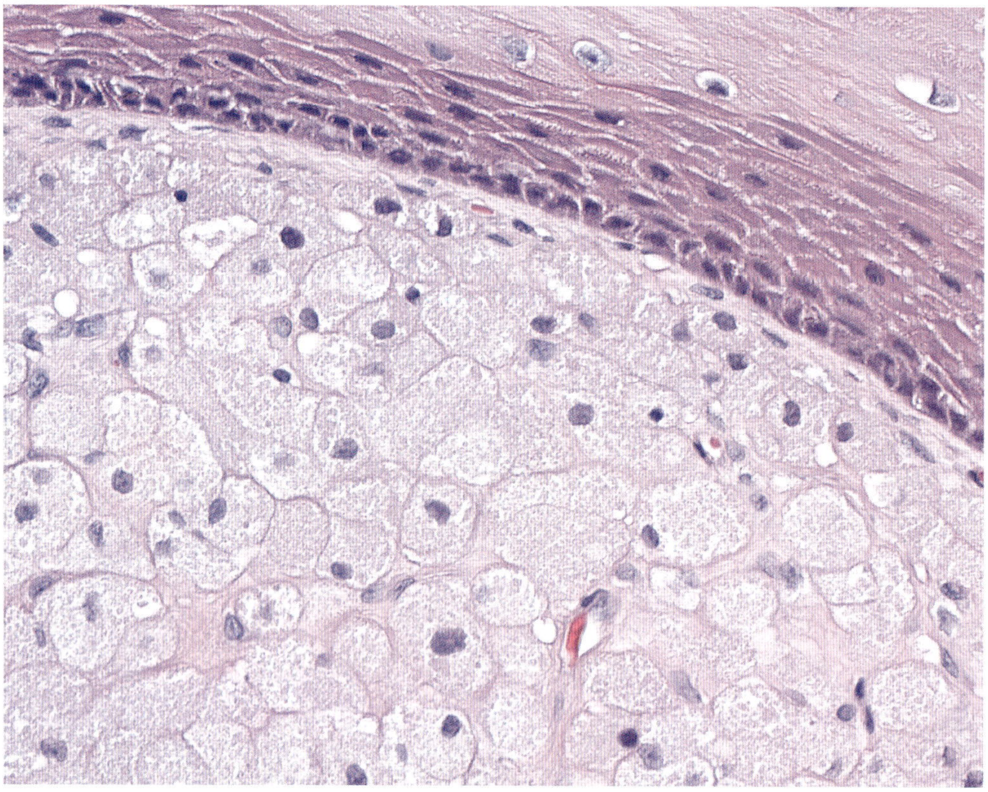

图 8-26
高倍镜下，显示胞浆含有丰富粉红色颗粒的颗粒细胞。

辅助检查

免疫组化研究主要集中在肿瘤组织学来源方面的问题。免疫组化染色肌源性、上皮源性及神经源性标记物阴性，说明其可能来源于未分化的间叶细胞。特别是免疫组化染色 S-100 蛋白阴性，也支持以下论点，即虽然先天性颗粒细胞龈瘤与施万细胞来源的颗粒细胞瘤在组织学上相似，但是二者并没有相关性。

鉴别诊断

先天性颗粒细胞龈瘤与颗粒细胞瘤中的颗粒细胞在镜下形态相同，但是并不能将两种肿瘤等同起来。与先天性颗粒细胞龈瘤相反，颗粒细胞瘤见于成人，好发于舌，免疫组化染色 S-100 蛋白阳性，并伴有被覆上皮的增生（如假上皮瘤样增生）。其他可以发生在口腔的粉红细胞肿瘤包括牙槽软组织肉瘤及横纹肌肉瘤，结合组织学表现、患者年龄及肿物的部位，这几种疾病在诊断时很少发生混淆。

预后及治疗

肿瘤在出生时停止生长，一段时间后会消退。也有未经治疗而完全消退病例的报道。大部分病例外科手术切除。未完全切除的病例未见复发，因此手术切除的范围可保守一些。

畸胎瘤

畸胎瘤（teratoma）是一种由三个胚层来源的组织形成的混合物组成。推测口腔的畸胎瘤来源于胚胎发生时的多潜能细胞。

临床特点

只有少于 5% 的畸胎瘤发生在头颈部。在这些头颈部的畸胎瘤中，颈部软组织和鼻咽部是最常发生的部位。口腔及口咽部的畸胎瘤多发生在舌、上腭和腭扁桃体。很大一部分口腔及口咽部畸胎瘤在出生时就已经出现，其中大部分在出生前可以发现。孕期所见通常包括：母亲的甲胎蛋白升高，羊水过多，以及超

畸胎瘤
疾病概况

定义	发生于新生儿和婴幼儿的良性肿瘤，由三个胚层来源的组织形成的混合物组成
发生及部位	非常罕见 仅有少于 5% 的畸胎瘤发生在头颈部 在头颈部，发生在鼻咽和颈部软组织的畸胎瘤多于口腔和口咽部
相关改变或死亡率	肿物堵塞可引起哺乳和呼吸困难 死亡的发生通常与呼吸道堵塞有关
性别、种族和年龄	两性的分布相等 见于新生儿和婴幼儿
临床特点	产前：母亲的甲胎蛋白升高，羊水过多，胎儿面部肿物 围产期：圆形凸起的肿物，从口腔长出，直径 1 ~ 13cm
影像学特点	异质性的、多房的肿物，伴有钙化物
预后及治疗	新生儿的良性肿瘤 罕见的发生在成人的畸胎瘤认为是恶性的 产前发现对于有计划的分娩，包括保护呼吸道非常重要 完整切除治疗有效

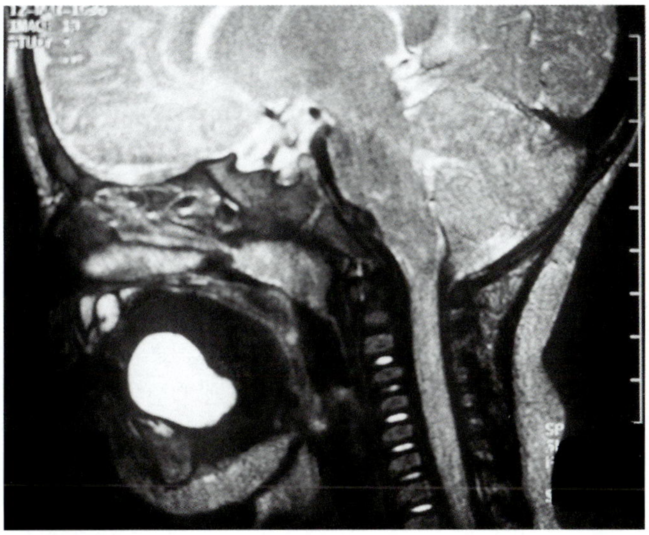

图 8-27
本例为舌的畸胎瘤，本图为 MRI 的 T2 加权像，圆形肿物表现为高密度影。

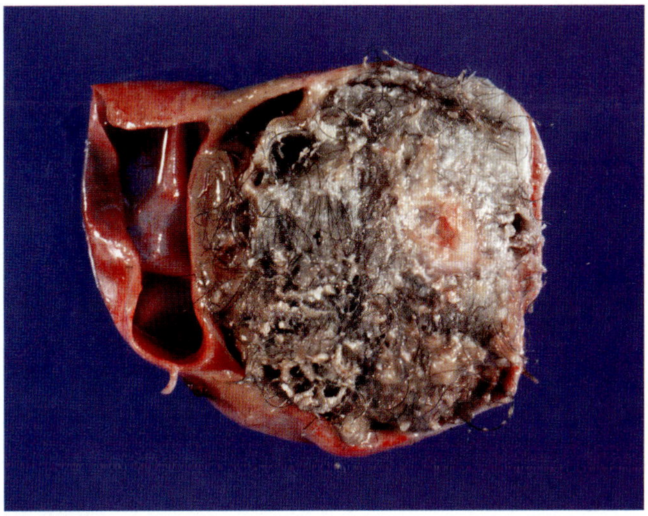

图 8-28
畸胎瘤的切面表现为实性及囊性肿物。毛发及油脂很明显。

声发现异质性固体和面部囊性肿物。本病在两性中的分布相等。肿瘤的大小变化很大，直径可以从数厘米到13cm。发病率和死亡率主要由病变的大小和发生部位决定。口腔和口咽部的畸胎瘤常伴随哺乳困难。巨大的肿瘤可能引起呼吸道堵塞导致呼吸困难甚至死亡。

影像学特点

口腔和口咽部的畸胎瘤与其他部位的畸胎瘤有相似的影像学表现。影像学检查显示为圆形，通常是分叶状的异质性肿物，含有软组织成分，伴有液体和脂肪信号衰减（图8-27）。钙化物常见。CT检查对于显示其固有的成分，包括软组织、脂肪、液体和钙化物等是非常合适的。

病理学特点

大体所见

与其他部位的畸胎瘤相同，头颈部的畸胎瘤通常表现为巨大的肿物，肿物表面光滑，有圆形向外的凸起。切面通常表现为复杂多样的外观，包括出血、坏死、钙化物、囊肿及多房的结构（图 8-28）。

镜下所见

畸胎瘤的组织学构成高度多样，包括来源于三个胚层的人体组织（如外胚层、内胚层和中胚层）。畸胎瘤可以含有软骨、骨、脂肪、肌肉、神经组织、附属结构、胃肠道上皮、呼吸上皮等成分，及其他多种混合的组织类型（图8-29，图8-30）。这些组织可以分化成熟（如成人样）和不成熟（如胎儿样）。分化不成熟的成分，并不代表向恶性转化。出血和坏死常见。

畸胎瘤
病理学特点

大体所见	外表面：光滑，圆形凸起，分叶 切面：实性及囊性，伴有出血、坏死及钙化物
镜下所见	由来源于全部三个胚层（外胚层，中胚层，内胚层）的成熟和（或）未成熟的组织随机混合
病理鉴别诊断	发育异常，包括异位甲状腺、异位的神经胶质组织、毛样息肉、皮样囊肿

鉴别诊断

发育异常引起的口腔肿物并不仅仅局限于畸胎瘤。异位甲状腺、皮样囊肿、毛样息肉及异位的神经胶质组织同样有口腔和口咽部出现异常人体组织的特征。缺少全部三个胚层来源的成分，可以将其与畸胎瘤鉴别。

预后及治疗

小儿的畸胎瘤均为良性，即使这些肿瘤含有不成熟的成分。尽管没有恶性潜能，本病的死亡率与肿瘤的大小及部位高度相关。死亡主要与呼吸道的堵塞有关，发生在颈部及鼻咽部的并发症多于口腔。产前诊断通过着重呼吸道处理的协同分娩，大大提高了围产期的生存率。外科切除有效，切除完整后不复发。

很罕见的情况下，畸胎瘤发生在成人的头颈部。与新生儿和婴幼儿的畸胎瘤不同，它们是具有侵袭性的肿瘤，通常为恶性。

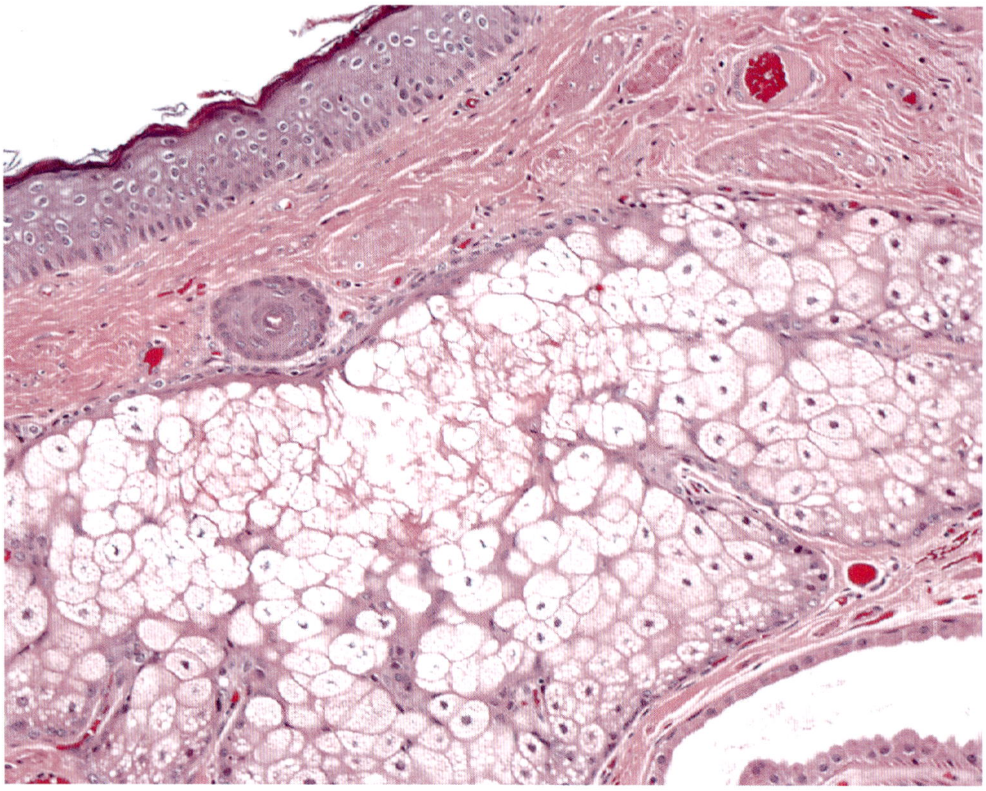

图 8-29
囊肿壁由毛囊及皮脂腺构成，类似正常皮肤。

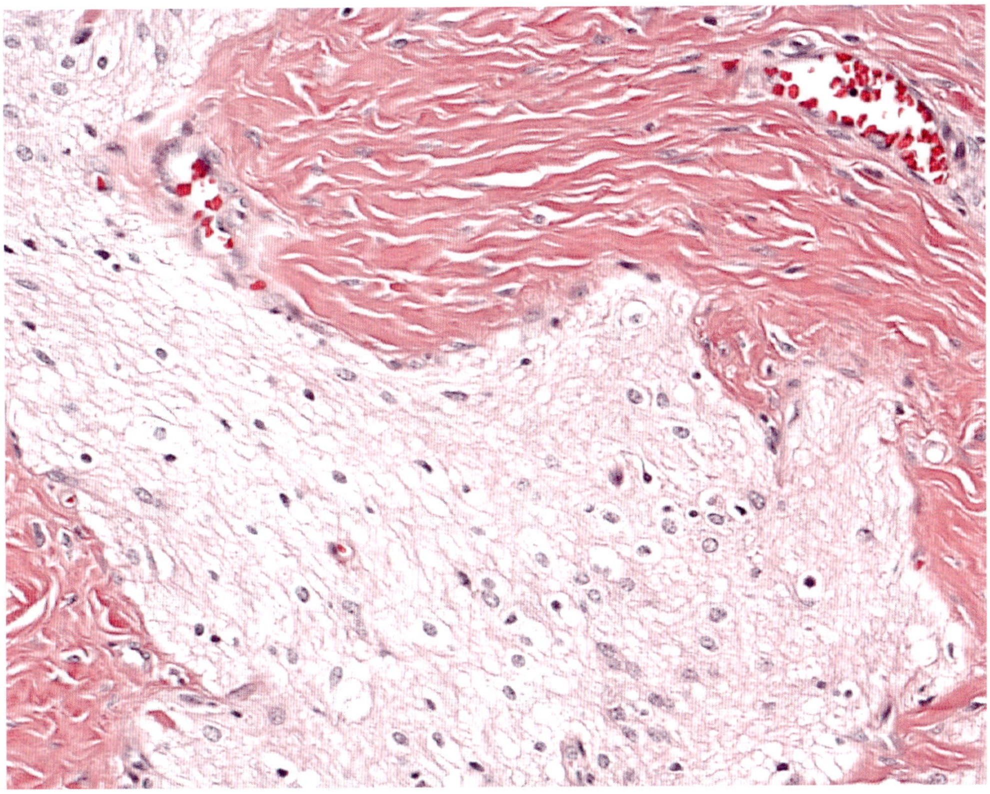

图 8-30
其他人体组织，畸胎瘤内出现了神经胶质。

推荐阅读

纤维瘤

1. Neville BW, Damm DD, Allen CM, Bouquot JE: Soft tissue tumors. In: Neville BW, Damm DD, Allen CM, Bouquot JE. Oral and Maxillofacial Pathology, 2nd ed. New York: WB Saunders, 2002:437–479.
2. Regezi, JA, Sciubba JJ, Jordan RCK: Connective tissue lesions. In: Regezi, JA, Sciubba JJ, Jordan RCK. Oral Pathology: Clinical Pathologic Correlations, 4th ed. St. Louis: Saunders, 2003:157–181.
3. Yeatts D, Burns JC: Common oral mucosal lesions in adults. Am Fam Physician 1991;44:2043–2050.

鳞状细胞乳头状瘤（包括疣和湿疣）

1. Abbey LM, Page DG, Sawyer DR: The clinical and histopathologic features of a series of 464 oral squamous cell papillomas. Oral Surg Oral Med Oral Pathol 1980;49:419–428.
2. Garlick JA, Taichman LB: Human papillomavirus of the oral mucosa. Am J Dermatopathol 1991;13:386–395.
3. Greer R, Goldman H: Oral papillomas. Oral Surg Oral Med Oral Pathol 1974;38:435–440.
4. Odell EW: Papilloma. In: Barnes EL, Eveson JW, Reichart P, Sidransky D, eds. Pathology and Genetics of Head and Neck Tumours. Kleihues P, Sobin LH, series eds. World Health Organization Classification of Tumours. Lyon, France: IARC Press, 2005:182–184.
5. Regezi, JA, Sciubba JJ, Jordan RCK: Connective tissue lesions. In: Regezi, JA, Sciubba JJ, Jordan RCK. Oral Pathology: Clinical Pathologic Correlations, 4th edition. St. Louis: Saunders, 2003:157–181.

局灶性上皮增生

1. Archard HO, Heck JW, Stanley HR: Focal epithelial hyperplasia: an unusual oral mucosal lesion found in Indian children. Oral Surg Oral Med Oral Pathol 1965;20:201–212.
2. Carlos RB, Sedano HO: Multifocal papilloma virus epithelial hyperplasia. Oral Surg Oral Med Oral Pathol 1994;77:631–635.
3. Moerman M, Danielides VG, Nousia CS, et al.: Recurrent focal epithelial hyperplasia due to HPV13 in an HIV-positive patient. Dermatology 2001;203:339–341.
4. Odell EW: Papillary hyperplasia. In: Barnes EL, Eveson JW, Reichart P, Sidransky D, eds. Pathology and Genetics of Head and Neck Tumours. Kleihues P, Sobin LH, series eds. World Health Organization Classification of Tumours. Lyon, France: IARC Press, 2005:189.
5. Padayachee A, van Wyk CW: Human papillomavirus (HPV) DNA in focal epithelial hyperplasia by in situ hybridization. J Oral Pathol Med 1991;20:210–214.

化脓性肉芽肿（叶状毛细血管瘤）

1. Bhaskar SN, Jacoway JR: Pyogenic granuloma: clinical features, incidence, histology and result of treatment—report of 242 cases. J Oral Surg 1966;24:391–398.
2. Kapadia SB, Heffner DK: Pitfalls in the histopathologic diagnosis of pyogenic granuloma. Eur Arch Otorhinolaryngol 1992;249:195–200.
3. Mills SE, Cooper PH, Fechner RE: Lobular capillary hemangioma: the underlying lesion of pyogenic granuloma: a study of 73 cases from the oral and nasal membranes. Am J Surg Pathol 1980;4:471–479.

外周骨化性纤维瘤

1. Buchner A, Hansen LS: The histomorphologic spectrum of peripheral ossifying fibroma. Oral Surg Oral Med Oral Pathol 1987;63:452–461.
2. Gardner DG: The peripheral odontogenic fibroma: an attempt at clarification. Oral Surg Oral Med Oral Pathol 1982;54:40–48.
3. Kendrick F, Waggoner WF: Managing a peripheral ossifying fibroma. ASDC J Dent Child 1996;63:135–138.
4. Zain RB, Fei YJ: Fibrous lesions of the gingiva: a histopathologic analysis of 204 cases. Oral Surg Oral Med Oral Pathol 1990;70:466–470.

外周性巨细胞肉芽肿

1. Katsikeris N, Kakarantza-Angelopoulou E, Angelopoulos AP: Peripheral giant cell granuloma. Clinicopathologic study of 224 cases and review of 956 reported cases. Int J Oral Maxillofac Surg 1988;17:94–99.
2. Neville BW, Damm DD, Allen CM, Bouquot JE: Soft tissue tumors. In: Neville BW, Damm DD, Allen CM, Bouquot JE. Oral and Maxillofacial Pathology, 2nd ed. New York: WB Saunders, 2002:437–479.

先天性颗粒细胞龈瘤

1. Filie AC, Lage JM, Azumi N: Immunoreactivity of S100 protein, alpha-1-antitrypsin, and CD68 in adult and congenital granular cell tumors. Mod Pathol 1996;9:888–892.
2. Lack EE, Worsham GF, Callihan MD, et al.: Gingival granula cell tumors of the newborn (congenital "epulis"): a clinical and pathologic study of 21 patients. Am J Surg Pathol 1981;5:37–46.
3. Lapid O, Shaco-Levy R, Krieger Y, et al.: Congential epulis. Pediatrics 2001;107:E22.
4. Speight PM: Granular cell tumour. In: Barnes EL, Eveson JW, Reichart P, Sidransky D, eds. Pathology and Genetics of Head and Neck Tumours. Kleihues P, Sobin LH, series eds. World Health Organization Classification of Tumours. Lyon, France: IARC Press, 2005:185–186.
5. van der Waal I: Congenital granular cell epulis. In: Barnes EL, Eveson JW, Reichart P, Sidransky D, eds. Pathology and Genetics of Head and Neck Tumours. Kleihues P, Sobin LH, series eds. World Health Organization Classification of Tumours. Lyon, France: IARC Press, 2005:198.
6. Zuker RM, Buenechea R: Congenital epulis: review of the literature and case report. J Oral Maxillofac Surg 1993;51:1040–1043.

畸胎瘤

1. Lalwani AK, Engel TL: Teratoma of the tongue: a case report and review of the literature. Int J Pediatr Otorhinolaryngol 1992;24:261–268.
2. McMahon MJ, Chescheir NC, Kuller JA, et al.: Perinatal management of a lingual teratoma. Obstet Gynecol 1996;87:848–851.
3. Mills SE, Gaffey JM, Frierson HF: Germ cell tumors. In: Mills SE, Gaffey JM, Frierson HF. Atlas of Tumor Pathology: Tumors of the Upper Aerodigestive Tract and Ear, 3rd series. Washington, DC: Armed Forces Institute of Pathology, 1997:313–318.
4. Sharma AK, Sharma CS, Gupta AK, et al.: Teratomas in pediatric age group: experience with 75 cases. Indian Pediatr 1993;30:689–694.

9 口腔和口咽部恶性肿瘤

William Westra

鳞状细胞癌

口腔和口咽部鳞状细胞癌（squamous cell carcinoma）是发生于该区表面被覆上皮的恶性肿瘤。这是一种具有明确的排列方式、临床表现和生物学行为的异质性疾病。从病因学与临床病理学的角度看，“口腔癌”可分为唇部鳞状细胞癌、固有口腔鳞状细胞癌及口咽鳞状细胞癌。

临床特点

迄今为止，鳞状细胞癌是口腔和口咽部最常见的癌。在美国每年有28 900人被诊断为口腔癌，其中超过 90% 的病例为鳞状细胞癌。多发生于 50 岁以上的患者。男性比女性更易受累，男女比约为3：1。黑人口腔癌的发病率高于白人。

暴露于致癌物、饮食、感染及医源性因素对口腔癌（例如口腔及口咽部鳞状细胞癌）的发生都可能单独或协同地起作用。烟草是最重要的危险因素。吸烟者患口腔癌的危险程度是非吸烟者的5～17倍，其危险程度取决于吸烟的数量。虽然鼻吸和咀嚼烟草直接作用不明显，但也与患口腔癌的危险性增加有关。在世界上部分地区，长期咀嚼蒌叶取代烟草成为最相关的危险因素。青年人使用大麻与口腔癌的关系有待进一步确认。饮酒是一种独立性危险因素，但它在强化烟草致癌能力方面是最重要的。食用水果、蔬菜与口腔癌的发生呈负相关，这可能反映出饮食中类胡萝卜素的保护效果。长期暴露于阳光下与唇癌的发生高度相关。人类乳头瘤病毒（HPV），尤其是致瘤的 16 亚型，是多数口咽癌的发病原因，但只是少数口咽外其他头颈部癌的病因。医源性免疫抑制（如AIDS）及在染色体修复过程中染色体破坏或缺失（如 Fanconi 贫血）的患者罹患口腔癌的危险更高。

鳞状细胞癌
疾病概况

定义	一种发生于口腔及口咽部表面被覆上皮的恶性肿瘤
发生及部位	口腔及口咽的最常见的恶性肿瘤 在美国每年超过 25 000 人被诊断为该病 在固有口腔，鳞状细胞癌最常发生于唇部，其次是舌、口底、牙龈、上腭及颊黏膜 在口咽部，鳞状细胞癌最常发生于扁桃体，其次是舌根部
发病率和死亡率	解剖部位、肿瘤分期及很多其他因素都影响口腔癌的预后，该病总体 5 年生存率为 50% ～ 55%
性别、种族和年龄	女性 > 男性（女：男约为 3：1） 多数患者 > 50 岁 黑人比白人具有更高的发生率
临床特点	早期癌前病变呈白色（白斑）或红色（红斑）黏膜斑 浸润性癌可呈凹陷性溃疡性病变到蕈样肿块 30% 的患者在最初被发现时已发生局部淋巴结转移
预后及治疗	肿瘤分期对其结局与治疗有明显影响 手术治疗和（或）放疗是对局限期癌的标准治疗 手术治疗合并辅助性放疗是对进展期癌的标准治疗 对进展期癌的患者辅以化疗可能也有效果

口腔癌最常发生于唇部，其次是舌、口底、牙龈、上腭和颊黏膜。口咽癌常发生于扁桃体和舌根部。其临床表现很大程度上取决于肿瘤的部位和分期。浸润性口腔癌之前常存在临床可见但无症状的口腔黏膜癌前病变，这种病变被称为白斑和红斑。在癌症进程中，这些斑点状的黏膜病变可能会演化为扩张的不愈溃疡。出血、牙齿松动、吞咽困难、发音困难、吞咽痛或可触及的颈部肿块是肿瘤发生浸润的征兆。

白斑是一种临床术语，指口腔内的白色斑片（图9-1）。白斑的厚度不定，具有颗粒样、结节状或裂缝样的表面特征。红斑是口腔黏膜红色斑块的临床术语（图9-2），常呈柔软的绒状外观。这些白色和红色病变有时与恶变前或恶变的组织学改变有关，但并不总是这样。与白斑相比，红斑更可能与异型增生和癌症有关。

浸润性癌的临床表现从凹陷性溃疡到蕈样肿物变化很大（图9-3）。出现颈部肿块预示局部淋巴结转移。大约30%的患者在最初发现时即发生局部转移。转移最常累及同侧淋巴结，但晚期肿瘤、中线旁肿瘤和一些舌根部肿瘤可累及对侧或双侧淋巴结。受累淋巴结往往增大、质实、变硬。受累淋巴结固定于皮肤和周围软组织表明肿瘤扩展突破了淋巴结被膜。

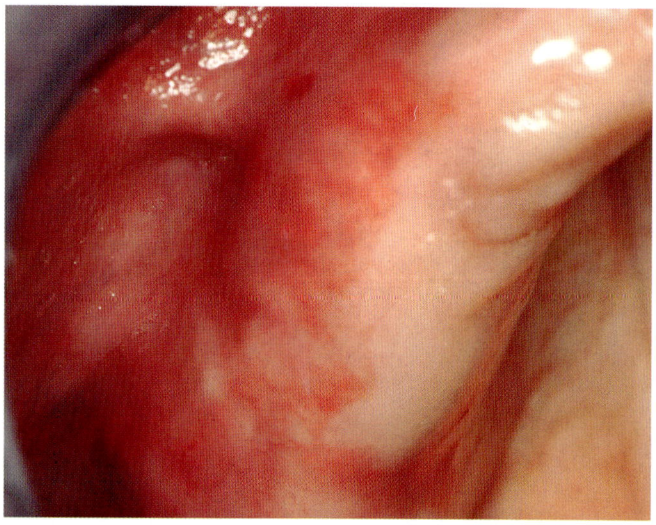

图 9-2
红斑的斑点，颊部黏膜呈轻微的红色病变（由Dr. J. Sciubba提供）。

影像学特点

影像学评估最初用于肿瘤分期。常规行CT和MRI来判断肿瘤的局部浸润范围（图9-4）和是否出现局部淋巴结转移。

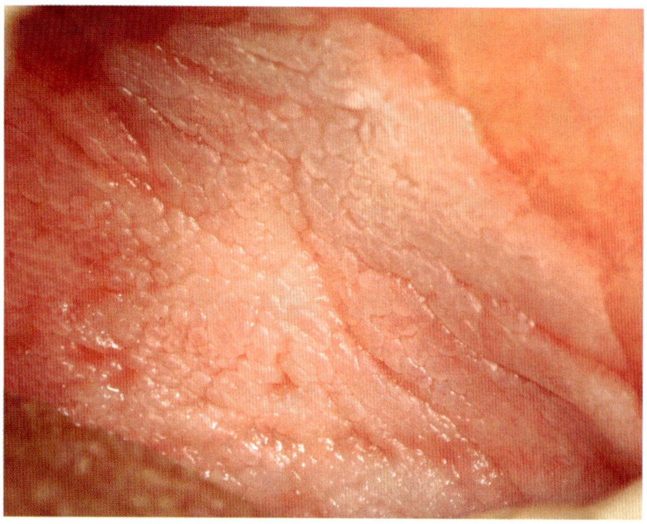

图 9-1
白斑的斑点，颊部黏膜呈白色的鹅卵石样增厚（由Dr. J. Sciubba提供）。

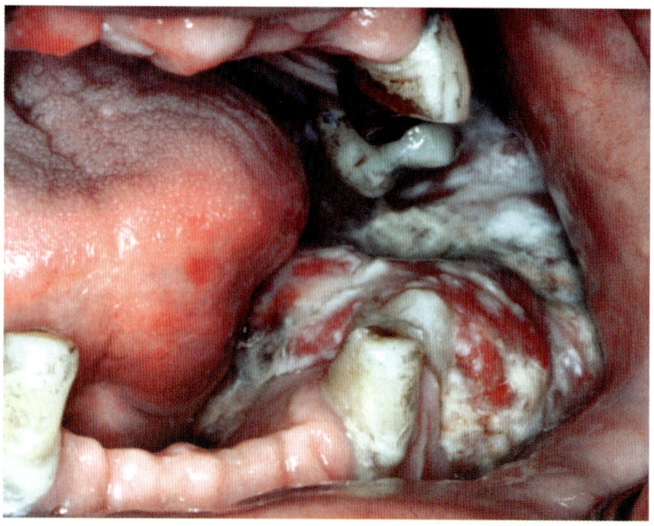

图 9-3
牙槽和口底的大的蕈样肿物。

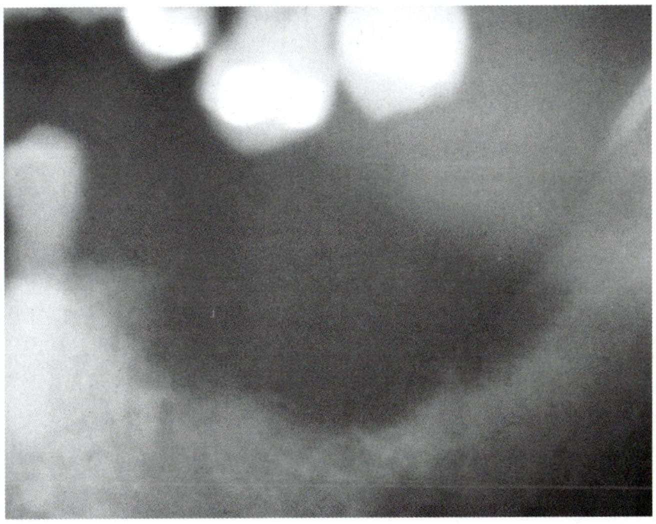

图 9-4
放射线片有助于浸润深度的识别。本例侵袭下颌骨。

鳞状细胞癌
病理学特点

大体所见	轻微的灰白色黏膜增厚至大的溃疡性、平坦或蕈样肿块
镜下所见	恶变前（非侵袭性）期（异型增生）： 局限于表面鳞状上皮的不典型上皮改变，包括异常的细胞排列，增多的核分裂象，核增大伴多形性 恶性（侵袭性）期： 浸润巢和细胞条索不同程度的鳞状分化（粉红胞浆、细胞间桥及角化珠形成） 促纤维组织生成的间质反应，包括间质纤维化和慢性炎症 变异型以疣状生长（疣状癌），乳头状生长（乳头状变异型），梭形肿瘤细胞（梭形变异型），显著的基底细胞样肿瘤细胞（基底样鳞状细胞癌）为特点
细针穿刺	在角化和坏死碎片背景下可见不典型鳞状细胞
免疫组化特点	表达上皮标记物（如 CK）
病理鉴别诊断	假上皮瘤样增生，坏死性涎腺化生，恶性黑色素瘤，疣状增生，肉瘤，鳞状细胞乳头状瘤，腺样囊性癌实性型

病理学特点

大体所见

外科切除标本从小的白斑或红斑黏膜活检组织到大的晚期鳞状细胞癌的复合切除物。大体表现，从黏膜轻微灰白增厚到伴随局部结构浸润的大的溃疡性、平坦或蕈样肿物（图9-5）。根据促纤维组织增生和坏死的程度不同，侵袭性肿瘤的切面从实性、质硬到囊性、易碎，表现各异。

镜下所见

口腔异型增生指尚未发生上皮下结缔组织浸润的表面上皮瘤变。这些改变包括异常的细胞排列，增多的核分裂象和增大伴多形性的细胞核。根据异型性的程度被典型地分为 1 ～ 3 级。虽然所用术语不同，不典型性局限于上皮的下1/3通常称为轻度异型增生（图9-6），不典型性局限于上皮的下 2/3 称中度异型增生（图9-7），不典型性累及上皮全层称重度异型增生/原位癌。

随着病变的进展，原位癌突破基底膜，呈粘着性巢状及条索状浸润到上皮下结缔组织内。随着晚期肿瘤的生长，侵袭性癌巢侵及骨骼肌、颅面骨及面部皮肤（图9-9）。侵袭可能与肿瘤沿神经扩散（例如外周神经浸润）及淋巴间隙受累有关。肿瘤分级从高分化到中分化、低分化。高分化癌常呈明显的鳞状分化，粉红色胞浆的细胞形成相互连接的癌巢，有细胞间桥和角化珠形成。低分化肿瘤不呈或少呈鳞状分化。不管肿瘤属于哪一级，浸润性鳞状细胞癌的癌巢都易引起宿主的显著纤维化和慢性炎症等反应。

从典型的传统鳞状细胞癌分离出来的鳞状细胞癌包括如下变异型。

1．疣状癌　临床上表现为表面呈疣状或乳头状的外生性肿块，组织学上表现为明显增厚的鳞状上皮伴角化不全鳞状细胞构成“教堂尖顶”样结构（图9-10）。与传统鳞状细胞癌相比，疣状癌侵袭时呈具有宽阔的推进性边缘的洞穴样肿块，缺乏明显的异型性，该肿瘤转移潜能小或无转移潜能。

2．乳头状变异型　以乳头状生长的明显的外生性成分为特征（图9-11）。与良性鳞状细胞乳头状瘤相

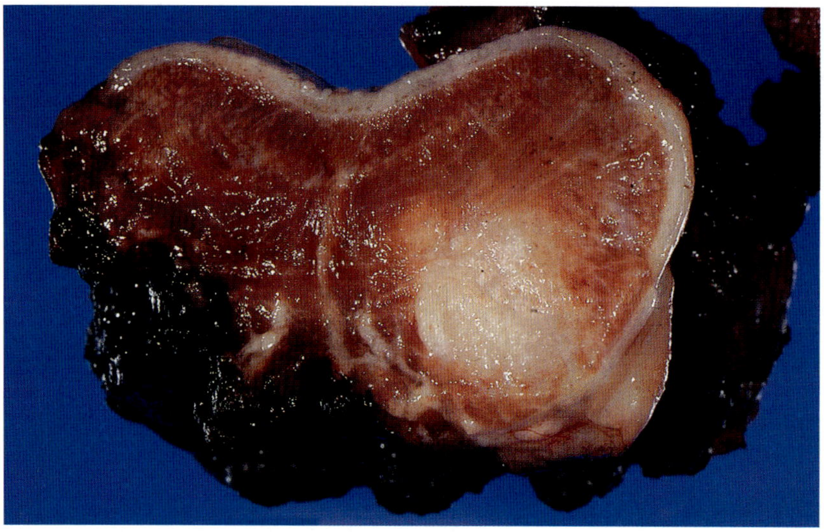

图 9-5
舌根部鳞状细胞癌，导致大肿块浸润到舌肌内。（由 Dr. J. Ohara 提供）

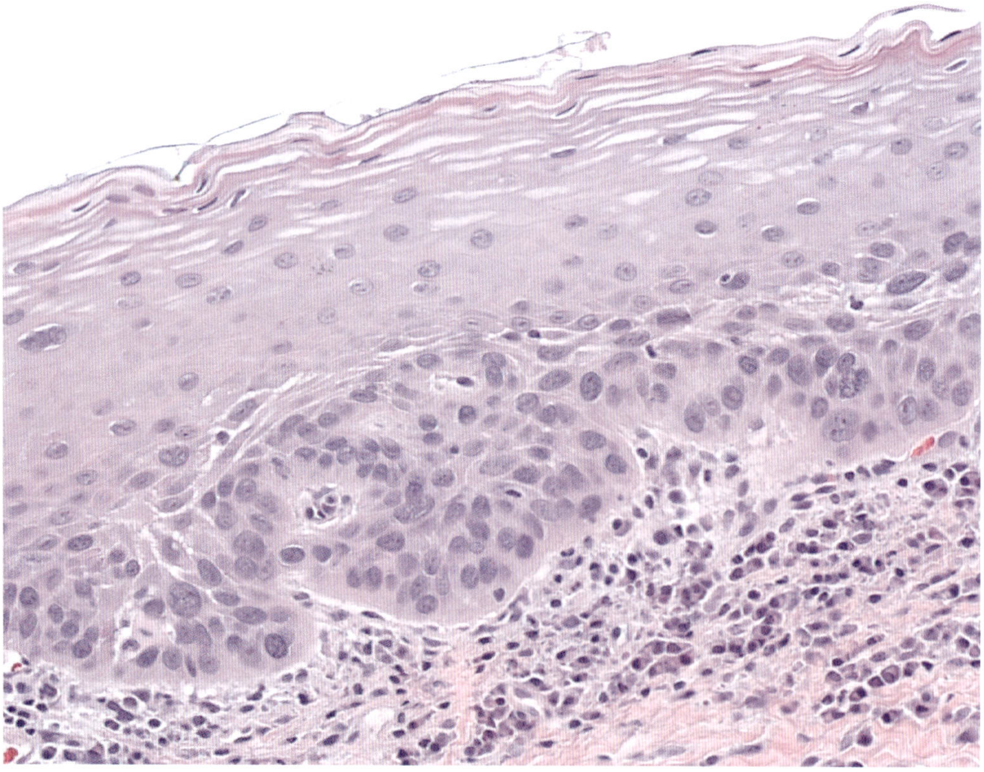

图 9-6
口腔异型增生分级：轻度异型增生，非典型病变局限于上皮下 1/3。

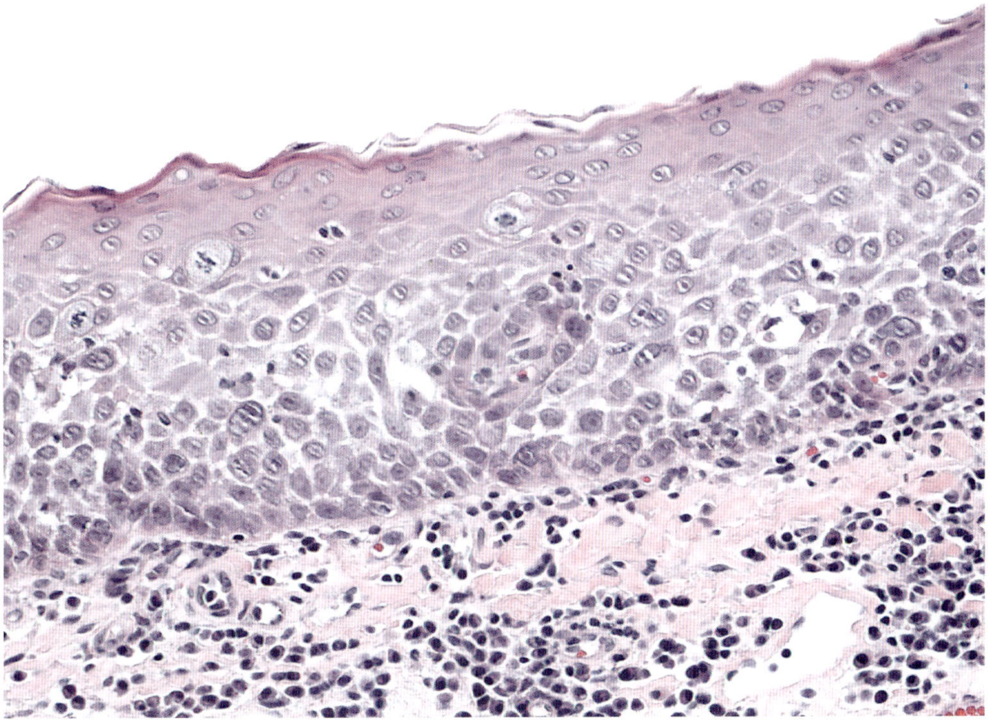

图 9-7
口腔异型增生分级：中度异型增生，病变局限于上皮下 2/3。

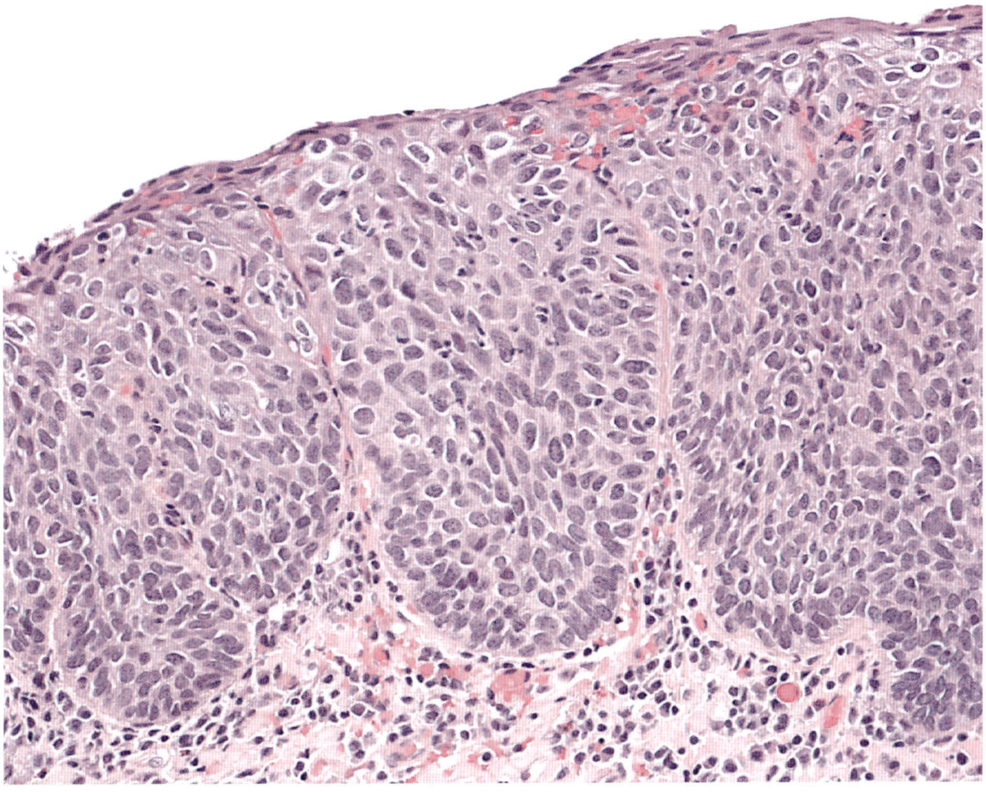

图 9-8
口腔异型增生分级：重度异型增生 / 原位癌，非典型病变累及上皮全层。

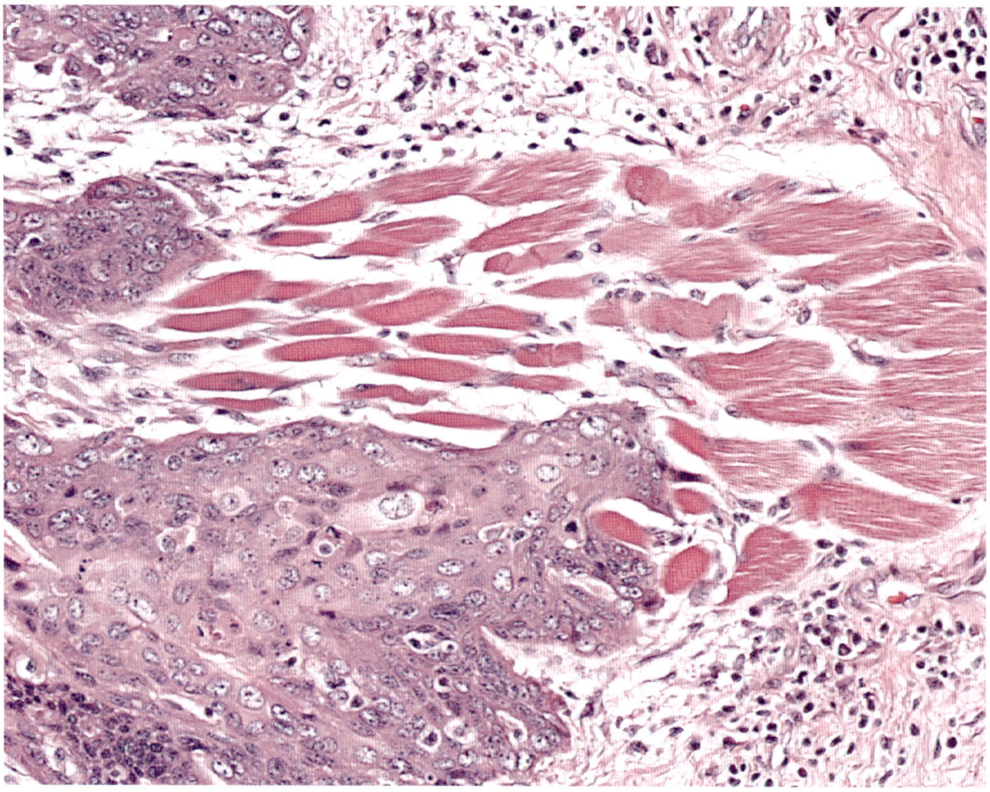

图 9-9
鳞状细胞癌呈不规则的巢状浸润至舌深部骨骼肌。

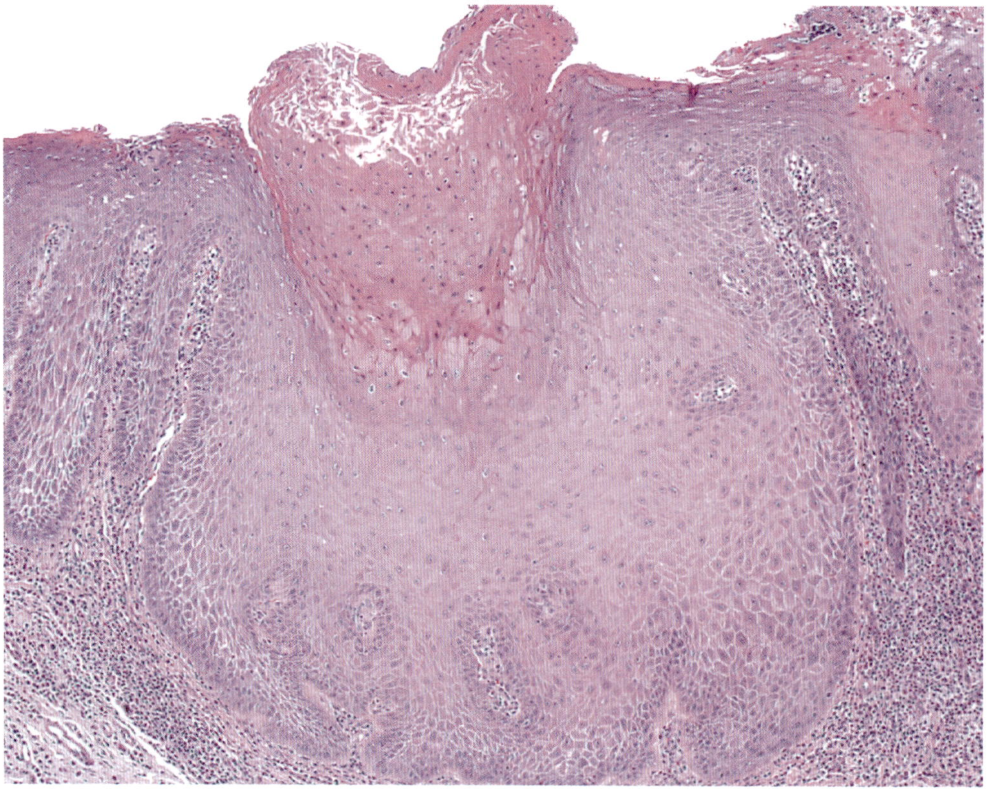

图 9-10
疣状癌洞穴样肿块浸润，伴宽的推进式边缘。缺乏传统鳞状细胞癌的明显恶性细胞学特点。

比，乳头状分叶被覆明显恶性的鳞状细胞。

3．梭形细胞变异型　以非粘着性的梭形细胞增生为特点。它的镜下表现与肉瘤更为相似而不像癌（图 9-12）。

4．基底样鳞状细胞变异型　以核浓染的基底样细胞构成的膨胀性分叶为特征。肿瘤的部分区域鳞状分化（图 9-13）。

辅助检查

细针穿刺

可达 30% 的口腔癌患者在发现症状时即有颈部转移，其中有些患者的原发瘤部位在临床上并不明显。细针穿刺是确诊鳞状细胞癌转移的有效手段。细胞涂片出现两种成分，即大的多形性细胞的合胞体碎片和单个分散的肿瘤细胞。肿瘤细胞具胞核增大、核仁明显、鳞状或角化样胞浆的特征。常见背景改变包括坏死细胞碎片、角蛋白碎片及多核巨细胞（参见 21 章）。

免疫组化特点

免疫组化可能有助于诊断那些低分化的，传统光镜下不明显的鳞状分化的鳞状细胞癌。多数口腔鳞状细胞癌广谱细胞角蛋白阳性，而淋巴标记物（CD45RB，CD20)、黑色素细胞标记物(S-100、HMB45、melanin A)或间充质标记物（actin、desmin、F Ⅷ -RAg）阴性。

鉴别诊断

鳞状细胞癌会被误诊为口腔反应性非瘤性鳞状细胞增生，如假上皮瘤样增生、放射导致的间质异型性及坏死性涎腺化生（一种小涎腺导管和腺泡内的化生性鳞状细胞增生）。在这些反应过程之前通常存在刺激事件（如溃疡、放射）。与鳞状细胞癌相反，它们并不联合显示浸润性生长、纤维组织增生性间质反应及明显恶性的细胞学异型。另一方面，低分化非角化鳞状细胞癌可能会与多种非上皮样恶性肿瘤如恶性黑色素瘤、肉瘤或淋巴瘤混淆。针对与上述疾病的鉴别，免

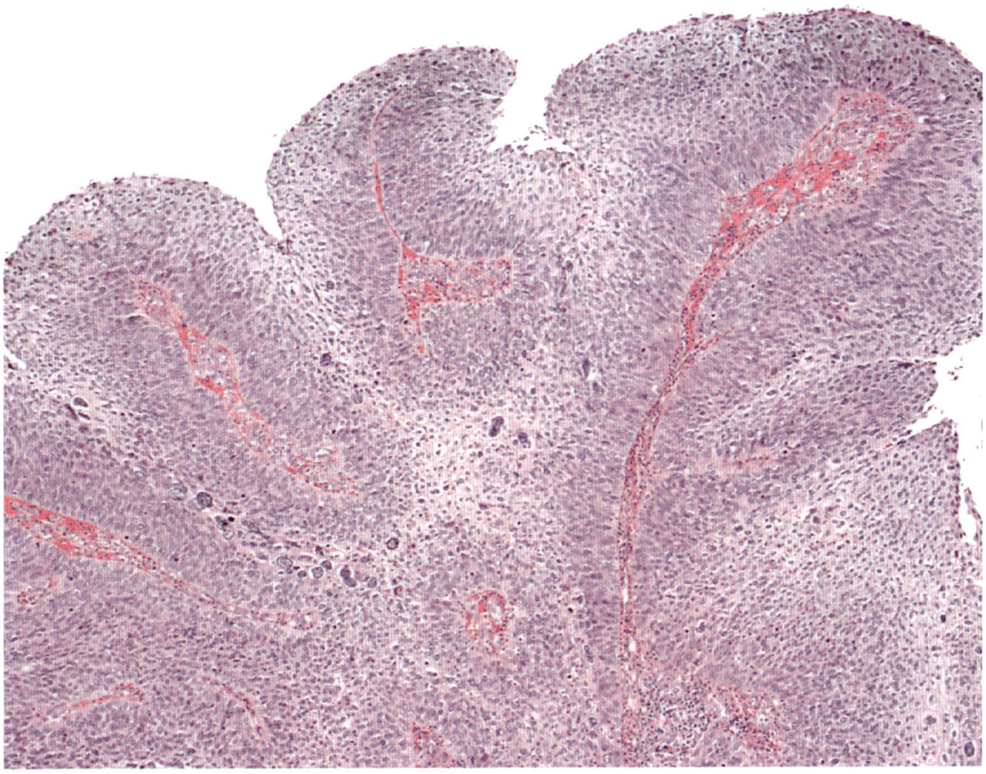

图 9-11
乳头状变异型以乳头状分叶为特点，表面被覆细胞学恶性的鳞状上皮。

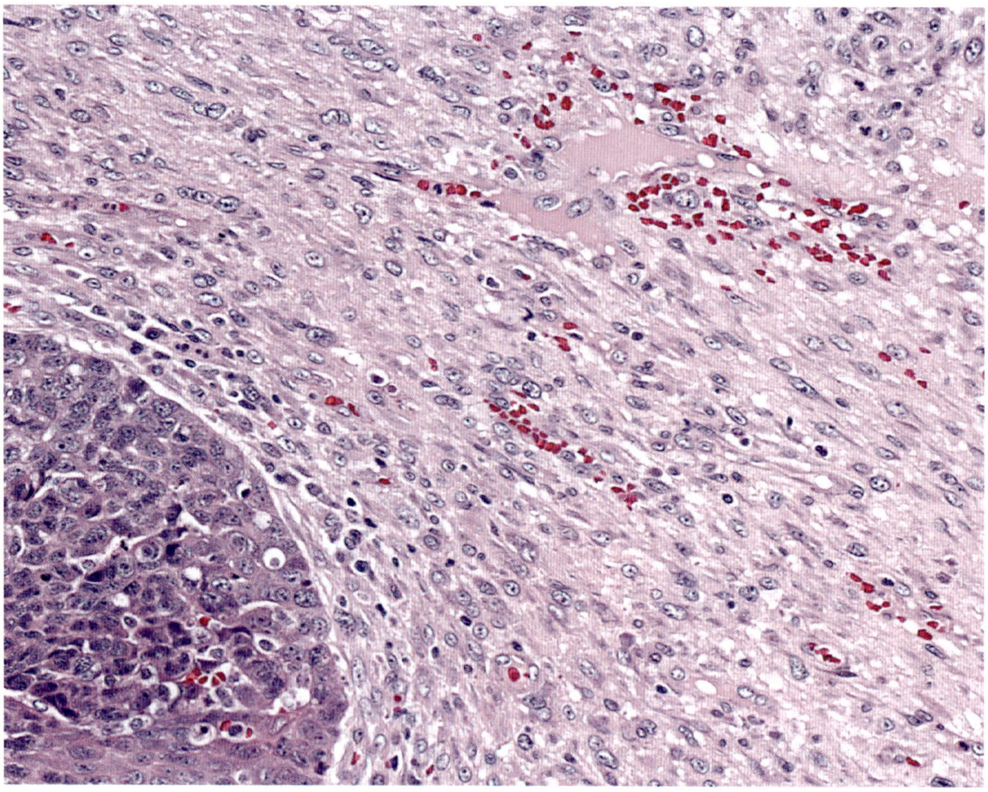

图 9-12
梭形细胞变异型，梭形细胞易被误诊为肉瘤。本例中，在左下角可见传统鳞状细胞癌的成分。

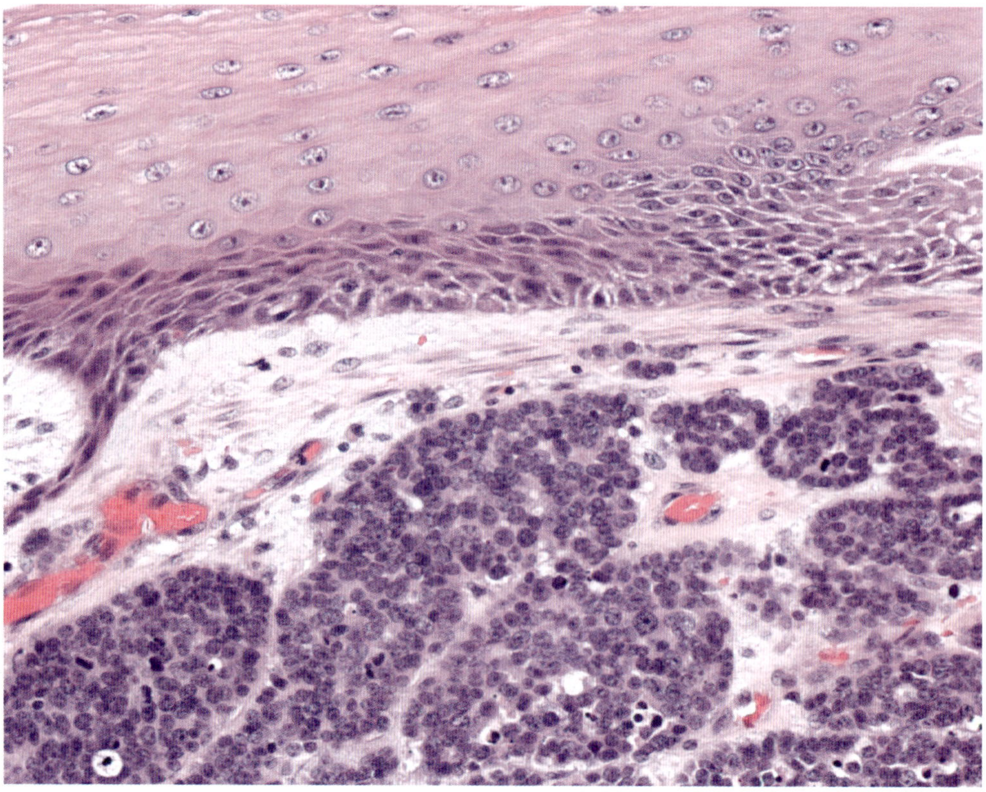

图 9-13
在基底细胞样鳞状细胞癌，肿瘤呈分叶状浸润，肿瘤细胞核浆比高。

疫组化有助于确立鳞状细胞癌的诊断，即 CK 阳性，系列淋巴样标记物、黑色素细胞标记物和间叶细胞标记物均为阴性。

预后及治疗

虽然口腔癌的预后随解剖部位的不同而变化，就总体而言其五年生存率保持在50%～55%。肿瘤的分期对其预后有明显影响：发生于口腔的Ⅰ期鳞癌生存率为80%～90%，而伴发局灶性或区域侵袭（Ⅲ期或Ⅳ期）的患者治愈率低于30%。生存率难以提高很大程度是由于早期口腔癌未能及时诊断。

治疗方案的选择多变，取决于多种因素，包括原发肿瘤的大小和部位，是否发生局部淋巴结转移或远处转移，患者对治疗的耐受力及患者的愿望等。总之，手术和（或）放疗是局限期癌的标准治疗。手术辅以放疗往往用于更晚期的疾病。对晚期病人再辅以化疗也可能有一定效果。某些细胞毒性制剂也可被用于不可治愈的、复发的及转移的患者，以减小肿瘤体积、控制症状。

Kaposi 肉瘤

Kaposi肉瘤（Kaposi's sarcoma，KS）是向内皮样分化的梭形细胞的增生性疾病。它的发病机制争议已久，但现在普遍将其看做一种恶性肿瘤而不是多中心增生的过程。人类疱疹病毒（HHV8）被认为是该病发展中的一个必要因素。AIDS相关KS在口腔罕见，曾被认为是一种奇怪的现象，该型 KS 的提出导致了口腔 KS 在 HIV 感染者中明显增加。

临床特点

目前公认四种KS，它们的流行病学与生物学行为均有所不同。古典型，主要发生于欧洲东部的老年人（尤其是德系犹太人）或地中海血统；地方型，在非洲地区常见，尤其在非洲南部年幼的班图儿童中十分流行；移植相关型，发生于接受大剂量免疫抑制治疗的移植受体；AIDS 相关型，在 HIV 感染者的男性同性恋者中尤为流行。大约15%～20%的AIDS患者发生KS。不同亚型其临床表现和过程变化多样，所有 KS 病变均感染 HHV8（是一种与 EBV 紧密相关的 γ - 疱疹病毒）。免疫抑制似乎是该病发病机制和临床表现中的一个重要协同因素。

迄今为止，AIDS相关型是KS中最常见的累及口腔的亚型。在与HIV感染相关的口腔恶性肿瘤中以KS最常见，KS也可能是AIDS最初的临床表现。在HIV感染者中，口腔KS在同性恋男性中最常见，30～40岁是其发病的高峰年龄。上颚是口腔内最常受累的部位，

Kaposi 肉瘤

疾病概况

定义	一种不常见的血管型肿瘤，发生于特定群体，在 HIV 感染的个体最为显著
发生及部位	非 AIDS 相关型 KS 罕见，多局限于东欧地中海血统的老年男性；非洲某些地区的人群及移植受体 KS 在 AIDS 患者中常见（约 15% ～ 20%） 上颚是口腔内最常受累的部位，其次是牙龈和舌背
相关改变或死亡率	口腔 KS 病变可能会引发溃疡、疼痛，影响进食和说话 死亡率取决于病人的免疫状态表达上皮标记物（如 CK）
性别、种族和年龄	在 HIV 感染者中，口腔 KS 最常发生于男性同性恋者，30 ～ 40 岁为其发病高峰
临床特点	口腔病变常为多发性 早期病变往往呈平坦、红色、无症状 随着病程的延长，病变增大、变暗，呈结节状、溃疡性
预后及治疗	死亡率取决于病人的免疫状态、机会感染、分期及其他因素 常规治疗：高活性抗逆转录酶病毒治疗（HAART），放疗，化疗 口腔病变严重者，局部治疗：手术、冷冻、激光、病变部位注射化疗剂或硬化剂

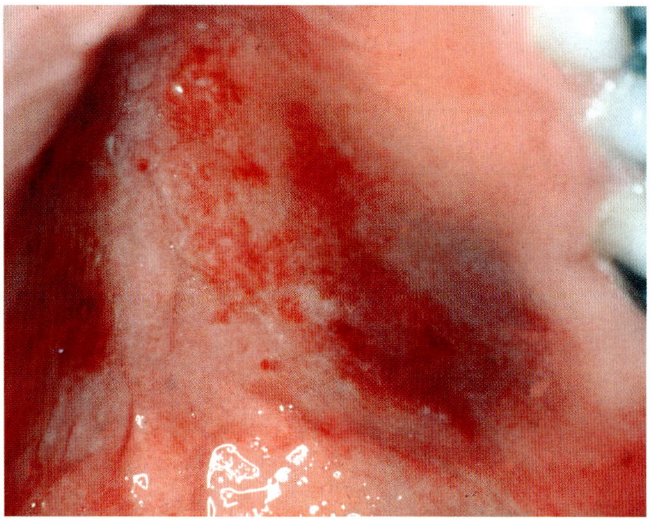

图 9-14
早期口腔 KS，上颚黏膜呈扁平、红色变。

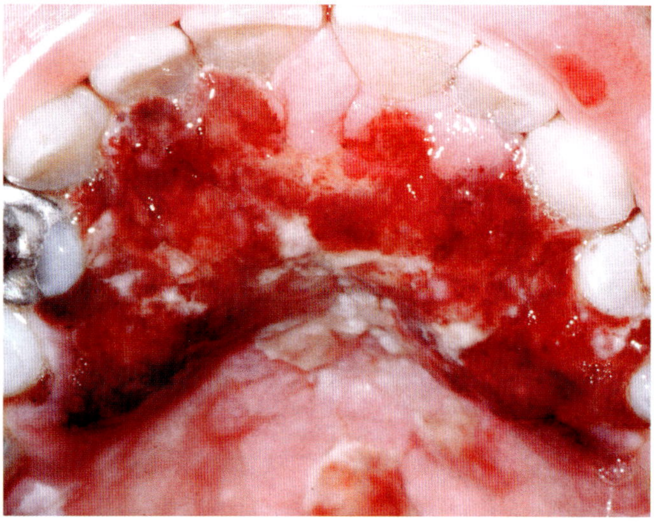

图 9-15
一例进展期口腔 KS，上颚呈弥漫性紫红色结节。

其次是牙龈和舌背。多发性口腔病变常见，并常伴随皮肤和内脏器官的病变。临床表现随着病变的进展而改变。早期病变往往呈扁平、红色、无症状（图 9-14）。随着病程的延长，病变增大、变暗、增厚（图 9-15）。随着病变的持续生长，大的结节状病变可能会变为溃疡性并引起疼痛，甚至影响进食和说话。

病理学特点

大体所见

早期病变小而扁平，呈红色。晚期病变增大，呈深红到紫色的结节状。

镜下所见

KS是无包膜的浸润性病变。其组织学图像随病变进展的分期改变。早期KS（斑片期）的组织学表现轻微。黏膜下层无特异性表现，只出现扩张、不规则、成角的血管伴随散在的慢性炎症细胞浸润（图 9-16）。随着病变的进展（斑块期），扩张的血管腔被聚集的梭形细胞围绕（图9-17）。在进展期，组织学形态主要表现为被裂隙样血管间隙分隔的梭形细胞高度增生，血管间隙内可见红细胞（图9-18）。梭形细胞变长，细胞异型性小，核分裂象不多。多形性和核分裂象并不常见，它们的出现预示更具侵袭性。这种细胞背景与渗出的红细胞、血色素及可能源于红细胞碎片的嗜酸性透明小体混合（图9-18，插图）。病变周围可见扩张的血管和慢性炎症细胞。

Kaposi 肉瘤
病理特点

大体所见	早期病变：体积小、红色、扁平状 晚期病变：体积大、深红至紫红色、结节状
镜下所见	早期病变（斑片期）：扩张性增生、不规则、成角血管 成熟期病变（斑块期）：扩张的血管腔周围被聚集的梭形细胞围绕 进展期病变（结节期）：梭形细胞增生、狭长血管间隙、血细胞溢出、血色素沉积、透明小滴
免疫组化特点	不同的内皮标记阳性（如 CD31、CD34、F Ⅷ -RAg）
病理鉴别诊断	反应性血管扩张、杆状血管瘤病、高分化血管肉瘤、纤维肉瘤

辅助检查

在多数病例中，KS 的梭形细胞对 F Ⅷ -RAg、CD34、CD31及其他内皮标记物免疫反应阳性。由于

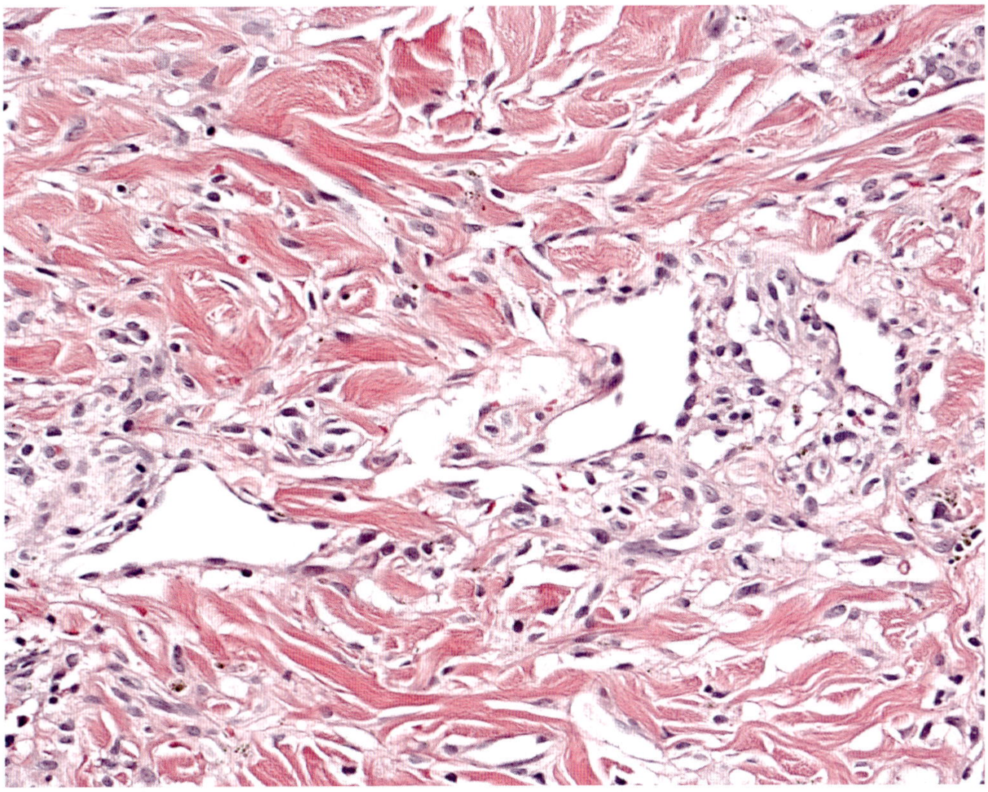

图 9-16
早期（斑片期），胶原纤维间可见不规则扩张的血管。

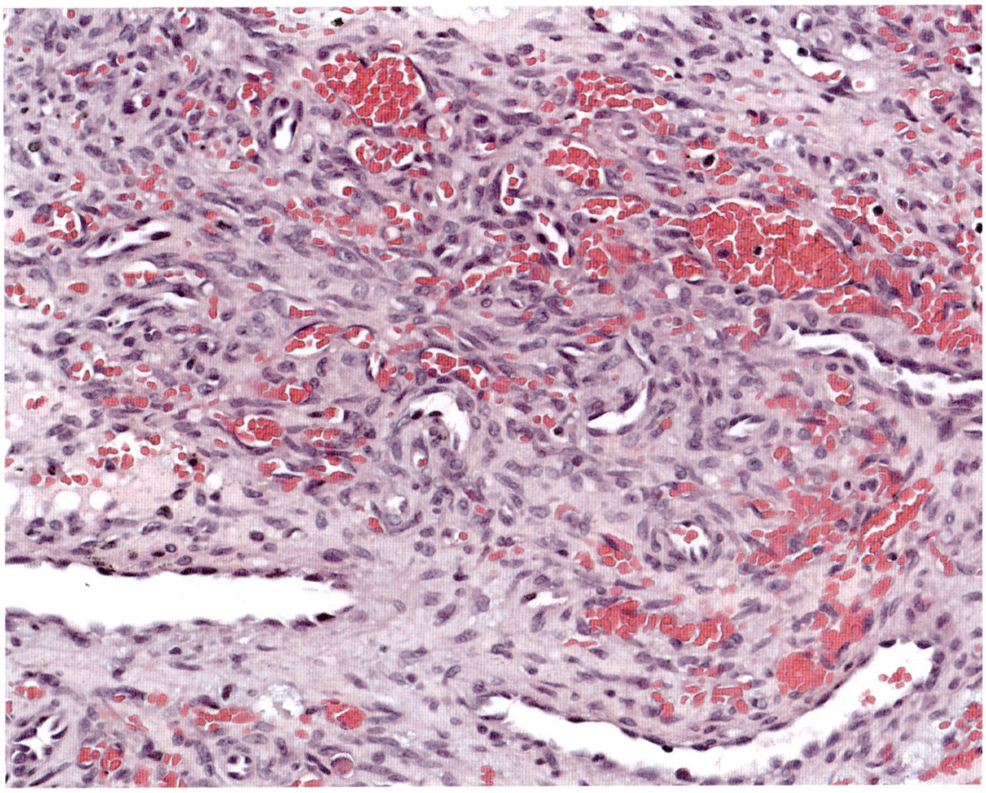

图 9-17
成熟期（斑块期），血管通道由聚集的梭形细胞围绕。

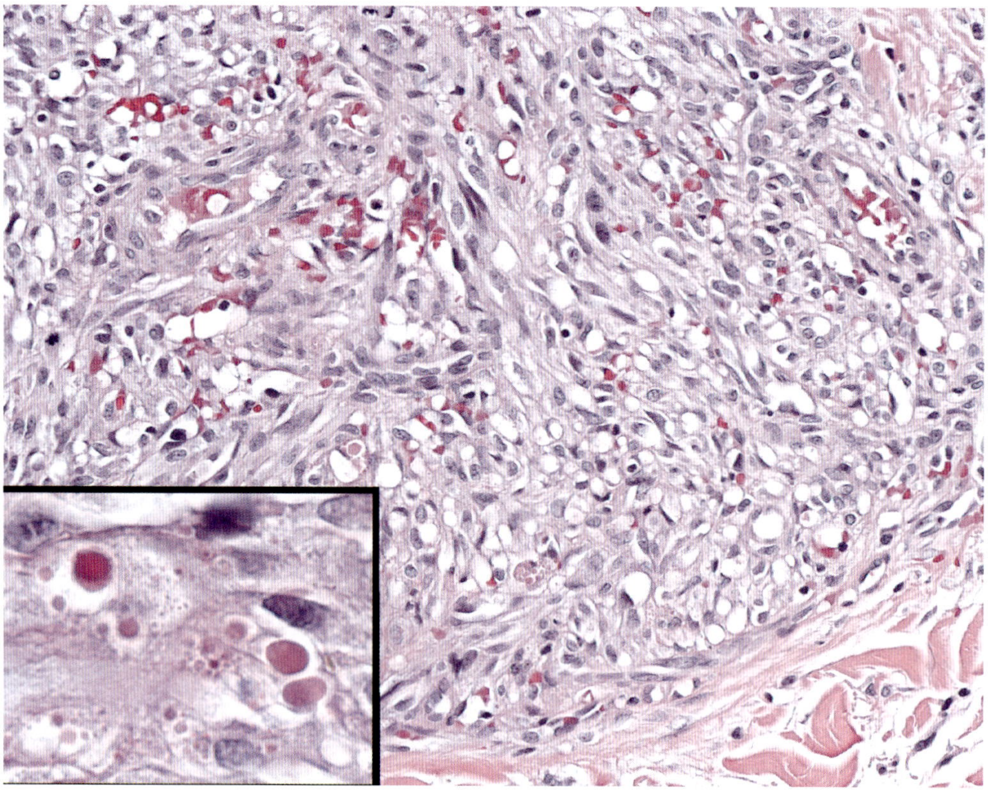

图 9-18
进展期（结节期），黏膜下有大量结节状聚集的梭形细胞浸润，并形成裂隙样区域。背景可见溢出血管外的红细胞和玻璃样小体杂乱无章地排列（见插图）。

该病的鉴别诊断常包括其他血管增生性疾病，免疫组化确认内皮分化常无助于确诊。不过，HHV8抗体可能有助于鉴别，虽然免疫组化染色难于评价。

鉴别诊断

鉴别诊断随组织学分期而定。由于镜下改变轻微，早期病变易被认为是反应性血管扩张而漏诊。随着不规则的小血管增生愈加明显，KS可能会与分叶状毛细血管瘤（化脓性肉芽肿）、杆状血管瘤病甚至高分化血管肉瘤混淆。如果考虑为杆状血管瘤病，应进行Warthin-Starry染色在杆状血管瘤病中寻找杆菌。在晚期，梭形细胞高度细胞性增生可能会被误诊为纤维肉瘤。与 KS 不同，纤维肉瘤的梭形细胞 F Ⅷ -RAg 、CD34 或 CD31 阴性。

预后及治疗

KS的生物学行为多变，这与其临床亚型、分布程度及患者的免疫能力有关。对有免疫抑制者如 AIDS 患者来说KS更具侵袭性。即使在这种特殊的亚群内，总体死亡率高度取决于一些相关参数，如机会性感染、疾病分期、系统性症状。

放疗和（或）化疗通常是 KS 的首选治疗。口腔病变严重者，局部症状（如疼痛、出血、功能性损伤）可通过在病变部位注射化疗剂或硬化剂缓解，或通过手术、冷冻治疗或激光治疗切除。使用高度活性抗逆转录酶病毒治疗已经为 HIV 感染者延长了寿命、提升了生活质量，并且显著降低了口腔KS的发生率和死亡率。

推荐阅读

鳞状细胞癌

1. Gale N, Pilch BZ, Sidransky D, El Naggar A, Westra W, Califano J, Johnson N, MacDonald DG: Epithelial precursor lesion. In: Barnes EL, Eveson JW, Reichart P, Sidransky D, eds. Pathology and Genetics of Head and Neck Tumours. Kleihues P, Sobin LH, series eds. World Health Organization Classification of Tumours. Lyon, France: IARC Press, 2005:177–179.
2. Gillison ML, Koch WM, Capone RB, et al.: Evidence for a causal association between human papillomavirus and a subset of head and neck cancers. J Natl Cancer Inst 2000;92:709–720.
3. Johnson N, Franceschi S, Ferlay J, Ramadas K, Schmid S, MacDonald DG, Bouquot JE, Slootweg PJ: Squamous cell carcinoma. In: Barnes EL, Eveson JW, Reichart P, Sidransky D, eds. Pathology and Genetics of Head and Neck Tumours. Kleihues P, Sobin LH, series eds. World Health Organization Classification of Tumours. Lyon, France: IARC Press, 2005:168–175.

4. Mills SE, Gaffey JM, Frierson HF: Squamous cell carcinoma: diagnostically problematic variants. In: Mills SE, Gaffey JM, Frierson HF. Atlas of Tumor Pathology: Tumors of the upper aerodigestive tract and ear, 3rd series. Washington, DC: Armed Forces Institute of Pathology, 1997:71–106.
5. Neville BW, Day TA: Oral cancer and precancerous lesions. CA Cancer J Clin 2002;52:184–189.
6. Vokes EE, Weichselbaum RR, Lippman SM, Hong WK: Head and neck cancer. N Engl J Med 1993;328:184–194.
7. Wenig BM: Squamous cell carcinoma of the upper aerodigestive tract: precursors and problematic variants. Mod Pathol 2002;15:229–254.

Kaposi 肉瘤

1. Cherry-Peppers G, Daniels CO, Meeks V, et al.: Oral manifestations in the era of HAART. J Natl Medical Assoc 2003;95:21S–30S.
2. Greenspan D, Greenspan JS: HIV-related oral disease. Lancet 1996;348:729–733.
3. Regezi JA, MacPhail LA, Daniels TE, et al.: Oral Kaposi's sarcoma: a 10-year retrospective histopathologic study. J Oral Pathol Med 1993;22:292–297.
4. Schwartz RA: Kaposi's sarcoma: an update. J Surg Oncol 2003;87:146–151.
5. van der Waal I, Lamovec J, Knuutila S: Kaposi sarcoma. In: Barnes EL, Eveson JW, Reichart P, Sidransky D, eds. Pathology and Genetics of Head and Neck Tumours. Kleihues P, Sobin LH, series eds. World Health Organization Classification of Tumours. Lyon, France: IARC Press, 2005:193–194.

10 涎腺非肿瘤性病变

Mary S. Richardson

发育性病变（包括异位及嗜酸细胞增多症）

临床特点

涎腺是由三对大腺体（腮腺、颌下腺、舌下腺）和分布在鼻腔鼻窦、口腔、喉和下呼吸道的约上千个小浆液黏液腺体组成。所有腺体均由表面上皮向下生长形成，具有同样的结构，也易发生同样的疾病。

腮腺病变不常见，是一组种类不同的疾病。以涎腺肿大最为常见，由囊肿、炎症性病变和发育异常等非肿瘤性或炎性疾病引起。

涎腺异位是在大涎腺和小涎腺以外的部位出现涎腺组织。相反，副涎腺是沿大涎腺导管分布的孤立的腺体小叶。

已报道异位涎腺组织可发生在很多解剖部位（表 10-1）。最常见的部位是中耳、颈部、下颌骨、垂体。切除这些异位涎腺的原因可能有美容、先天性异常或肿瘤等。在后者，如果肿瘤为恶性，可能因是否是原发于异位涎腺还是从其他涎腺转移来的产生混淆。

涎腺嗜酸细胞的发生可分为嗜酸细胞化生、结节状或弥漫性嗜酸细胞增多症和嗜酸细胞瘤。嗜酸细胞的特点为有丰富的颗粒状嗜酸性胞浆包绕一个圆形的胞核，核内有单个核仁。颗粒状胞浆含过多的线粒体。涎腺内嗜酸细胞的数量可因生长方式的不同而各异。嗜酸细胞化生包括腺泡和导管结构向嗜酸细胞的改变。嗜酸细胞化生在50岁前很少见，但会随着年龄的增长而增加。化生常为灶状，可见于与涎腺肿瘤（多形性腺瘤、黏液表皮样癌）的连接处。嗜酸细胞增多症为涎腺组织内嗜酸细胞的灶状聚集。

发育性病变（包括异位及嗜酸细胞增多症）疾病概况

定义	异位：在大涎腺和小涎腺以外的部位出现涎腺组织 嗜酸细胞是由腺泡或导管细胞转化而来，有细颗粒状嗜酸性胞浆，可分为嗜酸细胞化生、嗜酸细胞增多症（结节状或弥漫性）和嗜酸细胞瘤
发生及部位	异位涎腺最易累及腮腺和颈淋巴结 涎腺的嗜酸细胞性肿瘤罕见（< 1%）
性别、种族和年龄	涎腺异位未见年龄和性别倾向 嗜酸性病变在< 50岁中不常见，高峰为70～90岁
临床特点	异位一般为偶然发现或继发于炎症的肿块或肿瘤性病变 嗜酸性病变（嗜酸性细胞增多症 / 嗜酸细胞瘤）可为多灶性，位于腺体内，单侧或双侧
预后及治疗	如临床提示异位可单纯切除 嗜酸性病变有约 30% 的复发率，肿瘤可能需要手术治疗

病理学特点

大体所见

异位涎腺在大体和镜下有正常涎腺组织的一系列特点（黏液、浆液黏液或黏液性腺泡、排泄管）。嗜酸细胞增多症的大体表现无特殊。

镜下所见

嗜酸细胞性病变的组织学改变表现为多边形细胞，胞浆丰富、嗜酸性、细颗粒状。嗜酸性变可累及腺泡和导管细胞（图 10-1）。细胞核常均匀一致，圆形，染色质呈颗粒状，有单个核仁。无核分裂象缺如或罕见。包绕在结节周围的纤维性包膜可有助于鉴别嗜酸细胞瘤和结节状嗜酸细胞化生。嗜酸细胞可长成一个固体的实性肿块，伴或不伴局部囊性变。结节内细胞生长方式为器官样肝板样束状。单个细胞显示不同程度的嗜酸性染色特点（图 10-2），在极少数情况下，可有灶状或弥漫的透明细胞。

发育性病变（包括异位和嗜酸细胞增多症）病理学特点

大体所见	嗜酸细胞结节可达 7cm，可有小囊性区
镜下所见	嗜酸细胞特征性表现为细颗粒状嗜酸性胞浆，单个圆形胞核，有核仁。 生长方式常为伴器官样，伴有大小不等的束状和明显的毛细血管样区域。 嗜酸细胞可发生“透明细胞”样变。
辅助检查	磷钨酸苏木素染色（PTAH）可突出颗粒
病理鉴别诊断	当有透明细胞嗜酸细胞时，需考虑透明细胞黏液表皮样癌、透明细胞腺泡细胞及肾细胞癌的转移

辅助检查

下列检查无助于诊断，但可证实嗜酸细胞病变中的线粒体。

表 10–1
报道的异位涎腺的部位

中耳	外耳道
颈部	甲状舌管囊肿
下颌骨（骨内）	颈部及副腮腺淋巴结
纵隔	垂体腺
小脑脑桥角	胃
直肠	前列腺

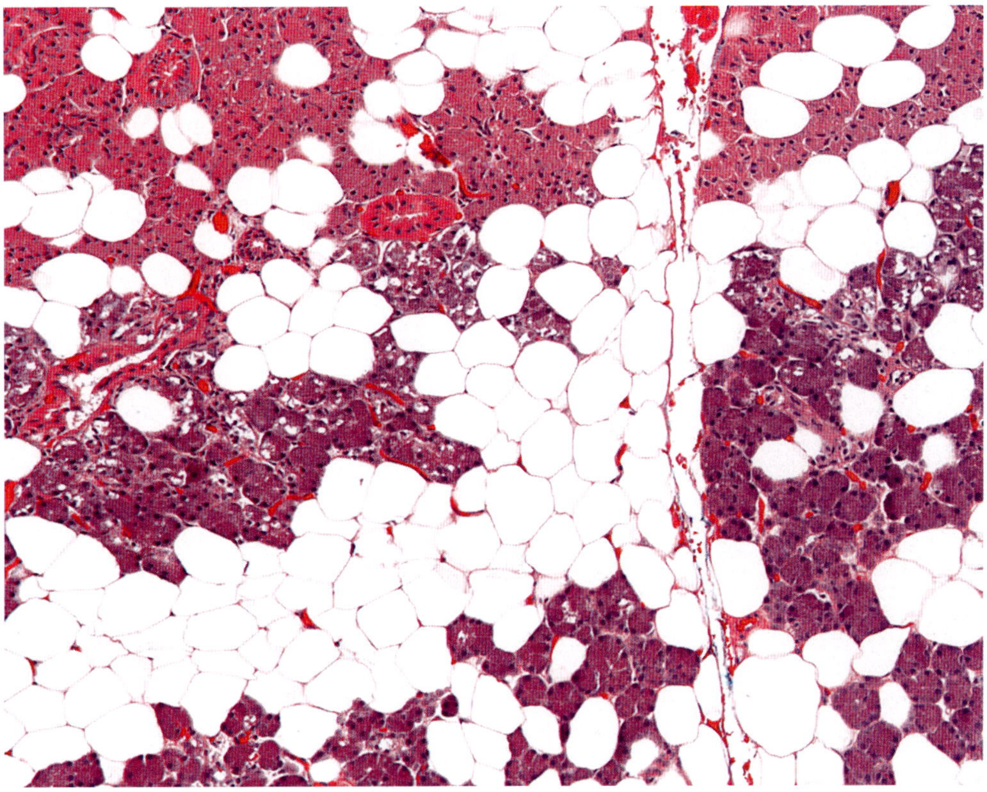

图 10-1
中倍镜下，嗜碱性腺泡细胞和嗜酸性细胞的染色不同易识别。腺泡和导管细胞可见嗜酸性化生。

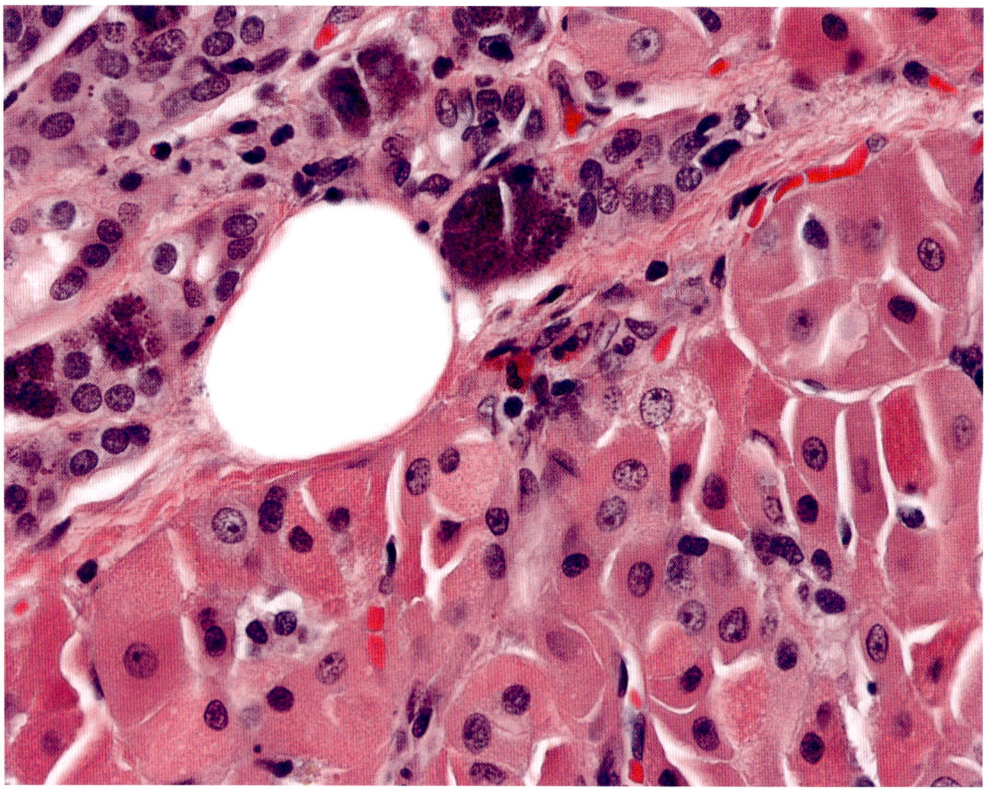

图 10-2
高倍镜下可见细颗粒状嗜酸性胞浆和只有一个核仁的圆形细胞核。注意嗜酸细胞胞浆的嗜酸性染色的程度不同。

超微结构特点

超微结构，可见丰富的线粒体，可充满整个胞浆，线粒体的形状显示有一定程度的多样性，从圆形、不规则形到长形，可见桥粒细胞连接。

组织化学特点

磷钨酸苏木精染色（PTAH）可染线粒体，但染色结果不恒定。

细针穿刺

细针穿刺涂片上，嗜酸细胞易识别。但鉴别嗜酸细胞瘤和嗜酸细胞化生主要是依靠切除的病变组织。

鉴别诊断

把结节状增生与结节性嗜酸细胞增多症从嗜酸细胞瘤中鉴别开来有一定难度。有文献定义嗜酸细胞瘤为单个结节，而其他则需见到有部分包膜。嗜酸细胞性增生和肿瘤之间的差异尚未很好界定。嗜酸细胞化生和多种透明细胞恶性肿瘤都需与嗜酸细胞瘤鉴别。多形性腺瘤和黏液表皮样癌内可见嗜酸细胞化生的区域，这些区域一般是孤立的。而嗜酸细胞瘤缺乏这两种肿瘤的结构特点。黏液细胞分化和鳞状化生在嗜酸细胞瘤中罕见，可有助于和黏液表皮样癌相鉴别。嗜酸细胞瘤没有黏液或软骨样分化，而这两点是多形性腺瘤的特点。

腺泡细胞癌与多结节性嗜酸细胞增生鉴别可能较困难，但后者不具有而前者具有微囊泡和乳头滤泡样结构。

预后及治疗

嗜酸细胞化生和嗜酸细胞增多症常出现在因其他原因切除的腺体内，是一种良性反应，无需治疗。涎腺异位可手术切除，预后佳。

黏液潴留囊肿、黏液囊肿、涎石病

临床特点

涎腺组织最常见的非肿瘤性病变是黏液囊肿(mucocele)。黏液囊肿定义为在一个囊腔内黏液的淤积。可分为两种类型：（1）潴留型（图10-3）：黏液淤积局限于一个扩张的排泄管内（图10-4）；（2）外渗型（图 10-5）：涎腺分泌的黏液从导管系统溢出到结缔组织内（图 10-6 和图 10-7）。外渗型是最常见的黏液囊肿，其发病高峰在20多岁。下唇是最常见的部位，其次是舌、口底、腭和颊黏膜。大的黏液囊肿可起自口底的舌下腺或小涎腺下行到口底的软组织内称之为舌下囊肿。黏液潴留囊肿更常见于腮腺和颌下腺。发病高峰为 60 ～ 80 岁。

涎石（sialolith）是凝结物在涎腺排泄导管系统内聚集形成的石块。涎石病最易累及颌下腺并可引起结石远端部位的硬化性涎腺炎。(图10-8)。结石可引起导

黏液潴留囊肿、黏液囊肿、涎石病
疾病概况

定义	由于涎腺导管堵塞或破裂引起的涎腺黏液在囊腔内淤积
发生及部位	涎腺最常见的非肿瘤性病变 下唇是最常见的部位，其次是舌、口底、腭和颊黏膜 口底的黏液囊肿称之为舌下囊肿
性别、种族和年龄	性别分布无差异 发病高峰为 20 多岁 是 20 岁前最常见的口内病变
临床特点	柔软的、有波动感的、半透明的无痛性肿物，可能在外伤后发生 病变可随进食而波动或由于外伤而破裂 病变在同一部位可复发
预后及治疗	包括小涎腺组织在内完全切除即可 复发常见于切除不彻底

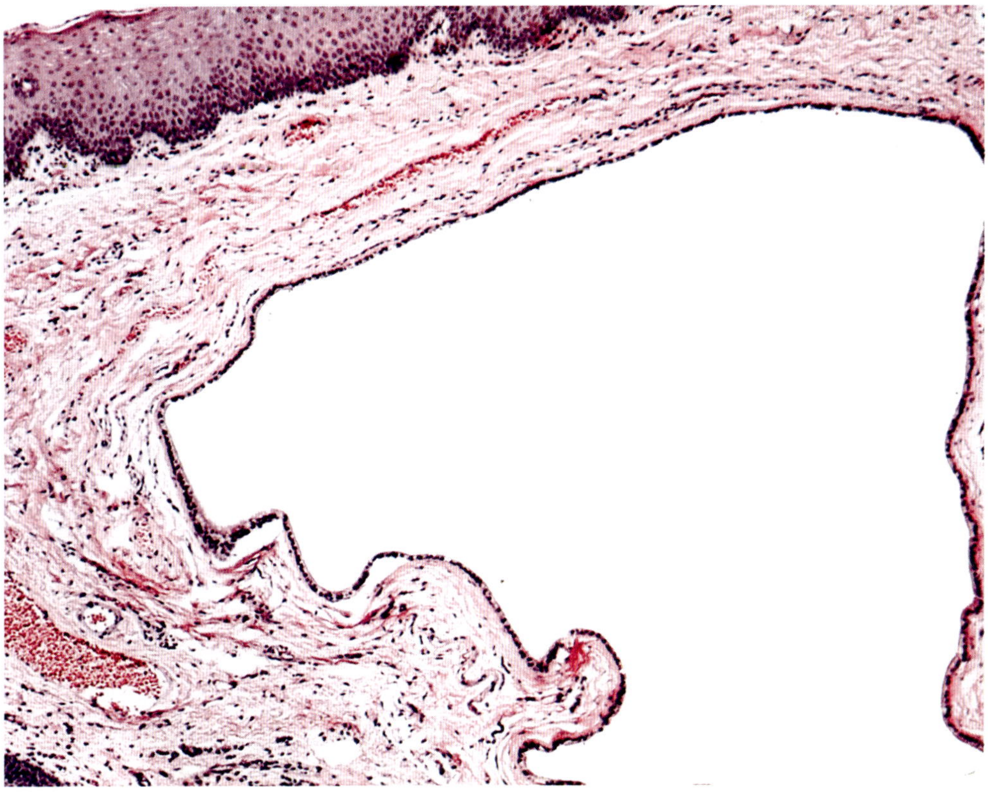

图 10-3
低倍镜下，可见扩张的、囊腔内衬上皮细胞的黏液囊肿。黏液尚未外渗到组织内。

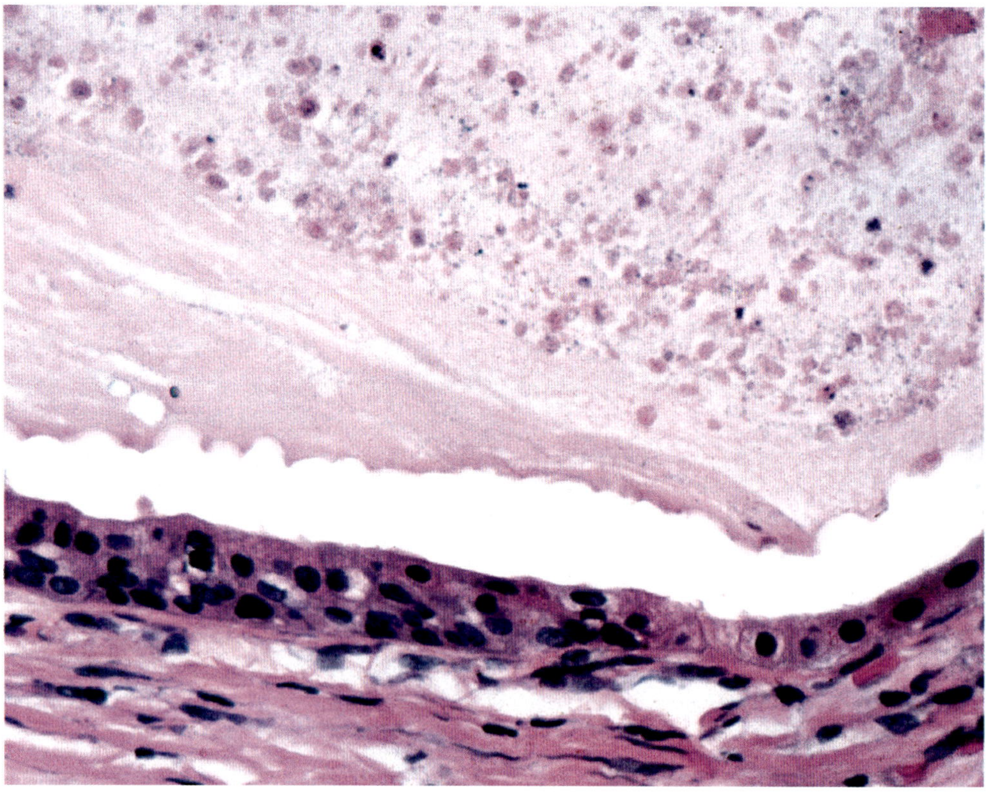

图 10-4
高倍镜下，可见内衬低立方状上皮的囊肿，上皮下结缔组织内几乎没有炎症反应。

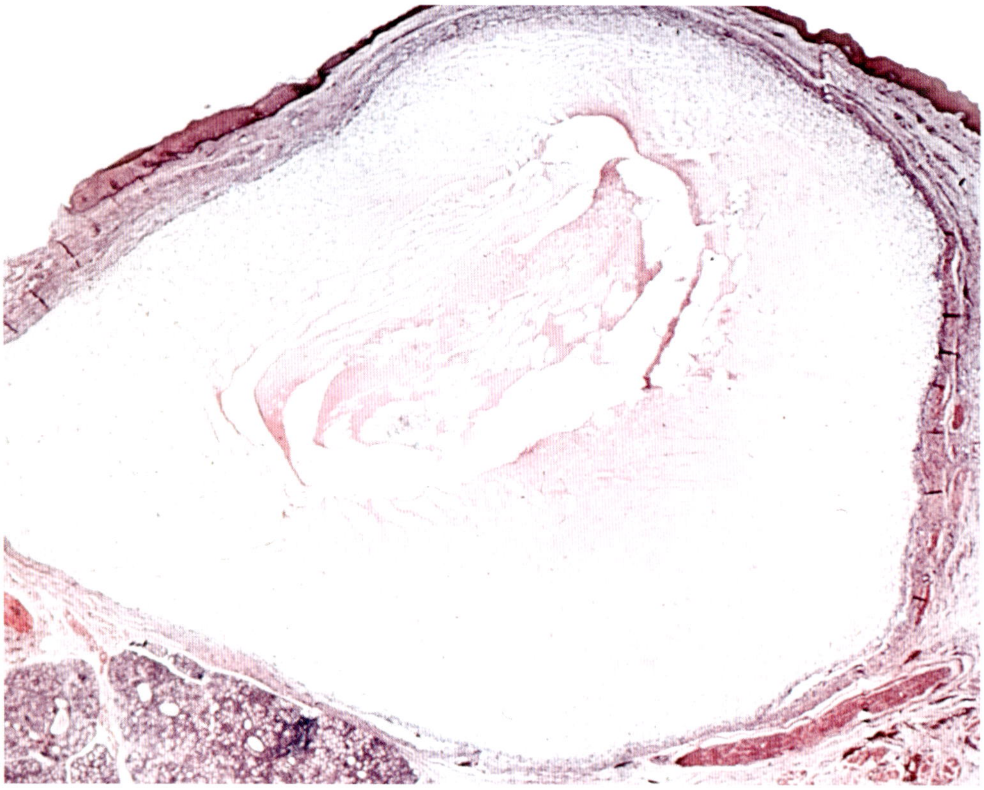

图 10-5
低倍镜下可见局限性的外渗性黏液。

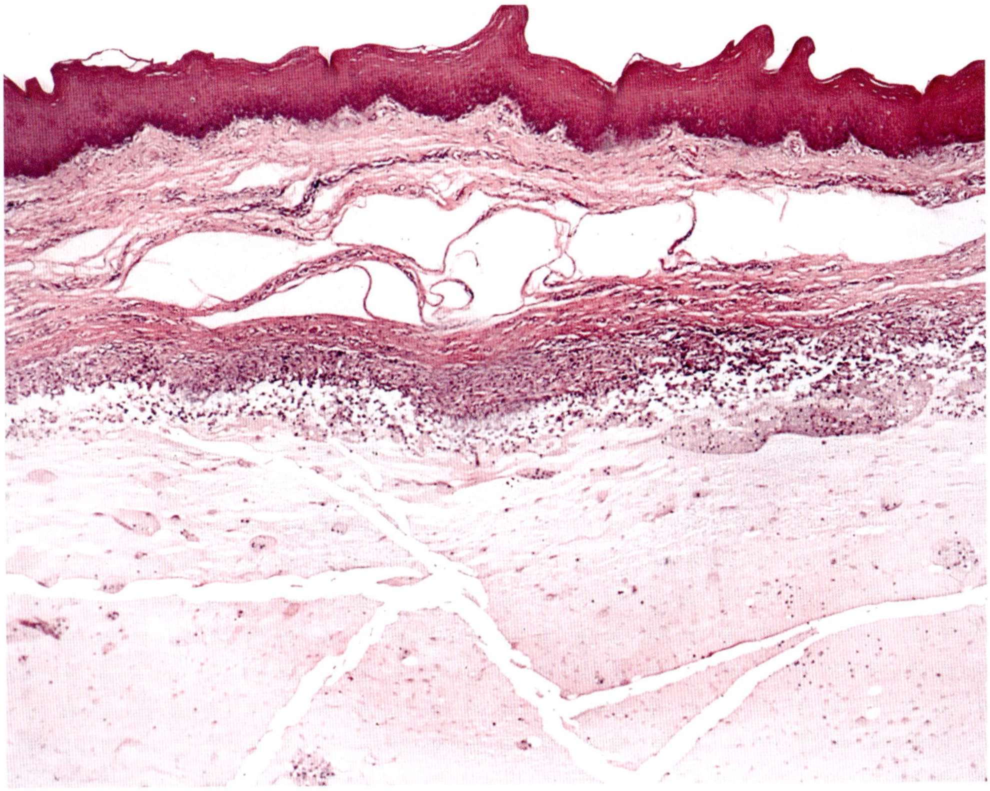

图 10-6
中倍镜下，缺乏内衬上皮，在黏液和结缔组织间可见混合性炎细胞浸润。

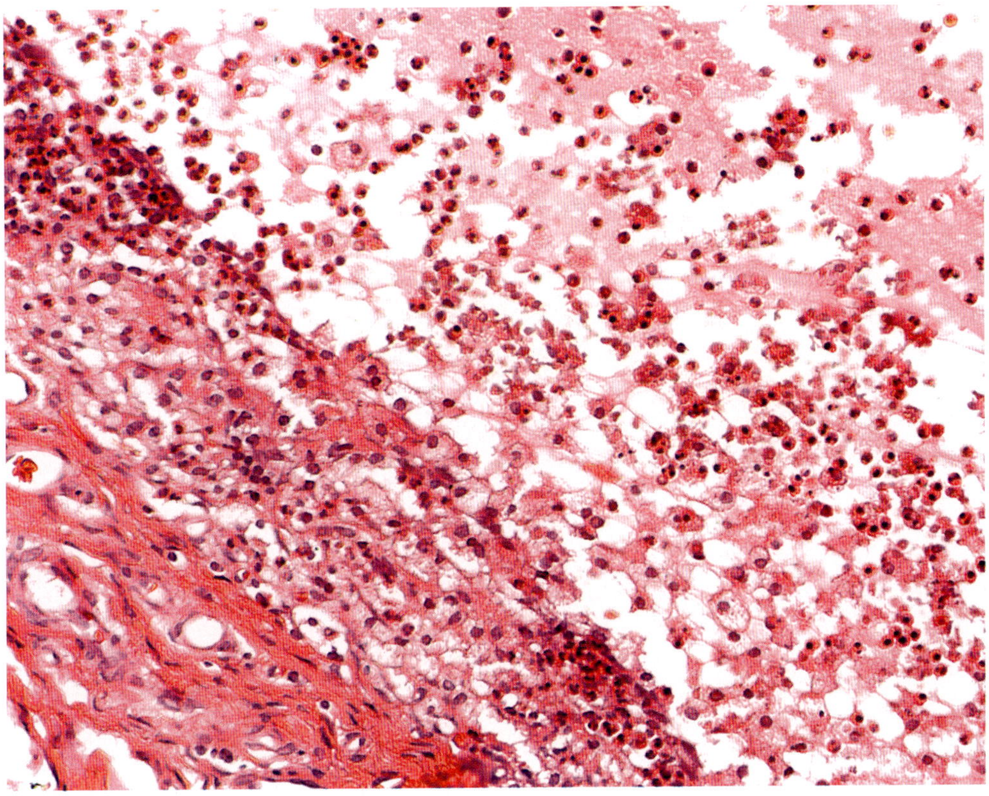

图 10-7
高倍镜下，在结缔组织和黏液内可见大量炎细胞浸润和泡沫状、吞噬有黏液的巨噬细胞。未见上皮。

管系统的扩张，分泌液体的潴留引起腺体肿胀和疼痛。

影像学特点

涎石在X线片上总能看到。涎石最常见部位是颌下腺的Wharton管，该管在放射线下易见（图10-9）。

病理学特点

组织学上，潴留囊肿把黏液围在有内衬上皮的囊腔内。囊壁常常散在或缺乏炎细胞浸润（图10-4），除非囊肿有破裂。相反，外渗性黏液（黏液囊肿）表现为结缔组织受挤压，伴明显的炎性反应并限定了黏液池（图10-6）。同样在黏液囊肿壁内，也有大量泡沫状吞噬细胞，胞浆内含有被吞噬的黏液（图10-7）。随着疾病的进展，囊壁内的肉芽组织更为明显并机化从而闭塞黏液囊肿的囊腔。在主要由肉芽组织构成的病变内，黏液卡红染色可显示出吞噬细胞中残留的黏液。

常在涎石的同心层状钙盐沉积的中心见到灶状细胞碎片（图10-10）。

黏液潴留囊肿、黏液囊肿、涎石病
病理学特点

大体所见	结缔组织囊腔内含有光泽的液体
镜下所见	境界清楚的黏液，囊壁内有炎症反应 潴留囊肿腔内衬上皮
辅助检查	PAS 和黏液卡红可染黏液
病理鉴别诊断	机化中血肿

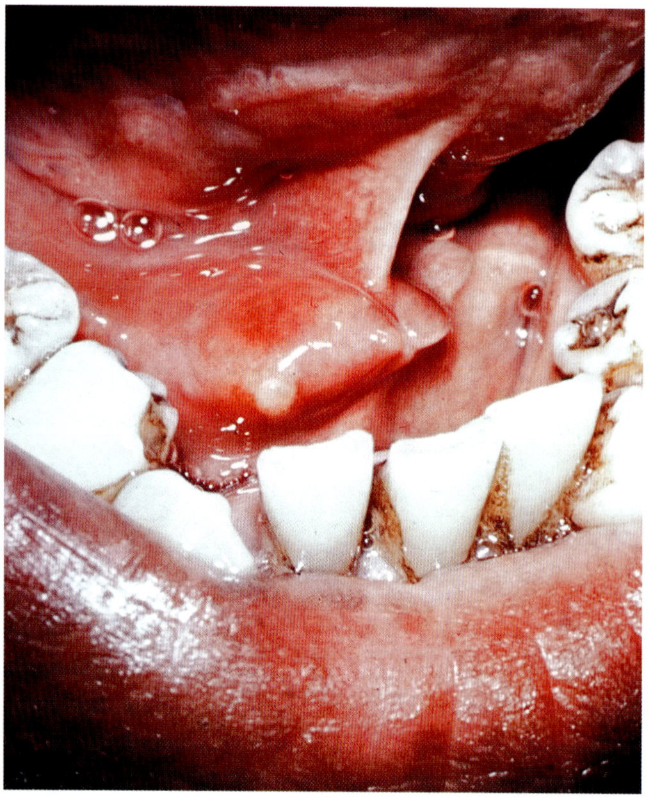

图 10-8
一位于 Wharton 管口的涎石正好在导管腔突出的起始端。

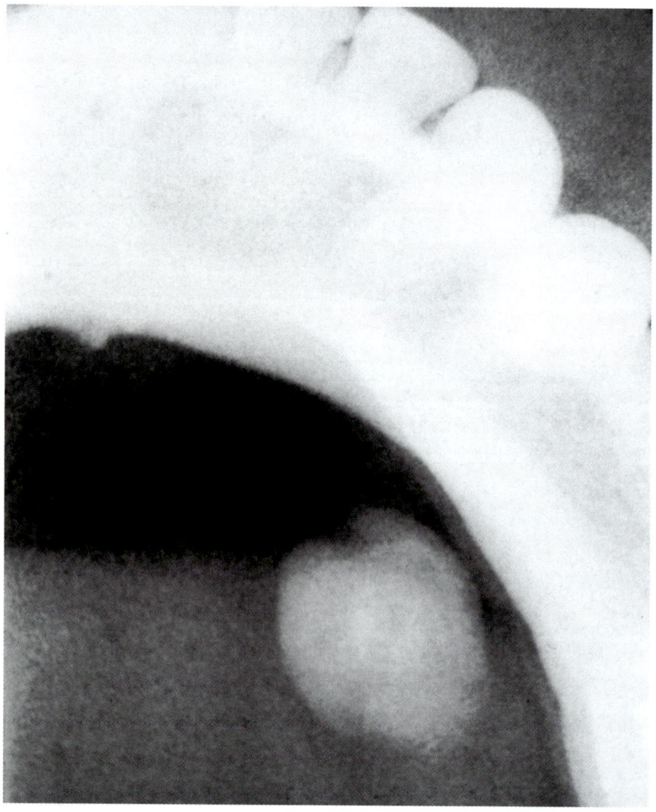

图 10-9
涎石在颌下腺的Wharton管内常见，本X线片可清晰显示涎石的层次结构

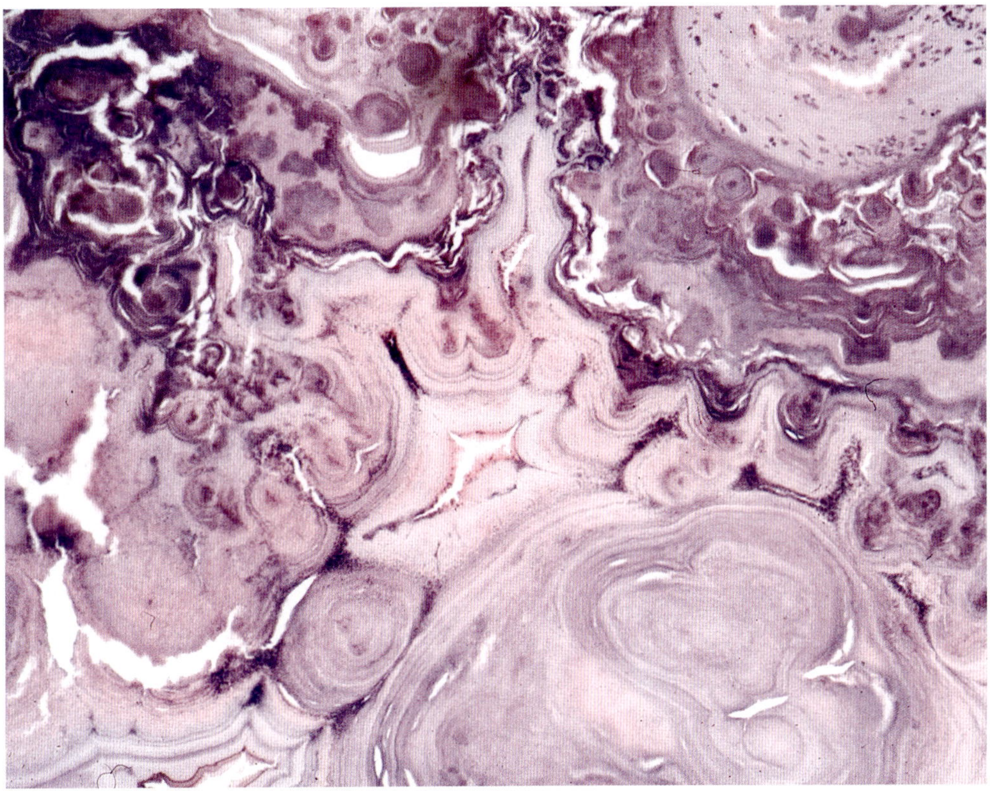

图 10-10
低倍镜下，涎石的切片内可见层状结石围绕细胞碎片核心。

鉴别诊断

外渗型黏液囊肿几乎没有可鉴别的疾病。当然，外渗型黏液囊肿只在有肉芽组织时易被误认为小血肿或血栓。运用黏液卡红染色可显示充满黏液的巨噬细胞，有助于鉴别。黏液潴留囊肿腔内衬薄层立方上皮，几乎没有炎细胞浸润。黏液潴留囊肿需要和黏液表皮样癌相鉴别，黏液表皮样癌包括三种类型细胞：黏液杯状细胞、中间细胞和鳞状细胞。黏液潴留囊肿上皮薄且无乳头状结构突入腔内。

预后及治疗

若患者情况允许，建议手术切除，包括小黏液浆液性腺体在内。可使用藻酸盐，有不同程度的效果。复发一般见于切除不完全的患者。

坏死性涎腺化生

临床特点

坏死性涎腺化生（necrotizing sialomctaplasia）是涎腺不常见的一种破坏性反应性炎性疾病。其临床和组织学特点与恶性肿瘤类似，易误诊误治。报道坏死

坏死性涎腺化生
疾病概况

定义	涎腺组织的局部缺血性坏死，尚保存小叶分布
发生及部位	腭是常见累及部位
性别、种族和年龄	男性多发 各年龄均可发病
临床特点	数天内黏膜迅速肿胀伴溃疡形成 数周后病变逐渐愈合 患者主诉疼痛或麻木，症状类似恶性肿瘤
预后及治疗	呈自愈过程无需治疗

性涎腺化生的年龄范围是1.5～83岁，平均年龄约为46岁。男女比为2：1。绝大部分病变位于硬腭或硬腭和软腭的交接处。病变多为单侧，偶有双侧或在正中线发生。尽管整个上呼吸消化道均可受累，但其他常见部位有：口腔、下唇、磨牙后三角区、舌、颊黏膜。该病在大涎腺中主要发生在腮腺，不常见，大约占总例数的8.5%。

临床上，表现为位于腭部的界限清楚的、火山口状深溃疡，一般起病急，进展迅速，为期数天，随后溃疡较长时间不愈合，持续期可长达6个月，但一般在1个月内愈合。所有难于愈合的病变常取活检。与病变有关的其他症状（疼痛或麻木）可类似于恶性肿瘤。

病理学特点

大体所见

大体检查，只有黏膜下层组织似有轻微软化，切面有光泽，一般无明显肿块。

镜下所见

镜下，坏死性涎腺化生的特征为缺血性坏死或梗死，认为是该病的发病机理。该病的重要组织学特点为（1）涎腺小叶腺泡的凝固性坏死（图10-11和图10-12），（2）排泄导管明显增生的鳞状上皮化生，

坏死性涎腺化生
病理学特点

大体所见	一般表现为表层黏膜溃疡
	溃疡直径可达3cm
镜下所见	小叶腺泡凝固性坏死
	涎腺导管上皮明显鳞状上皮化生
	炎症反应明显
	黏膜表层上皮可见假上皮瘤样增生
病理鉴别诊断	鳞状细胞癌、黏液表皮样癌

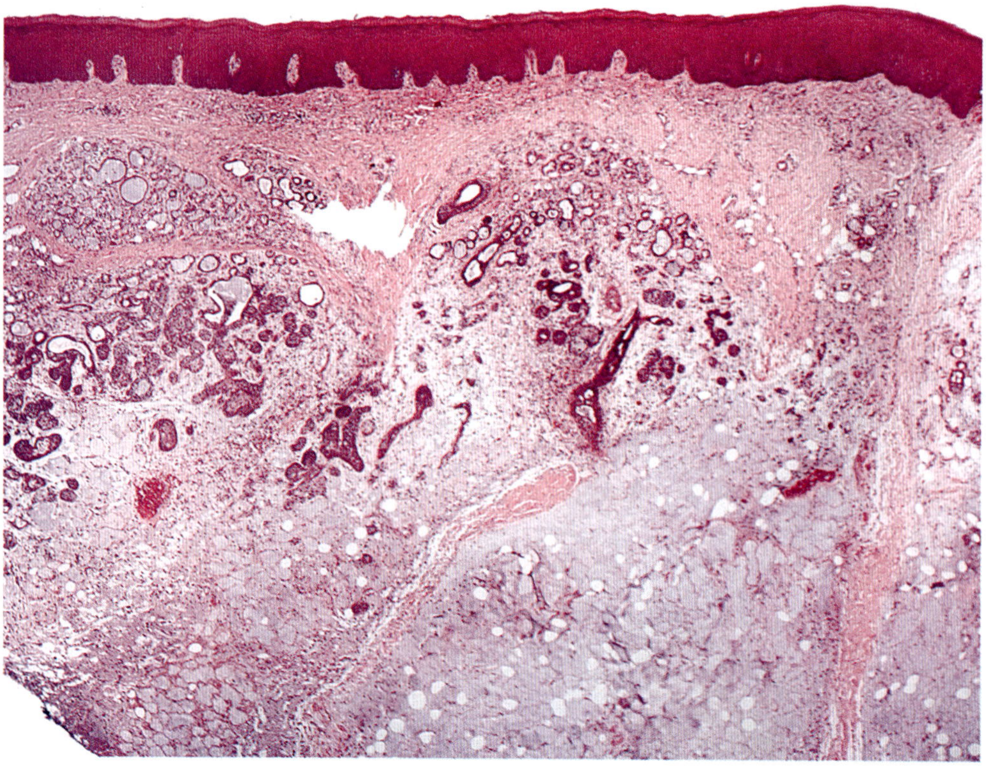

图10-11
被覆在变性和坏死腺泡小叶上的完整上皮，小叶见可见纤维化。

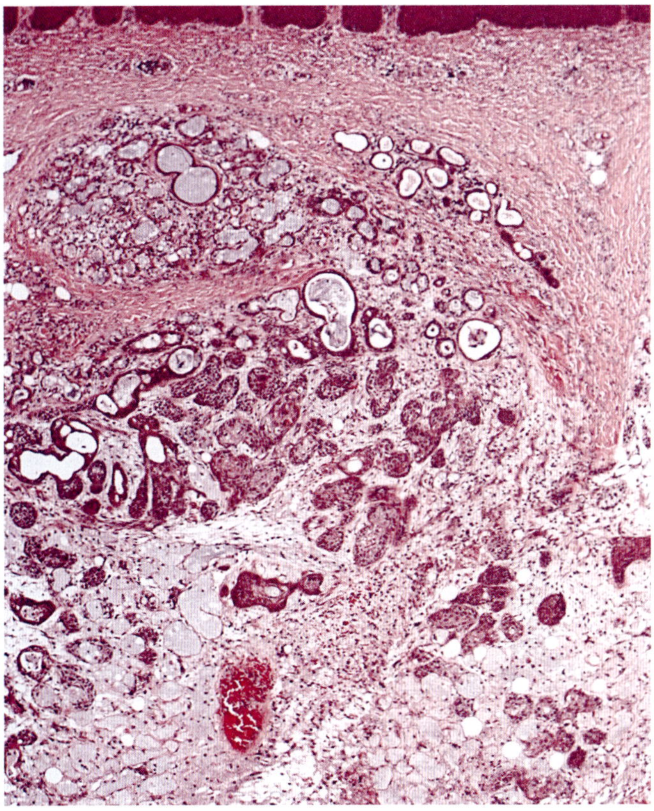

图 10-12
低倍镜下，腺泡改变明显，纤维间隔和导管划分残存的小叶结构。

(3) 被覆黏膜假上皮瘤样增生，(4) 明显的炎症细胞浸润。最显著最有意义的组织学特点为凝固性坏死和导管化生（图10-13）。涎腺小叶结构尚存，黏液腺泡显示凝固性坏死后的轮廓，并被化生后的鳞状上皮所代替（图 10-14）。

鉴别诊断

如果活检不充分或取材部位不恰当，诊断坏死性涎腺化生比较困难。与该病的主要鉴别诊断是鳞状细胞癌和黏液表皮样癌。在充分确定部位活检的基础上，根据残留的涎腺小叶结构很容易鉴别这些疾病。坏死性涎腺化生的细胞学特点是细胞温和，炎症细胞浸润明显。鳞状细胞癌和黏液表皮样癌常伴有炎细胞浸润，但两者的伴随程度并不如坏死性涎腺化生紧密。且前两种恶性肿瘤时炎症细胞浸润腺体。

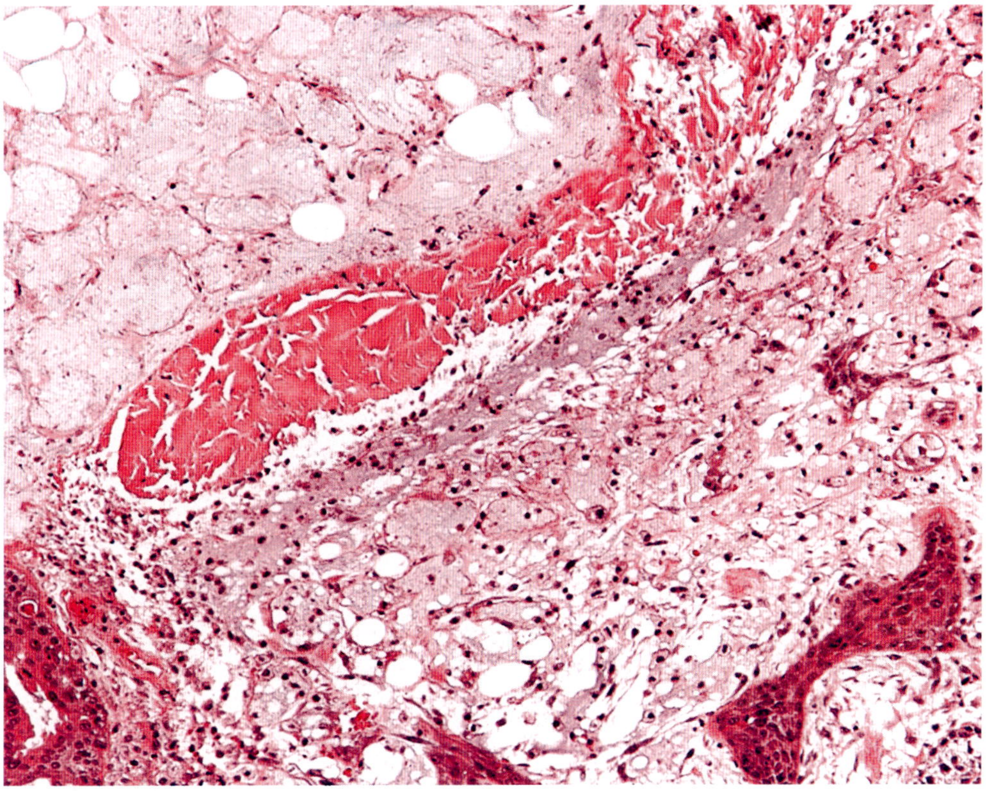

图 10-13
中倍镜下，可见广泛的变性和坏死，鳞化的上皮岛明显。

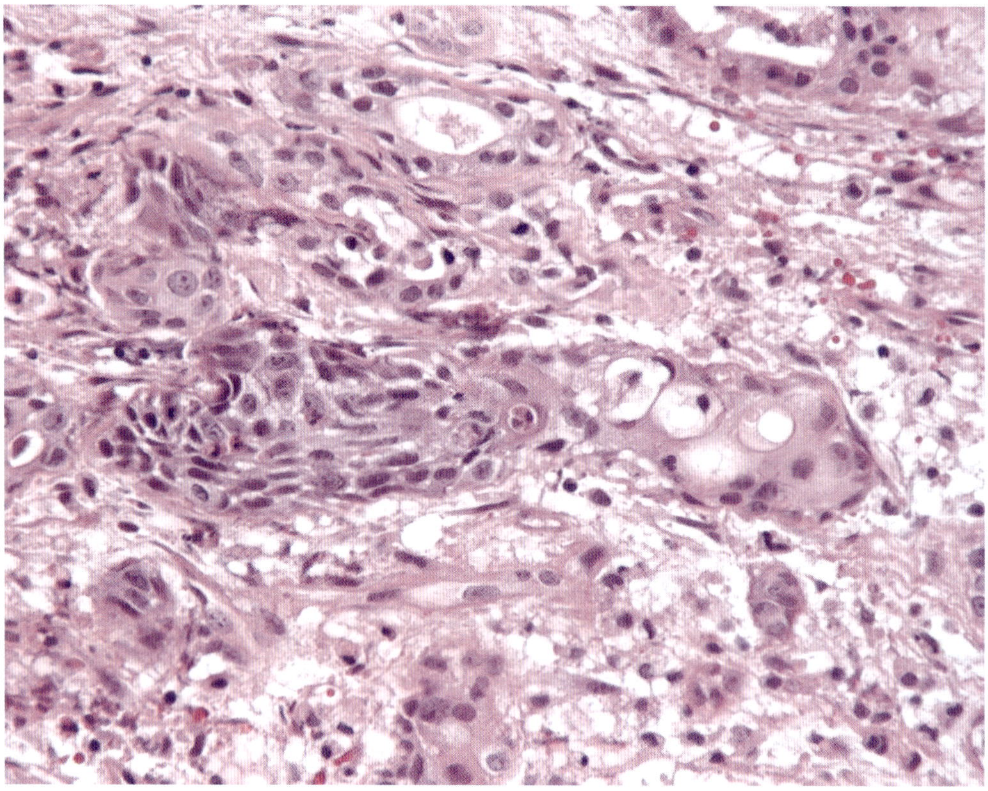

图 10-14
高倍镜下，鳞化的上皮岛细胞形态温和，勿与恶性相混淆。在腺泡和导管周围有炎症反应。

预后及治疗

坏死性涎腺化生无需特殊治疗，该病为自愈性。

良性淋巴上皮病变

良性淋巴上皮病变（benign lymphoepithelial lesion）是用来描述涎腺内特征性的淋巴细胞浸润。此名词没有指出该病的病因而是提出了组织学表现。

临床特点

临床上，病变表现为涎腺（常为腮腺）或泪腺单侧、双侧或弥漫性扩张。病变可发生在儿童及成年人，男女均可发生。绝大多数良性淋巴上皮病变发生在 30 ~ 50 岁的女性，与自身免疫性疾病干燥综合征（Sjögren's syndrome）有关或是其先兆。在有些病例中该病变是涎腺MALT淋巴瘤的先兆病变。患者有面部肿胀，伴或不伴疼痛，口干和角结膜炎。

良性淋巴上皮病变
疾病概况

定义	涎腺组织有密集淋巴细胞浸润，伴有上皮（epimyoepithelial）岛
发生及部位	病变不常见
相关改变或死亡率	淋巴瘤的危险性增加
性别、种族和年龄	女性多发 平均年龄为 50 岁
临床特点	85% 病例发生于腮腺 受累腺体呈弥漫性肿胀
预后及治疗	预后与淋巴瘤的发生有关，淋巴瘤一般为低级别结外边缘区 B 细胞淋巴瘤（MALT 淋巴瘤） 手术

病理学特点

大体所见

大体检查，良性淋巴上皮病变表现为腺体的弥漫性增大或形成单独的褐色微小结节。其多结节的大体外观易误认为肿瘤。但大涎腺的包膜是完整的。

镜下所见

不规则的多灶状上皮增生岛，其外围包绕密集的浸润的淋巴细胞是良性淋巴上皮病变的特点。小叶内淋巴细胞浸润的程度多少不等并可最终进展到整个腺泡萎缩至只残留导管（图10-15）。残留的排泄导管处可见中等大小的淋巴细胞浸润。干燥综合征的病人的小涎腺内也可有上述大涎腺相似的改变。小涎腺的改变是慢性淋巴细胞性涎腺炎，常无上皮细胞增生。在下唇的小涎腺活检内见到上述改变可支持诊断，但不能作为诊断干燥综合征的特定指征（图10-16）。可根据涎腺小叶内淋巴细胞聚集的数量（50个淋巴细胞组成一个灶）采用数量分级系统，但最后的诊断需要临床和血清学的证实。

良性淋巴上皮病变
病理学特点

大体所见	类似奶油状组织小结节至弥漫性替代腺体
镜下所见	重度淋巴细胞浸润与涎腺腺泡的破坏有关
病理鉴别诊断	淋巴瘤

辅助检查

病变内浸润的淋巴细胞为混合性 T 和 B 淋巴细胞，类似于增生淋巴结的所见。浆细胞、嗜酸性粒细胞、多核白细胞不常见。运用免疫组化染色 CD3（T 细胞的标记物）或CD20（B细胞的标记物）能显示出 T 和 B 细胞混合存在。活检时的新鲜组织可进行流式细胞分析和基因重排技术以排除淋巴瘤。

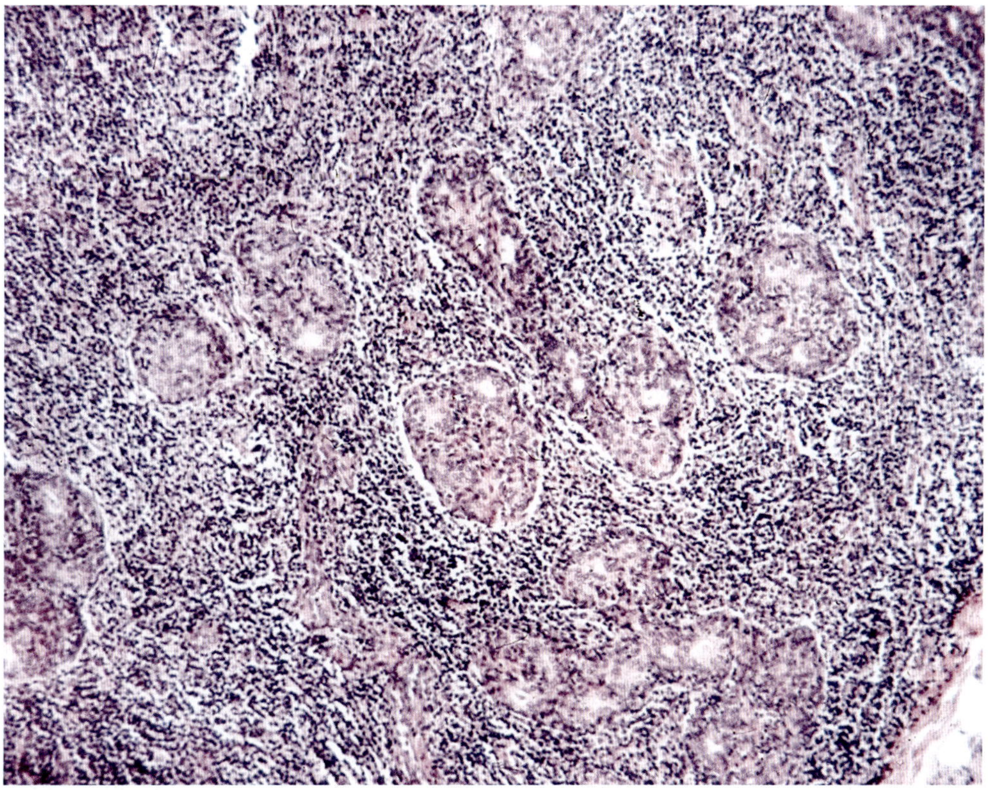

图 10-15
高倍镜下，可见增生的导管上皮，上皮岛周围可见大量淋巴细胞浸润。

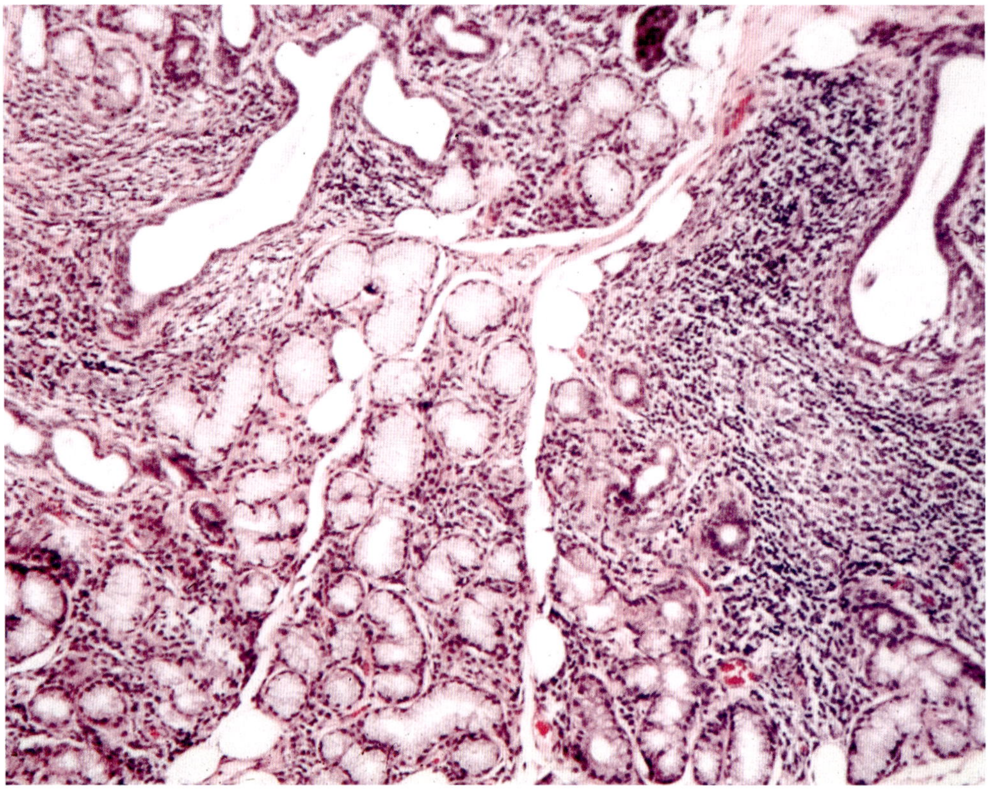

图 10-16
灶状淋巴性涎腺炎与正常腺泡相邻，浸润的淋巴细胞内可见生发中心。该标本来自干燥综合征的病例。

鉴别诊断

鉴别诊断包括恶性淋巴瘤、转移癌、慢性涎腺炎和结节病。以下几点有助于把淋巴瘤从良性淋巴上皮病变鉴别开：浸润的淋巴细胞位于结构正常的小叶内、缺乏被膜和副腺体的浸润、无浸润的上皮岛和恶性淋巴瘤细胞的核异型特点。上皮岛内细胞的良性特征可排除转移癌。与慢性涎腺炎和结节病的鉴别比较困难。慢性涎腺炎是由包括浆细胞和中性粒细胞在内的混合的慢性炎症细胞组成，伴明显的纤维化。结节病特征性病变是非干酪样坏死性肉芽肿。

预后及治疗

由良性淋巴上皮病变发展来的淋巴瘤绝大部分为低级别B细胞淋巴瘤，类似其他黏膜相关淋巴组织的淋巴瘤（MALT淋巴瘤）。任何因干燥综合征或持续存在的肿块而进行的涎腺活检组织，均应进行流氏细胞分析、免疫组织化学染色和基因重排以排除淋巴瘤的可能。

恶性淋巴上皮病变十分罕见，可在良性淋巴上皮病变基础上发展而来。这些恶性病变只在大涎腺有所报道，一般是腮腺，并且女性比男性多见。然而有两个种族更易患病：爱斯基摩人和中国人。这些癌瘤可出现局部淋巴结转移。在爱斯基摩人，病变更多报道在腮腺，在中国人颌下腺更常见，而很少伴有局部淋巴结转移。

淋巴上皮囊肿

临床特点

淋巴上皮囊肿（lymphoepithelial cyst）是涎腺良性囊肿性病变，常见于腮腺和口腔。病名指出了该病的两种组织学成分：淋巴组织和内衬上皮的囊肿。病变也可见于一小部分HIV阳性患者。尽管病变在出生

淋巴上皮囊肿
疾病概况

定义	内衬上皮的囊肿，外周包绕有密集浸润的淋巴细胞
发生及部位	不常见 腮腺最易受累
相关改变或死亡率	当累及腮腺压迫神经时，可引起面部神经功能障碍
性别、种族和年龄	男性多于女性（男：女为 3：1） 发病高峰为 30 多岁 HIV 相关淋巴上皮囊肿在儿童更常见
临床特点	病变常为无症状，偶尔伴有疼痛或触痛和罕见的面神经功能障碍 单侧或双侧（HIV 相关）的腮腺增大 小结节一般位于小涎腺（口底、外侧舌）或扁桃体组织
预后及治疗	一般治疗为手术切除，很少复发

淋巴上皮囊肿
病理学特点

大体所见	边界清楚的结节或肿块，依不同部位大小从 0.1cm（口内部位）到 8cm（腮腺）
镜下所见	裳腔的内衬上皮有复层鳞状上皮、柱状上皮、立方上皮或假复层纤毛上皮 囊壁内的淋巴组织可见滤泡增生 囊腔内可见大量脱落的鳞状细胞 HIV 相关囊肿内可见增生的上皮岛
细针穿刺	由淋巴细胞和脱落的鳞状细胞组成
病理鉴别诊断	Warthin瘤、囊性转移性鳞状细胞癌、转移性鼻咽癌

时就存在，并可无临床症状直至成年后。常表现为单侧一疼痛性肿块，疼痛可由继发感染或神经受压所致。

病理学特点

大体所见

大体检查囊肿大小一般为 0.5 ～ 7cm。囊腔内含稻草黄色血浆样液体。

镜下所见

镜下囊腔内衬上皮为鳞状、柱状或立方上皮（图 10-17）。有时可见杯状上皮或嗜酸细胞化生。囊腔壁由淋巴组织构成，可有生发中心。囊肿发生的部位，可在腮腺内淋巴结或颈部淋巴结内。

辅助检查

由于淋巴上皮囊肿易触及，经常采取细针穿刺检查。穿刺标本的镜下表现完全没有特异性。有大量淋巴细胞和少许鳞状上皮细胞。其穿刺涂片鉴别诊断包括囊腺瘤和腺淋巴瘤。

鉴别诊断

这些囊肿常被误诊为肿瘤。组织学上常被误诊为低级别囊性黏液表皮样癌或转移的囊性鳞状细胞癌。淋巴上皮囊肿内衬上皮为良性鳞状上皮无多形性或异型性（图10-18）。一般来说，淋巴上皮囊肿缺乏黏液细胞，有微小和巨大的囊肿结构，无乳头样突起和中间细胞。

预后及治疗

手术切除可治愈。如果出现瘘管，必须切除窦道或瘘管以免复发。对HIV阳性的病人行选择性的手术治疗。一般是因为美容原因切除囊肿。

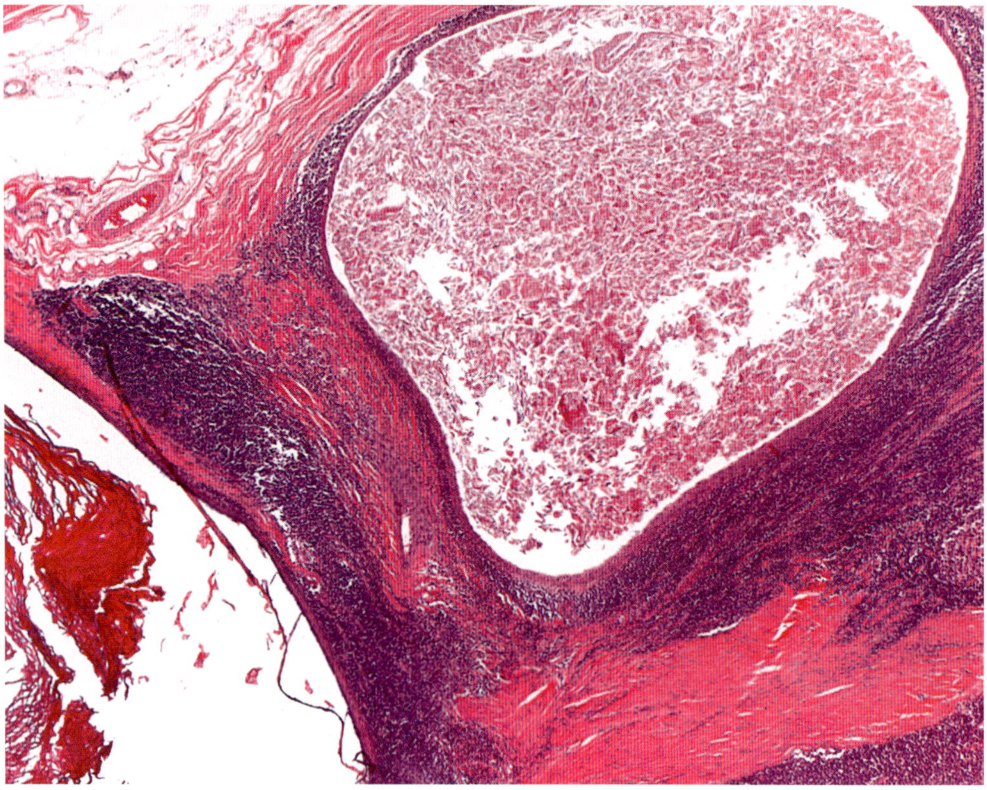

图 10-17
腮腺内可见扩张的内衬鳞状上皮细胞的囊肿，其周围包绕浸润的淋巴细胞。上述组织结构很易解释细针穿刺所见的淋巴细胞和鳞状上皮细胞。

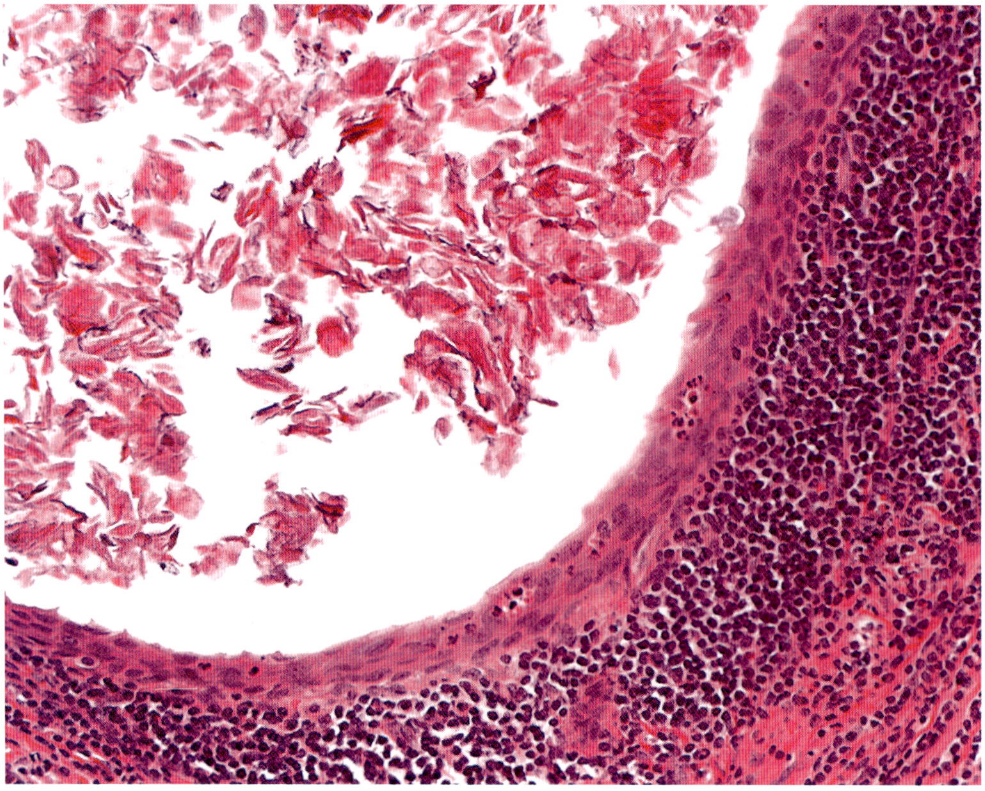

图 10-18
高倍镜下可见淋巴上皮囊肿内衬的薄层良性鳞状上皮。

结节病

结节病（sarcoidosis）是病因不明的多系统性肉芽肿性疾病。呈世界性分布。在美国，黑人是白人的12倍。女性略多见，发病高峰为 10 ～ 40 岁。

临床特点

结节病常表现为突发性呼吸困难、干咳、胸痛、发热、不适、疲劳、关节疼痛和体重减轻等常见症状。1/5 的患者无症状，在常规胸片检查时发现。

尽管各器官系统均可受累，但肺、淋巴结、皮肤、眼和涎腺更易受累。纵隔和气管旁淋巴结最易受累，因此支持双肺门淋巴结病的影像学表现。

病理学特点

大体所见

受累涎腺表现为大小涎腺组织弥漫性增大，常可见黏液囊肿发生增加。

镜下所见

病变特点为密集的非干酪性肉芽肿，其典型成分为上皮样巨噬细胞和多核巨细胞（图10-19）。肉芽肿周围有多种淋巴细胞浸润（图10-20）。有时在结节病可见星状小体（图 10-21）、Schaumann 小体（在多核巨细胞内的钙化层状结石）和 Hamazaki-Wesenberg（球形、金棕色、抗酸的）胞浆包涵体。长期的肉芽肿可纤维化最终发生透明样变。如果坏死与肉芽肿有关，则坏死是纤维素性的。对结节病可疑病例进行涎腺活检可有助于诊断。有研究证明该技术成功率在 45% 左右。

辅助检查

对肉芽肿性炎症的诊断一般要采用特殊染色排除一般感染性病因。结节病的真菌和细菌特别是分枝杆菌的特殊染色结果为阴性。

鉴别诊断

涎腺结节病应与慢性涎腺炎和良性淋巴上皮病变相鉴别。慢性涎腺炎的组织学特点为慢性炎症混合炎

结节病
疾病概况

定义	病因不明的多系统性肉芽肿性疾病
发生及部位	不常见 任何器官均可受累，但最常见于肺、淋巴结、皮肤、眼和涎腺
发病率和死亡率	大约有 10% ～ 20% 治疗无效
性别、种族和年龄	女性略多见 黑人明显多于白人（12：1） 发病高峰为 10 ～ 40 岁
临床表现	大小涎腺肿大，伴口干 黏液囊肿可继发于肉芽肿性炎症 血管紧张素转化酶的水平升高 有腮腺肿大、前葡萄膜炎、面部麻痹和高热症状的患者可出现 Heerfordt 综合征（眼色素层腮腺性发热）
预后及治疗	大约 60% 的患者两年内可自愈。 死亡率约为 10%，一般死于呼吸系统或中枢神经系统并发症

结节病
病理学特点

大体所见	涎腺组织弥漫性肿大 切面正常或见灰色斑点状区域
镜下所见	由多核巨细胞和或上皮样组织细胞组成的非干酪样肉芽肿 多种淋巴细胞 有时可见星状小体、Schaumann 小体、Hamazaki-Wesenberg 胞浆包涵体
辅助检查	对病原菌（真菌和细菌，特别是分枝杆菌）的特殊染色必须为阴性
病理鉴别诊断	慢性涎腺炎、感染性疾病、良性淋巴上皮病变、干燥综合征

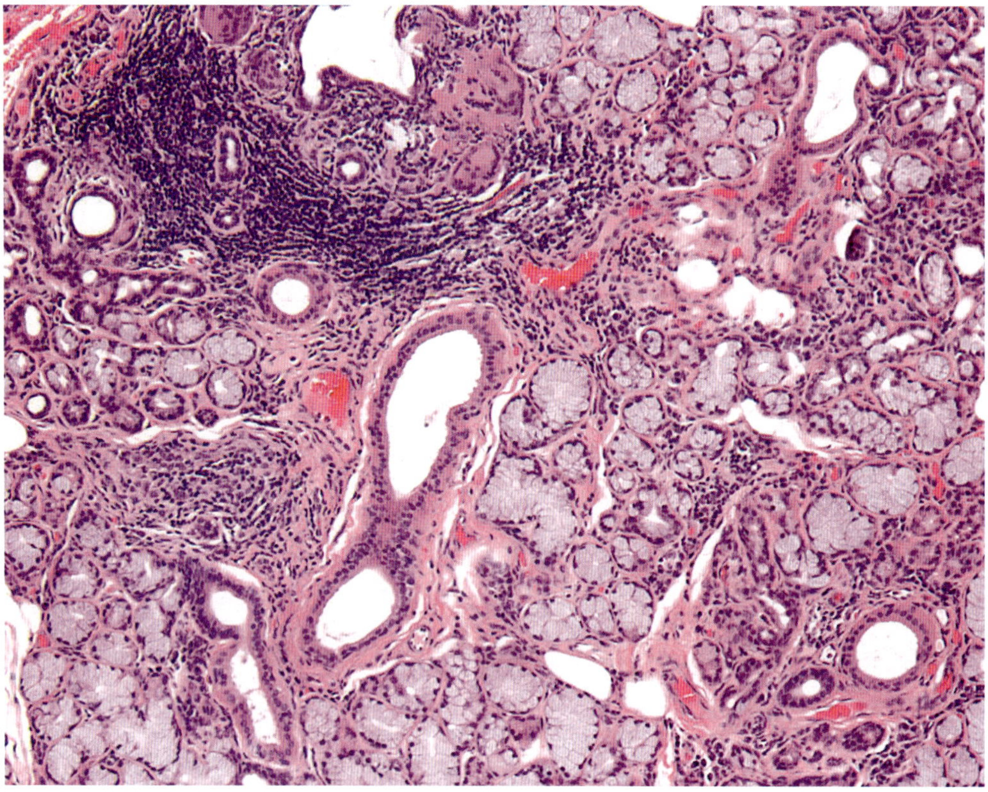

图 10-19
中倍镜下可见导管周明显的非干酪样肉芽肿。注意薄层的淋巴细胞套和邻近的正常腺泡。

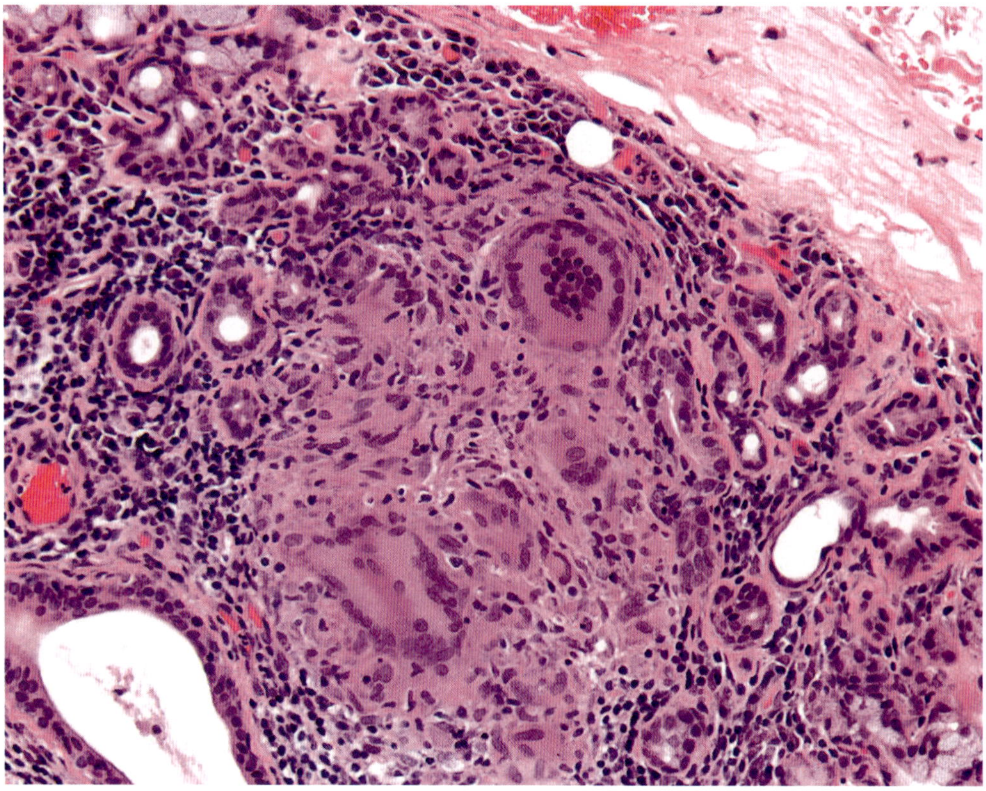

图 10-20
高倍镜下，结节病病人涎腺活检内可见多核巨细胞、上皮样组织细胞和 Langerhans 巨细胞。

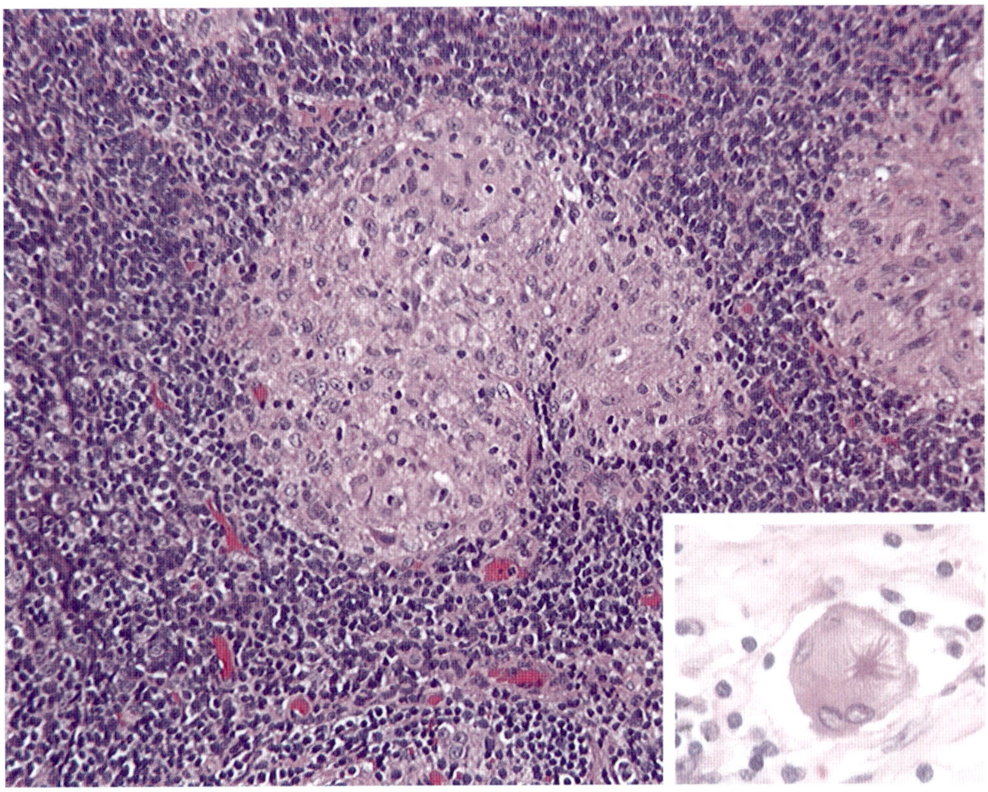

图 10-21
致密的肉芽肿周围包绕有淋巴细胞。插图示结节病内一个星状小体，但无特异性。

症细胞和纤维化。良性淋巴上皮病变以上皮／肌上皮岛和淋巴组织增生为特点。有报道结节病患者的小涎腺活检可误诊为干燥综合征。

预后及治疗

60% 的结节病患者无需治疗，两年内症状消退。需要药物治疗的病例疗效不一。约 15% 的患者经治疗后症状消退，不再复发。一小部分病例表现为侵袭性进展过程，最后死于呼吸系统或中枢神经系统并发症。

推荐阅读

发育性病变（包括异位及嗜酸细胞增多症）

1. Bouquot JE, Gnepp DR, Dardick I, Hietanen JHP: Intraosseous salivary tissue: Jawbone examples of choristomas, hamartomas, embryonic rests, and inflammatory entrapment. Oral Surg Oral Med Oral Pathol Oral Radiol Endod 2000;90:205-217.
2. Brandwein MS, Huvos AG: Oncocytic tumors of major salivary glands. A study of 68 cases with follow-up of 44 patients. Am J Surg Pathol 1991;15:514-528.
3. Lassaletta-Atienza L, Lopez-Rios F, Martin G, et al.: Salivary gland heterotopia in the lower neck: a report of five cases. Int J Ped Otorhinolaryngol 1998;43:153-161.
4. Scott J, Burns J, Flower EA: Histological analysis of parotid and submandibular glands in chronic alcohol abuse: a necropsy study. J Clin Pathol 1988;41:837-840.
5. Toh H, Kodama J, Fujuda J, et al.: Incidence and histology of human accessory parotid glands. Anat Rec 1993;236:589-590.
6. Zajtchuk JT, Patow CA, Hyams VJ: Cervical heterotopic salivary gland neoplasms: a diagnostic dilemma. Otolaryngol Head Neck Surg 1982;90:178-181.

黏液潴留囊肿、黏液囊肿、涎石病

1. Eveson JW: Superficial mucoceles: pitfall in clinical and microscopic diagnosis. Oral Surg Oral Med Oral Pathol 1988;66:318-322.
2. Gnepp DR, Brandwein MS, Henley JD: Salivary and lacrimal glands. In: Gnepp DR, ed. Diagnostic Surgical Pathology of the Head and Neck. Philadelphia: WB Saunders; 2001:332-334.
3. Peel RL: Diseases of the salivary glands. In: Barnes L, ed. Surgical Pathology of the Head and Neck, 2nd ed. New York: Marcel Dekker; 2001:642-644.
4. Raymond AK, Batsakis JG: Angiothiasis and sialothiasis in the head and neck. Ann Otol Rhinol Laryngol 1992;101:455-457.

坏死性涎腺化生

1. Abrams AM, Melrose RJ, Howell FV: Necrotizing sialometaplasia. A disease of simulating malignancy. Cancer 1973;32:130-135.
2. Brannon RB, Fowler CB, Hartman KS: Necrotizing sialometaplasia. Oral Surg Oral Med Oral Pathol 1991;72:317-325.
3. Gnepp DR, Brandwein MS, Henley JD: Salivary and lacrimal glands. In: Gnepp DR, ed. Diagnostic Surgical Pathology of the Head and Neck. Philadelphia: WB Saunders; 2001:336-349.

良性淋巴上皮病变

1. Cleary KR, Batsakis JG: Undifferentiated carcinoma with lymphoid stroma of the major salivary gland. Ann Otol Rhinol Laryngol 1990;99:236–238.
2. DiGiuseppe JA, Corio RL, Westra WH: Lymphoid infiltrates of the salivary glands: pathology, biology, and clinical significance. Curr Opin Oncol 1996;8:232–237.
3. Falzon M, Isaacson PG: The natural history of benign lymphoepithelial lesion of the salivary gland in which there is a monoclonal population of B cells. Am J Surg Pathol 1991;15:59–65.
4. Godwin JT: Benign lymphoepithelial lesion of the parotid gland (adenolymphoma, chronic inflammation, lymphoepithelioma, lymphocytic tumor, Mikulicz disease): report of eleven cases. Cancer 1952;5: 1089–1093.
5. Saw D, Lau WH, Ho JH, et al.: Malignant lymphoepithelial lesion of the salivary gland. Hum Pathol 1986;17:914–923.
6. Wallace AC, MacDougall JT, Hildes JA, Lederman JM: Salivary gland tumors in Canadian eskimos. Cancer 1963;16:1338–1353.

淋巴上皮囊肿

1. d'Agay MF, de Roquanacourt A, Peuchmaur M, et al.: Cystic benign lymphoepithelial lesion of the salivary glands in HIV-positive patients. Virchows Arch A Pathol Anat 1990;417:353–356.
2. Cleary KR, Batsakis JG: Lymphoepithelial cysts of the parotid region: a "new face" on an old lesion. Ann Otol Rhinol Laryngol 1990;99: 162–164.
3. Huang RD, Perlman S, Friedman WH, Loree T: Benign cystic vs. solid lesions of the parotid gland in HIV patients. Head Neck 1991;13: 522–527.
4. Layfield LJ, Gopez V: Cystic lesions of the salivary glands: cytologic features in fine needle aspiration biopsies. Diagn Cytopathol 2002;27: 197–204.

结节病

1. Batsakis JG: Granulomatous sialadenitis. Ann Otol Rhinol Laryngol 1991;100:166–169.
2. van der Walt D, Leake J: Granulomatous sialadenitis of the major salivary glands. A clinicopathological study of 57 cases. Histopathology 1987;11:131–144.
3. Weinberger SE: Sarcoidosis. In: Goldman L, Ausiello D, eds. Cecil Textbook of Medicine, 22nd ed. Philadelphia: WB Saunders; 2004:547–551.

11 涎腺良性肿瘤

Kevin Torske

多形性腺瘤

多形性腺瘤（又称：良性混合瘤，混合瘤）是一种由导管上皮细胞和肌上皮细胞增生形成的良性涎腺肿瘤，其间混有间质成分。该肿瘤有显著的组织形态多样性，包括不同的细胞数量、细胞形态、排列方式和包膜。

临床特点

多形性腺瘤（pleomorphic adenoma，PA）是最常见的涎腺肿瘤，占全部涎腺肿瘤的54%～76%。大部分多形性腺瘤发生于腮腺，其次是小涎腺（尤其是腭部）和颌下腺。在成人，女性的发病率高于男性，发病年龄高峰为 30 ～ 50 岁；在儿童和青少年，发病年龄高峰为 5 ～ 15 岁，且男性更多见。

通常表现为无痛性的、缓慢生长的质硬的肿块。黏膜溃疡或神经受压引起的感觉异常少见。肿块为单个可移动的结节，如果被忽视可以长得很大。

病理学特点

大体所见

手术标本的典型表现是界限清楚、光滑或稍分叶的，圆形或卵圆形肿块。包膜情况极为多变，可以很厚或缺失。切面白色或褐色，有光泽或半透明。复发

多形性腺瘤
疾病概况

定义	由导管上皮和肌上皮细胞组成的良性肿瘤，其间混有间质成分。
发生及部位	最常见的涎腺肿瘤 大约60%发生于腮腺，其次为颌下腺和小涎腺
性别、种族和年龄	女性＞男性 发病高峰为 30 ～ 50 岁
临床特点	无症状，缓慢生长的肿块 若被忽视可以长得很大
预后及治疗	单纯剜除术可有 20% ～ 45% 的复发率 多结节复发者有潜在的恶变倾向 腮腺浅叶或全叶切除术，颌下腺切除术或广泛切除

多形性腺瘤
病理学特点

大体所见	界限清楚，圆形或卵圆形，包膜情况不一的肿块 切面白色或褐色，有光泽或半透明
镜下所见	上皮样、腺样导管结构 肌上皮细胞形态多样，包括梭形，浆细胞样，上皮样，星状或基底细胞样 间质为黏液样，黏液软骨样，玻璃样变，骨样和（或）脂肪样成分
免疫组化特点	CK，S-100，SMA，GFAP 阳性
病理鉴别诊断	肌上皮瘤，腺样囊性癌，多形性低度恶性腺癌

的肿瘤通常表现为多灶状，大小从小于 1mm 至几厘米。

镜下所见

多形性腺瘤的组织学表现有极大的多样性。然而，所有的混合瘤都表现为导管上皮结构，肌上皮细胞和间质成分（图 11-1）。组织学上主要分为三种类型：黏液样型（“间质丰富型”，间质成分占80%），细胞型（“细胞丰富型”，大部分为肌上皮，细胞成分占80%），混合型（典型的），间质丰富型更倾向于复发。

多形性腺瘤的包膜极为多变，可为厚包膜或完全缺失。发生在小涎腺（尤其是腭部）或一些间质丰富型的肿瘤明显的特征是缺乏包膜，肿瘤与周围腺体或结缔组织直接相连（图 11-2）。

导管上皮细胞占细胞成分的少数，形成大小不同的导管或囊性结构。其余的细胞成分为形态谱广泛的肌上皮细胞，包括梭形，浆细胞样，鳞状，星状或基底样细胞。肿瘤性肌上皮细胞或位于导管外，单个或散在，或形成网状、实性片状或小梁状。

常出现基质黏液软骨样变。随着胶原生成量的不同，间质可以表现为疏松黏液样，或致密玻璃样。也可以表现为软骨样，骨样和脂肪样组织。

虽然在原发性混合瘤中多结节生长者很少见，但在复发病例中很常见。结节大部分为间质丰富型，大量散在分布于原手术区域，并且数量可以达到 100 个以上（图 11-3）。

当肿瘤细胞表现为轻 - 中度多形性，显著的核仁，大量核分裂象时可命名为不典型性多形性腺瘤。如果出现某些恶性表现，如坏死，不典型核分裂象，显著的核的多形性，而这些表现仍局限于肿瘤内（无包膜浸润）时，诊断为癌在混合瘤中比较恰当。除非有其他特征提示临床密切随访，否则这些特征并不改变预后。

辅助检查

免疫组化特点

细胞角蛋白在导管上皮和鳞状肌上皮细胞强阳性，在其他形态的肌上皮中阳性程度不同。波形蛋白（vimentin），S-100蛋白，胶质纤维酸性蛋白（GFAP），平滑肌肌动蛋白（SMA）表达于肌上皮细胞。但表达方式不规则，在黏液样区域GFAP强阳性，梭形细胞对 SMA 呈强阳性反应。

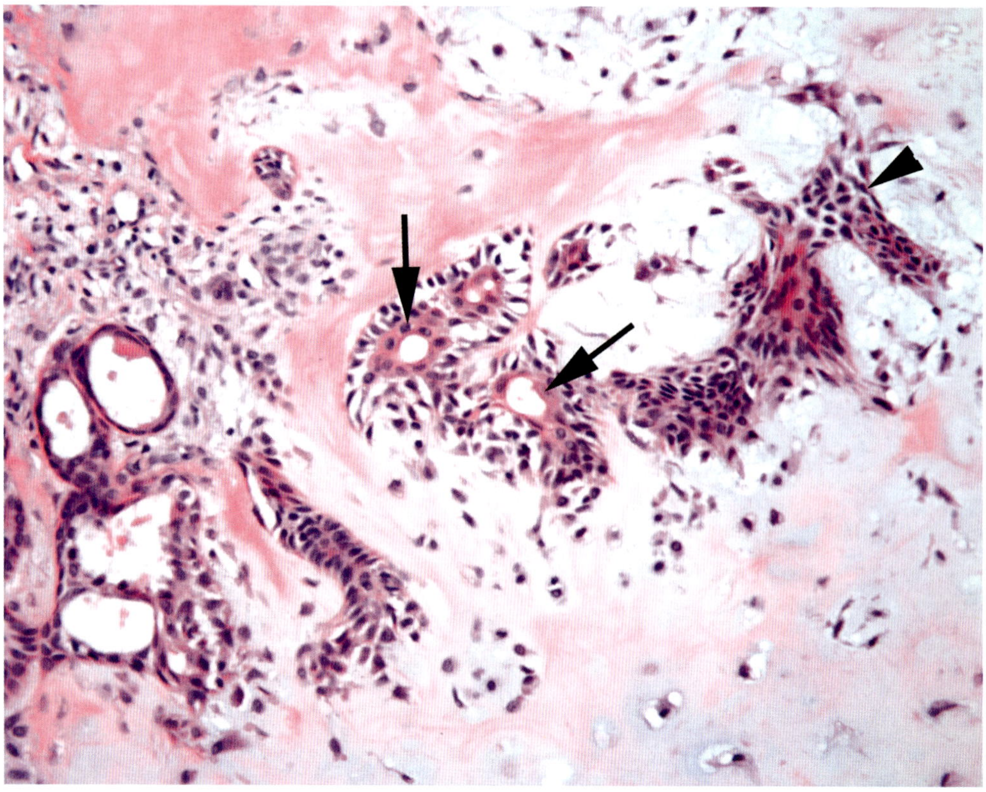

图 11-1
多形性腺瘤，中倍。导管结构（箭头）被外周肌上皮细胞包围，肌上皮细胞也可成片（楔形箭头）或单个散在分布。玻璃样、黏液样和黏液软骨样间质明显。

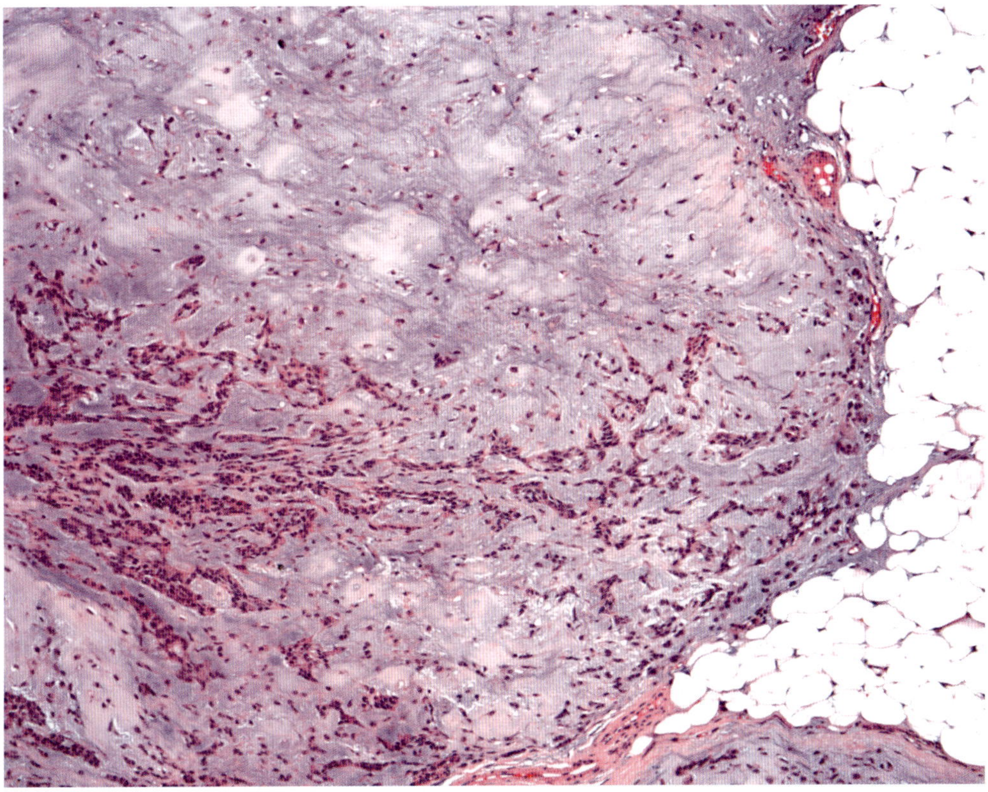

图 11-2
多形性腺瘤，低倍镜下。界限不清的黏液样型（间质丰富型）与临近的脂肪组织直接相连。注意小块肿瘤组织伸入脂肪组织中。

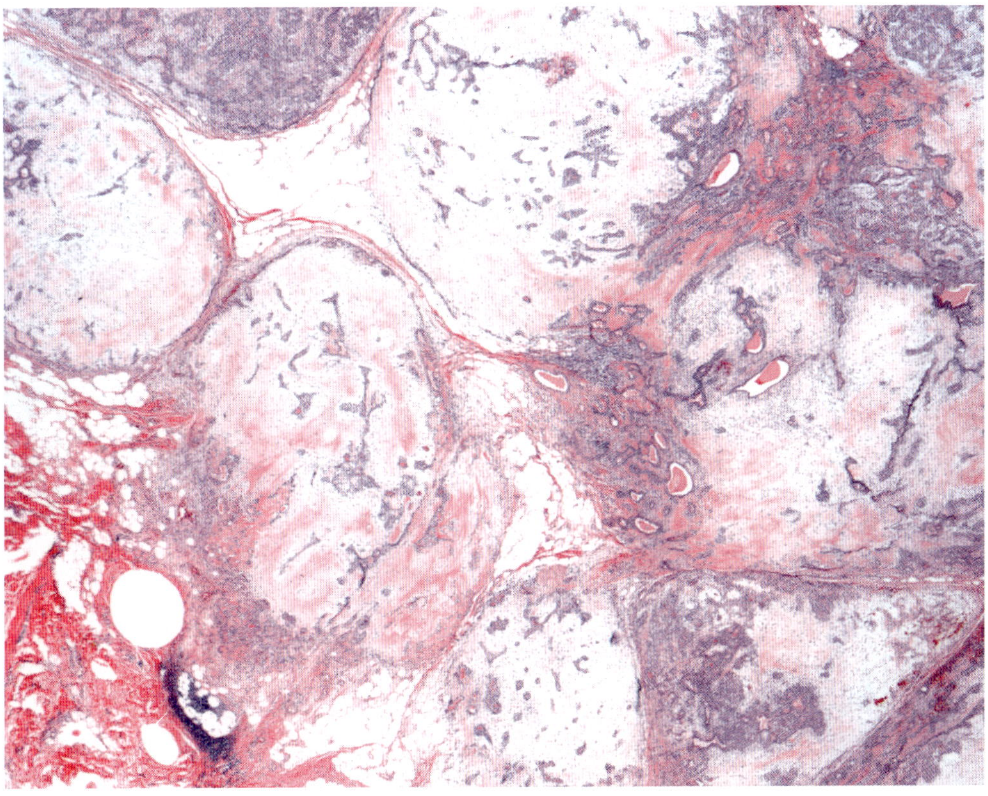

图 11-3
复发的多形性腺瘤，低倍镜下。注意很多大小不同的结节是复发病例的特征。

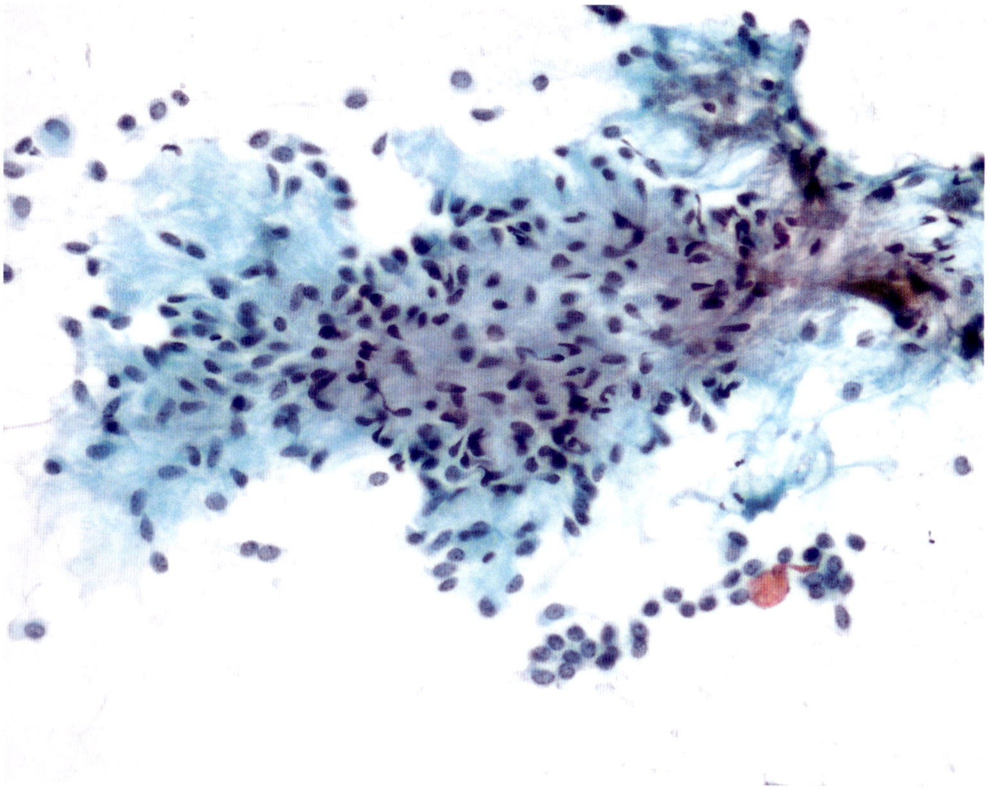

图 11-4
FNA 标本巴氏染色显示细丝状的间质中有小腺体结构，其中混有上皮成分。

细针穿刺

吸取物为双相细胞形态谱，包含腔（导管）的上皮细胞和导管外周肌上皮细胞。导管细胞表现为丰富的细胞质，圆形、卵圆形细胞核以及小核仁。肌上皮细胞单个或成串排列，呈浆细胞样、梭形或星形（图 11-4）。还可见到黏液样背景，Wright染色呈明亮，细丝状，紫红色（图 11-5）。

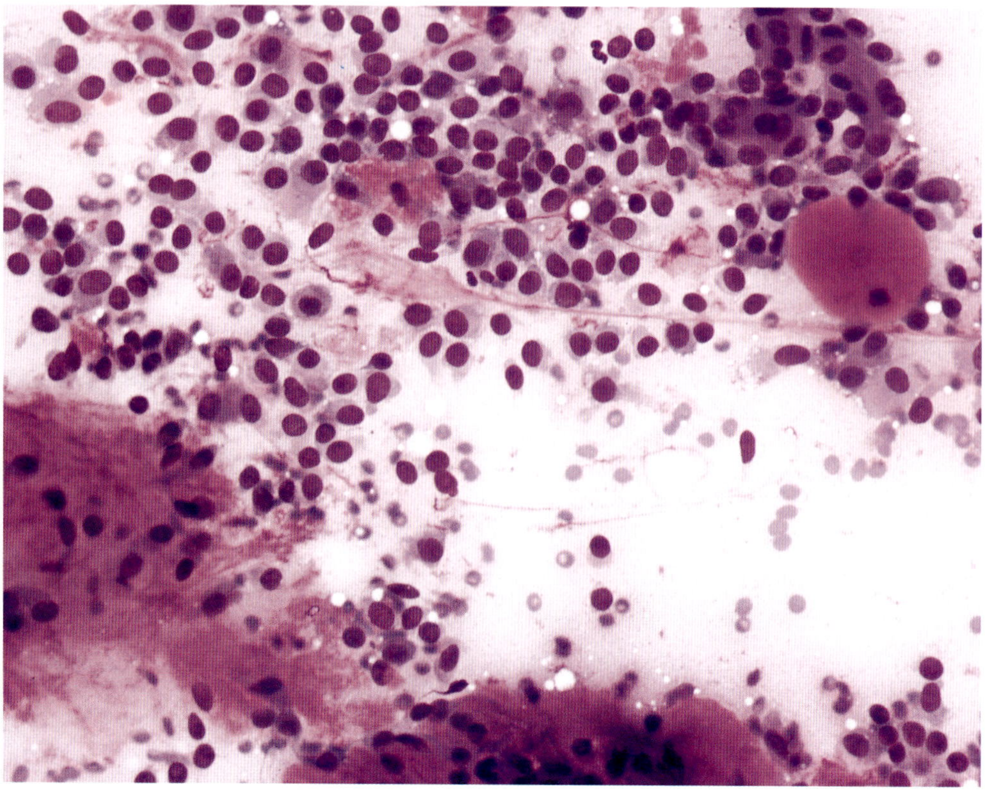

图 11-5
FNA 标本 May-Grunwald-Giemsa 染色显示黏液软骨样间质亮紫红色。其中散布着上皮成分。

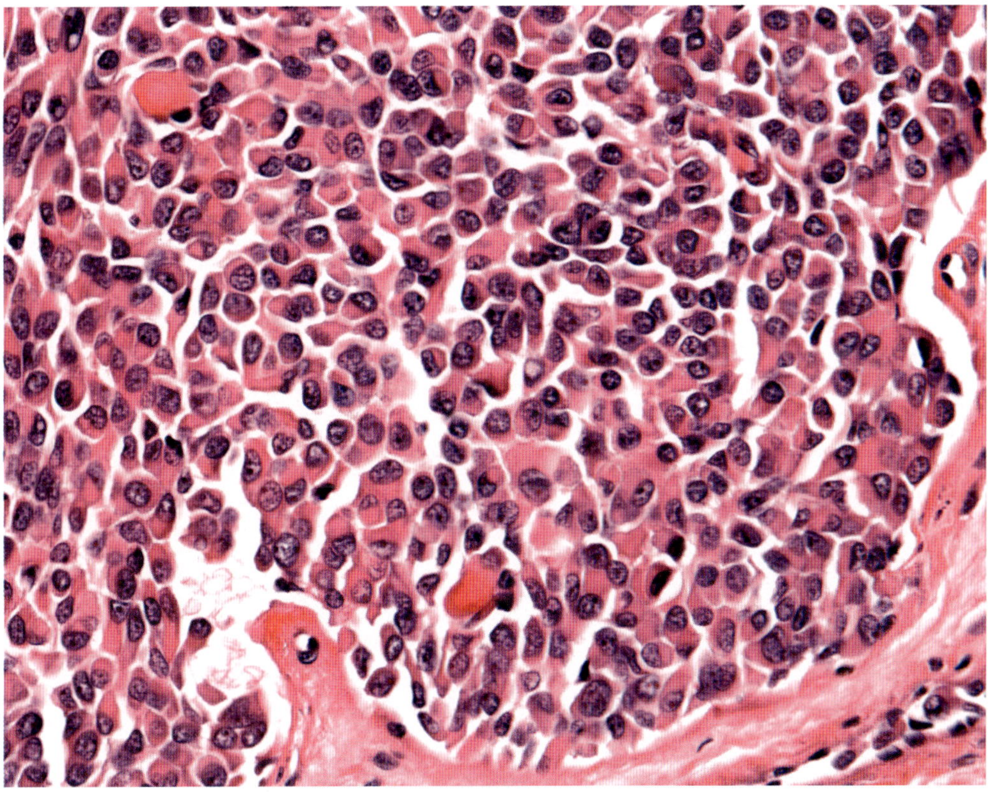

图 11-6
肌上皮瘤，浆细胞样型。高倍镜下。

鉴别诊断

鉴别诊断包括肌上皮瘤，为良性涎腺上皮性肿瘤，大部分或全部由肌上皮细胞组成。肌上皮瘤可能和混合瘤中一种极端的类型相似，即导管结构极少或根本没有时。肌上皮瘤虽然可出现任何肌上皮细胞的形态，但大多数是浆细胞样（图11-6）或梭形的（图11-7）。

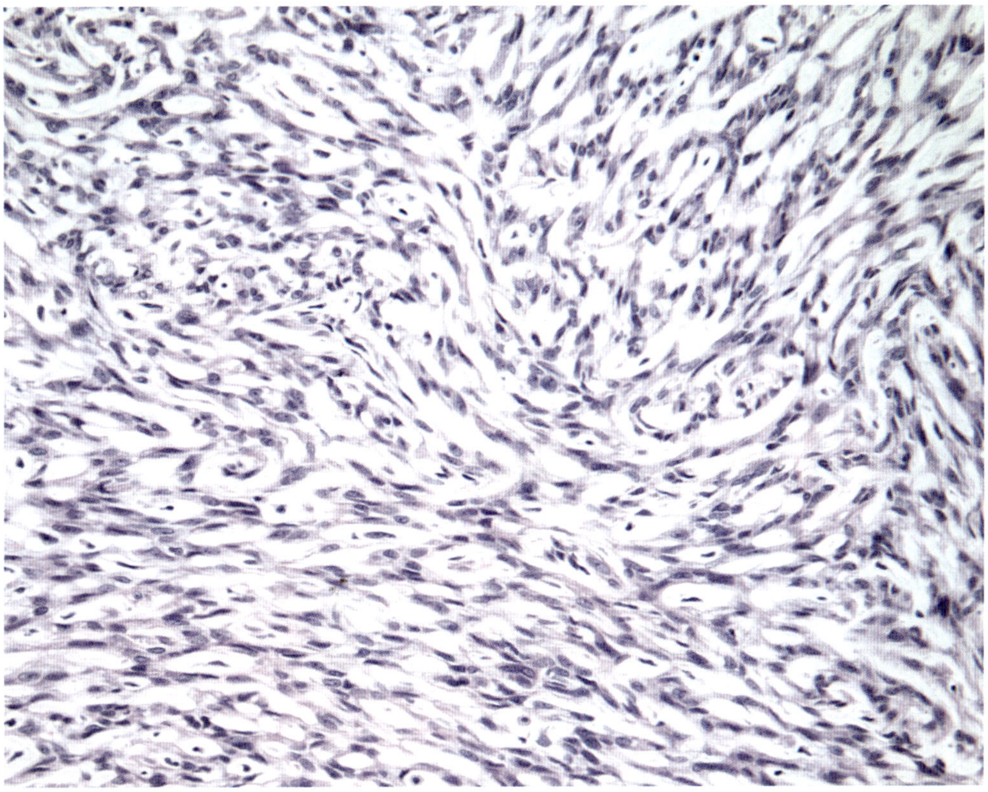

图 11-7
肌上皮瘤，梭形细胞型。中倍镜下。

另一个需要鉴别的疾病是基底细胞腺瘤。该肿瘤无包膜（尤其发生在腭部时），可出现浸润，类似某些恶性肿瘤，例如多形性低度恶性腺癌和腺样囊性癌。

预后及治疗

单纯剜除术后可有45%的复发率。原因可能是缺乏包膜，导致肿瘤破裂瘤组织种植或切除不完全。因此，腮腺、颌下腺或小涎腺肿瘤的治疗应分别选择腮腺浅叶或全叶切除术，颌下腺切除术，小涎腺切除合并切除部分边缘未受累组织。此种治疗方案的复发率为 2.5%，大多数发生于 10 年内。复发病例倾向形成多结节，导致手术治疗高度困难以及增加再次复发的危险。

恶性变的发生率为2%～7%。影响因素有多结节复发，年龄大于40岁，男性，结节直径＞2cm以及深叶肿瘤。

基底细胞腺瘤

基底细胞腺瘤（basal cell adenoma）是良性的涎腺上皮性肿瘤，由增生的小基底样细胞形成实性、管状、梁状或膜性结构。组织来源可能是闰管或纹管的基底细胞。

临床特点

基底细胞腺瘤约占涎腺肿瘤的 2%。通常表现为无症状、孤立的、缓慢生长的肿块，75%发生于腮腺。女性患者稍多于男性。

膜性型的表现不同于其他型。男性患者更多见，肿瘤有多中心倾向。另外，膜性型（又称表皮始基瘤）可为“皮肤 / 涎腺肿瘤综合征”的局部表现，这是一种罕见的综合征，常伴发皮肤肿瘤，例如皮肤圆柱瘤、毛发上皮瘤或汗腺腺瘤。

基底细胞腺瘤

疾病概况

定义	良性上皮性涎腺肿瘤，由实性、梁状、管状或膜性生长方式的小基底样细胞组成
发生及部位	占涎腺肿瘤的 2% 75% 发生于腮腺，其余发生于颌下腺和小涎腺
性别、种族和年龄	女性＞男性（实性型和管状 - 梁状型） 男性＞女性（膜性型） 发病年龄高峰为 50 ～ 60 岁
临床特点	无症状、缓慢生长的肿块 多发性；膜性型与皮肤附属器肿瘤相关
预后及治疗	膜性型的复发率为 25%，有很小的恶变几率 其他型的复发率很低 手术切除，可能的情况下行腮腺切除术

病理学特点

大体所见

肿瘤大体上界限清楚、粉褐色、光滑，像一个增大的淋巴结。体积可以很大，但是大多直径＜ 3cm。

镜下所见

基底细胞腺瘤是界限清楚，有包膜的上皮性肿瘤，细胞形态有两种典型的表现。外周的基底样细胞排列在肿瘤结节最外层，呈栅栏状。细胞形态体积小，胞浆少，有深嗜碱性的核。中心的细胞构成结节和实性片状结构的大部分。形状多边形或有棱角，细胞体积更大，胞浆丰富，细胞核圆形淡染（图11-8）。也可看到小导管结构或鳞状化生，包括角化。

有四种基本的结构类型：实性型，管状型，梁状型（图11-9）和膜性型（图11-10）。一个肿瘤中可以有多种排列方式，但通常以一种为主。膜性型有“钩锯”拼图样的特点，结节周围有增厚的，PAS染色阳性的玻璃样带状物分隔（图11-11）。细胞岛中可有玻璃样物质形成的圆形小球。膜性型可多灶性，无包膜，部分浸润至周围的实质。

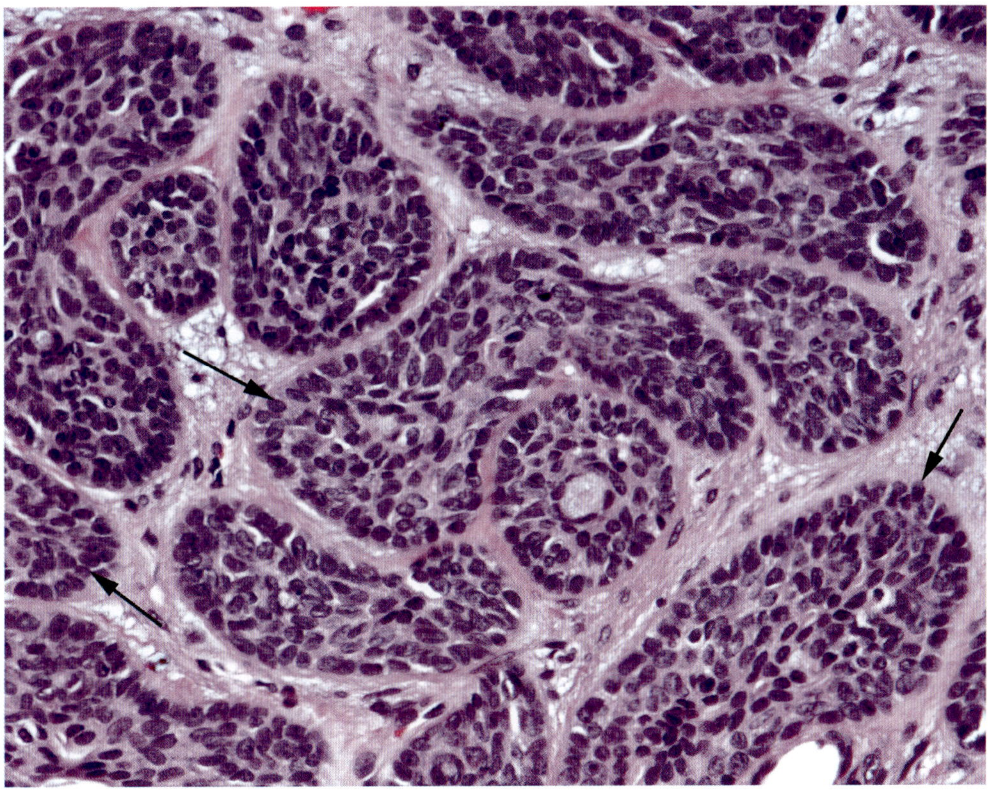

图 11-8
基底细胞腺瘤，实性型，中倍镜下。基底样细胞巢，外周细胞呈栅栏样排列（箭头）。

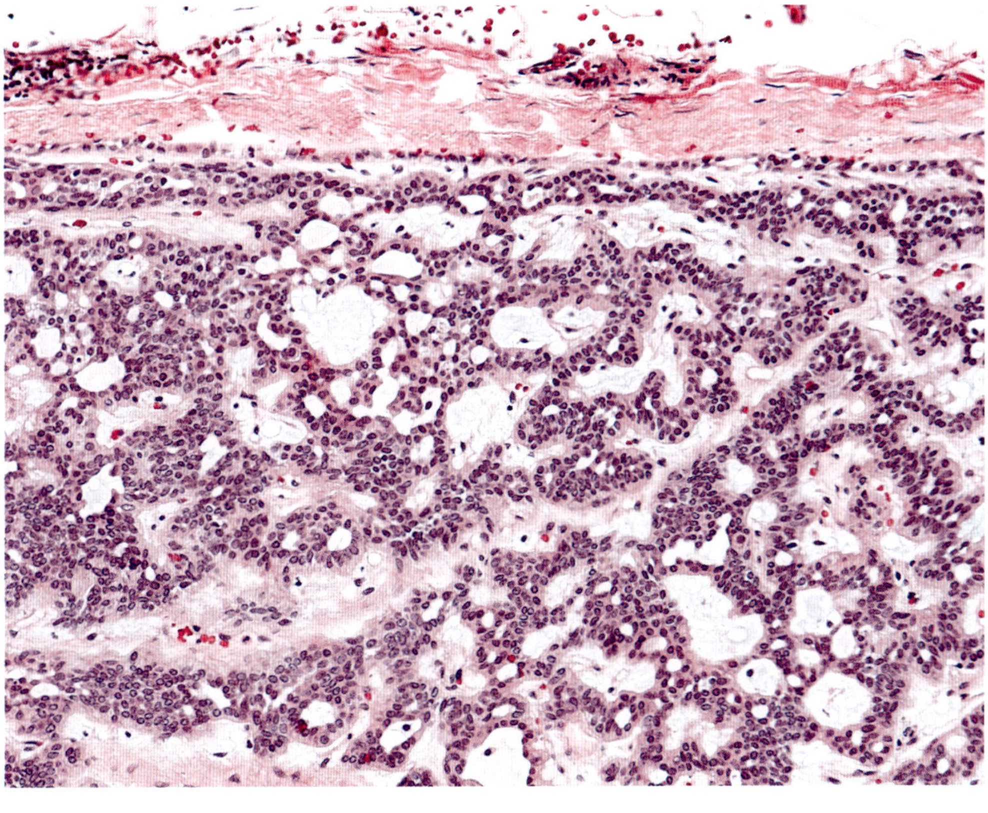

图 11-9
基底细胞腺瘤，梁状型，中倍镜下。肿物有包膜，由疏松的纤维间质中相互吻合的基底样细胞条索组成。

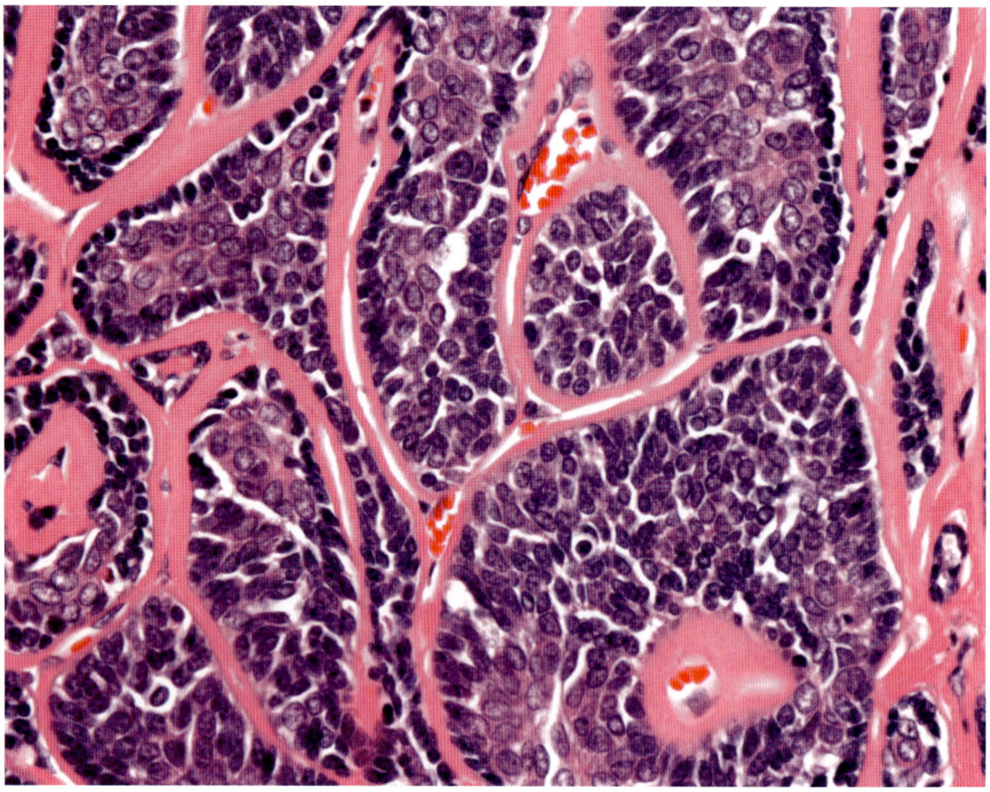

图 11-10
基底细胞腺瘤，膜性型，中倍镜下。基底样细胞巢周围有明显的玻璃样变带状物围绕。

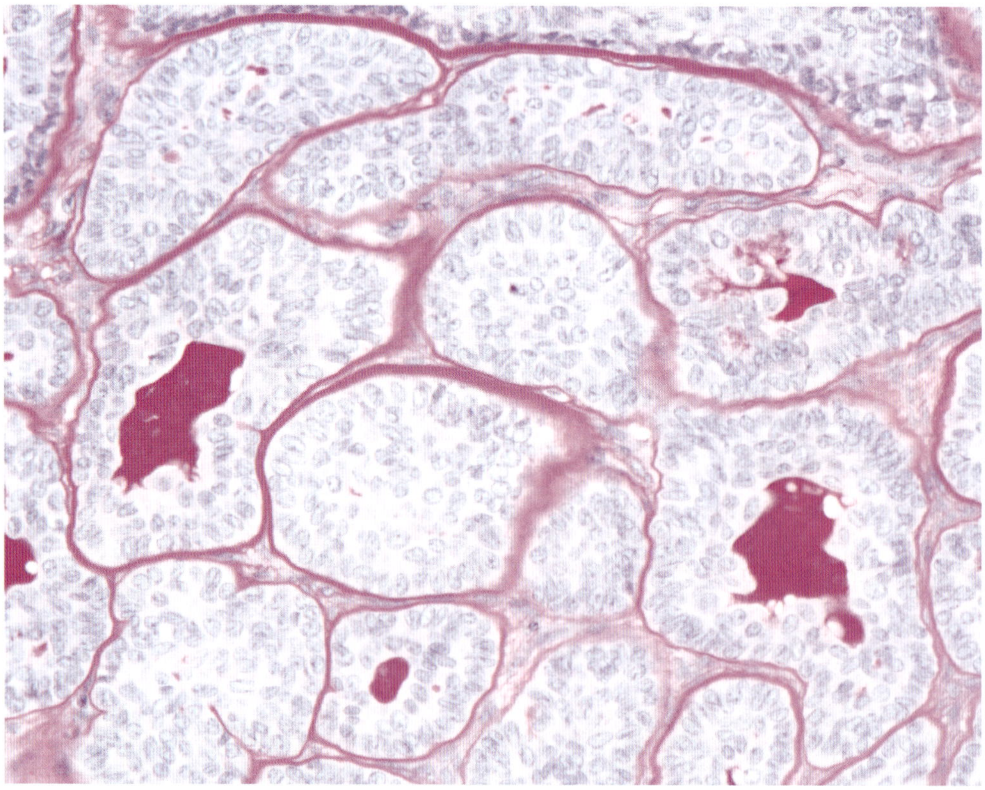

图 11-11
基底细胞腺瘤，膜性型，中倍镜下。PAS 染色使围绕基底样细胞巢的玻璃样变带状物更为明显。

基底细胞腺瘤 病理学特点	
大体所见	界限清楚，有包膜，粉褐色肿块
镜下所见	实性，小梁状，管状，膜样排列方式 小基底样细胞在片状和岛状细胞周围排列成栅栏状 灶性鳞状化生伴角化
免疫组化特点	CK，S-100，SMA 阳性
病理鉴别诊断	基底细胞腺癌，管状腺瘤

辅助检查

免疫组化特点

CK 在所有肿瘤中呈阳性反应，但是有不同的分布和强度。S-100，SMA和MSA在外周上皮细胞的基底面呈灶状阳性。

细针穿刺

吸取物由成片或聚集的温和的卵圆形细胞组成，细胞胞浆少，细胞核圆形或卵圆形。巢状或成群细胞周围有亮绿色（巴氏染色）或淡紫红色（May-Grunwald-Giemsa 染色）的玻璃样变带状物包围。

鉴别诊断

鉴别诊断包括某些恶性肿瘤，如基底细胞腺癌、腺样囊性癌。恶性肿瘤中通常可以见到细胞异型、浸润和周围神经侵犯，这些表现不出现于腺瘤。一些良性肿瘤，如管状腺瘤，多形性腺瘤或肌上皮瘤也需要考虑，不过它们通常有不同的形态结构。

预后及治疗

手术切除（可能包括腮腺切除）是较好的治疗方法。虽然大多数类型的复发率很低，但膜性型的复发率可达到 25%，可能的原因是包膜内浸润和多发性病灶。另外，此型还有一定的恶变率和伴发皮肤疾病的可能。

管状腺瘤

管状腺瘤（canalicular adenoma）是良性涎腺上皮性肿瘤，以柱状细胞排列成索状及好发于小涎腺为特征。目前证实其来源于排泄管。

临床特点

管状腺瘤几乎都发生于小涎腺，特别是上唇，偶发于颊黏膜或腭部。它是发生于上唇的第二位常见的涎腺肿瘤，仅次于多形性腺瘤。典型表现为无症状的黏膜下结节，质硬或有波动感，生长缓慢，大小约 1 ~ 2cm，多发生于60 ~ 70岁。大多数为单发，但也可多发。女性或黑人更易患病。

病理学特点

大体所见

肿瘤界限清楚，无包膜。切面粉褐色或棕褐色，质地实性或囊性。

管状腺瘤 疾病概况	
定义	良性涎腺上皮性肿瘤，以柱状细胞排列成条索状和疏松结缔组织间质为特征
发生及部位	占涎腺肿瘤的 1%；占小涎腺肿瘤的 4% 多发于小涎腺，特别是上唇
性别、种族和年龄	女性＞男性 黑人＞白人 发病高峰年龄为 60 ~ 70 岁
临床特点	无症状，可能为多结节性肿块
预后及治疗	复发罕见 单纯切除术结合边缘清除

镜下所见

该肿瘤由形成狭长的条索状或小管状的上皮细胞组成，间质疏松，有少量胶原形成（图11-12）。上皮细胞条索彼此平行排列，条索间形成狭窄的“沟渠样(canal-like)”结构，细胞的相互聚合和分开形成了“串珠样（beaded)”表现（图11-13）。囊性变常见。肿瘤可为多灶性，在周围的小涎腺内可以见到体积小的、无界限的早期腺瘤。

细胞通常为柱状，也可为立方状或基底样，有嗜酸性细胞质和嗜碱性卵圆形细胞核（图11-14）。细胞无多形性，核分裂象罕见。

管状腺瘤
病理学特点

大体所见	界限清楚，无包膜，实性或囊性，粉褐色肿块
镜下所见	长条索的柱状细胞，聚合和分开 小管状，导管样结构，实性罕见 疏松的有少量胶原生成的间质
免疫组化特点	CK、S-100 阳性
病理鉴别诊断	基底细胞腺瘤，多形性低度恶性腺癌

辅助检查

CK、S-100 阳性，actin 及 calponin 阴性。GFAP 阳性者少见，仅为灶状阳性。

鉴别诊断

鉴别诊断包括一些良性腺瘤，如多形性腺瘤和基底细胞腺瘤。还有好发于小涎腺的恶性肿瘤，如腺样囊性癌和多形性低度恶性腺癌。

预后及治疗

单纯的切除肿物和周围正常组织是首选的治疗方法。虽然真性复发罕见，但肿瘤的多发性可能导致临床再发。

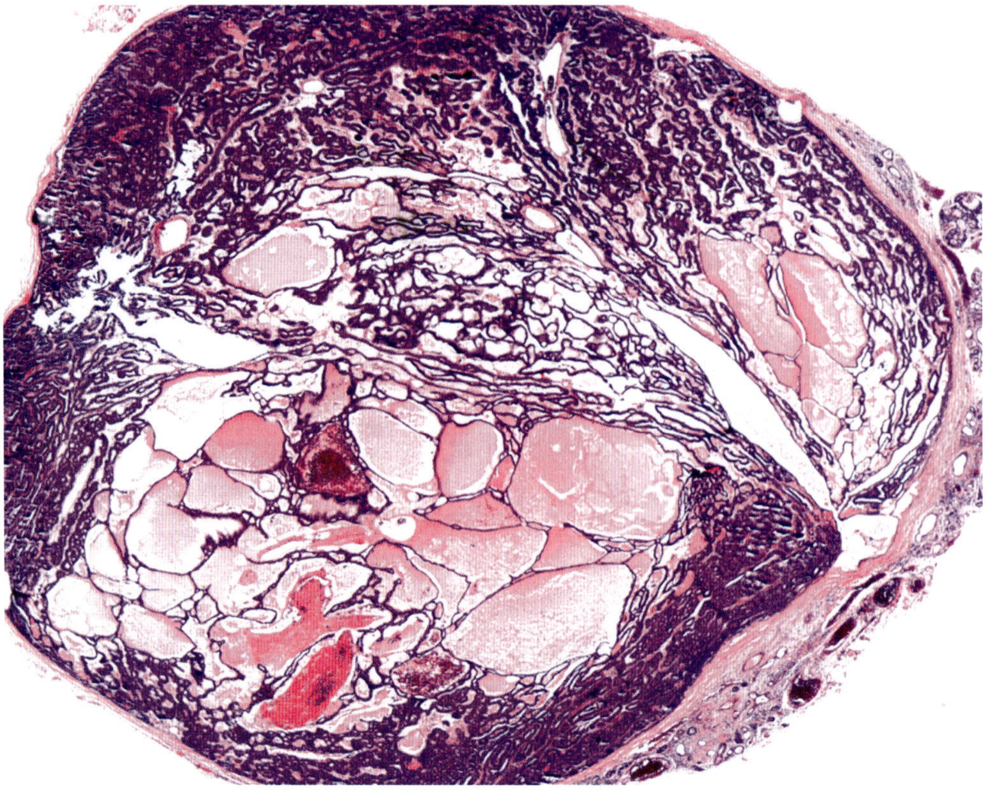

图 11-12
管状腺瘤，低倍镜下。界限清楚，疏松的纤维间质中细胞排列成条索状。注意大量囊性扩张的区域。

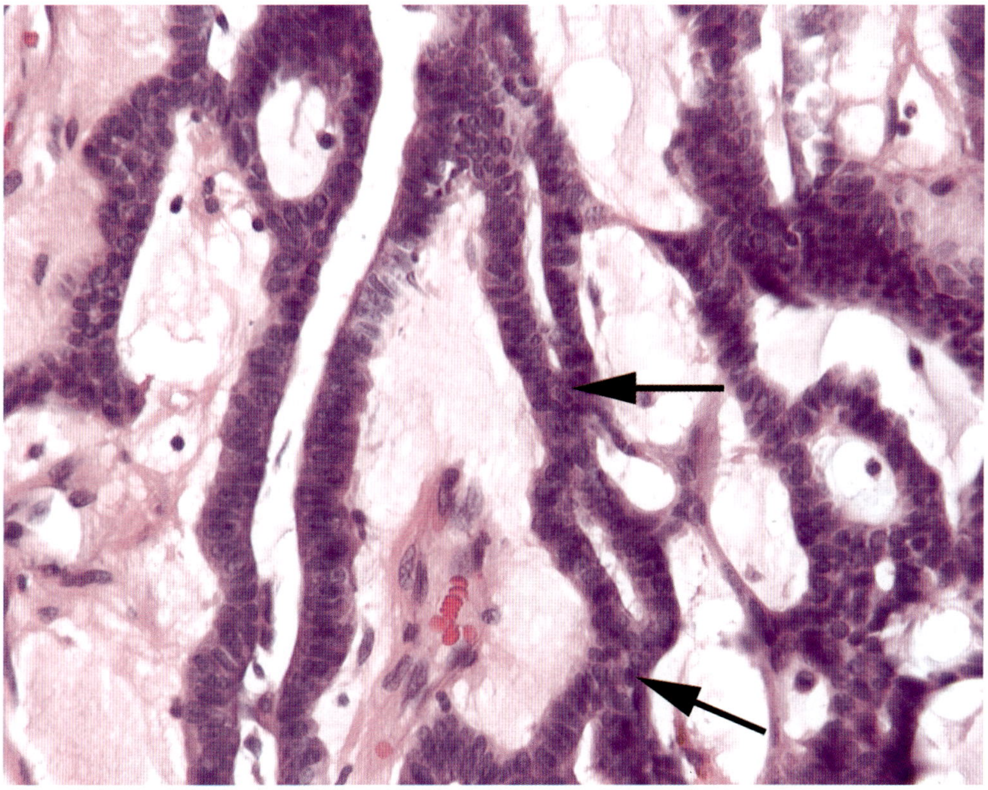

图 11-13
高倍镜下管状腺瘤中基底样细胞排列成栅栏状，中间形成管腔。细胞的聚合和分开形成了串珠样表现（箭头）。

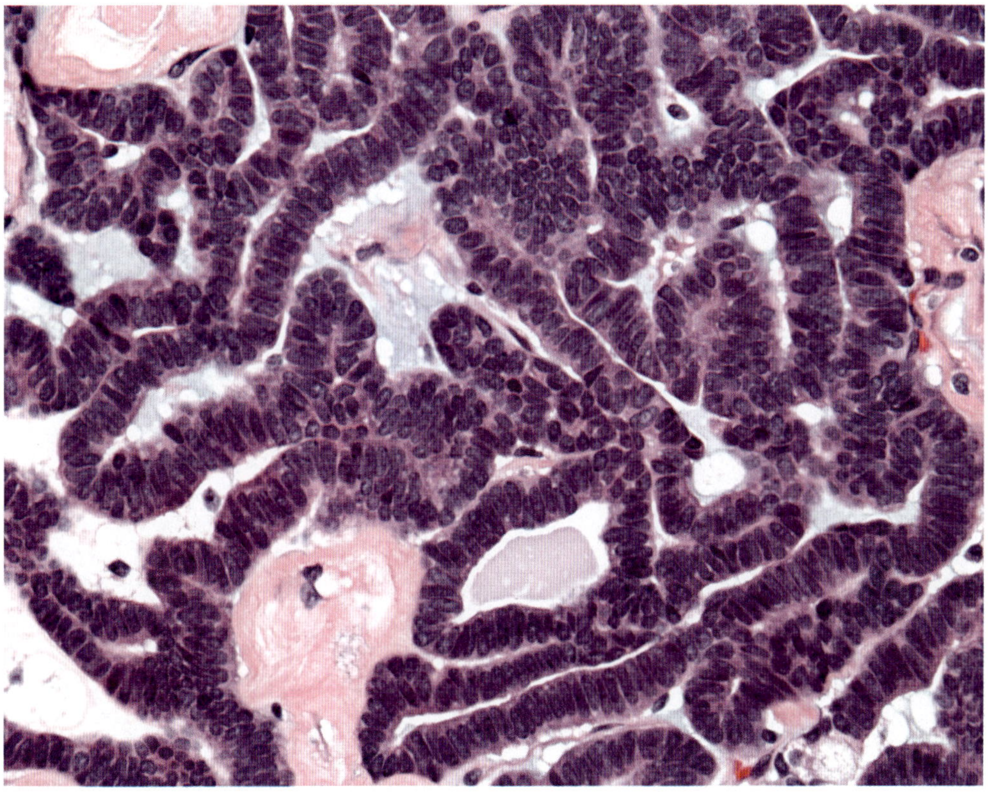

图 11-14
管状腺瘤，中倍镜下。柱状细胞单行链状排列，细胞核卵圆形。

嗜酸细胞瘤

一般认为嗜酸细胞瘤（oncocytoma）（嗜酸细胞腺瘤）是一种嗜酸性变的细胞形成的肿瘤性增生性病变。组织发生可能与放疗史有关。

临床特点

典型表现是无症状缓慢生长的肿块，常见于60～80岁。80%～90%的病例发生于腮腺，占腮腺肿瘤的1%。女性患者稍多。大约7%的肿瘤发生于双侧。高加索人发病率高于其他人种。

病理学特点

大体所见

嗜酸细胞瘤为质软、界限清楚、黑褐色的结节。通常为孤立性，体积为1～7cm。

镜下所见

嗜酸细胞是多边形细胞，胞浆中有丰富的嗜酸性细颗粒，细胞核圆形，着色均一、居中，有或无核仁（图11-15）。嗜酸细胞内堆积大量的细胞内糖原，逐渐形成透明细胞，胞浆染色空淡（图11-16）。

嗜酸细胞化生是孤立的或成簇的腺泡细胞转变为嗜酸细胞，这种现象在70岁以后很普遍。它直接由一种明显的细胞类型转变为另一种类型，但没有腺体结构的改变。

嗜酸细胞增生症（嗜酸细胞增生）包括多区域的嗜酸性改变，可为孤立、大小不一的细胞团（结节型）或者呈弥漫性波及多数腺体（弥漫型）。腺体实质与嗜酸性结节之间紧密连接无界限，正常腺泡中也可混杂嗜酸细胞（图11-17）。

嗜酸细胞瘤有厚薄不一的包膜，界限清楚（图11-18）。结构类型包括单一实性片状型，腺泡型，小梁型，乳头状囊腺型和滤泡型。核有轻度的多形性，核仁明显。有明显的间质玻璃样变和丰富的间质内血管。灶性嗜酸细胞增生与嗜酸细胞瘤并存者常见。当大多数嗜酸细胞表现为透明胞浆时称透明细胞嗜酸细胞化生/嗜酸细胞瘤。

辅助检查

组织化学特点

磷钨酸-苏木素染色使大量的线粒体呈深蓝色颗粒状，灶性、片状或弥漫地分布于胞浆中。纹管上皮细胞可以作为阳性内对照。

电镜

所见细胞器为大量的线粒体，线粒体中有异常的嵴（图11-19）。

细针穿刺

吸取物表现为乳头状、片状及腺泡样结构，由多边形上皮细胞组成。可以见到明显的核仁，核分裂少

嗜酸细胞瘤
疾病概况

定义	由大的多边形细胞组成的肿瘤，细胞内含大量异常的线粒体
发生及部位	占所有腮腺肿瘤的1% 腮腺>>下颌下腺
性别、种族和年龄	女性≥男性 大部分患者为白人 60～80岁
临床特点	无症状，缓慢生长的肿块
预后及治疗	肿物充分切除后复发率很低 腮腺切除术

嗜酸细胞瘤
病理学特点

大体所见	孤立的，质软的，界限清楚的黑褐色结节
镜下所见	大的多边形细胞，有丰富的嗜酸性颗粒状胞质 实性型，腺泡型，小梁型，滤泡型 可见透明细胞样变
辅助检查	CK和PTAH阳性
病理鉴别诊断	结节性嗜酸细胞增生，转移性肾细胞癌

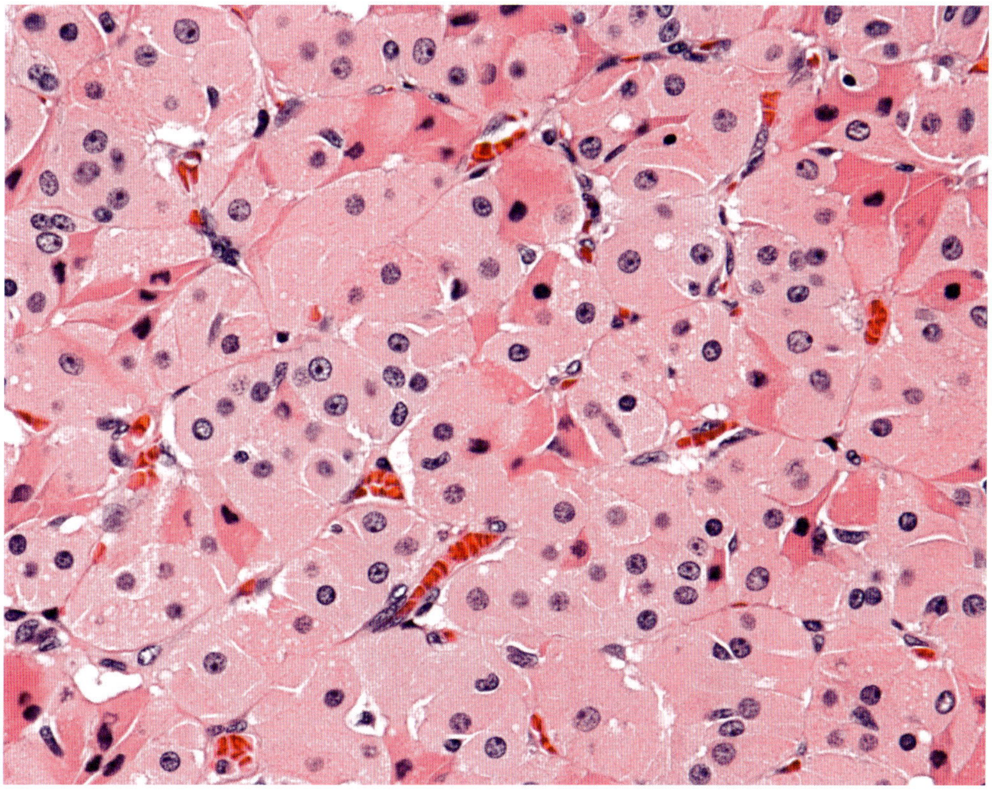

图 11-15
嗜酸细胞瘤，高倍镜下。嗜酸细胞多边形，胞浆呈丰富的嗜酸性颗粒状，圆形的中位核，有或无核仁。

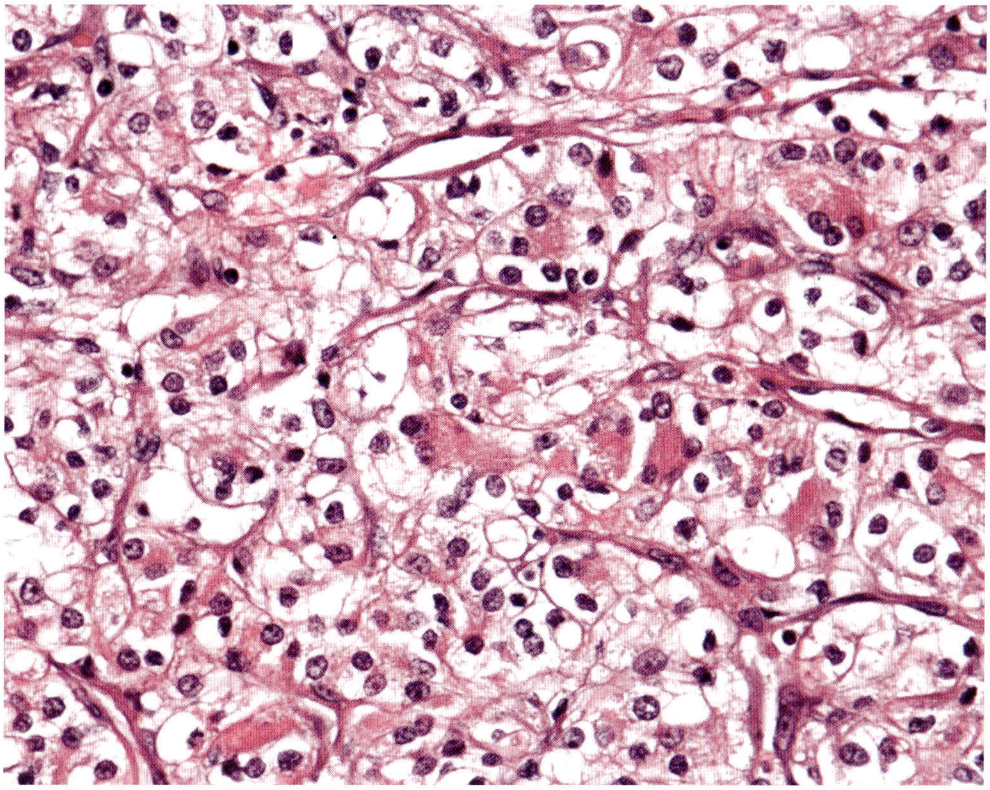

图 11-16
嗜酸细胞瘤，透明细胞型，高倍镜下。注意仍有散在的胞浆内含嗜酸性颗粒的细胞。

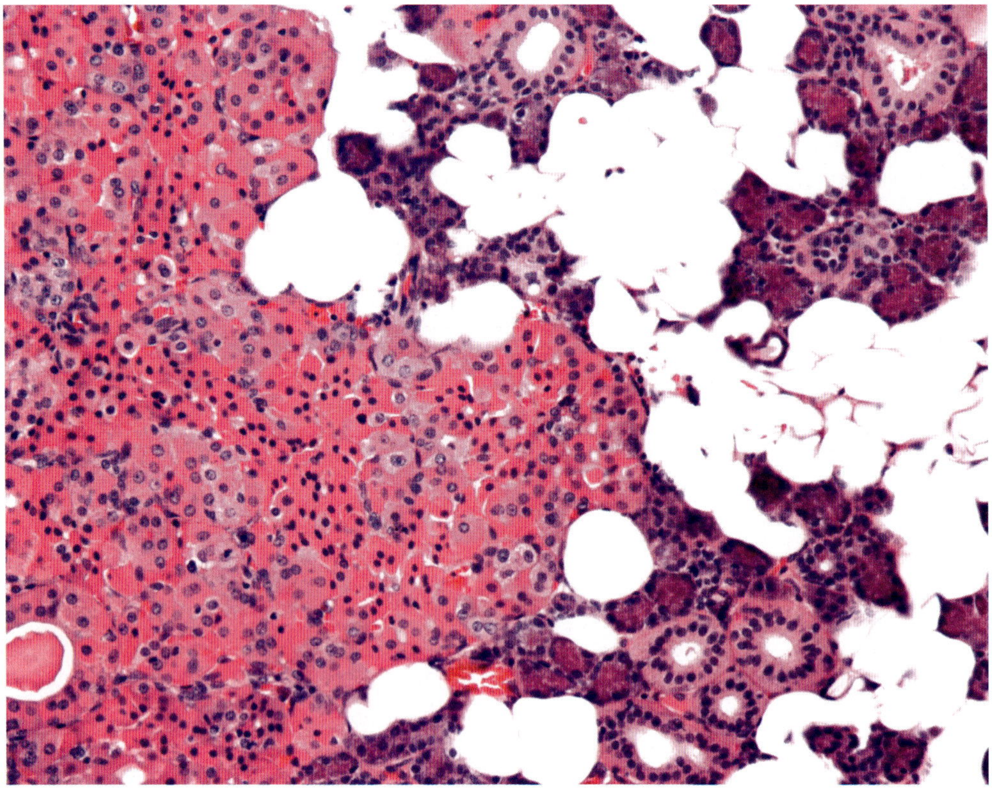

图 11-17
嗜酸细胞增生症，中倍镜下。片状嗜酸细胞（左边）与涎腺腺体实质紧密连接。

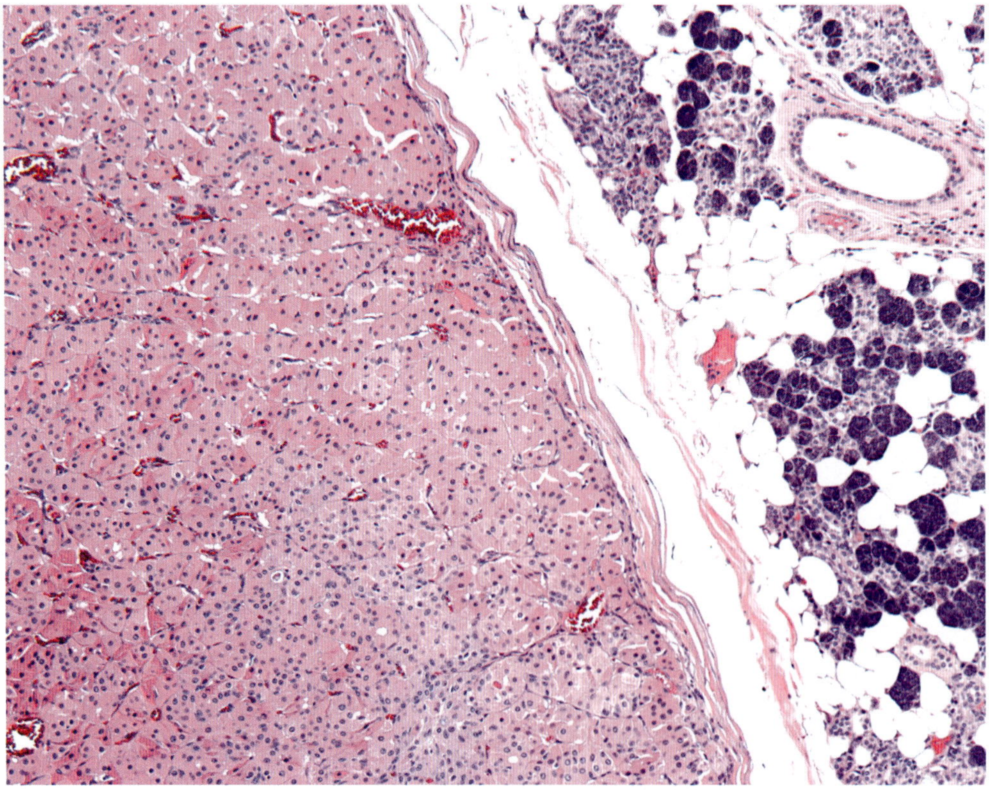

图 11-18
嗜酸细胞瘤，低倍镜下。包膜完整的肿瘤，由成片排列的嗜酸性细胞组成。

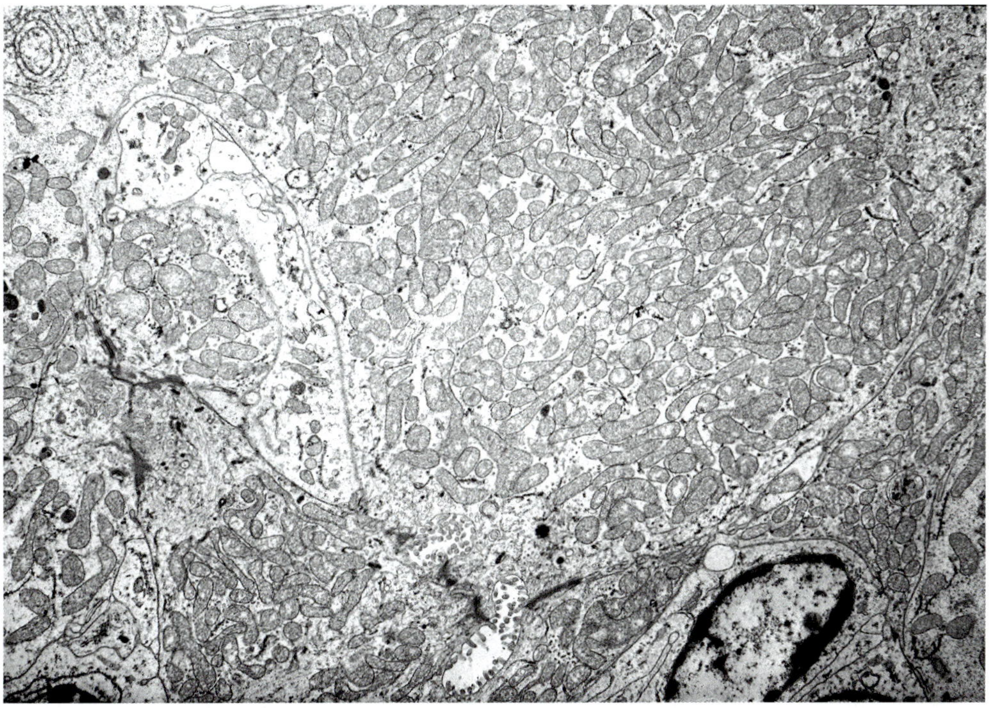

图 11-19
嗜酸细胞瘤电镜下的特征为胞浆中充满线粒体。可见小囊腔与紧密连接和微绒毛并存。（由 Dr.I.Dardick 提供）

见或无。背景无淋巴成分。

鉴别诊断

良性肿瘤包括 Warthin 瘤和结节性嗜酸细胞增生。Warthin瘤有淋巴成分，且周围实质与嗜酸性细胞增生混合。恶性肿瘤包括腺泡细胞癌和转移性肾细胞癌，特别是透明细胞占多数时。特殊检查有助于鉴别诊断。嗜酸细胞癌有浸润性，丰富的多形性和坏死。

预后及治疗

一侧肿瘤选择腮腺浅叶切除，深叶肿瘤选择腮腺全叶切除。复发率低，但多病灶或切除不完全时可能复发。发生于小涎腺的肿瘤需完全切除，并清除部分未受累的边缘组织。

淋巴乳头状囊腺瘤（Warthin 瘤）

Warthin瘤（Warthin tumor）是相对常见的由双层嗜酸性上皮细胞形成乳头状和囊状结构的肿瘤，间质为密集的淋巴组织。可能来源于腮腺内部或周围淋巴结的异位涎腺组织。

临床特点

Warthin瘤是第二位常见的良性涎腺肿瘤，特征性的发生于腮腺下极。高加索男性稍多见，通常发生于50 ～ 70 岁，表现为无症状的肿块，生长缓慢，大小约1～4cm。双侧、多灶发生者比其他涎腺肿瘤常见，且更易与其他肿瘤并存（当两种肿瘤同时存在时，其中一种可能就是Warthin瘤）。吸烟是一个可能的发病因素。

淋巴乳头状囊腺瘤（Warthin 瘤） 疾病概况	
定义	双层嗜酸细胞组成囊状和乳头状结构的双相肿瘤，间质为密集的淋巴结样组织
发生及部位	第二位常见的涎腺肿瘤 腮腺
性别、种族和年龄	男性≥女性 白人＞黑人 50 ～ 70 岁
临床特点	无症状，缓慢生长的肿块 第二位常见的双侧发生的肿瘤
预后及治疗	复发率为 4% ～ 25% 局部病灶切除术或腮腺切除术

淋巴乳头状囊腺瘤（Warthin 瘤） 病理学特点	
大体所见	有界限，实性或囊性，褐色、黄色或红色的肿块
镜下所见	双层排列的嗜酸性上皮，由立方形基底细胞和位于腔面的柱状细胞组成 大量的囊腔内有乳头状增生 密集的淋巴结样间质，可有反应性生发中心
免疫组化特点	上皮成分 CK 阳性 淋巴成分 B 和 T 细胞标记阳性
病理鉴别诊断	皮脂腺淋巴腺瘤

病理学特点

大体所见

肉眼可见 Warthin 瘤界限清楚，呈实性、乳头状或囊状，颜色呈褐色、黄色或红色。囊腔内含黄褐色液体。

镜下所见

“淋巴乳头状囊腺瘤”这个名称很难准确的描述该病的镜下全貌（图11-20）。乳头小叶和囊腔衬附嗜酸性上皮细胞，由立方形基底细胞以及其所支持的核呈栅栏状的高柱状细胞组成（图11-21），形成呈上下两排“有轨电车”样的细胞核排列。囊性区域内含有液体，脱落的上皮细胞或淋巴细胞。与上皮成分连接紧密的是淋巴结样间质，其中含有反应性生发中心。这三种成分的比例可以有所不同。

外伤可以导致囊腔破裂，随之发生异物巨细胞反应，纤维化，鳞状化生或者坏死。以上表现可以发生于细针吸取活组织检查之后。

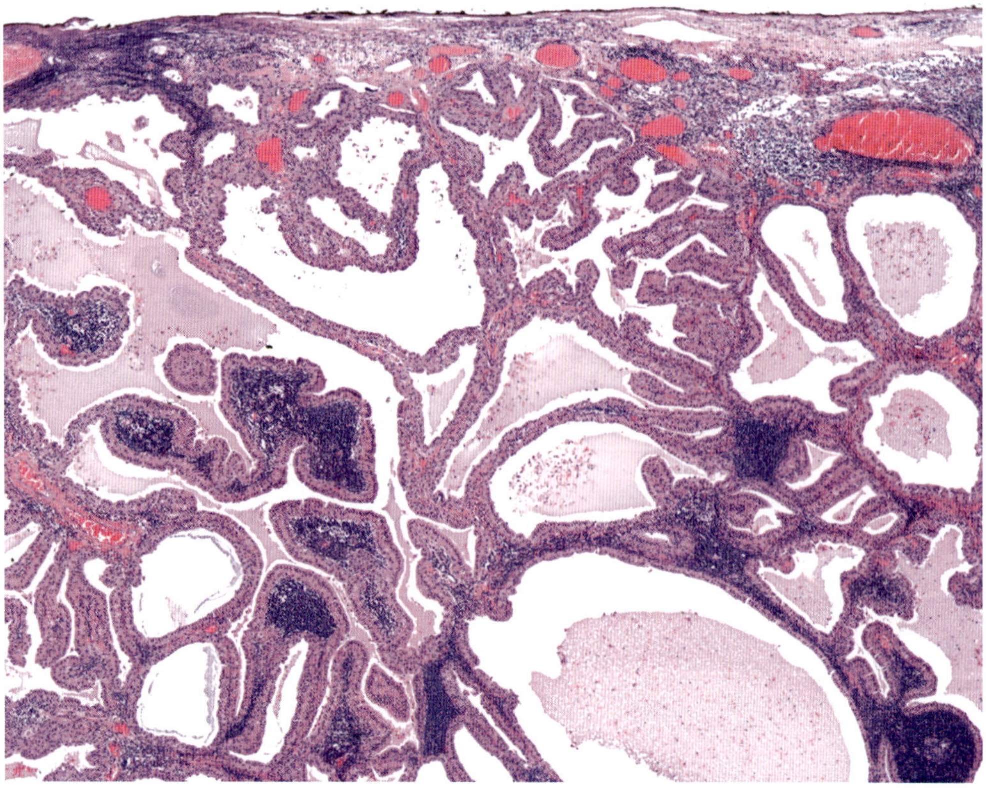

图 11-20
Warthin瘤，低倍镜下。乳头状-囊性肿瘤伴有密集的淋巴间质。

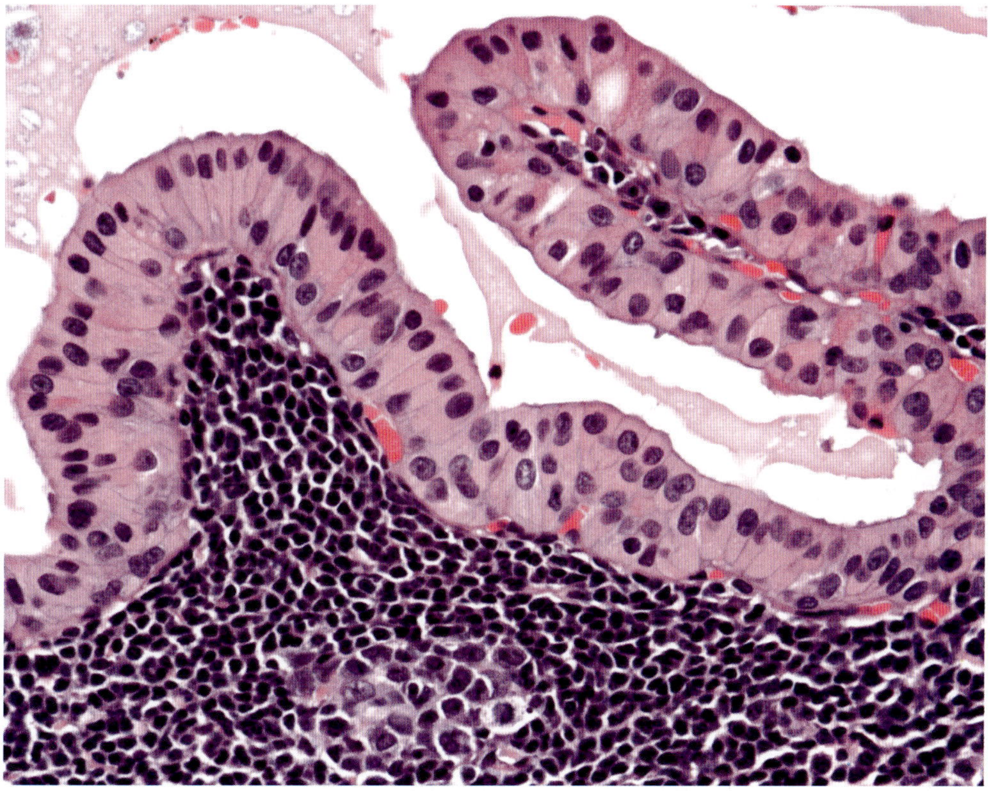

图 11-21
Warthin瘤，高倍镜下。乳头小叶和囊腔由双层排列的嗜酸细胞形成。一个小的生发中心位于底部中央。

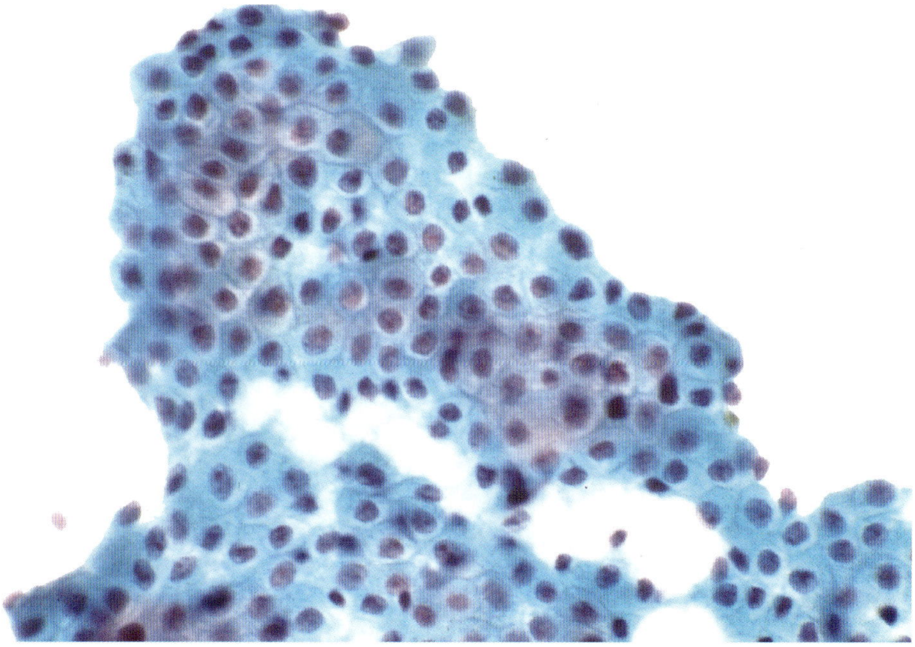

图 11-22
巴氏染色涂片表现为粘附在一起的成簇排列的上皮细胞，形状似蜂巢，细胞轮廓清晰。

辅助检查

免疫组化特点

上皮成分 CK 阳性。淋巴成分的表达与反应性淋巴结相似，包括 κ 和 λ 轻链呈多克隆反应。

细针穿刺

吸取物显示小片聚集的上皮细胞，周围有淋巴细胞。上皮岛似蜂巢状，细胞界限清楚，有体积较大的中位核（图 11-22）。鳞状细胞也可能见到。淋巴成分背景容易辨认。胞浆不透明，风干切片呈蓝色（图 11-23）。

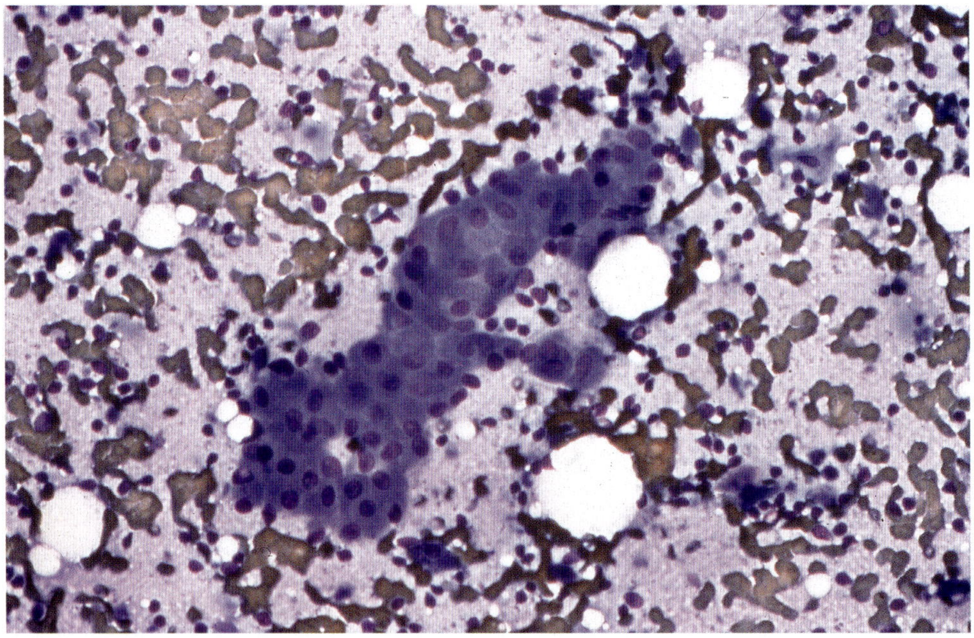

图 11-23
May-Grunwald-Giemsa 染色显示乳头小叶上皮呈淡蓝色。淋巴细胞见于血性背景中。背景中见到的组织细胞被视为囊性液体成分的一部分。

鉴别诊断

鉴别诊断包括淋巴转移和皮脂腺淋巴腺瘤。温和的双层嗜酸性上皮成分可予鉴别。囊腺瘤也有嗜酸细胞，但无淋巴间质，即使有也很少，可见多个囊腔。

预后及治疗

切除后的复发率为 4% ～ 25%，可能由于多病灶或切除不完全引起。治疗可选择局部病灶切除术或腮腺全切术，取决于肿瘤大小和部位。有1%的较低恶变率，通常恶变为鳞状细胞癌或低度恶性 B 细胞淋巴瘤。

皮脂腺瘤 / 皮脂腺淋巴腺瘤

皮脂腺瘤（sebaceous adenoma）是良性上皮性肿瘤，由增生的不完全分化的皮脂腺组成。皮脂腺淋巴腺瘤是罕见的一种类型，增生的上皮由密集的淋巴间质支持，可能来源于腮腺内部或周围淋巴结中异位的涎腺组织。

临床特点

两种肿瘤临床表现相似，故一并讨论。占涎腺肿瘤的比率均小于1%，很少见于腮腺以外的涎腺。男性和女性的发病率均等，发病年龄见于 50 ～ 70 岁。表现为无症状、生长缓慢的肿块。

皮脂腺瘤 / 皮脂腺淋巴腺瘤
疾病概况

定义	由增生的，不完全分化的皮脂腺组成的良性上皮性肿瘤，伴纤维性（皮脂腺瘤）或密集的淋巴性（皮脂腺淋巴腺瘤）间质
发生及部位	大约占所有涎腺肿瘤的 0.1% 腮腺
性别、种族和年龄	性别均等 50 ～ 70 岁
临床特点	缓慢生长，无症状的肿块
预后及治疗	复发率低 手术切除肿块及边缘的正常组织

病理学特点

大体所见

皮脂腺瘤和皮脂腺淋巴腺瘤为质硬、界限清楚的肿块。切面灰粉色，白色或黄色，实性或囊性。

镜下所见

皮脂腺瘤为界限清楚的肿块，由实性和囊性上皮结构以及周围的纤维性间质组成（图 11-24）。上皮巢为鳞状细胞，外周的基底样细胞向皮脂细胞成熟分化（图11-25）。在囊壁中可见到单个或成群的皮脂细胞。

皮脂腺淋巴腺瘤由均匀分布于肿瘤中的相似的上皮成分组成。间质由密集的淋巴细胞代替纤维背景，其中可有反应性生发中心（图11-26）。组织学上相似但缺乏皮脂分化时称淋巴腺瘤。

皮脂腺瘤 / 淋巴腺瘤
病理学特点

大体所见	界限清楚，实性或囊性，灰粉色肿块
镜下所见	实性细胞巢或囊性结构 在结节中央或囊壁中有成熟的皮脂腺分化 纤维性间质（皮脂腺瘤）或密集的淋巴结样间质（皮脂腺淋巴腺瘤）
免疫组化特点	上皮成分 CK 和 EMA 阳性
病理鉴别诊断	皮脂腺癌，黏液表皮样癌，Warthin 瘤

辅助检查

免疫组化特点

上皮增生区域 CK 和 EMA 阳性。S-100 和 SMA 阴性。与 Warthin 瘤一样，皮脂腺淋巴腺瘤中的淋巴成分与反应性淋巴结相似。

细针穿刺

皮脂腺瘤的吸取物中含有聚集的大细胞，有泡沫样胞浆和居中的锯齿状细胞核，与皮脂细胞共存。可见较少的成熟的鳞状细胞样细胞，胞浆丰富，圆形或卵圆形细胞核。皮脂淋巴腺瘤与此相似，但显示体积

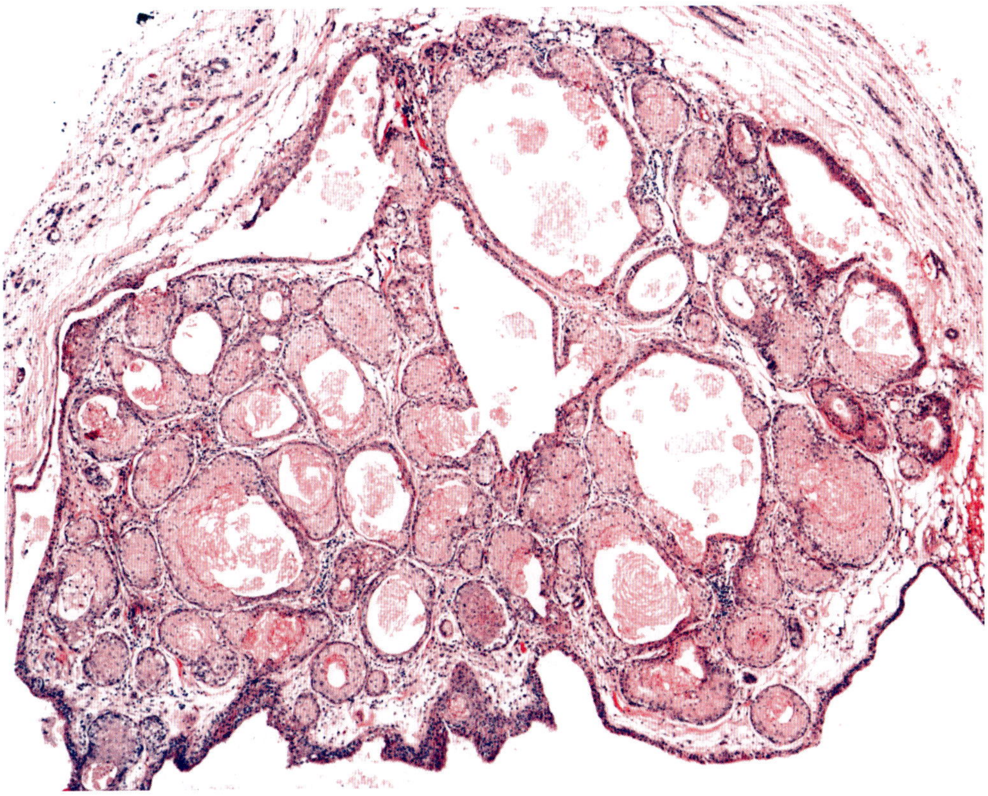

图 11-24
皮脂腺瘤，低倍镜下。鳞状细胞样细胞形成大量实性和囊性扩张的细胞巢。

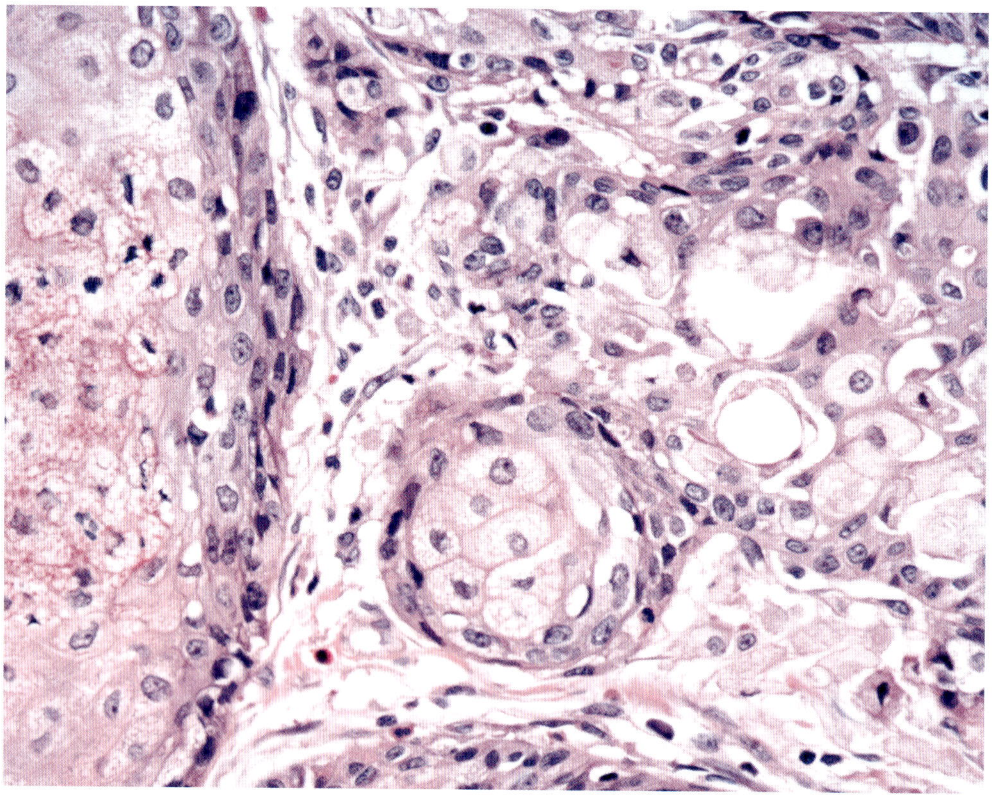

图 11-25
皮脂腺瘤，中倍镜下。鳞状细胞样细胞巢中央显示皮脂腺细胞分化。

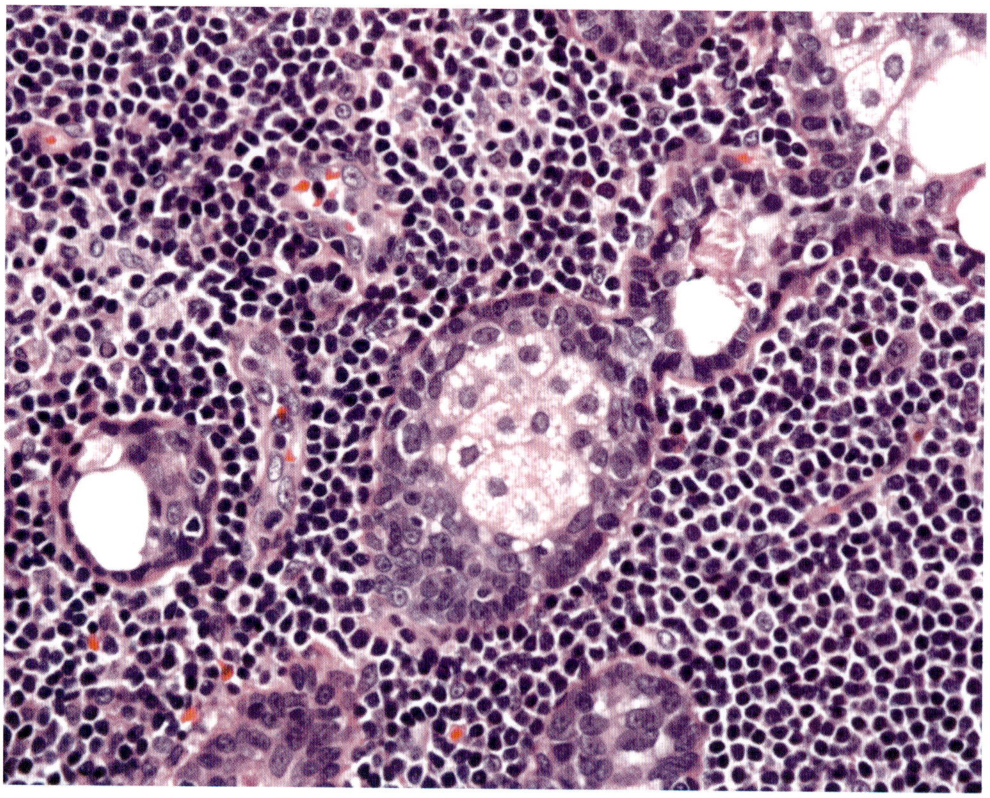

图 11-26
皮脂腺淋巴腺瘤，中倍镜下。密集的淋巴间质中可见伴皮脂分化的实性和囊性的鳞状细胞样细胞巢。

小的成熟淋巴细胞背景。

鉴别诊断

包括黏液表皮样癌和皮脂腺癌。皮脂淋巴腺瘤可能与转移性鳞状细胞癌混淆。

预后及治疗

治疗方法包括手术切除肿物以及边缘正常组织。如果完全切除复发率可很低。

血管瘤

血管瘤（hemangioma）是由不同的成熟的血管和内皮细胞构成的软组织肿瘤。血管瘤的所有组织类型都可发生于涎腺。此章仅讨论最常见的类型——青少年（毛细血管型）血管瘤。

临床特点

青少年（毛细血管型）血管瘤（juvenile hemangioma，JH）发病年龄很小，多在出生时或出生后很短的时间内发现，该肿瘤也是发生于该年龄段最常见的涎腺肿瘤。女性占多数，大多数病例发生于腮腺。双侧发生者大约占25%。快速生长阶段之后即为缓慢停滞阶段。肿瘤体积可以很大，占据大半侧面部，扩展到耳部，唇部，声门下或鼻部。通常无症状，也可出现皮肤溃疡、出血、气道受压和罕见的充血性心力衰竭等并发症。

血管瘤（青少年型）
疾病概况

定义	由不同成熟度的血管和内皮细胞构成的软组织肿瘤
发生及部位	发病率很低 腮腺
性别、种族和年龄	女性＞男性 围产期或新生儿期
临床特点	快速生长阶段之后即为缓慢停滞阶段 通常无症状
预后及治疗	大多数随着时间的推移而自发消退 如果需要可以药物治疗

病理学特点

大体所见

肉眼可见腮腺 JH 为出血性的分叶状红褐色肿块。与不甚明显的肿块相反，肿瘤广泛地侵犯涎腺小叶。

镜下所见

肿瘤广泛取代涎腺实质。涎腺的小叶框架结构和解剖界限仍然保存，浆液性腺泡由片状的小内皮细胞和不成熟的毛细血管所代替（图11-27）。而纹管和周围神经不受侵犯。

内皮细胞体积小，细胞轮廓不清。细胞核卵圆形或不规则，可有核沟，偶尔可见不清楚的核仁。可有大量的非病理性核分裂象。密集的细胞成分可能会掩盖血管分化（图 11-28）。腔内可见红细胞。

辅助检查

免疫组化特点

内皮细胞显示 CD31，CD34 和 F Ⅷ -RAg 阳性。网织染色使血管显色。残余的导管结构 CK 阳性。

血管瘤（青少年型）
病理学特点

大体所见	出血的，分叶状，红褐色
镜下所见	不成熟的内皮细胞和小毛细血管交错穿插于涎腺腺泡和闰管之间 有完整的涎腺小叶框架结构
免疫组化特点	内皮细胞显示 CD31，CD34 和 F Ⅷ -RAg 阳性
病理鉴别诊断	血管肉瘤

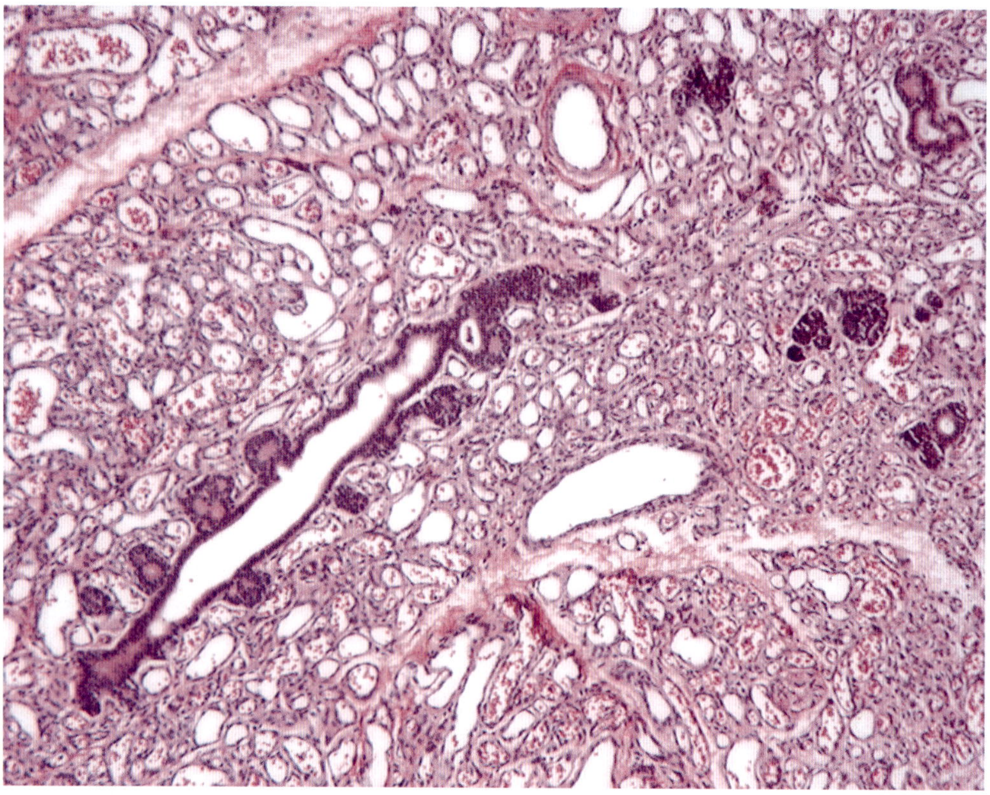

图 11-27
青少年毛细血管瘤，低倍镜下。内皮细胞和小血管代替了涎腺小叶。注意腺体结构和排泄管仍然完整。

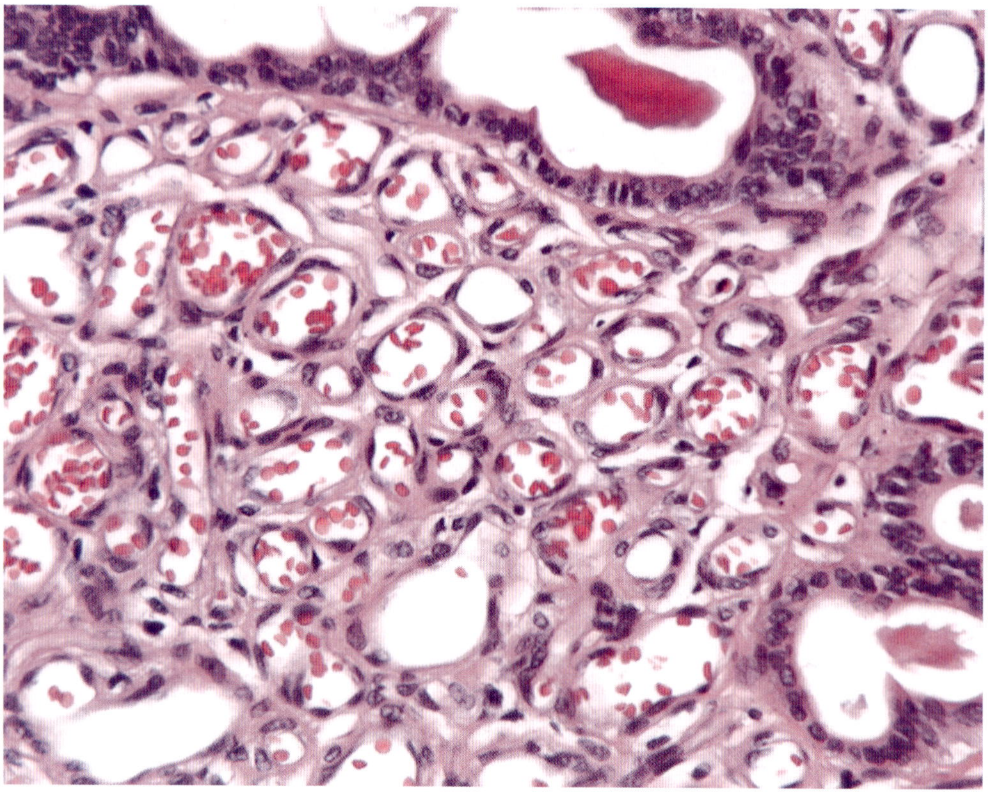

图 11-28
青少年毛细血管瘤，高倍镜下。体积小而均一的内皮细胞和小毛细血管代替了腺泡。注意有残留的排泄管。

细针穿刺

吸取物由增生的梭形细胞组成，包括血性背景中粘着成群的温和细胞，或排列成紧密的三维螺旋形的增生细胞群。细胞胞浆缺乏或中等，细胞核卵圆形。若临床鉴别诊断考虑血管性肿瘤，则不推荐做FNA。

鉴别诊断

血管肉瘤发生在此年龄段很少见，但仍然是首先考虑的鉴别诊断。温和的细胞形态和腺体结构的保存支持 JH 的诊断。

预后及治疗

大多数的JH随着时间的推移而退化，75%～95%的病例在7岁以后可自发消退。如果病变持续发展出现并发症，则需要用药物治疗，包括类固醇和（或）干扰素（α-2a或α-2b）。不建议手术切除，因为可能导致失血或损伤面神经。

成涎细胞瘤

成涎细胞瘤（sialoblastoma）是极为罕见的良性或低度恶性的上皮和肌上皮肿瘤，重现大涎腺发育的胚胎阶段。描述这种肿瘤的名称还有胚组织瘤、先天性基底细胞腺瘤和先天性混合性基底细胞腺瘤－腺样囊性癌。

临床特点

成涎细胞瘤发生于围产期或新生儿期，大多数病例发生于腮腺。临床经过，局部侵犯和生长速度有很大不同。肿瘤体积可以很大，导致表面皮肤溃疡和气道损害。有报道称成涎细胞瘤源于关节，伴有其他先天性异常，包括皮脂痣和肝胚细胞瘤。

病理学特点

大体所见

典型标本为分叶状，有部分包膜的肿块，灰白、黄色或白色。可见灶性坏死和出血。

镜下所见

基底样细胞占多数，胞质缺乏，细胞核圆形或卵圆形，有细小的染色质和小核仁。还可见到胞质嗜酸的立方形细胞和梭形肌上皮细胞。形态上包括有中心性坏死的实性巢状（粉刺坏死）结构，由筛状和基底样细胞形成的结节状结构，结节外周细胞呈栅栏状类似基底细胞腺瘤。也可见导管结构。背景组织为特有的疏松和黏液样（图 11-29）。

核分裂象多见，达到或超过20/10HPF（图11-30）。有显著的核多形性。可侵犯周围实质、神经和血管。

成涎细胞瘤
疾病概况

定义	良性或低度恶性上皮和肌上皮肿瘤，重现大涎腺发育的胚胎阶段
发生及部位	极罕见，腮腺
性别、种族和年龄	性别分布均等 围产期或新生儿期
临床特点	缓慢或迅速生长的肿块，可能有皮肤溃疡或气道损害
预后及治疗	原位复发率为 30%，转移不常见 完全切除（腮腺切除）肿物和边缘正常组织

成涎细胞瘤
病理学特点

大体所见	分叶状，有部分包膜，灰白色的肿块 可能有坏死和出血
镜下所见	形态结构有实性型，外周细胞呈栅栏状的巢状型和筛状型 缺乏胞浆的基底样细胞 潜在的高有丝分裂率和粉刺坏死
免疫组化特点	基底样细胞呈 S-100 蛋白阳性
病理鉴别诊断	基底细胞腺瘤，腺样囊性癌

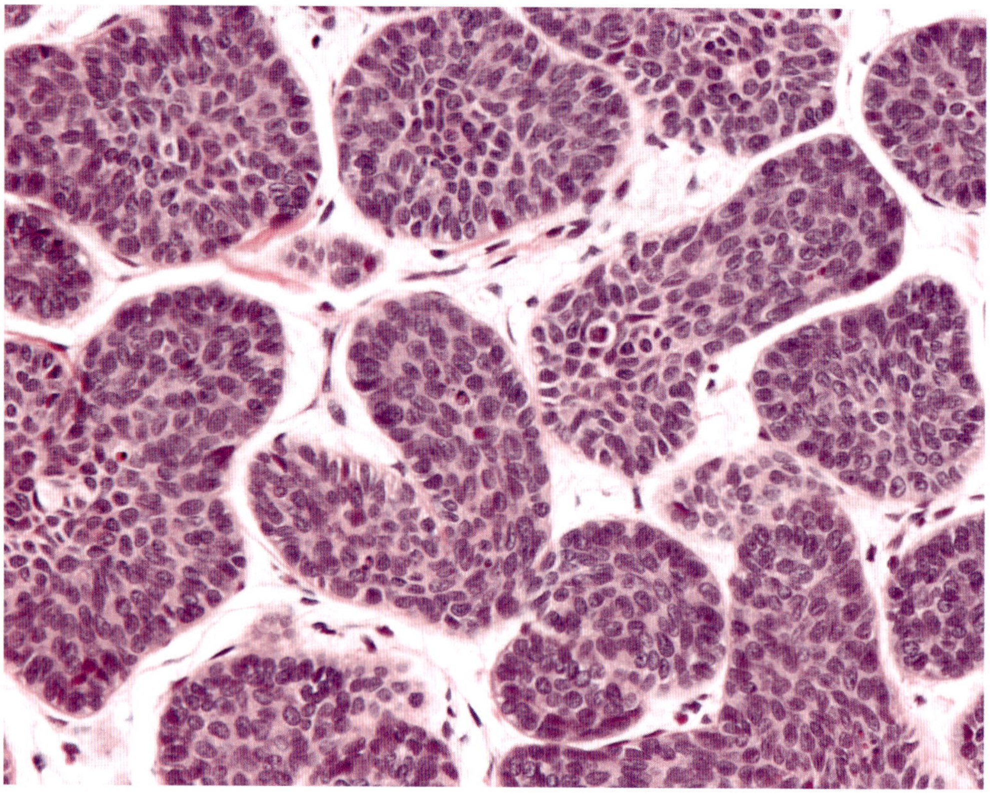

图 11-29
成涎细胞瘤，中倍镜下。疏松纤维间质中可见巢状基底样细胞。

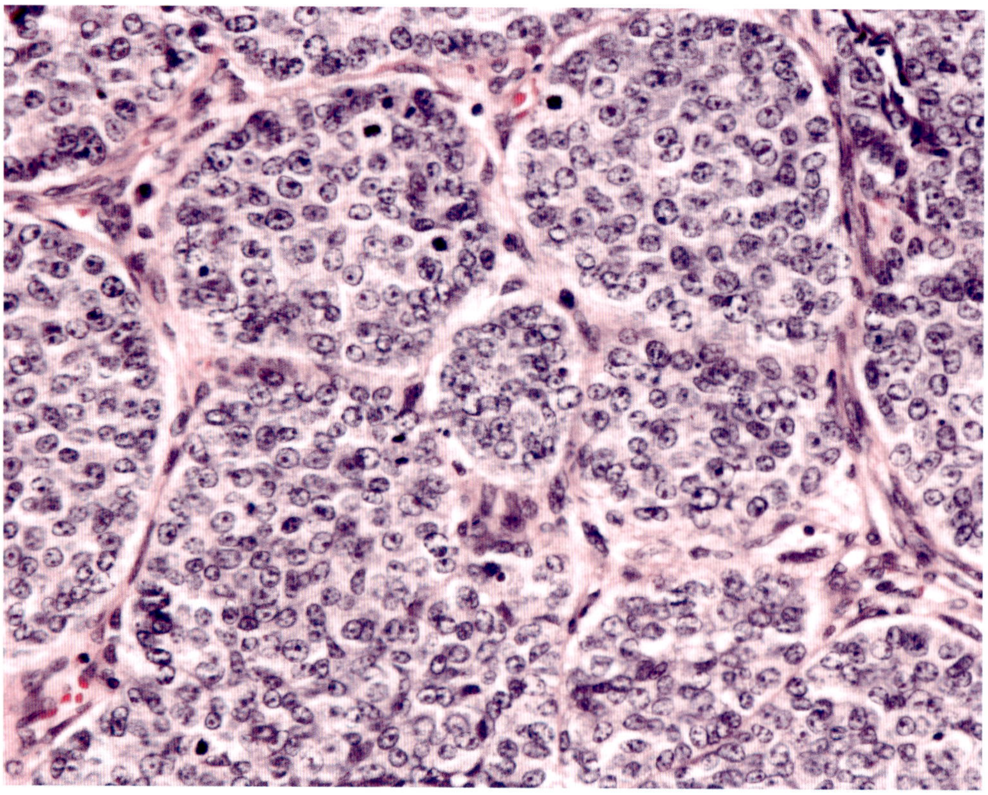

图 11-30
成涎细胞瘤，高倍镜下。巢状和片状基底样细胞，有大量散在的有丝分裂象。

虽然这些指征高度提示恶性，但是与临床行为或远处转移没有必然的联系。

辅助检查

基底样细胞和周围的梭形细胞 S-100 阳性。导管结构 CK 阳性。

鉴别诊断

多形性腺瘤，基底细胞腺瘤和某些恶性肿瘤，如黏液表皮样癌，基底细胞腺癌和腺泡细胞癌。这些肿瘤很少发生于这个年龄组，因此鉴别诊断类型有限。

预后及治疗

完全手术切除是较好的治疗方法。由于患者年龄小和造成长期后遗症的可能，应该避免免疫辅助治疗。

局部复发是成涎细胞瘤首要考虑的问题，可发生于大约30%的病例。转移不常见，只有一例报道转移至区域的颈部淋巴结，没有远距离转移和死于该肿瘤的报道。这些结果说明成涎细胞瘤是低度恶性的，尽管有侵袭性的临床表现或高度恶性的细胞形态特征。因为病例报道的数量很有限，该罕见肿瘤的确切的生物学行为仍然不确定。

推荐阅读

多形性腺瘤

1. Alves FA, Perez DEC, Almeida OP, et al.: Pleomorphic adenoma of the submandibular gland: clinicopathologic and immunohistochemical features of 60 cases in Brazil. Arch Otolaryngol Head Neck Surg 2002;128:1400–1403.
2. Buenting JE, Smith TL, Holmes DK: Giant pleomorphic adenoma of the parotid gland: case report and review of the literature. Ear Nose Throat J 1998;77:634–640.
3 Cardesa L, Alos L: Myoepithelioma. In: Barnes EL, Eveson JW, Reichart P, Sidransky D, eds. Pathology and Genetics of Head and Neck Tumours. Kleihues P, Sobin LH, series eds. World Health Organization Classification of Tumours. Lyon, France: IARC Press, 2005:259–260.
4. Dardick I: Myoepithelioma: definitions and diagnostic criteria. Ultrastruct Pathol 1995;19:335–345.
5. Eveson JW, Kusafuka K, Stenman G, Nagao T: Pleomorphic adenoma. In: Barnes EL, Eveson JW, Reichart P, Sidransky D, eds. Pathology and Genetics of Head and Neck Tumours. Kleihues P, Sobin LH, series eds. World Health Organization Classification of Tumours. Lyon, France: IARC Press, 2005:254–259.
6. Glas AS, Vermey A, Hollema H, et al.: Surgical treatment of recurrent pleomorphic adenoma of the parotid gland: a clinical analysis of 52 patients. Head Neck 2001;23:311–316.
7. Guntinas-Lichius O, Kick C, Klussmann JP, et al.: Pleomorphic adenoma of the parotid gland: a 13-year experience of consequent management by lateral or total parotidectomy. Eur Arch Otorhinolaryngol 2004;261:143–146.
8. Kawahara A, Harada H, Kage M, et al.: Characterization of the epithelial components in pleomorphic adenoma of the salivary gland. Acta Cytol 2002;46:1095–1100.
9. Marioni G, Marino F, Stramare R, et al.: Benign metastasizing pleomorphic adenoma of the parotid gland: a clinicopathologic puzzle. Head Neck 2003;25:1071–1076.
10. Nishimura T, Furukawa M, Kawahara E, Miwa A: Differential diagnosis of pleomorphic adenoma by immunohistochemical means. J Laryngol Otol 1991;105:1057–1060.
11. Simpson RHW, Jones H, Beasley P: Benign myoepithelioma of the salivary glands: a true entity? Histopathology 1995;27:1–9.
12. Stennert E, Guntinas-Lichius O, Klussmann JP, Arnold G: Histopathology of pleomorphic adenoma in the parotid gland: a prospective unselected series of 100 cases. Laryngoscope 2001;111:2195–2200.
13. Stennert E, Wittekindt C, Klussmann JP, et al.: Recurrent pleomorphic adenoma of the parotid gland: a prospective histopathological and immunohistochemical study. Laryngoscope 2004;114:158–163.
14. Valentini V, Fabiani F, Perugini M, et al.: Surgical techniques in the treatment of pleomorphic adenoma of the parotid gland: our experience and review of the literature. J Craniofac Surg 2001;12:565–568.

基底细胞腺瘤

1. Batsakis JG, Luna MA, El-Naggar AK: Basaloid monomorphic adenomas. Ann Otol Rhinol Laryngol 1991;100:687–690.
2. Dardick I, Lytwyn A, Bourne AJ, Byard RW: Trabecular and solid-cribriform types of basal cell adenoma: a morphologic study of two cases of an unusual variant of monomorphic adenoma. Oral Surg Oral Med Oral Pathol 1992;73:75–83.
3. de Araujo VC: Basal cell adenoma. In: Barnes EL, Eveson JW, Reichart P, Sidransky D, eds. Pathology and Genetics of Head and Neck Tumours. Kleihues P, Sobin LH, series eds. World Health Organization Classification of Tumours. Lyon, France: IARC Press, 2005:261–262.
4. Ferreiro JA: Immunohistochemistry of basal cell adenoma of the major salivary glands. Histopathol 1994;24:539–542.
5. Galed-Placed I, Yebra-Pimentel MT: Synchronous, double parotid tumor: fine needle aspiration cytology diagnosis of the membranous basal cell adenoma component. Acta Cytol 2000;44:1120–1122.
6. Jungehulsing M, Wagner M, Damm M: Turban tumor with involvement of the parotid gland. J Laryngol Otol 1999;113:779–783.
7. Sahu K, Pai RR, Pai KP: Basal cell adenoma, solid variant, diagnosed by fine needle aspiration cytology. Acta Cytol 1999;43:1198–1200.
8. Yu GY, Ubmuller J, Donath K: Membranous basal cell adenoma of the salivary gland: a clinicopathologic study of 12 cases. Acta Otolaryngol 1998;118:588–593.
9. Yu GY, Ussmueller J, Donath K: Histogenesis and development of membranous basal cell adenoma. Oral Surg Oral Med Oral Pathol 1998;86:446–451.
10. Zarbo RJ, Prasad AR, Regezi JA, et al.: Salivary gland basal cell and canalicular adenomas: immunohistochemical demonstration of myoepithelial participation and morphogenetic considerations. Arch Pathol Lab Med 2000;124:401–405.

管状腺瘤

1. Ferreiro JA: Canalicular adenoma. In: Barnes EL, Eveson JW, Reichart P, Sidransky D, eds. Pathology and Genetics of Head and Neck Tumours. Kleihues P, Sobin LH, series eds. World Health Organization Classification of Tumours. Lyon, France: IARC Press, 2005:267.
2. Furuse C, Tucci R, de Souza SOM, et al.: Comparative immunoprofile of polymorphous low-grade adenocarcinoma and canalicular adenoma. Ann Diagnos Pathol 2003;7:278–280.
3. Harmse, Saleh HA, Odutoye T, et al.: Recurrent canalicular adenoma of the minor salivary glands in the upper lip. J Laryngol Otol 1997;111:985–987.

4. Neville BW, Damm DD, Weir JC, Fantasia JE: Labial salivary gland tumors. Cancer 1988;61:2113–2116.
5. Rousseau A, Mock D, Dover DG, Jordan RCK: Multiple canalicular adenomas: a case report and review of the literature. Oral Surg Oral Med Oral Pathol 1999;87:346–350.
6. Suarez P, Hammond HL, Luna MA, Stimson PG: Palatal canalicular adenoma: report of 12 cases and review of the literature. Ann Diagn Pathol 1998;2:224–228.
7. Waldron CA, El-Mofty SK, Gnepp DR: Tumors of the intraoral minor salivary glands: a demographic and histologic study of 426 cases. Oral Surg Oral Med Oral Pathol 1988;66:323–333.

嗜酸细胞瘤

1. Brandwein MS, Huvos AG: Oncocytic tumors of major salivary glands: a study of 68 cases with follow-up of 44 patients. Am J Surg Pathol 1991;15:514–528.
2. Capone RB, Ha PK, Westra WH, et al.: Oncocytic neoplasms of the parotid gland: a 16-year institutional review. Oto Head Neck Surg 2002;126:657–662.
3. Dardick I, Birek C, Lingen MW, Rowe PE: Differentiation and the cytomorphology of salivary gland tumors with specific reference to oncocytic metaplasia. Oral Surg Oral Med Oral Pathol 1999;88:691–701.
4. Davy CL, Dardick I, Hammond E, Thomas MJ: Relationship of clear cell oncocytoma to mitochondrial-rich (typical) oncocytomas of parotid salivary gland. Oral Surg Oral Med Oral Pathol 1994;77:469–478.
5. Ellis GL: "Clear cell" oncocytoma of salivary gland. Hum Pathol 1988;19:862–867.
6. Huvos AG: Oncocytoma. In: Barnes EL, Eveson JW, Reichart P, Sidransky D, eds. Pathology and Genetics of Head and Neck Tumours. Kleihues P, Sobin LH, series eds. World Health Organization Classification of Tumours. Lyon, France: IARC Press, 2005:266.
7. Kanazawa H, Furuya T, Murano A, Yamaki M: Oncocytoma of an intraoral minor salivary gland: report of a case and review of the literature. J Oral Maxillofac Surg 2000;58:894–897.
8. McLoughlin PM, Barrett AW, Speight PM: Oncocytoma of the submandibular gland. Int J Oral Maxillofac Surg 1994;23:294–295.
9. Palmer TJ, Gleeson MJ, Eveson JW, Cawson RA: Oncocytic adenomas and oncocytic hyperplasia of salivary glands: a clinicopathological study of 26 cases. Histopathology 1990;16:487–493.
10. Verma K, Kapila K: Salivary gland tumors with a prominent oncocytic component: cytologic findings and differential diagnosis of oncocytomas and Warthin tumor on fine needle aspirates. Acta Cytol 2003;47:221–226.

淋巴乳头状囊腺瘤（Warthin 瘤）

1. Batsakis JG, El-Naggar AK: Warthin tumor. Ann Otol Rhinol Laryngol 1990;99:588–591.
2. Gallo O: New insights into the pathogenesis of Warthin tumor. Oral Oncol Eur J Cancer 1995;31B:211–215.
3. Seven H, Calis AB, Basak T, Senvar A: Multifocal synchronous Warthin tumor: a case report. Am J Oto 1999;20:346–349.
4. Shikhani AH, Shikhani LT, Kuhajda FP: Warthin tumor-associated neoplasms: report of two cases and review of the literature. Ear Nose Throat J 1993;72:264–273.
5. Simpson RHW, Eveson JW: Warthin tumour. In: Barnes EL, Eveson JW, Reichart P, Sidransky D, eds. Pathology and Genetics of Head and Neck Tumours. Kleihues P, Sobin LH, series eds. World Health Organization Classification of Tumours. Lyon, France: IARC Press, 2005:263–265.
6. Skálová A, Michal M: Cystadenoma. In: Barnes EL, Eveson JW, Reichart P, Sidransky D, eds. Pathology and Genetics of Head and Neck Tumours. Kleihues P, Sobin LH, series eds. World Health Organization Classification of Tumours. Lyon, France: IARC Press, 2005:273–274.
7. To EWH, Tsang WM, Leung CY, Lee KL: Warthin tumor with multiple sarcoid-like granulomas: a case report. J Oral Maxillofac Surg 2002;60:585–588.
8. Vories AA, Ramirez SG: Warthin tumor and cigarette smoking. South Med J 1997;90:416–418.
9. Yoo GH, Eisele MD, Askin FB, et al.: Warthin tumor: a 40-year experience at the Johns Hopkins hospital. Laryngoscope 1994;104:799–803.

皮脂腺瘤／皮脂腺淋巴腺瘤

1. Batsakis JG, El-Naggar AK: Sebaceous lesions of salivary glands and oral cavity. Ann Otol Rhinol Laryngol 1999;99:416–418.
2. Derias NW, Chong WH, Pambakian H: Sebaceous adenoma of parotid gland—a rare tumor diagnosed by fine needle aspiration cytology. Cytopathology 1994;5:392–395.
3. Firat P, Hosal S, Tutar E, Ruacan S: Sebaceous lymphadenoma of the parotid gland. J Otol 2000;29:114–116.
4. Gnepp DR: Sebaceous adenoma. In: Barnes EL, Eveson JW, Reichart P, Sidransky D, eds. Pathology and Genetics of Head and Neck Tumours. Kleihues P, Sobin LH, series eds. World Health Organization Classification of Tumours. Lyon, France: IARC Press, 2005:268.
5. Gnepp DR, Brannon R: Sebaceous neoplasms of salivary gland origin: report of 21 cases. Cancer 1984;53:2155–2170.
6. Gnepp DR, Cheuk W, Chan JKC, Nagao T: Lymphadenomas: sebaceous and non-sebaceous. In: Barnes EL, Eveson JW, Reichart P, Sidransky D, eds. Pathology and Genetics of Head and Neck Tumours. Kleihues P, Sobin LH, series eds. World Health Organization Classification of Tumours. Lyon, France: IARC Press, 2005:269.
7. Iezzi G, Rubini C, Fioroni M, Piattelli A: Sebaceous adenoma of the cheek. Oral Oncol 2002;38:111–113.
8. Izutsu T, Kumamoto H, Kimizuka S, Ooya K: Sebaceous adenoma in the retromolar region: report of a case with a review of the English literature. Int J Oral Maxillofac Surg 2003;32:423–426.

血管瘤

1. Childers ELB, Furlong MA, Fanburg-Smith LC: Hemangioma of the salivary glands: a study of ten cases of a rarely biopsied/excised lesion. Ann Diag Pathol 2002;6:339–344.
2. Damiani S, Corti B, Neri F, Collina G: Primary angiosarcoma of the parotid gland arising from benign congenital hemangioma. Oral Surg Oral Med Oral Pathol Oral Radiol Endod 2003;96:66–69.
3. Greene AK, Rogers GF, Mulliken LB: Management of parotid hemangioma in 100 children. Plast Recon Surg 2004;113:53–60.
4. Khurana KK, Mortelliti AJ: The role of fine-needle aspiration biopsy in the diagnosis and management of juvenile hemangioma of parotid gland and cheek. Arch Pathol Lab Med 2001;125:1340–1343.
5. Odell E: Haemangioma. In: Barnes EL, Eveson JW, Reichart P, Sidransky D, eds. Pathology and Genetics of Head and Neck Tumours. Kleihues P, Sobin LH, series eds. World Health Organization Classification of Tumours. Lyon, France: IARC Press, 2005:276.

成涎细胞瘤

1. Alverez-Mendoza A, Calderon-Elvir C, Carrasco-Daza D: Diagnostic and therapeutic approach to sialoblastoma: report of a case. J Pediatr Surg 1999;34:1875–1877.
2. Brandwein-Gensler MS: Sialoblastoma. In: Barnes EL, Eveson JW, Reichart P, Sidransky D, eds. Pathology and Genetics of Head and Neck Tumours. Kleihues P, Sobin LH, series eds. World Health Organization Classification of Tumours. Lyon, France: IARC Press, 2005:253.
3. Brandwein M, Al-Naeif NS, Manwani D, et al.: Sialoblastoma–clinicopathological/immunohistochemical study. Am J Surg Pathol 1999;23:342–348.
4. Luna MA: Sialoblastoma and epithelial tumors in children: their morphologic spectrum and distribution by age. Adv Anat Pathol 1999;6:287–292.
5. Siddiqi SH, Solomon MP, Haller JO: Sialoblastoma and hepatoblastoma in a neonate. Pediatr Radiol 2000;30:349–351.
6. Siefert G, Donath K: The congenital basal cell adenoma of the salivary glands. Virchows Arch 1997;430:311–319.
7. Taylor GP: Congenital epithelial tumor of the parotid-sialoblastoma. Pediatr Pathol 1988;8:447–452.

12 涎腺恶性肿瘤

John W. Eveson

非特异性腺癌

临床特点

非特异性腺癌[adenocarcinoma，not otherwise specified，AC（NOS）]是一个除外性诊断，由于对其报道不一致，现有资料难以结论，且相互矛盾。它大约占所有涎腺癌的17%。女性稍多，发病的高峰年龄是 60 岁。儿童罕见。大约 60% 发生在大涎腺，主要是腮腺。最常见的口内部位是软硬腭交界处、颊黏膜和唇。肿瘤通常表现为生长缓慢、无痛性的肿块，持续时间 1 ～ 10 年。大约 20% 的患者有明显的面神经受累或疼痛，后者更常见于颌下腺的肿瘤。肿瘤发生在小涎腺可引起溃疡及侵犯深面的骨。

非特异性腺癌
疾病概况

定义	非特异性腺癌是 种恶性涎腺肿瘤，有导管分化但缺乏其他特定类型涎腺癌的组织形态学特征
发生及部位	约占涎腺癌的 17% 60% 的病例发生在大涎腺，主要是腮腺。 40% 发生在小涎腺：腭、颊黏膜、唇
发病率和死亡率	根据分级 15 年生存率为 54% ～ 3%（低级别～高级别）
性别、种族和年龄	女性稍多 发病高峰在 60 岁 儿童罕见
临床特点	通常为缓慢生长的肿块 20% 的病例有疼痛或面神经受累 小涎腺肿瘤可有溃疡和深部骨的浸润
预后及治疗	预后因素包括肿瘤分级、分期和部位 小涎腺的肿瘤预后比大涎腺好 选择手术治疗，晚期或复发的病例辅以放疗

病理学特点

大体所见

肿瘤可能界限清楚或边缘不规则，有浸润。肿瘤内可有局部出血和坏死。

非特异性腺癌
病理学特点

大体所见	界限清楚或边缘不规则，有浸润，高度恶性肿瘤内常见出血和坏死
镜下所见	导管样结构，呈浸润生长 结构包括导管样、痣细胞团样、片状和小梁状 根据细胞学的改变将肿瘤分为低级别、中级别和高级别 可见神经周围和淋巴管浸润
细针穿刺	细胞涂片松散粘合 恶性肿瘤的显著特征包括细胞学的异型性，核的多型现象和偶有黏液细胞
病理鉴别诊断	排除诊断，转移性腺癌、未分化癌

镜下所见

所有AC（NOS）都有导管样结构，伴有明显的浸润性生长方式（图12-1）。根据定义，它们缺乏其他明确肿瘤类型的典型特征。有广泛多变的生长方式，包括导管结构，痣细胞团样，片状和小梁状（图12-2）。

根据细胞学的改变将肿瘤分为低级别、中级别和高级别。多数肿瘤细胞呈立方形或椭圆形；在低级别AC（NOS）中，细胞异型性小，核分裂象少。导管分化是这些肿瘤的典型特征。中级和高级别肿瘤，其细胞异型性增加，核深染，高核浆比，病理性核分裂象常见，可见出血和坏死灶（图12-3）。低级别肿瘤中，间质通常是纤维性和细胞性的，高级别肿瘤间质较少，常在实性结构内见有少量导管分化。可有明显的淋巴管和神经受累（图 12-4）。

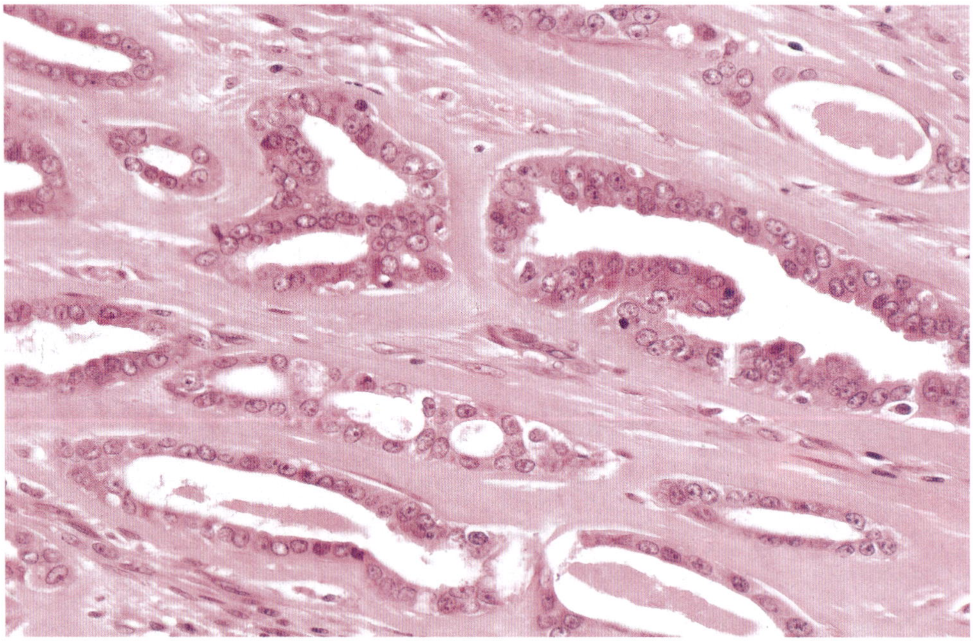

图 12-1
大量增生的结缔组织间质分隔异型上皮细胞排列成的腺体。

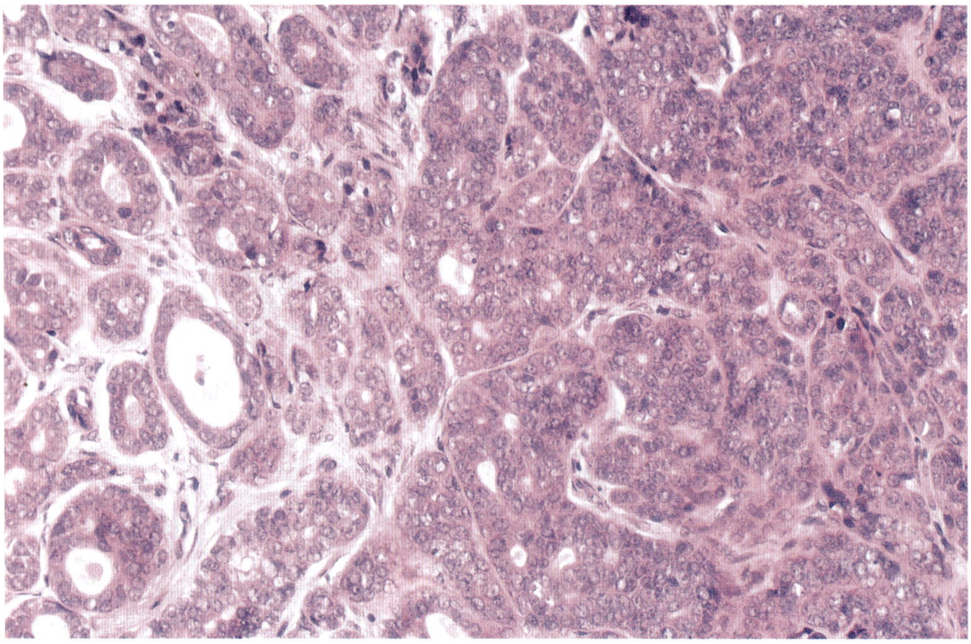

图 12-2
腺癌（NOS）中小梁状和管状排列的异型上皮细胞。

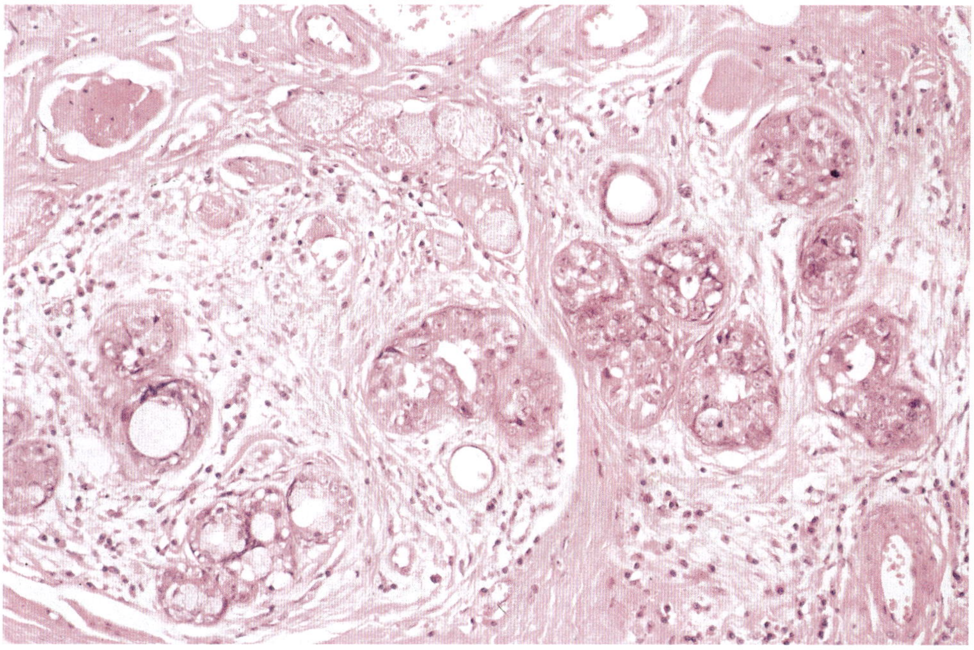

图 12-3
纤维性间质中有腺体分化。在这个中级别腺癌中黏蛋白产物被误认为是核分裂象。

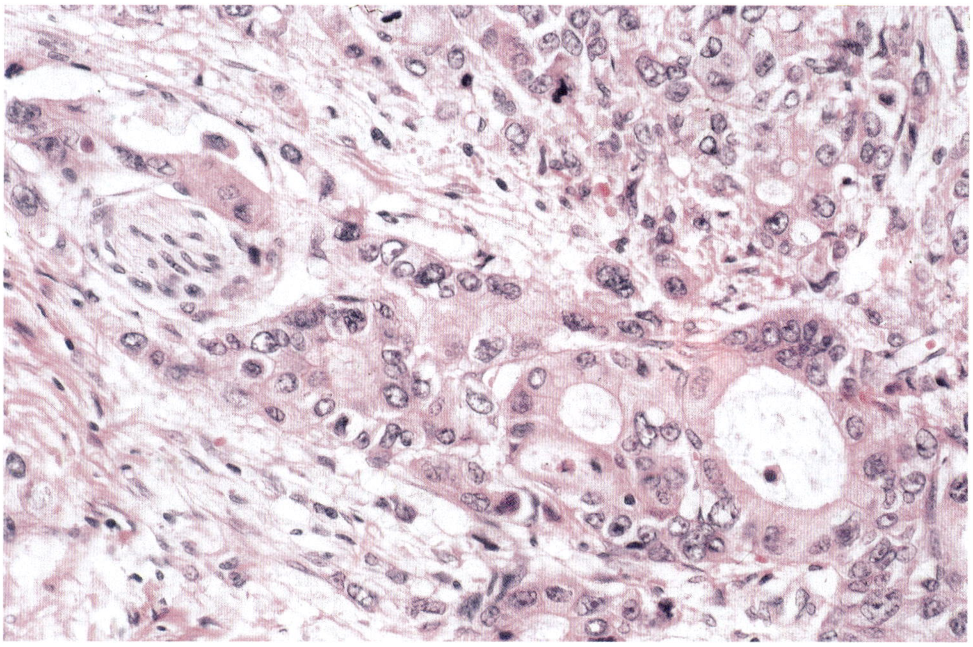

图 12-4
高级别腺癌（NOS），可见腺样结构和神经周围浸润。核分裂象易见。

辅助检查

免疫组化特点

无特异性的免疫组化特征，免疫染色只用于排除其他肿瘤类型。

细针穿刺

AC（NOS）的针吸常诊断为“涎腺肿瘤”，包括一个广泛的良性和恶性肿瘤的变化范围。众所周知，涎腺肿瘤在同一肿瘤中结构多变，使针吸涂片难以准确判读。一般而言，可以区分良、恶性肿瘤，指出低级别及高级别。恶性肿瘤明显的细胞特征，细胞学上显著的可变性，模糊的腺管分化和少量的黏蛋白产物，能够帮助确定高级别肿瘤，最后的确定分级仍需外科手术切除标本（图 12-5，12-6）。

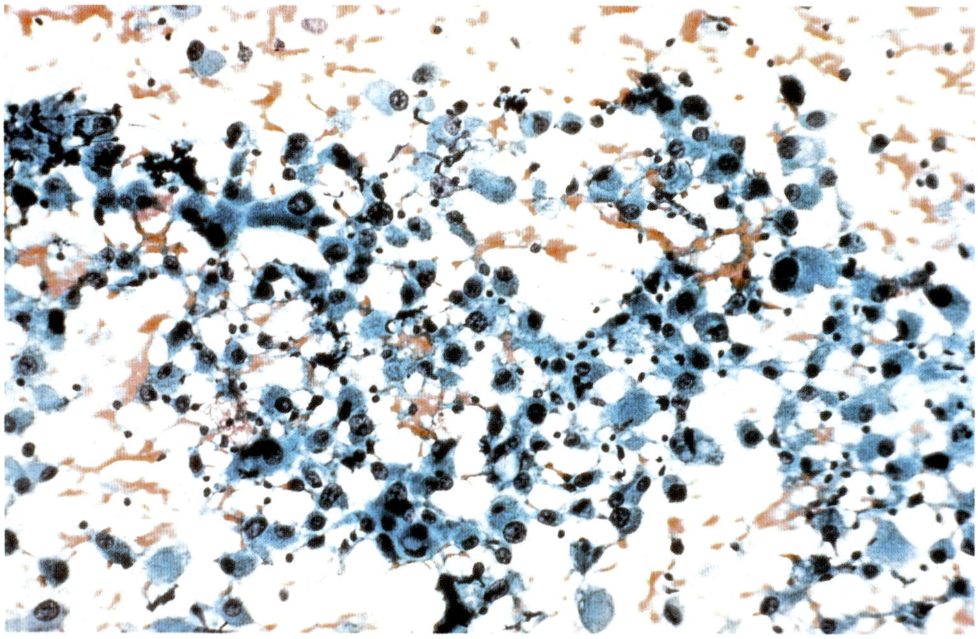

图 12-5
富于细胞的涂片，细胞近圆形，高核浆比，有灶性黏液（酒精固定，Papanicolaou 染色）。

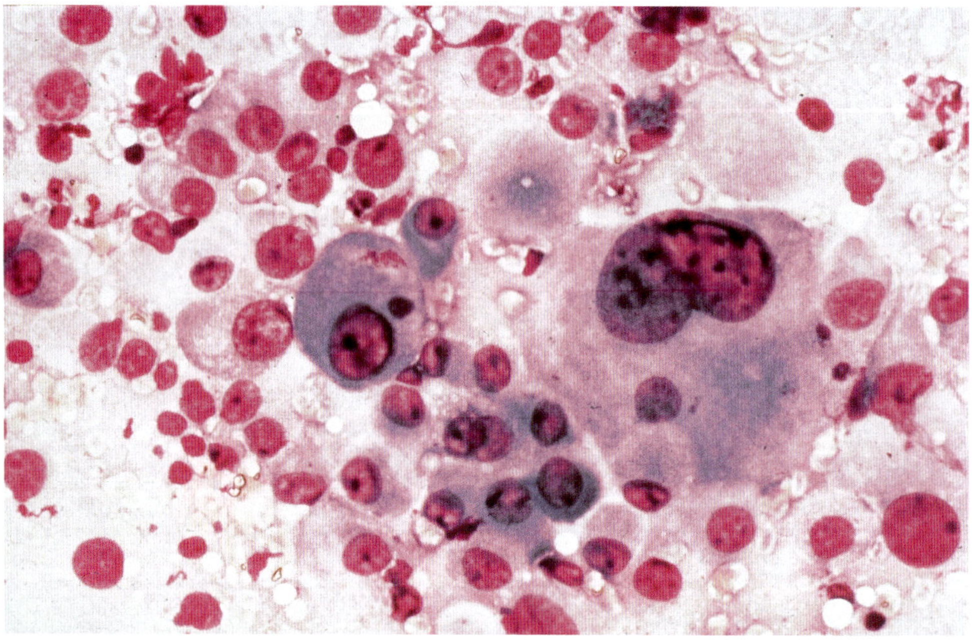

图 12-6
高倍镜下可见深染的多形核，确定是一个高级别的恶性肿瘤，但不能明确类型（风干，MGG 染色）。

鉴别诊断

AC（NOS）的诊断以排除其他明确的肿瘤类型为基础。必须考虑转移性肿瘤的可能。明显的导管分化有助于同未分化癌鉴别。

预后及治疗

用于定义这些肿瘤的标准不一，使得确定其预后因素和结果评价变得比较困难。另外，许多旧的肿瘤分类系列现已被归到更明确的分类中。预后因素包括肿瘤分级、临床分期、肿瘤的部位。发生在小涎腺的肿瘤较大涎腺预后好。在大量的调查中，低级别、中级别、高级别肿瘤的15年生存率分别为54%、31%和3%，低级别和早期肿瘤进行完全性外科手术切除，高级别肿瘤应考虑颈扩清和辅助放疗。

黏液表皮样癌

临床特点

黏液表皮样癌（mucoepidermoid carcinoma，MEC）是最常见的恶性涎腺肿瘤，占12%～29%。大涎腺占全部病例的一半以上，最常发生于腮腺。MEC也可发生在口腔，尤其是腭（图12-7）、颊黏膜、唇、磨牙后三角和上、下呼吸道。罕见在上颌骨和下颌骨内形成肿瘤。

女性比男性多见（女：男为3：2），平均年龄在50岁。MEC是儿童最常见的涎腺恶性肿瘤。肿瘤通常为无疼痛的、固定的、缓慢生长的肿瘤，持续时间不等，有时在出现临床表现之前会出现快速生长阶段。症状包括触痛、疼痛、明显的神经浸润、耳液溢、吞咽困难和牙关紧闭。口内肿瘤常呈蓝红色，有波动，类似黏液囊肿或血管病变。肿瘤偶尔侵及深层的骨。

黏液表皮样癌
疾病概况

定义	恶性腺上皮肿瘤，其特征是黏液、中间型和上皮样细胞
发生及部位	最常见的恶性涎腺肿瘤（12% ～ 29%） 几乎 60% 发生在大涎腺（通常是腮腺） 其他发生在口腔、上下呼吸道
发病率和死亡率	约 40% 的病例局部复发 约 15% 的病例发生局部和远处淋巴结转移 5 年生存率 80%
性别、种族和年龄	女性＞男性（女：男为 3：2） 平均 47 岁（范围 8 ～ 92 岁） 儿童最常见的涎腺恶性肿瘤
临床特点	通常形成一个无痛、固定、缓慢生长的肿瘤 口内肿瘤常呈蓝红色，类似黏液囊肿或血管肿瘤 症状包括疼痛、明显的神经浸润、耳液溢、吞咽困难和牙关紧闭
预后及治疗	预后取决于临床分期、部位、分级、充分的手术切除 多数肿瘤为低级别，预后良好 颌下腺肿瘤预后不良 肿瘤，尤其高级别的，可见局部淋巴结和远处部位转移，包括肺、骨和脑 外科手术，有或无颈扩清；一些病例姑息放疗

病理学特点

大体所见

MEC可能是局限的，有不定的包膜，或浸润和固定，特别是在高级别的肿瘤。局部瘢痕相对常见。多

黏液表皮样癌
病理学特点

大体所见	可能是局限的，有不定的包膜或浸润 常呈囊性，内含褐色黏稠液体
镜下所见	由黏液、中间型和上皮样细胞组成 其他细胞包括透明细胞、柱状细胞和嗜酸细胞 肿瘤可见不同比例的囊性和实性区伴其他结构 炎症和纤维化常见 肿瘤分为低、中和高级别
免疫组化特点	中间型和上皮样细胞表达CK，EMA常阳性
细针穿刺	细胞涂片有黏液物质背景 黏液中粘合的成片上皮细胞团和细胞流 在中间和上皮样细胞中出现的黏液细胞有助于确诊
病理鉴别诊断	坏死性涎腺化生、黏液囊肿、囊腺瘤、囊腺癌、鳞状细胞癌、透明细胞癌、转移癌

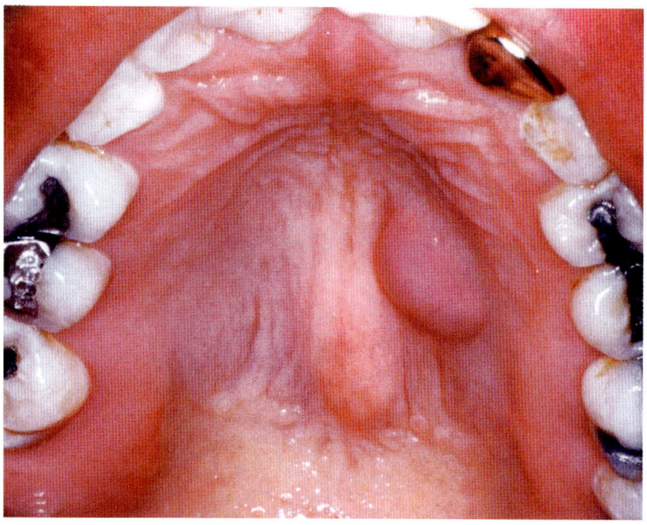

图 12-7
左上腭黏膜下淡蓝色肿块，尽管外观无特殊，却是一个黏液表皮样癌。

数肿瘤直径小于4cm。囊的大小常变化，常含褐色黏滑液体。

镜下所见

黏液表皮样癌细胞排列成片状、岛状、导管样结构，囊的大小不等（图12-8）。囊内可衬覆中间型、黏液或上皮样细胞，其内充满黏液。常见大囊破裂，肿瘤细胞播撒到邻近组织，引起炎症反应、出血、含铁血黄素沉积、胆固醇裂隙形成和纤维化（图12-9）。乳头状突起可伸入囊腔，有时这是一个显著的特征。

肿瘤主要由三种细胞以不同的比例组成：上皮样、黏液和中间细胞。其他不常见的细胞类型包括透明细胞、柱状细胞和嗜酸细胞。常以中间细胞为主，范围从小的、极少嗜碱性胞浆的基底细胞（有时候称为“母”细胞）到大细胞和有着非常丰富弱嗜酸性胞浆的椭圆形细胞，似乎应归入上皮样或黏液细胞（图12-10）。中间细胞倾向于形成岛或成片，也可能形成肿瘤内囊腔的基部细胞（图 12-11）。黏液细胞（mucocyte）单个或成簇出现，有淡染和有时为泡沫状的胞浆，细胞界线清楚，周边可见小而扁的细胞核。黏液细胞经常形成囊腔或导管样结构的内衬（图12-12）。偶尔黏液细胞极少，只有通过使用黏液卡红（图12-13）或Alcian蓝染色才能确定。上皮样细胞可能不常见且灶状分布，它们有丰富的嗜酸性胞浆，很少见到角化珠或角化不良，除非已经做过活检或针吸。灶状透明细胞区常见，偶尔成为肿瘤的主体。细胞有清楚的轮廓，水样透明的胞浆和小而位于中心的

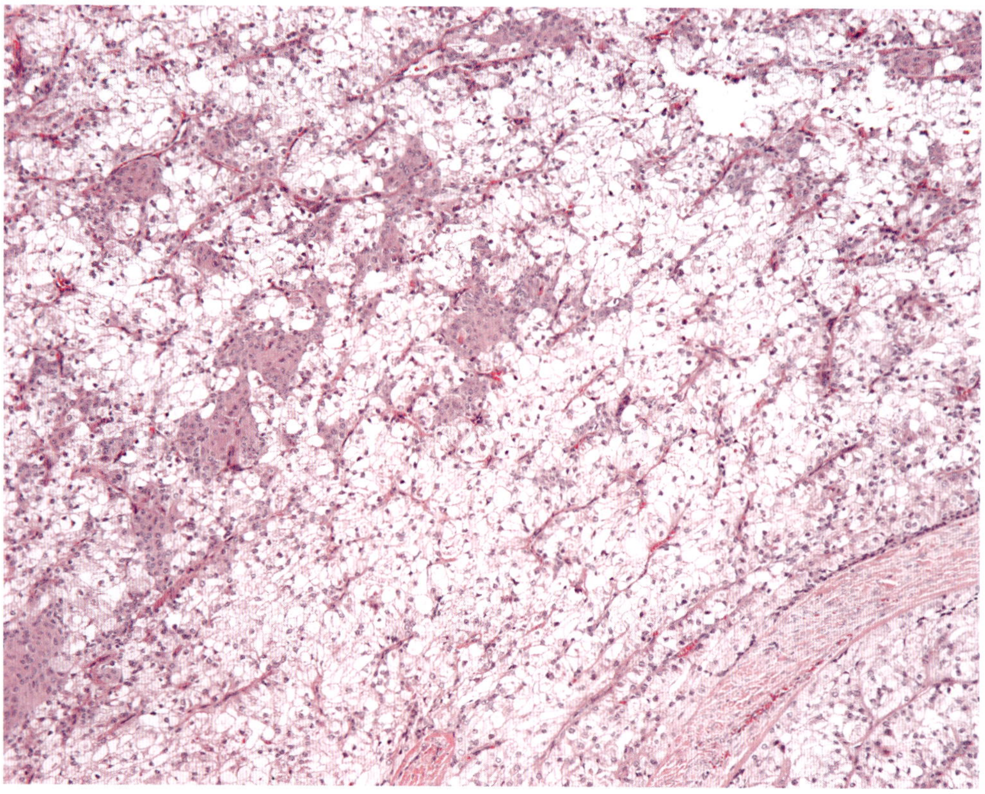

图 12-8
在这个黏液表皮样癌中，中间细胞和黏液细胞片状分布。

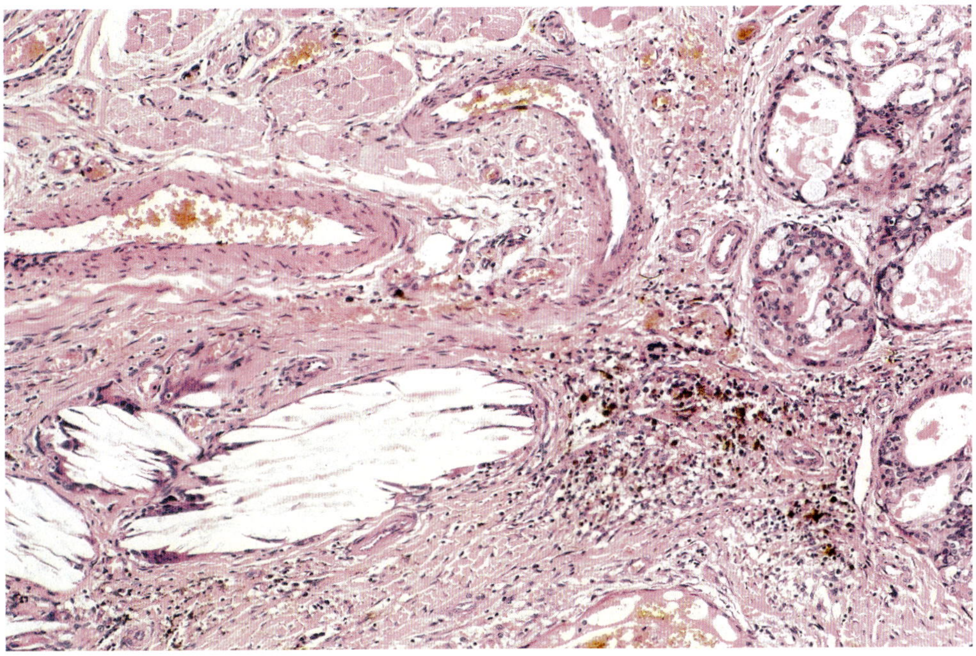

图 12-9
右侧可见小囊衬覆黏液细胞和中间细胞，小囊已破裂，引起炎症反应和胆固醇裂隙形成，含铁血黄素充满巨噬细胞，上部可见骨骼肌。

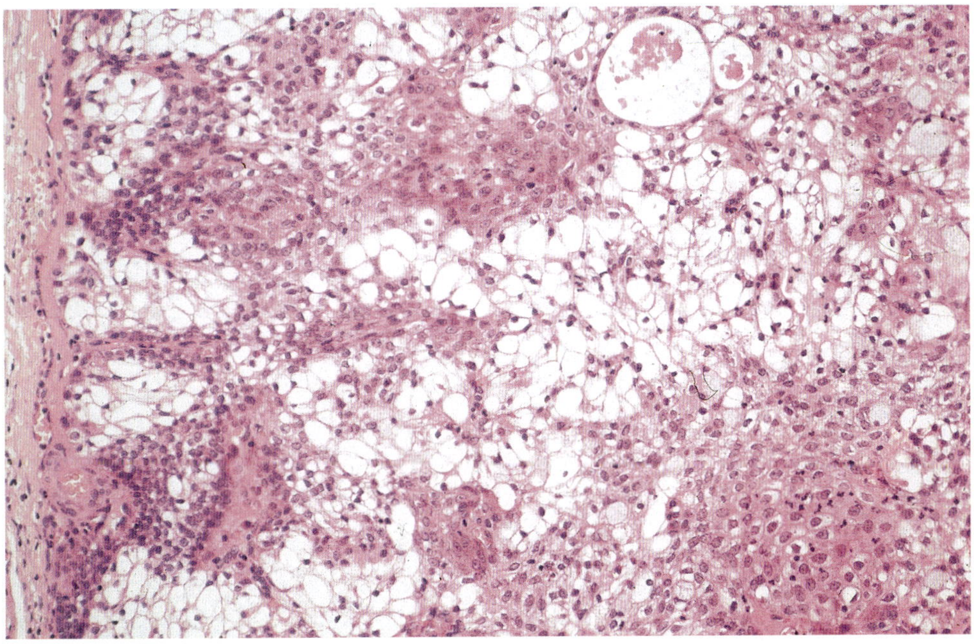

图 12-10
黏液表皮样癌中黏液细胞混以少量的中间细胞。

细胞核。它们含有少量的唾液黏蛋白，但通常含有大量的糖原，可用 PAS/D 染色证实。柱状细胞不常见，是囊腔的典型内衬。偶尔可见灶状或普遍的嗜酸细胞化生。

高级别肿瘤有明显的细胞学异型性、核分裂象，常见坏死区，更易见神经浸润（图12-14）。罕见低级别黏液表皮样癌去分化。基质透明变性常见，有时广泛，有一中央高度瘢痕化的硬化区，可能由梗死或黏液溢出所致。MEC中常见淋巴细胞杂乱灶状浸润，一些肿瘤中大量淋巴细胞增生，形成生发中心，与淋巴结浸润相似。

肿瘤分级

MEC的临床行为明显多变，为了预测预后已提出数个镜下分级系统。多数系统依靠各种类型细胞相对

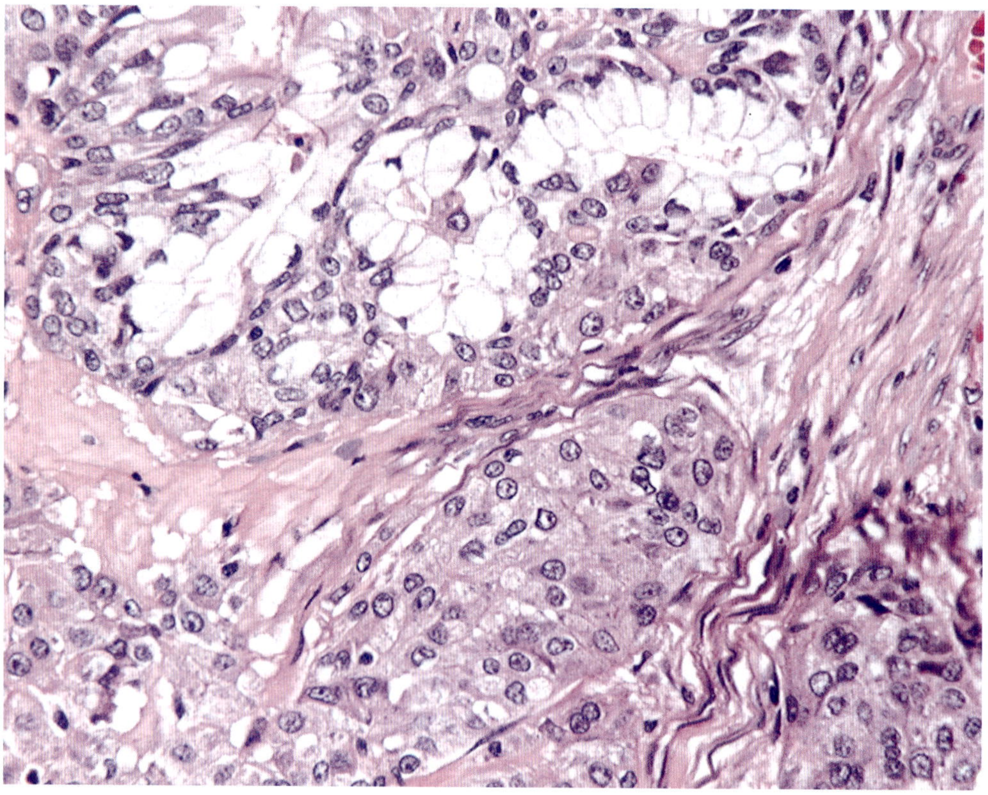

图 12-11
小岛中可见中间细胞，形成“基底带”，在内衬黏液细胞的囊腔下面。

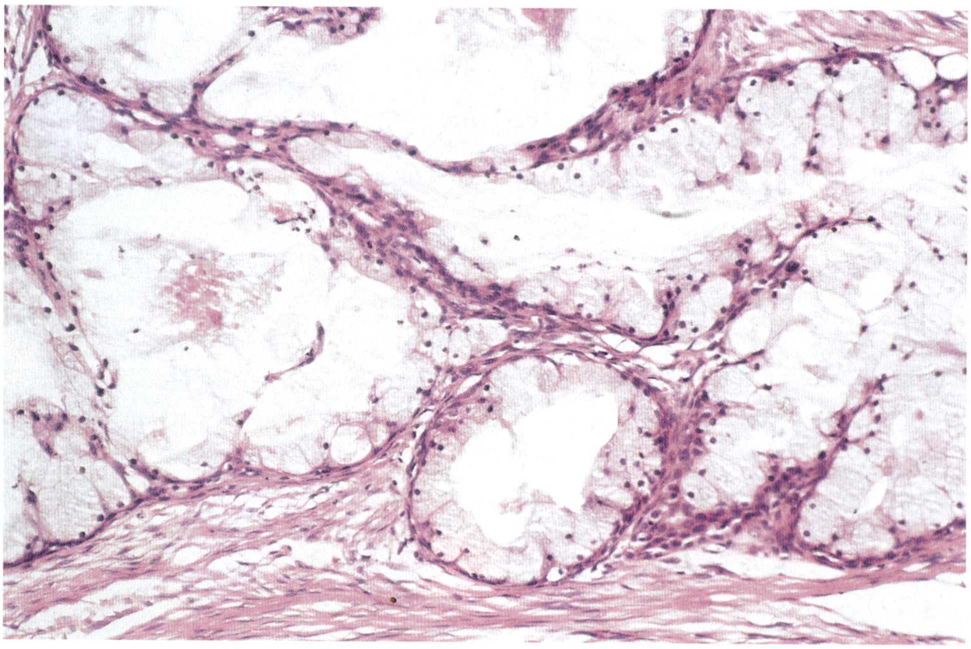

图 12-12
黏液细胞有松散的胞浆，衬覆于囊腔或导管样结构。

比例的主观评价、细胞异型程度、核分裂频率、出现坏死和浸润特征。低级别肿瘤倾向于囊性，有丰富的黏液细胞和最小的异型性或核分裂活动。通常有浸润的迹象。高级别肿瘤倾向于细胞更多和小囊形成。它们有少量的黏液细胞，主要细胞成分类似鳞状细胞癌，可见坏死和神经或血管浸润。数值分级系统使用五个参数位点得分，在判定肿瘤低、中、高级别和预测它们的行为时似乎非常有用（表 12-1）。然而，颌下腺 MEC 的分级使用该系统缺乏可靠性。最近提出了一个七位点分级系统，包括补充的浸润深度和骨浸

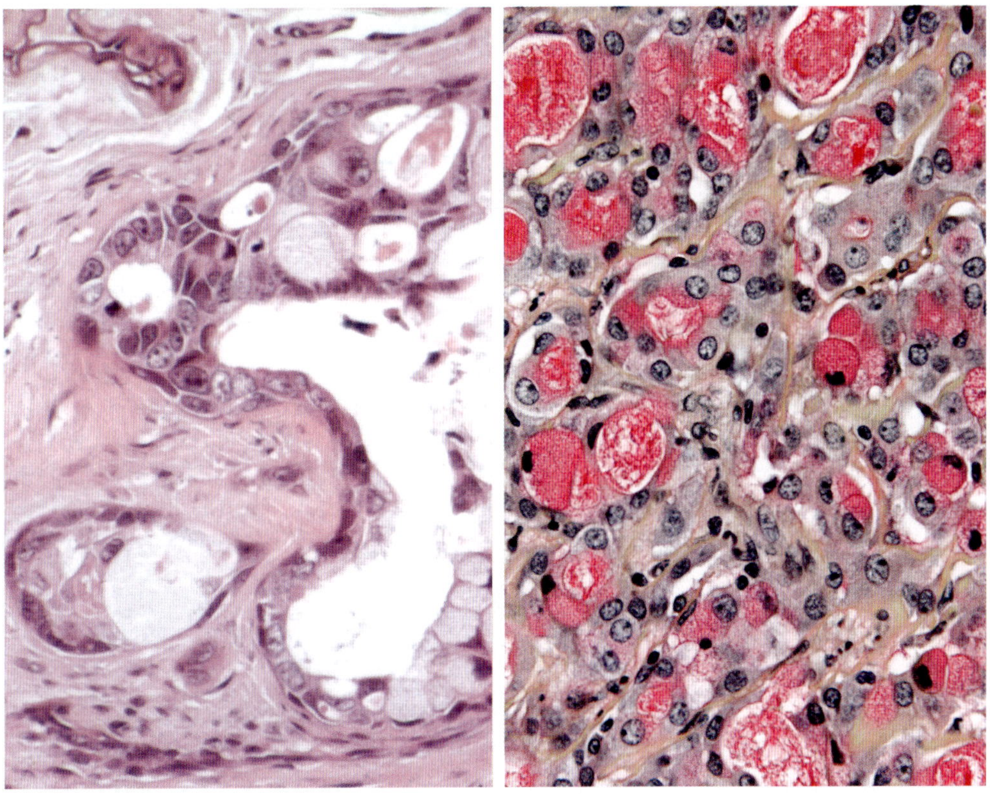

图 12-13
左：囊内可见黏液细胞，中间细胞位于基底。右：胞浆内黏蛋白黏液卡红强阳性，尤其在细胞核压扁偏位的细胞中。

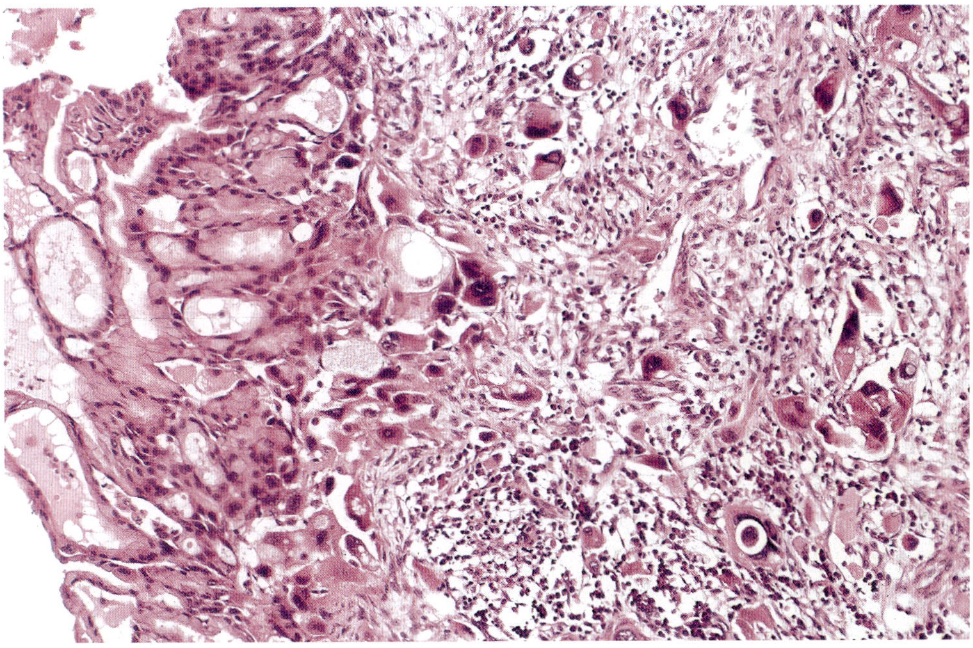

图 12-14
左侧在MEC的一个相对低级别区域中可见黏液细胞，右侧为高级别肿瘤区域，多形性更加明显。

表 12–1
黏液表皮样癌的分级和预后

参数		位点值
囊内成分＜ 20%		+2
神经浸润		+2
坏死		+3
核分裂象≥ 4/10HPF		+3
间变		+4
分级	总得分	死亡率
低	0 ～ 4	3.3%
中	5 ～ 6	9.7%
高	≥ 7	46.3%

润特点的参数，但尚需验证。

辅助检查

免疫组化特点

中间细胞、鳞状细胞和柱状细胞通常细胞角蛋白阳性，但透明细胞结果不一，黏液细胞阴性。多数肿瘤细胞EMA阳性，但EMA和其他免疫组化标志物与组织学分级无关，诊断价值较小。

细针穿刺

MEC 涂片可能难以区分黏液囊肿或其他良性囊肿。然而，MEC细胞涂片背景中常有黏液样物和碎片（图 12-15）。上皮细胞粘合成团排列成片状在黏液内呈流水样（图12-16）。细胞分为黏液细胞、中间细胞和上皮样细胞，其比例是可变的。多数细胞有丰富的胞浆，包绕轻度多形性的细胞核。高级别肿瘤黏液较少而核的多形性明显，用FNA方法可能难以作出准确的诊断。有时一个“黏液性病变”的诊断可能是较为准确的唯一诊断。

鉴别诊断

MEC 和坏死性涎腺化生（necrotizing sialometaplasia，NSM）在炎性纤维性间质中都可见到鳞状上皮增生和黏液细胞分化。然而，NSM 有小叶分布，通常可见从导管到实性鳞状细胞岛的过度，鳞状

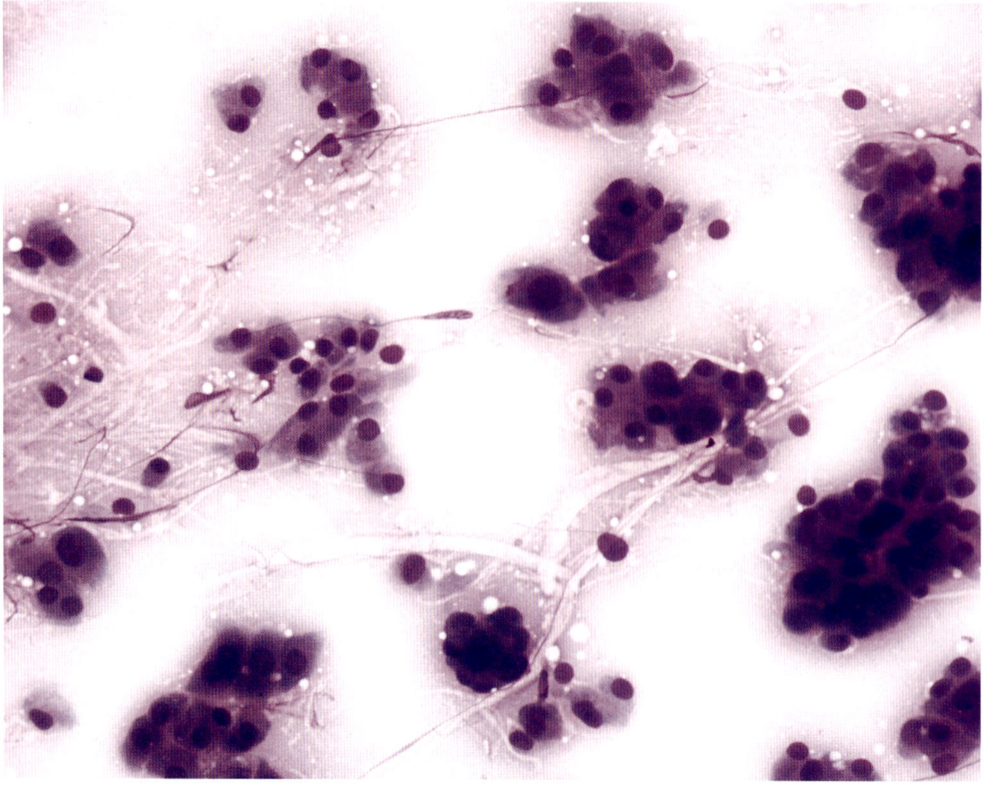

图 12-15
细胞涂片伴有黏液样物质的背景。中间成分由胞浆不透明的上皮细胞团组成。黏液细胞少见（风干，MGG 染色）。

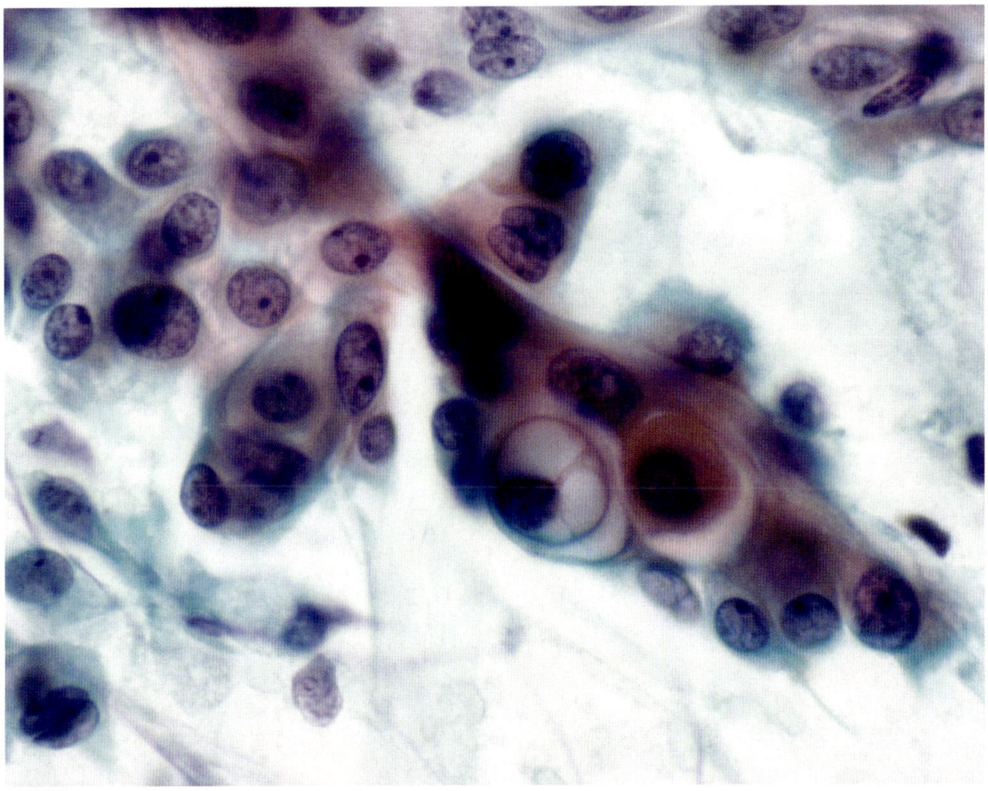

图 12-16
细胞涂片，中间上皮样细胞排列成片状和流水样细胞团。注意黏液细胞中央的黏液空泡（酒精固定，Papanicolaou 染色）。

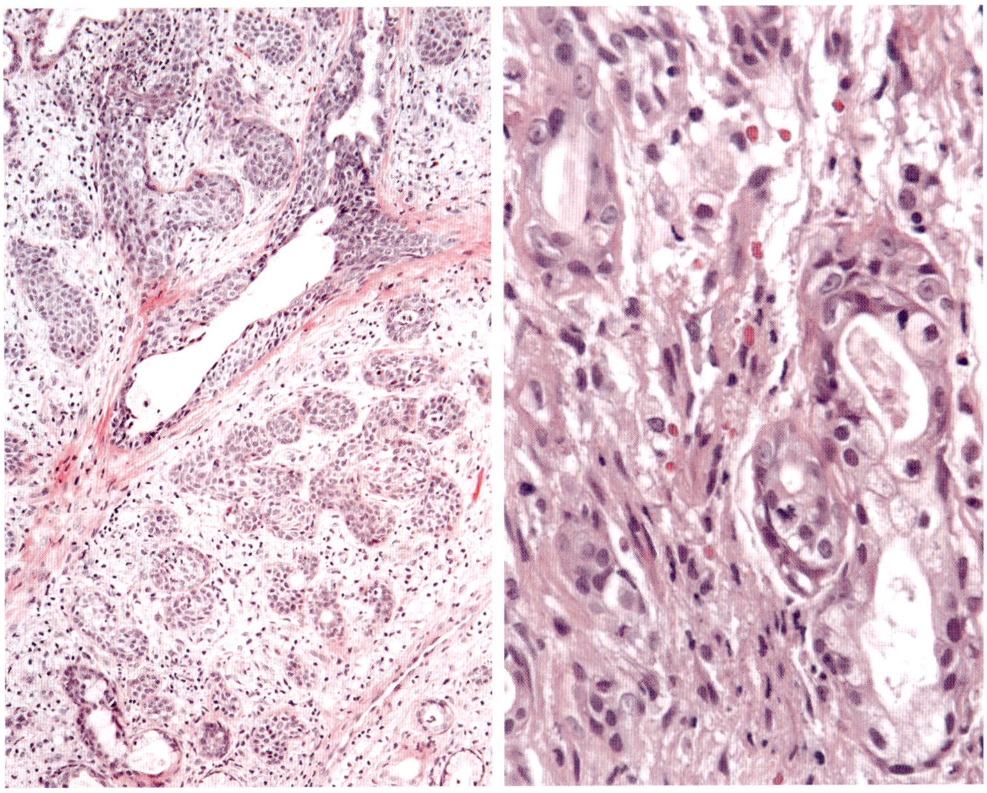

图 12-17
左：坏死性涎腺化生有小叶结构和导管 / 小叶单位的鳞状化生。右：残留的黏液细胞被化生的鳞状上皮替代。背景中可见炎性细胞。

细胞岛由导管内再生性过度增生的细胞形成（图12-17）。没有中间细胞和囊腔形成并非其特征。MEC通常通过其更多变的细胞学和形态学特征与囊腺瘤（cystadenoma）和囊腺癌（cystadenocarcinoma）鉴别（图12-18）。高级别肿瘤可能与鳞状细胞癌非常相似，但适当的染色可以证明黏液细胞的存在。另外，黏液表皮样癌很少见到角化。硬化改变可能与慢性涎腺炎（chronic sialadenitis）混淆。有明显透明细

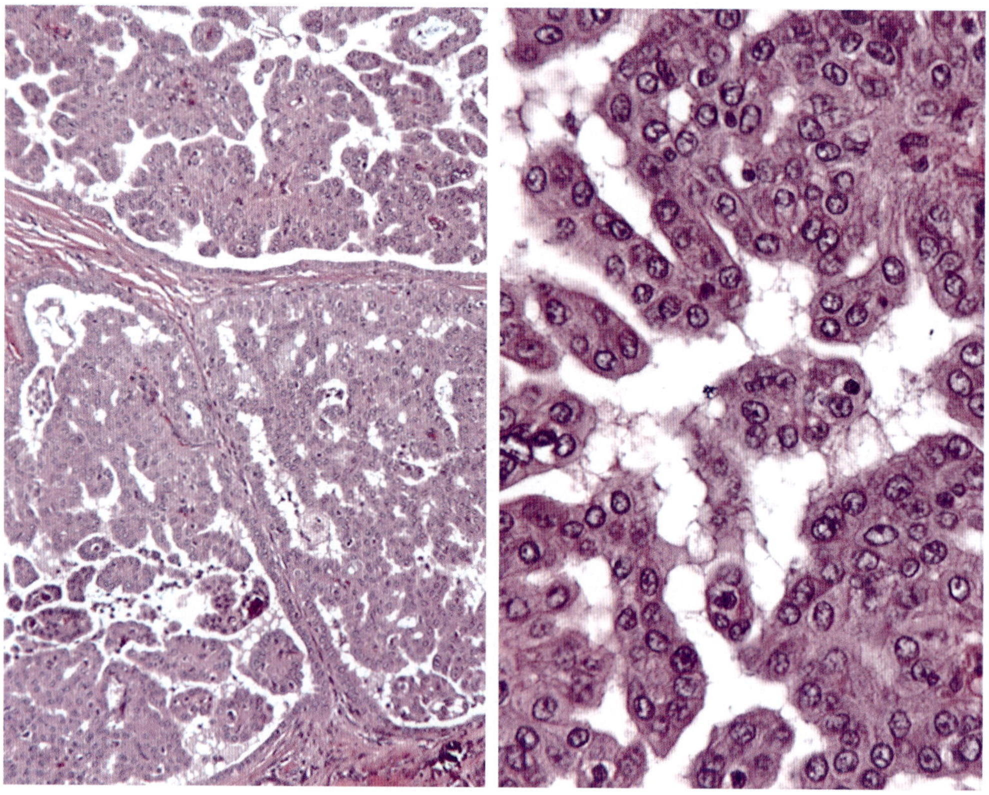

图 12-18
乳头状囊腺癌可见复杂的呈树状分支的乳头（左），核有异型性和有丝分裂象（右）。

胞的 MEC 应注意与上皮 - 肌上皮癌（epithelial-myoepithelial carcinoma）、透明细胞癌[clear cell carcinoma (NOS)]以及转移癌的鉴别。

预后及治疗

预后依赖于临床分期、部位、分级和充分的外科手术。大多数肿瘤为低级别，预后通常较好。低级别肿瘤的存活率＞95%，罕有局部转移。然而，在少见的高级别肿瘤中死亡率高达约45%。外科难以切净的肿瘤复发率很高，尤其是高级别肿瘤。颌下腺、口底、舌以及上颌窦的MEC诊断较难。死亡通常是原发肿瘤不能控制以及转移到肺、骨、脑。治疗是外科手术切除，有或无颈扩清。放疗往往是早期肿瘤的姑息疗法，但对预后没有影响。

腺泡细胞癌

临床特点

腺泡细胞癌（acinic cell carcinoma，AcCC）约占所有涎腺肿瘤的6%，占恶性涎腺肿瘤的7%～17.5%。约 80% 发生在腮腺，其次是小涎腺。约 4% 发生在颌下腺，1%发生在舌下腺。不常见的部位包括颊黏膜、唇和腭，更为罕见的发生于泪腺、上腭和上下呼吸道的小腺体。女性发病率比男性略高（女：男为3：2）。多数病例均匀地分布在2～70岁，平均年龄为44岁。在儿童恶性涎腺肿瘤中居第二位。

AcCC 通常表现为缓慢生长的肿块，据报道其持续时间从几周到40年。半数以上的患者出现疼痛和触痛。肿瘤可以自由活动或固定于皮肤或其下的组织。10% 的患者可见面神经受累。

腺泡细胞腺癌
疾病概况

定义	一种恶性上皮性肿瘤，表现为浆液性腺泡细胞分化，细胞浆内有酶原颗粒
发生及部位	约占涎腺肿瘤的 6% 80% 发生于腮腺，第二个好发部位是小涎腺
发病率和死亡率	约 35% 的病例局部复发 5 年和 10 年生存率分别为 82% 和 68%
性别、种族和年龄分布	女性＞男性（女：男为 3：2） 2 ~ 70 岁（平均 44 岁） 在儿童恶性涎腺肿瘤中居第二位
临床特点	肿物生长缓慢可活动或固定 病程从数周到数十年 半数患者出现疼痛或触痛 5% ~ 10% 的患者出现面神经受累
预后及治疗	约 35% 的患者复发 肿瘤行为与生长方式无关 预后差与体积大、累及腮腺深叶、多结节、局部或远处转移、细胞多形、核分裂增加、坏死和神经受累相关 Ki-67染色可能是判断生存率的独立预后因素 选择完全外科手术切除治疗

腺泡细胞腺癌
病理学特点

大体所见	橡皮样或坚硬的肿物，直径通常＜ 3cm 通常是局限性的（偶尔不规则） 可见出血或囊性变
镜下所见	特征细胞是胞浆中可见颗粒的浆液性腺泡细胞（通常管腔明显） 其他细胞类型包括非特异性腺体、闰管、空泡和透明细胞 组织形态学变化较大，包括实性、微囊性、乳头囊性和滤泡状 可能有淋巴样浸润，有时较突出
辅助检查	PAS 阳性、抗淀粉酶酶原颗粒 腺泡细胞淀粉酶、转铁蛋白、乳铁蛋白、CEA、VIP 以及其他染色阳性 约 10% S-100 抗原阳性
细针穿刺	细胞涂片背景干净 粘合的、小而密集的细胞簇 丰富的颗粒及空泡状胞浆围绕圆形规则的带有粗染色质的细胞核（淋巴细胞样核）
病理鉴别诊断	正常涎腺、涎腺炎、囊腺癌（特别是乳头型）、黏液表皮样癌、甲状腺癌、透明细胞肿瘤

病理学特点

大体所见

多数肿瘤直径小于3cm，通常形成橡皮样或坚硬的局限性的圆形或椭圆形肿物。一些肿瘤不规则，边缘不清晰或呈多结节，可有出血或囊性变。

镜下所见

AcCC以浆液性腺泡细胞为特征，也可见一些其他细胞类型，包括闰管样、非特异性腺样、空泡样，及透明细胞样。个别肿瘤可见几种细胞类型或一种细胞类型占优势。浆液性腺泡细胞是最常见的类型（图12-19）。它们类似正常涎腺的浆液细胞，有丰富的淡嗜碱性的胞浆，其内包含致密的淡灰色或蓝色酶原颗粒。颗粒可细小或粗大，PAS/D 不同程度阳性（图12-20）。细胞核圆形嗜碱性或有时呈泡状，常位于周边（图12-21）。闰管样细胞较小，含胞浆较少。胞浆通常嗜酸性，核往往位于中央。这些细胞围绕大小不等的腔隙。空泡细胞常见，且特征显著。它们有透明的PAS/D阴性的胞浆空泡，一些细胞还含有酶原颗粒。有透明胞浆和明显细胞边界的细胞，常只局灶性存在。它们不含糖原，可能是固定或处理过程中造成的人为假象。非特异性腺细胞呈多角形或圆形，通常比滤泡细胞小。胞浆是嗜酸性或双嗜性，PAS/D阴性，缺乏颗粒。细胞核的大小和染色特性变化较大。非特异性腺细胞常形成边界不清的细胞团片。

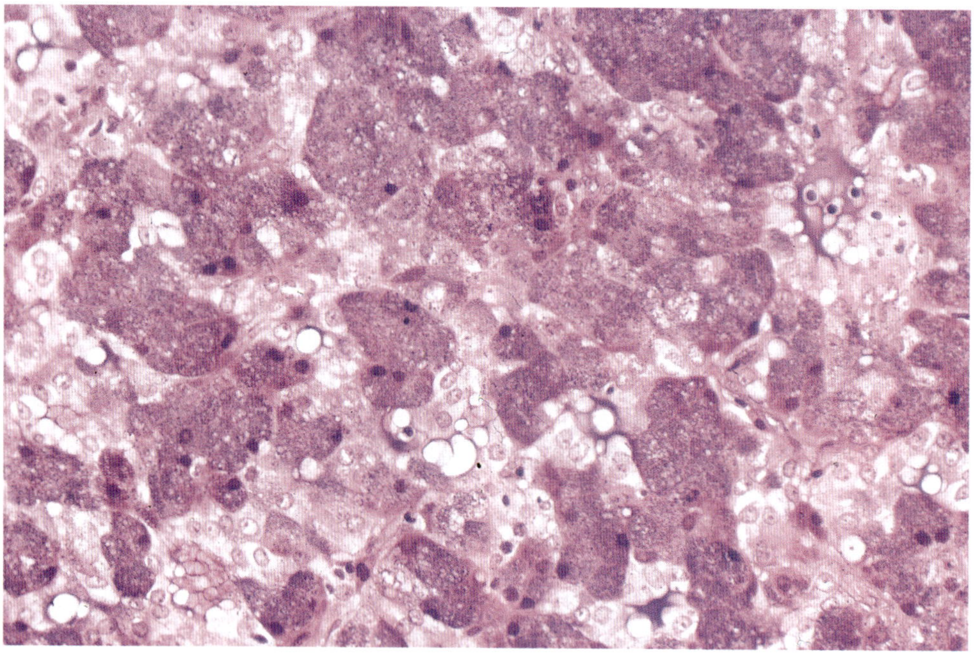

图 12-19
在这个低级别腺泡细胞癌中，浆液性腺泡细胞胞浆丰富、淡染，有嗜碱性浓染的颗粒。

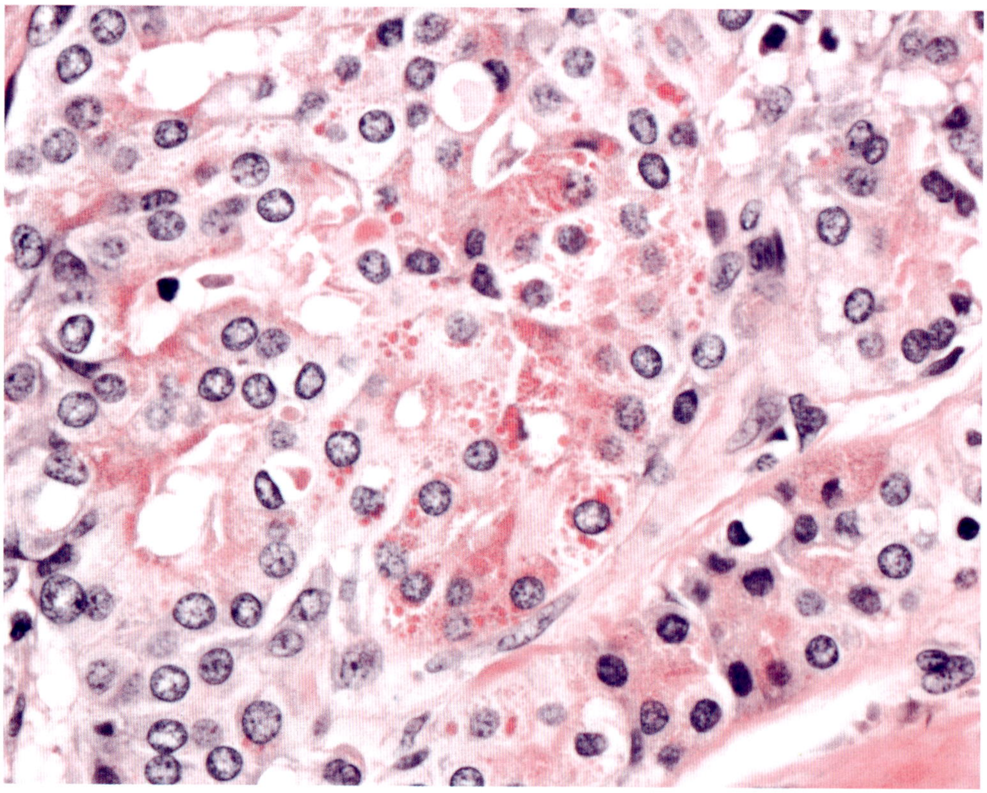

图 12-20
腺泡细胞癌中的颗粒，即酶原颗粒，大小不等，浓染，常沿管腔边缘排列。

AcCC 的生长方式包括实性、微囊性、乳头囊性和滤泡状；个别肿瘤可见多种结构。在实性型中，细胞紧密排列成片状或结节状。从细胞学来看，温和的腺泡细胞是最常见的类型，但非特异性腺样和透明细胞也可见到。微囊型是最常见的，在肿瘤小空间生长，呈格子样外观（图12-22）。除腺泡细胞外，空泡和闰管细胞也属于常见类型。在乳头囊性变的囊腔中，通常可见明显的腔内乳头突起。管腔细胞可呈鞋

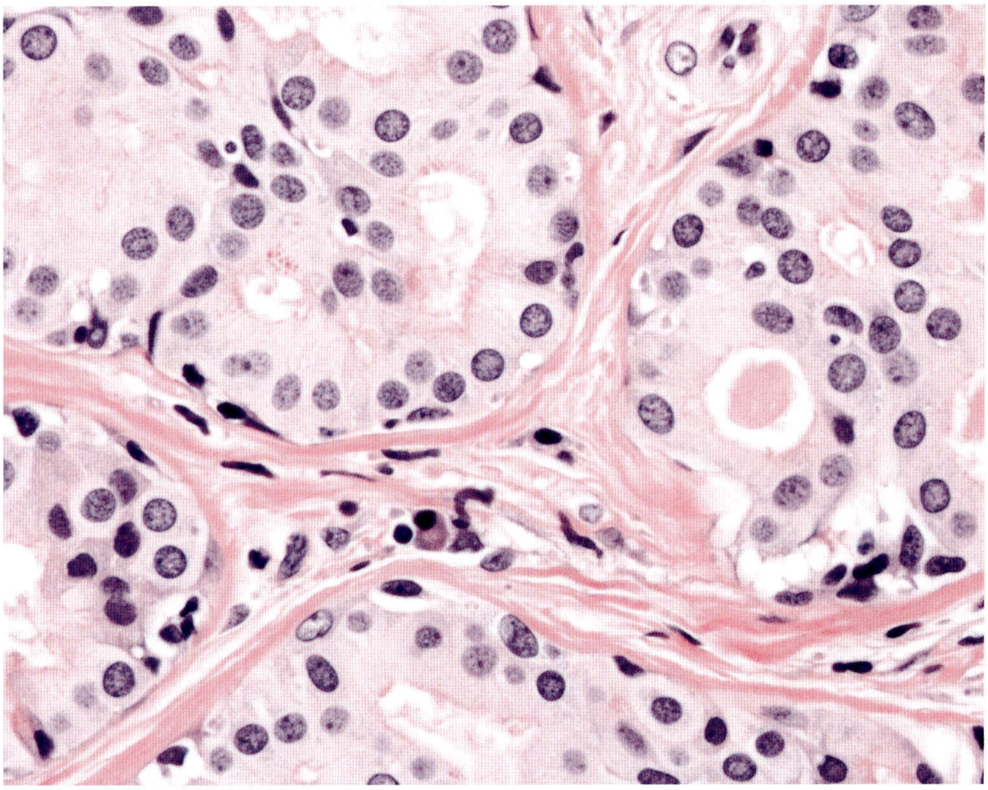

图 12-21
小腺样腔隙内衬胞核位于周边的细胞。注意腺腔边缘小的嗜酸性颗粒。纤维分隔腺泡细胞。

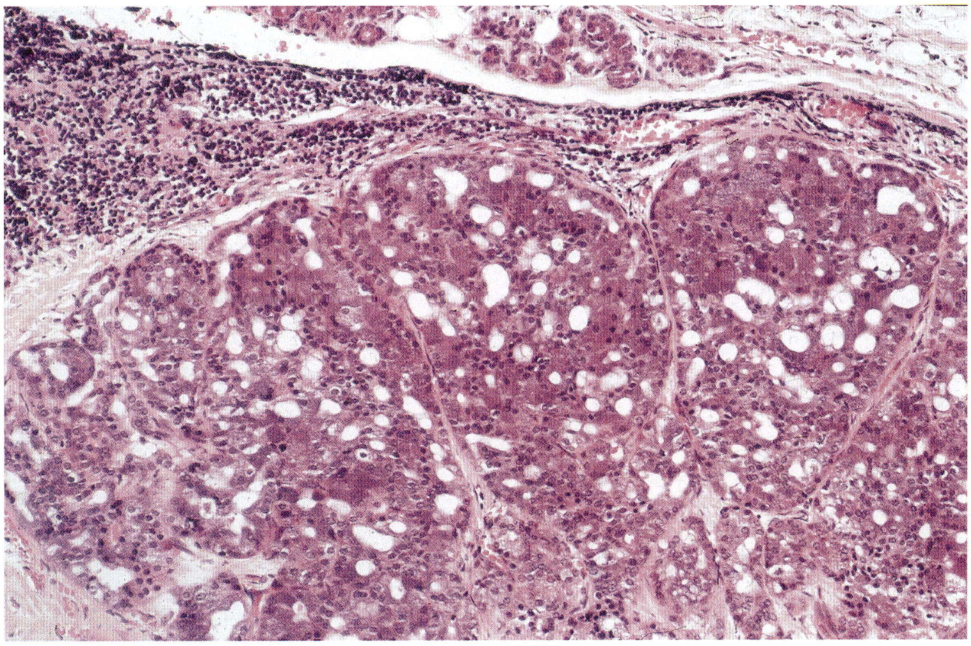

图 12-22
在这个腺泡细胞癌中可见微囊结构。

钉样外观。瘤内和囊内出血常见，有时可见肿瘤细胞吞噬含铁血黄素（图12-23）。滤泡样结构由多样的大小不等的囊腔组成。它们主要衬以闰管型细胞，含有均质、嗜酸性蛋白性液体，形态非常像甲状腺滤泡癌（图 12-24）。有时在多种类型 AcCC 中可见到砂砾体，可能是一个显著的特征（图 12-25）。

多数肿瘤局部间质内可见淋巴细胞浸润，部分非常显著，在间质内形成生发中心（图12-26）。这

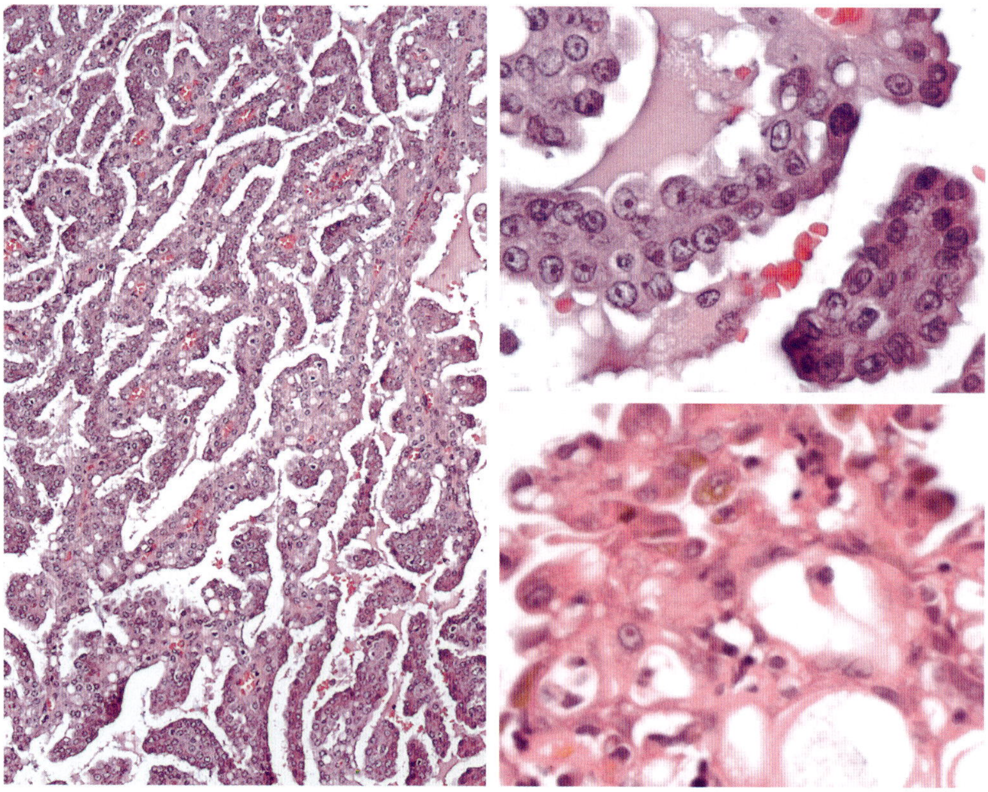

图 12-23
左：乳头囊性变有丰富的乳头突起。右上：腺泡细胞排列成乳头状突起。右下：注意有囊腔的鞋钉样外观。

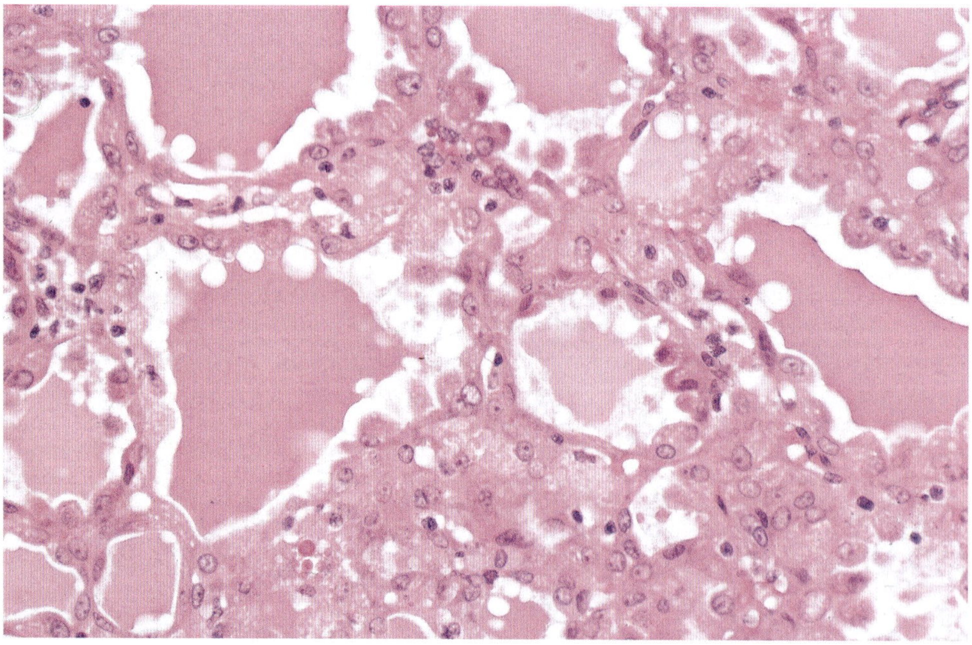

图 12-24
这个滤泡样结构囊腔内衬闰管型细胞，腔内有嗜酸性圆齿状蛋白质性液体。

些肿瘤边界清楚或有包膜，通常是实性或微囊型，比常见类型的预后好。预后稍差可能与间质纤维化或硬化有关。已报告在其他传统的 AcCC 中偶可见去分化的高级别肿瘤区域。双侧、多灶的杂交瘤也有报道。

辅助检查

超微结构特点

当前无特殊指标用于肿瘤的鉴别，识别胞浆中分泌性酶原颗粒可协助确定诊断（图 12-27）。

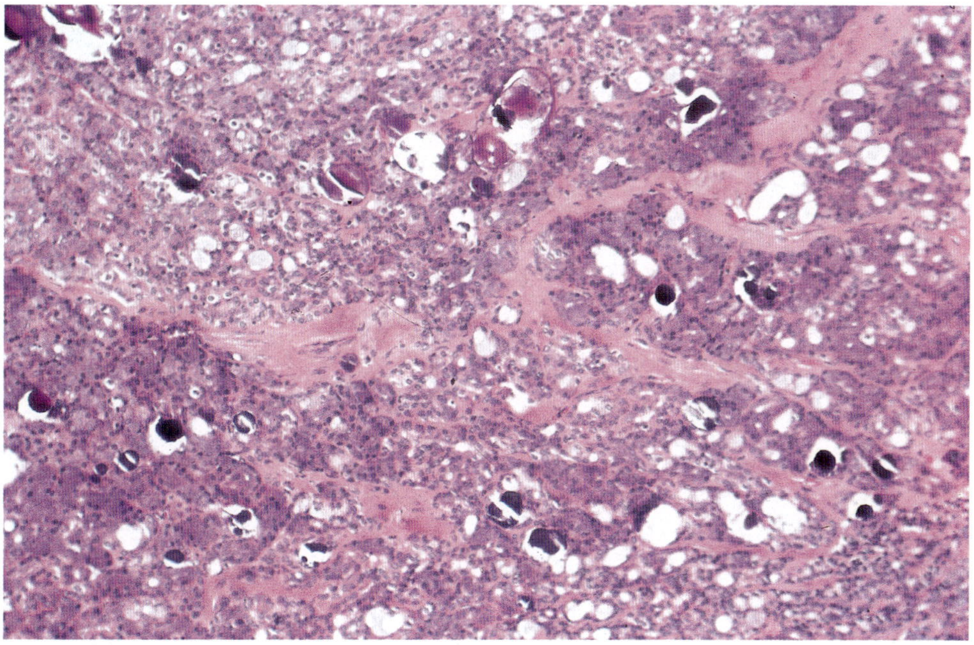

图 12-25
砂砾体有时是腺泡细胞癌明显的特征。

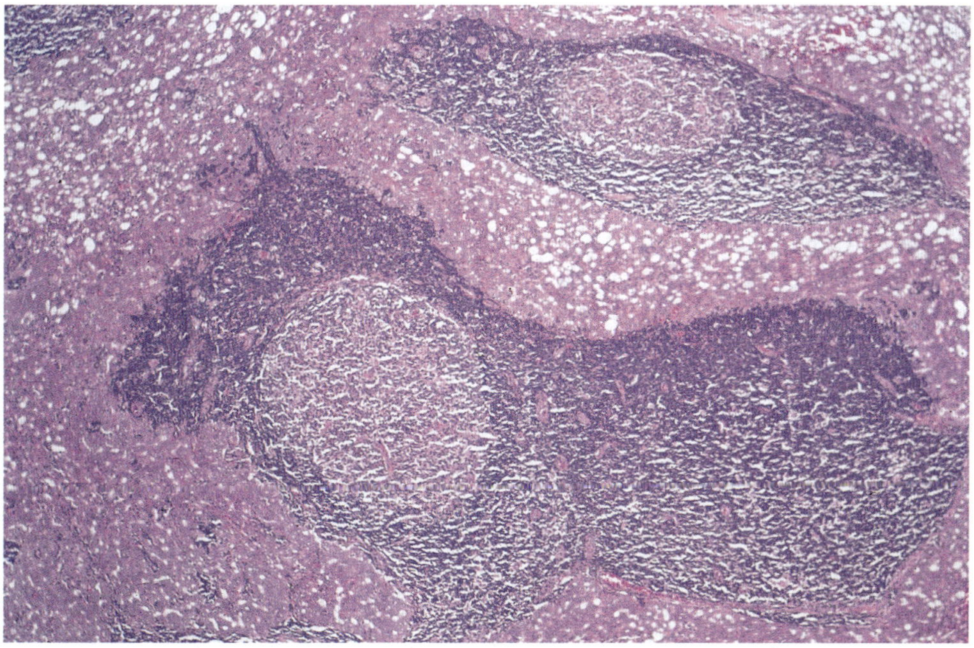

图 12-26
此例腺泡细胞癌，间质有淋巴细胞浸润，形成生发中心。

免疫组化特点

AcCC 可与多种免疫标记物反应，但染色结果不可预知，且诊断价值较小。腺泡细胞淀粉酶、转铁蛋白、乳铁蛋白、CEA、VIP 以及其他染色阳性。在常规处理的组织中淀粉酶染色常弱阳性或不显色。大约 10% 的肿瘤 S -100 抗原显示一定程度的阳性。

细针穿刺

AcCC 细胞涂片背景干净。肿瘤细胞粘合，排列成小而紧密的细胞团，有时可见一个小的中央性纤维血管的轴芯（图12-28）。细胞核常呈圆形、规则略带异型性，被丰富的嗜酸性细颗粒及空泡状胞浆围绕（图 12-29）。用 FNA 标本区分腺泡细胞癌和其他肿瘤可能比较困难。

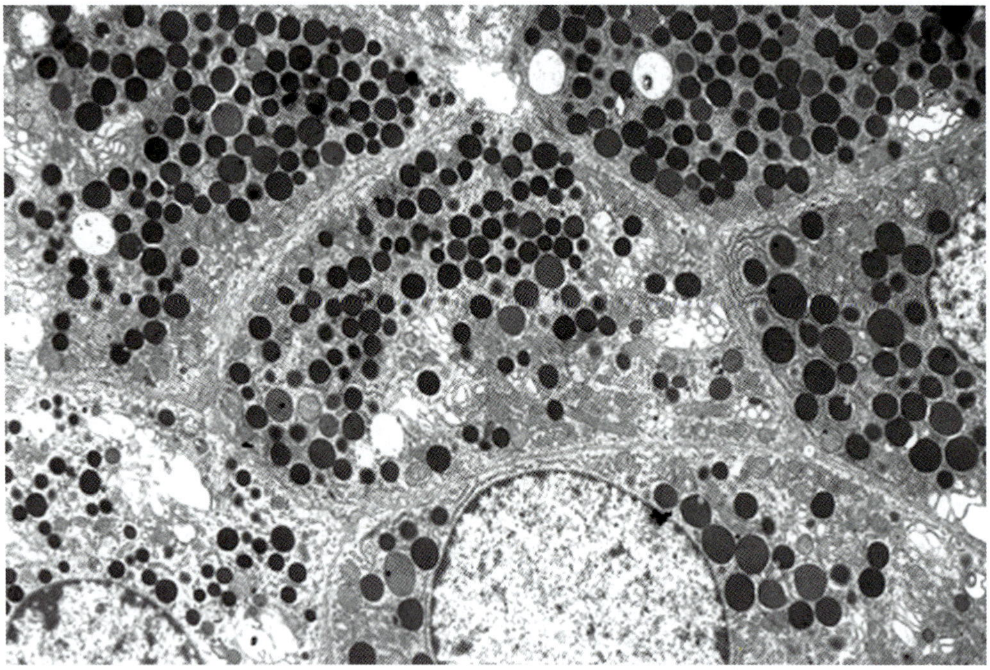

图 12-27
超微结构检查显示分泌性高密度酶原颗粒。(I. Dardick 博士提供)

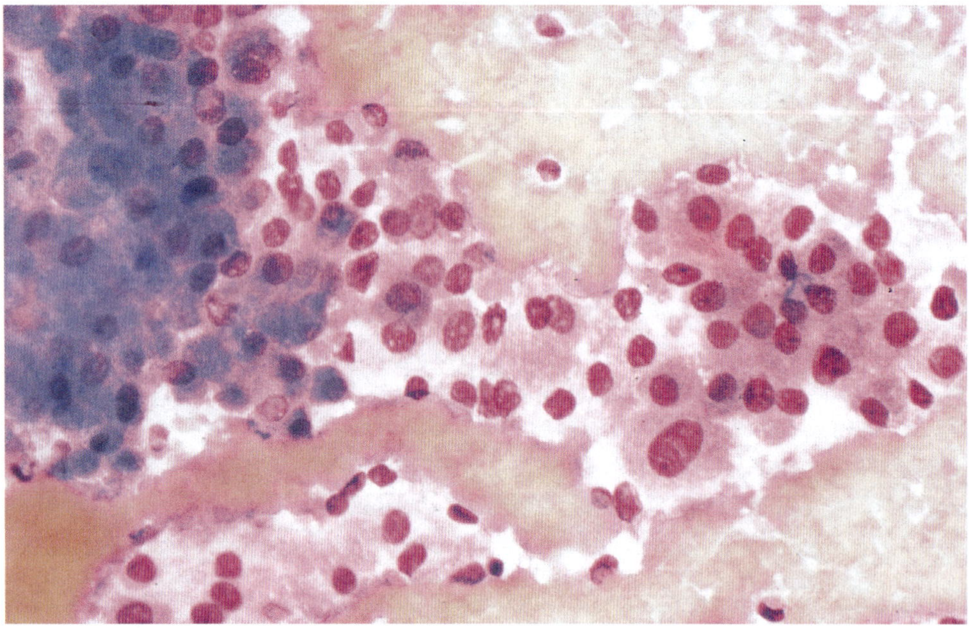

图 12-28
在血性背景中可见片状的细胞粘合团。核仅有轻微的异型性（酒精固定，HE 染色）。

鉴别诊断

变异型 AcCC 会给诊断带来一些困难。肿瘤需要与正常的浆液性腺泡或涎腺炎（sialadenitis）鉴别，尤其是取材有限的时候。微囊和乳头囊性肿瘤需要与囊腺癌（cytsadenocarcinoma）鉴别，尤其是乳头状变异。酶原颗粒、空泡细胞和闰管分化的出现支持AcCC的诊断。微囊型由于囊腔黏液卡红强阳性、出现的小腔隙可被认为是黏液细胞，误诊为黏液表皮样癌（mucoepidermoid carcinoma）。滤泡样型与甲状腺癌（thyroid carcinoma）十分相似，需要行甲状腺球蛋白免疫染色来鉴别。尽管透明细胞肿瘤被包括在鉴别诊断中，但由于透明细胞在 AcCC 中通常灶状存在，在实际工作中需鉴别的病例并不多见。

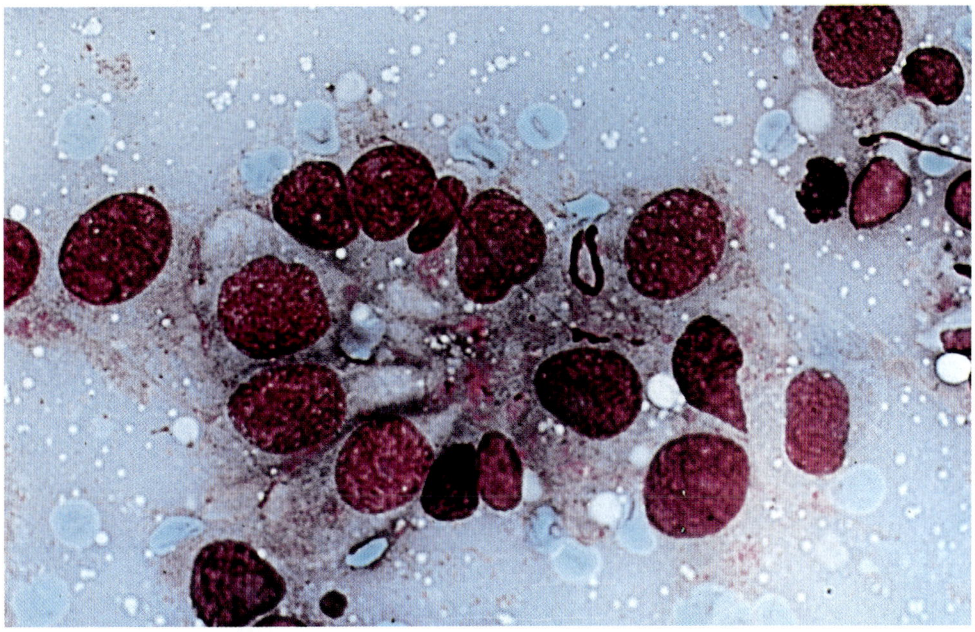

图 12-29
有圆形规则的胞核和颗粒状胞浆的细胞排列成腺泡状（风干片，MGG 染色）。

预后及治疗

大约 35% 的患者复发。总的 5 年和 10 年生存率分别为82%和68%。肿瘤可能累及局部淋巴结，远处转移最常见的部位是肺和骨。肿瘤分级并未被普遍接受，而且预后与四种主要组织形态学类型之间无相关性。与预后差有关的组织学特征包括细胞的多形性、核分裂象增加、坏死和神经浸润。Ki-67染色可能是判断预后生存率的一个独立因素。然而，目前临床分期可能比分级对于肿瘤的生物学行为有更好的预见性。体积大、腮腺深叶受累、多发复发、多结节、局部和远处转移是预后不良的先兆。小涎腺发生的肿瘤比大涎腺肿瘤预后好得多。完全的外科切除是首选治疗方案，若肿瘤切除不净则与预后不良有关。

腺样囊性癌

临床特点

腺样囊性癌（adenoid cystic carcinoma，ACC）约占所有恶性涎腺肿瘤的10%。其发病年龄分布广，高

腺样囊性癌
疾病概况

定义	腺样囊性癌是一种基底细胞样肿瘤，由上皮和肌上皮细胞组成，形态各异，包括筛状、管状和实性结构
发生及部位	约占涎腺肿瘤的 10% 约75%发生在小涎腺，尤其是腭，25%发生在大涎腺，主要是颌下腺
发病率和死亡率	5 年和 10 年生存率分别为 62% 和 40% 多数患者死于肿瘤或与肿瘤有关
性别、种族和年龄	女性 > 男性（女：男为 3：2） 高峰年龄 50 ～ 70 岁（年龄分布广） 儿童罕见
临床特点	肿物通常生长缓慢，可有疼痛 脑神经受累常见，尤其是面神经麻痹 黏膜下肿瘤可有溃疡
预后及治疗	主要的预后因素是部位、肿瘤大小、临床分期、组织学类型（实性预后差） 复发率高，尤其是术后 5 年内 颌下腺肿瘤预后不良 肺、骨、脑和肝转移高达 60% 广泛局部切除治疗和辅助放疗

峰年龄为40～60岁。女性略多见。口腔小腺体，特别是腭和上呼吸消化道约占所有病例的一半。其他常见部位有腮腺（21%）、颌下腺（13%）和鼻腔鼻窦（11%）。肿瘤常表现为长期缓慢生长的肿块。可有触痛或疼痛、脑神经损害，尤其是面神经麻痹，可能是其特征性表现。黏膜小腺体的肿瘤常见溃疡。

病理学特点

大体所见

肿瘤通常坚硬，边界可清楚，尤其肿瘤较小的时候。多数无包膜。由于肉眼检查不能辨别神经浸润，故大体改变往往被认为是肿瘤的实际大小。

腺样囊性癌 病理学特点	
大体所见	通常坚硬，常边界清楚，但无包膜
镜下所见	由腔内导管细胞和腔外变异的肌上皮细胞组成
	按出现频率顺序主要结构为筛状、管状和实性，多数肿瘤呈混合型
	假囊内充满嗜碱性黏液（“蓝色黏性物”）或透明的嗜酸性物质（多层基底膜物质）
	神经周浸润常见，且广泛
	细胞是高核浆比的小细胞
	核钉状（“胡萝卜”形）到柱状有浓染的核染色质分布
	间质透明变性
辅助检查	假囊PAS、阿尔辛蓝、层粘连蛋白和Ⅳ型胶原染色阳性
	上皮细胞低分子量角蛋白和EMA阳性
	肌上皮细胞钙结合蛋白、SMA、S-100、p63阳性
细针穿刺	通常细胞涂片显示单一的粘合片，上皮细胞仅轻度异型
	细胞环绕球形的玻璃样小体（复层基底膜物质），在晾干的标本中较清楚（Romanovsky染色）
	核深染，钉状/立方形，高核浆比
病理鉴别诊断	多形性低度恶性腺癌、多形性腺瘤、基底细胞样鳞癌、上皮-肌上皮癌

镜下所见

ACC形态学主要有三种结构：按出现频率顺序为筛状或圆柱瘤样、管状和实性结构，以及这些结构的混合。筛状结构由圆形的假囊性区域和变形的肌上皮细胞岛组成，形成特征性的“筛孔样”外观（图12-30）。假囊呈嗜碱性、黏液样或由嗜酸性透明物质构成。它们由氨基葡聚糖和多层基底膜物质组成（图12-31）。肌上皮区域内可见灶状导管细胞，但需要仔细观察才能发现。管状结构是双层的，有更显著的导管分化。内层衬覆嗜酸性导管细胞，外层的肌上皮细胞常可见透明的胞浆和不规则的角形细胞核（图12-32）。实性结构不常见，由类基底细胞岛或大片基底细胞组成，其核大少角（图12-33）。导管内衬细胞稀疏不明显，中央常见粉刺样坏死。核分裂在筛状和管状结构少见，而在实性结构常见。

ACC由腔内导管细胞和腔外变形的肌上皮细胞组成。后者占优势，细胞边界不清，胞浆常稀疏、呈双嗜性或透明。核大小不一，圆形或角形（钉状），浓染。导管细胞围成小的有时不清楚的腔。它们似立方形，有更丰富的嗜酸性胞浆和含有小核仁的大小不一的圆形核。

ACC间质通常透明变，在有些病例非常丰富以至于肿瘤细胞被挤压变薄成束（图12-34）。神经周或神经内浸润是常见的明显特征，而且肿瘤可以沿神经蔓延遍布很大区域（图12-35）。肿瘤可在有骨破坏的放射学证据之前广泛地侵犯骨。淋巴结受累常是由于邻近播散而不是淋巴道弥散或形成栓塞。

辅助检查

组织化学和免疫组化特点

假囊PAS和阿辛蓝染色阳性，基底膜成分抗体如层粘连蛋白和Ⅳ型胶原阳性。上皮细胞低分子量角蛋白和上皮膜抗原（EMA）阳性，肌上皮细胞钙结合蛋

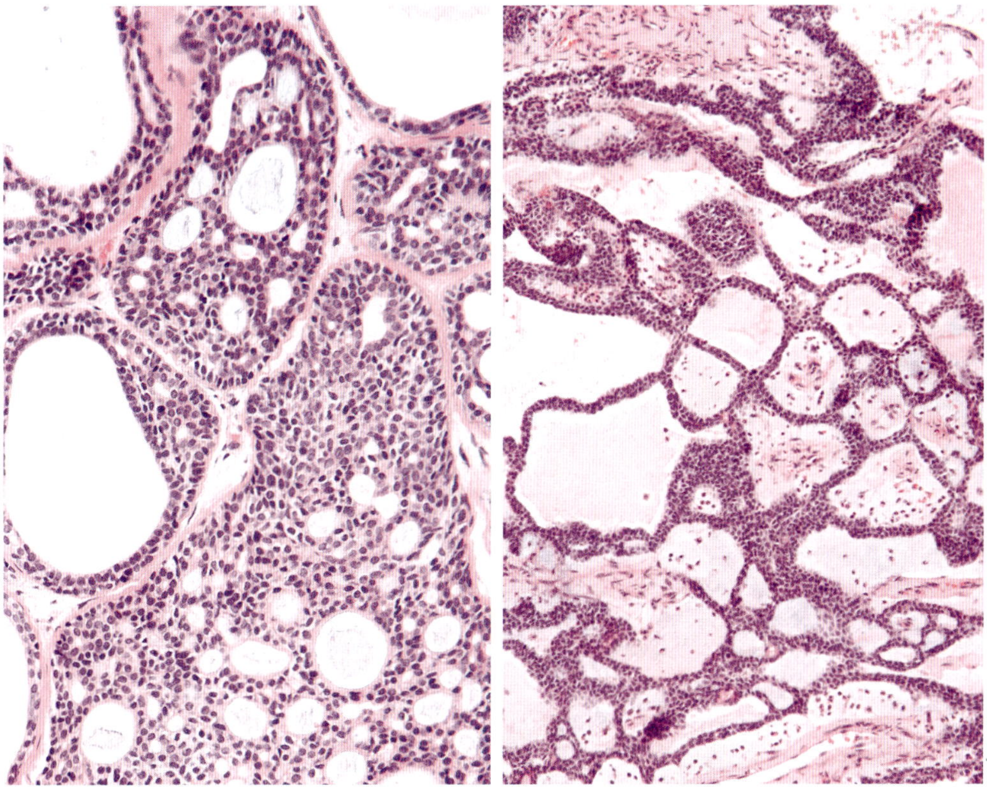

图 12-30
左：在这个腺样囊性癌中可见特征性的筛状或圆柱形结构。右：显著的小梁状结构。

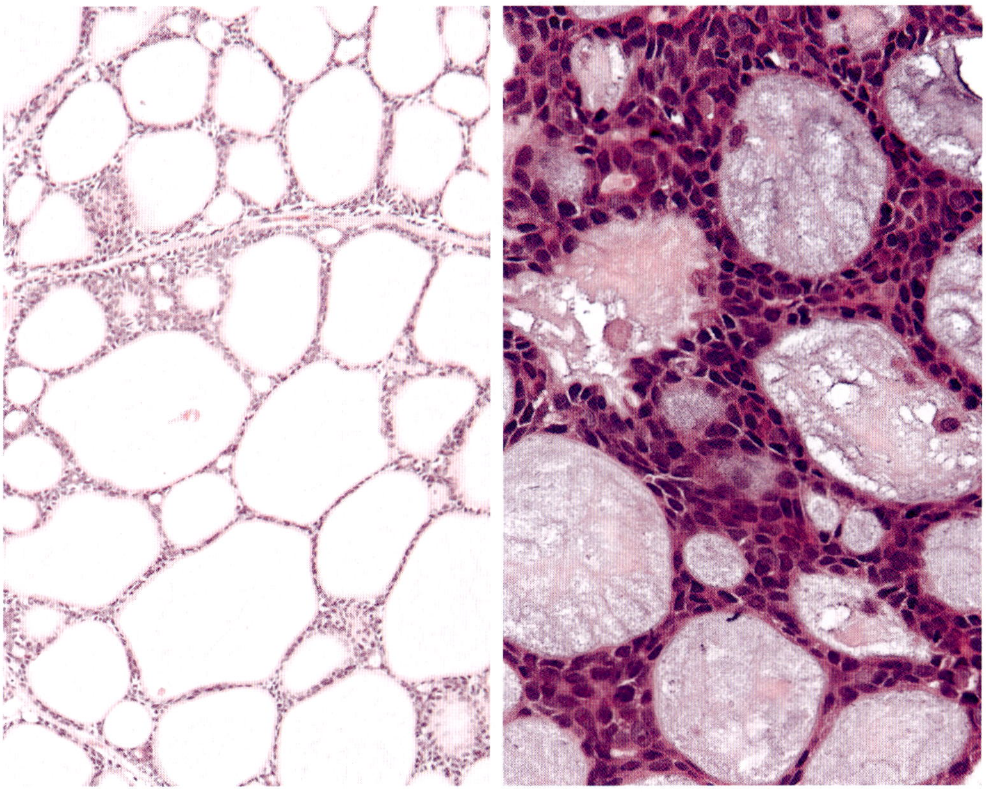

图 12-31
左：假囊的腔隙内有黏液性和嗜酸性物质。右：圆柱结构中央有黏液性和嗜碱性物质。注意 ACC 中围绕这些腔隙的“钉状”核。

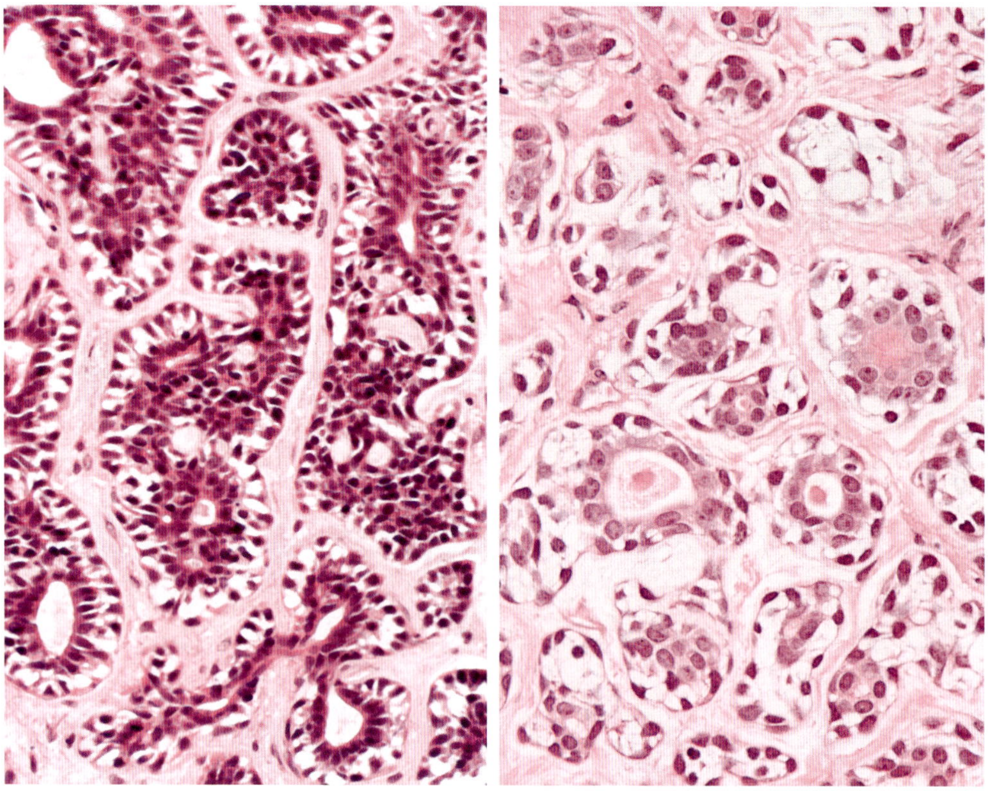

图 12-32
ACC 的管状结构为双层结构，内层是导管细胞，外层是肌上皮细胞。

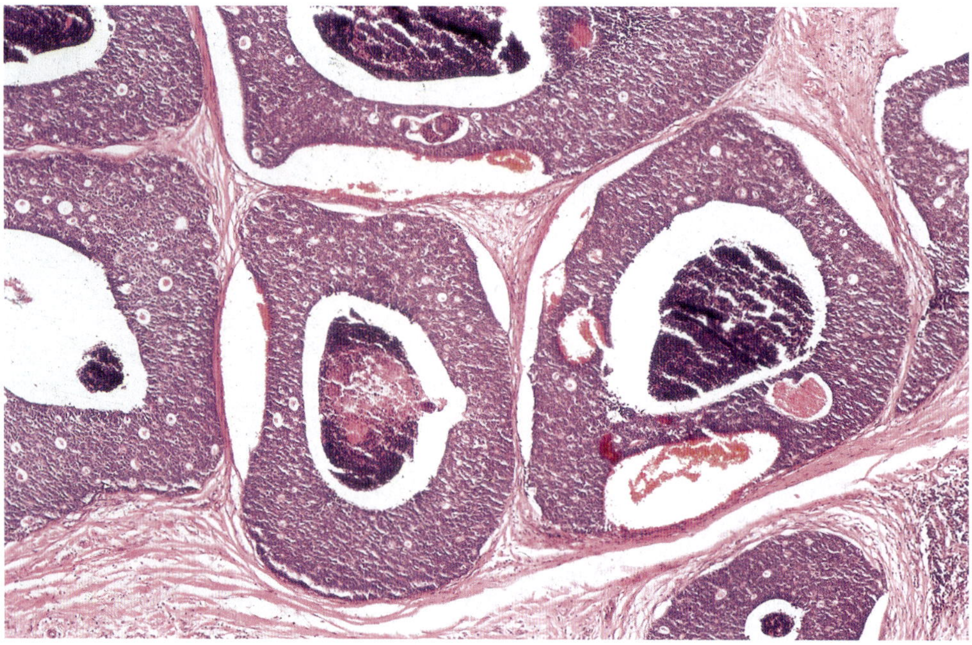

图 12-33
ACC 的实性型由高核浆比的细胞形成大的巢。中央是粉刺样坏死。

白、SMA 、p63 和 S-100 蛋白阳性（图 12-36）。

细针穿刺

ACC含有球形的玻璃样小体，代表复层基底膜物质，被肿瘤细胞紧密环绕（图12-37），在晾干的标本中清楚可见。在多形性腺瘤中，小体没有纤丝状或羽毛状的边缘。在瘤细胞巢之间常有圆形的间质结构。肿瘤细胞粘合在一起，常表现为细胞丰富和细胞重叠，重叠的细胞异型性不明显（图12-38）。核常呈钉状，有高的核浆比。染色质深染粗大。ACC细针穿刺

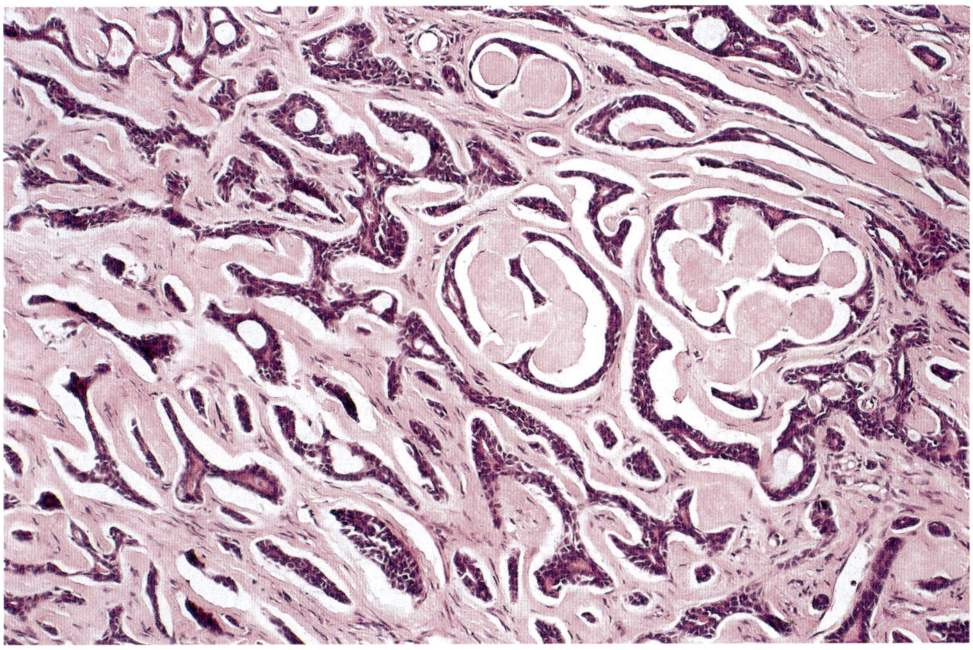

图 12-34
在这个腺样囊腺癌中可见大量透明变性的间质挤压肿瘤细胞。

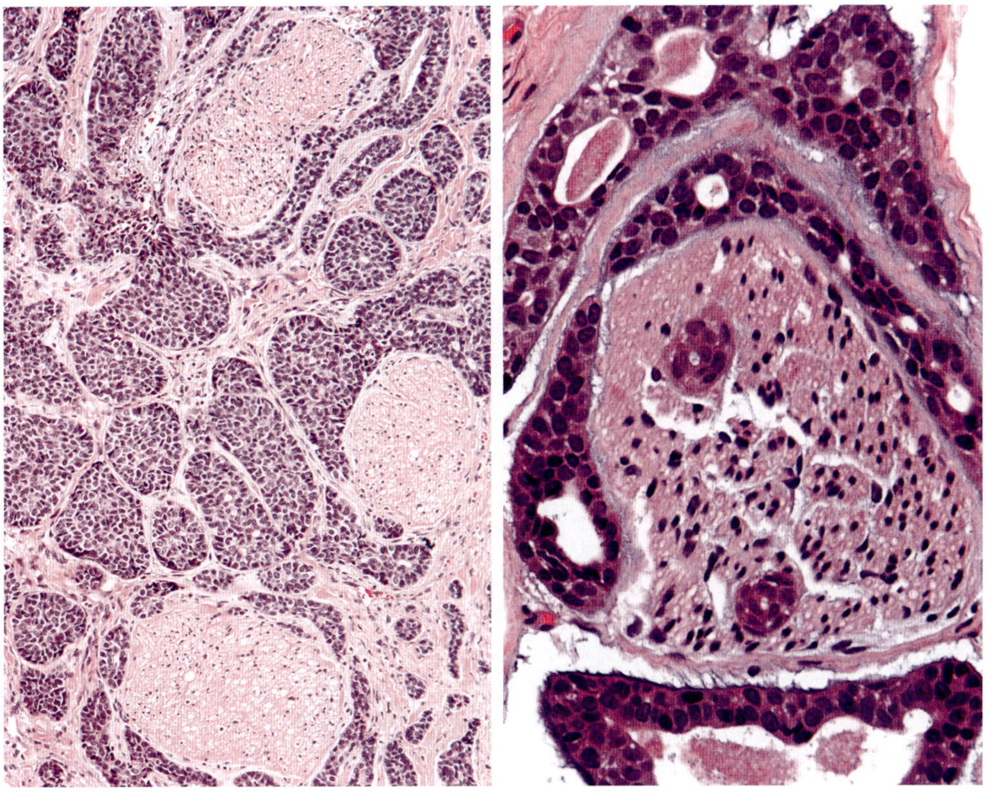

图 12-35
左：神经被肿瘤细胞环绕。右：腺样囊腺癌细胞不仅浸润神经周围，且神经内可见癌巢。

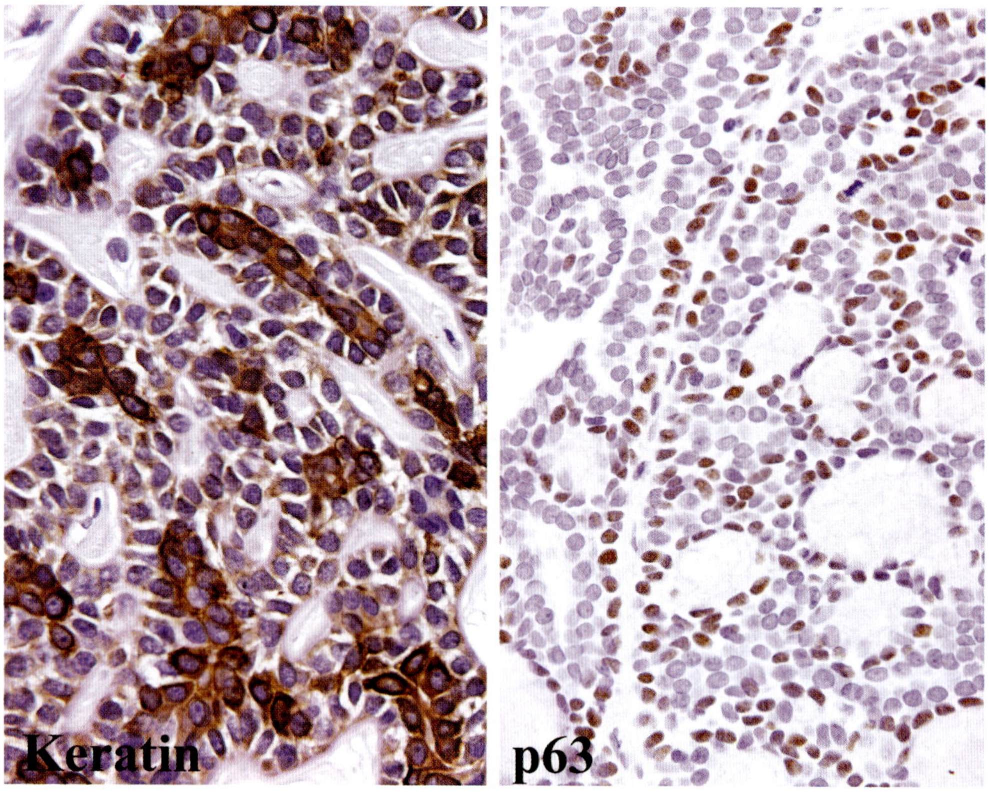

图 12-36
左：腔内上皮细胞角蛋白免疫组化染色强阳性。右：基底／肌上皮细胞 p63 免疫组化染色强阳性。

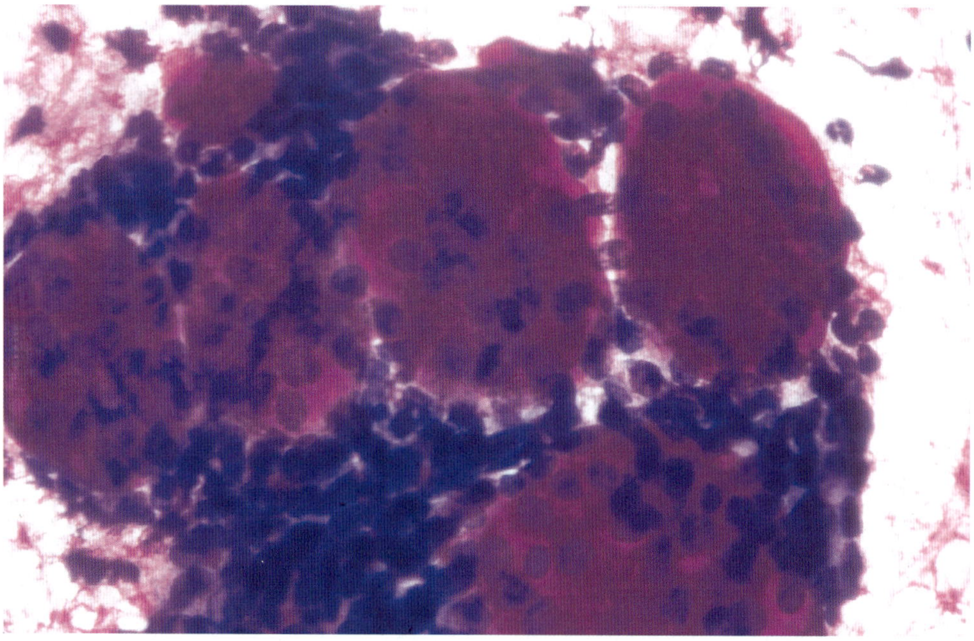

图 12-37
晾干，Romanovsky染色，在这张细针穿刺涂片中可以清楚地看到球形的玻璃样小体和相关细胞内小而深染的核。

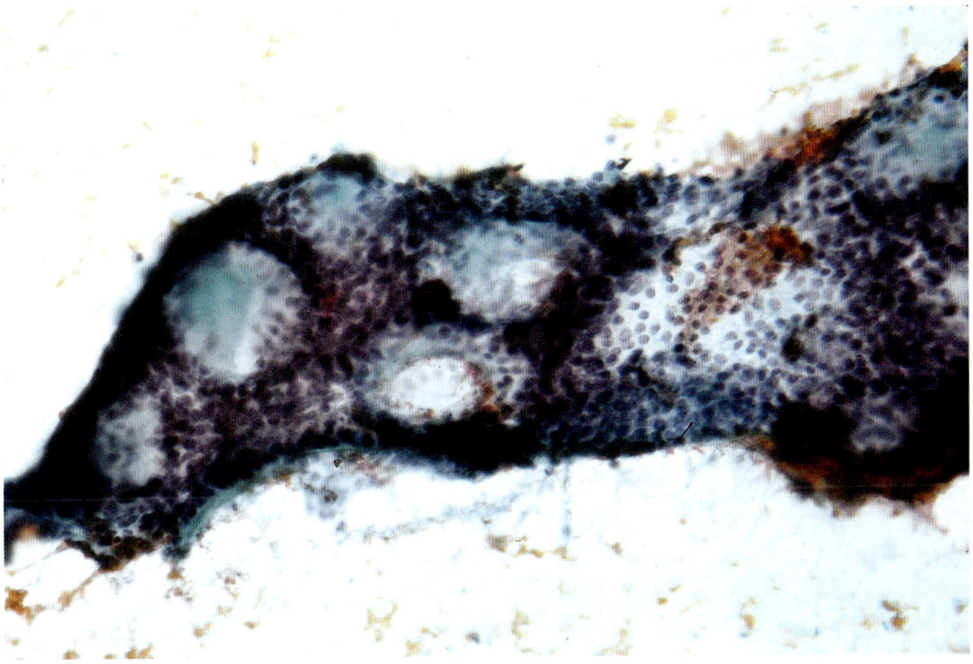

图 12-38
上皮细胞粘合成片，其中可见圆形的空隙区域，与玻璃样小体相应。这些小体在巴氏染色的标本中不着色。

常难以与多形性腺瘤区分。

鉴别诊断

ACC与源自小涎腺的多形性低度恶性腺癌（polymorphous low-grade adenocarcinoma，PLGA）的鉴别很重要。两种肿瘤有相似的生长方式，PLGA 由一致的圆形或椭圆形温和的细胞组成，细胞呈泡状核和淡染的嗜酸性胞浆。PLGA 可见单个细胞条索的浸润和显著的定向排列，常集中于神经。鉴别需免疫组化进一步证实，CD-117 和半乳凝素 -3 显示应答。有时多形性腺瘤中可见灶状的ACC类似区，但典型的软骨黏液样基质和浆细胞样或梭形细胞的出现有助于鉴别。基底样鳞状细胞癌可类似于实性型ACC，但典型地累及下咽和声门部，显示鳞状细胞分化，且常常累及被覆的黏膜。上皮 - 肌上皮癌（epithelial-myoepithelial carcinoma）和管状型 ACC 都可以有双层导管样结构，腔外层是透明细胞。然而，其他细胞学特征可以鉴别。

预后及治疗

尽管多数患者通常死于肿瘤或与肿瘤有关的疾病，5 年和 10 年生存率分别为 62% 和 40%。局部复发很常见，特别在术后 5 年内。影响预后的主要因素是部位、肿瘤大小、临床分期和组织学形态。骨受累和最初手术的失败与预后不良有关。由于所有患者长期预后不良，所以肿瘤形态学和预后之间有相关性是一个矛盾的结果。然而，管状型和筛状型的预后似乎比有实性成分、尤其是实性成分超过肿瘤体积30%的肿瘤要好。颌下腺肿瘤比腮腺肿瘤预后差。神经受累与生存率之间的关系也是有争议的，但侵犯大神经者似乎更具侵袭性。淋巴结受累相对不常见，但60%的病例可见远处转移到肺、骨、脑和肝。局部扩大切除辅以放疗有望对局部的控制。

多形性低度恶性腺癌

临床特点

多形性低度恶性腺癌（polymorphous low-grade adenocarcinoma）几乎全部见于小涎腺，大约占这些部位恶性肿瘤的1/4。大多数肿瘤发生于50～70岁，女性发病率通常是男性的两倍。最常见的部位是腭（60%病例），尤其在软硬腭交接处（图12-39）。其他

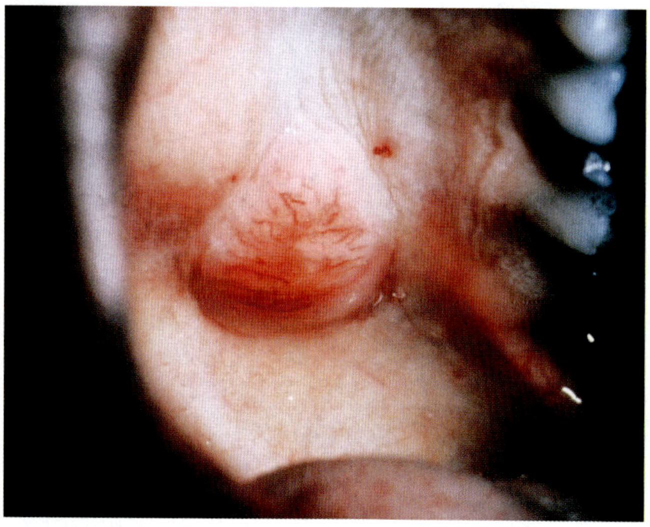

图 12-39
在软硬腭交接处，肿物被覆完整的黏膜。注意血管结构。表面无溃疡。

多形性低度恶性腺癌
疾病概况

定义	一种上皮性肿瘤，以浸润性生长、细胞学的一致性、组织结构的多样性为特征
发生及部位	约占口腔内恶性涎腺肿瘤的 25% 60% 的病例发生在腭；其他部位包括唇、颊黏膜、磨牙后区和舌
发病率和死亡率	9% ~ 15% 的病例播散到局部淋巴结 死于本病者少见
性别、种族和年龄	女性>男性（女：男为 2：1） 高发于 60 ~ 80 岁（发病年龄范围广） 儿童罕见
临床特点	通常形成一个无痛的缓慢生长的肿块 肿瘤常存在很多年 肿瘤可活动或固定 溃疡、疼痛和出血不常见
预后及治疗	预后通常较好 9% ~ 17% 的病例局部复发 年轻患者有可疑的浸润行为 选择保守外科治疗

口腔内部位包括唇（尤其上唇）、颊黏膜、磨牙后区和舌后1/3。肿瘤发生在泪腺、鼻腔鼻窦、鼻咽和上下呼吸道者罕见。肿瘤常形成一个缓慢生长的肿块，可以存在很多年。溃疡、出血和疼痛不是常见的特征。

病理学特点

大体所见

肿瘤通常形成一个局限的无包膜的淡黄色或棕褐色肿块。多数直径达 3cm。

镜下所见

PLGA 是一种浸润性肿瘤，常局限，但无包膜，常被覆完整的表面上皮（图12-40）。在同一肿瘤内有典型的多样性的形态结构（图12-41）。最常见的结构包括小叶状、实性巢或痣细胞团样、筛状区和大小不等的管状结构。通常由单列细胞呈同心靶或漩涡状排列，常围绕神经，围绕血管和小导管不常见（图12-42）。这种神经周围浸润通常出现在瘤体内或接近瘤体的部位。局部可见嗜酸细胞、黏液，偶尔可见鳞状上皮化生。肿瘤内正常的涎腺腺泡常常是闭合的（图 12-43）。常见特有的呈瓦灰色外观的玻璃样变性的间质（图 12-44），但是未见软骨样或黏液软骨样区域。

多形性低度恶性腺癌
病理学特点

大体所见	局限的，但通常为无包膜的肿块 直径通常 1 ~ 3cm
镜下所见	细胞学的一致性和结构的多样性 同一肿瘤形态结构有多样性 同心靶状围绕神经和血管 包绕残留的良性涎腺组织 间质玻璃样变性或黏蛋白沉积（瓦灰色） 同型的、有嗜酸性胞浆的小到中型细胞 细胞学温和、淡染（泡状）、圆形或椭圆形的细胞核 核分裂和坏死少见
免疫组化特点	细胞角蛋白、波形蛋白和 S-100 蛋白阳性 免疫组化结果不定，诊断价值低
病理鉴别诊断	若活检标本有限，则诊断困难，多形性腺瘤、腺样囊腺癌

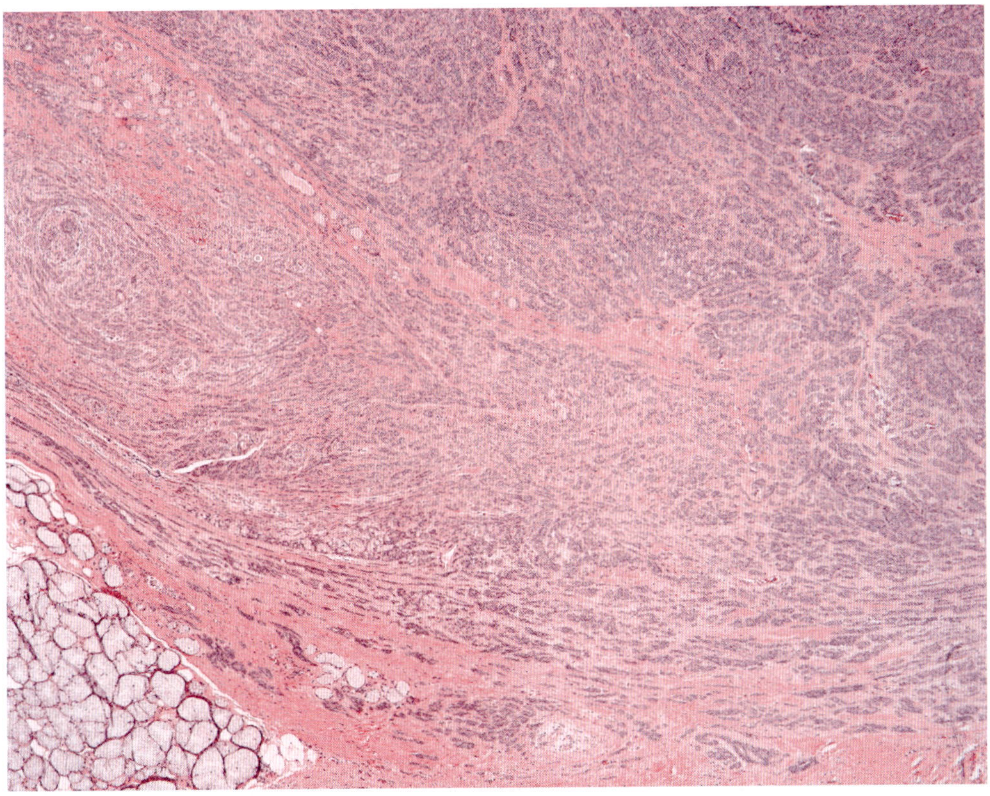

图 12-40
多形性低度恶性腺癌低倍镜下，肿物边界清楚、无包膜，有各种不同的生长方式。

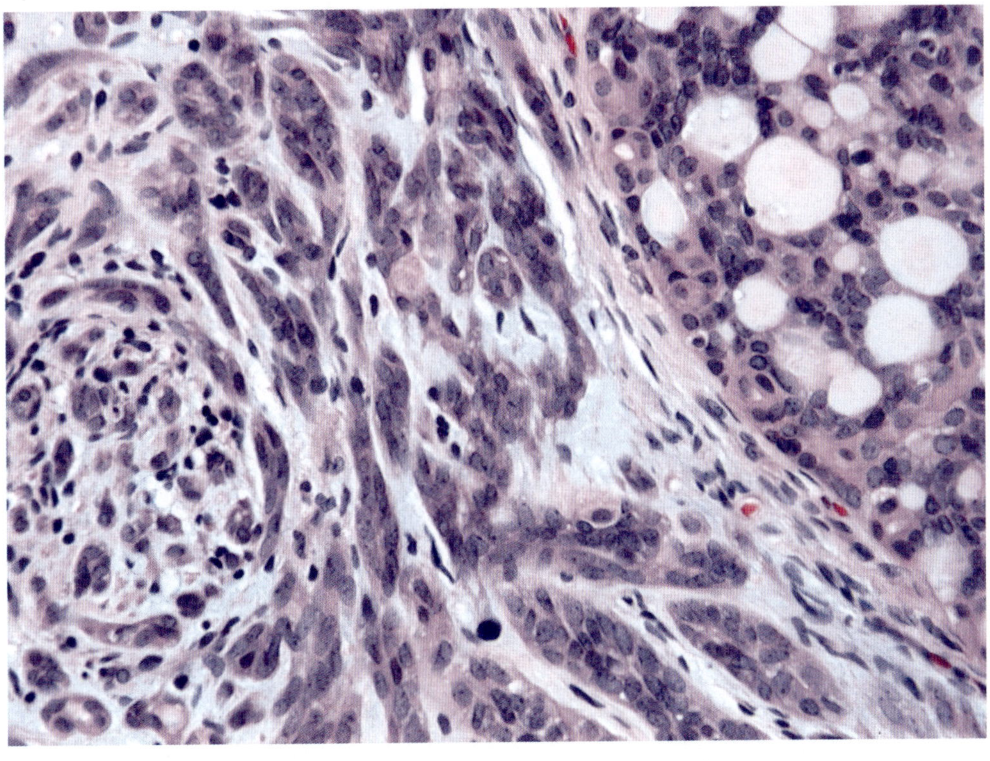

图 12-41
在同一肿瘤中可见多种结构，包括筛状、管状和小梁状。注意背景中的淡蓝色基质。

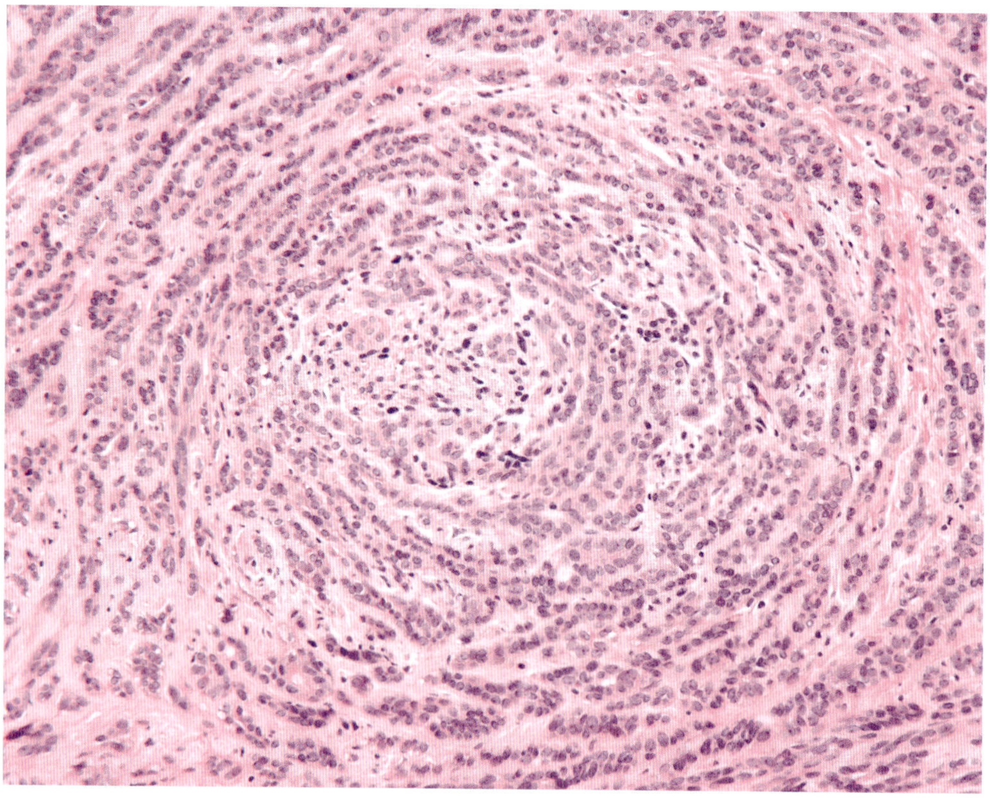

图 12-42
单行细胞排列成靶环样结构。神经通常位于靶的中心。

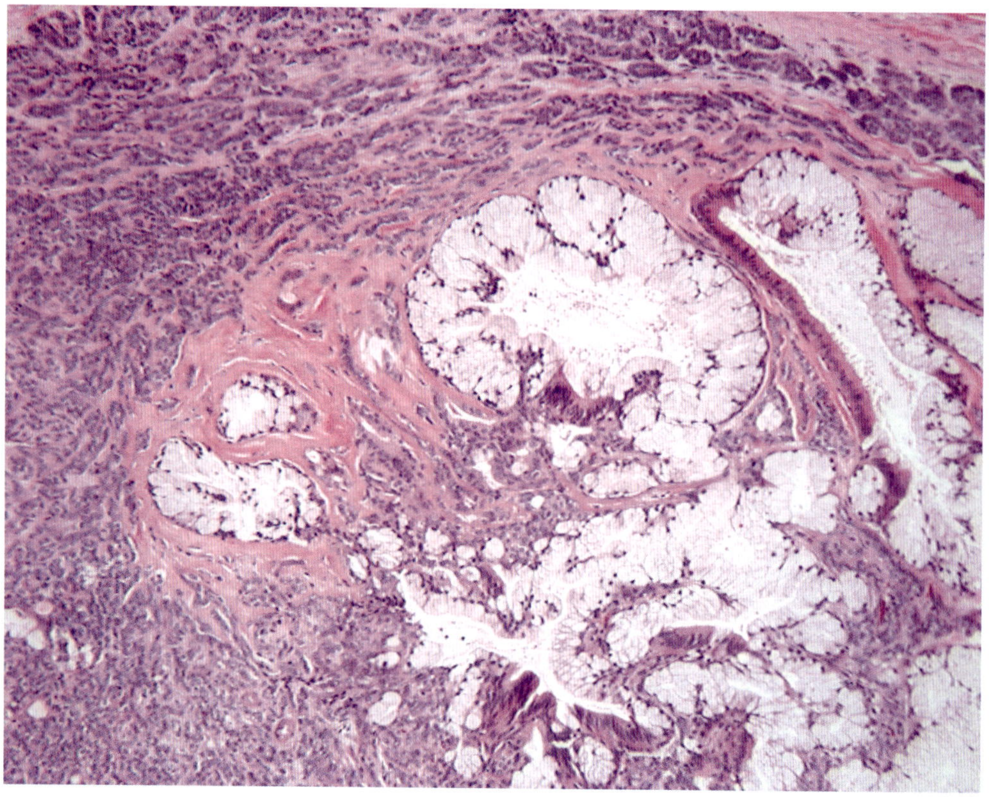

图 12-43
非肿瘤性黏液腺尽管未被破坏，但被肿瘤所包围。

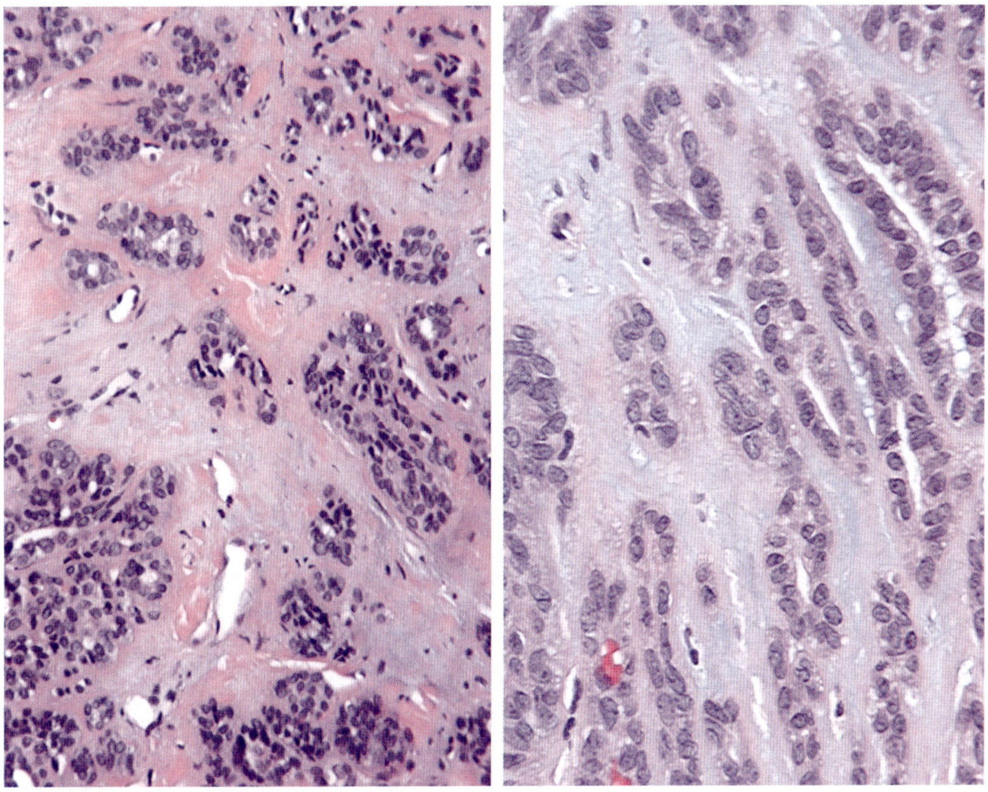

图 12-44
背景中间质玻璃样变性和瓦灰色到蓝色的黏液性物质是多形性低度恶性腺癌的显著特征。

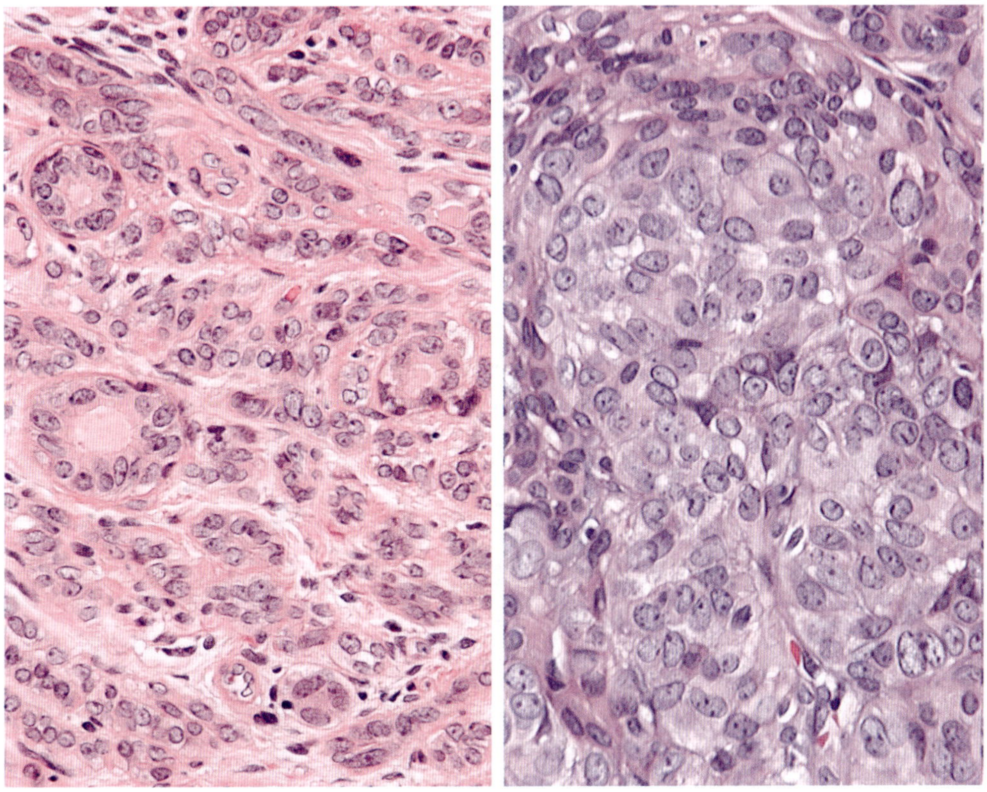

图 12-45
核圆形、椭圆形，泡状，核染色质淡染，小核仁。核分裂象不显著。

PLGA 具有细胞学一致性、结构多样性的特点。细胞呈单一形态，大小从小到中等，有淡嗜酸性胞浆。它们含有细胞学上温和淡染的（泡状）圆形或椭圆形细胞核（图 12-45）。核分裂象或坏死少见。

辅助检查

免疫组化染色结果极不稳定，诊断价值较小。细胞角蛋白、波形蛋白和 S-100 是最稳定的标记物，并且在大多数肿瘤中都有一些阳性细胞，但其强度和分布不定。多数 PLGA 病例 bcl-2 过表达。

鉴别诊断

鉴别诊断包括多形性腺瘤、腺样囊腺癌（adenoid cystic carcinoma）和乳头状囊腺癌（papillary variant of cystadenocarcinoma）。如果活检组织小或有限，鉴别诊断就会受到妨碍。足够的活检标本对于确定诊断来说是必要的。典型的多形性腺瘤是局限性的，在小腺体中常可见浆细胞样分化。另外，尽管两种肿瘤都可见到间质黏蛋白沉积和弹性组织变性，但PLGA中不会出现黏液软骨样或软骨样基质。据报道，多形性腺瘤中GFAP染色强阳性，但在PLGA中弱阳性或不表达。ACC有浓染的高核浆比的核，有破坏周围腺体的倾向。囊腺癌是一种有乳头状结构的肿瘤，核有多形性和核分裂象。

预后及治疗

长期预后通常很好。9%～17%的病例局部复发，9%～15%的病例有局部淋巴结转移。远处转移罕见，死于本病者很少。舌的筛状腺癌可能是PLGA的一个变型，局部淋巴结转移率高，但尚未确定。乳头状PLGA是否存在还有争论，但是乳头状肿瘤更具侵袭性，提示它们可能不属于该类型。治疗选择完全的但保守的外科手术方法，对已证实有局部转移的病例加以颈部扩切。

上皮－肌上皮癌

临床特点

上皮-肌上皮癌（epithelial-myoepithelial carcinoma，EMC）是一种具有双相形态特点的恶性肿瘤，内层衬覆导管样细胞，外层为肌上皮样细胞。EMC大约占涎腺肿瘤的 1%。通常见于老年组（50 ～ 60 岁），儿童罕见。女性发病率是男性的两倍。多数病例发生于腮腺，典型地形成一个缓慢生长的无痛性肿块，持续时间长。它也可发生于口腔和上下呼吸道的小涎腺。在这些部位肿瘤有发生溃疡的趋势。高级别肿瘤生长迅速，引起疼痛或面神经麻痹。

上皮－肌上皮癌
疾病概况

定义	是一种具有双相形态的恶性肿瘤，导管样结构由衬于导管内层的上皮细胞和外层的透明的肌上皮型细胞组成
发生及部位	大约占涎腺肿瘤的 1% 60% 的病例发生在腮腺，口腔和上下呼吸道也可见到
发病率和死亡率	大约 40% 的病例局部复发 大约15%的病例发生局部淋巴结和远处转移 5 年生存率 80%
性别、种族和年龄	女性>男性（女：男为 2：1） 50 ～ 60 岁高发 儿童罕见
临床特点	通常形成一个无痛的缓慢生长的肿块 肿瘤在出现症状前常存在很长时间 肿瘤发生在黏膜部位常有溃疡 偶尔肿瘤迅速生长、疼痛、可引起神经麻痹
预后及治疗	预后较好（5年生存率为80%），尽管复发常见（40%） 提示预后不良的临床特征包括不完全切除、体积大、生长迅速和发生在小涎腺 与预后不良有关的镜下特点包括细胞的异型性、高核分裂频率和非整倍性 选择外科手术治疗，晚期或复发病例可以辅以放疗

病理学特点

大体所见

肿瘤典型地形成一个界限清楚但通常无包膜的肿块，直径 2 ～ 8cm。肿瘤常呈分叶状，切面常有囊性区域。小腺体肿瘤倾向于界限不清。

上皮－肌上皮癌
病理学特点

大体所见	界限清楚，但通常无包膜的肿块，直径 2 ～ 8cm 常呈分叶状，切面常有囊性变 小腺体肿瘤界限不清		20% 的病例可见囊性和乳头区 梭形细胞区和鳞状分化偶见 核分裂象不常见（2/10HPF） 神经周围和血管浸润常见
镜下所见	双层导管样结构，导管内层衬覆立方细胞，外层为单层或复层肌上皮细胞，有透明胞浆和偏心的泡状核 每种类型细胞的比例可变 导管样结构被纤维组织广泛分离或融合成粘合性团片	免疫组化特点	内层细胞角蛋白阳性 外层肌上皮细胞钙结合蛋白、SMA、p63 和可靠性差的 S-100 蛋白阳性
		病理鉴别诊断	多形性腺瘤、腺样囊性癌（管状型）、肌上皮瘤、透明细胞嗜酸细胞瘤、黏液表皮样癌、透明细胞癌（NOS）和来自肾和甲状腺的转移癌

镜下所见

EMC 的典型特征是形成双层导管样结构（图 12-46）。内层为单层立方形或柱状细胞，有嗜酸性细颗粒状胞质和位于中心的圆形或椭圆形细胞核。外层细胞可以单层或多层，有丰富的透明胞浆，通常富含糖原，典型者有偏心的泡状核（图12-47）。每种类型细胞的比例和它们的结构排列变化很大。导管样结构被玻璃样物质或纤维组织包绕分隔（12-48）。它们也可以形成更具粘合性的团片，可能没有导管结构。肿瘤主要由透明细胞组成，导管内衬细胞只是分散存在，可能形成无管腔的实性岛。约20%的病例可见囊性或乳头区。梭形细胞、鳞状分化、嗜酸细胞化生、

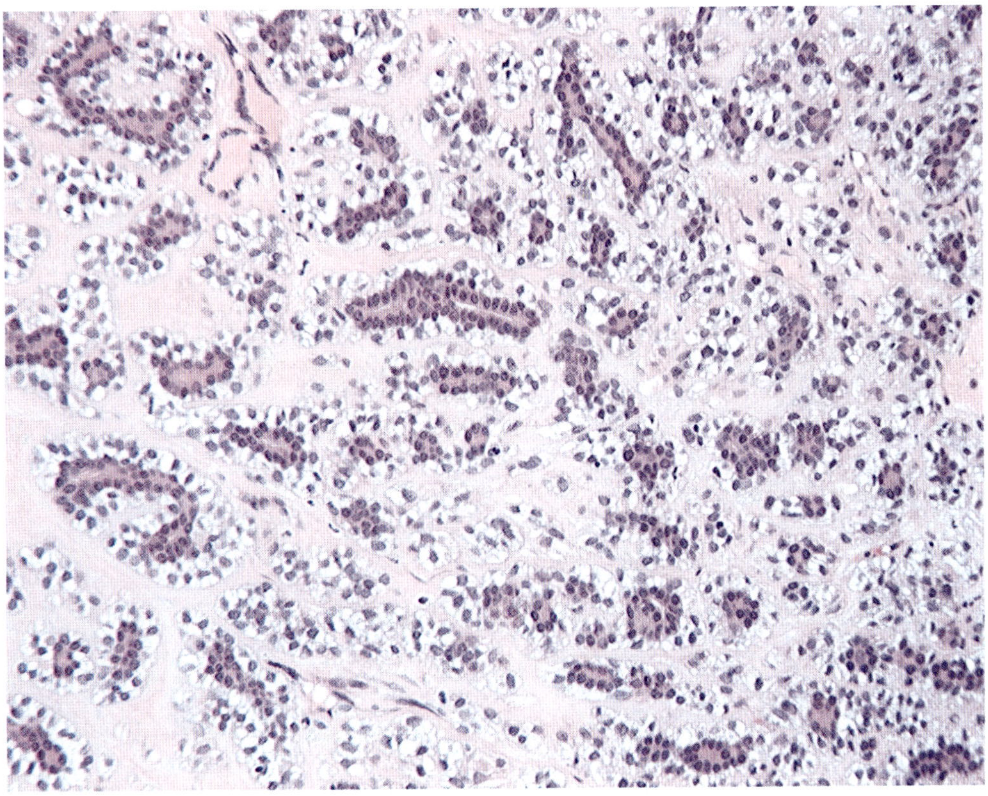

图 12-46
导管样结构被纤维结缔组织分隔。注意双层结构，内层立方细胞被透明的肌上皮细胞包绕。

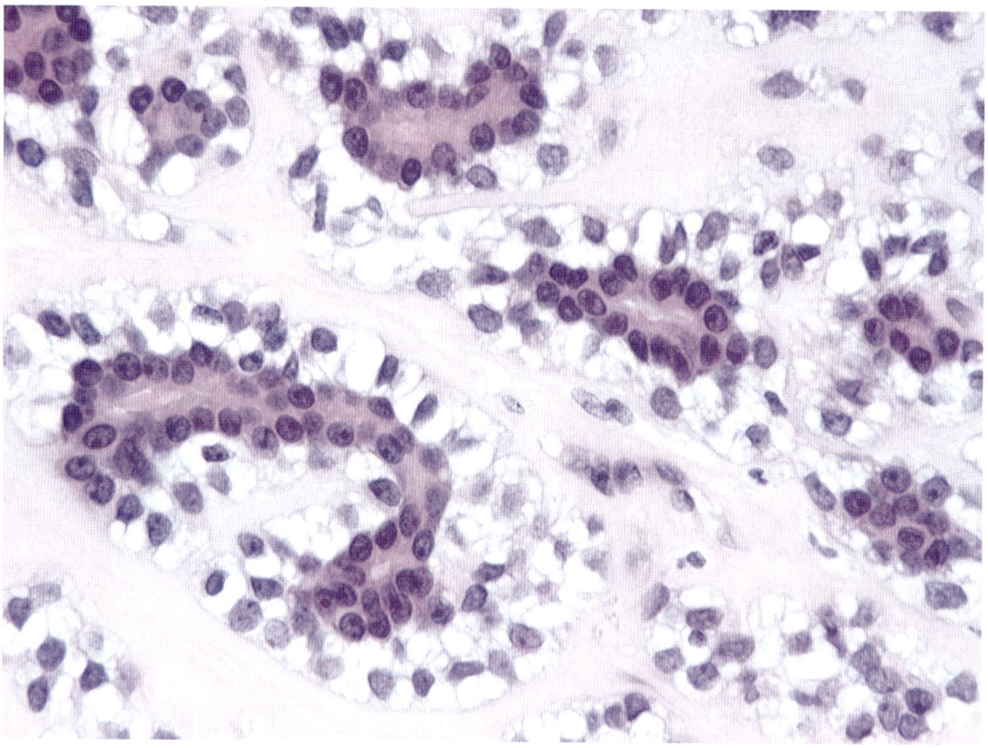

图 12-47
高倍镜下显示腔内层导管样细胞的嗜酸性胞浆。肌上皮细胞含有透亮的胞浆和更明显泡状的核染色质。

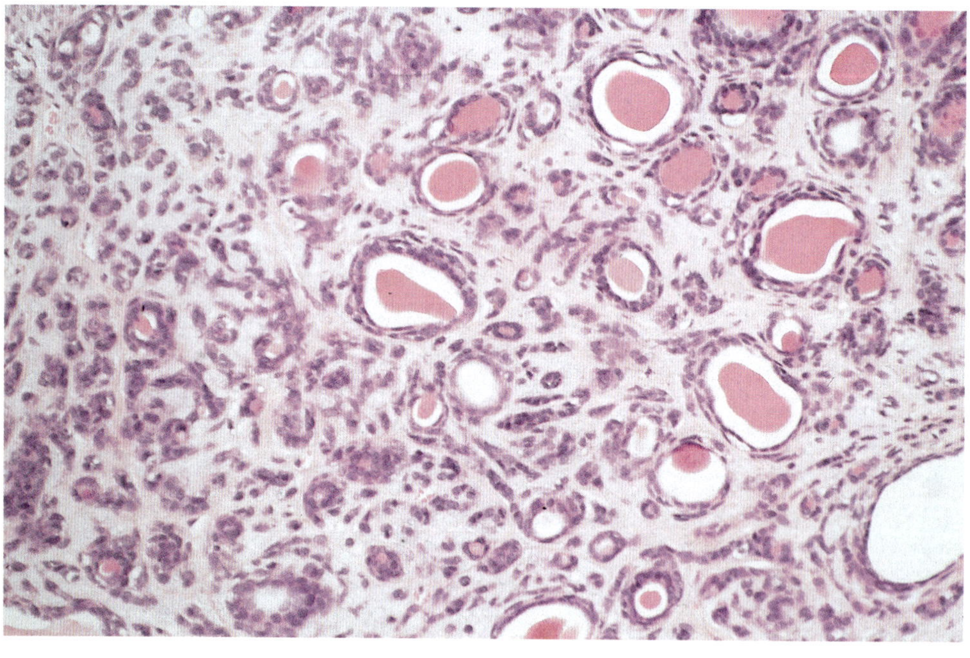

图 12-48
玻璃样物质分隔这些腔内有分泌物的腺样结构。

典型的腔细胞区域少见。核分裂通常很少超过 2/10HPF。神经周围和血管浸润相对常见，骨侵犯偶见（图12-49）。EMC可来源于多形性腺瘤，少数杂交瘤的病例已被描述。近来，去分化的 EMC 病例也有报道。

辅助检查

导管内衬细胞表达低分子量细胞角蛋白、CAM5.2 和 EMA（图 12-50）。外层透明细胞表达肌上皮标记物，如钙结合蛋白、α-SMA、p63和可靠性差的S-100蛋白（图 12-50）。

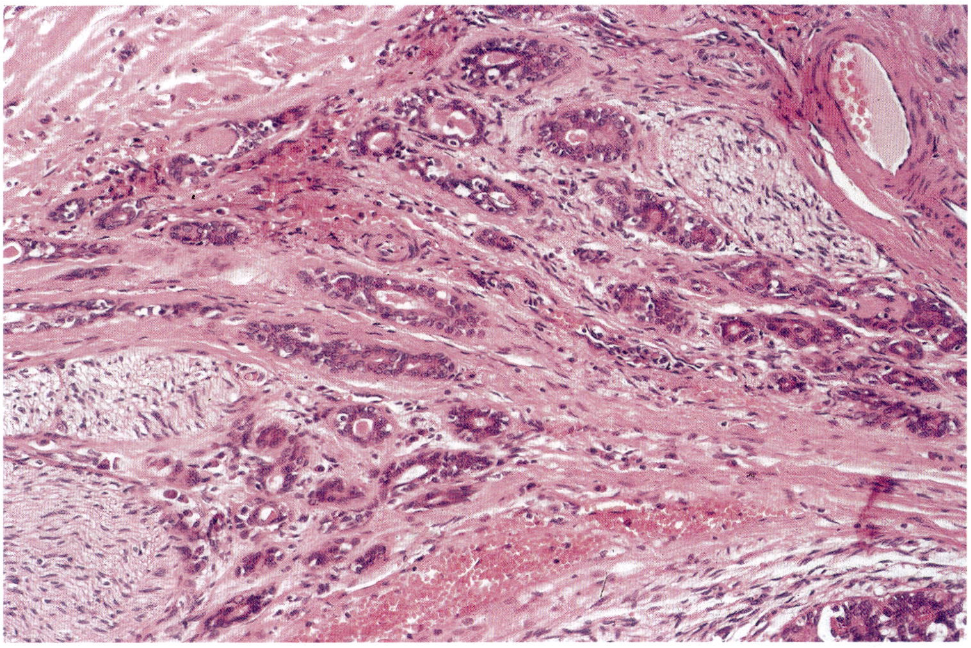

图 12-49
显示上皮 - 肌上皮癌中神经周围浸润。

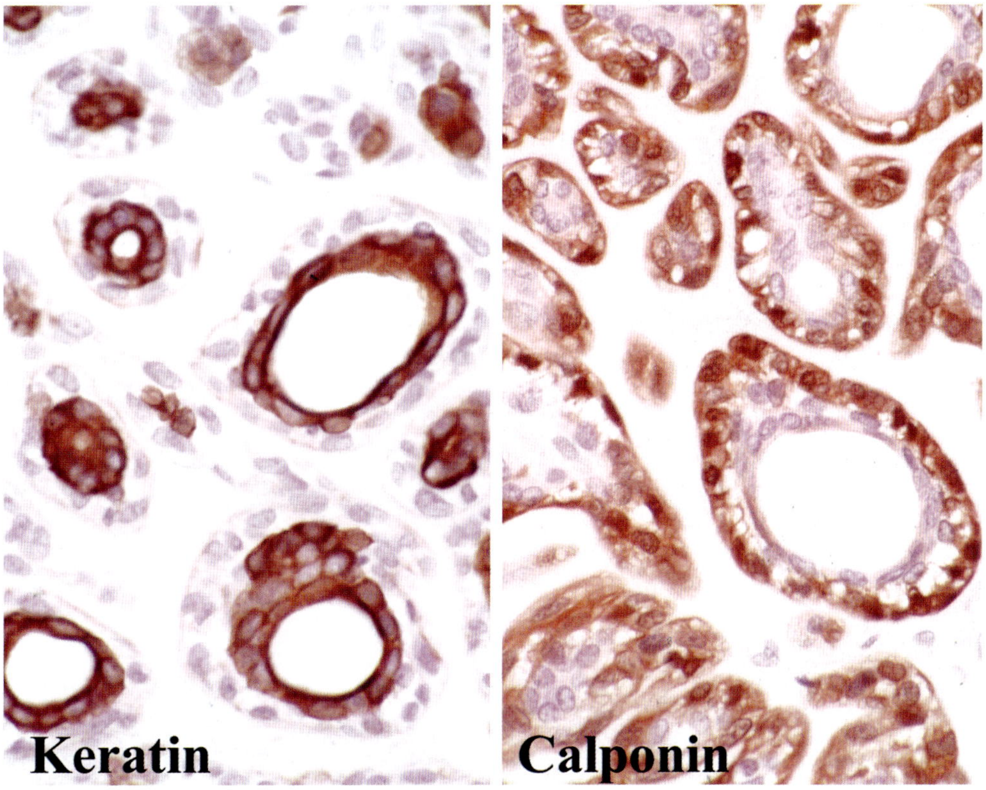

图 12-50
左：内层导管型细胞角蛋白高表达。右：外层肌上皮细胞钙结合蛋白强阳性。

鉴别诊断

EMC 的鉴别诊断包括形成双层导管样结构和主要由透明细胞组成的肿瘤。双层导管样结构在多形性腺瘤（pleomorphic adenoma）和管状型腺样囊腺癌（tubular variant of adenoid cystic carcinoma）中可见。这些肿瘤中的透明细胞倾向有不太丰富的胞浆和深染的有角的核。另外，EMC 的透明细胞典型地富含糖原。然而，典型肿瘤通常在局部形成变型，主要问题是由于活检标本取材有限。在这种情况下，确切地区分这些肿瘤不太可能。大部分良性和恶性涎腺肿瘤能够看到灶状或广泛的以透明细胞为主的区域。包括多形性腺瘤的透明细胞型、肌上皮细胞瘤（myoepithelioma）、嗜酸细胞瘤（oncocytoma）、黏液表皮样癌（mucoepidermoid carcinoma）和透明细胞癌[clear cell carcinoma（NOS）]。另外，需要通过CD10、肾细胞癌（renal cell carcinoma，RCC）标记物、甲状腺球蛋白和 TTF-1 的染色以除外肾和甲状腺的转移癌。

预后及治疗

EMC是一种具有中等侵袭性的涎腺肿瘤，高复发率（40%），约15%的病例发生局部淋巴结转移和远处转移到肺、肝和肾。5 年生存率为 80%，10 年生存率为 72%。提示预后不良的临床特征包括不完全切除、体积大、生长迅速和发生在小涎腺。与预后不良有关的镜下特点包括细胞异型性、高核分裂频率和非整倍性。选择外科手术治疗，有证据表明有局部淋巴结播散的患者应加以颈部扩清。对晚期或复发病例可辅以放疗。

涎腺导管癌

临床特点

涎腺导管癌（salivary duct carcinoma，SDC）可以是原发，也可以是癌在多形性腺瘤中（carcinoma ex pleomorphic adenoma）的一个相对常见的恶性成分。

涎腺导管癌
疾病概况

定义	涎腺导管癌是一种类似于高度恶性乳腺导管腺癌的侵袭性腺癌
发生及部位	大约占恶性涎腺肿瘤的 9% 多形性腺瘤中常见的恶性肿瘤类型 绝大多数发生在大腺体（通常是腮腺）
发病率和死亡率	约 1/3 的病例局部复发 约 60% 的病例发生局部淋巴结转移，大约 50% 的病例发生远处播散 65% 的患者死于本病
性别、种族和年龄	男性>>女性（男：女为 4：1） 发病高峰在 60 ～ 70 岁
临床特点	表现为迅速生长的肿瘤 溃疡和面神经麻痹常见 如果它发生在癌在多形性腺瘤中，会有一个长期存在的肿块迅速增大
预后及治疗	多数侵袭性涎腺肿瘤中约 60% 有局部转移，约 50% 病例出现远处播散 与预后不良有关的特征包括肿瘤体积大、发生远处转移和 HER-2/NEU 过表达 外科根治手术辅以放疗

它大约占恶性涎腺肿瘤的9%。发病年龄 22 ～ 91 岁，多数患者年龄超过50岁。男性发病具有显著优势，与女性比至少是 4 ：1。绝大多数病例发生在大腺体（96%），主要是腮腺，很少发生在鼻腔鼻窦和喉。它们通常表现为快速生长的肿块，溃疡和面神经麻痹相对常见。来源于多形性腺瘤中的癌可能有长期存在肿块而最近增大的病史。

病理学特点

大体所见

切面主要为实性、白色、灰色或棕褐色，常见囊腔、坏死和出血。肿瘤通常侵入周围组织，但偶有病例界限相对清楚。典型的肉眼检查特点是可能发现一个早已存在的多形性腺瘤。

镜下所见

SDC类似乳腺原位癌和浸润性导管癌（图12-51）。最典型的特征是形成有筛状结构、“Roman桥”和粉

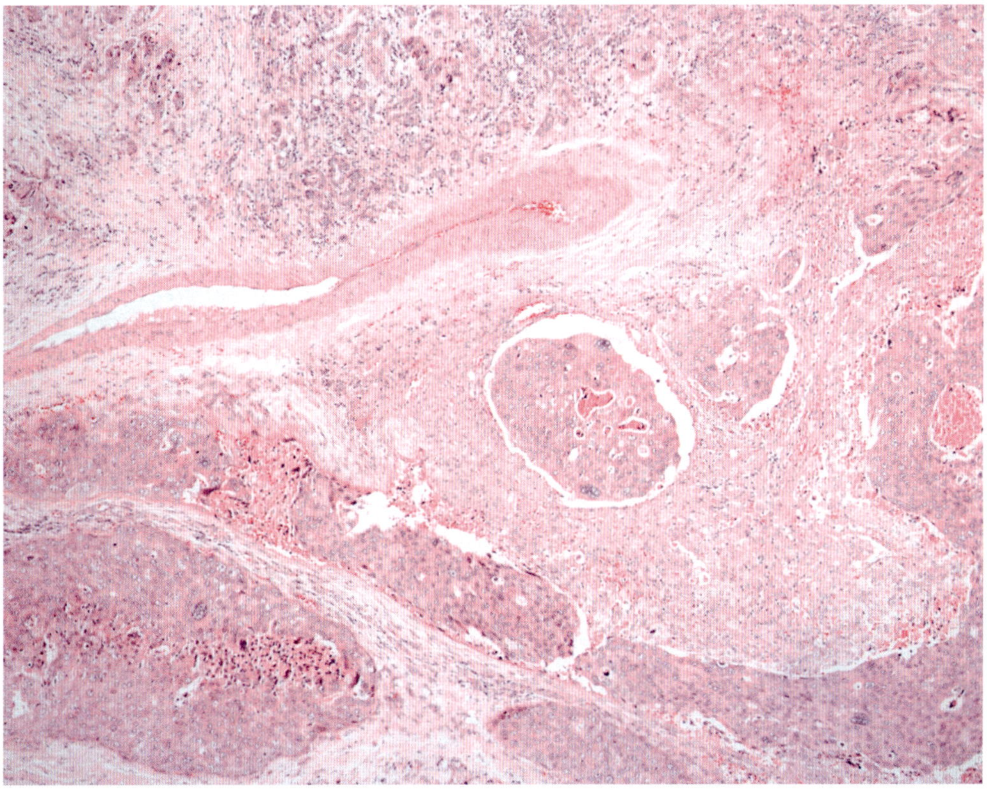

图 12-51
大的肿瘤巢和扩张的涎腺导管。可见脉管浸润、粉刺样坏死和重度纤维化。

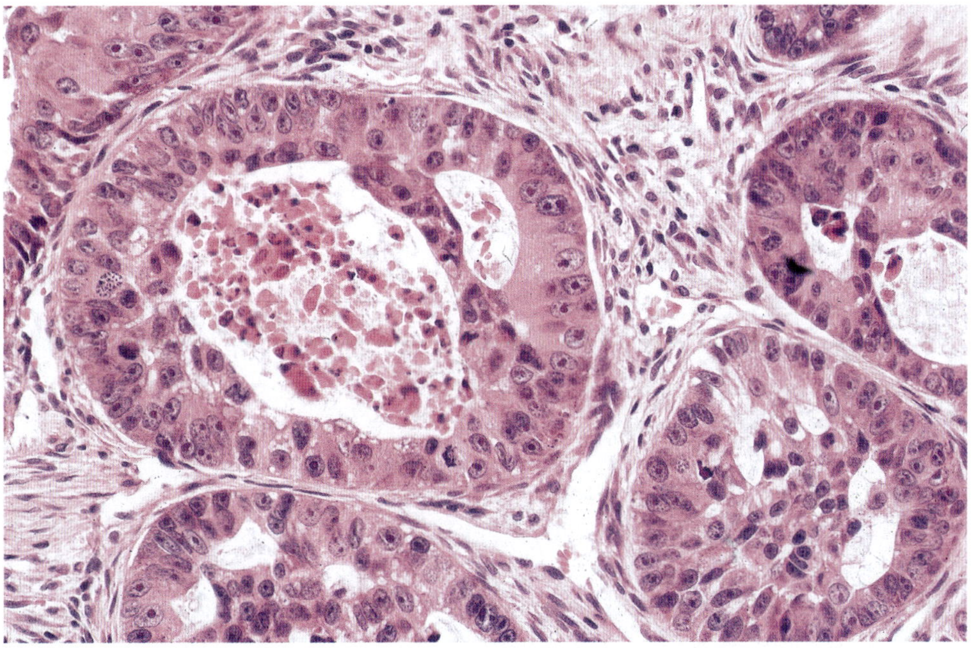

图 12-52
在这个 SDC 中可见筛状区，有“Roman 桥”形成和粉刺样坏死。注意多形性现象和核分裂象。

刺样坏死的大导管（图12-52）。另外，可见实性和乳头状的区域以及明显的鳞状分化（图12-53）。间质纤维化和炎症浸润常是一个显著特征。血管和神经浸润常见而且广泛。典型的肿瘤由细胞学上含丰富粉红色颗粒状细胞质的多形细胞组成（图12-54）。嗜酸细胞化生是一个常见、有时甚至是显著的特征。核大、深染，有明显的核仁，核分裂象多见。肿瘤有时呈双相性，含有恶性梭形细胞、肉瘤样间质（图12-55）。几种其他变型最近被报道。富于黏液型除了更典型的成分外，可见上皮黏液湖内含有恶性细胞。一些肿瘤含

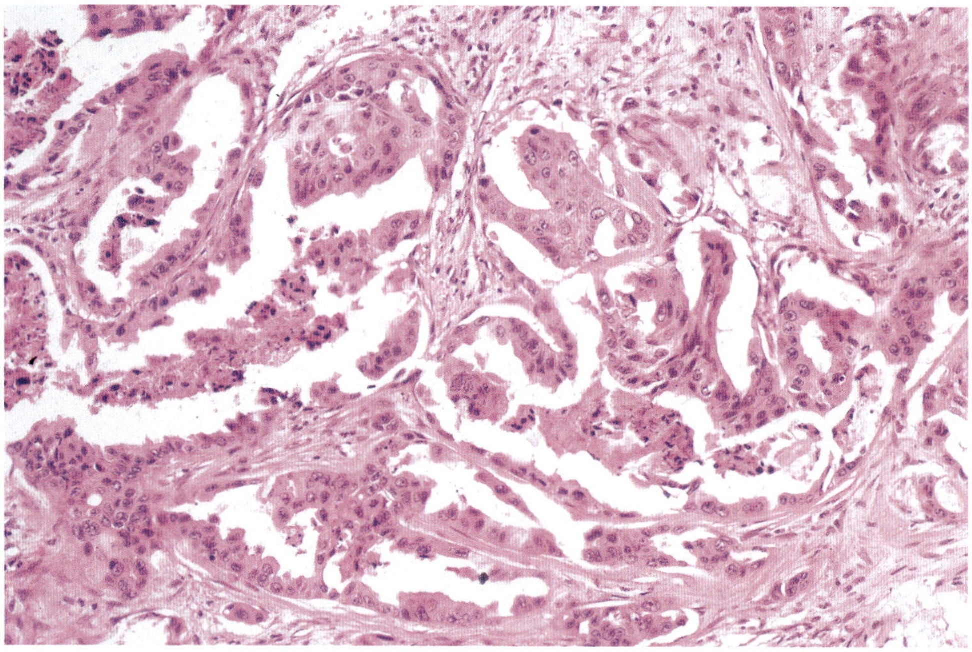

图 12-53
在该例涎腺导管癌中可见乳头状生长方式。

涎腺导管癌
病理学特点

大体所见	为实性、白色、灰色或棕褐色 囊腔、坏死和出血常见 通常可见侵入周围组织 典型的肉眼检查特点是可能发现一个早已存在的多形性腺瘤
镜下所见	类似乳腺导管腺癌，导管内癌和浸润性导管癌 脉管和神经浸润 有筛状结构、Roman 桥和粉刺样坏死的大导管 可见实性、乳头状和鳞状分化区 细胞学上多形性细胞，常含有颗粒性或嗜酸细胞样胞浆 大而深染的核，有明显的核仁和核分裂象
免疫组化特点	广谱细胞角蛋白、CEA 和 EMA 阳性 雄激素受体强阳性（雌激素 / 孕激素受体阴性） 多数可见 HER-2/NEU 蛋白过表达
病理鉴别诊断	转移性乳腺癌、鳞状细胞癌、嗜酸细胞癌，可以是癌在多形性腺瘤中的部分区域

有侵袭性的微乳头成分，具有强烈的血管淋巴管和神经播散倾向。这些肿瘤预后很差。

辅助检查

SDC通常对广谱细胞角蛋白、癌胚抗原和上皮膜抗原呈阳性反应。雄激素受体核强阳性，对肌上皮、雌激素和孕激素标记物通常阴性。前列腺特异性抗原和前列腺酸性磷酸酶阳性表达变化不一致。80% 的SDC表达过氧化物酶体增生物激活受体 γ，通常高表达，阳性部位位于胞浆。多数肿瘤HER-2/NEU蛋白过表达，细胞膜强阳性。

鉴别诊断

SDC 必须与转移性乳腺癌（metastatic breast carcinoma）鉴别。尽管局部与低分化鳞状细胞癌（poorly differentiated squamous cell carcinoma）相似，但可找到更具特征的筛状和导管样结构。乳头区可能与囊腺癌（cystadenocarcinoma）相似，但通常只是局灶性出现，SDC中细胞多形性现象通常更显著。一些肿瘤有大量嗜酸细胞，但它们的组织形态学特点将有助于与嗜酸细胞癌（oncocytic carcinoma）鉴别。

预后及治疗

SDC是最具侵袭性的涎腺肿瘤，总生存率大约是 35%，多数患者 4 年内死亡。约 1/3 的病例出现

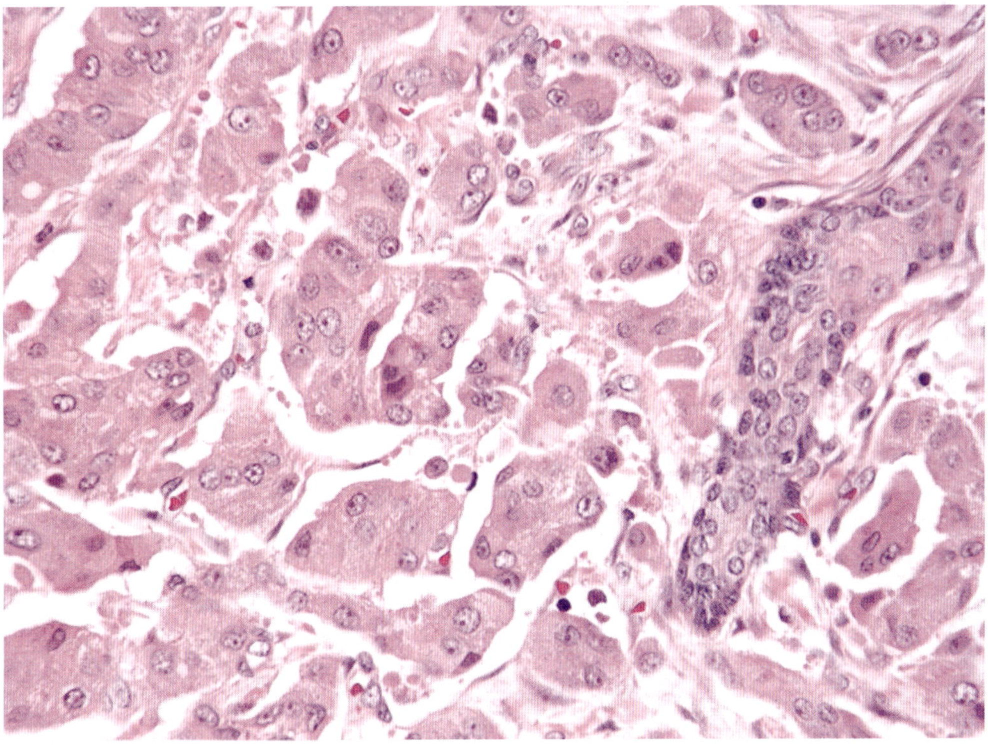

图 12-54
良性导管（右边）与含有颗粒、嗜酸性胞浆的多形细胞形成对比。

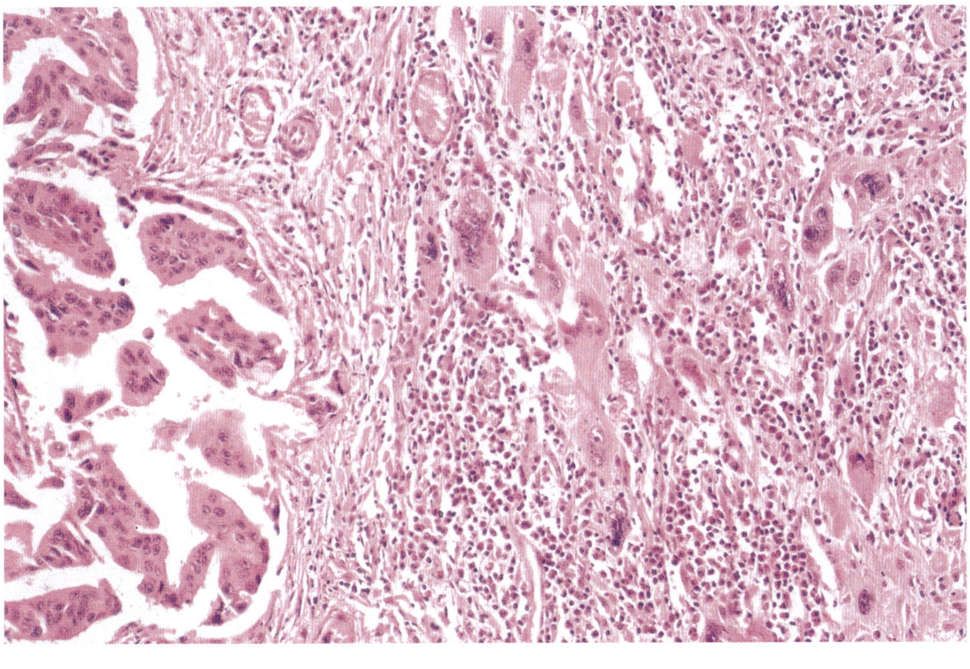

图 12-55
在该例涎腺导管癌中可见乳头状结构与梭形细胞或“肉瘤样”转化区域混合。

局部复发，约 60% 的患者发生局部淋巴结转移。50% 的病例全身性转移到肺和骨。原发肿瘤体积大，明显转移，HER-2/NEU蛋白的过表达提示预后不良。非整倍性、增殖速度、p53 的表达与预后无关。治疗通常包括带颈扩清的全部腮腺切除术和辅助化疗。

癌在多形性腺瘤中

临床特点

癌在多形性腺瘤中（carcinoma ex pleomorphic adenoma，Ca ex PA）约占所有涎腺肿瘤的4%，所有涎腺恶性肿瘤的 12%。原发部位通常是腮腺（67%），

癌在多形性腺瘤中 疾病概况

定义	癌发生于相关的多形性腺瘤（PA）
发生及部位	占所有涎腺肿瘤的4%；涎腺恶性肿瘤的12% 腮腺（67%），颌下腺（15%），小涎腺（18%）
发病率和死亡率	取决于肿瘤大小、类型和浸润范围 5年生存率为25%～65%，10年为24%～50%，15年为10%～35%
性别、种族和年龄	分布无性别差异 常见于50～70岁 儿童罕见
临床特点	典型的长期肿块的病史，伴最近迅速增大 常报道先前有PA手术史 通常无痛，但部分有疼痛，近40%有神经麻痹
预后及治疗	非侵袭性癌的预后与PA相同 通常约25%～50% 5年内局部复发 微侵袭性肿瘤（≤1.5mm）预后相对较好 侵袭性肿瘤（≥1.5mm）预后不良 大的以及组织学高级别肿瘤预后差 选择广泛切除

癌在多形性腺瘤中 病理学特点

大体所见	大小从2cm到巨大（25cm） 局限性的多形性腺瘤（PA）区域伴浸润性成分
镜下所见	先前存在的PA和癌在多形性腺瘤中的相对比例变化很大 原发的PA可瘢痕化或被恶性成分取代 恶性成分常为分化很差的癌或涎腺导管癌 可有几种不同的癌成分 肉瘤、癌和PA混合存在少见
病理鉴别诊断	在细针穿刺或梗死的PA，区分非侵袭性和侵袭性肿瘤，透明变PA中的癌灶容易漏诊

其次是小腺体（18%）、颌下腺（15%）和舌下腺(<1%)。多数病例见于60～70岁；儿童罕见。疾病分布无性别差异。典型病史是一个长期存在的肿块伴近来快速增大或以前做过PA手术。但有些肿瘤持续时间相对较短。肿瘤通常无痛，但有些出现疼痛，大约40%的患者可见神经麻痹。

病理学特点

大体所见

肿瘤可达25cm。可能为一个境界清楚的PA伴有广泛浸润的成分，常见出血和坏死区。先前存在的PA可能被瘢痕区替代。

镜下所见

先前存在的PA和癌在多形性腺瘤中的相对比例变化很大。一些肿瘤可见癌直接与典型的PA毗邻（图12-56）；有时可能很难发现残留的良性成分，尤其在硬化性的肿瘤。恶性成分可能会超过良性成分，诊断可依据临床病史。恶性成分常为低分化的癌、高级别的腺癌（NOS）或涎腺导管癌（图12-57）。然而，大多数其他类型的涎腺癌在癌在多形性腺瘤中均可见到，一些病例的肿瘤内可见不同的分化和几个不同的类型。一个准确的诊断需要足够的肿瘤标本。癌肉瘤（“真正的恶性混合瘤”）已经被定义为癌和肉瘤同时出现，这种肿瘤可能与残留的PA有关；这种情况极为少见。

癌在多形性腺瘤中被分类为非侵袭性、微侵袭性（≤1.5mm）和侵袭性（≥1.5mm）(图12-58)。非侵袭性癌也指包膜内癌、原位癌在多形性腺瘤中或重度异型增生的PA。它们为PA伴有灶状或弥散的细胞学上的恶性细胞，但没有浸润周围组织的证据。这些区域常见核分裂增加。

鉴别诊断

在FNA或伴自发梗死的PA会引起继发性改变，可能与癌在多形性腺瘤中混淆。这些改变包括出血、坏死、炎症、反应性细胞异型，及鳞状或黏

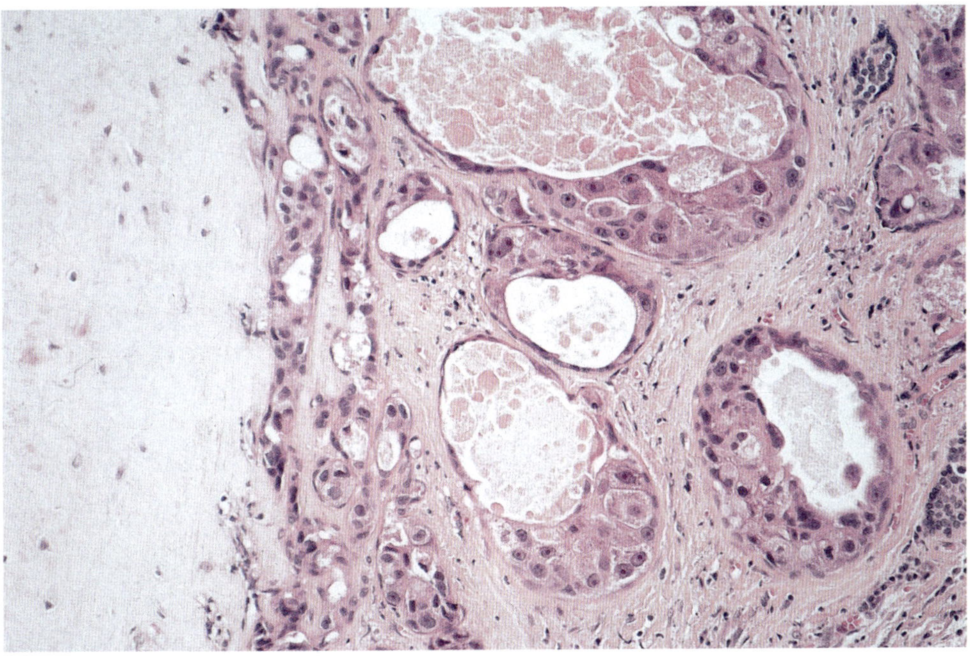

图 12-56
在该例癌在多形性腺瘤中，可见良性多形性腺瘤（左）和具有涎腺导管癌特征的高级别癌混合。

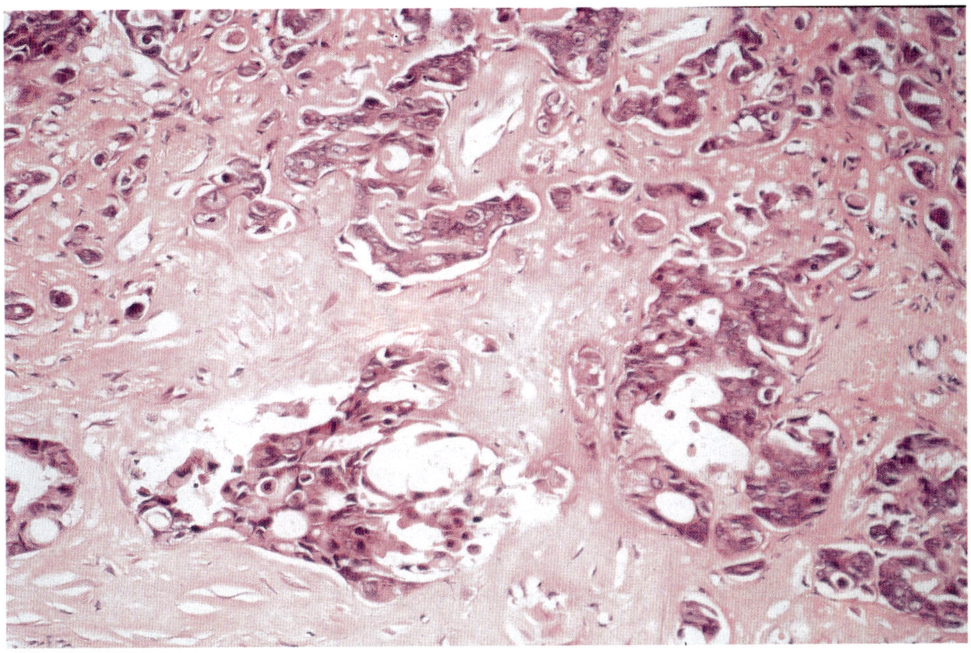

图 12-57
高级别癌浸润到周围纤维组织中。

液细胞化生。区分非侵袭性、微侵袭性和侵袭性肿瘤十分重要，因为它们的预后完全不同。癌也可以发生在其他涎腺腺瘤中，尽管并不常见，但他们的预后较好。癌灶可能出现在透明变的PA中，并易漏诊，尤其在体积大的肿瘤中。转移性PA可能由PA的医源性操作（手术中）引起，在转移部位可见良性上皮成分。

预后及治疗

非侵袭性癌与一般的 PA 预后相同。侵袭性癌通常为进行性，但有一个生物学行为范围。约25%～50%的病例通常在5年内有一次或多次局部复发。约70%的病例有局部或远处转移，常转移到肺、骨、肝、脑

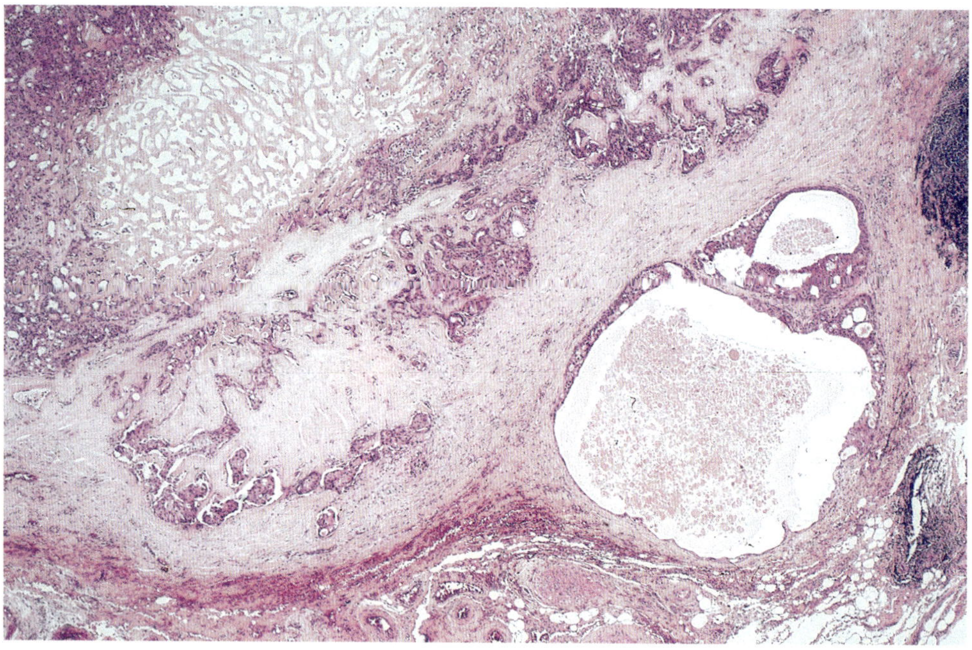

图 12-58
在该例浸润性癌在多形性腺瘤中，良性多形性腺瘤（左）及浸润的区域超出了肿瘤的轮廓。

和其他部位。肿瘤侵袭范围>1.5mm，预后不良，5年生存率为26%～65%，20年生存率为0%～38%。微侵袭性肿瘤（<1.5mm）预后相对较好。大的和组织学高级别的肿瘤预后差。治疗选择广泛切除。

涎腺结外边缘区 B 细胞淋巴瘤

临床特点

黏膜相关淋巴组织的结外边缘区 B 细胞淋巴瘤（extranodal marginal zone B cell lymphoma，EMZBCL）是一种不常见但重要的涎腺低级别B细胞肿瘤。通常可见淋巴上皮性涎腺炎（lymphoepithelial sialadenitis，LESA）的背景，以前称为良性淋巴上皮病变或与原发性或继发性 Sjögren 综合征有关的肌上皮性涎腺炎（MESA）。多数患者年龄在 55 ～ 65 岁，女性明显易发（女：男为 9：1）。80% 以上的患者累及单侧或双侧腮腺，常为无痛性肿块。尽管它们具有肿瘤性质，但肿块可能会有显著的发作性，在一些病例中，继发性上行性细菌感染可能加剧肿瘤的增大，此时疼痛也可成为一个特征。

涎腺结外边缘区 B 细胞淋巴瘤 疾病概况	
定义	一种发生于黏膜相关淋巴组织的结外低度恶性 B 细胞淋巴瘤
发生及部位	绝大多数见于 Sjögren 综合征患者 80% 的病例发生在腮腺，可为双侧
发病率和死亡率	典型的惰性，无显著的发病率或死亡率 有自发性消退的报道
性别、种族和年龄	女性>>>男性（女：男为 9：1） 年龄范围 55 ～ 65 岁
临床特点	患者可能有与Sjögren综合征相关的口干症和干眼症 慢性和有时为发作性的腮腺肿大 有时疼痛由双重上行性感染引起
预后及治疗	多数患者可进行随访而不进行积极治疗 少数转化为高级别淋巴瘤需要另外的治疗

病理学特点

大体所见

肿瘤为一个微黄色、棕褐色到苍白色的坚硬肿块，切面鱼肉样。常见出血，偶见小囊。

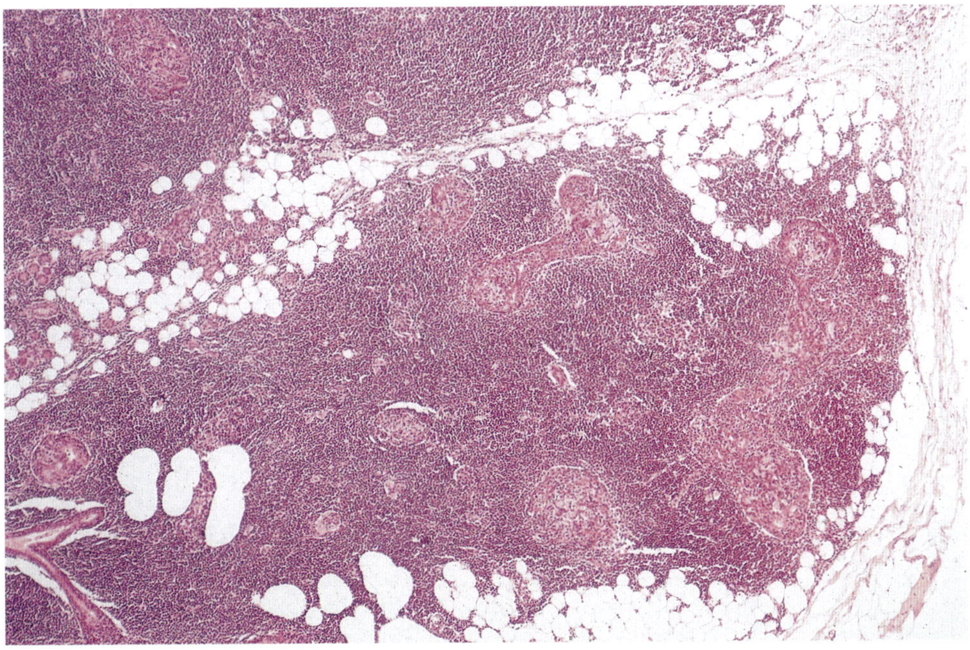

图 12-59
一个大涎腺的淋巴上皮性涎腺炎表现为多灶性炎症性浸润、伴“上皮肌上皮岛”和反应性生发中心。

镜下所见

EMZBCL 通常见于被 MESA 累及的涎腺。LESA 的两个成分是淋巴浸润和上皮肌上皮岛。淋巴浸润最初是多灶性、导管周，为弥漫的离心性分布，进行性破坏腺泡组织（图12-59）。常形成反应性滤泡，由多种类型的 B 细胞组成，滤泡间淋巴组织主要由 T 细胞组成。上皮肌上皮岛由增生的导管组成，并常见管腔闭塞（图12-60）。肌上皮细胞在病变中的作用是有争论的。这些上皮肌上皮岛常含有源自基底膜的玻璃样物质。另外，上皮肌上皮岛内可见 B 细胞和 T 细胞浸润。当EMZBCL形成LESA时，单核细胞样和中心细胞样B细胞呈环状围绕、并进行性侵犯和破坏上皮肌

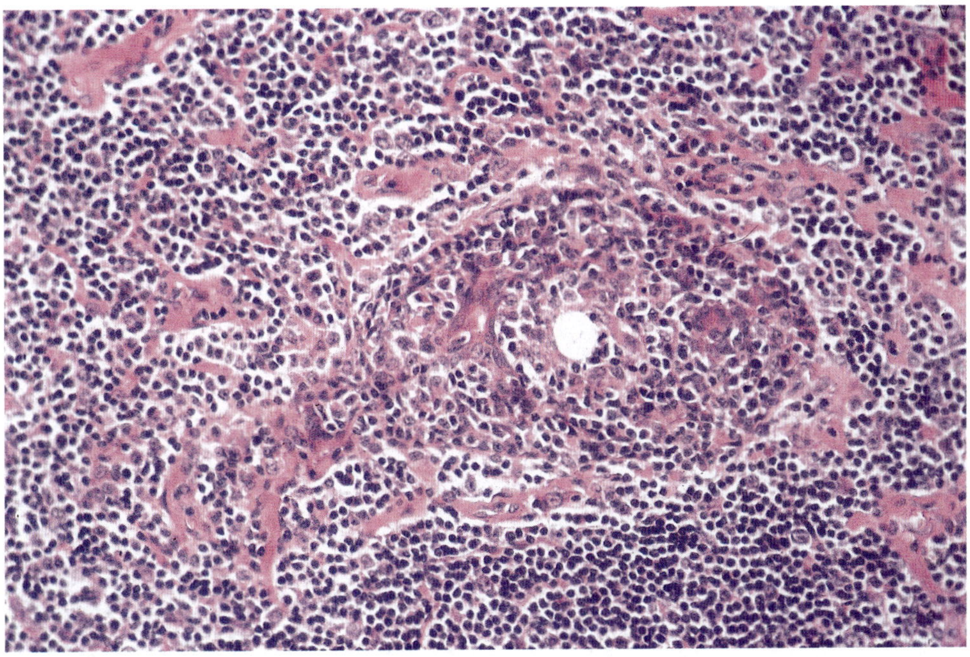

图 12-60
一个“上皮肌上皮岛”含有小的增生性导管伴混合性炎性浸润。

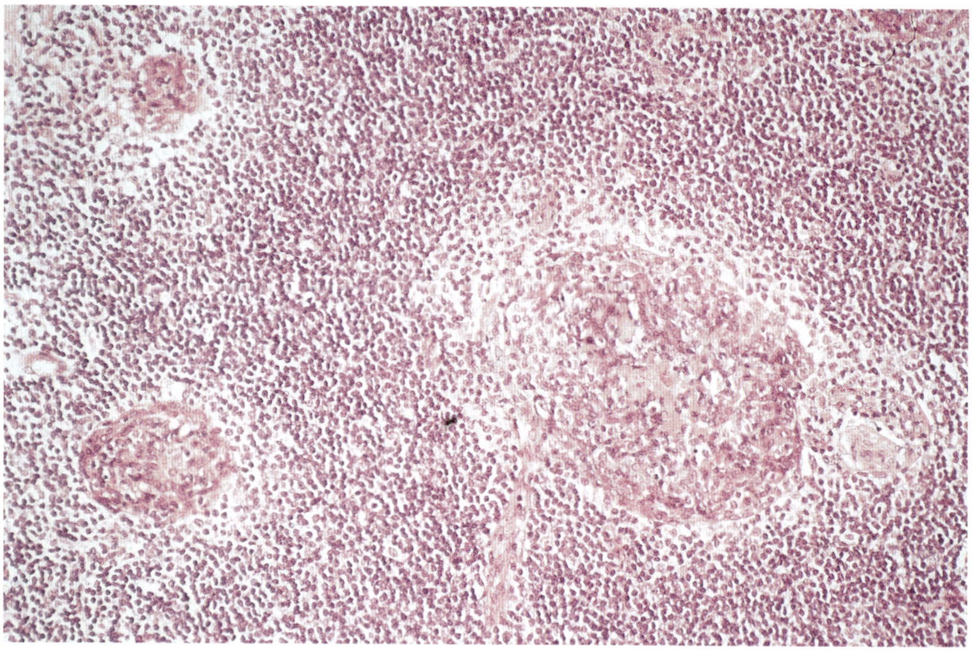

图 12-61
在此例结外边缘区 B 细胞淋巴瘤中，可见单核细胞样细胞环状围绕“上皮肌上皮岛”和少量的玻璃样物质。

上皮岛或“淋巴上皮岛”（图12-61）。另外，免疫母细胞、淋巴浆细胞样细胞和浆细胞分化可能为一显著特征。反应性的滤泡生发中心常见肿瘤性的 B 细胞植入。少数大细胞也较常见，个别情况下其数量增多形成灶状聚集（图12-62）。偶尔，可由此发展成弥漫性大 B 细胞淋巴瘤。淋巴样细胞浸润小叶间隔、腺叶，继而扩展到腺体周围组织。

辅助检查

CD20 或 CD79a 免疫组化染色可以证实肿瘤主要为B细胞表型。肿瘤的浸润特性能够被轻链限制（κ 或 λ 链）所证明。免疫球蛋白基因克隆性重排在诊断 LESA 恶性转化中的意义尚不十分清楚。肿瘤性 B 细胞植入的反应性滤泡常显示bcl-2阳性。残存的上皮岛的残余物能够稳定表达角蛋白（图 12-63）。

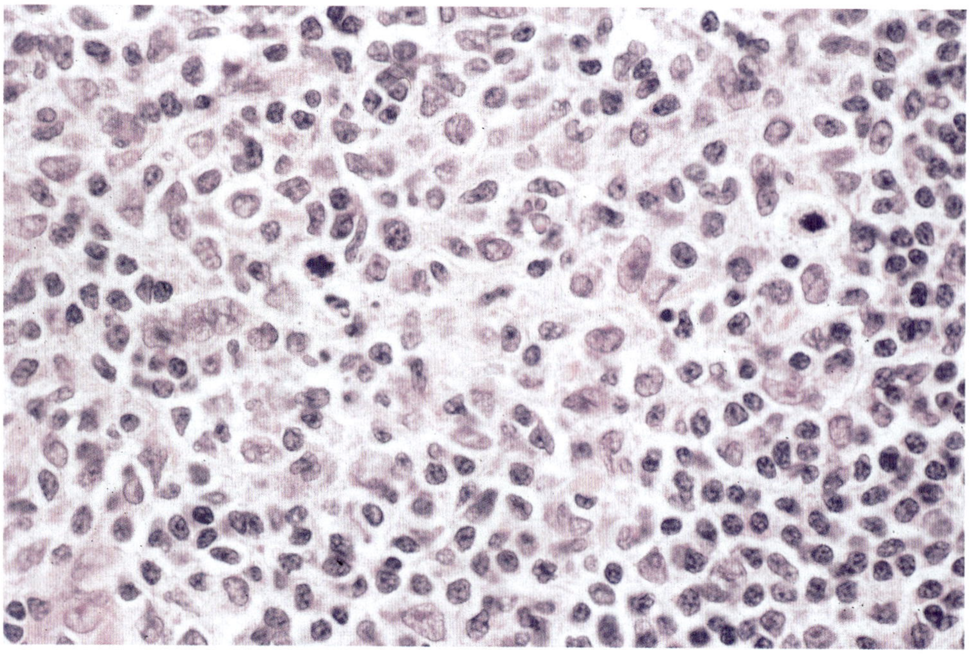

图 12-62
结外边缘区B细胞淋巴瘤中的免疫母细胞、淋巴浆细胞样细胞及增加的核分裂象。

涎腺结外边缘区 B 细胞淋巴瘤
病理学特点

大体所见	坚硬，微黄色 - 棕褐色，切面“鱼肉样” 通常可见出血或微囊
镜下所见	淋巴上皮性涎腺炎（LESA）的背景 上皮肌上皮岛，常被淋巴细胞浸润 弥漫的异型性 B 细胞浸润结节 滤泡周围的单核细胞样 B 细胞环状围绕 浸润细胞包括非典型小淋巴细胞、中心细胞样细胞、单核细胞样 B 细胞、免疫母细胞和浆细胞 反应性生发中心常见，并由肿瘤性 B 淋巴细胞植入
免疫组化特点	B 细胞表型 CD20 和（或）CD79a B 细胞植入的反应性滤泡 bcl-2 常阳性 单克隆性由轻链限制证明 残存上皮肌上皮岛角蛋白染色阳性
病理鉴别诊断	LESA、滤泡性淋巴瘤，少见的弥漫性大B细胞淋巴瘤

鉴别诊断

一些病例使用常规的显微镜不可能区分EMZBCL和 LESA。小叶间隔的消失和淋巴细胞浸润到腺体周围的组织提示有淋巴瘤的转化。EMZBCL和LESA都可含有反应性滤泡，但在 EMZBCL 植入的 B 细胞通常 bcl-2 阳性。轻链限制可证明是典型的 B 细胞淋巴瘤。尽管滤泡性淋巴瘤（follicular lymphoma）在涎腺非常少见，结节性肿瘤可能与滤泡性淋巴瘤混淆，但后者除了对 bcl-2 免疫反应更强之外，其 CD10 和 bcl-6 也是典型的阳性。罕见发展成弥漫性大 B 细胞淋巴瘤（diffuse large B cell lymphoma）。

预后及治疗

EMZBCL通常预后很好，多数患者可以随访，不需积极治疗。一些病例可能出现自发性消退。偶尔转化成高级别肿瘤和发展成涎腺外淋巴瘤。处理通常仅限于获取样本。

不常见癌

基底细胞腺癌

基底细胞腺癌（basal cell adenocarcinoma）在细胞学上由基底样上皮细胞组成，组织形态学上与基底细胞腺瘤相似，但为具有转移潜能的浸润性上皮肿瘤（图 12-64）。基底细胞腺癌很少来源于基底细

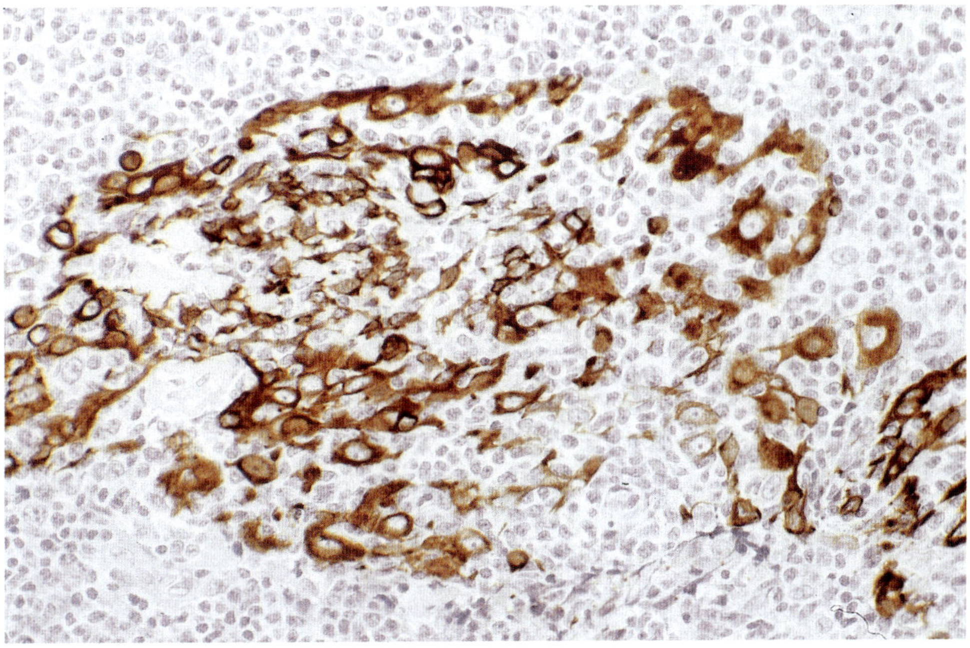

图 12-63
在这个发展成结外边缘区B细胞淋巴瘤的淋巴上皮病变中，角蛋白免疫组化上皮成分阳性。

不常见癌（基底细胞腺癌、透明细胞癌、皮脂腺癌、嗜酸细胞癌）

疾病概况

基底细胞腺癌

临床

基底样细胞肿瘤伴浸润性生长
<涎腺肿瘤的 2%
成人，平均 60 岁
>90% 发生在腮腺
局部破坏，但长期预后好

病理

边缘浸润
基底样细胞，或小而深色，胞浆少，或为大的多边形细胞、有嗜酸性或双嗜性胞浆
实性型、膜性型和管 - 小梁型结构
被不同程度的玻璃样物质分隔
核分裂象少见
可见神经周围和脉管浸润

透明细胞癌（NOS）

临床

单形性恶性上皮肿瘤，透明的胞浆（无其他肿瘤的特征表现）
<涎腺肿瘤的 2%
成人，40 ~ 70 岁为高峰
大约 60% 发生于小涎腺（腭）
局部浸润，但为低级别，外科治疗

病理

无包膜，浸润生长
多角形 / 圆形一致的细胞群，边界清楚、胞浆透明、小核、纤维化分隔肿瘤结节
必须与转移性肾细胞癌以及其他涎腺肿瘤的透明细胞型区分

皮脂腺癌

临床

恶性肿瘤有不同成熟程度的皮脂细胞、多形性和侵袭性生长
<涎腺肿瘤的 1%
成人发病，30 ~ 70 岁为高峰
>90% 发生于腮腺
疼痛可能很明显伴面神经麻痹
扩大切除后 5 年生存率大约 70%

病理

片状、岛状和小梁状结构，有导管结构，可形成囊
皮脂细胞分化程度不同，有时肿瘤只见极少的皮脂细胞
基底样和鳞状细胞中常见细胞异型性和核分裂象
坏死常见，大约 20% 可见神经周浸润

嗜酸细胞癌

临床

细胞形态学上恶性嗜酸细胞排列成腺癌结构，有浸润
<涎腺肿瘤的 1%
成人，平均 65 岁，男性＞女性
80% 发生于腮腺
疼痛或面神经麻痹可能与肿瘤浸润有关
高级别肿瘤，常伴复发和转移

病理

无包膜，由大的、圆形、多边形细胞构成，有丰富的颗粒状嗜酸性胞浆
有明显核仁的大核
不同程度的多形性
常见神经和脉管侵犯
恶性肿瘤 Ki-67 染色常阳性
必须与其他涎腺肿瘤的嗜酸细胞型鉴别

胞腺瘤的基础上。基底细胞腺癌占所有涎腺肿瘤的 2% 以下。在报道中仅见于成人，发病平均年龄为 60 岁。90% 以上的病例发生在腮腺，发生在口腔者罕见。多数病例表现为无痛性肿瘤，有时肿物可持续存在多年。

肿瘤由基底样上皮细胞组成，这些细胞小、深

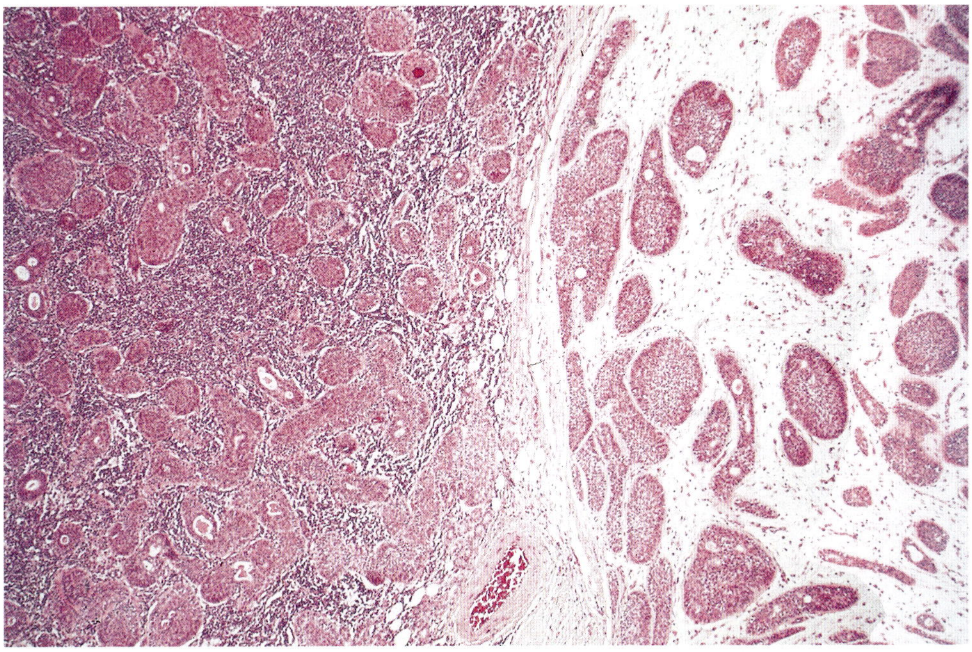

图 12-64
此例基底细胞腺癌可见基底细胞样细胞侵犯邻近淋巴组织。

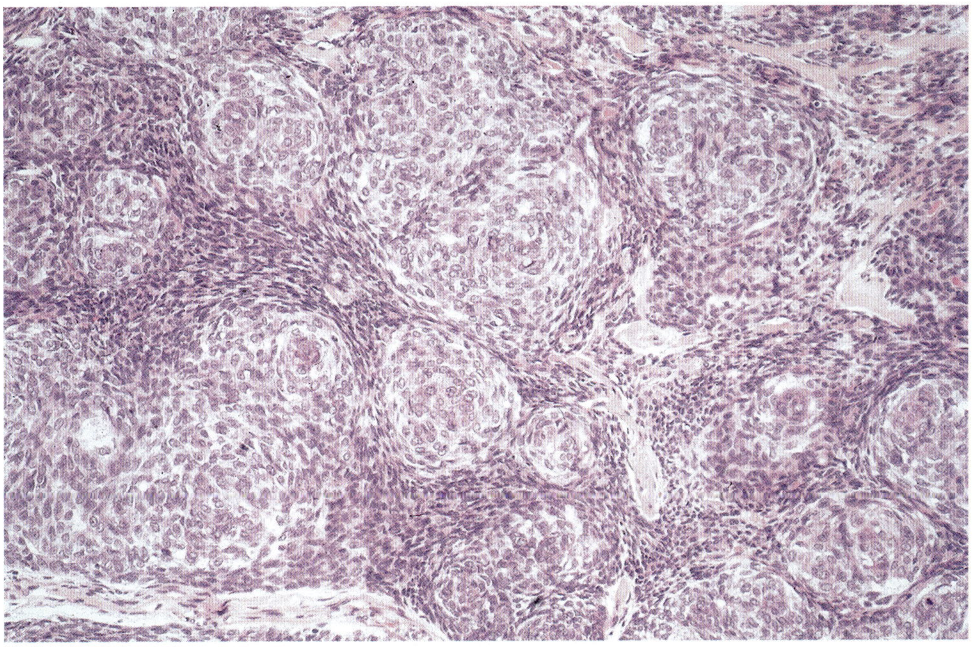

图 12-65
在这例基底细胞腺癌中可见胞浆极少、小而深染的细胞围绕胞浆嗜酸性大的多角形细胞。

染，胞浆少，或呈大多角形，有嗜酸性或双嗜性胞浆(图12-65)。与基底细胞腺瘤一样，有三种主要的组织形态学结构：实性型、膜性型和管 - 小梁型。在实性型中，肿瘤巢被粗细不一的胶原间隔分开。膜性型的基底膜区厚而致密，透明样变，肿瘤巢中常可见玻璃样小滴。周围呈栅栏状和细胞性漩涡状，有时在这两种类型中都可见到鳞状分化。管 - 小梁型结构由基底细胞样细胞相互连成索状，伴不同分化程度的腔。细胞和细胞核的多型性不明显，核分裂少见。Ki-67 和 PCNA 指数较低。然而，这些肿瘤显示浸润性生长，并广泛浸润到周围组织。大约 1/4 的病例可见神经周和脉管侵犯，但是局部和远处转移少见。尽管基底细胞腺癌呈局部破坏，但其长期预后好，肿瘤被认为属于低级别。

透明细胞癌

透明细胞癌[clear cell carcinoma（NOS)]是一种由

单形性细胞群构成的恶性上皮性肿瘤，有透明的胞浆。与其他含有透明细胞的涎腺肿瘤的鉴别在于其缺乏其他肿瘤的典型特征，而且其具有单形性的细胞群。发病高峰 30 ～ 70 岁，大约 60% 发生于口腔内小腺体，尤其是腭。多数表现为无痛性肿块，无溃疡，病史从数周到多年。

透明细胞癌无包膜向周围组织浸润。镜下可见一致的多角形或圆形细胞群，细胞边界清楚。尽管少数细胞的胞浆呈弱嗜酸性（图12-66），但多数细胞的胞浆是透明的。胞浆含有不等量的糖原，但没有明显的黏蛋白内容物。核圆形，偏心性，尽管有时可见中等的多形性，但核分裂少见。细胞呈巢状、片状和条索状排列，无明显的导管分化。有不同厚度的纤维间质和细胞。在所谓的玻璃样变型中，间质致密胶原化，在肿瘤巢间形成厚束。这种肿瘤必须与其他透明细胞型涎腺肿瘤和转移性肾细胞癌鉴别。透明细胞癌呈局部浸润可侵犯神经。肿瘤通常是低度恶性，可以外科保守治疗。

皮脂腺癌

皮脂腺癌（sebaceous carcinoma）是一种由不同成熟程度的皮脂细胞构成的恶性肿瘤，细胞排列成片和（或）巢，有不同程度的多形性、核异型性和侵袭性。是一种罕见肿瘤，发病高峰年龄在 30 ～ 70 岁。90%以上发生在腮腺，肿瘤通常表现为不同程度的疼痛的肿块，有时有面神经麻痹。

肿瘤细胞呈片状、岛状和小梁状排列。导管结构常见，并可以形成囊（图12-67）。皮脂细胞分化程度不同，在一些肿瘤中，以基底细胞样或鳞状细胞型为主，皮脂细胞很难发现。在这些基底细胞样和鳞状细胞中常可见到细胞学的非典型性和核分裂活动。坏死区常见，大约 1/5 的病例出现神经侵犯。在报道的为数不多的病例中 5 年生存率大约是 70%，治疗选择广泛外科切除。

嗜酸细胞癌

嗜酸细胞癌（oncocytic carcinoma）是细胞形态学上的恶性嗜酸细胞的增生，伴有腺癌的结构表型和浸润的特点。这种癌罕见，不到所有涎腺肿瘤的1%。大约80%发生在腮腺，其余发生在颌下腺和小涎腺。发病年龄 29 ～ 91 岁（平均 65 岁），男性占优势。腮腺肿瘤通常形成没有特征的肿块，常伴疼痛或面神经麻痹。

镜下观察肿瘤无包膜，由大的、圆形的或多边形细胞组成，含有丰富的颗粒状的嗜酸性胞浆和大的位于中心的有明显核仁的细胞核（图 12-68）。PTAH 染色线粒体丰富的胞浆通常可见深染的蓝色阳性颗粒。有不同程度的多形性，一些肿瘤在细胞学上的温和

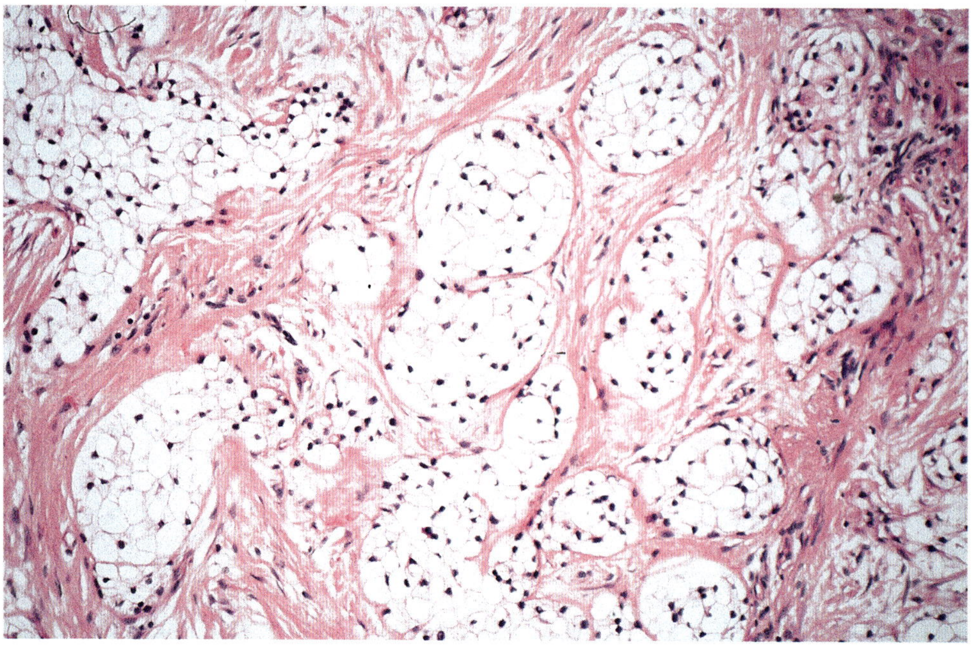

图 12-66
单形性细胞群有透明的胞浆，含有小而浓染的细胞核。纤维束分隔肿瘤结节。没有导管分化。

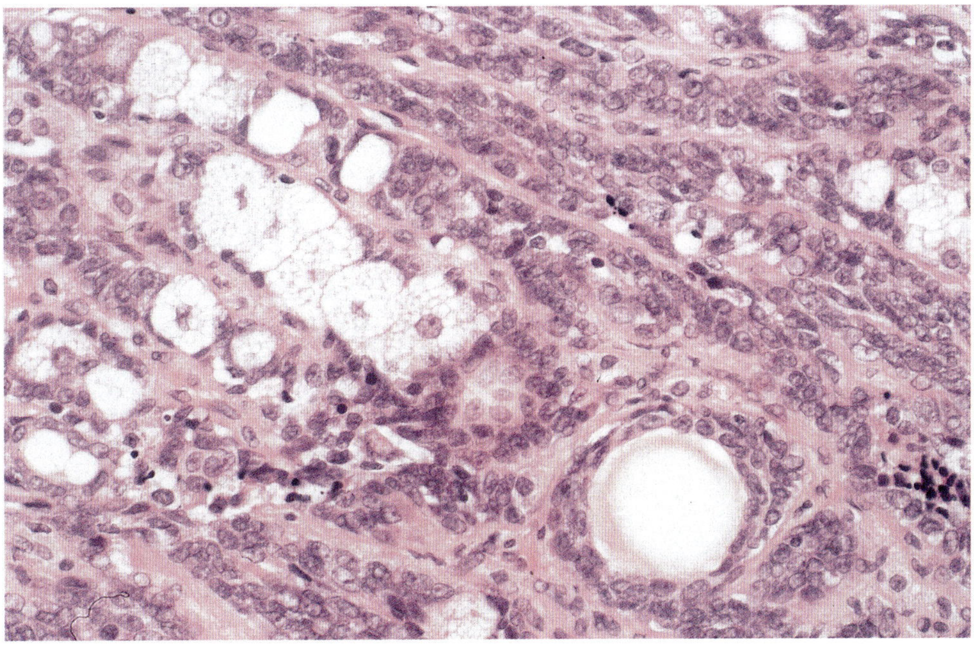

图 12-67
在该例皮脂腺癌中基底样细胞排列成小梁状，有导管结构。在视野的中央可见皮脂分化。

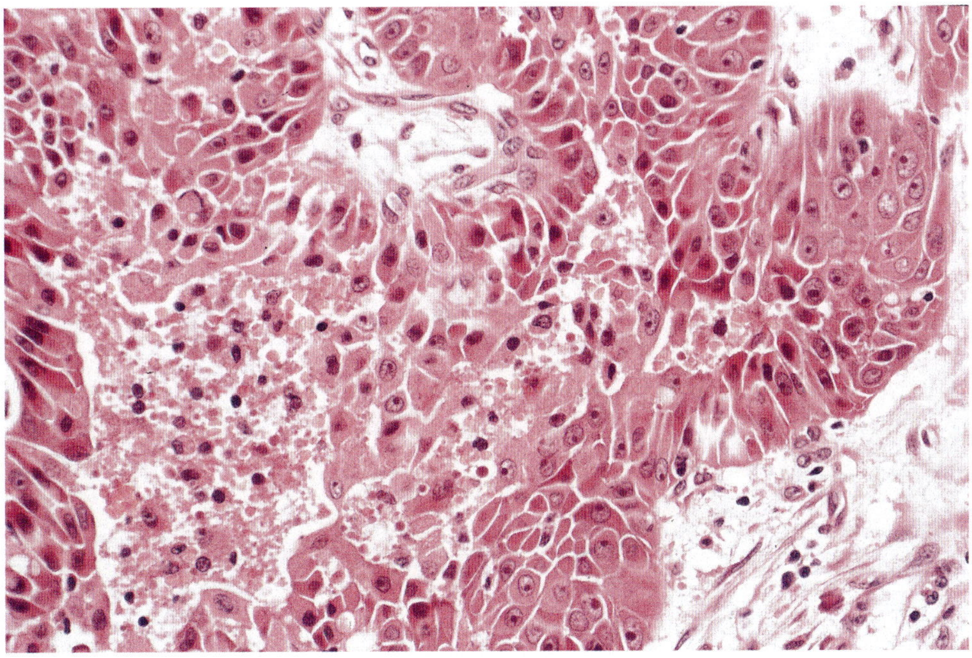

图 12-68
大的多角形细胞含有丰富的嗜酸性胞浆，围绕着有明显核仁的细胞核。可见局部坏死。

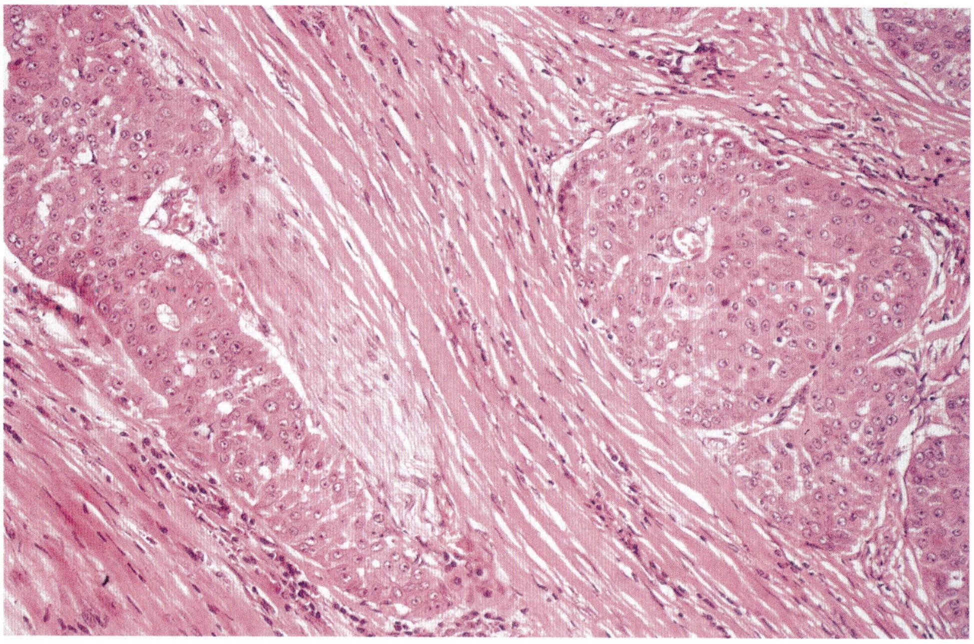

图 12-69
在这个浸润性的肿瘤中，嗜酸细胞癌细胞排列成腺样或导管样结构，可见神经浸润。

区，提示它们来源于先前存在的嗜酸细胞瘤。Ki-67染色对于鉴别良性和恶性嗜酸细胞肿瘤可能有价值。细胞排列成片状、痣细胞团样和条索状，有时出现导管样结构。肿瘤浸润周围组织，常见神经和脉管侵犯（图12-69）。嗜酸细胞癌常常是一个排除了其他涎腺嗜酸细胞恶性肿瘤后的排除性诊断。嗜酸细胞癌通常是高度恶性，常局部复发、局部和远处转移。

推荐阅读

非特异性腺癌

1. Auclair P, van der Wal JE: Adenocarcinoma, not otherwise specified. In: Barnes EL, Eveson JW, Reichart P, Sidransky D, eds. Pathology and Genetics of Head and Neck Tumours. Kleihues P, Sobin LH, series eds. World Health Organization Classification of Tumours. Lyon, France: IARC Press, 2005:238–239.
2. Ellis GL, Auclair PLL Tumors of the salivary glands, 3rd ed. Washington, DC: Armed Forces Institute of Pathology, 1996.
3. Matsuba HM, Mauney M, Simpson JR, et al.: Adenocarcinomas of major and minor salivary gland origin: a histopathologic review of treatment failure patterns. Laryngoscope 1988;98:784–788.
4. Nagao K, Matsuzaki O, Saiga H, et al.: Histopathologic studies on adenocarcinoma of the parotid gland. Acta Pathol Jpn 1986;36:337–347.
5. Sheahan P, Byrne M, Hafidh M, et al.: Neck dissection findings in primary head and neck high-grade adenocarcinoma. J Laryngol Otol 2004;118:532–536.
6. Spiro RH, Huvos AG, Strong EW: Adenocarcinoma of salivary origin. Clinicopathologic study of 204 patients. Am J Surg 1982;44:423–431.
7. Wahlberg P, Anderson H, Biorklund A, et al.: Carcinoma of the parotid and submandibular glands—a study of survival in 2,465 patients. Oral Oncol 2002;38:706–713.

黏液表皮样癌

1. Auclair PL, Goode RK, Ellis GL: Mucoepidermoid carcinoma of intraoral salivary glands. Evaluation and application of grading criteria in 143 cases. Cancer 1992;69:2021–2030.
2. Boahene DK, Olsen KD, Lewis JE, et al.: Mucoepidermoid carcinoma of the parotid gland: the Mayo clinic experience. Arch Otolaryngol Head Neck Surg 2004;130:849–856.
3. Brandwein MS, Ivanov K, Wallace DI, et al.: Mucoepidermoid carcinoma: a clinicopathologic study of 80 patients with special reference to histological grading. Am J Surg Pathol 2001;25:835–845.
4. Ellis GL: Clear cell neoplasms in salivary glands: clearly a diagnostic challenge. Ann Diagn Pathol 1998;2:61–78.
5. Fadare O, Hileeto D, Gruddin YL, Mariappan MR: Sclerosing mucoepidermoid carcinoma of the parotid gland. Arch Pathol Lab Med 2004;128:1046–1049.
6. Goode RK, Auclair PL, Ellis GL: Mucoepidermoid carcinoma of the major salivary glands: clinical and histopathologic analysis of 234 cases with evaluation of grading criteria. Cancer 1998;82:1217–1224.
7. Goode RK, El-Naggar AK: Mucoepidermoid carcinoma. In: Barnes EL, Eveson JW, Reichart P, Sidransky D, eds. Pathology and Genetics of Head and Neck Tumours. Kleihues P, Sobin LH, series eds. World Health Organization Classification of Tumours. Lyon, France: IARC Press, 2005:219–220.
8. Guzzo M, Andreola S, Sirizzotti G, Cantu G: Mucoepidermoid carcinoma of the salivary glands: clinicopathologic review of 108 patients treated at the National Cancer Institute of Milan. Ann Surg Oncol 2002;9:688–695.
9. Nagao T, Gaffey TA, Kay PA, et al.: Dedifferentiation in low-grade mucoepidermoid carcinoma of the parotid gland. Hum Pathol 2003;34:1068–1072.

腺泡细胞癌

1. Colmenero C, Patron M, Sierra I: Acinic cell carcinoma of the salivary glands. A review of 20 new cases. J Craniomaxillofac Surg 1991;19:260–266.
2. Ellis GL, Corio RL: Acinic cell adenocarcinoma. A clinicopathologic analysis of 294 cases. Cancer 1983;52:542–549.
3. Ellis GL, Auclair PL: Tumors of the salivary glands, 3rd ed. Tumor Fascicle Series. Washington, DC: Armed Forces Institute of Pathology, 1996.

4. Ellis G, Simpson RHW: Acinic cell carcinoma. In: Barnes EL, Eveson JW, Reichart P, Sidransky D, eds. Pathology and Genetics of Head and Neck Tumours. Kleihues P, Sobin LH, series eds. World Health Organization Classification of Tumours. Lyon, France: IARC Press, 2005:216–218.
5. Hellquist HB, Sundelin K, Di Bacco A, et al.: Tumour growth fraction and apoptosis in salivary gland acinic cell carcinomas. Prognostic implications of Ki-67 and bcl-2 expression and of in situ end labelling (TUNEL). J Pathol 1997;181:323–329.
6. Ihrler S, Blasenbreu-Vogt S, Sendelhofert A, et al.: Differential diagnosis of salivary acinic cell carcinoma and adenocarcinoma (NOS). A comparison of (immuno-)histochemical markers. Pathol Res Pract 2002;198:777–783.
7. Michal M, Skalova A, Simpson RH, et al.: Well-differentiated acinic cell carcinoma of salivary glands associated with lymphoid stroma. Hum Pathol 1997;28:595–600.
8. Seifert G: Histopathology of malignant salivary gland tumours. Eur J Cancer B Oral Oncol 1992;28B:49–56.
9. Timon CI, Dardick I, Panzarella T, et al.: Clinico-pathological predictors of recurrence for acinic cell carcinoma. Clin Otolaryngol 1995;20: 396–401.

腺样囊性癌

1. Edwards PC, Bhuiya T, Kelsch RD: C-kit expression in the salivary gland neoplasms adenoid cystic carcinoma, polymorphous low-grade adenocarcinoma, and monomorphic adenoma. Oral Surg Oral Med Oral Pathol Oral Radiol Endod 2003;95:586–593.
2. El-Naggar AK, Huvos AG: Adenoid cystic carcinoma. In: Barnes EL, Eveson JW, Reichart P, Sidransky D, eds. Pathology and Genetics of Head and Neck Tumours. Kleihues P, Sobin LH, series eds. World Health Organization Classification of Tumours. Lyon, France: IARC Press, 2005:221–222.
3. Garden AS, Weber RS, Morrison WH, et al.: The influence of positive margins and nerve invasion in adenoid cystic carcinoma of the head and neck treated with surgery and radiation. Int J Radiat Oncol Biol Phys 1995;32:619–626.
4. Hamper K, Lazar F, Dietel M, et al.: Prognostic factors for adenoid cystic carcinoma of the head and neck: a retrospective evaluation of 96 cases. J Oral Pathol Med 1990;19:101–107.
5. Martins C, Fonseca I, Roque L, et al.: Cytogenetic similarities between two types of salivary gland carcinomas: adenoid cystic carcinoma and polymorphous low-grade adenocarcinoma. Cancer Genet Cytogenet 2001;128:130–136.
6. Spiro RH, Huvos AG: Stage means more than grade in adenoid cystic carcinoma. Am J Surg 1992;164:623–628.
7. Spiro RH: Distant metastasis in adenoid cystic carcinoma of salivary origin. Am J Surg 1997;174:495–498.

多形性低度恶性腺癌

1. Castle JT, Thompson LD, Frommelt RA, et al.: Polymorphous low grade adenocarcinoma: a clinicopathologic study of 164 cases. Cancer 1999; 86:207–219.
2. Curran AE, White DK, Damm DD, Murrah VA: Polymorphous low-grade adenocarcinoma versus pleomorphic adenoma of minor salivary glands: resolution of a diagnostic dilemma by immunohistochemical analysis with glial fibrillary acidic protein. Oral Surg Oral Med Oral Pathol Oral Radiol Endod 2001;91:194–199.
3. Darling MR, Schneider JW, Phillips VM: Polymorphous low-grade adenocarcinoma and adenoid cystic carcinoma: a review and comparison of immunohistochemical markers. Oral Oncol 2002;38:641–645.
4. Evans HL, Luna MA: Polymorphous low-grade adenocarcinoma: a study of 40 cases with long-term follow up and an evaluation of the importance of papillary areas. Am J Surg Pathol 2000;24:1319–1328.
5. Kumar M, Stivaros N, Barrett AW, et al.: Polymorphous low-grade adenocarcinoma—a rare and aggressive entity in adolescence. Br J Oral Maxillofac Surg 2004;42:195–199.
6. Luna MA, Wenig BM: Polymorphous low-grade adenocarcinoma. In: Barnes EL, Eveson JW, Reichart P, Sidransky D, eds. Pathology and Genetics of Head and Neck Tumours. Kleihues P, Sobin LH, series eds. World Health Organization Classification of Tumours. Lyon, France: IARC Press, 2005:223–225.
7. Nagao T, Gaffey TA, Kay PA, Minato H, et al.: Polymorphous low-grade adenocarcinoma of the major salivary glands: report of three cases in an unusual location. Histopathology 2004;44:164–171.
8. Penner CR, Folpe AL, Budnick SD: C-kit expression distinguishes salivary gland adenoid cystic carcinoma from polymorphous low-grade adenocarcinoma. Mod Pathol 2002;15:687–691.

上皮-肌上皮癌

1. Cho KJ, El Naggar AK, Ordonez NG, et al.: Epithelial-myoepithelial carcinoma of salivary glands. A clinicopathologic, DNA flow cytometric, and immunohistochemical study of Ki-67 and HER-2/neu oncogene. Am J Clin Pathol 1995;103:432–437.
2. Fonseca I, Soares J: Epithelial-myoepithelial carcinoma of the salivary glands. A study of 22 cases. Virchows Arch A Pathol Anat Histopathol 1993;422:389–396.
3. Fonseca I, Felix A, Soares J: Dedifferentiation in salivary gland carcinomas. Am J Surg Pathol 2000;24:469–471.
4. Fonseca I, Soares J: Epithelial-myoepithelial carcinoma. In: Barnes EL, Eveson JW, Reichart P, Sidransky D, eds. Pathology and Genetics of Head and Neck Tumours. Kleihues P, Sobin LH, series eds. World Health Organization Classification of Tumours. Lyon, France: IARC Press, 2005:225–226.
5. Nagao T, Sugano I, Ishida Y, et al.: Hybrid carcinomas of the salivary glands: report of nine cases with a clinicopathologic, immunohistochemical, and p53 gene alteration analysis. Mod Pathol 2002;15: 724–733.
6. Tralongo V, Daniele E: Epithelial-myoepithelial carcinoma of the salivary glands: a review of literature. Anticancer Res 1998;18:603–608.
7. Wang B, Brandwein M, Gordon R, et al.: Primary salivary clear cell tumors—a diagnostic approach: a clinicopathologic and immunohistochemical study of 20 patients with clear cell carcinoma, clear cell myoepithelial carcinoma, and epithelial-myoepithelial carcinoma. Arch Pathol Lab Med 2002;126:676–685.

涎腺导管癌

1. Barnes L, Rao U, Krause J, et al.: Salivary duct carcinoma. Part I. A clinicopathologic evaluation and DNA image analysis of 13 cases with review of the literature. Oral Surg Oral Med Oral Pathol 1994;78:64–73.
2. Brandwein-Gensler MS, Skálová A, Nagao T: Salivary duct carcinoma. In: Barnes EL, Eveson JW, Reichart P, Sidransky D, eds. Pathology and Genetics of Head and Neck Tumours. Kleihues P, Sobin LH, series eds. World Health Organization Classification of Tumours. Lyon, France: IARC Press, 2005:236–237.
3. Etges A, Pinto DS Jr, Kowalski LP, et al.: Salivary duct carcinoma: immunohistochemical profile of an aggressive salivary gland tumour. J Clin Pathol 2003;56:914–918.
4. Fan CY, Wang J, Barnes EL: Expression of androgen receptor and prostatic specific markers in salivary duct carcinoma: an immunohistochemical analysis of 13 cases and review of the literature. Am J Surg Pathol 2000;24:579–586.
5. Mukunyadzi P, Ai L, Portilla D, et al.: Expression of peroxisome proliferator-activated receptor gamma in salivary duct carcinoma: immunohistochemical analysis of 15 cases. Mod Pathol 2003;16:1218–1223.
6. Nagao T, Gaffey TA, Serizawa H, et al.: Sarcomatoid variant of salivary duct carcinoma: clinicopathologic and immunohistochemical study of eight cases with review of the literature. Am J Clin Pathol 2004;122: 222–231.
7. Nagao T, Gaffey TA, Visscher DW, et al.: Invasive micropapillary salivary duct carcinoma: a distinct histologic variant with biologic significance. Am J Surg Pathol 2004;28:319–326.
8. Simpson RH, Prasad AR, Lewis JE, et al.: Mucin-rich variant of salivary duct carcinoma: a clinicopathologic and immunohistochemical study of four cases. Am J Surg Pathol 2003;27:1070–1079.
9. Skalova A, Starek I, Vanecek T, et al.: Expression of HER-2/neu gene and protein in salivary duct carcinomas of parotid gland as revealed by fluorescence in-situ hybridization and immunohistochemistry. Histopathology 2003;42:348–356.

癌在多形性腺瘤中

1. Brandwein M, Huvos AG, Dardick I, et al.: Noninvasive and minimally invasive carcinoma ex mixed tumor: a clinicopathologic and ploidy

study of 12 patients with major salivary tumors of low (or no?) malignant potential. Oral Surg Oral Med Oral Pathol Oral Radiol Endod 1996;81:655-664.
2. Gnepp DR: Carcinosarcoma. In: Barnes EL, Eveson JW, Reichart P, Sidransky D, eds. Pathology and Genetics of Head and Neck Tumours. Kleihues P, Sobin LH, series eds. World Health Organization Classification of Tumours. Lyon, France: IARC Press, 2005:244.
3. Gnepp DR: Metastasizing pleomorphic adenoma. In: Barnes EL, Eveson JW, Reichart P, Sidransky D, eds. Pathology and Genetics of Head and Neck Tumours. Kleihues P, Sobin LH, series eds. World Health Organization Classification of Tumours. Lyon, France: IARC Press, 2005:245.
4. Gnepp DR: Malignant mixed tumors of the salivary glands: a review. Pathol Annu 1993;28 Pt 1:279-328.
5. Gnepp DR, Brandwein-Gensler MS, El-Naggar AK, Nagao T: Carcinoma ex pleomorphic adenoma. In: Barnes EL, Eveson JW, Reichart P, Sidransky D, eds. Pathology and Genetics of Head and Neck Tumours. Kleihues P, Sobin LH, series eds. World Health Organization Classification of Tumours. Lyon, France: IARC Press, 2005:242-243.
6. Li S, Baloch ZW, Tomaszewski JE, LiVolsi VA: Worrisome histologic alterations following fine-needle aspiration of benign parotid lesions. Arch Pathol Lab Med 2000;124:87-91.
7. LiVolsi VA, Perzin KH: Malignant mixed tumors arising in salivary glands. I. Carcinomas arising in benign mixed tumors: a clinicopathologic study. Cancer 1977;39:2209-2230.
8. Olsen KD, Lewis JE: Carcinoma ex pleomorphic adenoma: a clinicopathologic review. Head Neck 2001;23:705-712.
9. Skálová A, Jäkel KT: Myoepithelial carcinoma. In: Barnes EL, Eveson JW, Reichart P, Sidransky D, eds. Pathology and Genetics of Head and Neck Tumours. Kleihues P, Sobin LH, series eds. World Health Organization Classification of Tumours. Lyon, France: IARC Press, 2005:240-241.
10. Tortoledo ME, Luna MA, Batsakis JG: Carcinomas ex pleomorphic adenoma and malignant mixed tumors. Histomorphologic indexes. Arch Otolaryngol 1984;110:172-176.

涎腺结外边缘区 B 细胞淋巴瘤

1. Anaya JM, McGruff HS, Banks PM, Talal N: Clinicopathological factors relating to malignant lymphoma in Sjögren's syndrome. Semin Arthritis Rheum 1996;25:337-346.
2. Chan ACL, Chan JKC, Abbondanzo SL: Haematolymphoid tumours. In: Barnes EL, Eveson JW, Reichart P, Sidransky D, eds. Pathology and Genetics of Head and Neck Tumours. Kleihues P, Sobin LH, series eds. World Health Organization Classification of Tumours. Lyon, France: IARC Press, 2005:277-280.
3. Isaacson PG, Wright DH: Malignant lymphoma of the salivary gland. In: Isaacson PG, Norton AJ, eds. Extranodal Lymphomas. New York: Churchill Livingstone, 1994.
4. Jaffe ES, Harris NL, Stein H, Vardiman JW: Pathology and Genetics of Tumors of Haemopoietic and Lymphoid Tissues. Lyon, France: IARC Press, 2001.
5. Masaki Y, Sugai S: Lymphoproliferative disorders in Sjögren's syndrome. Autoimmun Rev 2004;3:175-182.
6. Quintana PG, Kapadia SB, Bahler DW, et al.: Salivary gland lymphoid infiltrates associated with Lymphoepithelial lesions: a clinicopathologic, immunophenotypic, and genotypic study. Hum Pathol 1997;28:850-861.
7. Royer B, Cazals-Hatem D, Sibilia J, et al.: Lymphomas in patients with Sjögen's syndrome are marginal zone B-cell neoplasms, arise in diverse extranodal sites, and are not associated with viruses. Blood 1997;90:766-777.

不常见癌（基底细胞腺癌、透明细胞癌、皮脂腺癌、嗜酸细胞癌）

1. Brandwein MS, Huvos AG: Oncocytic tumors of salivary glands. A study of 68 cases with follow-up of 48 cases. Am J Surg Pathol 1991;15:514-528.
2. Ellis G: Clear cell carcinoma, not otherwise specified. In: Barnes EL, Eveson JW, Reichart P, Sidransky D, eds. Pathology and Genetics of Head and Neck Tumours. Kleihues P, Sobin LH, series eds. World Health Organization Classification of Tumours. Lyon, France: IARC Press, 2005:227-228.
3. Ellis G: Basal cell adenocarcinoma. In: Barnes EL, Eveson JW, Reichart P, Sidransky D, eds. Pathology and Genetics of Head and Neck Tumours. Kleihues P, Sobin LH, series eds. World Health Organization Classification of Tumours. Lyon, France: IARC Press, 2005:229-230.
4. Ellis GL, Auclair PL, Gnepp DR, Goode RK: Other malignant epithelial neoplasms. In: Ellis GL, Auclair PL, Gnepp DR, eds. Surgical Pathology of Salivary Glands. Philadelphia: WB Saunders, 1991:455-488.
5. Ellis GL, Wiscovitch JG: Basal cell adenocarcinomas of the major salivary glands. Oral Surg Oral Med Oral Pathol 1990;69:461-469.
6. Gnepp DR: Sebaceous neoplasms of salivary gland origin: a review. Pathol Annu 1983;18(Part 1):71-102.
7. Gnepp DR: Malignant sebaceous tumours. In: Barnes EL, Eveson JW, Reichart P, Sidransky D, eds. Pathology and Genetics of Head and Neck Tumours. Kleihues P, Sobin LH, series eds. World Health Organization Classification of Tumours. Lyon, France: IARC Press, 2005:231.
8. Ito K, Tsukuda M, Kawabe R, et al.: Benign and malignant oncocytoma of the salivary glands with an immunohistochemical evaluation of Ki-67. ORL J Otorhinolaryngol Relat Spec 2000;62:338-341.
9. O'Regan E, Shandilya M, Gnepp DR, et al.: Hyalinizing clear cell carcinoma of salivary gland: an aggressive variant. Oral Oncol 2004;40:348-352.
10. Quddus MR, Henley JD, Affify AM, et al.: Basal cell adenocarcinoma of the salivary gland: an ultrastructural and immunohistochemical study. Oral Surg Oral Med Oral Pathol Oral Radiol Endod 1999;87:485-492.
11. Sciubba JJ, Shimono M: Oncocytic carcinoma. In: Barnes EL, Eveson JW, Reichart P, Sidransky D, eds. Pathology and Genetics of Head and Neck Tumours. Kleihues P, Sobin LH, series eds. World Health Organization Classification of Tumours. Lyon, France: IARC Press, 2005:235.
12. Simpson RH, Sarsfield PT, Clarke T, Babajews A: Clear cell carcinoma of minor salivary glands. Histopathology 1990;17:433-438.

13 耳及颞骨的非肿瘤性病变

Carol Adair

第一鳃裂畸形

第一鳃裂畸形（first branchial cleft anomaly）包括瘘管、窦道及囊肿，是由于第一及第二鳃弓的不完全融合所致，伴有第一鳃裂的腹侧结构。第一鳃裂畸形最常用的分类是 Work and Proctor 分类，Ⅰ型：起源于紧邻外耳道的外胚层；Ⅱ型：第一鳃裂的外胚层及第一、二鳃弓的中胚层，位置更偏向于中线和前方。

临床特点

Ⅰ型鳃裂畸形更常表现为耳廓周围的囊肿而不是窦道或瘘管。病变通常位于耳甲软骨及耳廓的后方、前方及内侧；如果存在窦道，病变则平行于外耳道。尽管多数病例发现于儿童期，但有些病例直到成人才得以诊断，且常因继发感染而被误诊为脓肿或表皮的包含囊肿。女性发病率为男性的 2 倍。切开引流会导致病变残存或数年后复发。

第一鳃裂畸形
疾病概况

定义	由于第一、二鳃弓未完全融合所致的囊肿、瘘管及窦道
发生及部位	少见（不足所有鳃裂畸形的 10%） 耳廓周围伴有颈前或外耳道的窦道 / 瘘管
相关改变或死亡率	常继发感染并可能损伤面神经
性别、种族和年龄	女＞男（女：男为 2：1） 多数发现于儿童期，但Ⅰ型畸形可见于成人（范围：13 ～ 81 岁）
临床特点	无痛性囊肿，颈部皮肤有排液性窦道，外耳道有溢液或脓性排泄物
预后及治疗	良性 完全切除囊肿、窦道和（或）瘘管，如合并感染，术前应用抗生素治疗

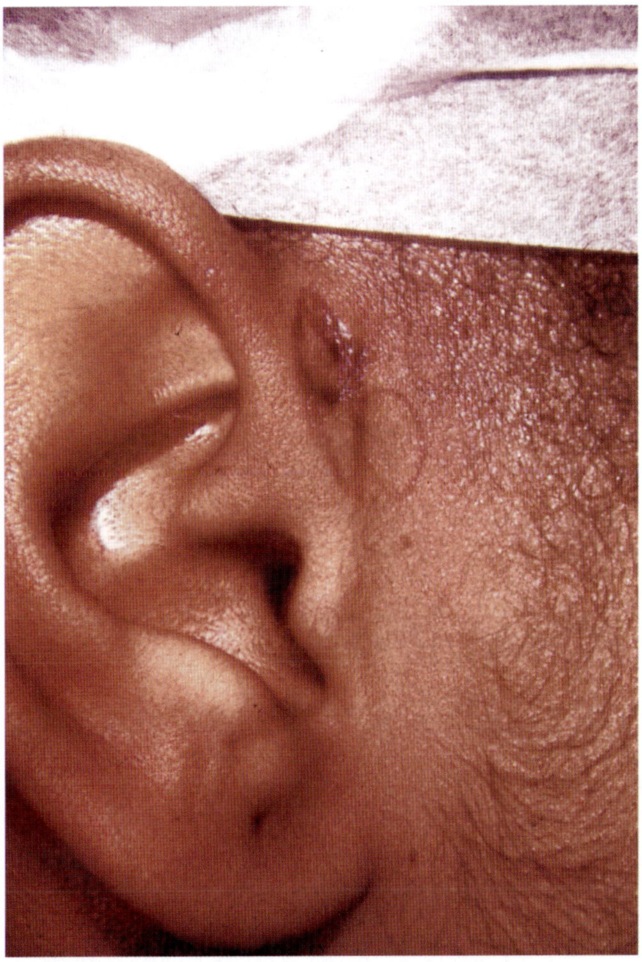

图 13-1
第一鳃裂畸形患者的耳廓前瘘管。病变继发感染并产生脓性排泄物。

II型鳃裂畸形常因伴有耳溢液或耳廓周有排泄物的窦道形成而于生后1年就医，就诊时病变常继发感染。病变可表现为伴有窦道的囊肿或连接颈部与耳道的瘘管（图13-1）。窦道可开口于瘘管，常位于胸锁乳突肌前、舌骨上方，或位于外耳道内。与面神经的位置关系变异性较大，需仔细解剖。

仔细体检，尤其是检查耳廓周围及颈侧区域是必需的，包括检查耳溢液以排除与外耳道的沟通或罕见的情况下与中耳的沟通。术前应行高分辨CT检查以精确描绘畸形情况。

病理学特点

大体所见

可见不连续的囊肿、窦道、瘘管，或几种结构的联合。囊肿内常含有黏稠的云状液体，如合并感染，则常为脓性物及坏死碎片。取材时可见软骨成分。

镜下所见

囊肿、窦道和瘘管可衬覆复层鳞状上皮或纤毛柱状上皮（图13-2）。囊壁内可见淋巴组织聚集，有时伴有生发中心（图13-3、13-4），同第二鳃裂畸形所见。如病变继发感染，上皮可大面积脱落，被炎症明显的

第一鳃裂畸形
病理学特点

大体所见	含有黏稠云状液体的囊肿 由颈部皮肤或外耳道延伸而来的窦道/瘘管 如合并感染，则为含有脓性物的脓肿
镜下所见	衬覆复层鳞状上皮或纤毛柱状上皮的囊肿、窦道、瘘管 囊壁可见淋巴组织聚集 如合并感染，可见肉芽组织或脓性物，伴上皮脱落 I型：仅有上皮成分 II型：含上皮、皮肤附属器和（或）软骨
病理鉴别诊断	表皮包含囊肿，胆脂瘤，囊性鳞状细胞癌，脓肿，第二鳃裂畸形

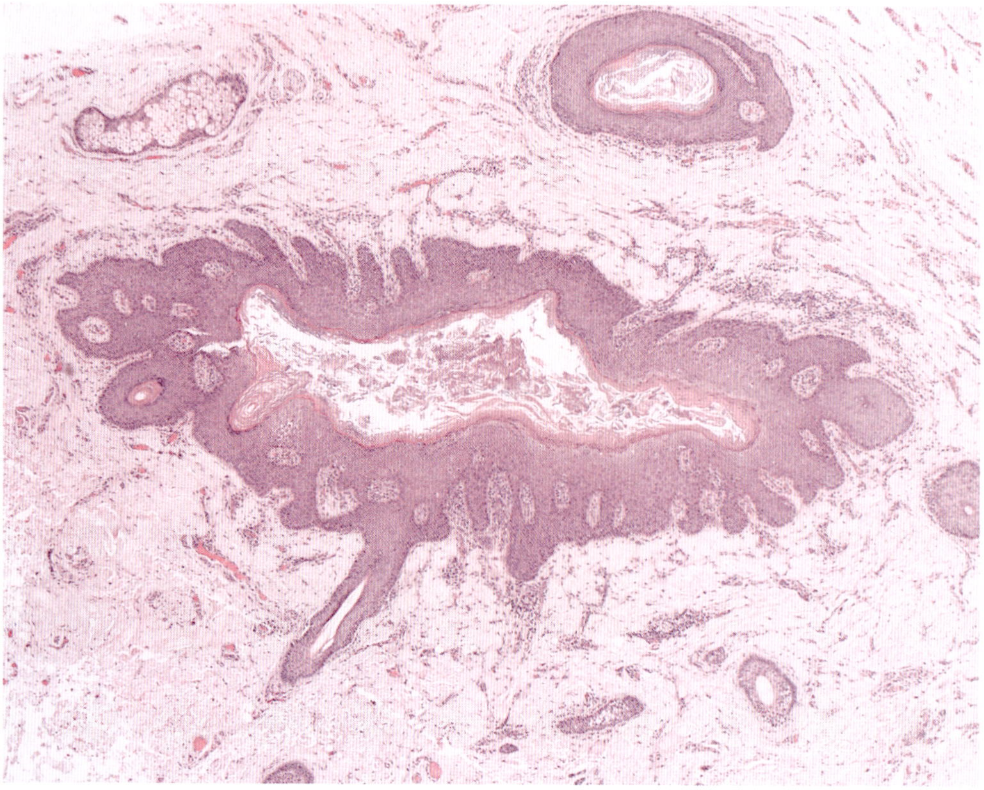

图 13-2
此系列切片（图13-2～13-5）是沿着瘘管走行取材，该瘘管表现为第一鳃裂畸形的II型。邻近皮肤表面，瘘管衬覆角化的鳞状上皮伴有皮肤附属器。

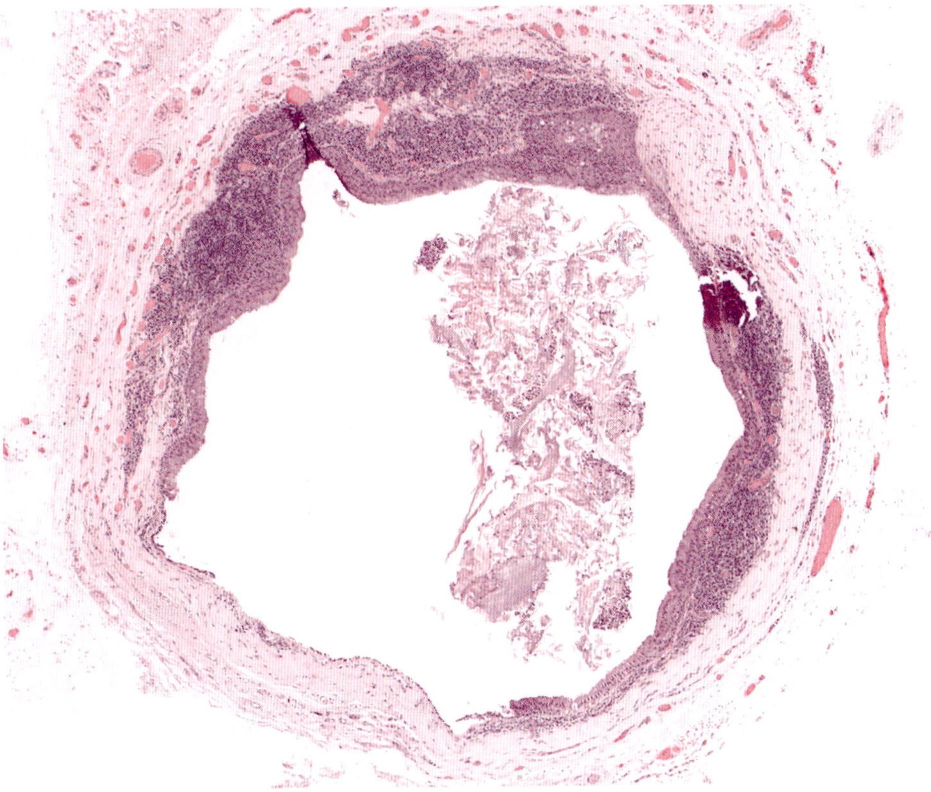

图 13-3
瘘管最深部分的内衬转化为呼吸性纤毛柱状上皮，并绕以淋巴组织。

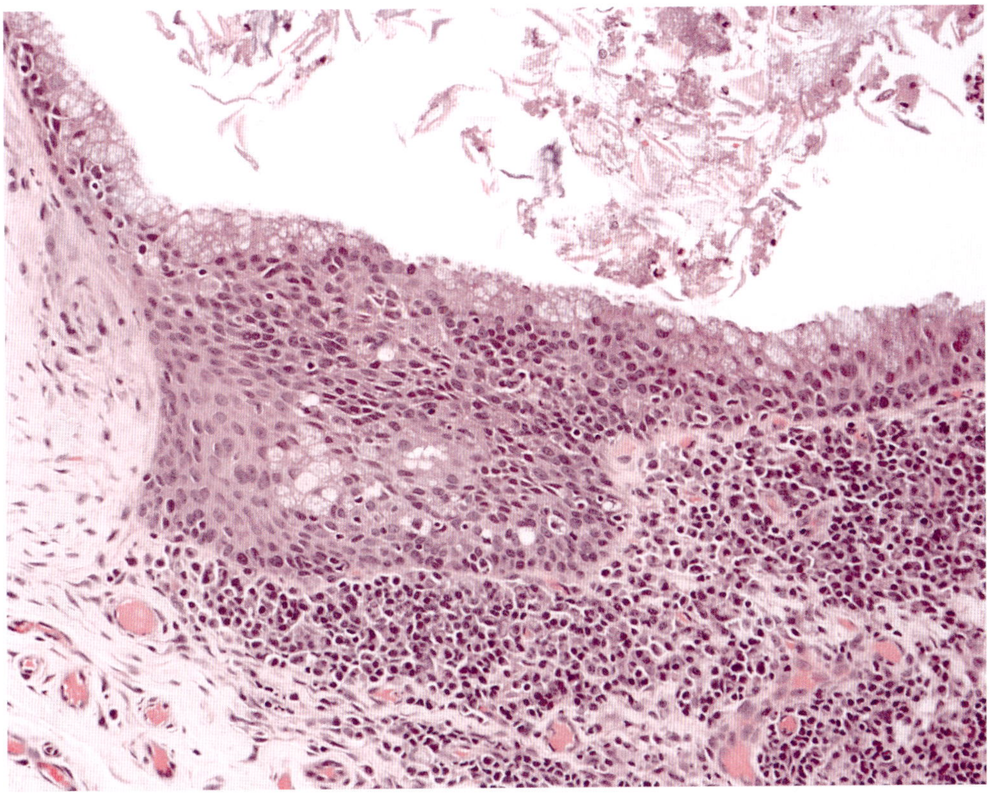

图 13-4
伴有大量淋巴成分的呼吸性纤毛柱状上皮。

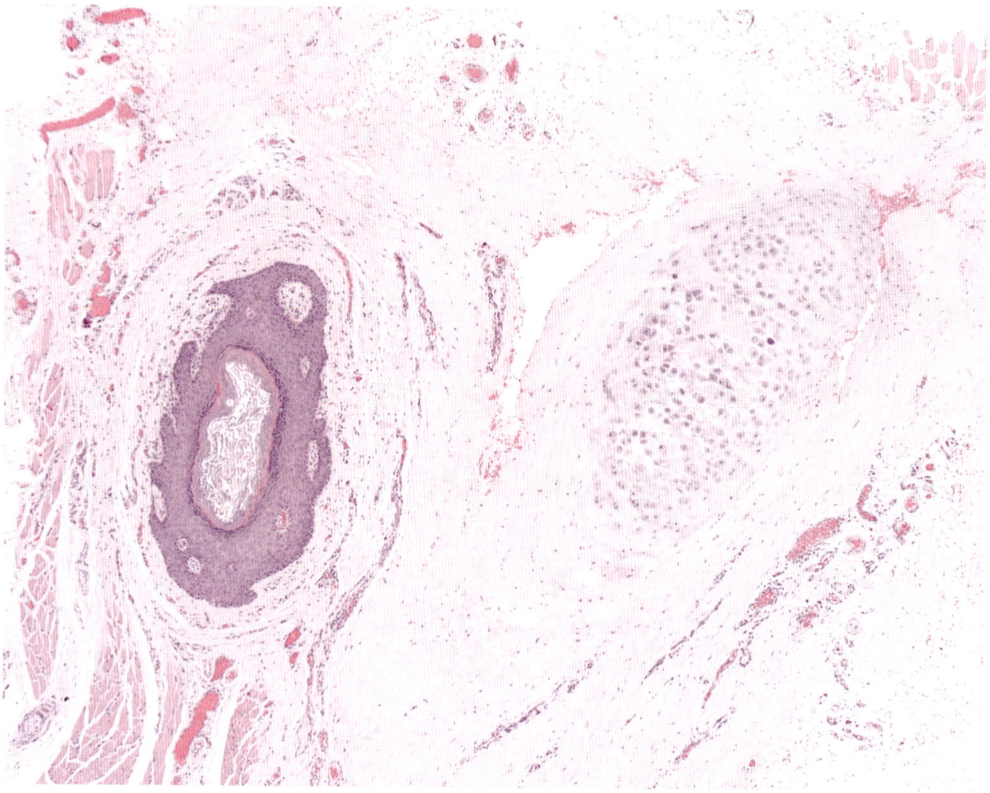

图 13-5
II型畸形的深层切片，瘘管附近可见软骨。

肉芽组织代替。I 型及 II 型畸形的区别在于后者发生过程中有中胚层成分，因此病变内可见皮肤附属器及软骨（图 13-5）。

鉴别诊断

病理鉴别诊断包括表皮包含囊肿（epidermal inclusion cyst）、胆脂瘤（cholesteatoma）及成人中的囊性转移性鳞状细胞癌（cystic metastatic squamous cell carcinoma）。表皮包含囊肿及胆脂瘤囊内含有角化碎片；良性细胞特点可与囊性转移性鳞状细胞癌的不典型性及极性消失相区别。

预后及治疗

第一鳃裂畸形是先天性良性病变，常继发感染。治疗包括畸形的彻底切除，包括囊肿及任一相关的窦道或瘘管。可能需要切除表浅腮腺。手术并发症包括复发，常伴感染，邻近结构（如面神经）的损伤，外耳道感染或硬化，或由于耳道缺失导致的中耳感染或硬化。

囊性软骨软化

特发性囊性软骨软化（cystic chondromalacia），也被视为耳廓的假囊肿，是一种少见的耳廓软骨板的退行性囊性病变。病因不明，可能与缺血性坏死（极少与创伤相关）、软骨细胞异常释放溶酶体酶及胚胎性融合缺陷相关。

临床特点

尽管女性及任何年龄均可受累，但囊性软骨软化更常见于年轻男性。中国男性的发生率在增高。典型

囊性软骨软化 疾病概况	
定义	耳廓软骨的非肿瘤性退行性病变，在软骨板内形成裂隙状假囊
发生及部位	罕见 通常位于耳轮或对耳轮，80% 位于耳舟
性别、种族和年龄	男＞女 中国人发病略多 任何年龄，但通常中青年易受累
临床特点	常为单侧，耳轮或对耳轮的无痛性、梭形肿胀，表面皮肤正常 常有波动感；可抽出黏性、清亮液体
预后及治疗	良性 常因美容需要而治疗，抽吸后压迫缝合；切除假囊肿前壁后再施以硬化剂

者表现为耳轮或对耳轮的梭形、有轻微波动感的肿胀（图 13-6）。耳舟状窝（scaphoid fossa）是最常见的部位。病变为无痛性，且表面皮肤无改变。

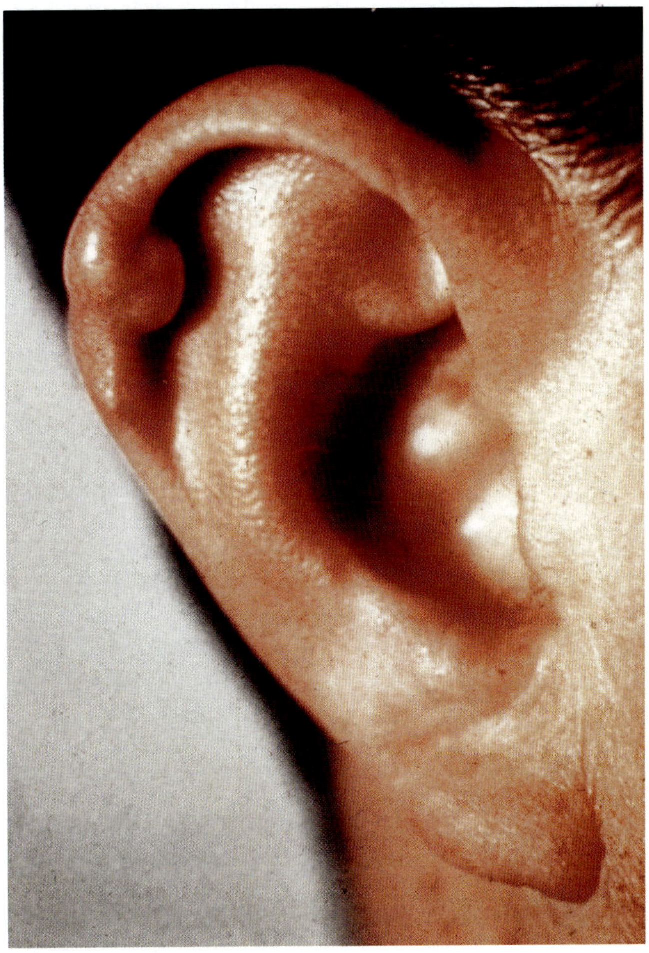

图 13-6
年轻成人，耳轮上可见一梭形有波动的肿块，组织学证实为特发性囊性软骨软化。（经许可采用。Hyams VJ：Pathology of the ear. Chicago: ASCP Press，1976）

病理学特点

大体所见

如果切除了软骨板的全层，则于软骨中心可见一狭长裂隙（图 13-7）。切开标本，囊内可见渗出的黏性、清亮至橄榄油色的液体，通常少于 2ml。囊性区域，尤其在陈旧性病变内，可衬覆薄层淡褐色物，为陈旧性出血或肉芽组织。通常此类标本为碎片状，尤其是当囊壁不完整时，临床所见对诊断就显得非常重要。

镜下所见

软骨板中心有一裂隙，无上皮衬覆，故称为“假囊肿”。裂隙的轮廓略微不规则，可衬以伴有丰富成纤维细胞的薄层纤维组织或肉芽组织（图 13-8、13-9）。可见含铁血黄素沉积。在陈旧性病例中，纤维组织可充满囊腔。

囊性软骨软化 病理学特点	
大体所见	软骨板中心的裂隙 裂隙内充满黏性、清亮至橄榄油色液体 陈旧性病变内可见纤维组织或肉芽组织
镜下所见	软骨中心狭长裂隙，无上皮衬覆 裂隙内见纤维组织、肉芽组织，伴含铁血黄素
病理鉴别诊断	复发性多软骨炎 耳轮的结节性软骨皮炎

鉴别诊断

囊性软骨软化由于缺乏炎性成分而易与复发性多软骨炎（relapsing polychondritis）相鉴别，由于有正常皮肤覆盖而易与结节性软骨皮炎相鉴别。需鉴别的两种疾病均有疼痛。

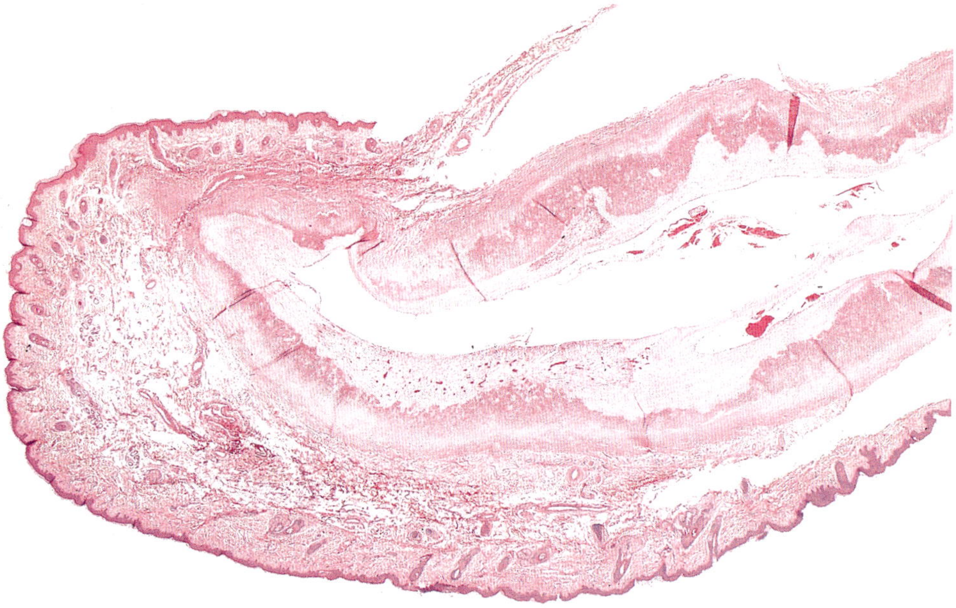

图 13-7
在本例特发性囊性软骨软化中，软骨板内含一长形裂隙，并部分丧失了软骨正常的嗜碱性。

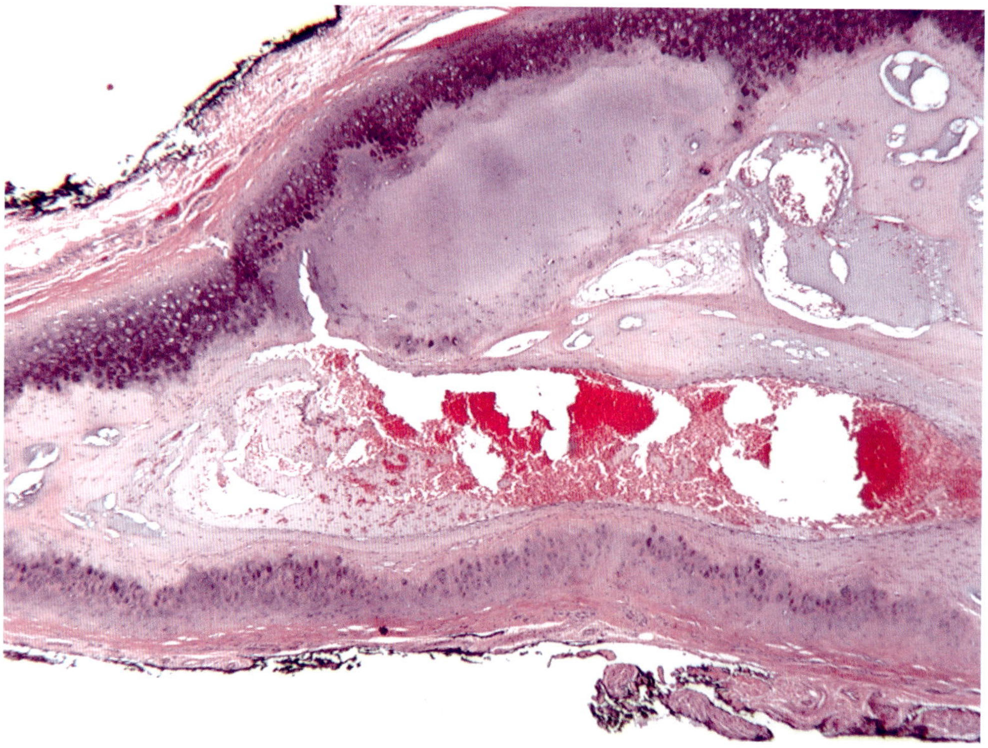

图 13-8
充满血液的囊肿紧邻肉芽型组织。软骨板被分离，部分空隙内含有液体。

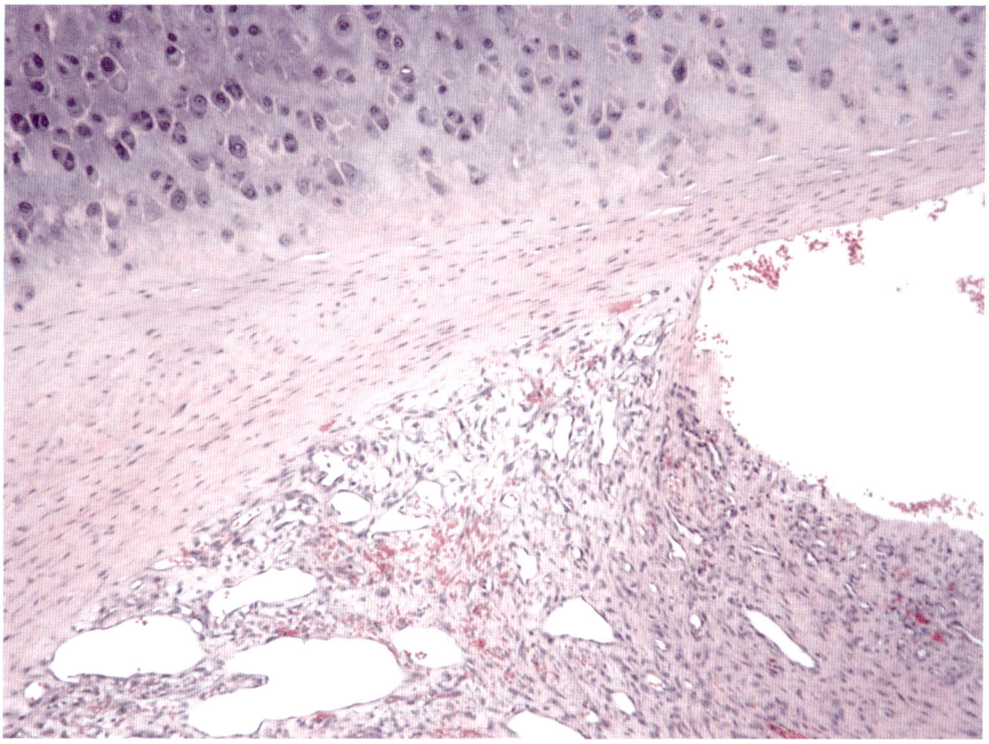

图 13-9
肉芽组织形成了“囊肿”内壁，紧邻退变的软骨板。

预后及治疗

对美容的需求常促使患者进行治疗。治疗手段常为假囊肿的直接摘除而保留软骨板下的结构。切开引流并刮除的效果不一。单纯针吸的疗效有限，但当合并加压缝合时则疗效显著。去除假囊肿前壁并辅以硬化剂如碘酊，也有很好的疗效。

耳轮结节性软骨皮炎

耳轮结节性软骨皮炎（chondrodermatitis nodular helicis，CDNH）是一种外耳的非肿瘤性、炎性及退行性病变，特点为皮肤渐进性坏死并逐渐向下延伸至软骨周围，引起软骨板的相关改变。皮肤损伤可能由以下因素共同作用而致：局部创伤、光化性损伤及耳廓相对纤细的血管分布。渐进坏死的皮肤胶原、有时是软骨基质可通过表皮火山口样缺损处渗出；因此，CDNH被认为是经表皮的排出性病变（transepidermal elimination disorder）之一。

临床特点

CDNH 表现为一剧痛结节，常位于耳轮或对耳轮；然而，病变也可位于耳廓的任一部位。位于耳廓

耳轮结节性软骨皮炎
疾病概况

定义	炎性、经表皮排出性病变，以皮肤胶原渐进性坏死及软骨板退行性变为特点
发生及部位	相对常见 最常见于耳轮，其次为对耳轮（女性更多见）
性别、种族和年龄	男＞女 常见于 50 多岁
临床特点	单侧、疼痛、周边质硬的结节，中心成火山口状，充满褐色碎片
预后及治疗	良性病变，通常切除以减轻疼痛 50% 病例病变内注射类固醇有效 长期或复发性病变一般采取保守切除或深部刮除活检

者为对耳轮的两倍。CDNH开始时为一红色、圆形硬结，直径为数毫米；数日至数周后，结节中心形成火山口状，内含面包皮样物质（图13-10）。CDNH更常见于男性；而对耳轮的病变更多见于女性。多数病例为50多岁。

病理学特点

大体所见

CDNH通常通过刮除活检以去除。结节实性、圆形、界清，并成结节状，中心为火山口状，含有黄色至褐色的坏死物质。多数标本直径5 ~ 15mm。取材时于活检标本深部可见软骨，但软骨板与皮肤之间的锐利界面变得模糊。

镜下所见

中心的火山口内充满无细胞的坏死碎片、纤维素及数量不等的炎细胞。围绕火山口的表皮为角化过度的棘层（图13-11）。火山口下的皮肤胶原均匀红染，混有纤维素（图13-12），周围有活力的皮肤有水肿。退行性病变延伸至软骨周，下方的软骨部分丧失了嗜碱性，局灶纤维化伴有细胞成分的增多或软骨细胞的减少。渐进性坏死物及纤维素通过破损的表皮由火山口处涌出。在某些病例，软骨成分也可从火山口处涌出。

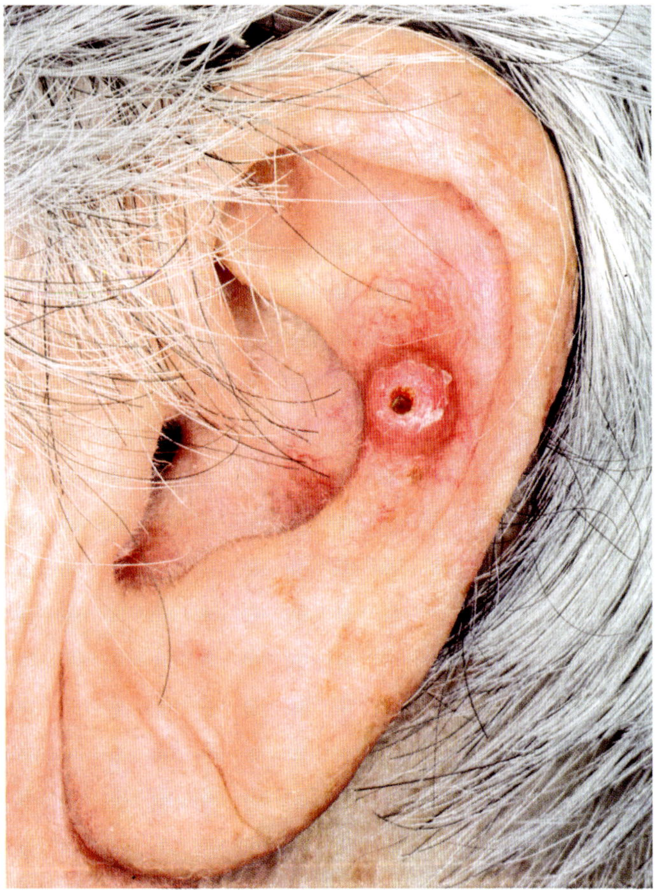

图13-10
一位患有CDNH的老年女性，其对耳轮上可见一质硬结节，结节中心成火山口状；对耳轮病变更常见于女性。（由S. A. Norton教授提供）

耳轮结节性软骨皮炎 病理学特点	
大体所见	圆形、界清的结节，中心成火山口状，内含坏死碎片
	直径5 ~ 15mm
	活检标本深部可见软骨
镜下所见	火山口周围鳞状上皮增生
	火山口内充满无细胞的坏死碎片、纤维素及炎细胞
	均匀、嗜酸性的皮肤胶原可由火山口渗出
	其下软骨丧失了正常的嗜碱性
	皮肤与软骨板的界面模糊不清
病理鉴别诊断	鳞状细胞癌，光化性角化症

鉴别诊断

临床上，CDNH常与鳞状细胞癌相混淆，偶可导致过度治疗。组织学上，由于显著的鳞状上皮过度增生及上皮下可见典型的日光性弹力组织变性（solar elastosis），而被误诊为鳞状细胞癌或光化性角化病。

预后及治疗

耳轮结节性软骨皮炎是一种良性病变，可通过向病变内注射类固醇来治疗，治愈率>50%。陈旧或复发病变应采取保守切除活检或深层刮除，疗效显著。病变切除常可减轻疼痛。

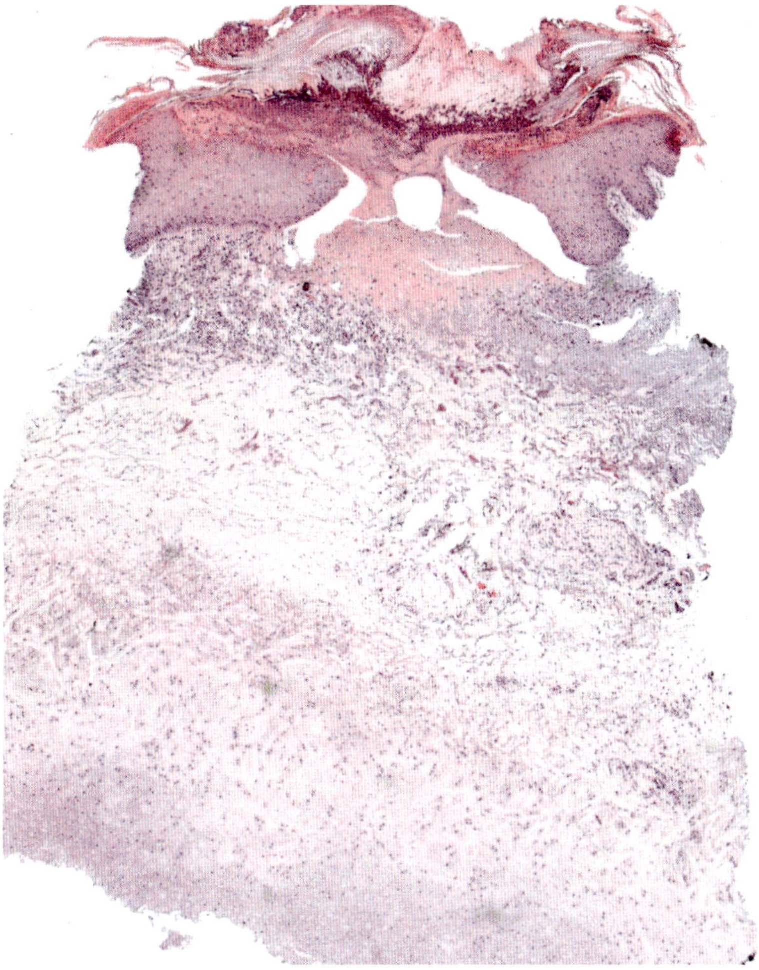

图 13-11
嗜酸性变性的皮肤胶原似乎正要从CDNH病变中心的火山口渗出，其下软骨板与真皮的界限模糊不清，软骨已失去其正常的嗜碱性。

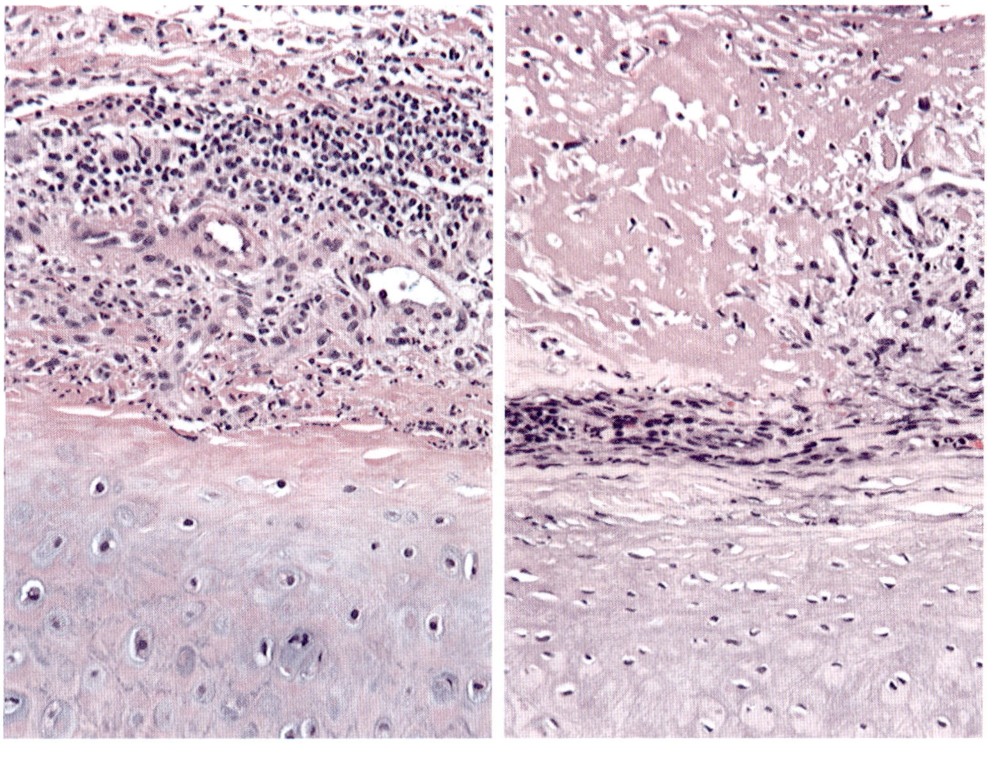

图 13-12
CDNH 深部的活检可见广泛炎症（左）或变性胶原及纤维素样坏死（右），两者均紧邻软骨。

复发性多软骨炎

复发性多软骨炎（relapsing polychondritis）是一种罕见的自身免疫性炎性病变，抗体的靶抗原为II型胶原，通常分布于耳、鼻、关节、气管支气管树，导致结构受损或变形。体液及细胞介导的免疫反应似乎在这种破坏性炎症过程中起一定作用。其他自身免疫性疾病的发病率也增加（> 35%），如类风湿性关节炎、桥本甲状腺炎、系统性红斑狼疮、干燥综合征、炎性肠病、糖尿病、原发性胆汁性肝硬化及骨髓异常增生综合征等。

临床特点

复发性多软骨炎在美国的发病率估计为3.5/100万。年龄分布广泛，最常见于40～50岁人群（平均47岁）。女性更易受累（女：男> 3：1）。

最常受累的部位为耳廓，尽管最终85%的患者可累及耳部，但约40%的患者最早发生于此。除未累及的非软骨小叶区外，耳部变红至变紫，肿胀，疼痛。炎性过程可持续数日或数周。如果炎症反复或持续，则软骨结构受损，耳部变软并可能形成“菜花耳”（图13-13）。当外耳道或咽鼓管受累时，两者可变狭窄，导致（传导性）听力下降及中耳炎。其他解剖部位也可受累，如鼻软骨炎（25%～50%）导致鞍状鼻；喉气管病变（50%）引起阻塞、塌陷并易患肺部感染。复发性多软骨炎关节病是次常见的临床综合征，典型者表现为非侵蚀性关节炎，常累及膝关节及手部小关节。心血管疾病（> 50%）常与血管炎伴发。

由于临床可根据三个部位（耳廓、鼻、喉气管树）中有两处患软骨炎，或仅一个部位受累但有另外两种其他表现（眼炎、耳前庭受损或血清学反应阴性的关节炎）而得出诊断，故活检并非必需。

复发性多软骨炎
疾病概况

定义	罕见的自身免疫性炎性病变，抗体的靶抗原为II型胶原，导致耳廓、鼻、气管支气管树、眼、心及血管的软骨或富含蛋白多糖的组织受损
发生及部位	在美国发病率为 3.5/100 万 耳廓是最常受累部位，> 85% 患者受累
发病率和死亡率	首要死因为气管支气管受损所致的通气障碍 10 年生存率为 55% ～ 94%； 与骨髓异常增生或白血病有关
性别、种族和年龄	女>男（女：男为 3：1） 白种人可能更多发 40 ～ 50 岁
临床特点	在急性期，尽管非软骨小叶区未被累及，耳部变红、水肿并疼痛 病程反复，形成耳部松软、鞍状鼻 与其他解剖部位相关的其他症状包括喉气管病、非侵蚀性关节炎、眼病及心血管疾病 25% ～ 35% 的患者有相关的自身免疫性疾病 可伴有骨髓异常增生综合征或白血病
预后及治疗	根据疾病的严重程度及受累部位的数目，最常见的死因为气道受损、继发感染及心血管疾病 皮质类固醇、非甾体抗炎药及免疫调节剂疗效不一 高龄、贫血及气管支气管狭窄是不良预后因素

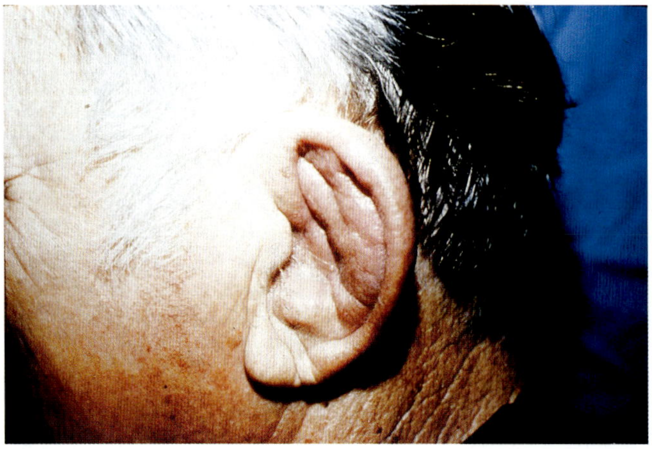

图 13-13
在复发性多软骨炎的病程中，历经数次急性耳廓软骨炎后，患者耳廓由于软骨板被破坏而变形、变软。（由V. J. Hyams教授提供）

病理学特点

大体所见

历经长期或反复急性炎症后，耳廓软骨变“软”，导致耳廓结构完整性丧失。

镜下所见

复发性多软骨炎最早的病变为软骨丧失正常的嗜碱性。软骨周见中性粒细胞、淋巴细胞、浆细胞及嗜酸性粒细胞浸润，使软骨板及周围软组织原本清晰的界限变得模糊（图13-14、13-15）。受损软骨逐渐被肉

复发性多软骨炎
病理学特点

大体所见	急性期：耳廓出现红斑、水肿，无小叶受累 数次急性期后：耳廓变软、变形、软骨结构丧失
镜下所见	软骨板的嗜碱性丧失（最早的改变） 软骨周各种炎细胞浸润 受损软骨表现为虫蚀状，并代之以肉芽组织
病理鉴别诊断	恶性外耳炎，Wegener 肉芽肿，鼻型结外 NK/T 细胞性淋巴瘤

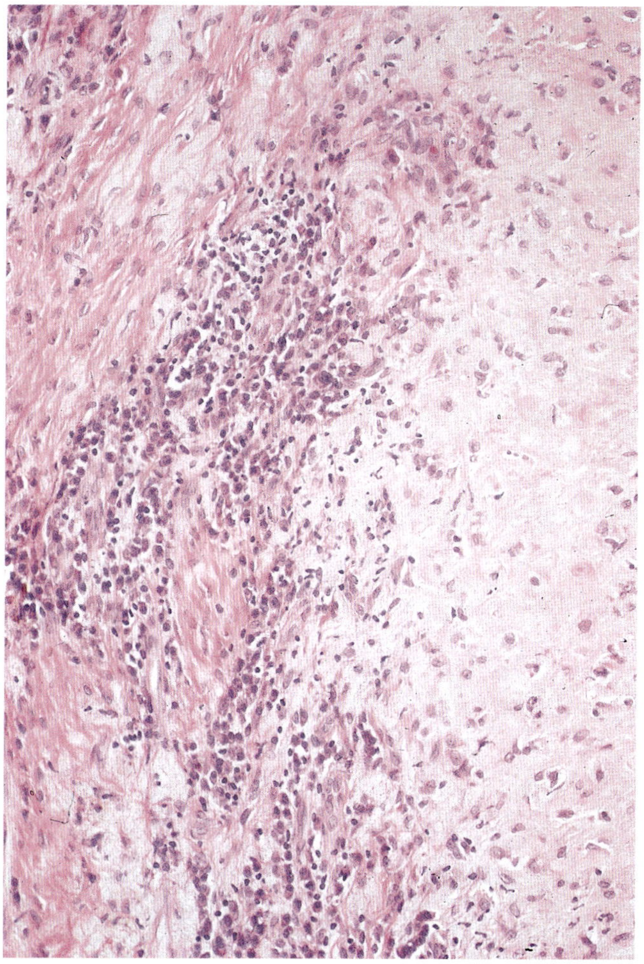

图 13-15
炎细胞主要是小淋巴细胞及浆细胞。软骨已丧失正常的嗜碱性。

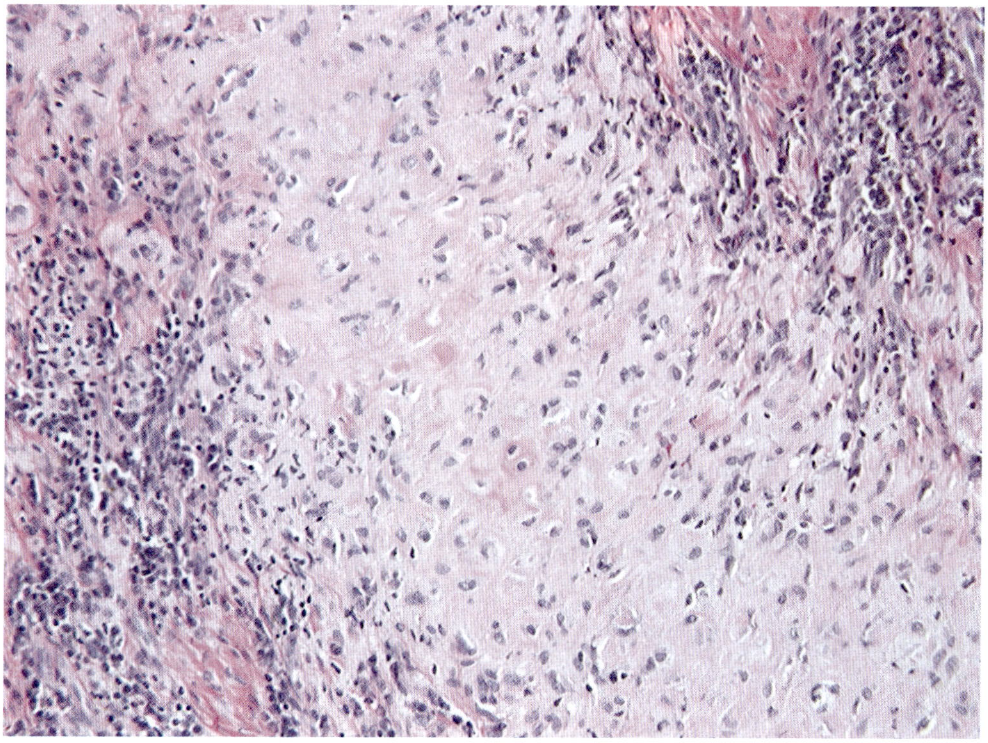

图 13-14
在复发性多软骨炎中，各种炎细胞的浸润使软骨及软骨周的界限模糊。

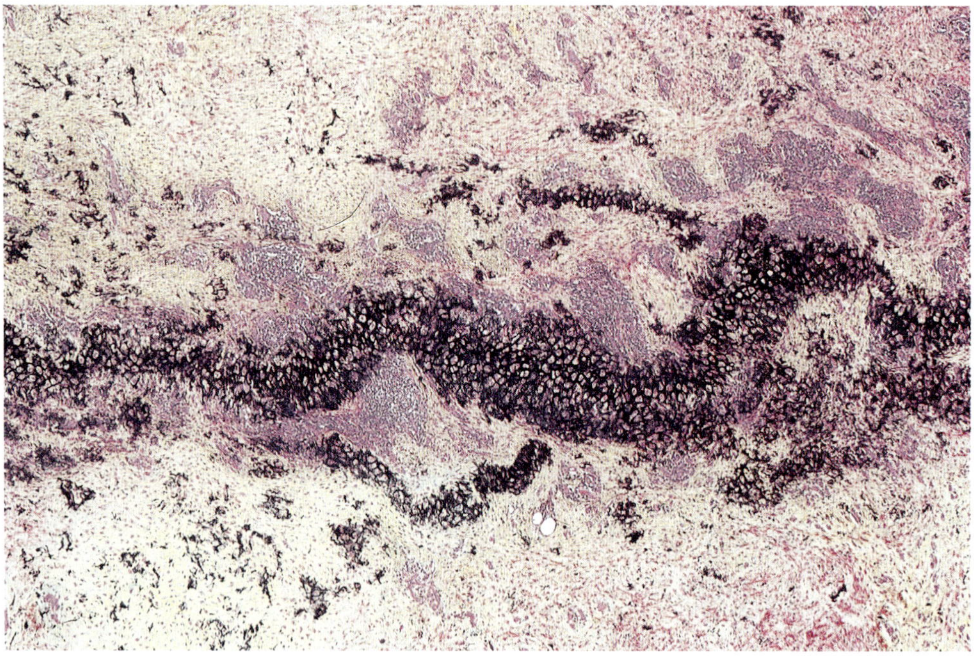

图 13-16
Movat 染色突出了广泛受损的软骨板，软骨板被染为黑色，呈现典型的虫蚀状改变。

芽组织及纤维组织取代，残留软骨呈现虫蚀状边缘（图 13-16）。免疫荧光研究可显示在软骨外周及软骨周血管内壁有免疫球蛋白及 C3 的沉积。

鉴别诊断

鉴别诊断包括坏死性（恶性）外耳炎（由绿脓杆菌感染所致），Wegener肉芽肿及上呼吸消化道的鼻型结外 NK/T 细胞淋巴瘤。后两者并不常累及耳部。

预后及治疗

病变不常见，使得处理较为困难。各种药物治疗，包括皮质类固醇、非甾体类抗炎药及免疫调节剂（例如甲氨蝶呤、咪唑硫嘌呤及环孢素A），根据疾病严重程度不同均有一定疗效。在一些其他治疗无效的患者中，自体干细胞移植可使本病痊愈。耳部治疗通常不重要，但伴有严重气道狭窄的患者常需手术治疗，心血管疾病患者也可能需要主动脉搭桥或瓣膜置换。复发性多软骨炎患者的首要死因是气道狭窄、继发感染及心血管疾病。不利于生存的因素包括就诊时高龄、贫血及气管支气管狭窄。据研究，10年生存率为 55% ～ 94%。

耳息肉

耳或听道息肉（otic polyp）是由于中耳长期受炎性刺激，伴有慢性炎细胞的肉芽组织良性增生，通常被覆薄层化生的鳞状上皮或立方状腺上皮。

临床特点

听道或耳的炎性息肉继发于慢性中耳炎后；尽管在中耳内形成，但病变可穿透鼓膜，形成一外耳道肿物（图13-17）。听道息肉更常累及年轻男性（平均30岁）（男：女为2：1）。尽管几乎总会出现传导性听力丧失，但最常见的症状为耳溢液。其他症状包括耳痛、耳出血及肿物感。查体为中耳孤立性、息肉状的红色肿块。对于评估其下方是否有胆脂瘤，影像学检查是一项重要的辅助手段，而胆脂瘤的存在使手术成为必然。

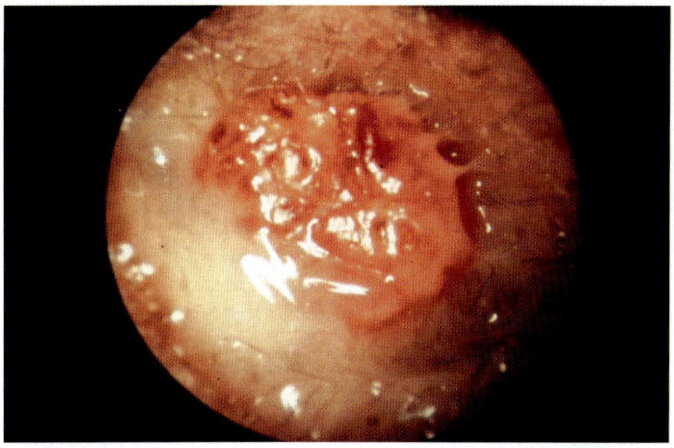

图 13-17

耳镜下所见到的耳或听道息肉。注意该慢性中耳病变患者的黏膜呈红色鹅卵石样。

耳息肉
疾病概况

定义	良性的伴有慢性炎症的息肉样增生的肉芽组织
发生及部位	常伴发慢性中耳疾病
发病率和死亡率	与其他破坏性疾病有关，例如胆脂瘤
性别、种族和年龄	男＞女（男：女为 2 :1）； 平均 30 岁（但年龄分布广泛，17～60岁） 社会经济状况及缺乏就医条件促使慢性中耳疾病的发生发展
临床特点	慢性中耳炎 耳溢液最常见，伴有耳痛，耳出血，耳道内有肿物感及听力丧失 在耳镜中可见红色、息肉样肿块 影像学检查以除外胆脂瘤
预后及治疗	预后有赖于其他病变（胆脂瘤）的存在及乳突病变的程度 对长期病变应先切除息肉再辅以抗生素治疗；如果乳突病变广泛，则应行根治术

病理学特点

大体所见

如果病变被完整切除，则表现为一红色、质脆的息肉样软组织块。所有成分均应取材以除外伴发的胆脂瘤。

镜下所见

息肉包含水肿的间质，富含毛细血管（肉芽组织）及慢性炎细胞，后者包括小淋巴细胞、浆细胞、组织细胞及嗜酸性粒细胞（图13-18、13-19）。在旺炽性（florid）病例中，可见含有Russell小体的浆细胞及Mott细胞（大的嗜酸性免疫球蛋白小体）。亦可见多核巨细胞、胆固醇性肉芽肿及钙化。上皮可以是化生的鳞状上皮或立方至柱状腺上皮。在慢性病例的间质内可见腺体内包含物（图 13-20）。表层为无细胞的角化碎片的复层鳞状上皮应被视为伴发胆脂瘤的证据。

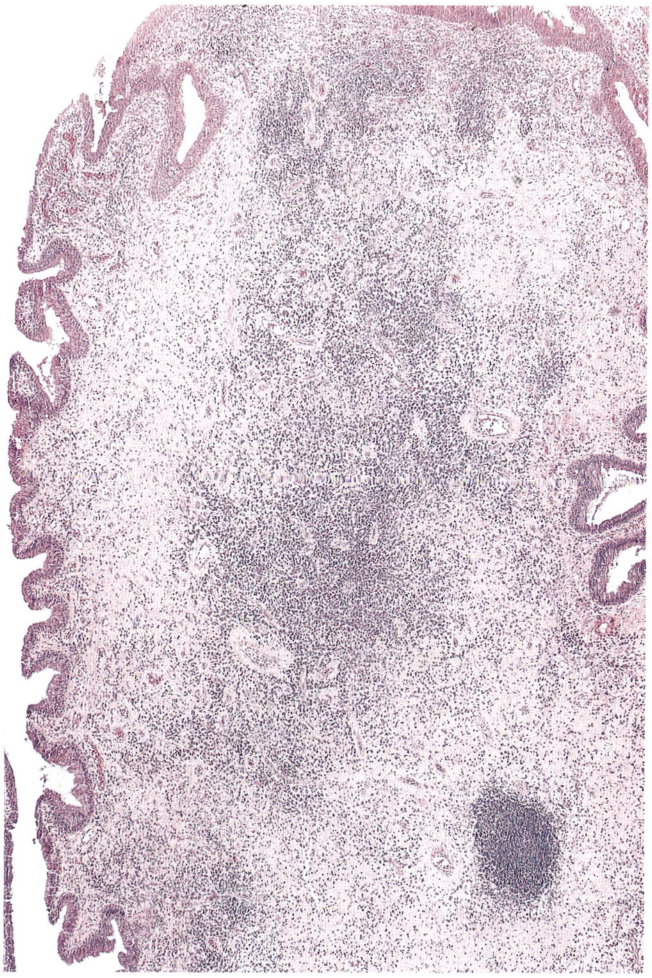

图 13-18

呈炎性及水肿性间质的息肉样肿块被覆中耳的纤毛状呼吸性黏膜。

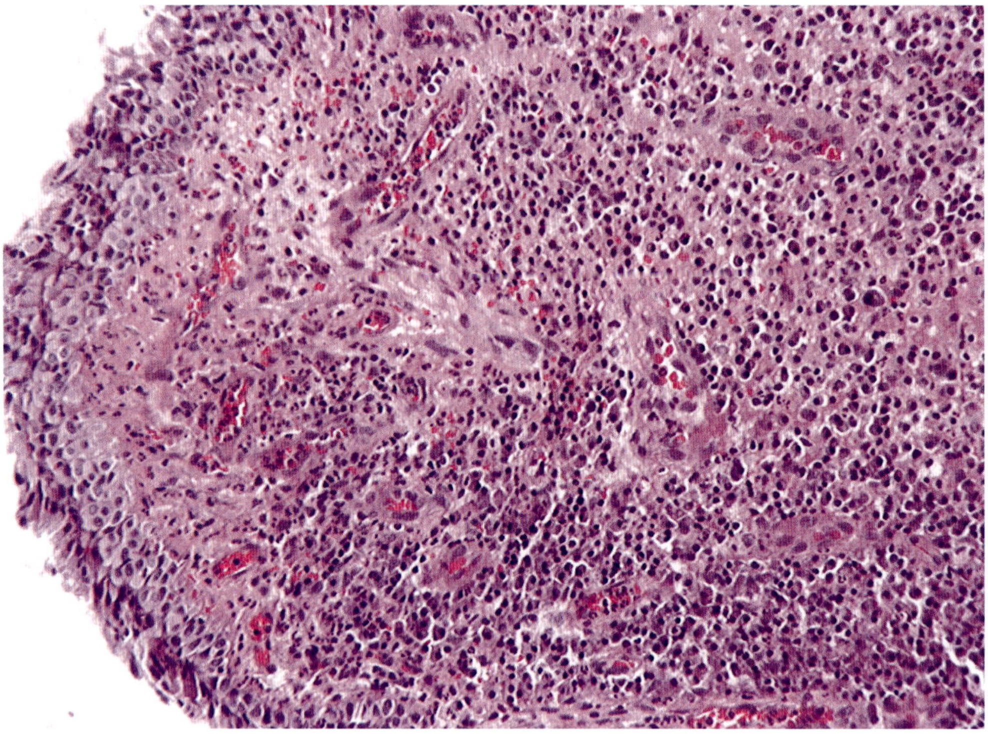

图 13-19
炎性浸润富含浆细胞、嗜酸性粒细胞及“肉芽”型组织。

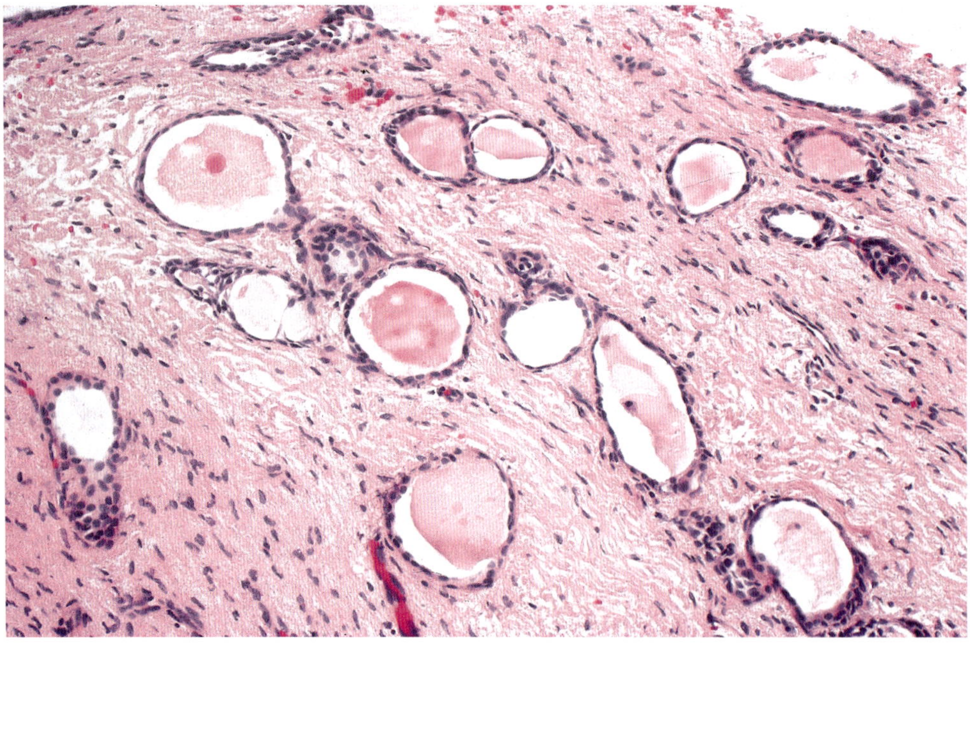

图 13-20
中耳的纤维性息肉样肿块，含有良性腺体内含物，有可能被误诊为外耳道及中耳的腺性肿瘤。

耳息肉
病理学特点

大体所见	极少能接收到完整标本，送检物常为粉红色的质脆组织 所有组织均应取材以排除胆脂瘤
镜下所见	息肉样组织，间质水肿，有肉芽组织及慢性炎性浸润 可见含有 Russell 小体的浆细胞或 Mott 细胞 如果有，则上皮可以是化生的鳞状上皮或纤毛立方或柱状腺上皮 间质内可见小的腺囊样包含物 可见胆脂瘤性肉芽肿、钙化及巨细胞 伴有无细胞成分的角化碎片的复层鳞状上皮应被诊断为伴发胆脂瘤
病理鉴别诊断	浆细胞瘤、耵聍腺瘤、中耳腺瘤（中耳神经内分泌腺瘤，NAME）、横纹肌肉瘤（“葡萄状肉瘤”）

鉴别诊断

鉴别诊断较少。多克隆免疫组化可排除淋巴增生性疾病，例如浆细胞瘤。提示耵聍腺肿瘤的腺体包含物没有肌上皮细胞，并且细胞核缺乏神经内分泌的特征。

预后及治疗

听道息肉患者治疗的第一步是传统的抗生素治疗，其次对陈旧性病变采取息肉切除。然而，如果是慢性陈旧性病变，或病变复发，或意外发现胆脂瘤及广泛的乳突病变，则需要更彻底的根治术。病理医师对听道息肉标本的首要关注是需仔细检查以除外胆脂瘤。

“恶性”耳炎

坏死性或“恶性”耳炎（“malignant” otitis）是一种外耳道感染，病变可进展为具有很强侵袭性的、浸润颞骨或颅骨的骨髓炎，常见于免疫抑制患者。

临床特点

恶性外耳炎（malignant external otitis，MEO）常发生于患有糖尿病的老龄患者，近 90% 为糖尿病患者，多大于60岁。无明确的性别差异，但免疫抑制患者发病风险增高，尤其是 HIV/AIDS 患者、器官移植者、血液系统恶性肿瘤患者及其他采用了化疗药物的恶性肿瘤患者。

“恶性”耳炎
疾病概况

定义	侵袭性外耳炎，可进展为颞骨及颅骨的骨髓炎，多由绿脓杆菌引起，发生于免疫抑制患者
发生及部位	由于抗生素治疗的发展，该病并不常见
发病率和死亡率	早期诊断及积极的抗生素治疗使死亡率由 50% 降为 10% ～ 30% 存活者可有长期的脑神经损伤
性别、种族和年龄	男女发病率相似 多数患者 > 60 岁
临床特点	近 90% 的病例为糖尿病患者 任何免疫抑制患者均有较高的发病风险，特别是HIV/AIDS、器官移植、血液系统恶性肿瘤、采用化疗的患者 起因为外耳道被覆上皮的轻微创伤 最初表现仅为单纯的外耳炎，但疼痛和临床检查所见并非十分一致 剧烈头痛、脓性耳溢液 特点为外耳道内有肉芽组织 脑神经功能障碍（尤其是面神经）
影像学特点	最早发现为骨扫描阳性 CT 扫描发现广泛的骨髓炎，伴有骨侵蚀、死骨形成及脓肿形成 镓扫描可显示活动性炎症
预后及治疗	近期的死亡率为 10% ～ 30%，得益于积极的抗生素治疗 并发症包括乙状窦血栓、脑膜炎、脑脓肿 严格控制糖尿病，仔细清除坏死及肉芽组织及静脉内联合应用抗生素

该疾病起始于外耳黏膜的微小创伤，尤其是在潮湿环境下。微小创伤可用棉签轻拭以清理耳道。黏膜的微小裂口可引起机会菌感染，尽管有许多其他机会菌的报道，但以绿脓杆菌为多。人们认为，在糖尿病患者中，合并由绿脓杆菌引起的坏死性血管炎的微血管病变影响了炎症活动区抗生素及炎细胞的浸润，加剧了病变通过邻近软组织的扩散（图 13-21）。

首先，耳廓出现红斑，耳道疼痛；然而疼痛与临床所见并非十分一致。患者可能还主诉剧烈头痛、脓性耳分泌物或颞下颌关节疼痛，但通常无发热。如果患者没有及时局部使用抗生素且不注意耳道卫生，则需进一步检查。MEO在骨-软骨关节处的外耳道底部可有肉芽组织形成。更严重甚至危及生命的颞骨或颅骨骨髓炎常表现出脑神经功能障碍，尤其是面神经，尽管舌咽神经、迷走神经、脊附属神经及舌下神经均可受累。侵袭性颅内病变可发展为乙状窦血栓、脑膜炎或脑脓肿。

影像学特点

影像学检查是诊断 MEO 的基本辅助手段，尤其是对于颞骨及颅骨骨髓炎的判定。磷酸锝核素扫描（骨扫描）在发现早期骨髓炎中尤为有效，早于CT发现骨和（或）软组织损伤。然而骨扫描不能用于随诊，因为修复亦可使扫描呈现“阳性”表现。镓扫描能够敏感地发现活动性炎症，而且当炎症得以控制后可迅速转为正常，因此适用于长期监测治疗效果。

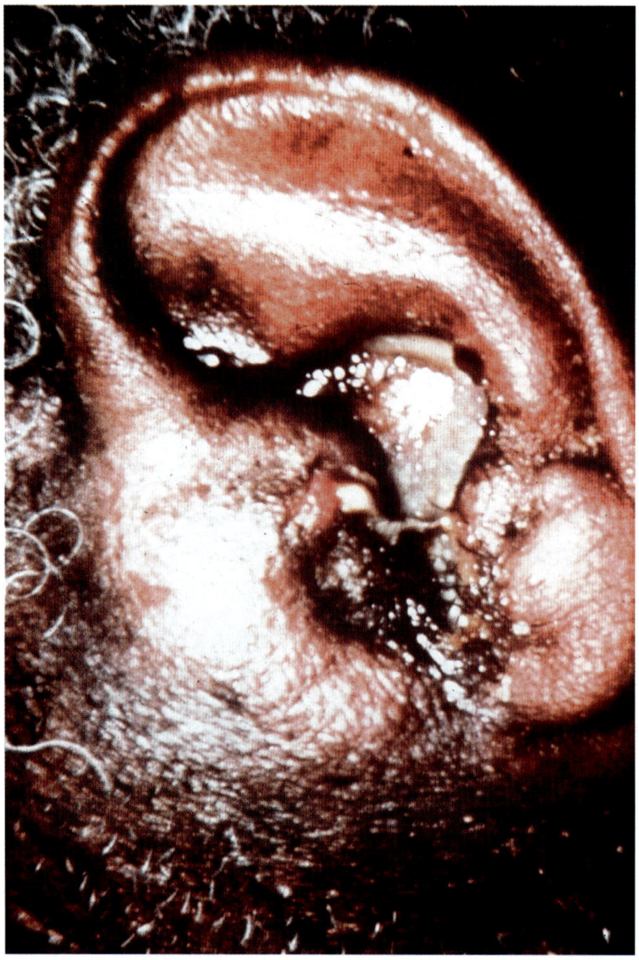

图 13-21
一位具有进展性病变的老年糖尿病患者，耳道内有脓性分泌物，内含坏死物质及肉芽组织，此为恶性外耳炎的特点。（经许可采用。Hyams VJ：Pathology of the ear. Chicago: ASCP Press，1976）

“恶性”耳炎
病理学特点

大体所见	坏死物质及肉芽组织 组织碎片必须培养
镜下所见	坏死及肉芽组织 尸检可见到颞骨及颅骨骨髓炎、化脓性脑膜炎、脑脓肿
病理鉴别诊断	鳞状细胞癌（可合并存在）

病理学特点

送检组织为坏死及肉芽组织（图13-22）。对组织碎片进行培养对MEO治疗至关重要。在尸检中，整个取出颞骨、听觉及前庭系统对诊断颅骨骨髓炎、乙状窦血栓、脑脓肿及脑膜炎大有裨益（图13-23、13-24）。

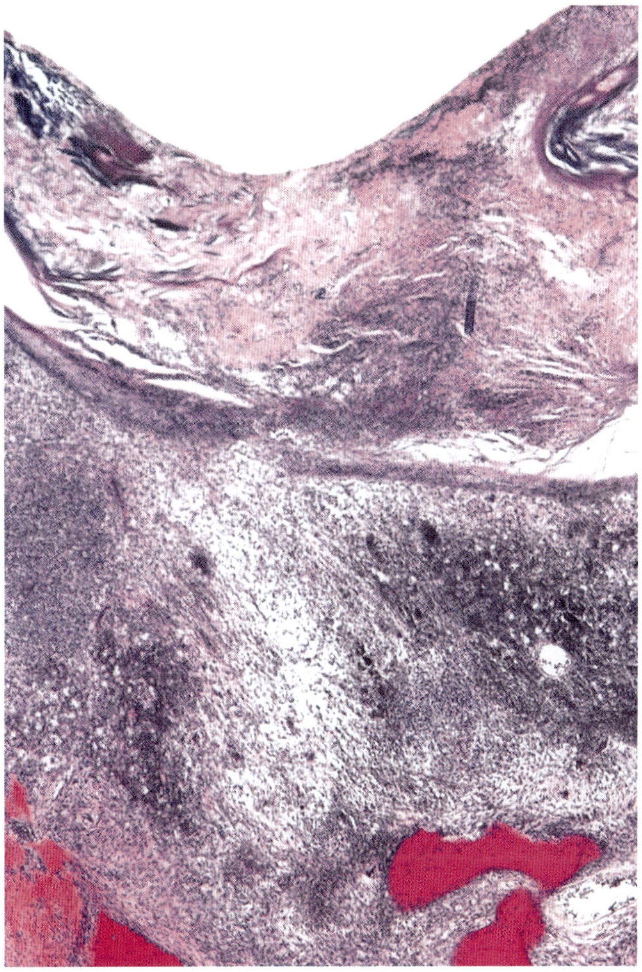

图 13-22
外耳道充满炎性坏死碎片及肉芽组织，且已延伸至邻近骨组织。

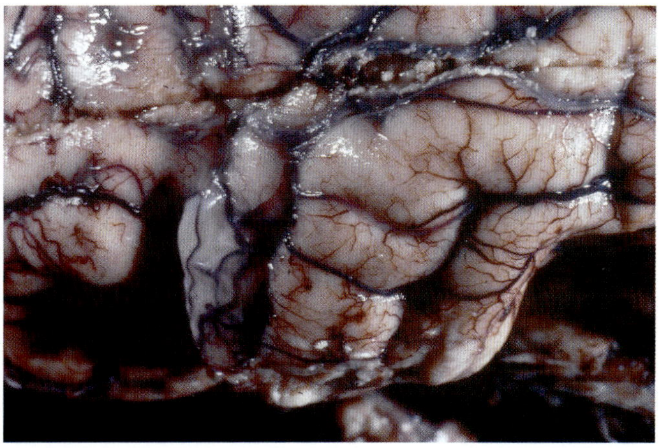

图 13-23
患者死于恶性外耳炎的颅内并发症。脑组织表面可见脓性渗出物，提示化脓性脑膜炎。（参见图 13-24）

鉴别诊断

炎症引起的鳞状上皮反应性细胞异型性增加了病变与鳞状细胞癌鉴别的必要性。然而其细胞的异型性远小于鳞状细胞癌。有时坏死使两者几乎不可区分，此时需要进一步活检。MEO 与外耳鳞癌亦可合并存在，但极罕见。单纯性外耳炎与 MEO 的鉴别大多要基于前面所述的临床表现。

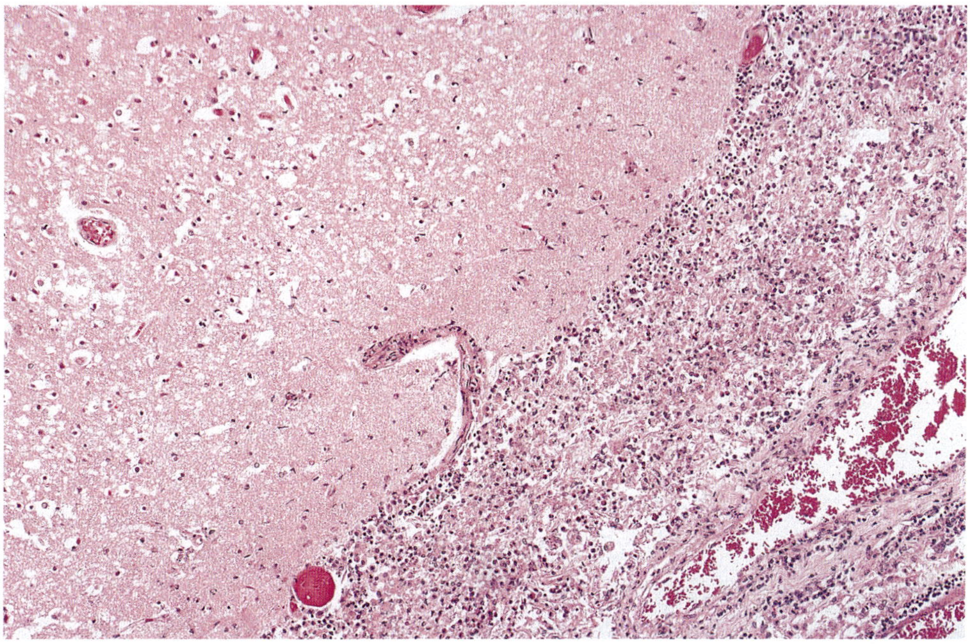

图 13-24
组织学显示作为 MEO 后遗症的蛛网膜下腔的中心粒细胞及纤维素。（参见图 13-23）

预后及治疗

MEO的治疗包括严格控制血糖（如果可行），仔细清创至清除所有肉芽组织，对已确诊骨髓炎的患者静脉联合应用抗生素。因为可改变或干扰培养结果，局部是否使用抗生素一直存在争议。早期诊断及积极的抗生素治疗，已使死亡率由50%下降至10%～30%。目前脑神经受累患者亦可存活。

痛风

尽管大多数病例病因不明，但痛风（gout）的系统性病变可能是由于嘌呤代谢失常或尿酸排泄异常所致。症状一般与尿酸钠盐结晶沉积于关节腔或软组织有关，因为尿酸盐不溶于滑膜液。关节炎、肾病及软组织痛风结节是最常见的表现。耳的痛风结节可见于慢性痛风结节患者，通常见于数年的高尿酸血症及关节炎的数次急性发作之后。

临床特点

痛风有许多常见病因，包括年龄及高尿酸血症的病程（通常发生于20～30年的高尿酸血症之后）、酗酒（特别是啤酒）、高嘌呤饮食、肥胖、家族及遗传影响、药物。生化及临床表现不详述。男性患病为女性的两倍。经过20～30年无症状的高尿酸血症后，可突然开始痛风性关节炎。急性痛风数年后（平均12年），患者进展为痛风结节，该病变在耳部表现为一质硬结节，可通过皮肤排出白色、粉笔灰样物质。

病理学特点

大体所见

切除的结节标本可包括被覆的皮肤，或仅有深部真皮及皮下组织。切面黄白色、粉笔样，常见成束的纤维组织分隔无定形物质。

痛风
疾病概况

定义	痛风是嘌呤代谢或尿酸盐排泄异常导致尿酸盐结晶沉积在关节腔及软组织内所引发的系统性疾病
发生及部位	痛风结节只发生于多次急性痛风性关节炎之后，通常是数年之后 痛风结节发生于关节旁软组织、关节旁韧带、肌腱、关节囊及耳部
发病率和死亡率	破坏性关节炎及肾衰占痛风患者死因的20%
性别、种族和年龄	男＞女（男：女=2：1） 临床症状出现之前有很长时间（20～30年）的高尿酸血症 40～50岁
临床特点	病因有年龄、高尿酸血症的病程、严重酗酒、肥胖、家族及遗传影响、药物（尤其是噻嗪类） 急性发作起始于关节剧烈疼痛（足、膝、手、肘） 数年后出现无痛性结节，为质硬的皮下结节，内含白色、粉笔灰样尿酸盐结晶
预后及治疗	虽然可能死于肾衰（20%），但绝大多数患者仅是影响生活质量 对多数患者来说，破坏性关节炎是最严重的病变 系统性治疗包括抗高尿酸血症、秋水仙碱、COX-2抑制剂及非甾体类抗炎药 痛风结节可因美容需要而切除

痛风
病理学特点

大体所见	皮下结节，切面白色、粉笔样
镜下所见	在酒精固定的结节状标本内聚集有大量有折光性的褐色针状结晶 在甲醛溶液固定的标本内，结晶溶解，仅剩粉色、透明物质围绕在炎性肉芽组织周围 多核巨细胞吞噬结晶，肉芽肿的成分栅栏状排列于聚集的结晶周围 偏振光试验证明无双折光性
病理鉴别诊断	类风湿结节、淀粉样变性

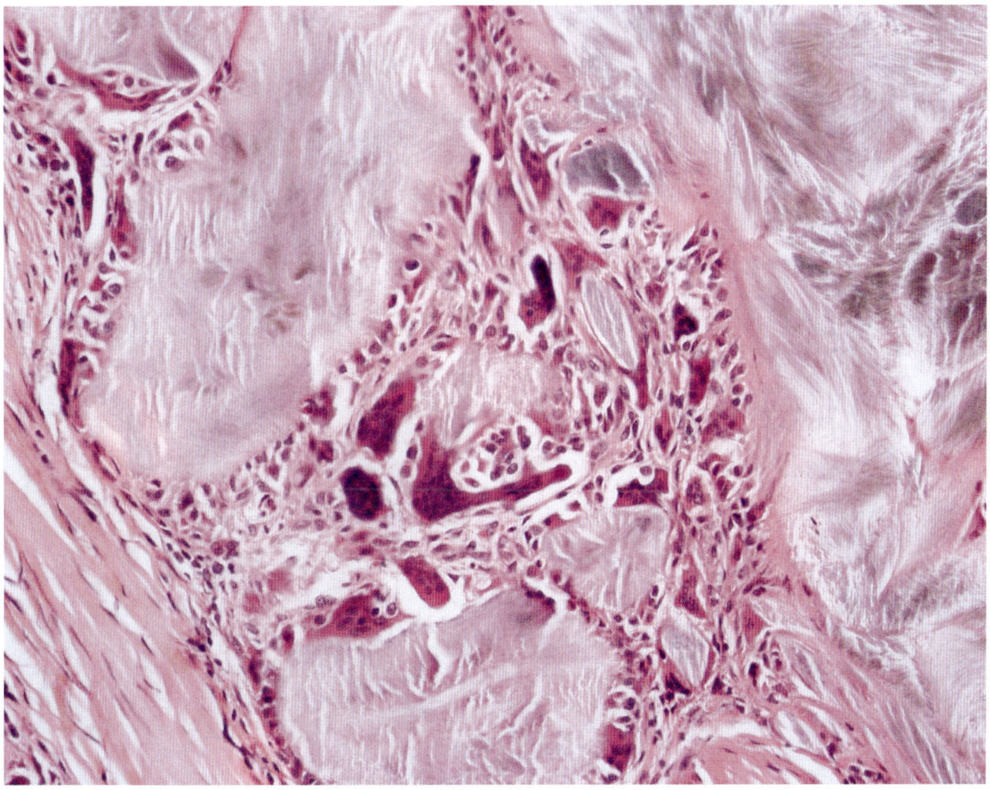

图 13-25
耳的痛风结节，内见灰色至褐色针状结晶物聚集，伴有肉芽肿反应（酒精固定）。

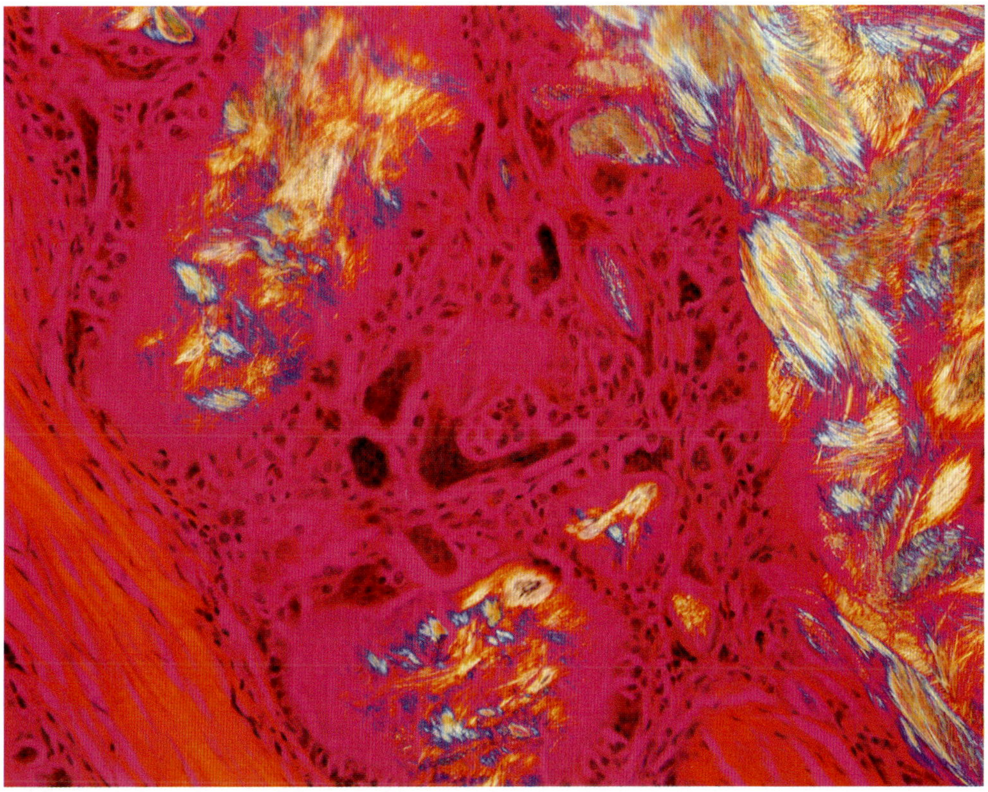

图 13-26
在红色折光镜的作用下，当平行于折光镜时，尿酸盐结晶呈现黄色，垂直时呈现蓝色。

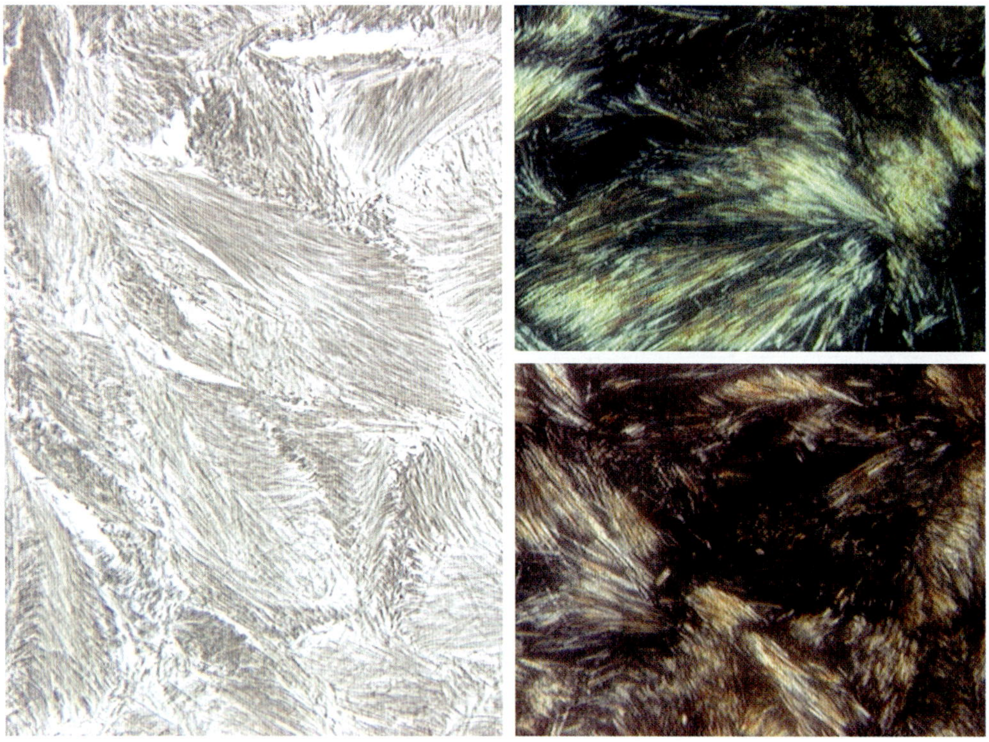

图 13-27
左侧：从痛风结节上刮取的未固定的物质。右：在偏振光下未固定的标本。

镜下所见

痛风结节的病理特征在人工手动处理的组织中非常明显，因为用水溶性溶液如甲醛溶液固定能溶解掉尿酸盐结晶。用酒精固定手工处理效果最好。即使在甲醛溶液固定的组织中，其组织学特征通常也非常典型，然后用醇溶伊红染色，偏振光下依然具有诊断性。成束的纵形针状能折光的结晶在酒精处理的标本中呈现浅褐色（图13-25）。在偏振光下，它们不显示双折光性（图13-26）。聚集的结晶周围绕以单核组织细胞及异物巨细胞，后者可吞噬单个结晶。肉芽肿成分常呈栅栏状围绕结晶体，类似于类风湿结节。如果无法用酒精处理标本，可从可疑痛风结节的切面刮取些许粉笔灰样物质，制备一张不固定的刮片用于偏振光检测（图13-27），此过程非常简单。可将观察到的现象与常规处理及染色的组织学所见相结合。

鉴别诊断

痛风结节的鉴别诊断是类风湿结节或淀粉样变，尿酸盐结晶可帮助确诊。

预后及治疗

肾衰占痛风患者死因的20%以上，但对大多数患者来说，主要还是对其生活质量的影响。关节炎在慢性病程中可致残。许多治疗高尿酸血症的药物、秋水仙碱、COX-2抑制剂及非类固醇类抗炎药均被用来治疗本病。通过治疗可减轻痛风结节在关节腔及软组织内沉积所带来的影响。

胆脂瘤

胆脂瘤（cholesteatoma）是个错误的命名，因为其内既无“胆固醇”成分也非“肿瘤”。其“肿瘤”的特点在于能破坏周围组织（包括骨）及切除后复发。鳞状上皮产生的胶原酶（“基质”）被认为是导致骨破坏的原因。中耳或乳突区可见充满角化碎片并内衬角化鳞状上皮的囊性病变。不管是何种原因，中耳出现鳞状上皮是不正常的，该部位在正常时应衬覆立方或柱状腺上皮。胆脂瘤分获得性和先天性。

临床特点

胆脂瘤并不常见且通常为单侧。少年及年轻人(20～30岁）可出现恶臭的耳分泌物并伴有传导性听力减弱。在获得性胆脂瘤中，鼓膜（通常在上缘）可发生穿孔，而先天性胆脂瘤患者的鼓膜常保持完整。两者均常伴有长期的慢性中耳炎，耳镜下可见慢性中耳炎并发一灰白色至黄色不规则的肿块（图 13-28、13-29)。面神经功能障碍、呕吐、严重的眩晕及非常严重的头痛提示为进展性破坏性疾病或有化脓性感染，需紧急治疗。

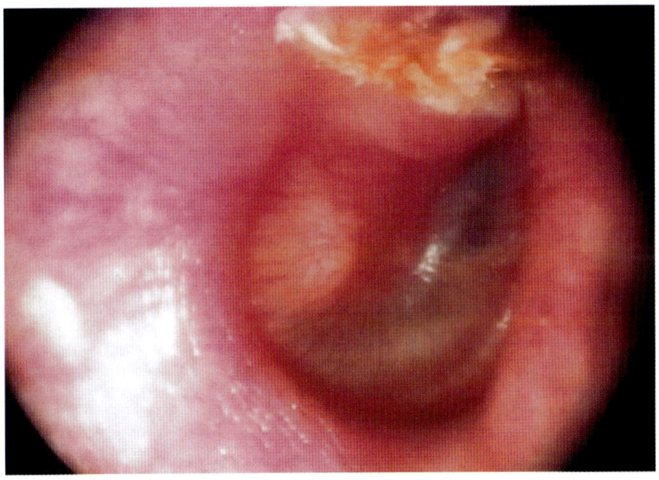

图 13-28
耳镜下见穿孔的鼓膜后有一不规则黄色至白色肿块。

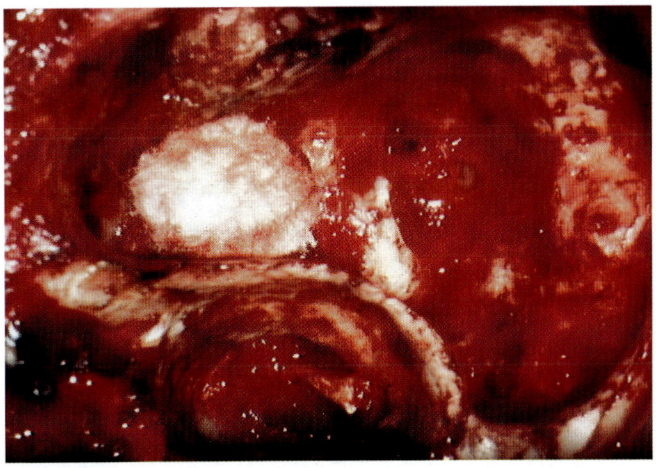

图 13-29
术中见胆脂瘤呈黄白色肿块。送检的病理标本多为碎片。

胆脂瘤
疾病概况

定义	破坏性鳞状上皮囊肿，发生于中耳或乳突区域，常继发于慢性中耳炎，但也有少数为先天性
发生及部位	世界范围常见 最早始于中耳和（或）岩骨尖的后上部，但可局部侵袭性生长至邻近结构
相关改变或死亡率	慢性中耳病变及渐进性传导性耳聋 延伸至颅内的病变可为致死性，如脑膜炎、硬膜外脓肿、脑实质脓肿或横窦血栓
性别、种族和年龄	性别无差异 任何年龄，包括先天性患者；最常见于20～30 岁
临床特点	长期的慢性中耳炎 渐进性传导性耳聋、耳痛、耳溢液（部分由于隐藏的慢性耳部疾患）；耳鸣及眩晕略少见 面神经麻痹、呕吐、严重眩晕、剧烈头痛提示进展性破坏性病变或化脓性感染 耳镜所见：伴有慢性中耳炎的灰白色至黄色不规则肿块或鼓膜穿孔
影像学特点	骨质破坏伴听小骨内侧被取代 CT 无钆增强 MRI：T1 加权信号低密度 T2 加权信号高密度
预后及治疗	首先手术清除鳞状上皮 如果清除不彻底，会复发（20%） 复发率增高的因素包括：小于 20 岁，显著的听小骨侵蚀，息肉样黏膜炎性病变，广泛性病变 严重的并发症包括迷路瘘、乙状窦或面神经管侵蚀、脑神经功能障碍、脑膜炎、硬膜外或脑实质脓肿

影像学特点

CT及核磁共振（MRI）显示一软组织肿块由内侧取代听小骨，并伴有不同程度的骨质破坏（图13-30、13-31)。常见慢性中耳炎的相关改变。在MRI的T1、T2上均有信号延长，T1加权信号密度低，而T2加权信号密度高。如果病变退变，则周围有增强。

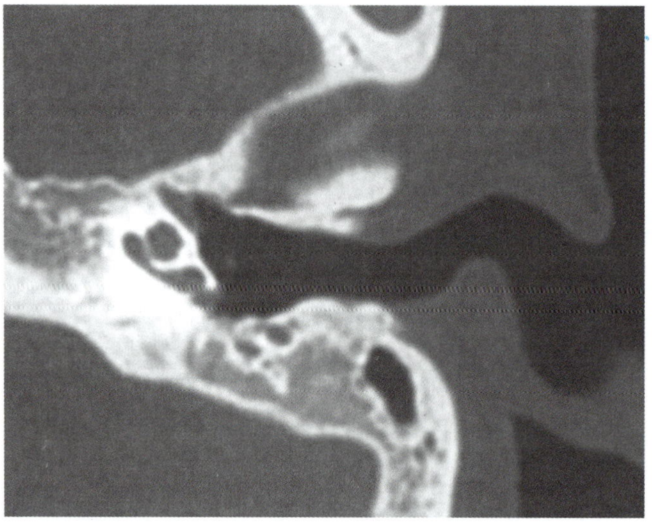

图 13-30
正常右耳的 CT 影像，与图 13-31 的胆脂瘤相比较。

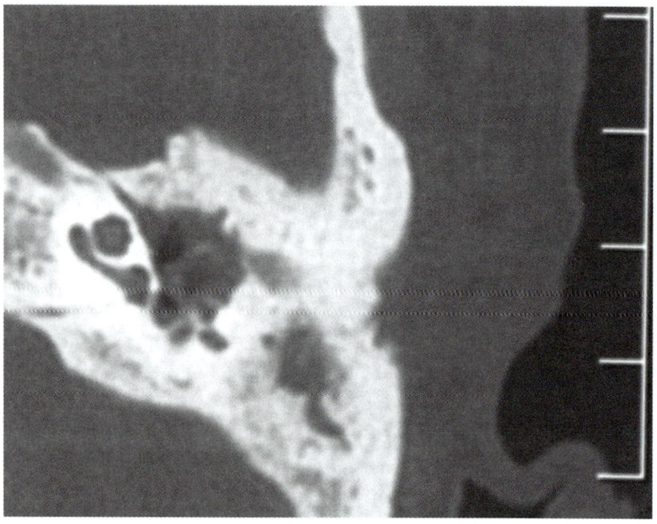

图 13-31
与上图相比，左耳的 CT 影像显示中耳一软组织肿块。两图中均可见镫骨。（参见图 13-30）

病理学特点

大体所见

送病理检查的胆脂瘤极少是完整的。标本通常为多个不规整的白色角质碎屑，并附有软组织碎片。术中可闻及恶臭并见到伴有骨质破坏的慢性中耳炎，与骨碎片一同送病理检查。

胆脂瘤 病理特点	
大体所见	送检标本为碎片，但可见白色至黄色的角化（凝结）物质 所有组织均应取材
镜下所见	囊性、囊样肿块 无核的角化物 薄层复层鳞状上皮，颗粒层明显 角化碎片引起的巨细胞性肉芽肿反应及胆固醇性肉芽肿可共存
免疫组化特点	强烈的 Ki-67 反应证实增生活性
病理鉴别诊断	胆固醇性肉芽肿、鳞状细胞癌

镜下所见

诊断胆脂瘤的三大要素为：角化物、伴有颗粒层的复层鳞状上皮，及炎性肉芽或纤维组织（图13-32、13-33）。鳞状上皮通常为薄层、萎缩、缺乏上皮脚，无炎性反应，除非在炎症期。可见角化物引起的巨细胞性肉芽肿反应。薄层上皮衬覆在囊的内表面，囊内充以剥脱的无核的角化物。偶尔，胆脂瘤可伴发其他病变，包括胆脂瘤性肉芽肿、耳息肉、鼓膜硬化及脑膨出（正常脑组织从骨质缺损处疝出）。

辅助检查

荧光原位杂交（fluorescence in situ hybridization，FISH）检测显示半数以上胆脂瘤多出了 7 号染色体，该染色体与增生活性有关；该异常可用于判断患者的病情是否会更具侵袭性。其他增生指标如ErbB-2、Ki-67 在预测胆脂瘤生物学行为上也有所帮助。

鉴别诊断

病理鉴别诊断相对而言主要局限于鳞状细胞癌及胆固醇性肉芽肿。癌含有异型上皮，而胆脂瘤则无。

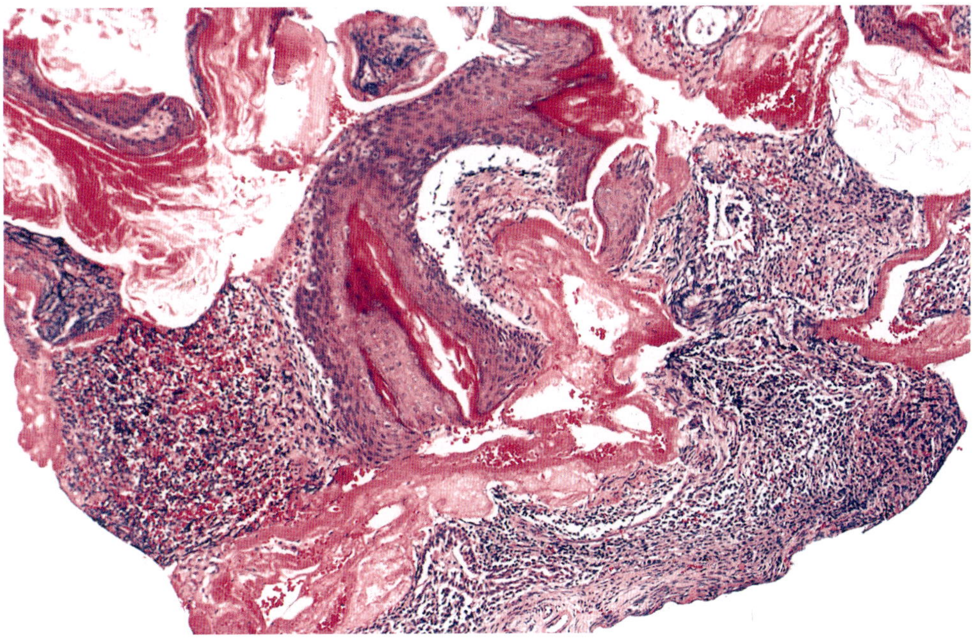

图 13-32
胆脂瘤的基本成分包括炎性肉芽或纤维组织、角化的鳞状上皮及无细胞的角化物。

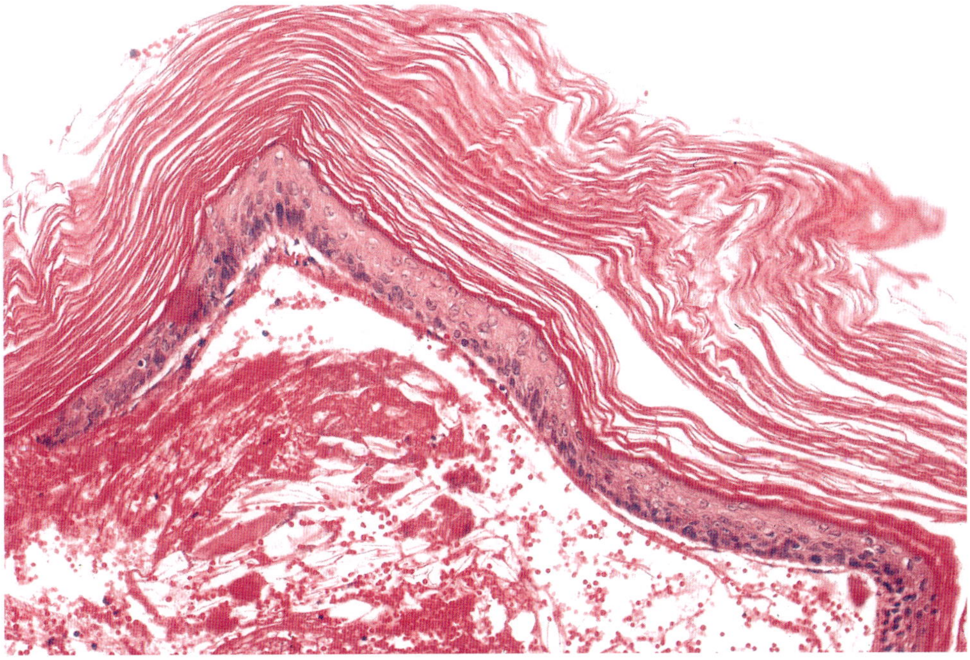

图 13-33
胆脂瘤的鳞状上皮或“基质”有一层颗粒层，伴有角化及碎片。

预后及治疗

改良根治术（保留所有听小骨）或根治术（仅保留镫骨）可切除胆脂瘤。如切除不完整，可复发，约为20%。其他导致复发率增高的因素包括年龄小于20岁、明显的听小骨侵蚀、息肉样黏膜炎性病变及广泛病变。严重的并发症包括迷路炎、迷路瘘、乙状窦或面神经管受侵蚀、脑神经功能障碍及硬膜外或脑实质脓肿。

胆固醇性肉芽肿

乳突或中耳的胆固醇性肉芽肿（cholesterol granuloma）是对出血及伴有红细胞崩解及其他坏死组织的胆固醇结晶的间质反应。

临床特点

胆固醇性肉芽肿可见于任何年龄，无性别差异，常见于患有长期慢性耳疾病的患者，例如硬化性中耳炎或急性化脓性中耳炎。创伤或导致阻塞的手术过程也可引起该病变。患者表现为单侧传导性听力丧失、耳鸣、平衡失调或反复血性耳溢液。耳镜检查常可见由于中耳血液渗出而致鼓膜呈蓝色至黑色。当胆固醇性肉芽肿发生于岩骨尖时，临床进程更具侵袭性，伴有神经性听力丧失，其他脑神经（Ⅴ、Ⅵ、Ⅶ）功能障碍，进展期患者病变可侵入颅中窝、颅后窝。

影像学特点

胆固醇性肉芽肿易由CT或MRI确诊，特征性地表现为界限清晰的骨内囊性病变伴有骨重建。无钆增强现象，在T1、T2加权像上均表现为高密度信号。

病理学特点

大体所见

送检标本常为碎片，包括黄褐色或红色质脆组织，有时表面被覆黏膜。所有组织均应取材以除外伴发胆脂瘤或肿瘤。

镜下所见

胆固醇性肉芽肿由肉芽组织或纤维组织构成，伴有新鲜出血，针形裂隙（制片过程中胆固醇结晶融解所致）周围绕以多核巨细胞、泡沫细胞、吞噬了含铁血黄素的组织细胞，以及聚集于细胞外的含铁血黄素（图13-34）。被覆黏膜可呈现反应性改变，但单纯的胆固醇性肉芽肿不包括增生角化的鳞状上皮，后者可能提示伴发胆脂瘤。

胆固醇性肉芽肿 疾病概况	
定义	对出血及来自崩解红细胞的胆固醇结晶的间质反应
发生及部位	因为与其他疾病并存，因此病因不明 中耳及岩骨尖，但可发生于任何部位
相关改变或死亡率	传导性听力丧失及慢性中耳疾病 岩骨尖病变更具侵袭性，伴有神经性听力丧失、脑神经功能障碍或侵犯颅内
性别、种族和年龄	无性别差异 任意年龄
临床特点	慢性中耳疾病的病史 一些病例由创伤或手术损伤所致 耳镜所见：如果伴有中耳出血，鼓膜呈蓝色至黑色，或可见黏膜下褐色肿块 单侧传导性听力丧失、耳鸣、平衡失调、血性耳溢液
影像学特点	界限清楚的骨内囊性病变，伴有骨重建 CT上无钆增强现象 MRI的T1、T2加权像均显示高密度信号
预后及治疗	引流或中耳乳突成型 侵袭性岩骨尖病变需要更积极的手术

鉴别诊断

胆固醇性肉芽肿经常与其他病变伴发，如胆脂瘤、中耳的内分泌腺瘤及内淋巴囊肿瘤。因此，必须检查有无其他病变的存在。

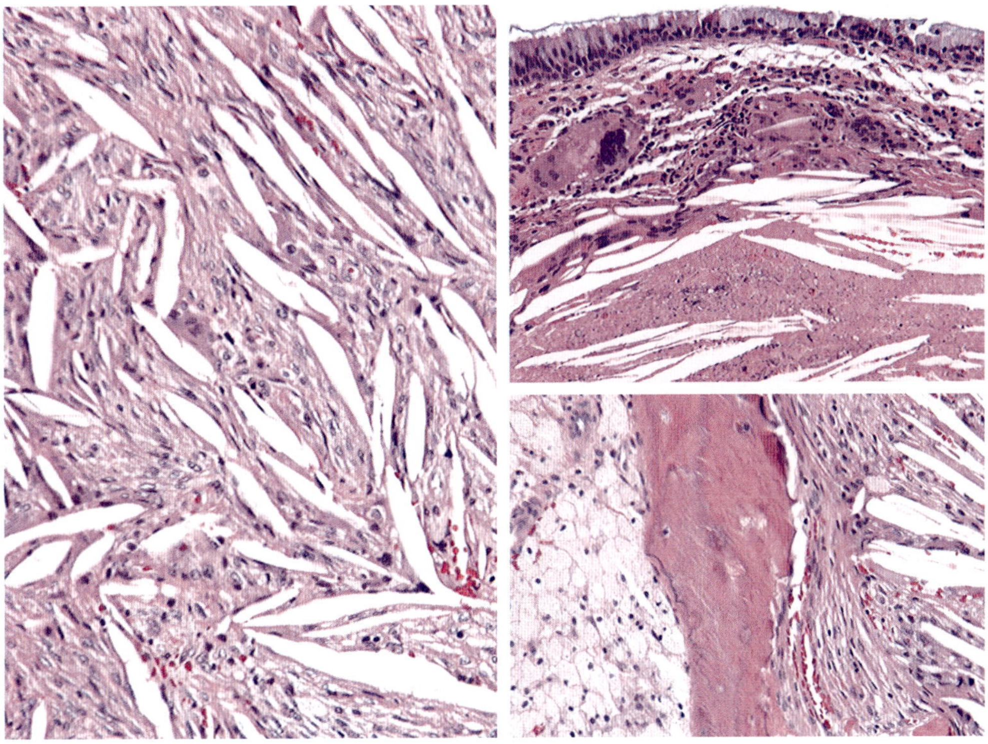

图 13-34
左：显示黏膜下间质胆固醇结晶在制片过程中融解所致的梭形裂隙。右上：一完整的呼吸型上皮下多核巨细胞吞噬许多胆固醇结晶。右下：伴有组织细胞的骨质（左侧）及胆固醇裂隙（右侧）。

胆固醇性肉芽肿
病理学特点

大体所见	破碎、质脆、黄褐色至红色质脆组织 取材所有组织以除外伴发的胆脂瘤或肿瘤
镜下所见	肉芽组织或纤维组织，伴新鲜出血 针形裂隙（胆固醇结晶遗留），周围绕以多核巨细胞、泡沫细胞及吞噬了含铁血黄素的巨噬细胞 细胞外含铁血黄素聚集 反应性上皮，但在单纯胆固醇性肉芽肿中无角化鳞状上皮
病理鉴别诊断	检查伴发病变：胆脂瘤、中耳神经内分泌腺瘤（NAME）、内淋巴囊肿瘤

预后及治疗

治疗胆固醇性肉芽肿需要引流并行中耳乳突成型以去除导致疾病发展的致病因素。根据是否残留听力，而决定岩骨尖病变是否需要引流（通过各种手段）；非侵袭性岩骨尖病变少见，可进行临床及影像学随访。

推荐阅读

第一鳃裂畸形

1. Barnes L: Surgical Pathology of the Head and Neck, 2nd ed. New York: Marcel Dekker, 2001:1486–1491.
2. Ford GR, Balakrishnan A, Evans JNG, Bailey CM: Branchial cleft and pouch anomalies. J Laryngol Otol 1992;106:137–143.
3. Hickey SA, Scott GA, Traub P: Defects of the first branchial cleft. J Laryngol Otol 1994;108:240–243.
4. Lambert PR, Dodson EE: Congenital malformations of the external auditory canal. Otolaryngol Clin North Am 1996; 29:741–760.
5. Triglia J-M, Nicollas R, Ducroz V, et al.: First branchial cleft anomalies. A study of 39 cases and a review of the literature. Arch Otolaryngol Head Neck Surg 1998;124:291–295.

囊性软骨软化

1. Heffner DK, Hyams VJ: Cystic chondromalacia (endochondral pseudocyst) of the auricle. Arch Pathol Lab Med 1986;110:740–743.
2. Michaels L: Idiopathic pseudocystic chondromalachia. In: Barnes EL, Eveson JW, Reichart P, Sidransky D, eds. Pathology and Genetics of Head and Neck Tumours. Kleihues P, Sobin LH, series eds. World Health Organization Classification of Tumours. Lyon, France: IARC Press, 2005:341.
3. Secor CP, Farrell HA, Haydon RC: Auricular endochondral pseudocysts: diagnosis and management. Plast Reconstr Surg 1999;103:1451–1457.
4. Tan BY, Hsu PP: Auricular pseudocyst in the tropics: a multi-racial Singapore experience. J Laryngol Otol 2004;118:185–188.
5. Zhu L, Wang X: Histological examination of the auricular cartilage and pseudocysts of the auricle. J Laryngol Otol 1992;106:103–104.

耳轮结节性软骨皮炎

1. Elgart ML: Cell phone chondrodermatitis. Arch Dermatol 2000;136:1568.
2. Michaels L: Chondrodermatitis nodularis chronicia helicis. In: Barnes EL, Eveson JW, Reichart P, Sidransky D, eds. Pathology and Genetics of Head and Neck Tumours. Kleihues P, Sobin LH, series eds. World Health Organization Classification of Tumours. Lyon, France: IARC Press, 2005:341.
3. Moncrief M, Sassoon EM: Effective treatment of chondrodermatitis nodularis chronica helices using a conservative approach. Br J Dermatol 2004;150:892–894.
4. Munnoch DA, Hernert KJ, Morris AM: Chondrodermatitis nodularis helices et antihelices. Br J Plast Surg 1996;49:473–476.
5. Santa Cruz DJ: Chondrodermatitis nodularis helices: a transepidermal perforating disorder. J Cutan Pathol 1980;7:70–76.
6. Weedon D: Skin Pathology, 2nd ed. Philadelphia: Churchill Livingstone, 2002:363–364.

复发性多软骨炎

1. Frances C, el Rassi R, Laporte JL, et al.: Dermatologic manifestations of relapsing polychondritis. A study of 200 cases at a single center. Medicine 2001;80:173–179.
2. Kent PD, Michet CJ, Luthra H: Relapsing polychondritis. Curr Opin Rheumatol 2003;16:56–61.
3. Letko E, Panayotis Z, Baltatzis S, et al.: Relapsing polychondritis: a clinical review. Semin Arthritis Rheum 2002;31:384–395.
4. Myers B, Gould J, Dolan G: Relapsing polychondritis and myelodysplasia: a report of two cases and a review of the current literature. Clin Lab Hematol 2000;22:45–48.
5. O'Connor Reina C, Garcia Iriarte MT, Barron Reyes FJ, et al.: When is a biopsy justified in a case of relapsing polychondritis? J Laryngol Otol 1999;113:663–665.
6. Richez C, Dumoulin C, Coutouly X, Schaeverbeke T: Successful treatment of relapsing polychondritis with infliximab. Clin Exp Rheumatol 2004;22:629–631.
7. Saif MW, Hopkins JL, Gore SD: Autoimmune phenomen in patients with myelodysplastic syndrome and chronic myelomonocytic leukemia. Leuk Lymphoma 2002;43:2083–2092.
8. Trentham DE, Le CH: Relapsing polychondritis. Ann Intern Med 1998;129:114–122.
9. Vroman D, Solomon KD: Images in medicine: relapsing polychondritis. N Engl J Med 2003;17:349.

耳息肉

1. Brugler G: Tumors presenting as aural polyps. Pathology 1992;24: 315–319.
2. Gliklich RE, Cunningham MJ, Eavey RD: The cause of aural polyps in children. Arch Otolaryngol Head Neck Surg 1993;119:669–671.
3. Hussain SS: Histology of aural polyp as a predictor of middle ear disease activity. J Laryngol Otol 1991;105:268–269.
4. Milroy CM, Slack RWT, Maw AR, et al.: Aural polyps as predictors of underlying cholesteatoma. J Clin Pathol 1989;42:460–465.
5. Prasannaraj T, De N, Narasimhan I: Aural polyps: safe or unsafe disease? Am J Otolaryngol 2003;24:155–158.
6. Tay HL, Hussain SS: The management of aural polyps. J Laryngol Otol 1997;111:212–214.

"恶性" 耳炎

1. Grandis JR, Curtin HD, Yu VL: Necrotizing (malignant) external otitis: prospective comparison of CT and MR imaging in diagnosis and follow-up. Radiology 1995;196:499–504.
2. Handzel O, Halperin D: Necrotizing (malignant) external otitis. Am Fam Phys 2003;68:309–312.
3. Kohut RI, Lindsay JR: Necrotizing ("malignant") external otitis: histopathologic processes. Ann Otol 1979;88:714–720.
4. Rajbhandari SM, Wilson RM: Unusual infections in diabetes. Diabetes Res Clin Pract 1998;39:123–128.
5. Ress BD, Luntz M, Telischi FF, et al.: Necrotizing external otitis in patients with AIDS. Laryngoscope 1997;107:456–460.
6. Slattery WH, Brackmann DE: Skull base osteomyelitis: malignant external otitis. Otolaryngol Clin North Am 1996;29:795–805.

痛风

1. Bieber JD, Terkeltaub RA: Gout: on the brink of novel therapeutic options for an ancient disease. Arthritis Rheum 2004;50:2400–2414.
2. Choi HK, Atkinson K, Karlson EW, et al.: Purine-rich foods, dairy and protein intake, and the risk of gout in men. N Engl J Med 2004;11: 1093–1103.
3. Choi HK, Atkinson K, Karlson EW, et al.: Alcohol intake and risk of incident gout in men: a prospective study. Lancet 2004;363:1277–1281.
4. Kim KY, Schumacher H, Hunsche E, et al.: A literature review of the epidemiology and treatment of acute gout. Clin Ther 2003;25: 1593–1617.
5. Monu JU, Pope TL: Gout: a clinical and radiologic review. Radiol Clin North Am 2004;42:169–184.
6. Pascual E, Pedraz T: Gout. Curr Opin Rheumatol 2004;16:282–286.
7. Terkeltaub RA: Clinical practice. Gout. N Engl J Med 2003;23: 1647–1655.

胆脂瘤

1. Adamczyk M, Sudhoff H, Jahnke K: Immunohistochemical investigations on external auditory canal cholesteatomas. Otol Neurotol 2003;24: 705–708.
2. Ferlito A, Devaney KO, Wenig BM, et al.: Clinicopathological consultation. Ear cholesteatoma versus cholesterol granuloma. Ann Otol Rhinol Laryngol 1997;106:79–85.
3. Goycoolea MV, Hueb MM, Muchow D, Paparella MM: The theory of the trigger, the bridge, and the transmigration in the pathogenesis of acquired cholesteatoma. Acta Otolaryngol 1999;119:244–248.
4. Huisman MA, De Heer E, Grote JJ: Cholesteatoma epithelium is characterized by increased expression of Ki-67, p53, and p21, with minimal apoptosis. Acta Otolaryngol 2003;123:377–382.
5. Michaels L, Soucek S, Beale T: Cholesterol granuloma and cholesteatoma. In: Barnes EL, Eveson JW, Reichart P, Sidransky D, eds. Pathology and Genetics of Head and Neck Tumours. Kleihues P, Sobin LH, series eds. World Health Organization Classification of Tumours. Lyon, France: IARC Press, 2005:342–344.
6. Sie KCY: Cholesteatoma in children. Ped Clin North Am 1996;43: 1245–1252.
7 Soldati D, Mudry A: Knowledge about cholesteatoma, from the first description to modern histopathology. Otol Neurotol 2001;22:723–730.
8. Stenfors L-E: Does occurrence of keratinizing stratified squamous epithelium in the middle-ear cavity always indicate a cholesteatoma? J Laryngol Otol 2004;118:757–763.
9. Thompson JW: Cholesteatomas. Ped Review 1999;20:134–136.

胆固醇性肉芽肿

1. Brackmann DE, Toh EH: Surgical management of petrous apex cholesterol granulomas. Otol Neurotol 2002;230:529–533.
2. DeGuine C, Pulec JL: Blue ear drum and cholesterol granuloma. Ear Nose Throat J 2000;79:542.
3. Ferlito A, Devaney KO, Wenig BM, et al.: Clinicopathological consultation. Ear cholesteatoma versus cholesterol granuloma. Ann Otol Rhinol Laryngol 1997;106:79–85.
4. Jaisinghani VJ, Paparella MM, Schachern PA, Le CT: Tympanic membrane/middle ear pathologic correlates in chronic otitis media. Laryngoscope 1999;109:712–716.
5. Mosnier I, Cyna-Gorse F, Grayeli AB, et al.: Management of cholesterol granulomas of the petrous apex based on clinical and radiologic evaluation. Otol Neurotol 2002;23:522–528.
6. Schuknecht HF: Pathology of the ear, 2nd ed. Philadelphia: Lea & Febiger, 1993:405–411.

14 耳及颞骨的良性肿瘤

Lester D. R. Thompson

耵聍腺腺瘤

过去曾有多种命名用于描述耵聍腺来源的良性肿瘤，包括耵聍腺瘤、耵聍腺腺瘤、乳头状汗腺腺瘤、混合瘤、顶浆分泌腺瘤及圆柱瘤。然而，由于临床行为及治疗上的显著不同，“耵聍腺腺瘤”（ceruminous adenoma）最简洁地表达了肿瘤的起源部位及其良性性质。

临床特点

原发病变无性别差异，尽管平均为50余岁，但年龄分布广泛。病变最常表现为肿块，伴有听力改变，偶尔疼痛。

耵聍腺腺瘤 疾病概况	
定义	良性耵聍腺肿瘤
发生及部位	罕见 外耳道外半部分
发病率和死亡率	无
性别、种族和年龄	性别相当 年龄跨度广，但通常为 50 余岁
临床特点	肿块，伴有听力改变
预后及治疗	极好 单纯手术切除即可

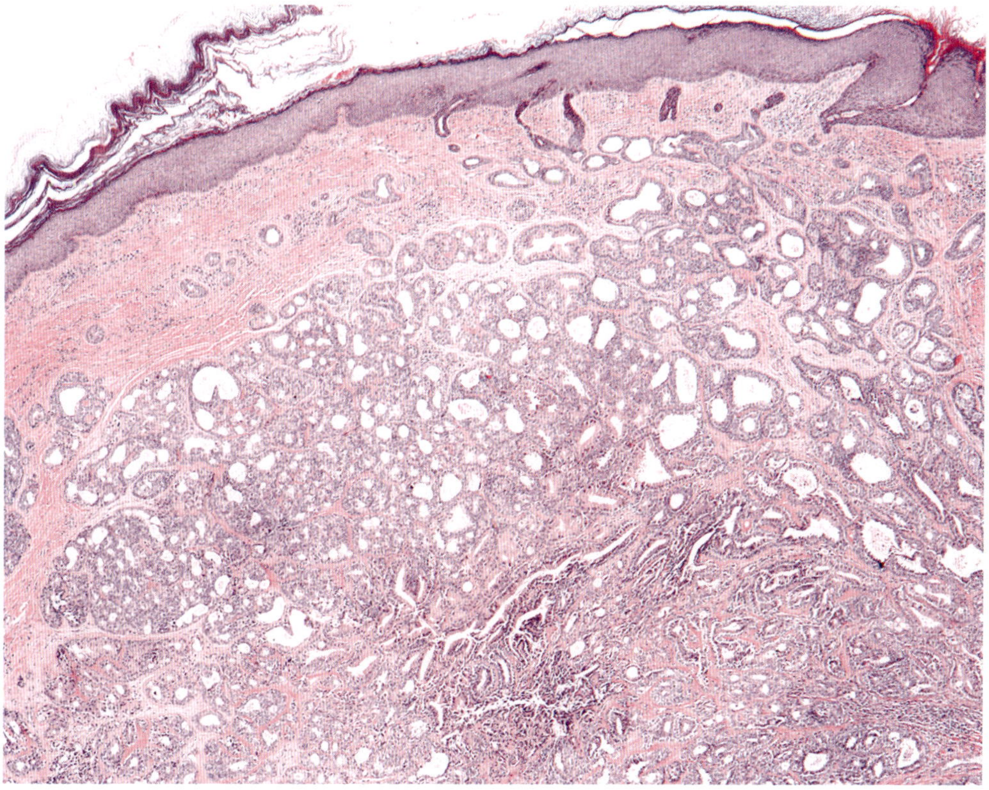

图 14-1
尽管无包膜但界限清楚呈肿瘤性增生的耵聍腺上被覆一层角化的鳞状上皮。低倍镜下即可见腺性及囊性轮廓。

病理学特点

大体所见

肿瘤通常为一无溃疡的表浅肿块，位于外耳道外1/3 ~ 1/2，最大直径1cm，被覆完整皮肤。因为是良性，肿瘤不会侵犯至乳突、中耳及颅底。

镜下所见

尽管没有真包膜，但耵聍腺腺瘤界限清楚（图14-1）。可见表面受累（非始发性），但无溃疡形成。根据特殊的组织学所见，肿瘤可分为三类：耵聍腺腺瘤、耵聍

耵聍腺腺瘤
病理学特点

大体所见	外耳道外半部分的无溃疡的表浅肿块，约1cm大小
镜下所见	伴有腺及囊性结构的界清肿块 两种细胞构成，内层顶浆分泌细胞显示顶浆分泌及耵聍颗粒，外层为肌上皮细胞
免疫组化特点	分泌细胞CK7阳性 基底肌上皮细胞CK5/6及p63阳性
病理鉴别诊断	副神经节瘤、中耳神经内分泌腺瘤（NAME）、耵聍腺腺癌

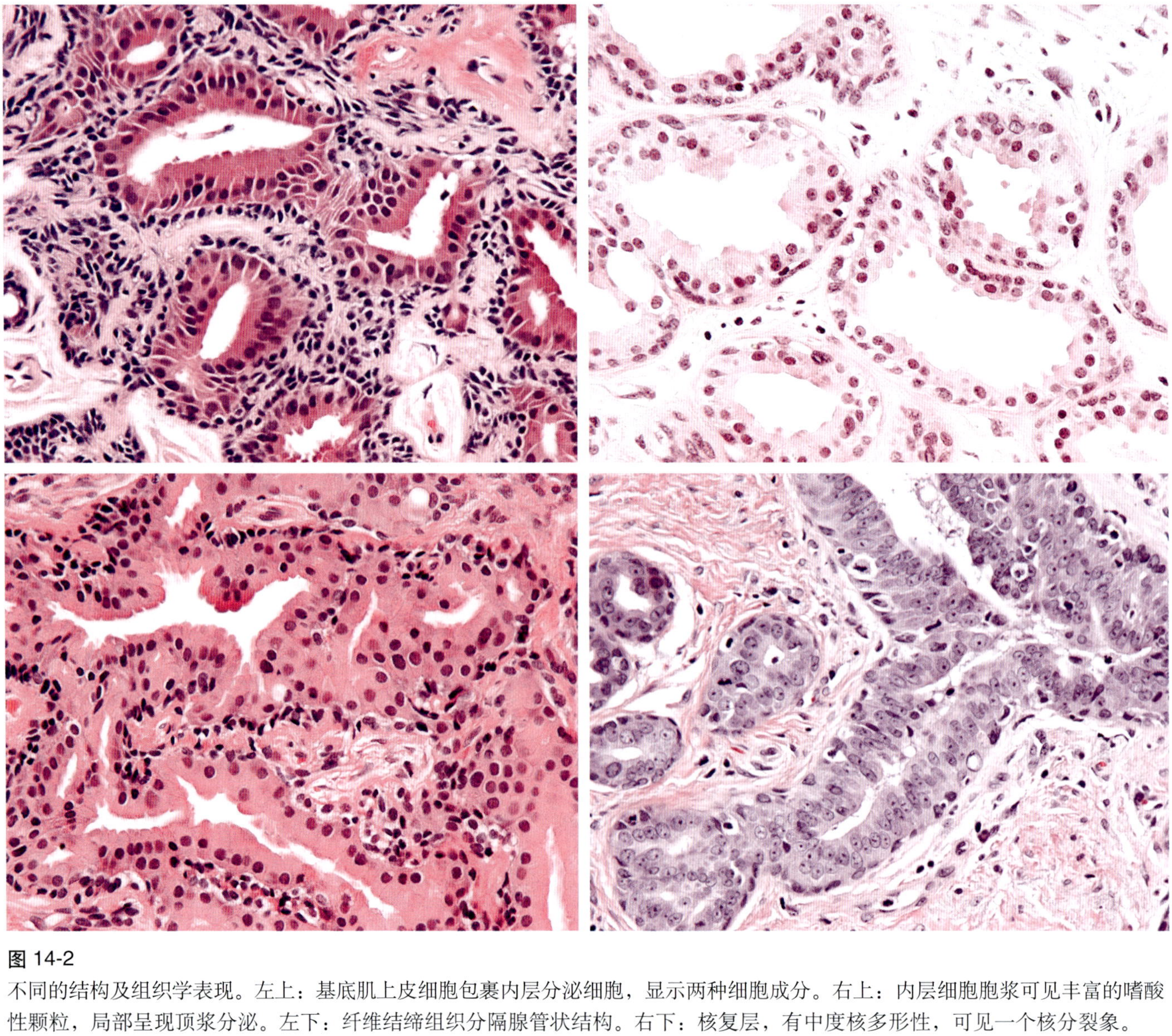

图 14-2
不同的结构及组织学表现。左上：基底肌上皮细胞包裹内层分泌细胞，显示两种细胞成分。右上：内层细胞胞浆可见丰富的嗜酸性颗粒，局部呈现顶浆分泌。左下：纤维结缔组织分隔腺管状结构。右下：核复层，有中度核多形性，可见一个核分裂象。

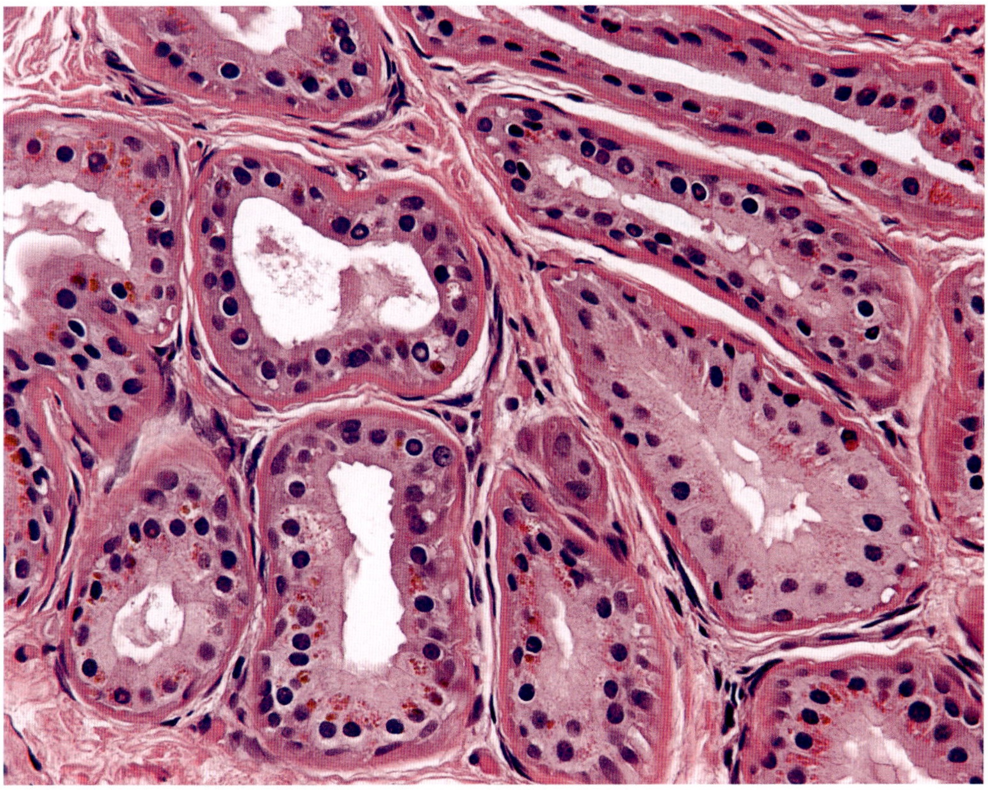

图 14-3
耵聍腺细胞胞浆内可见黄褐色“蜡样质”脂褐素样物质。

腺多形性腺瘤（软骨样汗腺瘤）、乳头状汗腺腺瘤（极为罕见，此处不作讨论）。耵聍腺腺瘤肿瘤细胞的排列多种多样。在大多数病变中，腺管状结构最显著，囊性腔隙也常见。耵聍腺腺瘤包括两种细胞成分：由邻近基底膜的基底 / 肌上皮细胞包裹内层分泌细胞（图 14-2）。内层细胞常呈现顶浆分泌和（或）包含黄褐色耵聍（蜡质）颗粒［抗酸荧光蜡样色素（acid-fast fluorescent ceroid pigment）；图 14-3］。肿瘤细胞成分较少或中等，有轻微至中度的核多形性。可见核仁，核分裂象罕见，无坏死。近黏液软骨样基质区（并非外耳道固有的软骨）有更丰富的肌上皮细胞聚集及“管样”结构内有耵聍腺顶浆分泌细胞可确定耵聍腺多形性腺瘤的诊断。多形性腺瘤的管样结构的内衬上皮内常可见顶浆分泌及耵聍颗粒。

辅助检查

病变细胞常强烈且弥漫表达角蛋白，而仅微弱及局灶性表达上皮膜抗原（EMA）。两种细胞显示不同的免疫反应：内层细胞表达CK7；基底肌上皮细胞S-100蛋白、CK5/6及p63表达强烈而弥漫（图14-4）。

鉴别诊断

根据耵聍腺的原发解剖部位，耵聍腺腺瘤需与副神经节瘤（paraganglioma）、中耳神经内分泌腺瘤及耵聍腺腺癌（ceruminal gland adenocarcinoma）鉴别。“Zellballen”结构、弱嗜碱性胞浆、核多形性、嗜铬蛋白及S-100免疫反应阳性可确定副神经节瘤。中耳神经内分泌腺瘤也有类似的双重生长方式，但起源于中耳，

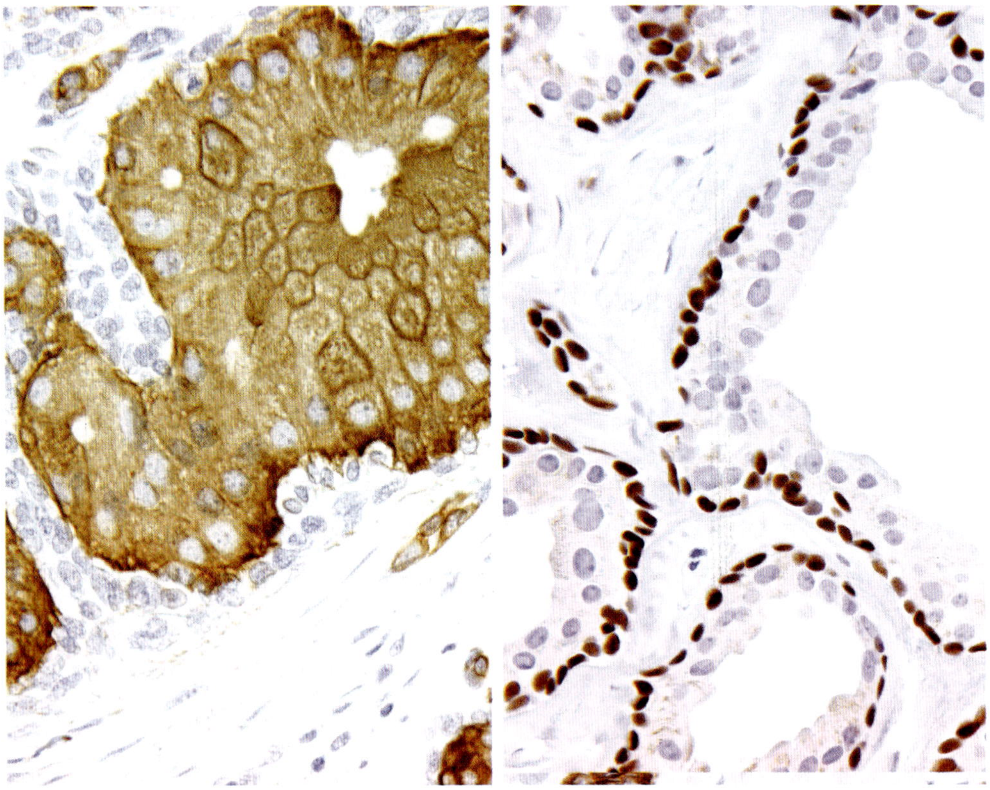

图 14-4
鉴别用免疫组化：内层细胞CK7 阳性（左）；而肌上皮细胞，基底细胞核p63阳性（右）。

且无顶浆分泌、缺乏耵聍、细胞表达嗜铬蛋白。最难鉴别的是耵聍腺腺癌，后者细胞更丰富（有时在小活检时难以评估），呈筛状、实性、浸润性生长，核分裂象增多（包括不典型核分裂），核中到重度多形性，有明显核仁，可见肿瘤性坏死，通常缺乏耵聍。当上述特点重叠时，需总体考虑以帮助诊断。

预后及治疗

彻底的手术切除是最理想的治疗措施，但常由于耳部复杂的解剖结构难以实现。因此，少数患者残留的肿瘤可复发。进一步手术后，患者可无瘤生存。

外周神经鞘瘤（施万细胞瘤）

施万细胞瘤（schwannoma）（听神经瘤或神经鞘瘤），是颞骨最常见的肿瘤，多发生于小脑脑桥角。约95% 为单侧及散发，如果为双侧或发生于年轻患者，则合并 2 型神经纤维瘤病（NF2）的可能性较大。

临床特点

性别无差异，绝大多数患者为 40 ~ 50 岁，伴有NF2的患者则年轻得多。进行性单侧神经性（而非传导性）听力丧失及耳鸣是常见的临床症状，偶伴头痛、眩晕、面部疼痛及面部无力。

影像学特点

在多数施万细胞瘤中，肿块与小脑等密度，内耳道（internal auditory canal，IAC）增宽。罕见钙化及出血。MRI 扫描显示肿块在 T1 加权像上为等密度或低密度，在T2加权像上为高密度，伴有耳门内密度增强（图 14-5）。

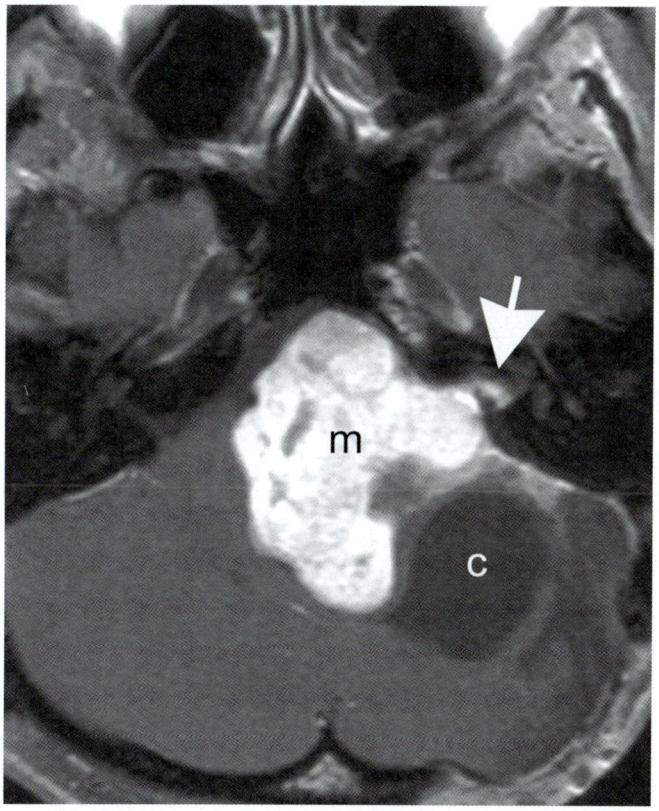

图 14-5
对比增强的纵向 T1 加权像显示左侧小脑脑桥角一巨大的质地不均的增强性肿块（m）。左内耳道受累膨胀。外周可见一囊肿（c），术中确认内耳道后缘受累。

病理学特点

大体所见

颞骨的施万细胞瘤通常起始并紧贴第Ⅷ脑神经的前庭部，长入小脑脑桥角中心并沿着IAC生长。肿块呈偏心性、球形、质硬至韧、黄色，可侵犯IAC骨质，常表现为蘑菇状（蘑菇柄在内耳道内而“蘑菇”在CP角）。切面为灰褐色、黄色、实性至黏液性的囊性肿瘤，常伴出血。

镜下所见

施万细胞瘤是来源于神经鞘细胞（施万细胞）的肿瘤。肿瘤由两部分构成：细胞丰富的 Antoni A 区，可见 Verocay 小体（图 14-6）及细胞较少的 Antoni B 区，可见疏松的网状结构及微囊性变性。细胞呈梭形，伴有长形原纤维性胞浆，细胞核呈扣环状至梭形，几乎无多形性，但在某些病例中可见散在巨大的多形或奇异形细胞。常可见核呈栅栏状排列（图14-7）。小到中等大小的血管常见扩张，血管周玻璃样变。罕见核分裂象。肿瘤可发生广泛退变（包括黄色瘤型组织细胞），甚至仅残留少许可辨认的肿瘤组织。

外周神经鞘瘤
疾病概况

定义	施万细胞来源的良性肿瘤
发生及部位	常见的小脑脑桥角肿瘤
	95% 单侧、散发
	如果双侧或年轻患者，NF2 可能性大
相关改变或死亡率	听力丧失，尤其是 NF2 相关性肿瘤
	无死亡
性别、种族和年龄	无性别差异
	大多数 40 ～ 50 岁；NF2 患者更年轻
临床特点	进行性神经性听力丧失
影像学特点	内耳道增宽
	MRI：T1 低密度而 T2 高密度
预后及治疗	极好
	手术或经常MRI扫描以随访生长缓慢的病变

外周神经鞘瘤
病理学特点

大体所见	紧贴第Ⅷ脑神经前庭部
	球形、质韧黄色肿块，黏液样或囊性
镜下所见	细胞丰富的 Antoni A 区，可见 Verocay 小体
	细胞少的 Antoni B 区，可见微囊性变性
	细胞梭形，胞浆原纤维性
	核梭形、波浪状 / 扣环状
	中等大小扩张的血管，伴玻璃样变性
免疫组化特点	弥漫、强烈表达 S-100 蛋白及 vimentin
	Antoni B 区的成纤维细胞可表达 CD34
超微结构特点	可见纤细的指突状胞浆突起具有连续的基底层，也可见伸长的胶原（Luse 小体）
病理鉴别诊断	脑膜瘤及神经纤维瘤

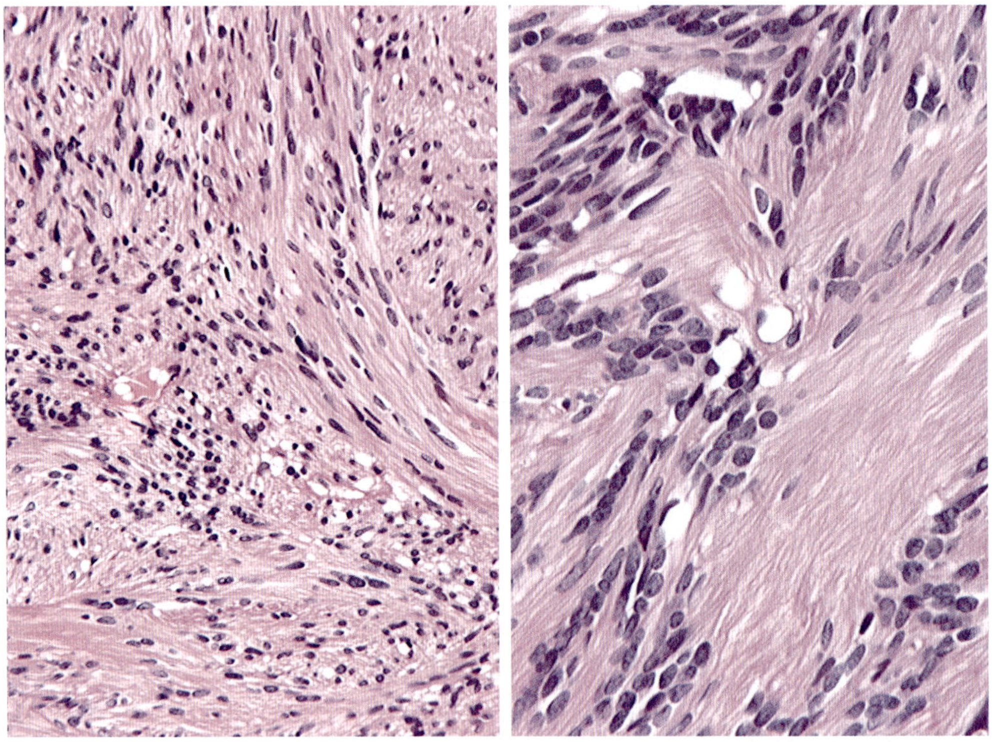

图 14-6
细胞丰富的 Antoni A 区，有纤维性胞浆的细胞排列成束。

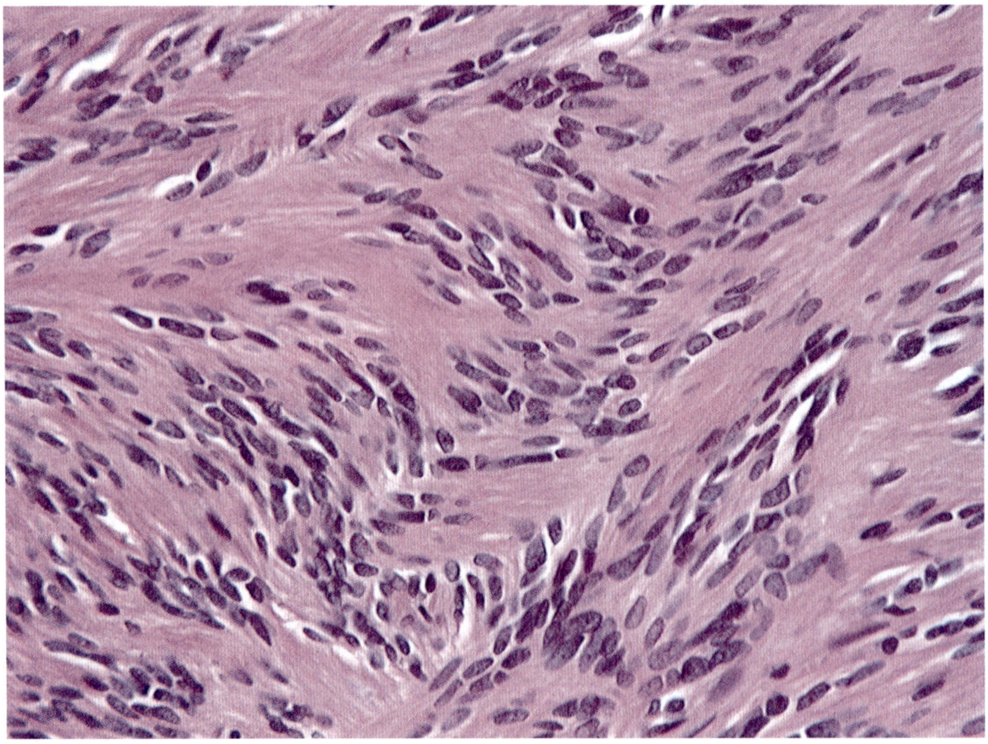

图 14-7
纤维性胞浆成合体状。细胞核呈栅栏状排列。

辅助检查

超微结构特点

诊断无需电镜检查，但该检查可显示具有纤细指突状胞浆突起的施万细胞，间质长间隔的胶原（Luse 小体）被有间隔的连续的基底膜很有规律地包裹。

免疫组化特点

肿瘤细胞及细胞核强烈而弥漫地表达 S-100 蛋白，也表达vimentin（尽管不特异）。可偶尔表达胶质纤维酸性蛋白（GFAP）及神经元特异性烯醇化酶（NSE）。CD34 仅表达于 Antoni B 区一些细长的细胞。不表达神经丝（NF）。生长指数（用Ki-67标记）在NF2患者中比在散发患者中高。

遗传学检查

NF2（与 NF1 或 von Recklinghausen 病不同）是常染色体显性遗传病，以多发双侧前庭施万细胞瘤为特征。NF2 基因是位于 22 号染色体长臂（22q12）的抑制基因。由此基因（MERLIN 或 schwannomin）编码的蛋白约 90% 发生突变导致蛋白功能丧失。

鉴别诊断

由于特殊的解剖部位，该病仅需与脑膜瘤（meningioma）及神经纤维瘤（neurofibroma）鉴别。漩涡状结构、砂砾体、核内胞浆包涵体及 EMA 染色阳性均支持脑膜瘤。神经纤维瘤在耳及颞骨极其罕见。

预后及治疗

施万细胞瘤是良性肿瘤，很少复发。标准的治疗措施是多进路的手术切除（经迷路、枕骨下、颅中窝或采用实体 γ 刀）。对于小且生长缓慢的肿瘤，可“等等看”，定期使用 MRI 扫描以观察肿瘤生长。NF2 患者的施万细胞瘤更大程度地侵犯神经且生长迅速，因此要保留听力及面神经功能较为困难。

副神经节瘤

肿瘤起源于位于邻近颈静脉球或中耳（鼓室球）的中耳蜗岬（medial cochlea promontory）的副神经节。副神经节瘤（paraganglioma）是此类中耳常见肿瘤的最恰当的名称，但临床常用颈静脉鼓室化感瘤、颈静脉球瘤及鼓室球瘤。应格外注意的是此处使用的“球瘤”不同于“血管球瘤”，后者指来源于血管周平滑肌的特殊肿瘤，常位于指（趾）甲下。

临床特点

家族性及散发性副神经节瘤均有报道。散发者主要发生于女性（女：男 = 5：1），而家族性病变多发生于男性。首发年龄范围甚广，但多集中在 50 ~ 60 岁。10%以上的患者呈双侧多中心性，并伴发嗜铬细胞瘤。多数患者有传导性听力丧失，而疼痛、面神经麻痹及搏动性耳鸣则较少报道。通过鼓膜在其后活检，由于肿瘤血管丰富，可导致深部出血。偶可见儿茶酚胺功能。

影像学特点

现代影像学技术能够精确描述副神经节瘤的部位、大小及范围。对比 CT 显示为均质、富含血管、界限清楚的肿块；如果曾有出血或血栓，则显示不均质（“虫蚀状”）。可见颈静脉孔或听骨链的骨质侵犯及侵蚀。钆增强的 MRI 在 T1 加权像上显示一界限清楚

副神经节瘤
疾病概况

定义	良性肿瘤，来源于颈静脉球或中耳蜗岬的副神经节
发生及部位	不常见 颈静脉球、中耳 约 10% 多灶性、双侧、伴发嗜铬细胞瘤
发病率和死亡率	约 15% 的死亡率
性别、种族和年龄	90% 散发，多见于女性 10% 家族性，多见于男性 多数患者 50 余岁
临床特点	传导性听力丧失及搏动性耳鸣
影像学特点	CT显示一界限清楚、富于血管的均质肿块 MRI 在 T1 加权像上显示迂曲的流空信号影，而在 T2 加权像上显示高密度影 奥曲肽（octreotide）核素扫描可发现临床隐匿肿瘤
预后及治疗	生长缓慢，但有侵袭性，15% 死亡率 栓塞、手术及放射性治疗

的低密度肿块伴有迂曲的流空信号区域，而T2加权像则放大了富含血管的区域（缓慢流动或出血）（图14-8）。奥曲肽或^{131}I-间碘苄胍核素扫描证实了其“神经内分泌”的本质，并可帮助确定临床隐匿性肿瘤，尤其在家族性病例。血管造影指导下的术前栓塞也较常用。

病理学特点

大体所见

由于病变解剖部位复杂，手术标本多为碎片。但标本为界限清楚或不规则、红色、质硬的肿块，充填岩颞骨和（或）中耳。鼓膜通常完整。切面杂色，伴有出血及变性。

镜下所见

颈静脉及鼓室的副神经节瘤组织学表现一致。肿瘤包膜不完整，有时呈“浸润性”。细胞量中等，可见退变（囊肿形成、出血及吞噬含铁血黄素的巨噬细胞），尤其在栓塞肿瘤中更显著。少数病例以纤维化为主（图14-9）。肿瘤细胞呈特征性的巢或Zellballen结构排列，周围细胞扁平（图14-10）。细胞小，相对一致，胞浆呈嗜碱性颗粒状，由分叉的血管间质分隔。有时可见核的多形性或多核细胞（图14-11）。核分裂象少见或大多数病例缺乏。

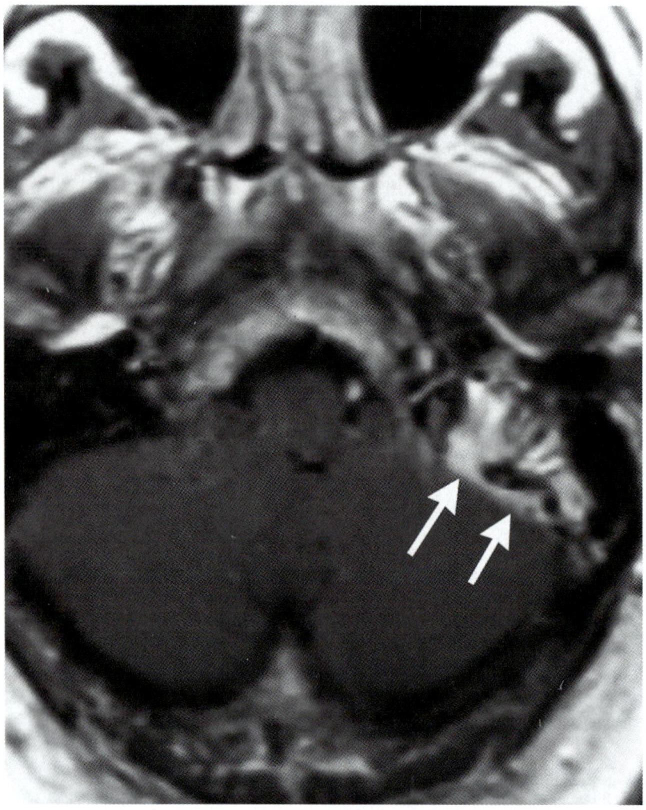

图 14-8
对比增强纵向T1加权像显示左颈静脉孔均匀增强的肿块（箭头）。

副神经节瘤
病理学特点

大体所见	为碎片状、不规则、红色、质硬肿块，伴出血
镜下所见	包膜不完整 巢状或Zellballen结构 小而一致的细胞，胞浆嗜碱性 罕见多形或多核细胞 间质血管丰富
免疫组化特点	嗜铬细胞表达嗜铬素及突触素 支持细胞S-100阳性
病理鉴别诊断	施万细胞瘤、脑膜瘤、中耳神经内分泌腺瘤（NAME）

辅助检查

超微结构特点

副神经节瘤细胞胞浆内含有由膜包裹的电子密度高的神经内分泌颗粒。

免疫组化特点

嗜铬细胞表达嗜铬素（图14-12）、突触素、NSE和（或）CD56（膜染色），证实了肿瘤细胞的神经内分泌分化。框架支持细胞表达S-100。

遗传学检查

超过10%的头颈部副神经节瘤为家族性，是具有常染色体遗传特性的遗传性病变。与副神经节瘤有关的最常见的遗传部位有：1型副神经节瘤（PGL1）位于染色体的11q23；PGL2位于染色体的11q13.1；PGL3位于染色体的1q21-q23，对可能患有家族性副神经节瘤的患者早期可通过遗传学分析确诊。

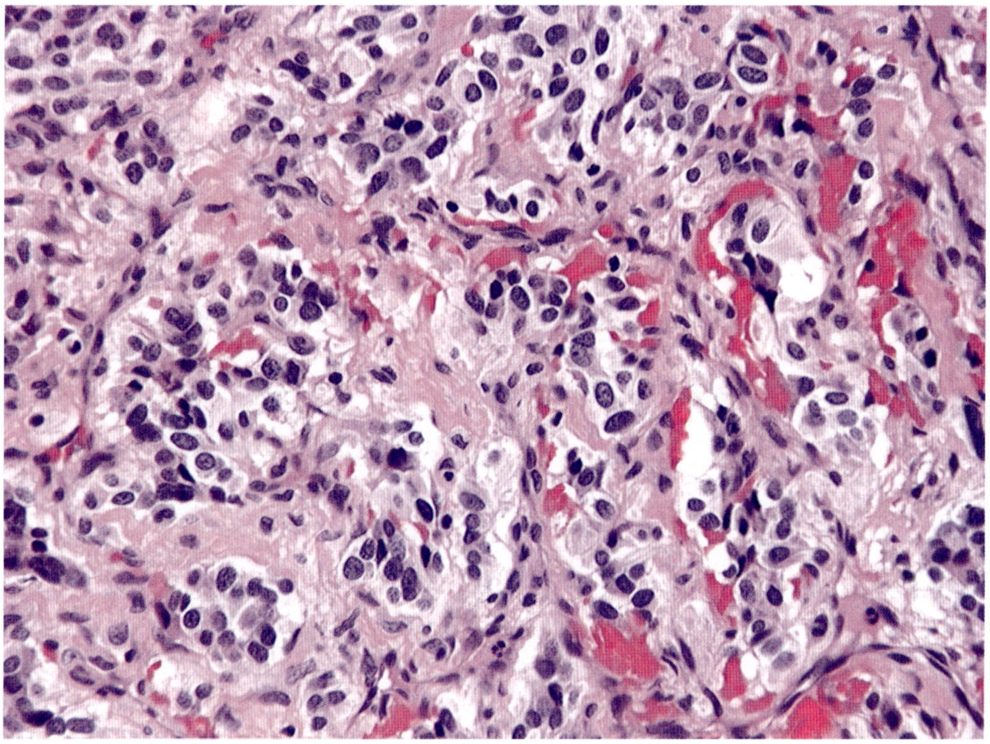

图 14-9
纤维血管间质分隔肿瘤细胞巢。“浸润”至间质可被误认为恶性。

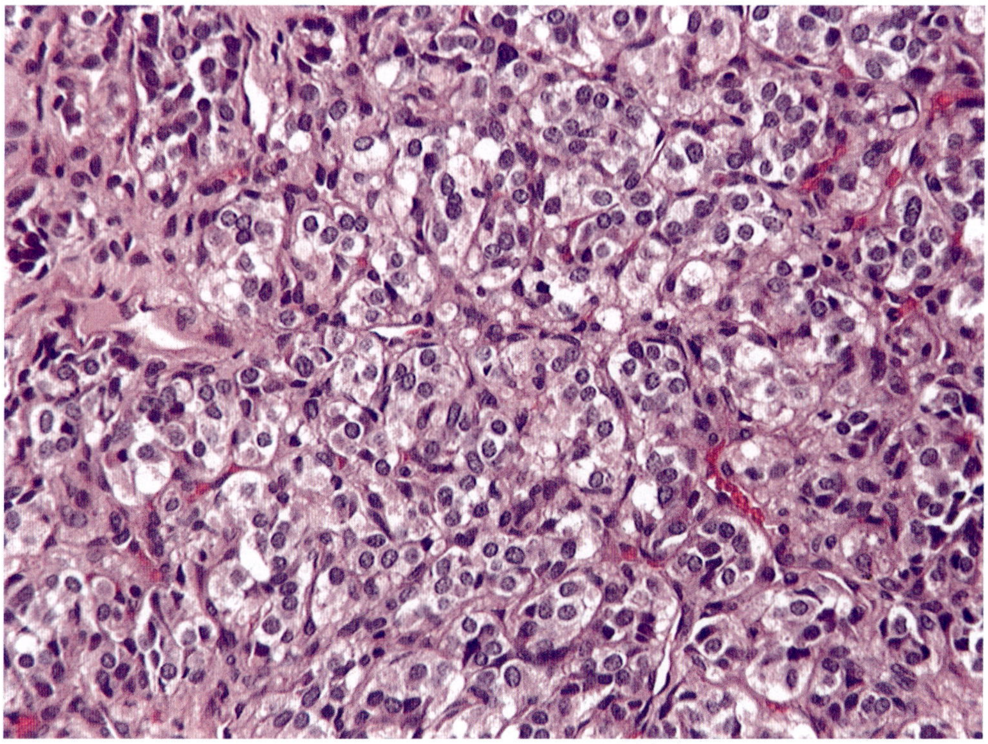

图 14-10
此例副神经节瘤可见丰富的血管间质分隔小的细胞巢，形成特征性的 Zellballen 结构。

鉴别诊断

根据解剖部位，发生于颈静脉孔的肿块约90%为副神经节瘤，其余的10%为施万细胞瘤及脑膜瘤。小的活检标本可与中耳神经内分泌肿瘤相混淆，但免疫组化角蛋白阳性可用以区别。由栓塞导致的坏死提示潜在恶性。栓塞物质的存在可帮助正确诊断。

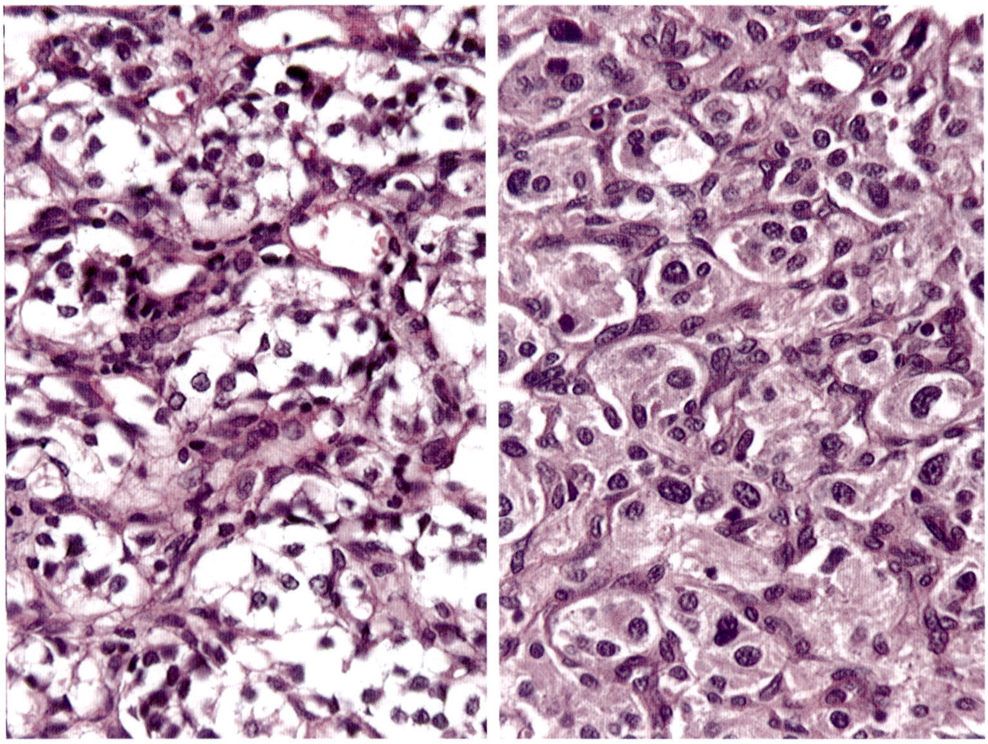

图 14-11
左：细胞小且相对一致，有嗜碱性颗粒状至透明的胞浆。右：轻微的核的多形性，但仍可见巢状排列。

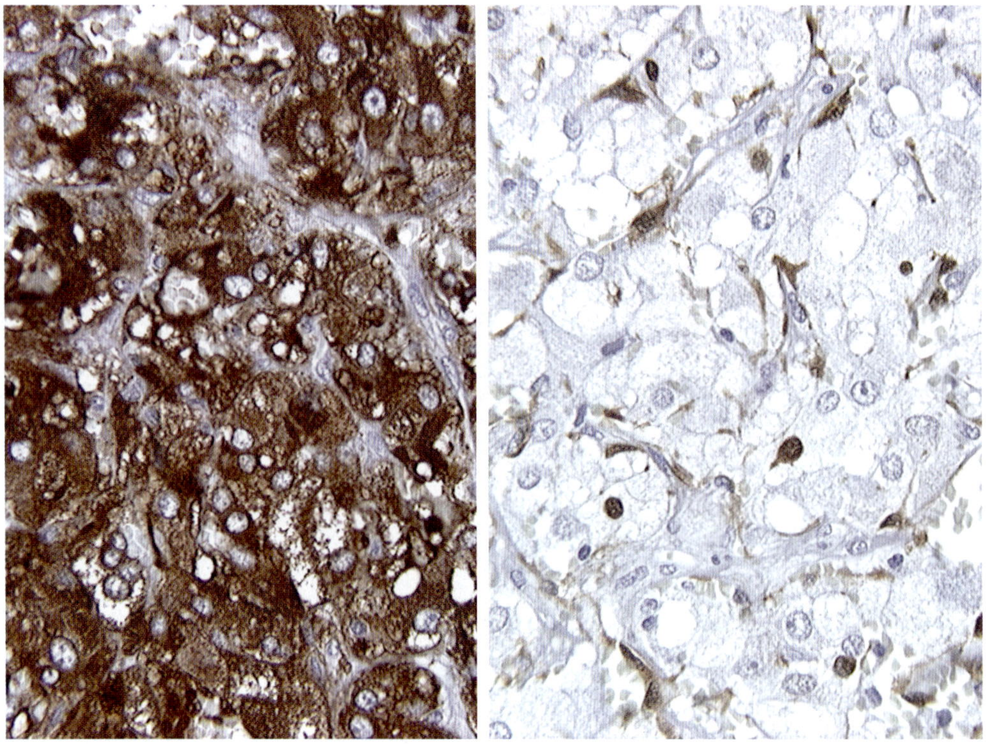

图 14-12
副神经节细胞强烈且弥漫表达嗜铬素（左），而支持细胞表达 S-100 蛋白（右）。

预后及治疗

颈静脉鼓室副神经节瘤生长缓慢但可局部浸润。尽管该肿瘤为良性，但由于部位特殊，因此仍有15%的死亡率。罕见远处转移的报道。手术效果不佳的患者可采取放疗。

脑膜瘤

脑膜瘤（meningioma）是常见的颅内肿瘤（占所有肿瘤的 15% ～ 18%），组织学生长方式多样，常易于辨认。临床病理学上，轴索外（颅外、异位、颅脑外）脑膜瘤根据可能的病因分为四类：（1）颅内原发脑膜瘤在压力作用下通过坏死 / 吸收的骨质，或医源性或天然开口直接膨出。（2）颅内脑膜瘤转移至颅外。（3）来源于通过颅骨孔窝或缝隙膨出的脑神经（或血管）鞘的软 - 蛛网膜细胞簇的颅外脑膜瘤。（4）与颅骨孔窝、脑神经、颅内原发灶无明确关系的颅外脑膜瘤。累及耳及颞骨的脑膜瘤多数继发于膨出的颅内病变，20%以上颅内病变均有此现象。只有当临床及影像学证实颅内无任何病变亦无“硬脑膜增强”时，才可诊断真正的耳及颞骨的原发性脑膜瘤。

脑膜瘤
疾病概况

定义	脑膜上皮细胞的良性肿瘤
发生及部位	超过 10% 的耳及颞骨肿瘤 内耳道、颈静脉孔、中耳（裂隙）
相关改变或死亡率	乳突炎 5 年生存率 80%
性别、种族和年龄	女＞男（女：男为 2：1）（女性首发年龄略大） 10 ～ 90 岁（平均 50 岁）
临床特点	听力丧失、耳炎、疼痛、头痛、头晕、眩晕
影像学特点	局灶骨质侵蚀、硬化或骨质增生 应搜寻并（或）除外由CNS直接延伸的病变
预后及治疗	5 年生存率 80% 复发率 20% 彻底手术切除

临床特点

与颅内病变类似，女：男约2：1。患者年龄10～90 岁，总体平均 50 岁。女性首发年龄略大。患者症状无特异性，包括听力丧失、耳炎、疼痛、头痛、头晕和（或）眩晕。平均病程 2 ～ 3 年，如果一个以上解剖部位（例如外耳道及中耳）同时受累，则病程会缩短。

影像学特点

X 线上常可见颞骨含气房浑浊，伴局灶骨质侵蚀、硬化或骨质增生，似“破坏性”病变。肿瘤在MRI的 T1 加权像上常呈等密度灰色物，而在 T2 加权像上呈等或高密度。应搜寻并（或）排除病变的直接延伸或中枢神经受累。通常，脑膜瘤的颅内部分不明显或呈“斑块状”。

病理学特点

大体所见

脑膜瘤发生于颞骨的多数部位，包括内耳道、颈静脉孔、膝神经节、颅咽管顶部及中耳（裂隙）。耳

脑膜瘤
病理学特点

大体所见	浸润至骨，黏膜 / 皮肤少见 常＜ 1.5cm 颗粒状肿块，有砂砾感及钙化
镜下所见	脑膜上皮及漩涡状结构 上皮样细胞界限不清 温和、圆形的细胞核，染色质细腻，可见包涵体 砂砾体
免疫组化特点	局灶及微弱表达上皮膜抗原 vimentin 阳性
病理鉴别诊断	中耳神经内分泌腺瘤（NAME）、施万细胞瘤、副神经节瘤、脑（脊）膜膨出

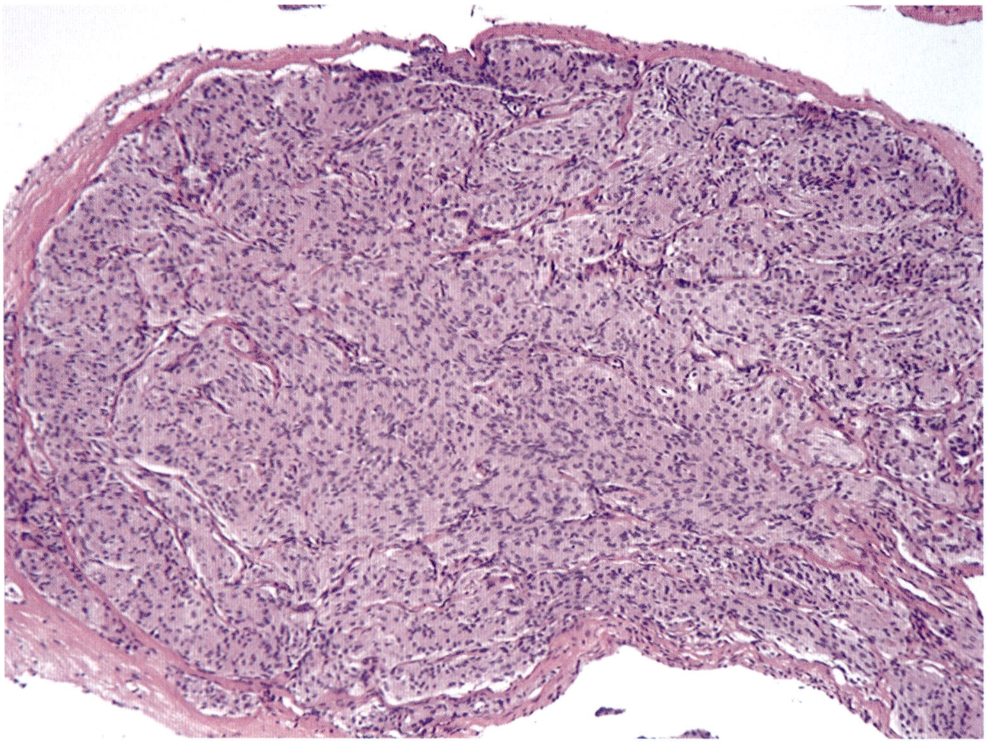

图 14-13
典型的脑膜上皮型脑膜瘤，息肉样生长，合体样细胞排列成漩涡状结构。

及颞骨的肿瘤平均最大径＜ 1.5cm。肉眼常见肿瘤浸润至骨，无黏膜（或皮肤，如果累及外耳道）被覆（图14-13）。切面灰白、颗粒状肿块伴砂砾感，常可见钙化及骨碎片。

镜下所见

大多数脑膜瘤为典型的脑膜上皮型（合体细胞型）或砂砾体型脑膜瘤。脑膜上皮型肿瘤由界限不清的肿瘤性上皮样细胞组成的小叶或漩涡构成（图14-13）。细胞核温和，圆或椭圆，染色质细腻，有时可见核内胞浆包涵体（图14-14）。总可见砂砾体（图14-14）。其他耳及颞骨的脑膜瘤亚型包括过渡型及成纤维细胞型。可见多种生长排列形式（图14-15）。影像学或组织学证实有许多病例可见浸润性生长（骨或软组织侵犯），这对患者的整体转归并无太大的影响。恶性脑膜瘤，如果存在，也一定极其罕见。

辅助检查

几乎所有的脑膜瘤均表达波形蛋白（vimentin）及上皮膜抗原（EMA），虽然EMA的表达常微弱或呈局灶性（图 14-16）。角蛋白及 S-100 蛋白的灶状表达并不常见。增殖指数对评价颅外脑膜瘤的预后并无价值。

鉴别诊断

脑膜瘤的鉴别诊断包括中耳神经内分泌腺瘤、施万细胞瘤、副神经节瘤及脑（脊）膜膨出。普通的组织学特征及免疫组化所见通常可予以区分。中耳神经内分泌腺瘤细胞排列更具器官样，有更明显的神经内分泌核的特征，强烈表达角蛋白、嗜铬素及人胰多肽。施万细胞瘤有细胞丰富区及细胞稀疏区并伴有囊性变。S-100蛋白染色强烈且弥漫。副神经节瘤呈现器官样生长方式，胞浆透明至嗜碱性，围绕浓染的细胞核，免疫组化特征明显（副神经节细胞嗜铬素阳性而

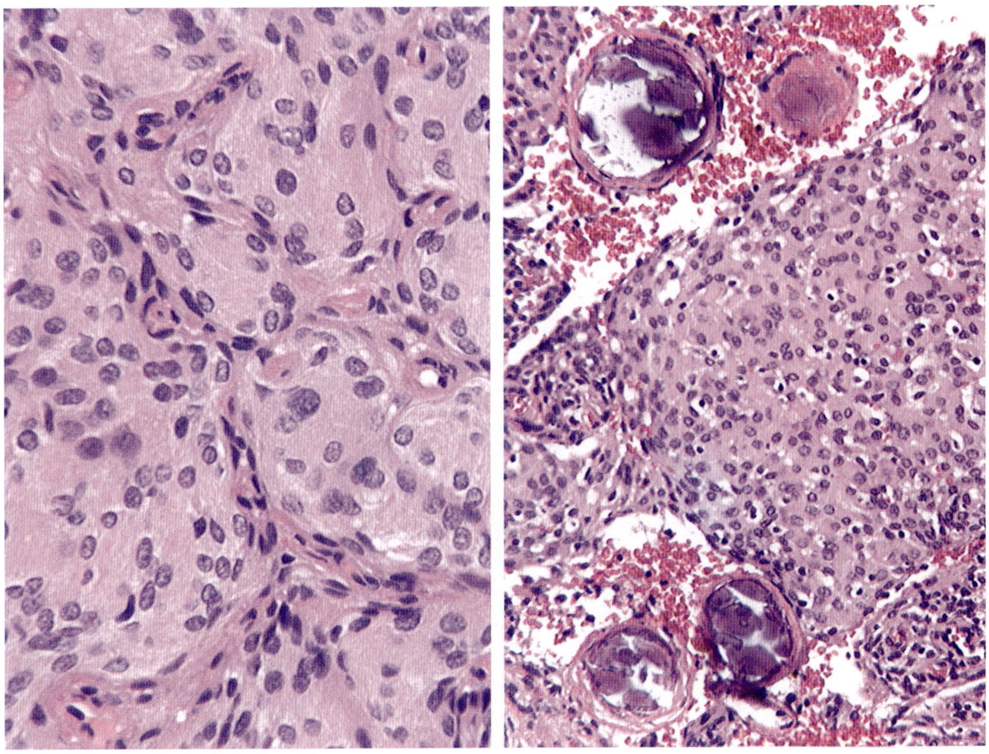

图 14-14
显著的漩涡结构，脑膜上皮细胞界限模糊，核染色质细腻，多数病例可见砂砾体。

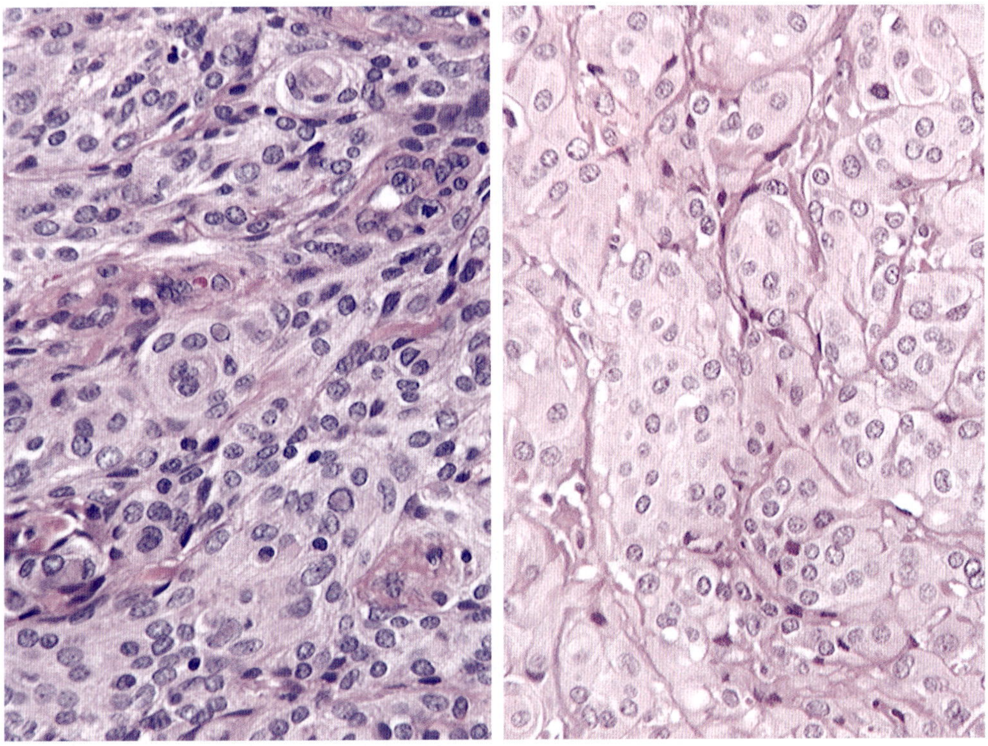

图 14-15
可见多种生长排列方式，但肿瘤脑膜上皮的本质依然显著（左）。有时可见副神经节样的生长排列方式（右）。

支持细胞S-100蛋白阳性）。脑（脊）膜膨出可发生于中耳及颞骨，组织学表现为囊性，与中枢神经系统连接，通常为先天性或“继发于”手术、感染、创伤。

预后及治疗

虽然耳及颞骨的解剖部位复杂，并非所有彻底手术都可行，但所有患者仍应接受彻底的手术切除。通常不采用辅助放疗。整体生存率通常很好（5 年生存

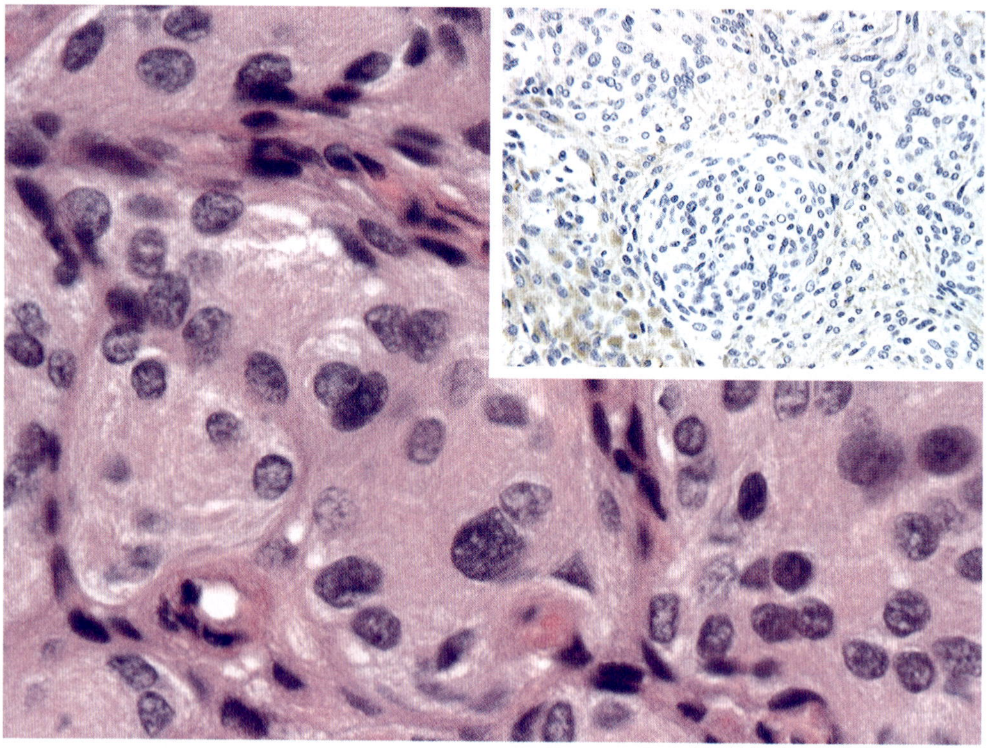

图 14-16
核的多形性有限，但可见漩涡状结构，微弱并局灶表达上皮膜抗原（插图）。

率80%），但也有患者有局部复发（约20%）。这些复发常来源于未彻底切除的残留病变。除进一步手术外，偶有患者带病死亡（尽管无法确定是否“死于”该病变）。病变累及颅底时，彻底切除复发灶几乎是不可能的。乳突炎是最常见的并发症，偶致败血症从而引起死亡。

中耳神经内分泌腺瘤（中耳腺瘤）

中耳的“腺瘤”或“类癌”极为罕见，形态难以辨认。这些中耳的良性神经内分泌病变曾有许多名称[类癌样肿瘤、中耳腺瘤、中耳腺瘤样瘤、腺类癌、双分泌性肿瘤（amphicrine tumor）]。最好将这些肿瘤视为同一种，它们表现出多种不同的排列结构，但有相似的细胞形态及免疫组化反应。“中耳神经内分泌腺瘤”（neuroendocrine adenoma of the middle ear，NAME）显示了该类罕见肿瘤的正确的形态及生物学转归。

临床特点

患者一般发病在40余岁，性别相当。临床表现通常包括听觉灵敏度下降、耳内发胀或压力感、耳鸣。鼓膜常完整。第一阶段耳镜下可见鼓膜完整，其后有一暗红褐色结构。后期肿瘤可膨胀并累及听骨链，导致传导性听力丧失，也可穿透鼓膜。

中耳神经内分泌腺瘤
疾病概况

定义	发生于中耳的良性神经内分泌肿瘤
发生及部位	不常见
	中耳
相关改变或死亡率	乳突炎
	无死亡
性别、种族和年龄	比例相当
	平均 40 余岁
临床特点	听觉灵敏度下降、耳内发胀及耳鸣
预后及治疗	极好，尽管有约 15% 的复发率 / 再发率
	彻底手术切除，包括听骨链

病理学特点

大体所见

患者多为单侧病变。由于中耳解剖结构的限制，多数病变送检时为碎片，总体直径＜1cm。根据定义，肿瘤发生于中耳内，偶可延伸至外耳道或乳突及咽鼓管。常与听骨链有直接联系。肿瘤无血管、质软或质韧，无包膜，切面杂色。病变灰褐、红褐或灰黄色。

中耳神经内分泌腺瘤
病理学特点

大体所见	＜ 1cm 的破碎肿块，位于中耳内 无血管、质韧、无包膜、灰黄色肿块
镜下所见	腺管、缎带样、花簇、实性结构 可见“浸润性”生长 两种细胞：内层腔面的嗜酸性细胞及外围的立方 / 柱状界限模糊的细胞 核椭圆、偏心，染色质呈“胡椒状”分布，无核仁
免疫组化特点	角蛋白、CK7（内层细胞）、嗜铬素、突触素、人胰多肽
病理鉴别诊断	耵聍腺腺瘤、副神经节瘤、脑膜瘤、转移性腺癌

镜下所见

肿瘤无包膜，细胞量中等。每个肿瘤都可有多种排列方式，包括腺管、粗梁、花簇、网状及实片状，以腺管状排列居多（图14-17）。腺管结构由管状及局灶“背靠背”的腺体组成。腺管的内衬上皮有两种细胞，内层（腔面）细胞扁平，有略强嗜酸性，围绕的基底细胞立方形至矮柱状，细胞界限欠清。胞浆嗜酸性、均质或呈细颗粒状（图14-18）。核圆形至椭圆形，偏心状（“浆细胞样”），有轻微多形性，染色质呈“胡椒粉”样分布。核仁不明显，基本不见核分裂象。腺腔内偶有无定形分泌物。“浸润”现象特征性地表现为中度促结缔组织增生性间质内出现不规则的小簇或小条状细胞。这种现象给人以肿瘤细胞不受控制并侵袭性地分隔胶原束的错觉。与排列成其他构型的核浆比例较大的细胞相比，该细胞体积较小（图14-19）。然

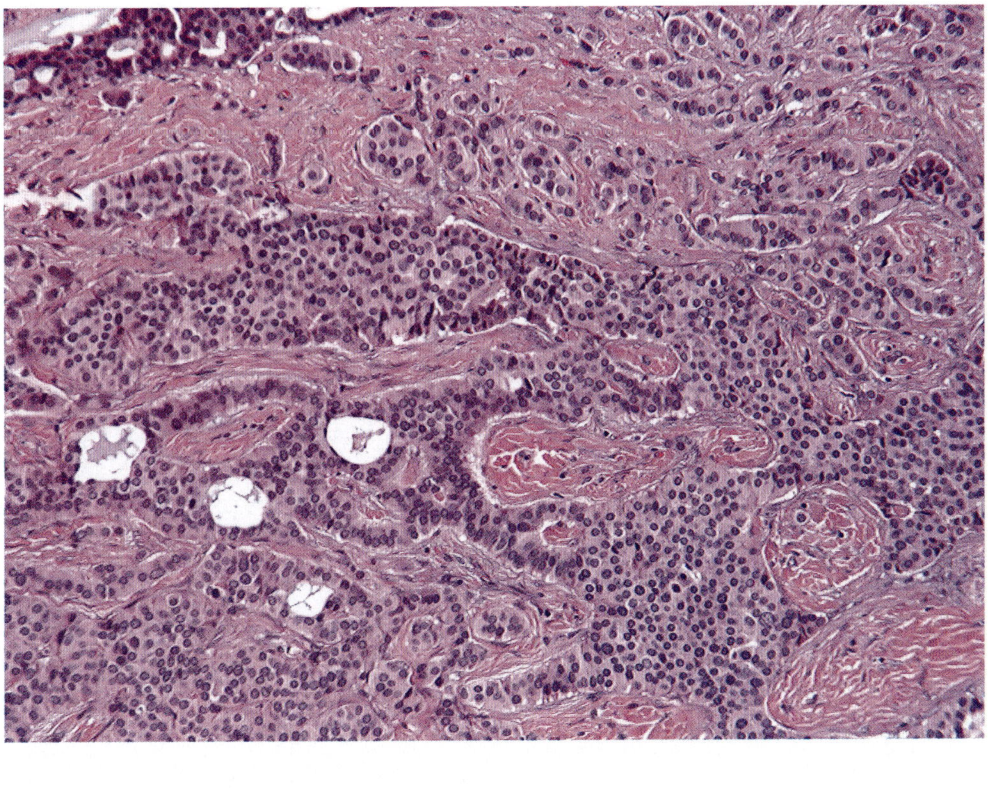

图 14-17
中耳神经内分泌腺瘤呈现多种生长方式，包括浸润性（右上）、器官样（中上）、实性、粗梁状及腺管状。

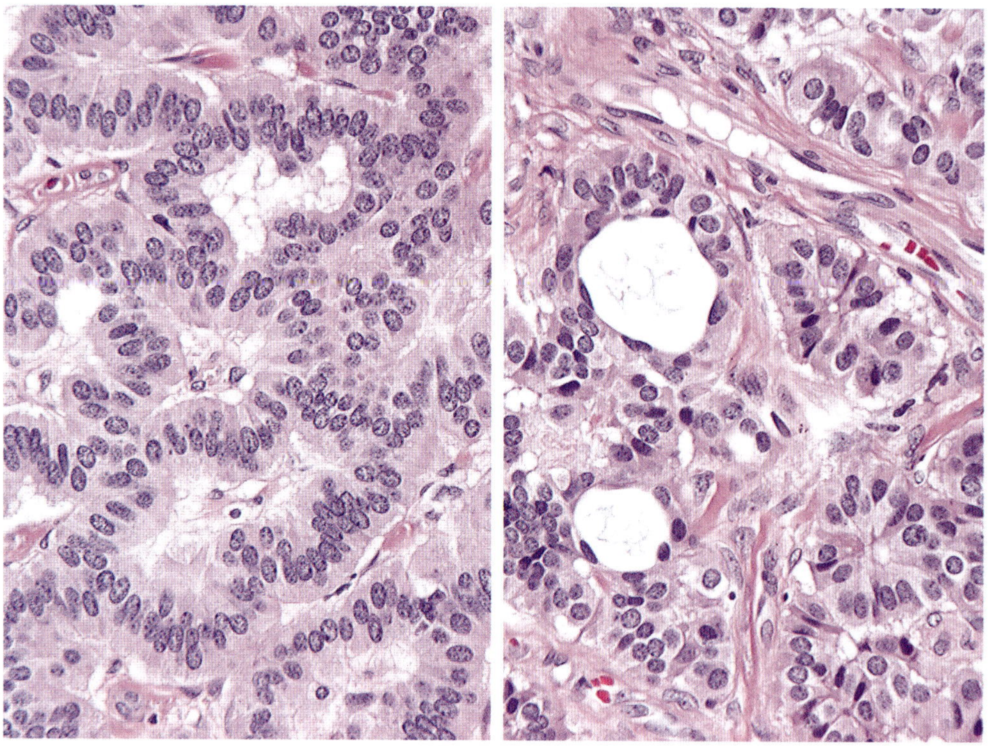

图 14-18
左图：具有椭圆形核的柱状细胞显示“胡椒粉”样核染色质。右图：腺管状排列，具有易于辨认的内层扁平细胞及外围的立方-柱状细胞。注意腔内弱嗜碱性的无定形物质。

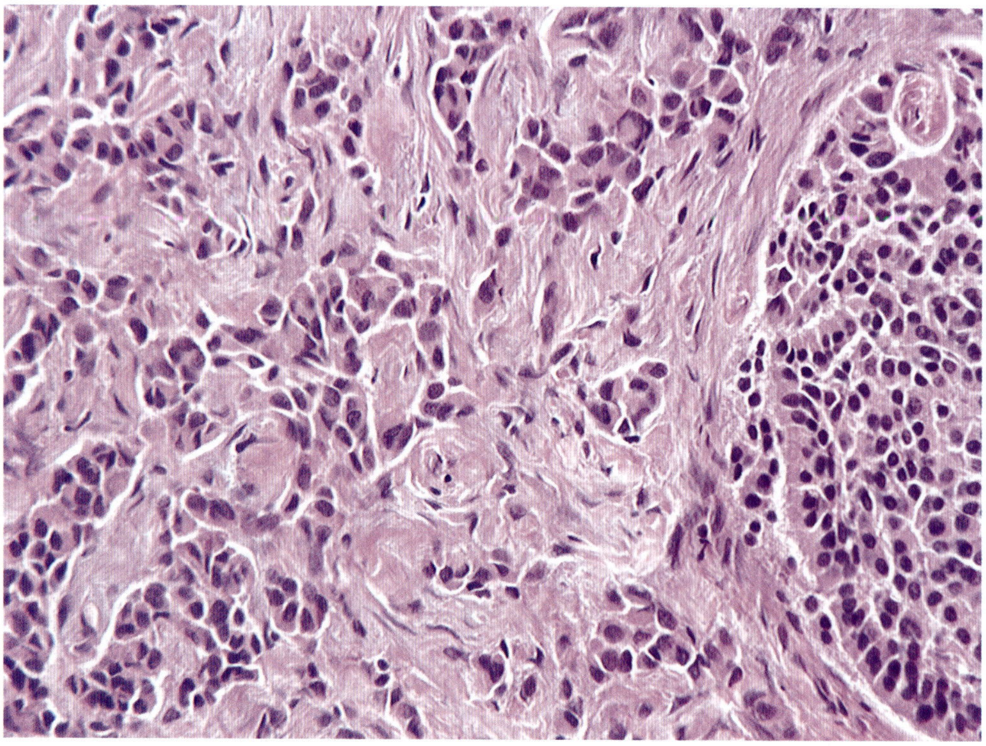

图 14-19
此腺瘤中可见“浸润性”排列及一个器官样岛。纤维化分隔肿瘤细胞。

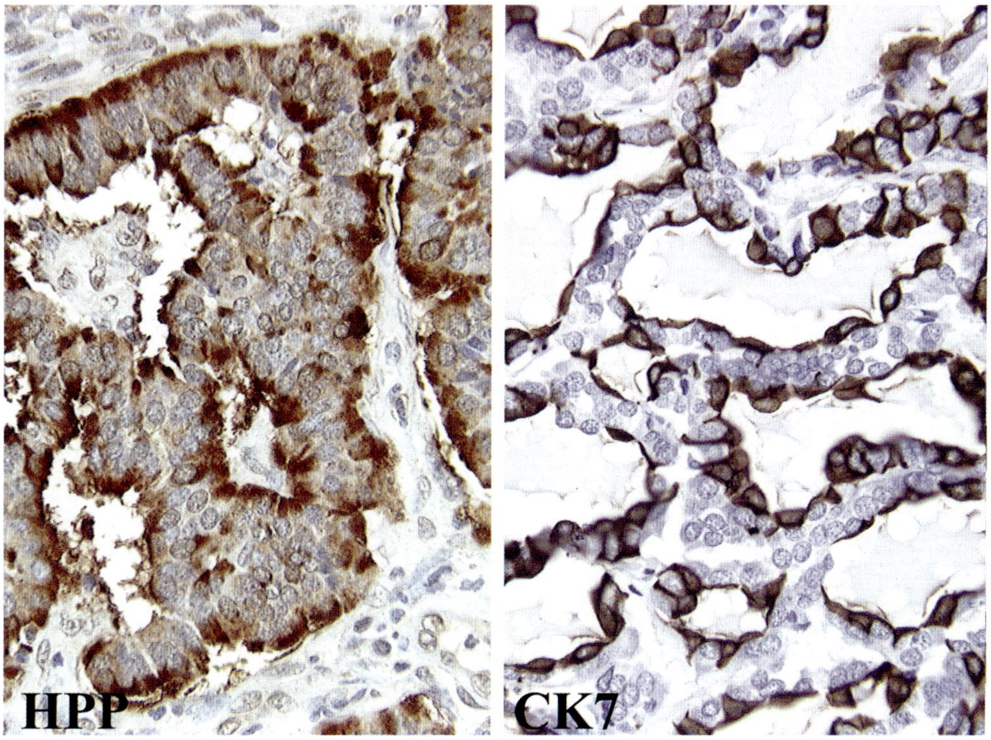

图 14-20
左图：人胰多肽。右图：CK7。注意基底细胞主要表达人胰多肽，而内层腔面细胞则表达CK7。

而，恶性肿瘤的特征如核分裂象、多形性、坏死、骨及神经周或淋巴 - 血管腔隙的侵犯均未见到。也无确定的表面诱导（surface derivation）现象。

辅助检查

超微结构特点

电镜显示两种不同的细胞：A型（顶部细胞，具有长形微绒毛及分泌性黏液颗粒）和B型（基底细胞，具有胞浆内致密核心的神经内分泌颗粒）。有报道称两种细胞可相互移行。

免疫组化特点

肿瘤细胞表达多种角蛋白，包括细胞角蛋白序列、CK7及CAM5.2，CK7更显著表达于内层（腔面）细胞（图14-20）。神经内分泌标记包括嗜铬素、NSE、突触素，及多种激素多肽（5- 羟色胺、胰高血糖素、leu-7、人胰多肽）。在腺管状排列中，神经内分泌标记多表达于基底细胞，而在其他排列中则弥漫表达。不同病例中免疫组化表达的结果也不一致。

鉴别诊断

组织学上需与耵聍腺腺瘤（ceruminous adenoma）、副神经节瘤（paraganglioma）、脑膜瘤（meningioma）、转移性腺癌鉴别。发生部位使该肿瘤具有独特性，且组织学及免疫组化特点可将其与其他肿瘤鉴别。

预后及治疗

肿瘤通常紧贴中耳壁，常包裹听骨链。彻底切除肿瘤包括听骨链是治疗措施之一。约15%的患者可复发（再发），尤其是当听骨链受累而又未切除时。面神经麻痹或感觉异常通常是肿瘤压迫而非浸润所致。尚无确切的转移病例的报道。

内淋巴囊肿瘤

内淋巴囊肿瘤（endolymphatic sac tumor）来源于内淋巴囊，呈乳头状，对颞骨有潜在破坏性。常侵入中耳。肿瘤属中性，生物行为较良性肿瘤具侵略性，但又较恶性肿瘤弱，因为此类肿瘤无转移性。

临床特点

无性别差异，虽然任何年龄均可受累，但多数患者年轻时发病（平均30岁）。患侧听力丧失（神经性＞传导性，可混合）、耳鸣、面神经麻痹、前庭功能障碍（眩晕、共济失调）是最常见的症状（类似于梅尼埃综合征），可持续多年，暗示病变缓慢生长。病变与Von Hippel Lindau综合征（VHL）关系密切，提示临床应检测内淋巴囊肿瘤患者的基因突变情况[3号染色体短臂（3p25 ～ 26）]。双侧肿瘤与 VHL 有关。

内淋巴囊肿瘤
疾病概况

定义	内淋巴囊内或附近的乳头状上皮增生 此瘤与错构瘤有争议
发生及部位	罕见，尽管与Von Hippel Lindau综合征关系密切 颞骨，偶发于中耳
相关改变或死亡率	局部破坏伴神经损伤 关键部位的巨大、破坏性病变可致死
性别、种族和年龄	无性别差异 年龄范围广，平均 30 ～ 40 岁
临床特点	患侧听力丧失、前庭功能障碍及面神经麻痹
影像学特点	颞骨、乙状窦（尤其是内淋巴囊区域）溶骨性病变 多叶性病变 MRI 的 T1 加权像上为高密度
预后及治疗	尽管与肿瘤范围有关，但预后总体较好 如果切除不彻底（由于部位复杂）可复发 手术

影像学特点

CT上可见颞骨中-后部或其附近（内耳道与乙状窦之间的内淋巴囊的中心）骨质溶解性破坏，在MRI的T1加权像上为高密度病变（富含血管）（图14-21）。肿瘤可跨过颞骨至颅窝及中耳。

病理学特点

大体所见

乳突状内淋巴囊肿瘤位于内淋巴囊的中心，可长得很大（＞ 10cm），常破坏乳突室侵入中耳及小脑。

内淋巴囊肿瘤
病理学特点

大体所见	位于内淋巴囊的中心，通常巨大
镜下所见	无包膜，伴骨质侵犯 粗糙的乳头状突起伸入充满液体的囊内 温和、立方状细胞，异型性小 腺腔内可见胶样物质
免疫组化特点	角蛋白、EMA、S-100 阳性 甲状腺球蛋白及 TTF-1 阴性
病理鉴别诊断	脉络丛乳头状瘤、转移性甲状腺乳头状癌、中耳神经内分泌腺瘤（NAME）、转移性腺癌（肺及结肠）

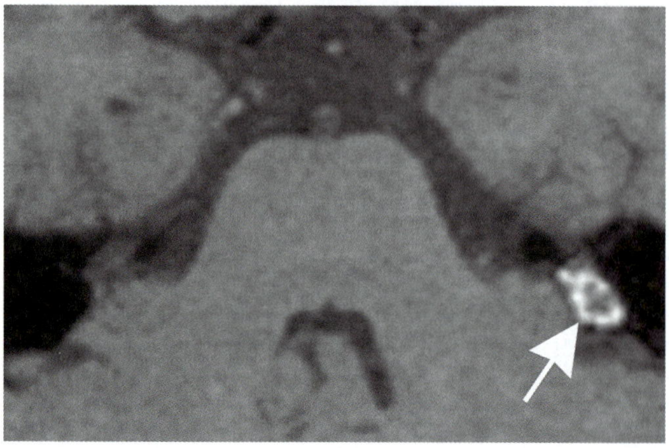

图 14-21
纵向 MRI 的 T1 加权像显示肿块内高密度信号（箭头），位于左颞骨后缘。

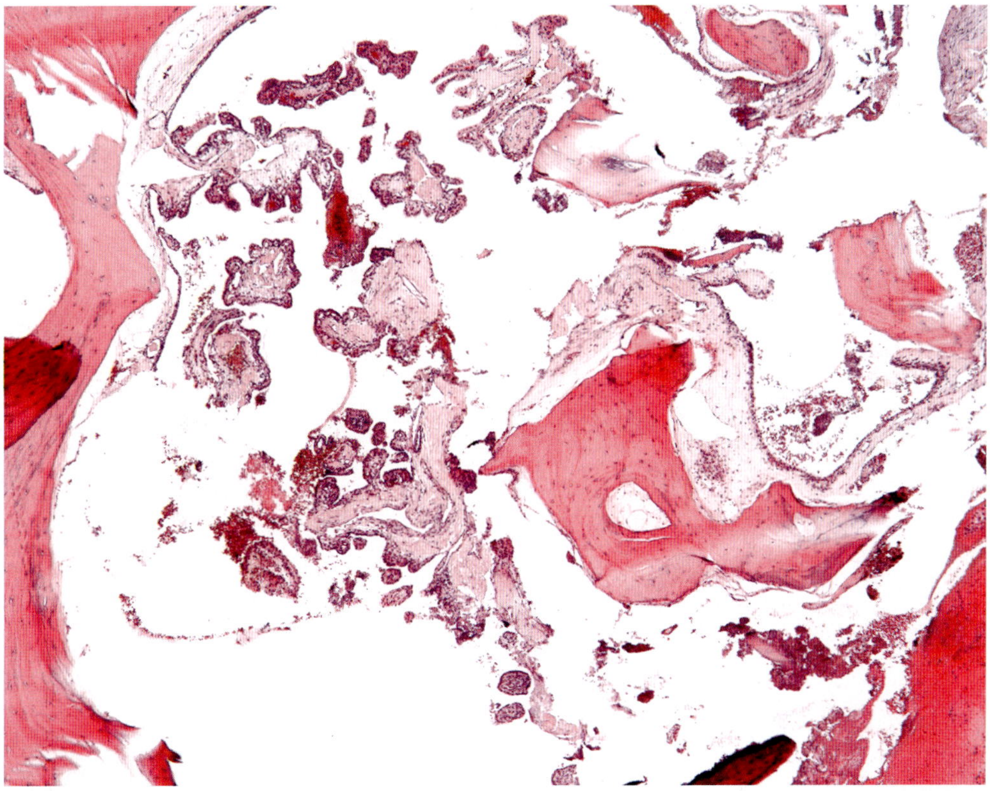

图 14-22
复杂的乳头“侵入”骨质。

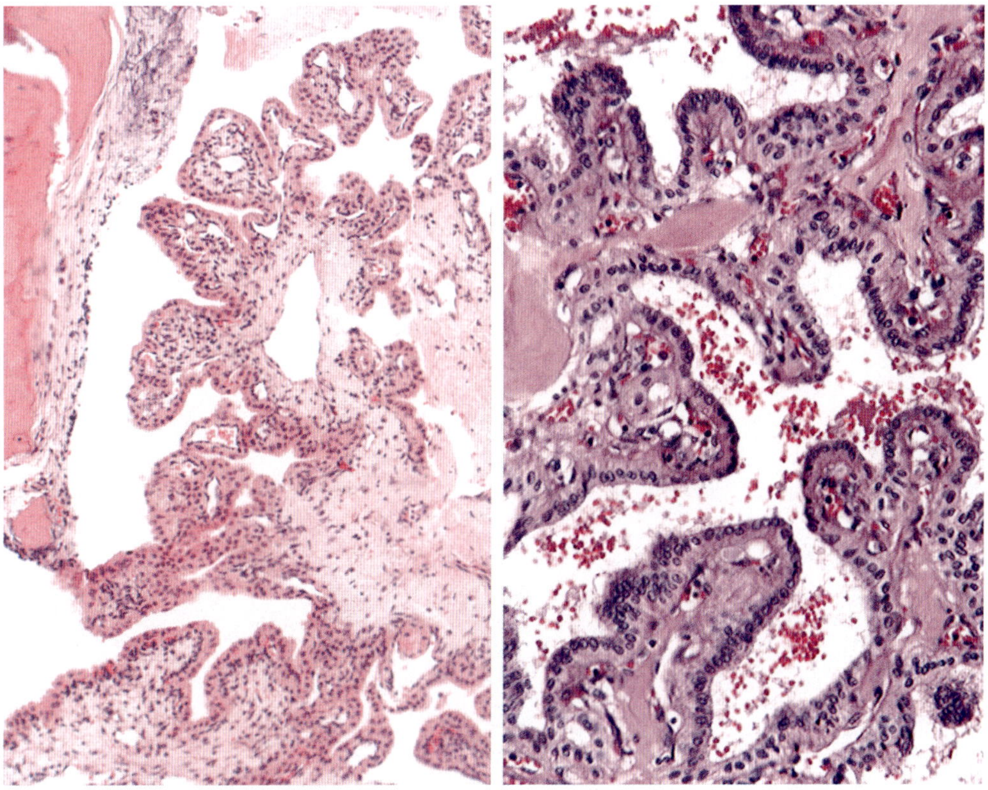

图 14-23
左图：邻近骨质的囊腔内可见复杂的宽乳头。右图：衬覆乳头的单层立方上皮细胞，核小、浓染。

镜下所见

肿瘤无包膜，常见“骨质浸润”（图14-22）。粗糙的乳头突起呈指突状，位于囊性扩张的腔内。乳头衬覆单层矮立方至柱状上皮细胞（图14-23），类似于正常的衬覆于内淋巴囊的上皮。细胞核一致，圆形至椭圆形，染色质粗糙。细胞膜模糊，胞浆嗜酸性，颗粒状（图14-24）。组织学可类似甲状腺滤泡（图14-25），腺腔扩张，内含分泌物。无多形性、核分裂象及坏死。

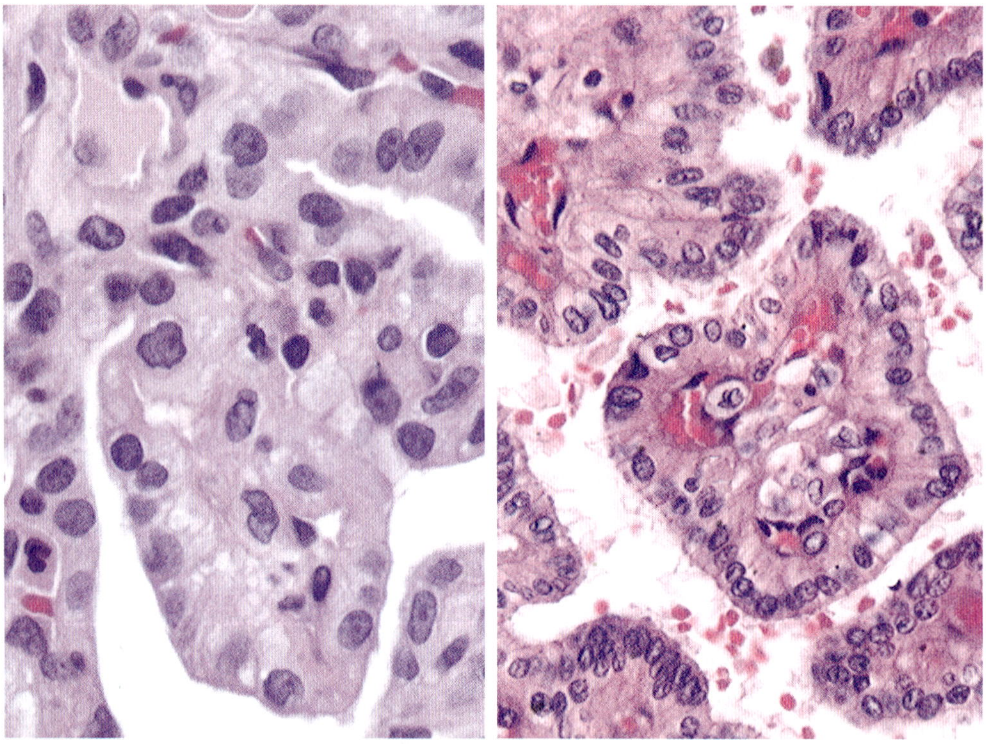

图 14-24
左图：乳头衬覆立方至柱状细胞，偶有核异型性。细胞界限不清。右图：有时胞浆透明。

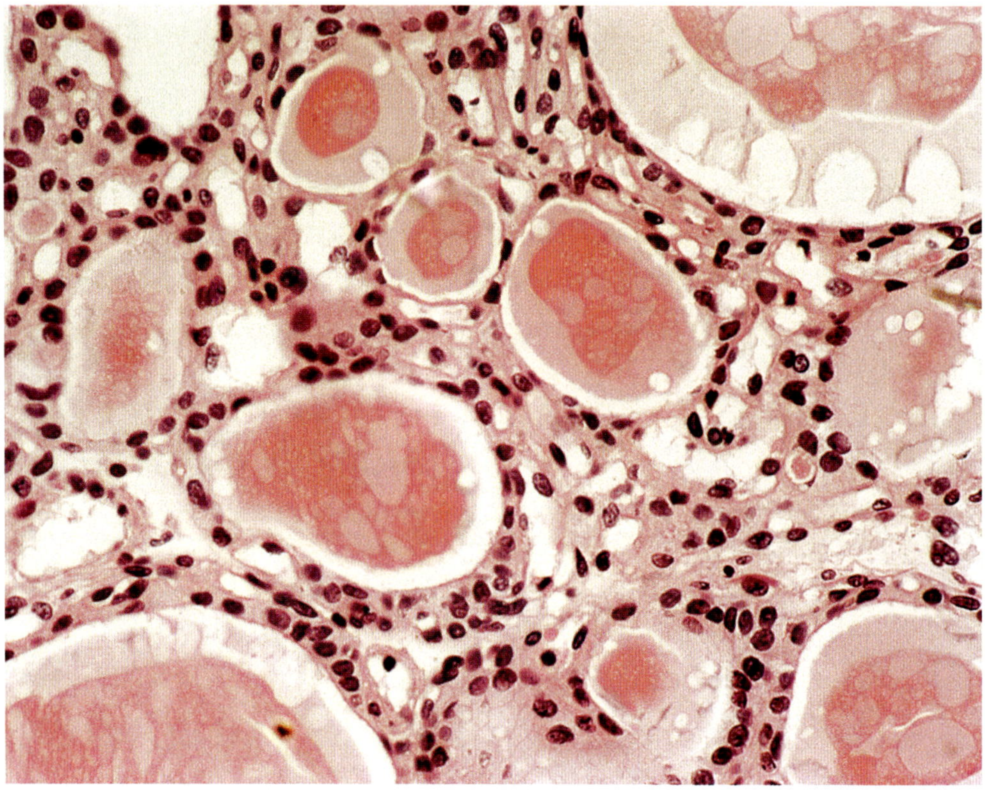

图 14-25
内淋巴囊肿瘤的甲状腺样区域：含有嗜酸性分泌物的腺泡，类似于含有胶质的甲状腺滤泡。（经Michaels L. Hellquist HB许可采用。Ear，Nose，and Throat Histopathology. London: Springer Verlag，2001.）

辅助检查

肿瘤常呈灶状且微弱表达角蛋白、EMA、S-100。甲状腺球蛋白及TTF-1常阴性，GFAP偶可微弱阳性。

鉴别诊断

脉络丛乳头状瘤通常是中线病变，不破坏颞骨。转移性癌可借助免疫组化鉴别：转移性甲状腺乳头状癌甲状腺球蛋白和（或）TTF-1 阳性；转移性肺及结肠癌可表达TTF-1、CK7、CK20及CEA。中耳神经内分泌腺瘤无乳头状结构，且表达神经内分泌标记。

预后及治疗

常采取手术治疗，为彻底切除常需根治术。因为人们一直质疑该病变究竟是真正的肿瘤还是错构瘤，因此建议如果患者无症状则需后续的影像学检查。预后与病变范围相关，偶有报道肿瘤虽呈惰性，但可进行性破坏致命结构而死亡。

推荐阅读

耵聍腺腺瘤

1. Garin P, Degols JC, Delos M, Marbaix E: Benign ceruminous tumours of the external ear canal. J Otolaryngol 1999;28:99–101.
2. Lynde CW, McLean DI, Wood WS: Tumors of ceruminous glands. J Am Acad Dermatol 1984;11:841–847.
3. Mansour P, George MK, Pahor AL: Ceruminous gland tumours: a reappraisal. J Laryngol Otol 1992;106:727–732.
4. Mills RG, Douglas-Jones T, Williams RG: "Ceruminoma"—a defunct diagnosis. J Laryngol Otol 1995;109:180–188.
5. Thompson LDR, Nelson BL, Barnes EL: Ceruminous adenomas: a clinicopathologic study of 41 cases with a review of the literature. Am J Surg Pathol 2004;28:308–318.
6. Thompson LDR, Michaels L: Ceruminous gland neoplasms of external auditory canals. In: Barnes EL, Eveson JW, Reichart P, Sidransky D, eds. Pathology and Genetics of Head and Neck Tumours. Kleihues P, Sobin LH, series eds. World Health Organization Classification of Tumours. Lyon, France: IARC Press, 2005:331–333.

外周神经鞘瘤（施万细胞瘤）

1. Hayashi M, Kubo O, Sato H, et al.: Correlation between MR image characteristics and histological features of acoustic schwannoma. Noshuyo Byori 1996;13:139–144.
2. Irving RM, Moffat DA, Hardy DG, et al.: A molecular, clinical, and immunohistochemical study of vestibular schwannoma. Otolaryngol Head Neck Surg 1997;116:426–430.
3. Kapadia SB: Tumors of the nervous system. In: Barnes EL, ed. Surgical Pathology of the Head and Neck, 2nd ed. New York: Marcel Dekker, Vol 2:787–888.
4. Kasantikul V, Netsky MG, Glassock ME 3rd, Hays JW: Acoustic neurilemmoma: clinico-anatomical study of 103 patients. J Neurosurg 1980;52: 28–35.
5. Michaels L, Beale T, Sandison A, Soucek S: Vestibular schwannoma. In: Barnes EL, Eveson JW, Reichart P, Sidransky D, eds. Pathology and Genetics of Head and Neck Tumours. Kleihues P, Sobin LH, series eds. World Health Organization Classification of Tumours. Lyon, France: IARC Press, 2005:351–352.
6. Samii M, Matthies C: Management of 1000 vestibular schwannomas (acoustic neuromas): surgical management and results with an emphasis on complications and how to avoid them. Neurosurgery 1997;40: 11–23.

副神经节瘤

1. Jackson CG, Welling DB, Chironis P, et al.: Glomus tympanicum tumors: contemporary concepts in conservation surgery. Laryngoscope 1989;99:875–884.
2. Kapadia SB: Tumors of the nervous system. In: Barnes EL, ed. Surgical Pathology of the Head and Neck, 2nd ed. New York: Marcel Dekker, Vol 2: 787–888.
3. McCaffrey TV, Meyer FB, Michels VV, et al.: Familial paragangliomas of the head and neck. Arch Otolaryngol Head Neck Surg 1994;120: 1211–1216.
4. Mills SE, Gaffey MJ, Frierson HF Jr: Jugulotympanic paraganglioma. In: Mills SE, Gaffey MJ, Frierson HF Jr, eds. Tumors of the upper aerodigestive tract and ear. Atlas of Tumor Pathology, Fascicle 26, Third series. Washington, DC: Armed Forces Institute of Pathology, 2000; 426–431.
5. Rao AB, Koeller KK, Adair CF: From the archives of the AFIP. Paragangliomas of the head and neck: radiologic-pathologic correlation. Armed Forces Institute of Pathology. Radiographics 1999;19:1605–1632.

脑膜瘤

1. Chang CY, Cheung SW, Jackler RK: Meningiomas presenting in the temporal bone: the pathways of spread from an intracranial site of origin. Otolaryngol Head Neck Surg 1998;119:658–664.
2. Gyure KA, Thompson LD, Morrison AL: A clinicopathological study of 15 patients with neuroglial heterotopias and encephaloceles of the middle ear and mastoid region. Laryngoscope 2001;110:1731–1735.
3. Louis DN, Scheithauer BW, Budka H, et al.: Meningiomas. In: Kleihues P, Cavenee WK, eds. Pathology and Genetics Tumors of the Nervous System. World Health Organization Classification of Tumours. Lyon, France: IARC Press, 2000:176–184.
4. Michaels L, Soucek S: Meningoma of the middle ear. In: Barnes EL, Eveson JW, Reichart P, Sidransky D, eds. Pathology and Genetics of Head and Neck Tumours. Kleihues P, Sobin LH, series eds. World Health Organization Classification of Tumours. Lyon, France: IARC Press, 2005:350.
5. O'Reilly RC, Kapadia SB, Kamerer DB: Primary extracranial meningioma of the temporal bone. Otolaryngol Head Neck Surg 1998;118:690–694.
6. Prayson RA. Middle ear meningiomas. Ann Diagn Pathol 2000;4: 149–153.
7. Thompson LDR, Bouffard JP, Sandberg GD, Mena H: Primary ear and temporal bone meningiomas: a clinicopathologic study of 36 cases with a review of the literature. Mod Pathol 2003;16:236–245.

中耳神经内分泌腺瘤（中耳腺瘤）

1. Batsakis JG: Adenomatous tumors of the middle ear. Ann Otol Rhinol Laryngol 1989;98:749–752.
2. Devaney KO, Ferlito A, Rinaldo A: Epithelial tumors of the middle ear—are middle ear carcinoids really distinct from middle ear adenomas? Acta Otolaryngol 2003;123:678–682.
3. Ketabchi S, Massi D, Franchi A, et al.: Middle ear adenoma is an amphicrine tumor: why call it adenoma? Ultrastruct Pathol 2001;25:73–78.

4. McNutt MA, Bolen JW: Adenomatous tumor of the middle ear. An ultrastructural and immunocytochemical study. Am J Clin Pathol 1985;84:541–547.
5. Mills SE, Fechner RE: Middle ear adenoma. A cytologically uniform neoplasm displaying a variety of architectural patterns. Am J Surg Pathol 1984;8:677–685.
6. Torske KR, Thompson LDR: Middle ear adenoma vs. carcinoid tumor: A review of the literature and a unifying concept of 48 cases of neuroendocrine adenoma of the middle ear (NAME). Mod Pathol 2002;15:543–555.

内淋巴囊肿瘤

1. Devaney KO, Ferlito A, Rinaldo A: Endolymphatic sac tumor (low-grade papillary adenocarcinoma) of the temporal bone. Acta Otolaryngol 2003;123:1022–1026.
2. El-Naggar AK, Pflatz M, Ordonez NG, et al.: Tumors of the middle ear and endolymphatic sac. Pathol Ann 1994;29(Pt 2):199–231.
3. Gaffey MJ, Mills SE, Boyd JC: Aggressive papillary tumor of middle ear/temporal bone and adnexal papillary cystadenoma. Manifestations of von Hippel-Lindau disease. Am J Surg Pathol 1994;18:1254–1260
4. Heffner DK: Low-grade adenocarcinoma of probable endolymphatic sac origin: a clinicopathologic study of 20 cases. Cancer 1989;64:2292–2302.
5. Kempermann G, Neumann HP, Volk B: Endolymphatic sac tumours. Histopathology 1998;33:2–10.
6. Lonser RR, Kim HJ, Butman JA, et al.: Tumors of the endolymphatic sac in von Hippel-Lindau disease. N Engl J Med 2004;350:2481–2486.
7. Manski TJ, Heffner DK, Glenn GM, et al.: Endolymphatic sac tumors. A source of morbid hearing loss in von Hippel-Lindau disease. JAMA 1997;277:1461–1466.
8. Michaels L, Beale T, Sandison A, Soucek S: Endolymphatic sac tumour. In: Barnes EL, Eveson JW, Reichart P, Sidransky D, eds. Pathology and Genetics of Head and Neck Tumours. Kleihues P, Sobin LH, series eds. World Health Organization Classification of Tumours. Lyon, France: IARC Press, 2005:355–356.
9. Mukherji SK, Albernaz VS, Lo WW, et al.: Papillary endolymphatic sac tumors: CT, MR imaging, and angiographic findings in 20 patients. Radiology 1997;202:801–808.

15 耳及颞骨的恶性肿瘤

Leslie Michaels，Lester D.R.Thompson

非典型性纤维黄色瘤

非典型性纤维黄色瘤（atypical fibroxanthoma）是一种低级别的恶性间叶组织病变，细胞呈组织细胞样，常累及外耳道的皮肤和皮下。

临床特点

老年人多发，为发生在耳廓的一个小的、隆起性的结节，有时是溃疡性。少数病例可见局部结节和肺淋巴结转移，但绝大部分病例手术后表现为良性过程。

非典型性纤维黄色瘤
疾病概况

发生及部位	不常见的皮肤肿瘤
性别、种族和年龄	无性别差异 老年人多发
临床特点	绝大部分病例外科手术切除后表现为良性过程
预后及治疗	很少淋巴结和肺转移

病理学特点

肿瘤细胞成分密集，包括梭形和卵圆形细胞，细胞核深染，核形不规则，具有明显的多形性。肿瘤主要位于真皮，向上可至表皮，向下可侵犯皮下脂肪组织（图 15-1）。核分裂象多见，多核巨细胞常见。

非典型性纤维黄色瘤
病理学特点

镜下所见	通常和表皮无关联 组织细胞样梭形和卵圆形细胞 明显多形性 核分裂象 炎症细胞和组织细胞样细胞
免疫组化特点	vimentin 阳性、CK 阴性 无特征性免疫组化标记
病理鉴别诊断	梭形细胞鳞状细胞癌和恶性黑色素瘤

肿瘤细胞胞浆丰富、嗜酸性，有时为泡沫状（图 15-2）。

辅助检查

超微结构特点

电镜下可以见到成纤维细胞向巨细胞的转化，伴处于过渡期的细胞，具有这两种细胞的共同特征。

免疫组化特点

没有特异性的免疫组化标记物，vimentin 强表达，S-100 和 MSA 有时表达，但 CK 阴性。

鉴别诊断

肿瘤可能很难和梭形细胞鳞状细胞癌（spindle cell squamous cell carcinoma）和黑色素瘤(melanoma)鉴别，梭形细胞鳞状细胞癌常表现为原位癌或向间质

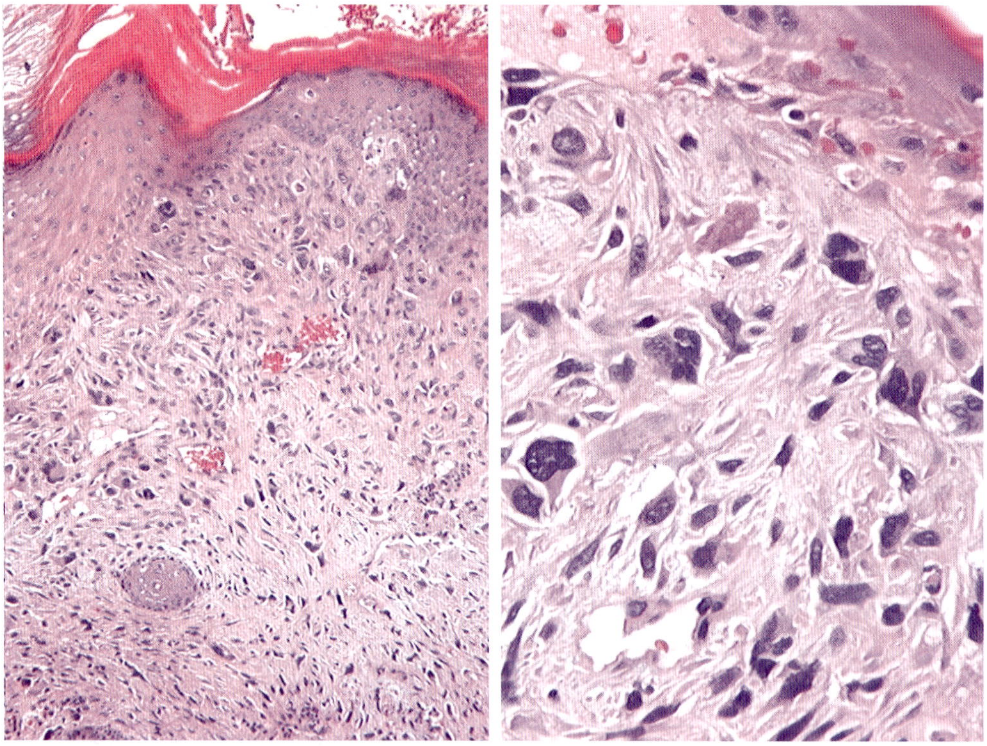

图 15-1
左：表皮增生伴角化过度，间质内可见不典型梭形细胞。右：梭形细胞和多核巨细胞多形性明显。

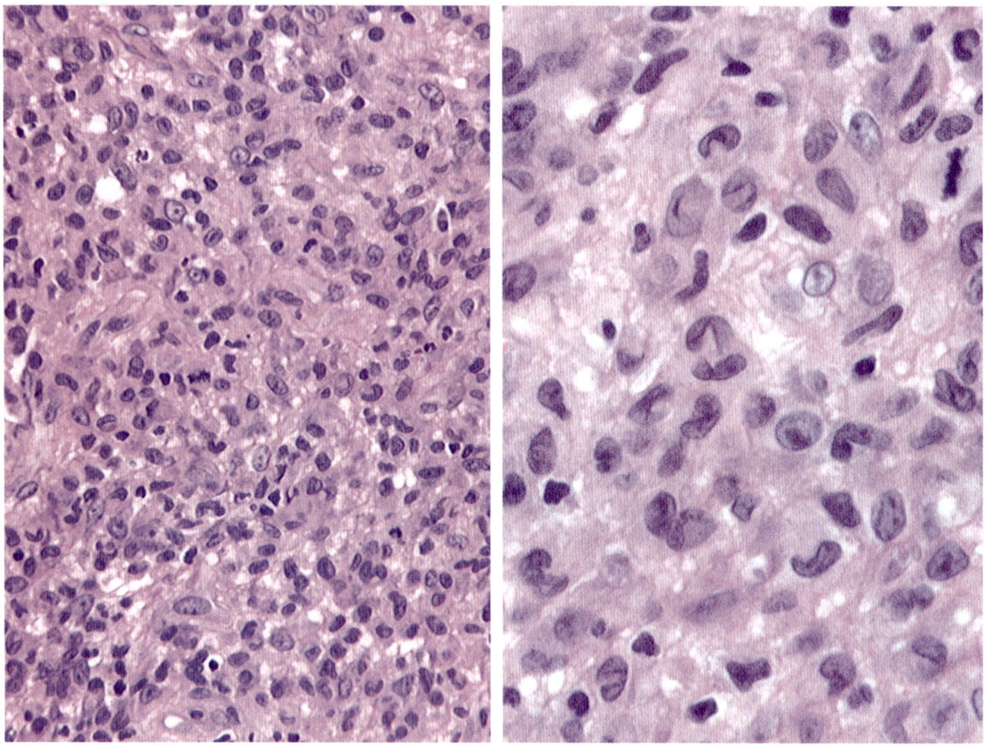

图 15-2
左：炎性细胞可能是对非典型性纤维黄色瘤反应的一部分。右：有折叠和不规则核的组织细胞样特点。可见核分裂象。

侵犯的浸润性鳞状细胞癌。绝大部分鳞状细胞癌 CK 阳性，尽管有高达30%的病例阴性。无色素性恶性黑色素瘤常与非典型性纤维黄色瘤形态相似，但 HMB45、S-100 和 melan A 染色常有助于除外恶性黑色素瘤的诊断。

预后及治疗

虽然因美容原因多采用Moh手术，但是广泛的局部外科手术切除常可达到很好的效果。极少病例会发生淋巴结和肺脏转移。

鳞状细胞癌（外耳和中耳）

临床特点

大部分外耳的鳞状细胞癌(squamous cell carcinoma，SCC)发生于老年人，男性多见，多发生于耳廓，很少一部分发生于外耳道。发生于耳廓者易早期发现，而发生于外耳道和中耳者由于症状少，不易早期诊断。耳廓的肿瘤常呈斑块状或息肉状（图15-3），晚期为溃疡性，边缘外翻（图 15-4）。

外耳道的肿瘤表现为肿块，有时为疣状，阻塞管腔，常较深侵犯周围组织。病人可有耳流脓和传导性听力丧失，耳痛、出血和面部麻痹也常见。晚期侵犯中耳可以引起鼓膜破损。

然而，有时肿瘤进入中耳而鼓膜保持完整，这是由于肿瘤由外耳道进入乳突气房再侵犯中耳（图15-5）。少数患者肿瘤可以局限在中耳。

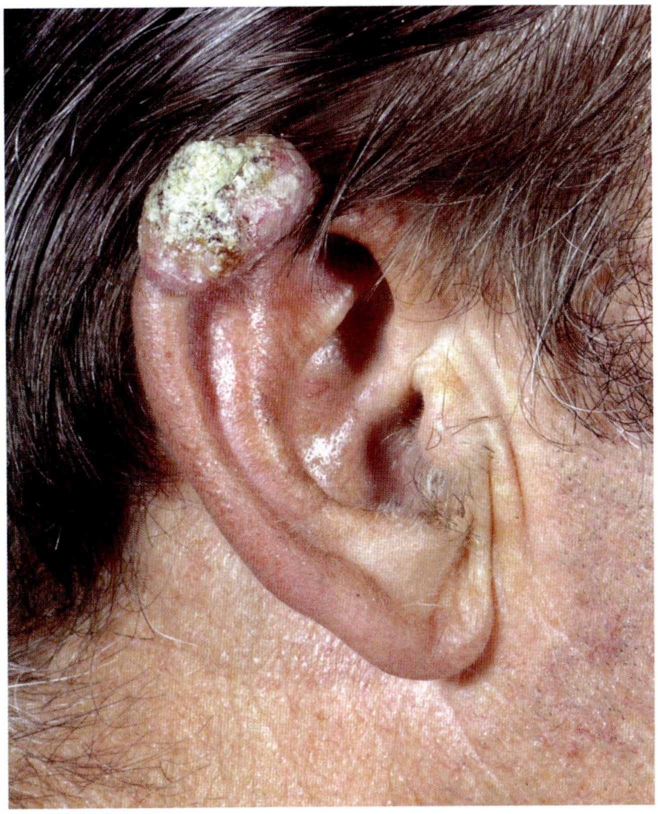

图 15-3
这例耳廓鳞状细胞癌见椭圆形斑块，伴表面早期溃疡和渗出。

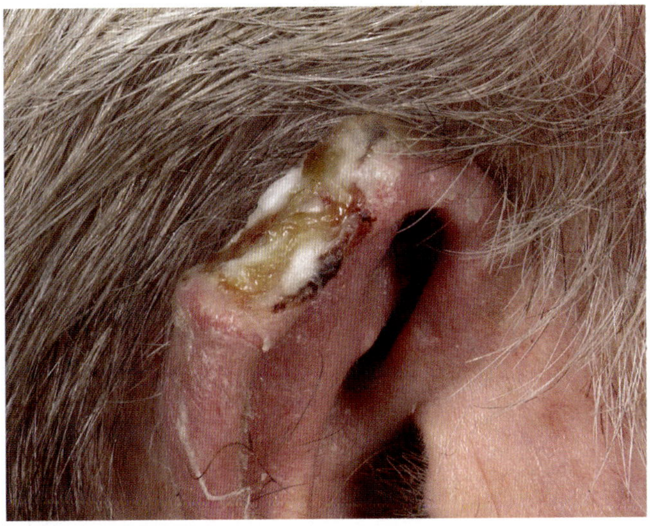

图 15-4
鳞状细胞癌表面可见明显的溃疡，上下都有外翻的边缘。

鳞状细胞癌（外耳和中耳） 疾病概况	
定义	一种具有鳞状细胞分化的浸润性上皮性肿瘤
发生及部位	常见肿瘤（类似于基底细胞癌） 耳廓、外耳和中耳
性别、种族和年龄	男性>女性 老年人多发
临床特点	病变表现为肿块，通常有溃疡 疼痛、听力丧失、流血或流脓 肿瘤多为斑状、息肉状或卷边的溃疡性 外耳道堵塞 传导性听力丧失
预后及治疗	依靠疾病分期，但外耳肿瘤要比外耳道肿瘤预后好 复发常见 死亡多由于颅内扩散 外科手术切除和（或）放疗

病理学特点

SCC 常显示来自于表皮，并有明显角化。

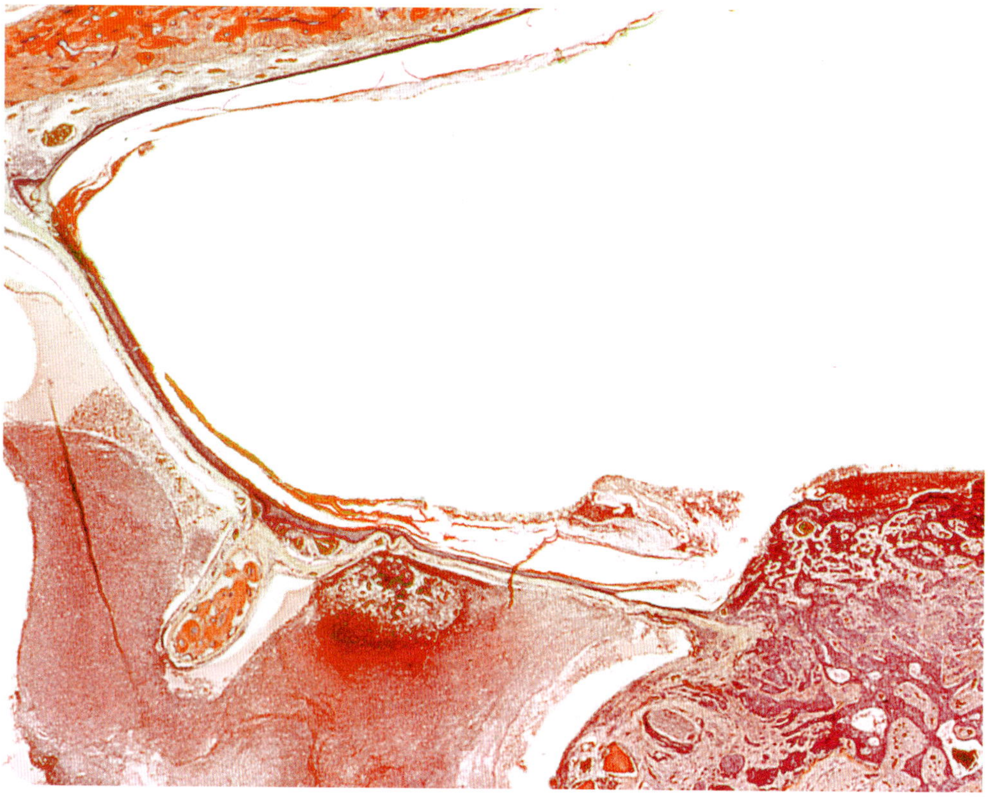

图 15-5
低倍镜下颞骨切片，显示鼓膜完整伴有由于急性炎症引起的纤维化和坏死，与位于外耳道深端的鳞状细胞癌有关，癌与鼓膜邻近但没有穿透。

鳞状细胞癌（外耳和中耳）
病理学特点

大体所见	来自皮肤的肿瘤性肿块
	侵犯弹性软骨
镜下所见	鳞状细胞癌伴有异型性细胞浸润
	高分化、中分化和低分化
	角化和非角化
	多种生长模式
	伴硬纤维组织增生和炎症的间质反应
免疫组化特点	CK 和 EGF 阳性
病理鉴别诊断	基底细胞癌、正常中耳小体和反应性病变

肿瘤可能分化很好，常具有外翻性生长的特征，以至于容易和乳头状瘤混淆。耳SCC的特点和发生于其他部位的无区别，表现为角化珠、角化不良、极向丧失、浸润性生长、细胞间桥、核染色质浓集和核分裂象增多，包括非典型核分裂（图15-6）。尽管中耳受侵不一定通过破坏鼓膜而发生，但发生在耳道深部的肿瘤，多有鼓膜受损，并伴发来自于中耳上皮的肿瘤（单层立方上皮化生）（图15-5）。直接来源于中耳上皮的也可见到。显著的硬纤维组织增生和反应性病变有时可延误诊断。疣状鳞状细胞癌、梭形细胞鳞状细胞癌、腺鳞癌和腺样鳞状细胞癌等变型都可见到，与上呼吸道的鳞状细胞癌有相似的组织学表现。

虽然胆脂瘤可伴发于鳞状细胞癌，但是鳞状细胞癌并非发生于胆脂瘤。中耳鳞状细胞癌的扩散较独特，主要是由于耳囊骨特殊的阻挡作用（图15-7）。但可有通过薄骨板的早期浸润，该骨板分隔中耳中壁和颈动脉管的咽鼓管连接，厚度仅达1mm，沿着颈动脉管能直接扩散到交感神经，使肿瘤不能外科切除。另外肿瘤可通过后筛气房扩散到颞骨后表面的硬脑膜。

辅助检查

所有耳 SCC 都表达 CK、EMA 和表皮生长因子，但这并非诊断的必需要素。

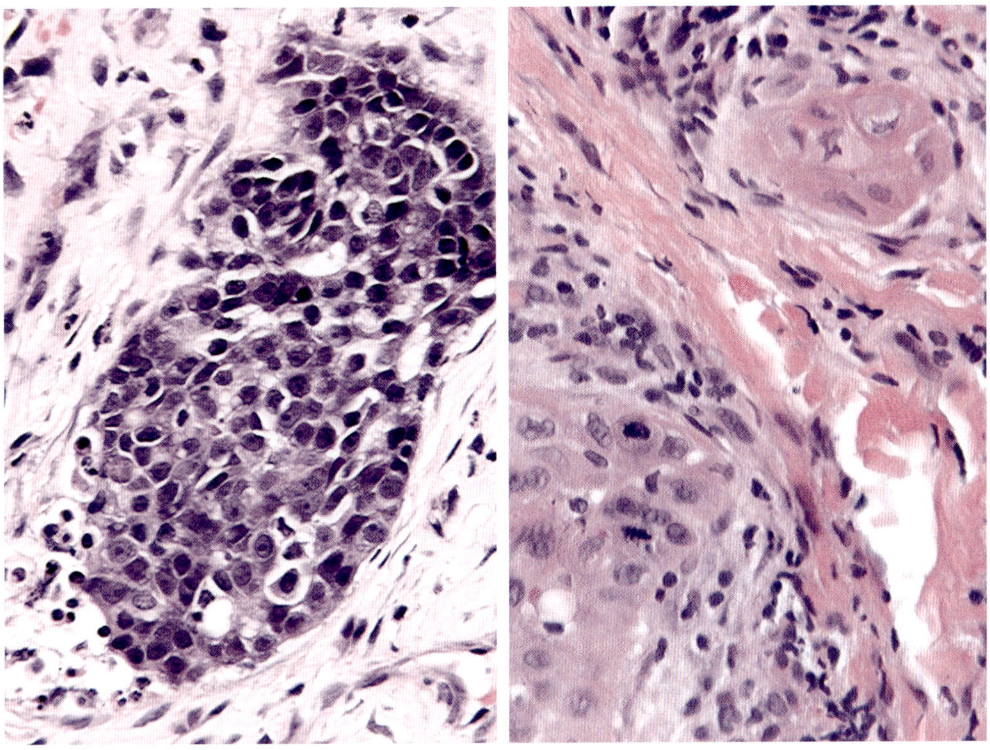

图 15-6
左：示中等分化的浸润性鳞状细胞癌，伴有高的核浆比和细胞间桥。右：鳞状细胞癌岛被增生的纤维组织分隔。

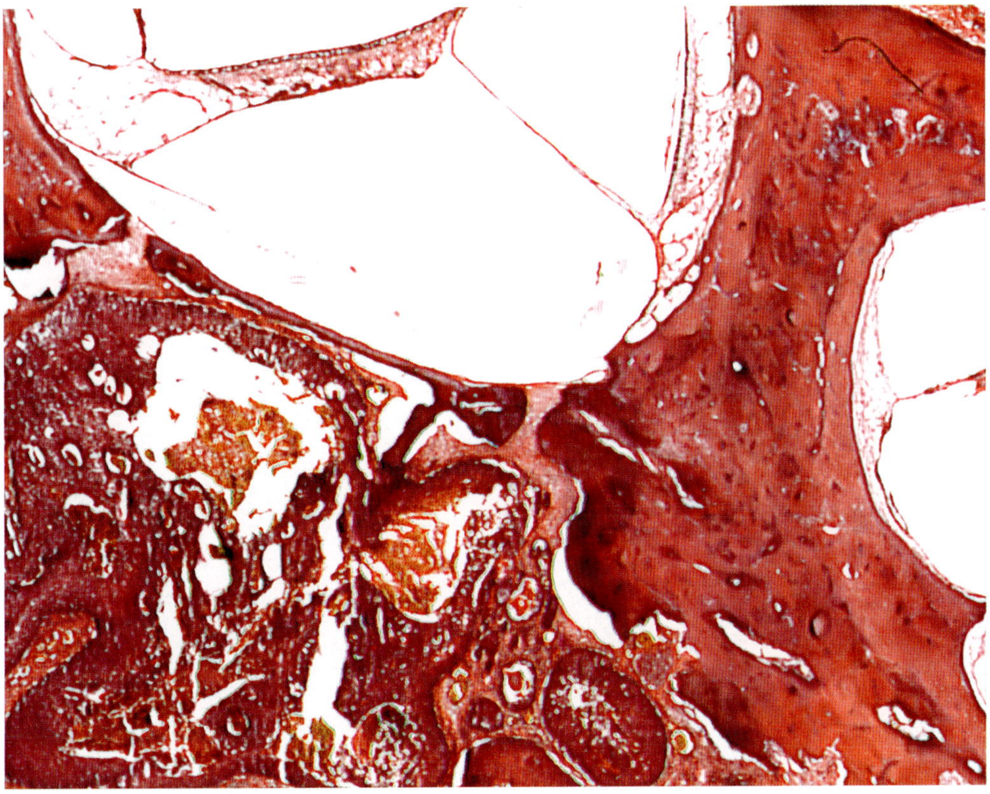

图 15-7
低倍镜下中耳的鳞状细胞癌显示未破坏耳囊骨，上面为前庭的球囊和椭圆囊，镫骨底盘在前庭下部，并没有被肿瘤侵犯。右面可见耳蜗，也被耳囊骨环绕，被邻近的肿瘤组织轻度侵蚀。

鉴别诊断

发生在耳廓的低分化鳞状细胞癌和基底细胞癌(basal cell carcinoma)很难鉴别，根据后者的组织学特征应该可以作出诊断。中耳小体为胶原的同心圆层状小体，可见于老年人的乳突气房，不易与 SCC 鉴别，特别在冰冻切片中。然而在层状小体中缺乏细胞。

预后及治疗

外耳道和中耳的鳞状细胞癌是一种侵袭性的病变，常有很高的局部复发倾向。耳廓的肿瘤复发相对较少。它们的预后都依靠疾病分期。患者多由于侵犯颅内而死亡。淋巴结转移不多见，血行转移更少。

两者都可以进行手术加术后放疗。累及中耳的肿瘤如侵犯①颈内动脉和咽鼓管鼓室端之间的薄骨板和（或）②邻接后颅窝的乳突后壁，则外科手术将无法切除肿瘤。如果这些部位未被累及，中耳鳞状细胞癌常行“岩锥切除术”，这并不意味着切除整个颞骨岩部，而是将包括肿瘤在内的大部分中耳成分切除。

耵聍腺癌

耵聍腺癌(ceruminous adenocarcinoma)为来源于外耳道顶浆分泌腺（耵聍腺）的恶性肿瘤，很少见，它们表现为腺样囊性癌、黏液表皮样癌和腺癌，无其他特殊类型。

临床特点

这些少见的肿瘤多来自于外耳道外1/3或1/2的耵聍腺体，男性多见。发病时多为中老年人。临床上表现为肿块、听力改变（传导性听力丧失）、流液、疼痛和（或）神经损伤，最常见的是面神经麻痹。症状常见，平均大约为 8 ～ 12 个月。

耵聍腺癌

疾病概况

定义	来源于外耳道软骨部顶浆分泌腺的恶性肿瘤
发生率	罕见
相关改变或死亡率	听力丧失 死亡率不定，但约 50% 死于疾病
性别、种族和年龄	男>女（男：女约为 2：1） 多为 60 ～ 70 岁
临床特点	听力改变（传导性听力丧失） 肿物 流液 麻痹或神经损伤
影像学特点	虽然为非特异性，但CT能很好地显示肿瘤范围，并能除外原发涎腺肿瘤直接侵犯外耳道
预后及治疗	常复发，直接侵犯脑和转移（肺），常导致死亡 部分病人进行激进性外科手术后生存期>10年 外科手术和（或）放疗

影像学特点

影像学可以显示肿瘤通过破坏鼓膜或外耳道深部骨壁而侵犯中耳，最重要的是排除腮腺是否受累，因

耵聍腺癌

病理学特点

镜下所见	肿瘤通常为息肉状，最大可达 3cm 肿瘤为浸润性 可以从实性到囊性，从腺样到筛状 细胞成分多，核多形性及核仁明显，核分裂象 坏死不常见，但是有助于癌的诊断 腺样囊性癌常表现为筛状，并易浸润周围神经 双层细胞群或耵聍腺细胞不常见
免疫组化特点	keratin、CK7 和 CD117 染色显示腔内细胞 P63 和 S-100 蛋白显示基底细胞
病理鉴别诊断	转移性腺癌、由涎腺腺癌直接扩散、良性耵聍腺腺瘤

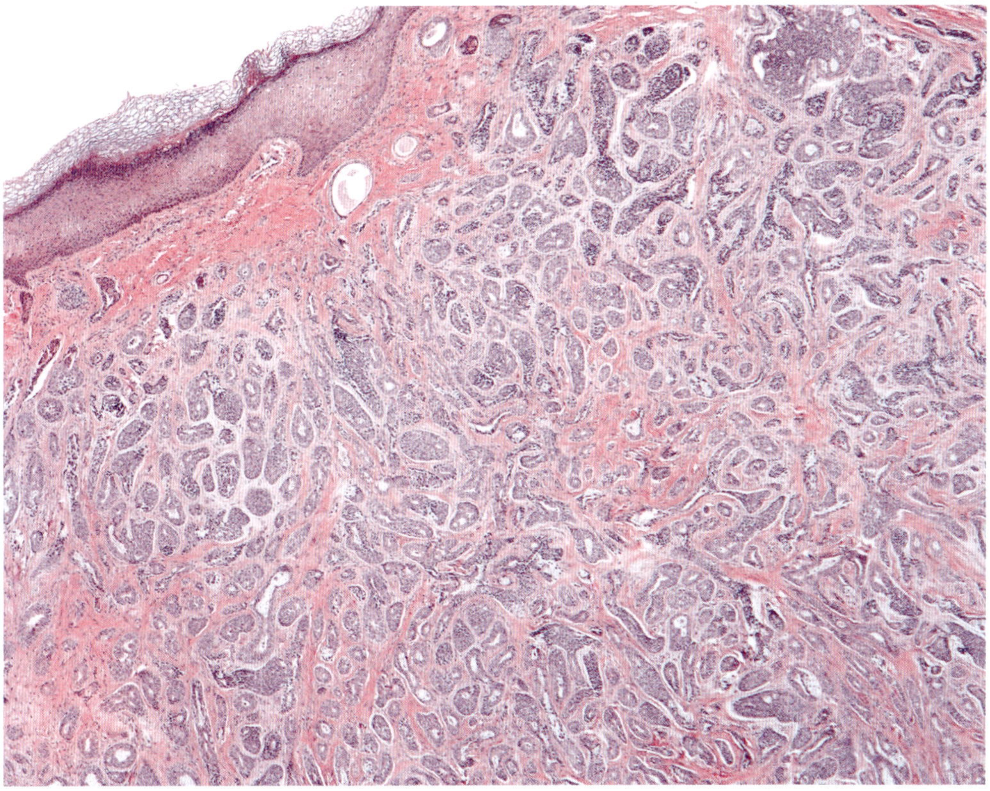

图 15-8
外耳道明显浸润性耵聍腺癌，伴有致密的纤维化。

为腮腺腺样囊性癌可直接蔓延侵犯到耳道。同侧的耳前淋巴结是否受累也可用影像学检查到。

病理学特点

肿瘤常为息肉状，可达3cm。组织学上，所有亚型都是侵袭性的（图15-8）。肿瘤实性至囊性，由浸润性、呈腺样和筛状排列的上皮细胞组成。少数情况下可见双层细胞群，但不是主要成分。耵聍腺癌肿瘤细胞可见胞浆嗜酸性，但顶浆分泌和肌上皮层在恶性肿瘤不如良性耵聍腺瘤常见（图15-9）。表皮受累常见，肿瘤细胞成分多，伴有中度和重度核异型性和核仁不规则，核分裂象增多包括不典型核分裂。腺样囊性癌亚型显示了和发生在大小涎腺相同的组织学表现，由染色质深染、胡萝卜样核仁的小细胞团组成，细胞团围绕含有嗜碱性分泌物的圆形凿孔样区域（图 15-10，图 15-11）。神经侵犯很常见。肿瘤坏死虽不常见，但有助于确定恶性的诊断（图 15-12）。免疫组化染色（P63和S-100蛋白）可突出基底细胞，如果基底细胞存在，肿瘤细胞 CK7 常阳性。

鉴别诊断

鉴别诊断中最主要的是除外来自涎腺原发腺癌的浸润，可通过影像学检查获得。转移性腺癌（下面讨论）的鉴别也应考虑，根据临床病史和独特的组织学表现可以鉴别。和耵聍腺腺瘤的鉴别在小标本活检很困难，但是癌有浸润性、多形性，核分裂象，并缺乏蜡样质（ceroid）。

预后及治疗

预后依肿瘤范围不同而异。组织学亚型对预后影响不大。可见多次复发和转移（肺较淋巴结常见）。通过广泛手术切除（激进性手术）和放疗，病人生存期可大于 10 年。

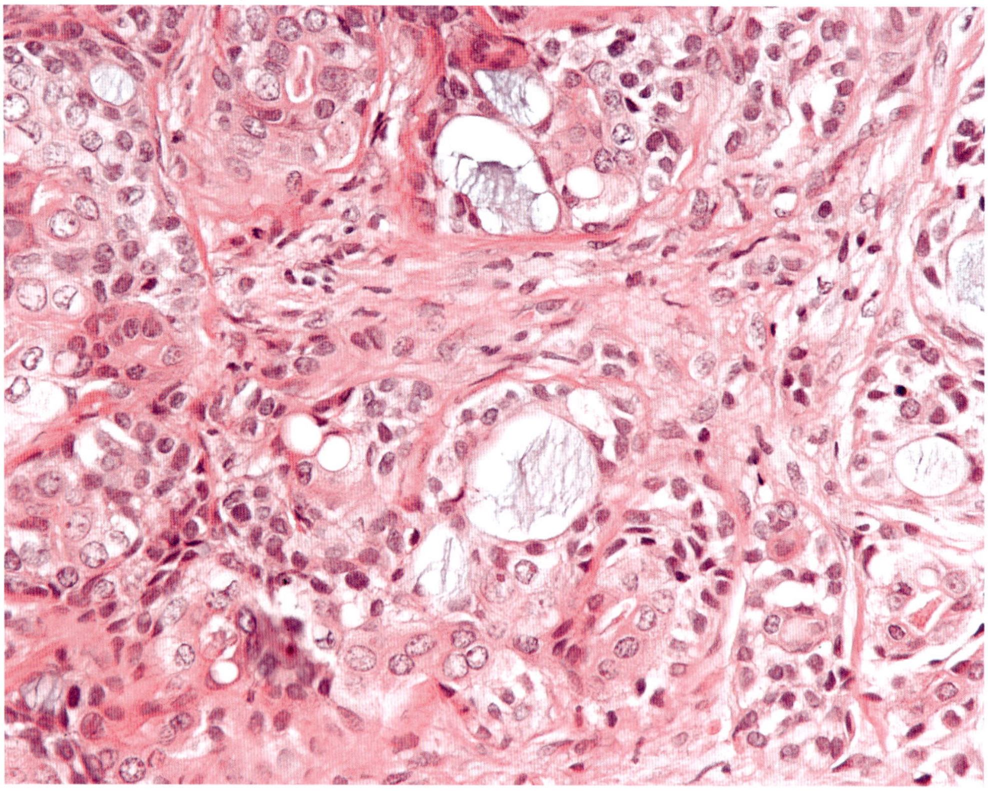

图 15-9
不典型上皮细胞呈腺样排列，伴有黏液。注意在该耵聍腺来源的黏液表皮样癌中有嗜酸性胞浆。

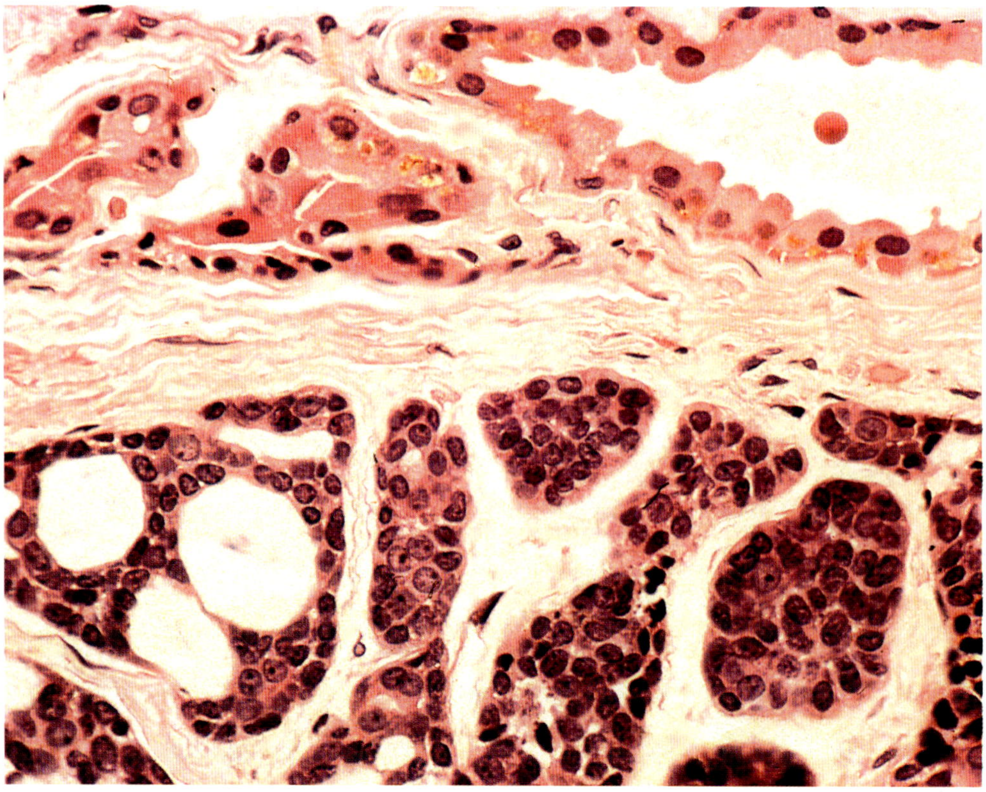

图 15-10
腺样囊性癌由筛状排列的小细胞组成，注意上方正常的耵聍腺。

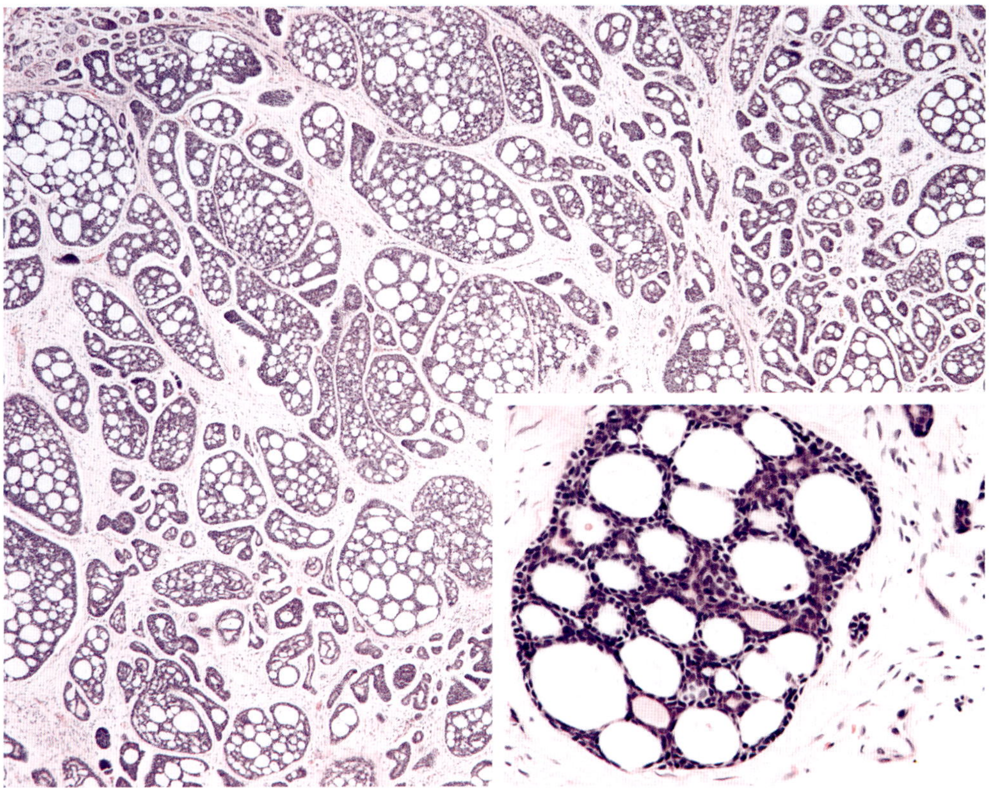

图 15-11
腺样囊性癌可见多种排列形式，尤其是筛状结构（插图），由穿孔样区组成，内可见蓝粉色无定形物质。

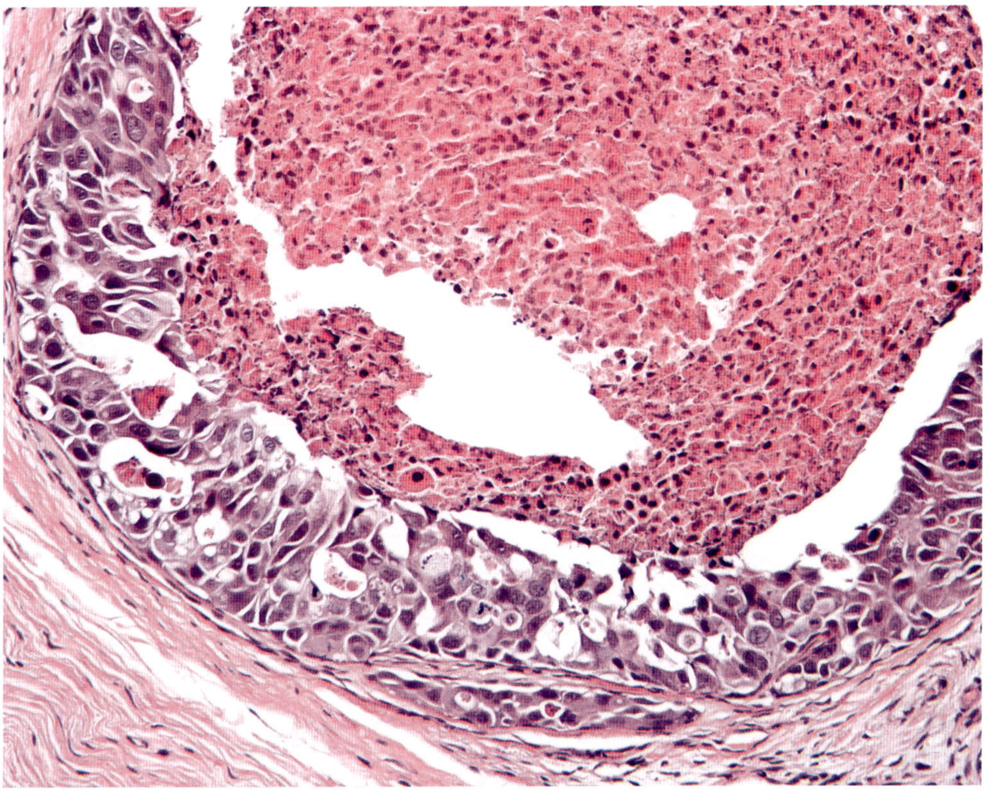

图 15-12
高级别耵聍腺癌，伴中心粉刺样坏死。可见明显的核异型性。

横纹肌肉瘤

横纹肌肉瘤（rhabdomyosarcoma，RMS）是儿童最常见的软组织恶性肿瘤，耳和乳突 RMS 是儿童中最常见的恶性耳肿瘤，虽然它仅占整个头颈部RMS的不到10%。通常可以分为胚胎性横纹肌肉瘤、腺泡状横纹肌肉瘤、多形性横纹肌肉瘤和混合性横纹肌肉瘤等亚型。胚胎性横纹肌肉瘤是耳和颞骨最常见的组织学类型。

临床特点

几乎所有耳部横纹肌肉瘤发生于儿童（2 ～ 3 岁），症状无特异性。症状包括单侧难治性中耳炎、血清浆液性渗出、耳痛、听力丧失和神经症状。这些非特异性症状常使临床误诊为感染或耳息肉。到确诊时，常已造成颅底骨质广泛侵犯，特别是颞骨岩部，伴脑膜受累。

横纹肌肉瘤
疾病概况

定义	来源于骨骼肌的恶性肿瘤
发生及部位	少见，虽然是儿童最常见的肉瘤 头颈部是横纹肌肉瘤最多见的部位（眼眶、鼻咽和耳／颞骨）
相关改变或死亡率	听力丧失 依赖于分期、年龄和组织学亚型
性别、种族和年龄	无性别差异 几乎所有病例为儿童（<5 岁）
临床特点	难治性、单侧中耳炎 血清浆液性耳渗出 耳痛 听力丧失 神经性症状，包括面神经麻痹 广泛颅底骨质侵犯
预后及治疗	预后好（5 年生存率约为 70%），有赖于分期、年龄和组织学类型 多重治疗包括手术、化疗和放疗

病理学特点

肿瘤可表现为息肉样肿块（图15-13），镜下表面上皮完整和其下的肿瘤有间隔（图 15-14）。胚胎性 RMS是由原始的圆至梭形的间充质细胞构成，这些细胞被称为横纹肌母细胞。圆形细胞和淋巴细胞相似，核深染，不规则，绕以少的嗜酸性胞浆（图 15-15）。这些细胞会极少量地混杂一些梭形细胞，这些细胞特征为胞浆嗜酸性，中央有一个拉长的核，核染色质深染。交叉 - 横纹很难辨认，也很少见。肿瘤细胞被疏松的黏液样至致密的胶原间质所包绕。有些病例肿瘤细胞胞浆内可见透明的区域，这些区域用耐淀粉酶 PAS 染色证实为糖原（图 15-16）。

辅助检查

免疫组化特点

免疫组化标记 desmin（图 15-15）、myoD1、myogenin 和 actin 为阳性，可证实横纹肌肉瘤的诊断，而其他“小蓝圆细胞肿瘤”的标记为阴性。

横纹肌肉瘤
病理学特点

大体所见	息肉状至浸润性肿块伴有坏死
镜下所见	分为胚胎性、腺泡状和多形性，但胚胎性的最常见 表皮完整，和肿瘤细胞分开 圆形至梭形的多形性细胞 核深染、不规则，少而拉长的嗜酸性胞浆 梭形细胞很少有交叉 - 横纹 黏液样至致密的胶原间质
辅助检查	PAS ／耐淀粉酶证实细胞内糖原 免疫组化 desmin、myoD1、myogenin 和 actin 阳性 染色体 11p15 突变常见
病理鉴别诊断	炎性耳息肉、淋巴瘤、PNET ／ Ewing 肉瘤、癌、黑色素瘤

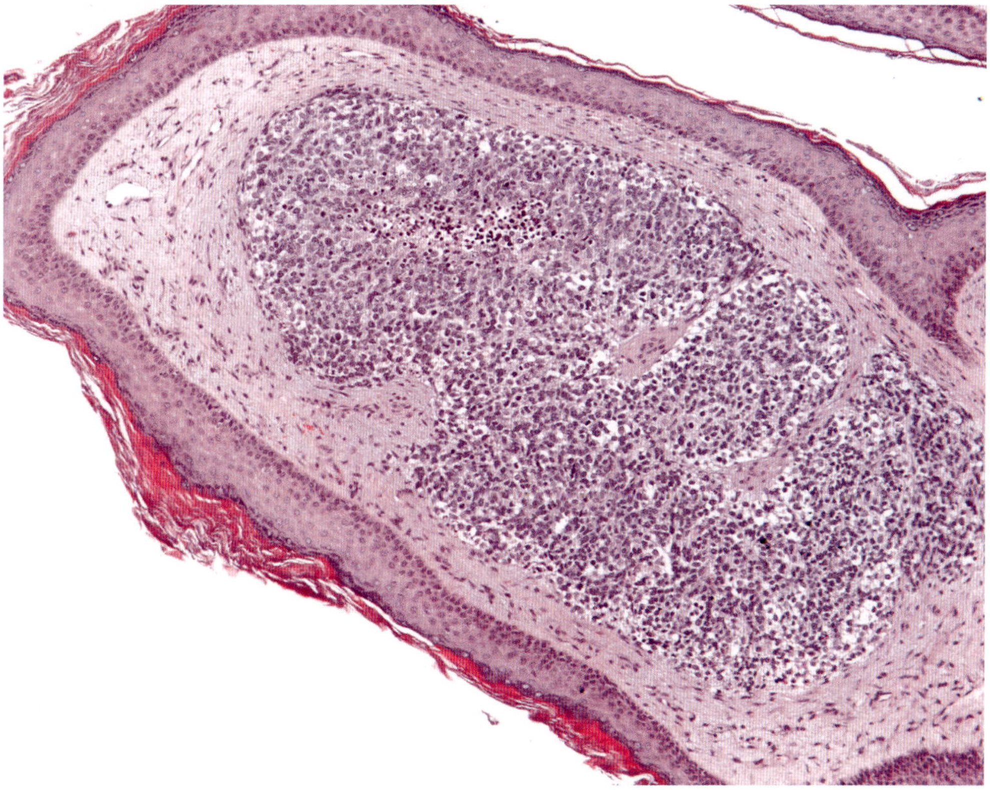

图 15-13
完整的鳞化上皮下可见拥挤的横纹肌母细胞肿瘤性增生，中心可见小片坏死。

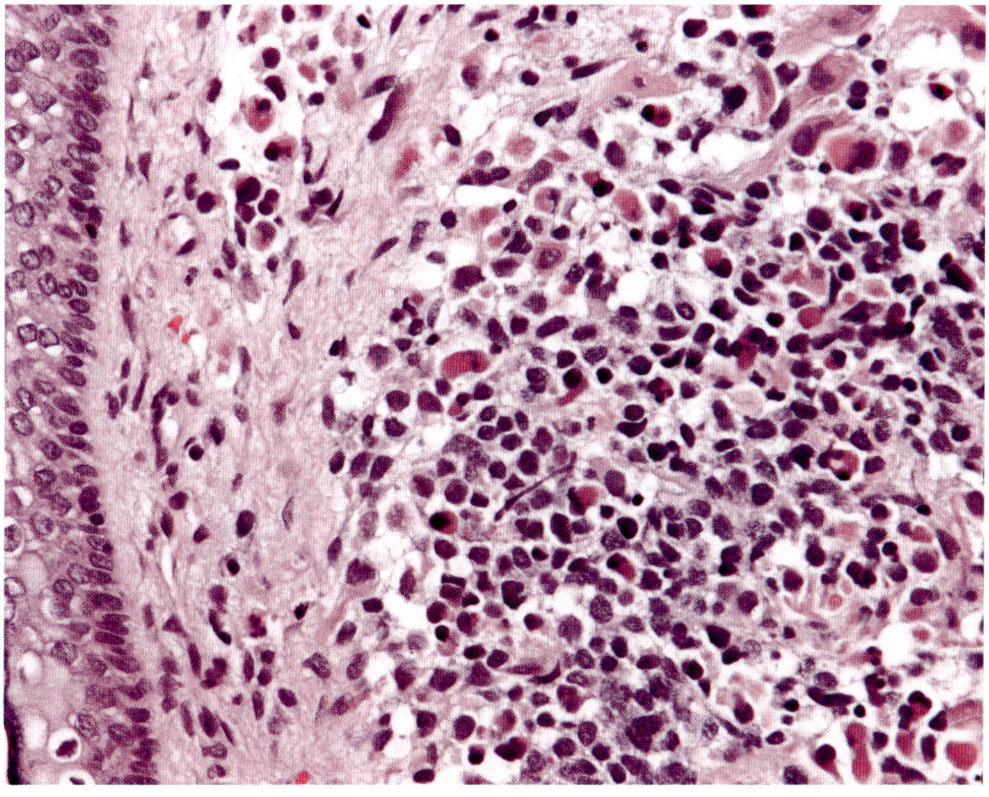

图 15-14
不典型圆形和梭形细胞，胞浆嗜酸性，核被推向一侧，注意被覆上皮（左）完整。

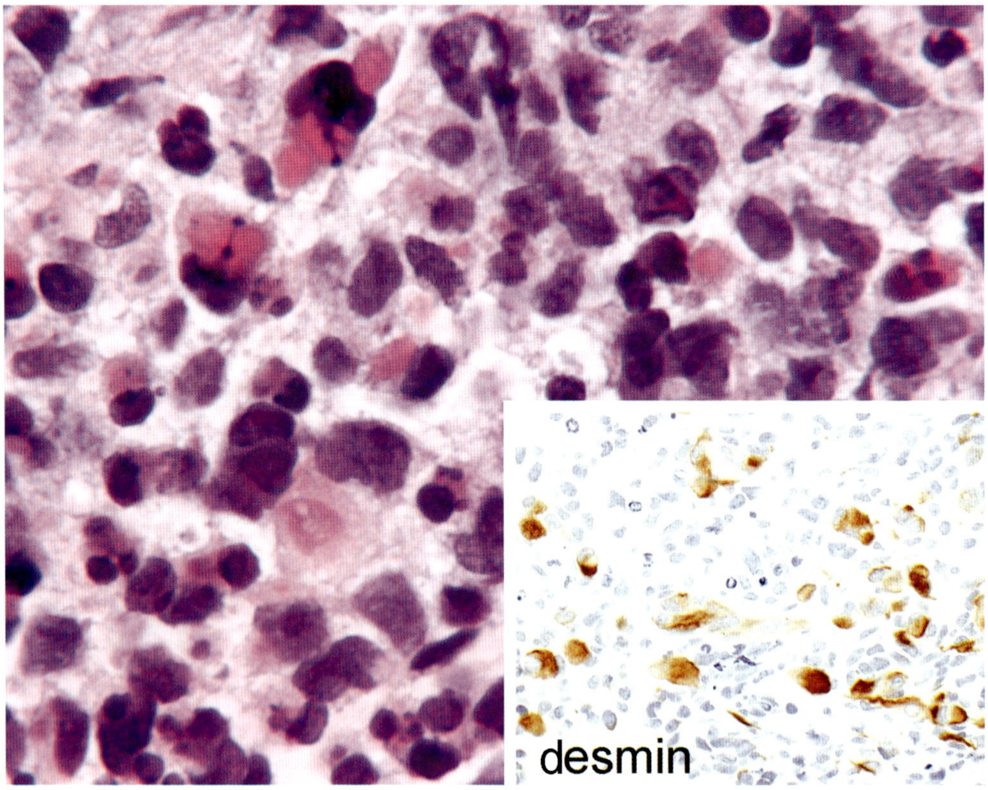

图 15-15
胚胎性横纹肌肉瘤，瘤细胞为圆形至梭形，偏心性嗜酸性胞浆，核有多形性。插图示免疫组化胞浆desmin阳性，证实RMS的诊断。

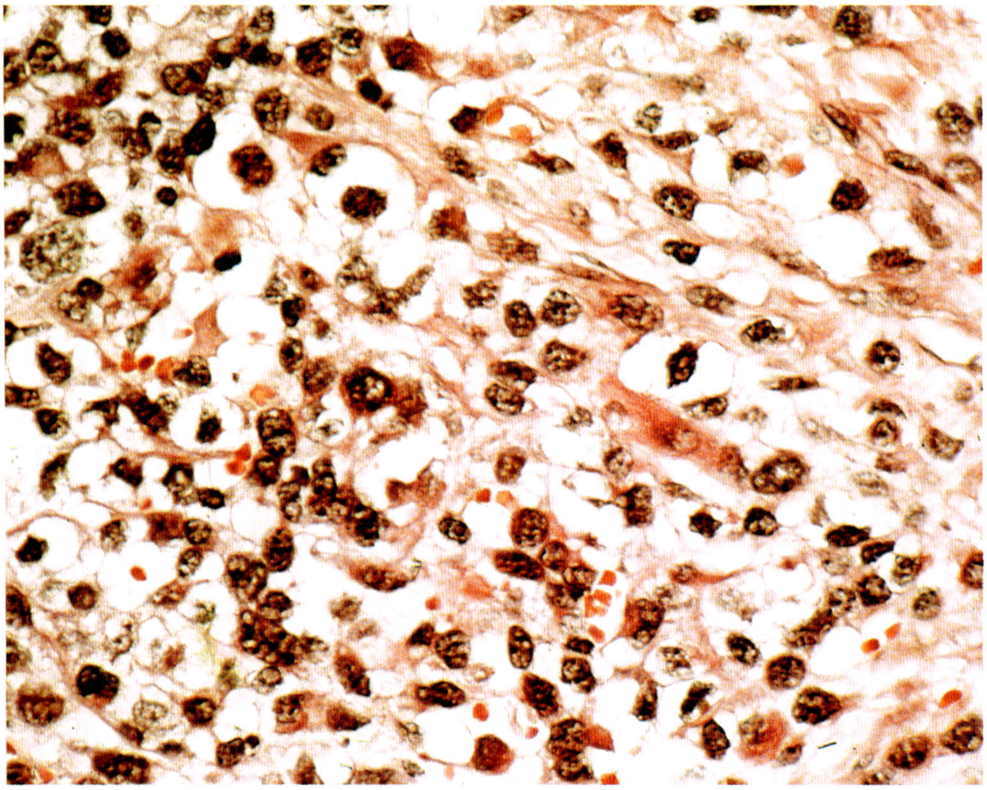

图 15-16
胚胎性横纹肌肉瘤，肿瘤细胞显示透明的伸长的胞浆，PAS／耐淀粉酶染色证实其内含糖原。

分子学研究

在 11 号染色体短臂(11p15)上的突变和大部分横纹肌肉瘤有关。在这个位点已发现了若干相关基因，结构上的和数量上的复杂的染色体重排也和胚胎性横纹肌肉瘤有关。

鉴别诊断

“小蓝圆细胞”在常规组织学检查中很难与耳息肉、淋巴瘤、黑色素瘤和其他原始神经外胚叶肿瘤(primitive neuroectodermal tumor，PNET) 相鉴别。但年龄小、难治性耳炎病史、肿瘤与上皮分离，及相关免疫组化检查可有助于和这些特殊的肿瘤区别开。

预后及治疗

耳 RMS 预后良好（5 年生存率约为 70%），预后和年龄、分期和组织学亚型有关。头颈部横纹肌肉瘤的分期根据横纹肌肉瘤研究小组（Intergroup Rhabdomyosarcoma Study，IRS）的分组而定。I 组为局部病变；II组有残余病变或局部蔓延；III组为未完全切除或活检大体有残余病变；IV组发病初期为转移性疾病。值得注意的是耳和颞骨的横纹肌肉瘤是一种高度恶性的肿瘤，如不治疗，将迅速扩散至咽和颅腔。从治疗出发横纹肌肉瘤常被作为一个“系统性”疾病，治疗要根据 IRS 的分期标准，由多种治疗方案组成，包括广泛局部切除、放疗和多重化疗。

转移性肿瘤

耳的转移性肿瘤（metastatic neoplasm）多是通过血道或淋巴道从远处转移来，不包括那些邻接部位肿瘤的直接扩散，一般转移到耳部和颞骨都是发生在肿瘤的晚期。虽然在活检外科病理材料中少见，但尸检观察显示，约20%的病例有颞骨受累，实际上所有的病例都有已播散的恶性肿瘤。

转移性肿瘤
疾病概况

定义	肿瘤通过血道或淋巴道从远处转移而来（非邻近部位肿瘤的直接侵犯）
发生及部位	大约 20% 有播散性肿瘤的病例有耳／颞骨的转移 任何部位都可受累，包括鼓膜
性别、种族和年龄	性别差异和原发部位有关 通常为已有肿瘤播散的老年人
临床特点	听力丧失和耳鸣 眩晕和眼球震颤 面神经麻痹 耳痛 耳漏 外耳道肿块
预后及治疗	通常预后差，反映出潜在的原发肿瘤的期别 部分病例外科手术有效 辅助治疗可能会缓解症状

转移性肿瘤
病理学特点

镜下所见	原发性腺癌极其罕见，故首先应排除转移 主要来源是乳腺癌、肺癌、肾癌、胃癌、前列腺癌、甲状腺癌、喉癌和皮肤恶性黑色素瘤 组织学与原发肿瘤类似
免疫组化特点	ER、PR 和 HER-2/NEU 提示乳腺原发 PSA 和 PAP 提示前列腺原发 CK7、CK20 和 TTF-1 可帮助区别肺和胃肠道的原发部位
病理鉴别诊断	耵聍腺癌、邻近部位／器官肿瘤的直接侵犯和原发性耳的腺癌

临床特点

老年病人多有发生，根据原发解剖部位特点略有性别差异。转移至耳和颞骨的肿瘤大多是癌或恶性黑色素瘤，很少有淋巴瘤和肉瘤。耳部的转移性肿瘤的症状和体征有听力丧失、耳鸣、眩晕、眼球震颤、面神经麻痹、耳痛、耳漏和外耳道肿块。

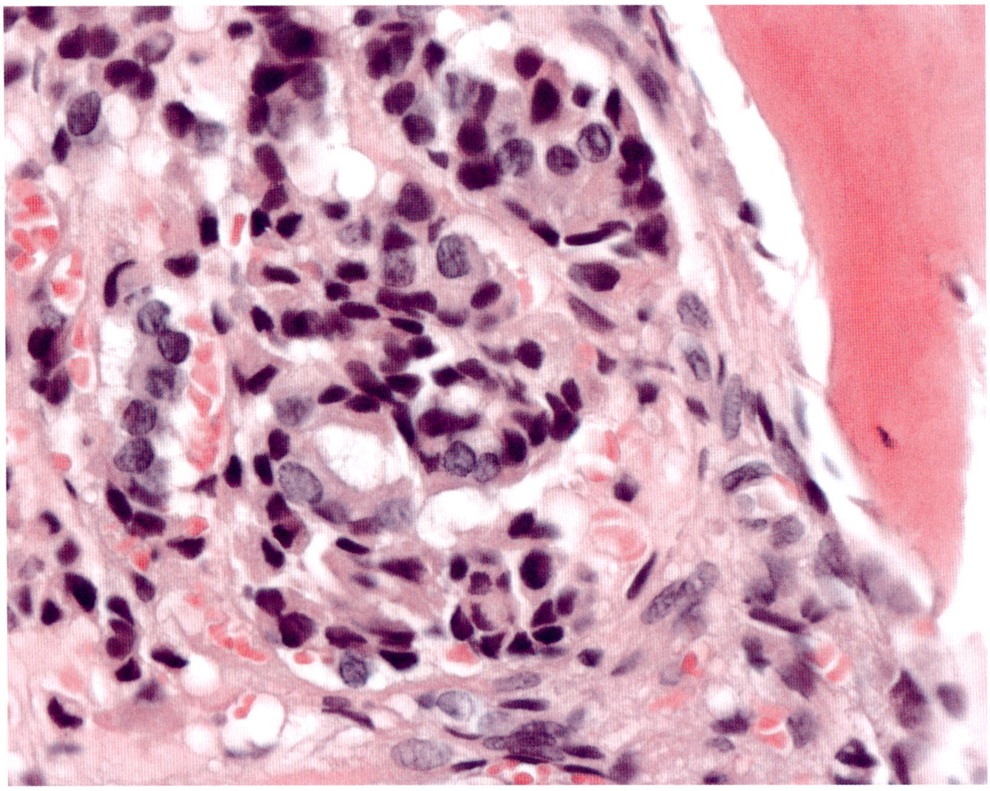

图 15-17
颞骨内转移性乳腺癌，明显的腺样结构。

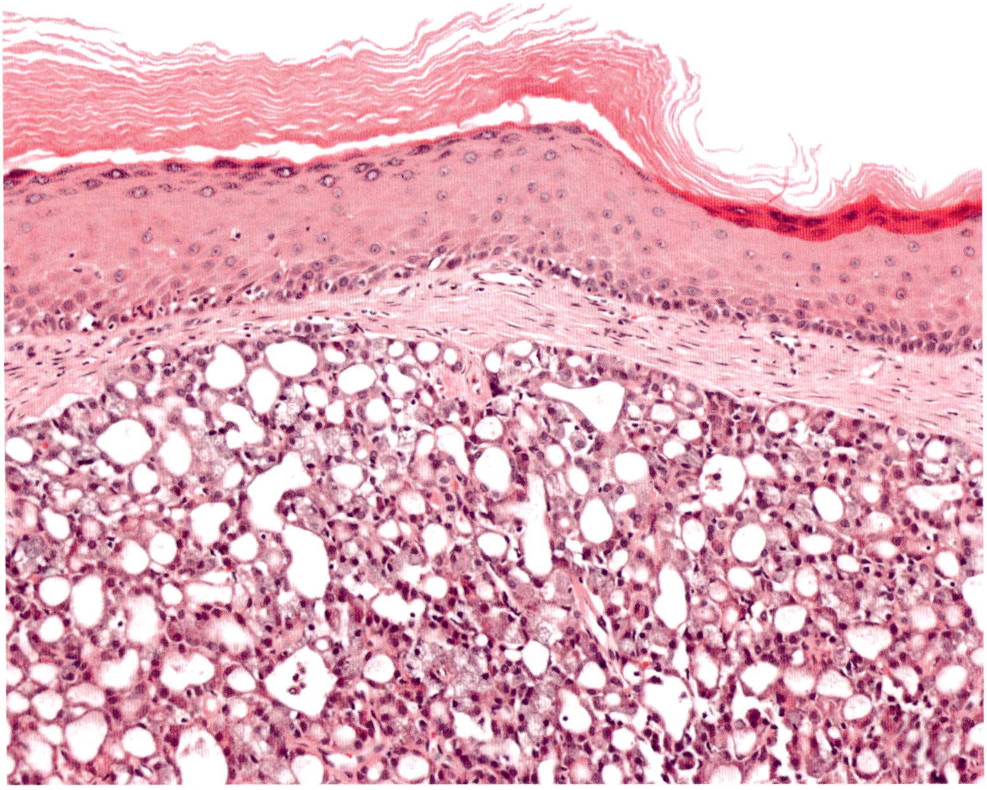

图 15-18
腮腺腺泡细胞癌直接浸润至耳道内，注意表面上皮完整。

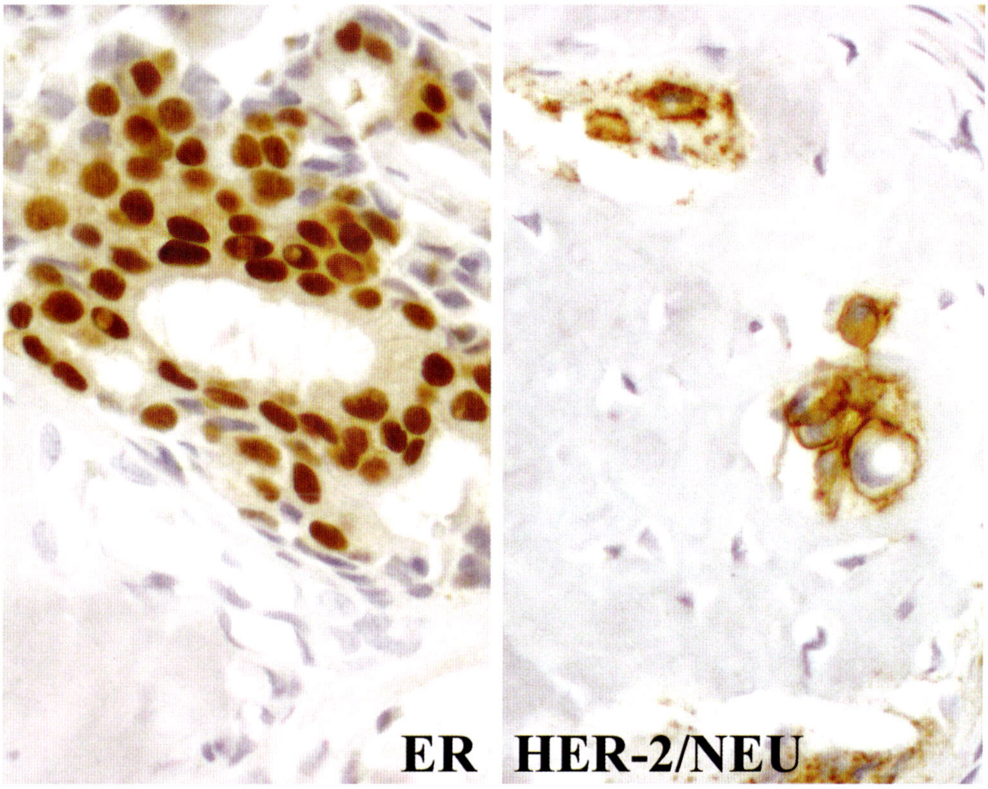

图 15-19
免疫组化有时有助于诊断，例如在该例转移性乳腺癌中，可见ER(左)和HER-2/NEU（右）均阳性。

病理学特点

转移到颞骨的肿瘤并不产生易识别的病理学症状，但如果转移到临床上有功能的区域如鼓膜，就较容易诊断。乳腺癌是最常见的原发性肿瘤（图15-17），其次是肺癌、肾癌、胃癌、前列腺癌、甲状腺癌、喉癌；皮肤恶性黑色素瘤有时也转移到耳。一般转移灶肿瘤具有和原发灶相同的表型。耳和颞骨的转移性肿瘤初期表现越少，则广泛的临床和组织学检查越没必要。偶尔，癌可通过咽鼓管以及从后颅窝通过内耳道直接侵犯耳和颞骨。同样腮腺恶性肿瘤也可以侵犯耳（图 15-18）。

辅助检查

由于耳和颞骨的原发腺癌很少见，一般腺癌首先应考虑为转移而来。ER、PR和HER-2/NEU有助于乳腺癌的诊断（图 15-19），而 PSA 和 PAP 可识别前列腺癌，TTF-1、CK7和CK20对区别肺和胃肠道的原发部位很有价值。

鉴别诊断

真正需要鉴别的基本是原发性癌，但是耵聍腺癌和其他（非特指的）原发腺癌都极其少见。免疫组化有助于鉴别。

预后及治疗

转移至耳和颞骨的肿瘤预后一般较差，反映出原发性肿瘤的潜在期别。部分病例外科手术治疗可能有意义。而辅助疗法偶尔能有缓解作用。

推荐阅读

非典型性纤维黄色瘤

1. Chilukuri S, Alam M, Goldberg LH: Two atypical fibroxanthomas of the ear. Dermatol Surg 2003;29:408-410.
2. Helwig EB, May D. Atypical fibroxanthoma of the skin with metastases. Cancer 1986;57:368-376.

3. Jones WE. Some special skin tumours in the elderly. Br J Dermatol 1990;122(Suppl 35):71–75.
4. Kamino H, Salcedo E. Histopathologic and immunohistochemical diagnosis of benign and malignant fibrous and fibrohistiocytic tumors of the skin. Dermatol Clin 1999;17:487–505.
5. Starink TH, Hausman R, Van Delden L, Neering H. Atypical fibroxanthoma of the skin. Presentation of 5 cases and a review of the literature. Br J Dermatol 1977;97:167–177.

鳞状细胞癌（外耳和中耳）

1. Cooper JR, Hellquist HB, Michaels L: Image analysis in the discrimination of verrucous carcinoma and squamous papilloma. J Pathol 1992;166:383–387.
2. Liang J, Michaels L, Wright A: Immunohistochemical characterization of the epidermoid formation in the middle ear. Laryngoscope 2003;113: 1007–1014
3. Michaels L, Soucek S: Squamous cell carcinoma of the external ear. In: Barnes EL, Eveson JW, Reichart P, Sidransky D, eds. Pathology and Genetics of Head and Neck Tumours. Kleihues P, Sobin LH, series eds. World Health Organization Classification of Tumours. Lyon, France: IARC Press, 2005:334.
4. Michaels L: The ear. Chapter 48. In: Sternberg S, ed. Histology for Pathologists, 2nd ed. New York: Raven Press, 1998.
5. Michaels L, Liang J: Origin of middle ear corpuscles. Clin Otolaryngol 1993;18:257–262.
6. Michaels L, Wells M: Squamous cell carcinoma of the middle ear. Clin Otolaryngol 1980;5:235–248.
7. Nyrop M, Grantved A: Cancer of the external auditory canal. Arch Otolaryngol Head Neck Surg 2002;128:834–837.
8. Shockley WW, Stucker FJ Jr: Squamous cell carcinoma of the external ear: a review of 75 cases. Otolaryngol Head Neck Surg 1987;97: 308–312.
9. Stafford ND, Frootko NJ: Verrucous carcinoma in the external auditory canal. Am J Otol 1986;7:443–445.

耵聍腺癌

1. Aikawa H, Tomonari K, Okino Y, et al.: Adenoid cystic carcinoma of the external auditory canal: correlation between histological features and MRI appearances. Br J Radiol 1997;70:530–532.
2. Dehner LP, Chen KT: Primary tumors of the external and middle ear. Benign and malignant glandular neoplasms. Arch Otolaryngol 1980;106: 13–19.
3. Mansour P, George MK, Pahor AL: Ceruminous gland tumours: a reappraisal. J Laryngol Otol 1992;106:727–732.
4. Michel RG, Woodard BH, Shelburne JD, et al.: Ceruminous gland adenocarcinoma: a light and electron microscopic study. Cancer 1978;41: 545–553.
5. Perzin KH, Gullane P, Conley J: Adenoid cystic carcinoma involving the external auditory canal. A clinicopathologic study of 16 cases. Cancer 1982;50:2873–2883.
6. Pulec JL: Glandular tumors of the external auditory canal. Laryngoscope 1977;87:1601–1612.
7. Thompson LDR, Michaels L: Ceruminous gland neoplasms of external auditory canal. In: Barnes EL, Eveson JW, Reichart P, Sidransky D, eds. Pathology and Genetics of Head and Neck Tumours. Kleihues P, Sobin LH, series eds. World Health Organization Classification of Tumours. Lyon, France: IARC Press, 2005:331–333.

横纹肌肉瘤

1. Hawkins DS, Anderson JR, Paidas CN, et al.: Improved outcome for patients with middle ear rhabdomyosarcoma: a children's oncology group study. J Clin Oncol 2001;19:3073–3079.
2. Hicks J, Flaitz C: Rhabdomyosarcoma of the head and neck in children. Oral Oncol 2002;38:450–459.
3. Maroldi R, Farina D, Palvarini L, et al.: Computed tomography and magnetic resonance imaging of pathologic conditions of the middle ear. Eur J Radiol 2001;40:78–93.
4. Pappo AS, Meza JL, Donaldson SS, et al.: Treatment of localized nonorbital, nonparameningeal head and neck rhabdomyosarcoma: lessons learned from intergroup rhabdomyosarcoma studies III and IV. J Clin Oncol 2003;21:638–645.
5. Raney RB, Asmar L, Vassilopoulou-Sellin R, et al.: Late complications of therapy in 213 children with localized, nonorbital soft-tissue sarcoma of the head and neck: a descriptive report from the Intergroup Rhabdomyosarcoma Studies (IRS)-II and -III. IRS Group of the Children's Cancer Group and the Pediatric Oncology Group. Med Pediatr Oncol 1999;33:362–371.
6. Sandison A: Embryonal rhabdomyosarcoma. In: Barnes EL, Eveson JW, Reichart P, Sidransky D, eds. Pathology and Genetics of Head and Neck Tumours. Kleihues P, Sobin LH, series eds. World Health Organization Classification of Tumours. Lyon, France: IARC Press, 2005:335.
7. Simon JH, Paulino AC, Smith RB, Buatti JM: Prognostic factors in head and neck rhabdomyosarcoma. Head Neck 2002;24:468–473.
8. Wiener ES: Head and neck rhabdomyosarcoma. Semin Pediatr Surg 1994;3:203–206.
9. Yang WT, Kwan WH, Li CK, Metreweli C: Imaging of pediatric head and neck rhabdomyosarcomas with emphasis on magnetic resonance imaging and a review of the literature. Pediatr Hematol Oncol 1997;14: 243–257.

转移性肿瘤

1. Cumberworth VL, Friedmann I, Glover GW: Late metastasis of breast carcinoma to the external auditory canal. J Laryngol Otol 1994;108: 808–810.
2. Davis GL: Secondary tumours. In: Barnes EL, Eveson JW, Reichart P, Sidransky D, eds. Pathology and Genetics of Head and Neck Tumours. Kleihues P, Sobin LH, series eds. World Health Organization Classification of Tumours. Lyon, France: IARC Press, 2005:360.
3. Gloria-Cruz TI, Schachern PA, Paparella MM, et al.: Metastases to temporal bones from primary nonsystemic malignant neoplasms. Arch Otolaryngol Head Neck Surg 2000;126:209–214.
4. Sahin AA, Ro JY, Ordonez NG, et al.: Temporal bone involvement by prostatic adenocarcinoma: report of two cases and review of the literature. Head Neck 1991;13:349–354.

16 颌骨的非肿瘤性病变

Pieter J . Slootweg

骨髓炎

骨髓炎(osteomyelitis)是发生在骨髓腔的炎症，分为急性和慢性两种。

临床特点

骨髓炎并不少见，尽管与其他部位相比发生在颌骨者相对少见。可见于任何年龄，无性别差异。所有类型骨髓炎主要侵犯下颌骨。急性骨髓炎可有急性炎症的各种症状。慢性骨髓炎的症状和体征不明显，严重程度变化很大，包括肿胀、疼痛、窦道、死骨形成和骨质破坏引起的病理性骨折。

硬化性骨髓炎和增生性骨膜炎都是特殊类型的慢性骨髓炎。硬化性骨髓炎可引起周期性疼痛，脸颊肿胀和颌骨活动受限。病变可能是弥漫或局部的。增生性骨膜炎是一种增生性骨膜反应，是针对颌骨的炎症。面部肿胀和颌骨肿大是典型症状。疼痛为非主要症状。皮质增生和洋葱皮样外观是这型骨髓炎影像学上的特征性表现。

影像学特点

影像学可见不规则的骨质破坏和密度增高影。骨膜并列形成洋葱皮样外观。

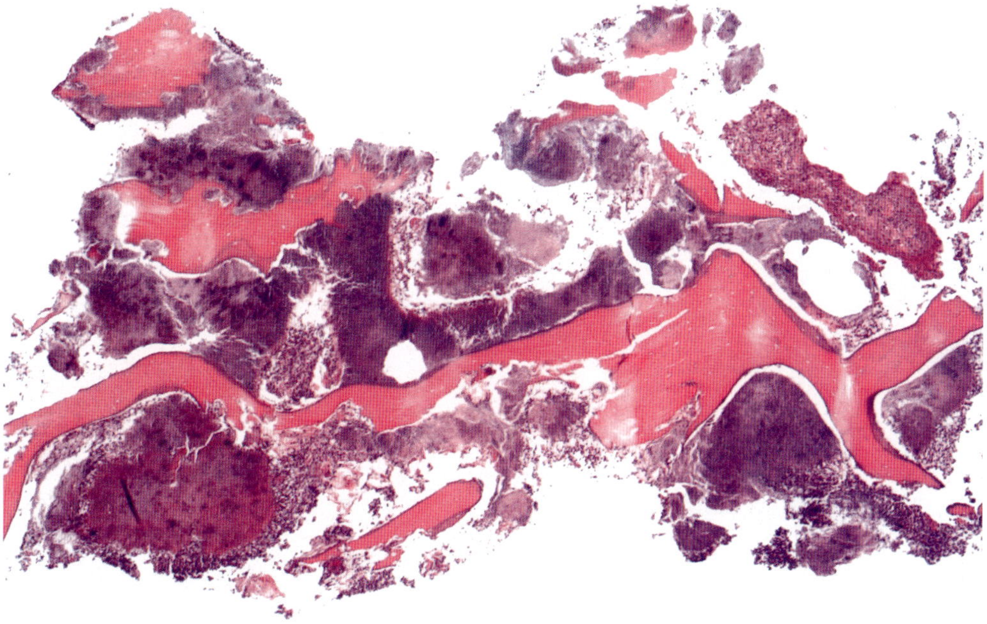

图 16-1

骨髓炎：死骨碎片被厚层的微生物环绕。

骨髓炎 疾病概况	
定义	骨髓炎是发生在骨髓腔的炎症，分为急性和慢性两种
发生及部位	常见，尽管在颌骨不常见 下颌骨常被累及
性别、种族和年龄	无性别差异 成年人常见于下颌骨，而儿童为上颌骨
临床特点	急性骨髓炎常有发热、寒战、疼痛和区域淋巴结肿大 慢性骨髓炎会有肿胀、疼痛和窦道形成 增生性骨膜炎有局部骨肿大
影像学特点	不通透和通透影混合存在，并不规则
预后及治疗	好的预后依靠合理的治疗方式 需要合理的抗生素治疗和充分剔除坏死骨组织

骨髓炎 病理学特点	
大体所见	非特异性的柔软的出血性的肉芽组织，偶见骨碎片
镜下所见	死骨组织可能被微生物环绕 多核粒细胞浸润 肉芽组织 硬化骨 被覆鳞状上皮的窦道
病理鉴别诊断	Paget 病、纤维异常增生和骨异常增生

病理学特点

大体所见

大体表现无特异性，通常包括不同大小的不规则碎骨片，其上可有软组织、肉芽组织和组织出血相连。有时可见大块切除的被认为是坏死的下颌骨。

镜下所见

急性骨髓炎通常可以看到坏死的碎骨片被厚的多层微生物包围（图16-1）。在骨膜和哈氏管（haversian canal）常见多形核粒细胞浸润（图 16-2）。

慢性骨髓炎可见致密的硬化性骨块的聚集，伴有骨髓腔内水肿、淋巴细胞和浆细胞浸润灶及肉芽组织

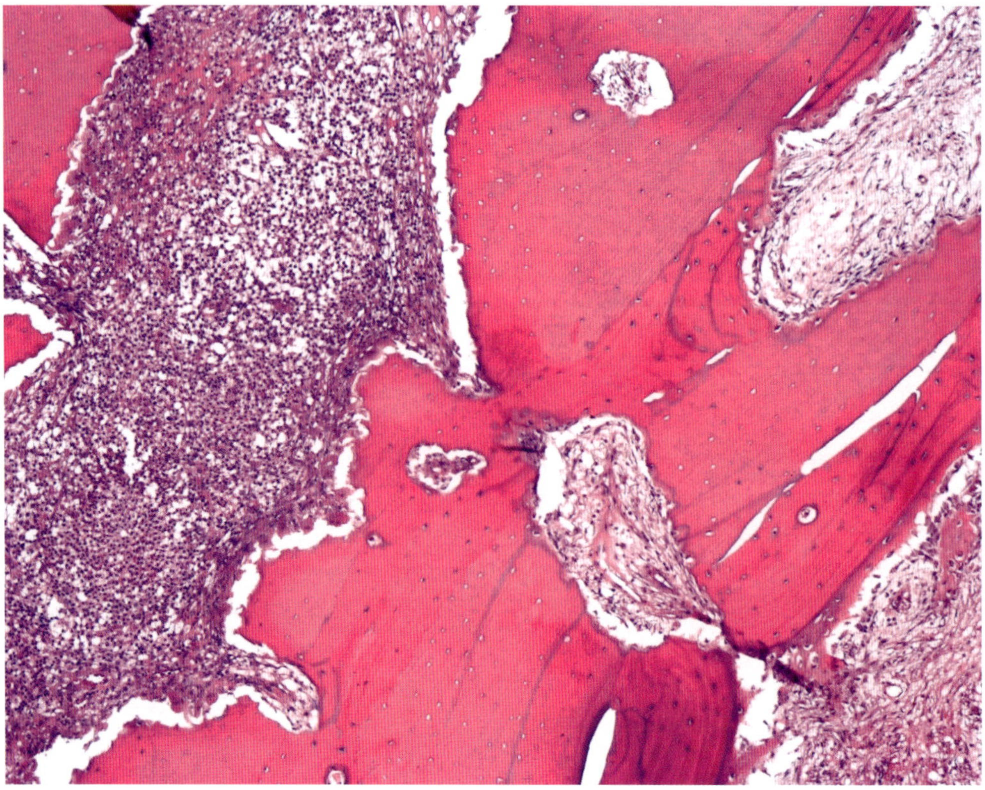

图 16-2
骨髓炎：由于空的骨腔隙而被认为骨坏死。骨髓腔内部分为多核粒细胞充填，部分为纤维组织充填。骨表面不规则，多核破骨细胞被覆在其表面试图吸收坏死的骨。

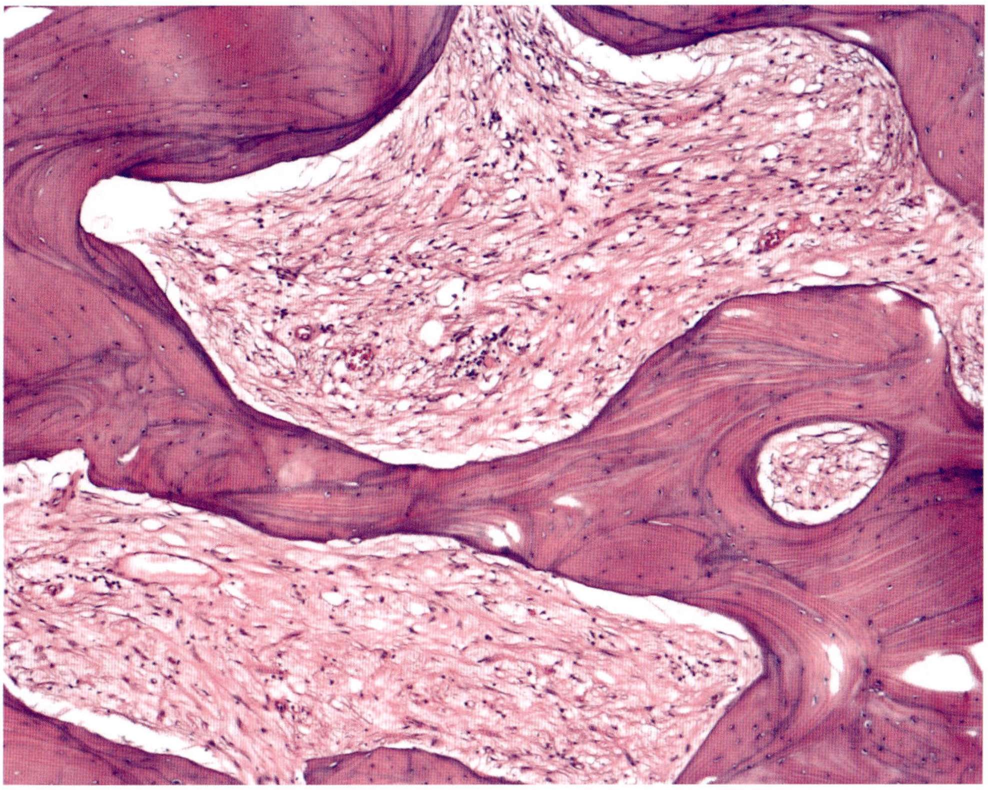

图 16-3
慢性硬化性骨髓炎有特征性的平行骨组成的粗糙的骨小梁，骨髓腔内可看见纤维组织和散在的淋巴细胞。

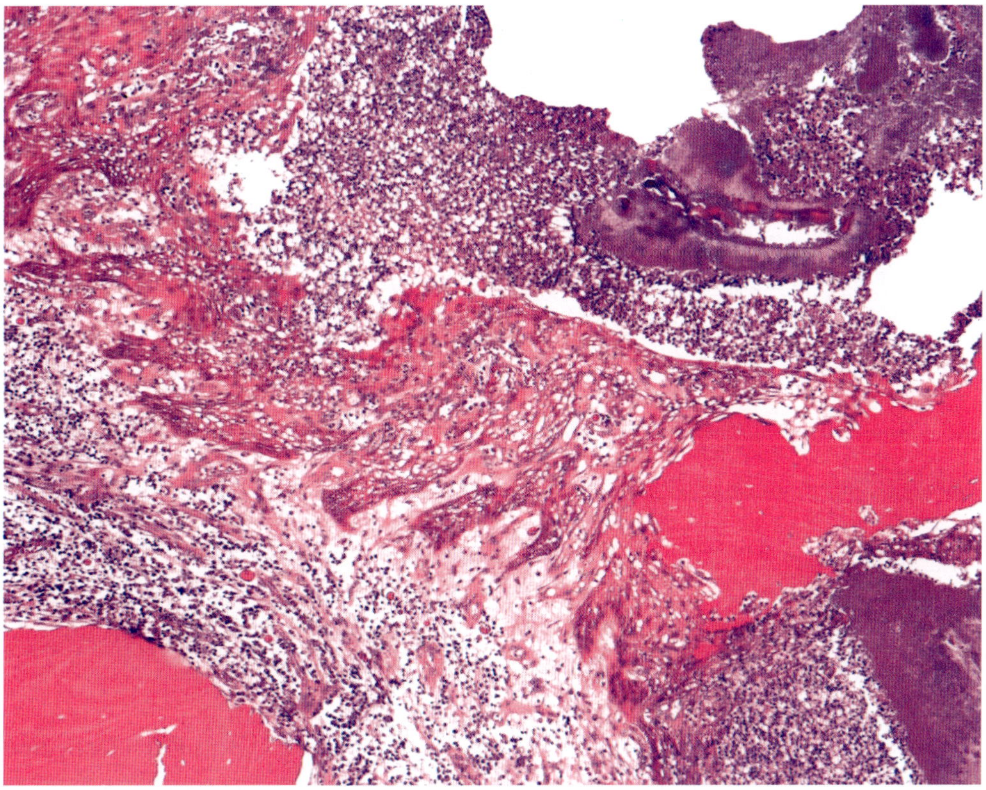

图 16-4
死骨碎片可以存在于鼻窦内（被覆鳞状上皮），不应和鳞状细胞癌混淆。这种情况也可以在图 16-19 和图 16-20 的放射性骨坏死中见到。

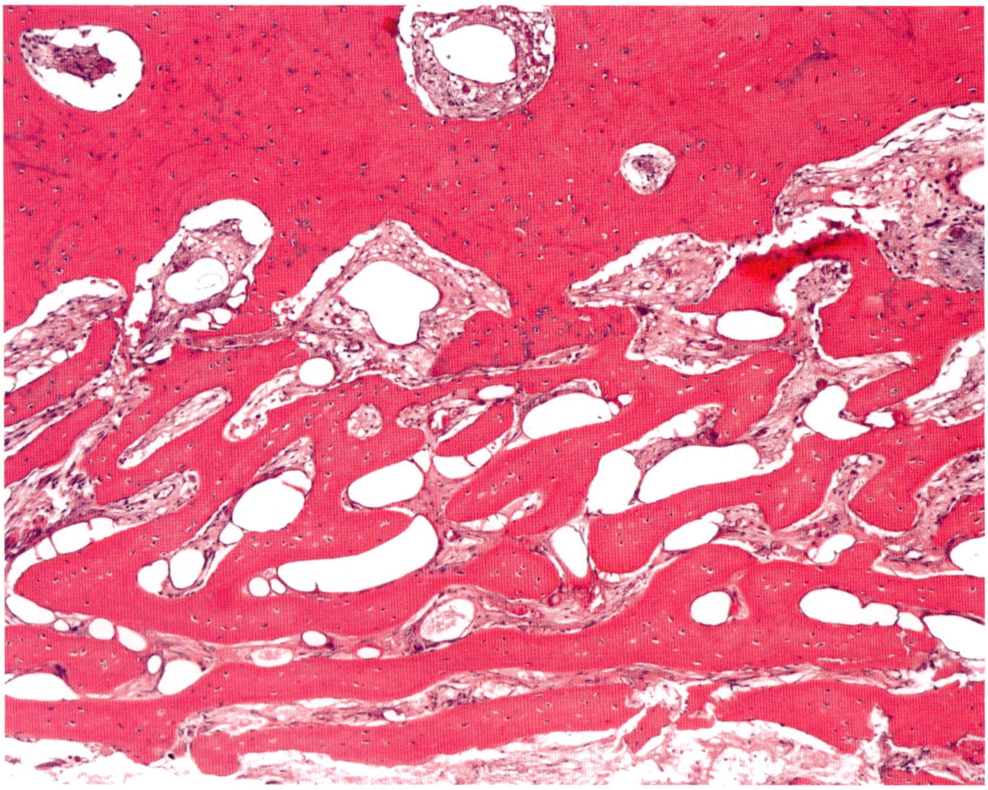

图 16-5
慢性骨髓炎：反应性的骨平行于皮质骨的外表面。

和纤维化形成（图16-3）。局部脓肿也可见到。也可形成窦道，其内部分被覆的鳞状上皮可来自口腔黏膜（图 16-4）。

增生性骨膜炎中可以看到平行线状排列的骨小梁，间质多为纤维结缔组织，其内可见散在的淋巴细胞和浆细胞浸润（图 16-5）。

鉴别诊断

急性骨髓炎不存在任何鉴别诊断问题，硬化性骨病变占主导地位的慢性骨髓炎需要和纤维性及骨的异常增生或 Paget 病鉴别。后者表现为高度血管增生的骨髓伴有大量的骨母细胞，而慢性骨髓炎没有这些特征。骨质的反转线嵌合不能作为证据，因为在两者都可以看到。骨纤维异常增生有编织骨形成的纤细的小梁，这可和骨髓炎中的硬化性层状骨块明显区别。骨异常增生有大的硬化性层状骨肿块组成，偶尔难以鉴别，增加了诊断的困难。

预后及治疗

急性骨髓炎治疗包括抗生素治疗和死骨剔出。慢性骨髓炎在治疗上存在难度，除非能够全部将死骨剔除。偶尔大块下颌骨的切除也是为达到这个目的。

含牙囊肿

含牙囊肿(dentigerous cyst)位于未萌出牙的牙冠充满液体的囊腔，好发于上颌骨尖牙和下颌骨第三磨牙，病变常见。

含牙囊肿
疾病概况

定义	充满液体的囊腔，位于未萌出牙的釉质和釉质表面之间
发生及部位	常见 下颌骨第三磨牙和上颌骨尖牙
性别、种族和年龄	男>女（男∶女＝2∶1） 黑人>>白人（黑人∶白人＝5∶1）
临床特点	10 ～ 40 岁多见 多为影像学检查时偶尔发现 如伴随炎症/感染或者增大时，总会引起肿胀和疼痛
影像学特点	环绕着未萌出牙冠，有境界清楚的透亮区
预后及治疗	剜除术常见（包括累及的牙齿）

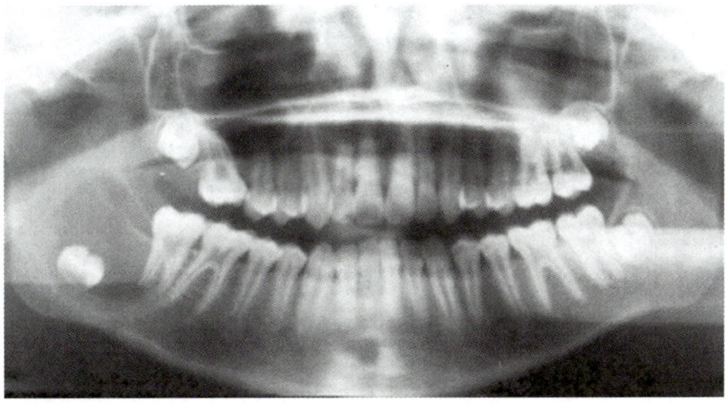

图 16-6
曲面断层X线片显示含牙囊肿位于右侧下颌骨后侧，牙冠突人影像学上境界清楚的环形透明区域。

临床特点

男∶女为2∶1，10 ～ 40 岁多发，黑人比白人多发（5∶1）。只有非常大的时候，含牙囊肿才能形成下颌比较大的肿胀。除非伴随有炎症和感染，否则疼痛不常见。

影像学特点

影像学显示位于未萌出牙冠的大小不一的透亮区（图 16-6）。多是在口腔影像学检查时偶然发现。

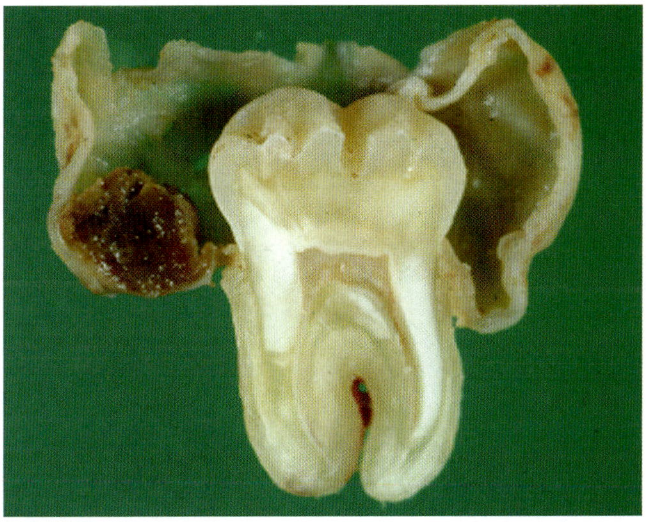

图 16-7
含牙囊肿的大体标本，囊肿围绕牙冠，并通过牙釉质-骨质界与牙齿颈部相连。

病理学特点

大体所见

充满液体的囊腔起自被损坏牙的牙根部，牙冠在囊腔内，囊肿壁于牙釉质-骨质界和牙齿相连，从而形成特征性的项环样外观（图16-7）。标本切除不当，很难发现这些特征。

镜下所见

囊壁内多衬覆两到三层薄的立方上皮细胞（图 16-8）。

牙源性囊肿
病理学特点

大体所见	牙齿被软组织囊部分覆盖
镜下所见	囊肿内壁被覆双层或三层立方上皮 有时可见黏液细胞和纤毛柱状细胞 炎症病例可见鳞状细胞棘层水肿 黏液变可见于纤维壁和牙源性上皮巢
病理鉴别诊断	萌出性囊肿，单囊性的造釉细胞瘤，牙源性角化囊肿，黏液瘤

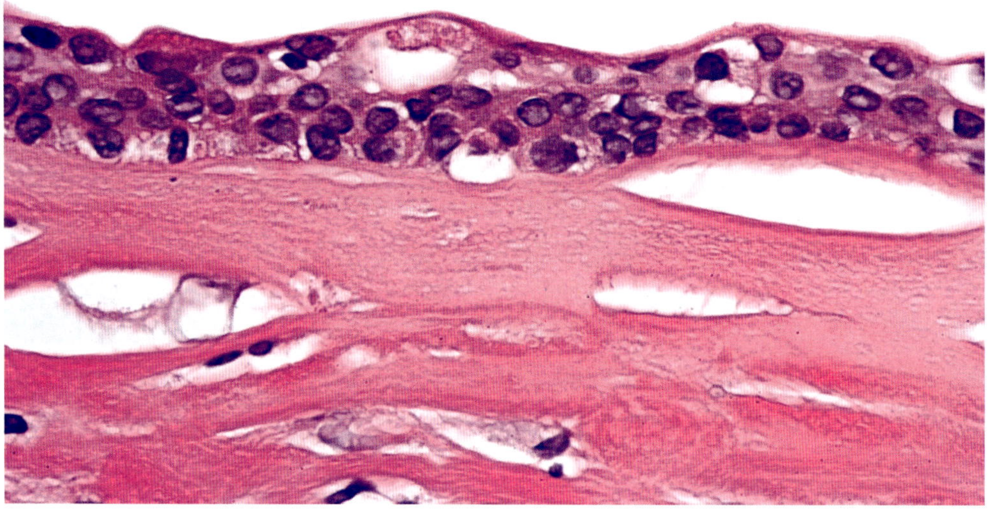

图 16-8
大部分含牙囊肿的囊壁被覆薄层的柱状上皮。

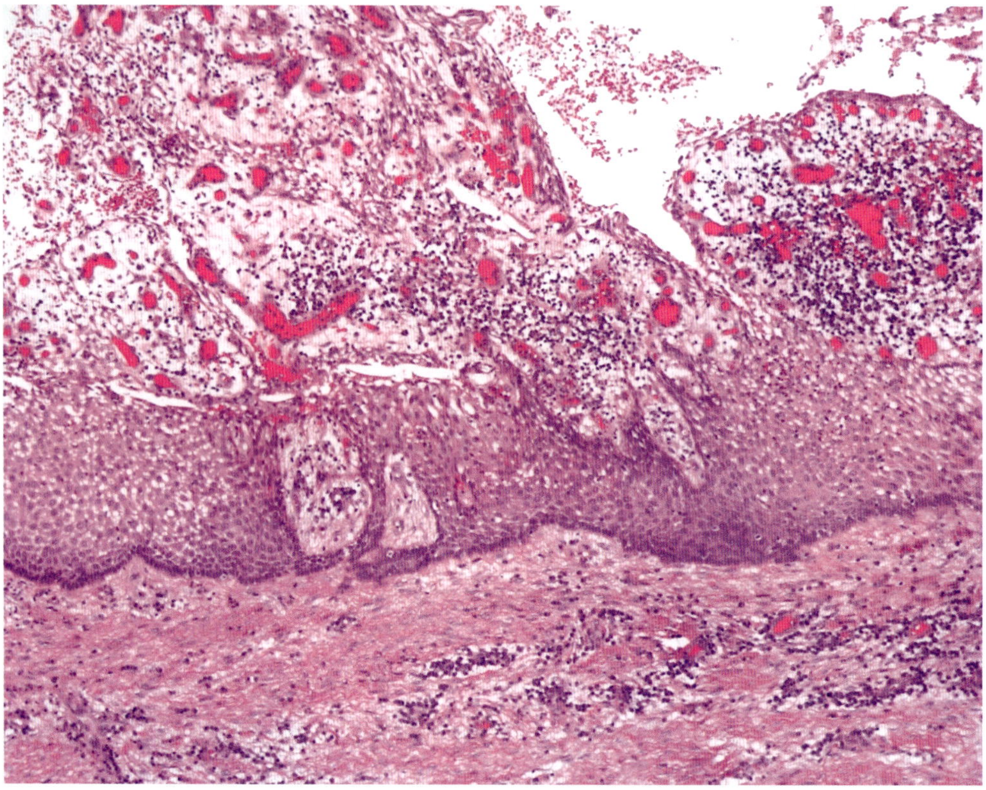

图 16-9
伴炎症改变时，含牙囊肿的单层柱状上皮演变为复层鳞状上皮，且伴棘细胞层水肿。

如果合并炎症时，单层上皮会发生鳞化形成多层鳞状上皮，形成散在性或连续性钉突（图16-9）。偶见黏液生成细胞和纤毛柱状上皮细胞（图16-10）。组成囊肿壁的结缔组织成分可为纤维性或黄色纤维瘤样。囊壁内可包含上皮巢，代表了牙源性上皮的残余。囊肿壁通过釉质牙骨质界和牙齿相连（图 16-11）。

鉴别诊断

萌出囊肿(eruption cyst)是一种特殊类型的牙源性囊肿，位于覆盖萌出牙牙冠的牙龈软组织。囊肿常伴随萌出牙的发展而形成。由于其下结缔组织的炎症刺激，囊壁的鳞状上皮会变得很厚。当影像学上存在重

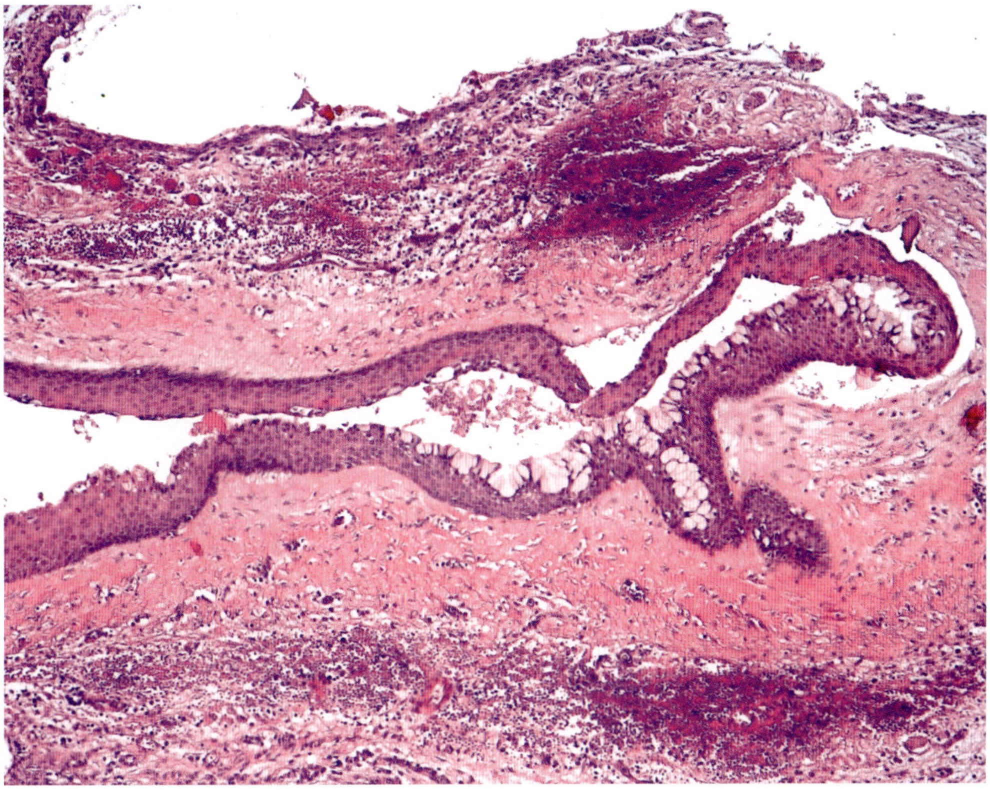

图 16-10
含牙囊肿壁内可见杯状细胞，有时数量较多。

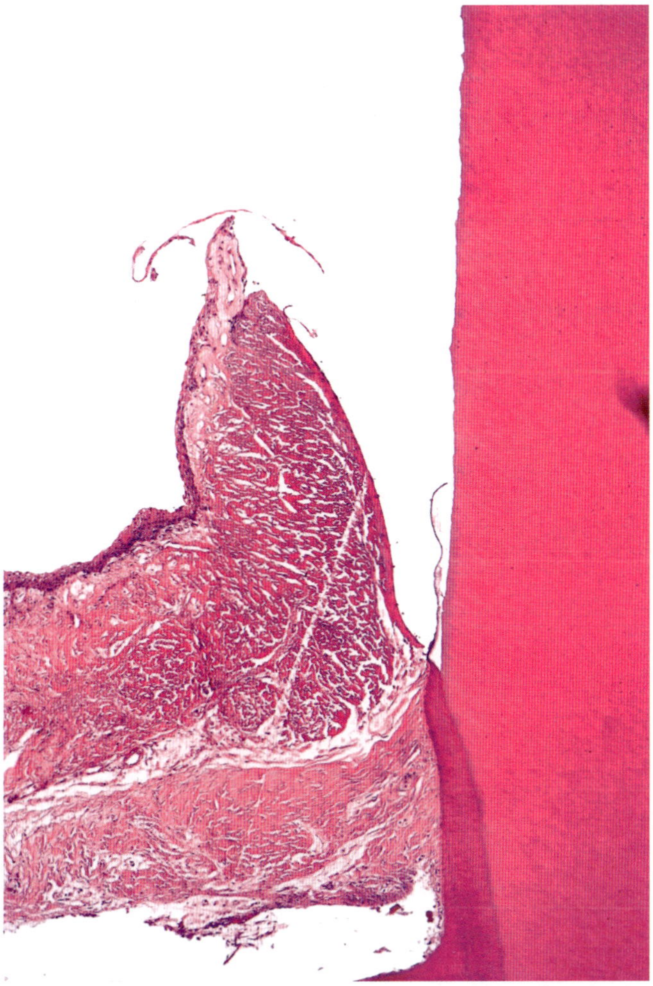

叠的时候，组织学检查可以和角化囊肿(keratocyst)和单囊性造釉细胞瘤（unicystic ameloblastoma）鉴别。角化囊肿的被覆上皮有一层栅栏状排列的基底细胞，也可呈现表面的角化不全。单囊性造釉细胞瘤内壁基底层为柱状细胞，核染色质致密，极向不清，有梭形细胞的间质，并且水肿。牙源性囊肿结缔组织内的纤维黄色瘤样变区域需和牙源性黏液瘤(odontogenic myxoma)相鉴别，后者没有囊腔也没有被覆的内皮。

预后及治疗

去除囊肿壁和受累牙齿是一种永久治疗方式。

图 16-11
含牙囊肿壁通过釉质牙骨质界和牙齿相连。

纤维异常增生

纤维异常增生(fibrous dysplasia)是一种遗传性的散发疾病，分为三种类型：单发性（单块骨）、多发性（多块骨）和 Albright 综合征（多块骨并常伴有色素沉着和内分泌紊乱）。在各种类型中都可以见到编码刺激性 G 蛋白的 GNAS1 基因活化突变，克隆性的染色体畸变也可见到，从而暗示该病是一种肿瘤性病变。

临床特点

纤维异常增生多发于儿童和青少年，偶发于老年人。无性别差异。临床主要表现为无痛性的肿胀，从而导致面部不对称。上颌骨较下颌骨更易受累。发生于上颌骨时肿胀可以导致鼻塞和慢性鼻窦炎。颅底脑神经受累可以导致视力和听力丧失。

影像学特点

典型表现为“橘皮样”或“毛玻璃样”的病变，无明显的边界（图16-12）。不典型病例受累骨主要表现为放射性透光区，明显的硬化或棉絮样。透光区的边缘总有模糊的边界。上颌骨病变可以通过骨缝线侵犯周围骨质（图 16-13）。

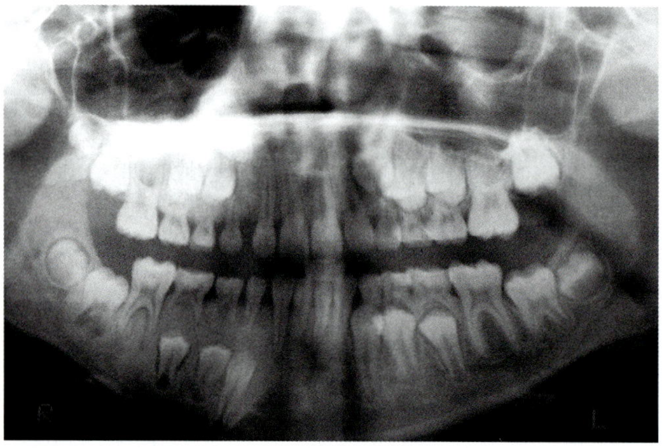

图 16-12
全景 X 线照片显示右上颌骨体体积增大。可清楚显示骨纤维异常增生时的毛玻璃样改变，也可清楚显示各个发育阶段不成熟牙的表现。

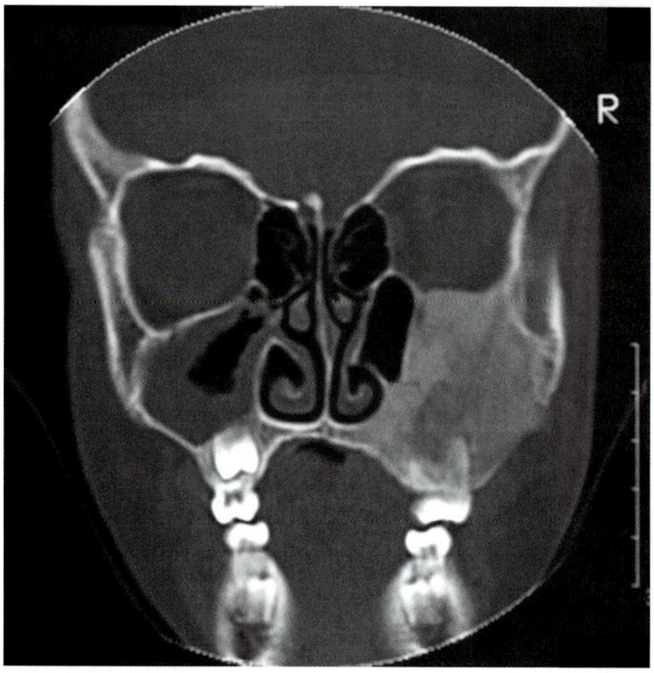

图 16-13
CT 显示纤维异常增生导致右上颌窦的闭塞。

纤维异常增生 疾病概况	
定义	被认为是骨的遗传性疾病导致骨的肿胀
发生及部位	少见 上颌骨 > 下颌骨
性别、种族和年龄	无性别差异 儿童到青年最多见 婴儿患者可能是 Albright 综合征的一部分
临床特点	伴随有面部畸形的无痛性肿胀 鼻腔堵塞和慢性鼻窦炎（累及上颌窦） 侵犯颅底脑神经，常导致视力和听力丧失 多发性病例常伴有皮肤色素沉着和内分泌紊乱
影像学特点	毛玻璃样外观 透光或不透光，有时硬化导致棉絮样外观
预后及治疗	通常是自限性疾病 多因为功能性或美容原因进行手术 偶可发展为骨肉瘤

病理学特点

大体所见

被检查的样本呈砂砾样外观，除此之外无其他特征。

镜下所见

正常骨组织被含中等量细胞的纤维组织代替，其内可见不规则形（字母样）的编织骨骨小梁，骨小梁周围无成骨细胞，连接成编织状（图 16-14，16-15，16-16）。颌骨的病变中可以看到板层骨（图 16-17），有时可见钙化小球。

鉴别诊断

该病需要和骨化性纤维瘤(ossifying fibroma)、骨异常增生(osseous dysplasia)、低度恶性骨肉瘤和硬化性骨髓炎(sclerosing osteomyelitis)相鉴别。这些病变都不会出现编织骨小梁和特征性的编织状排列。骨化性纤维瘤和骨异常增生都有钙化和间质细胞化的各种不同表现。低度恶性骨肉瘤透过骨皮质侵犯软组织。硬化性骨髓炎总表现为粗糙骨小梁组成的编织骨，伴有淋巴细胞浸润的水肿间质。

纤维异常增生
病理学特点

镜下所见	病变骨和相邻骨融合 中等细胞量的纤维性间质 混合不成熟的编织骨伴不规则的轮廓 / 外形 骨化的边缘缺失
病理鉴别诊断	骨化性纤维瘤、骨异常增生、低级别骨肉瘤和慢性硬化性骨髓炎

预后及治疗

多数病人的症状为自限性，只有涉及美容和功能原因时需要治疗。极少数骨肉瘤发生于纤维异常增生。

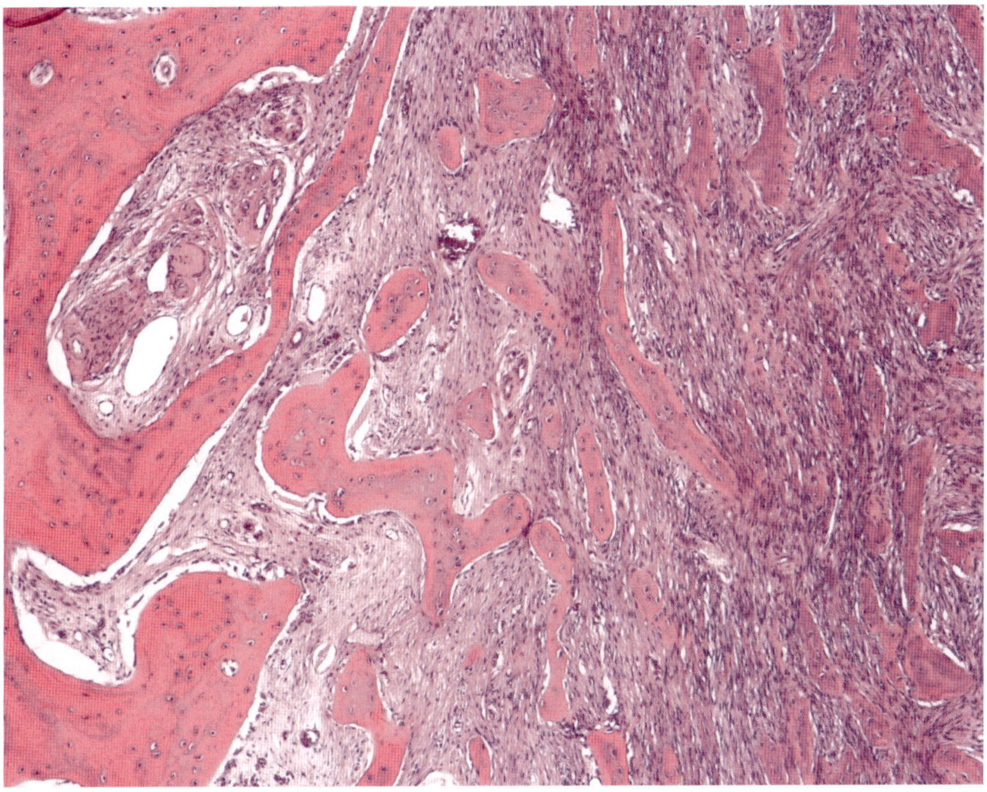

图 16-14
显示从病变骨（右侧）到相邻正常骨皮质的过渡。

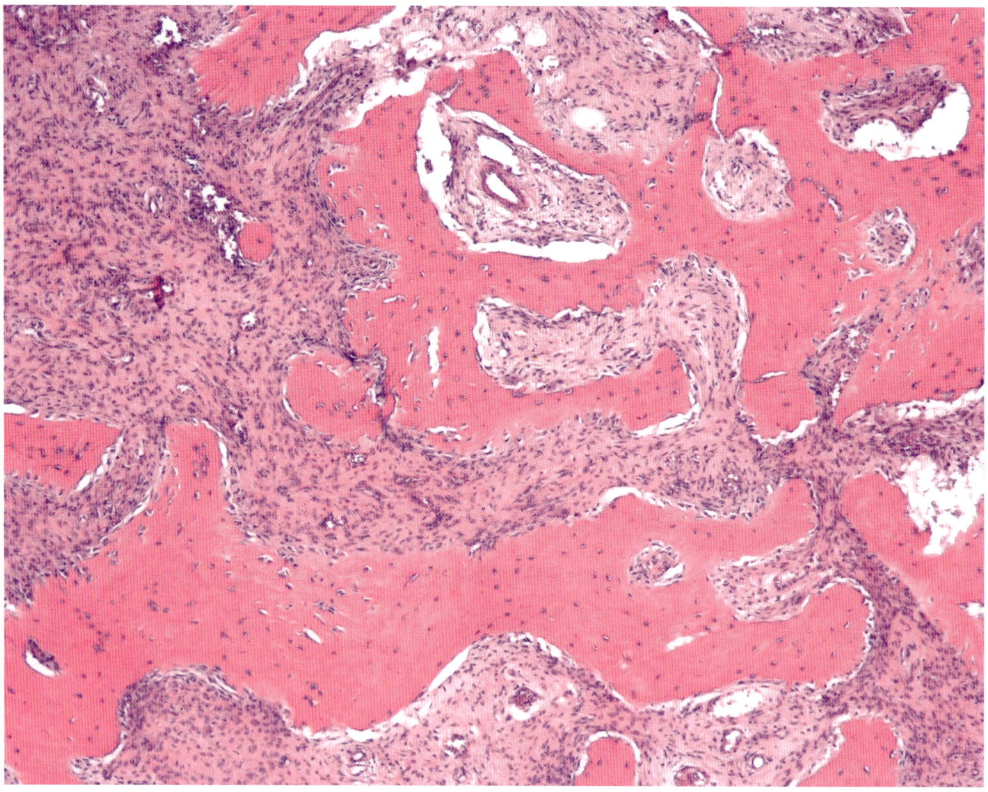

图 16-15
纤维异常增生的典型特征为不规则丛状排列的编织状骨小梁伴粗糙的骨腔隙，存在于纤维化的背景中。

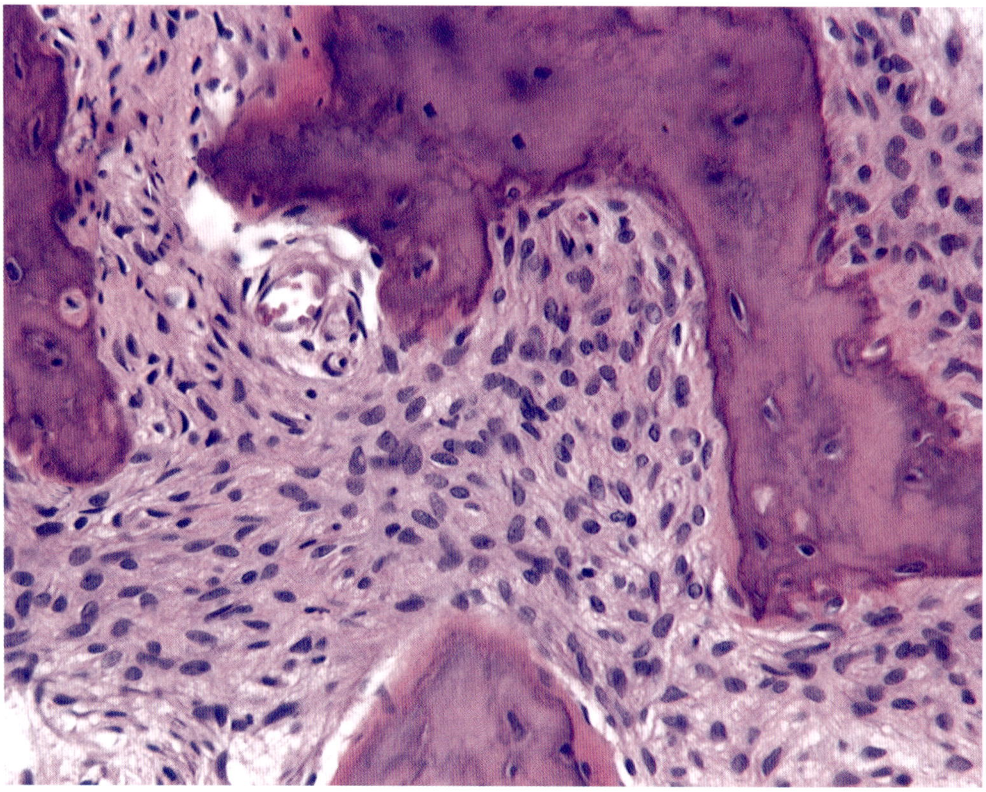

图 16-16
纤维性和细胞性的间质勾画出骨小梁边界。无骨母细胞贴附。

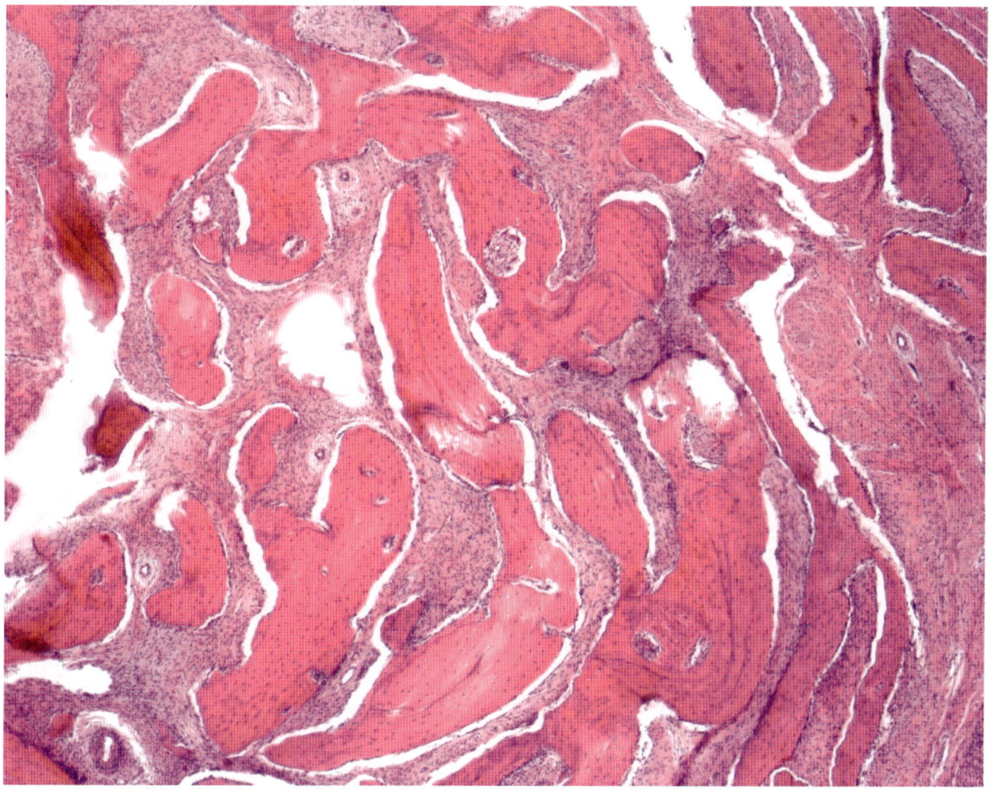

图 16-17
纤维异常增生的骨小梁显示平行排列，这种模式有时与一层板层骨有联系。

放射性骨坏死

放射性骨坏死(osteoradionecrosis)是头颈部放射治疗后的一种并发症，发病率约为 5%。由于微血管缺乏抵抗力，常导致骨缺氧。死骨常不能治愈。可继发感染，但并非一定会出现。

放射性骨坏死 疾病概况	
定义	因放疗导致的血管性骨坏死
发生及部位	放疗综合征患者的大约 5% 下颌骨最易受累
性别、种族和年龄	男性＞女性（取决于照射的原因） 老年人多见
临床特点	疼痛 窦道和瘘管 病理性骨折
影像学特点	非特异性无明显边界的放射透光区和不透光区
预后及治疗	虽可采取治疗，但较难治愈 死骨剔出和高压氧

临床特点

任何接受过头颈部放射治疗的病人都有潜在的发病可能性。所有年龄和性别都可累及，但以老年男性多见，可表现为剧烈疼痛。窦道和黏膜溃疡的底部可见死骨，可见病理性骨折。下颌骨易受侵犯。

影像学特点

无明显边界的病变区域随着照射部位的扩大而扩大。

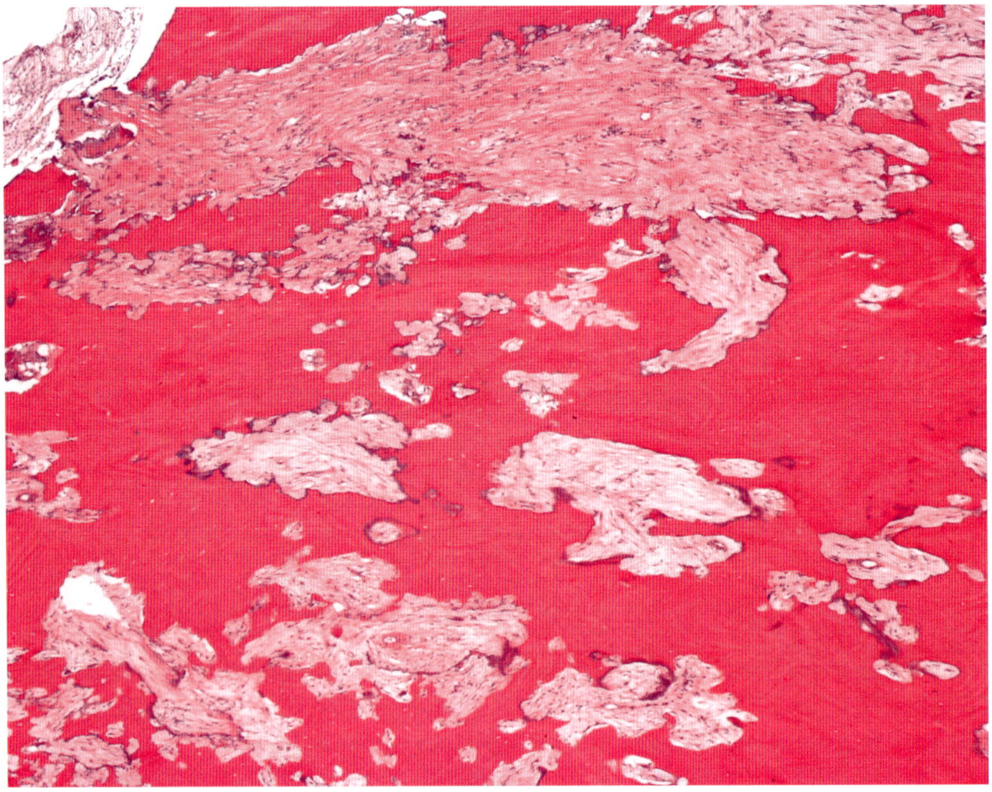

图 16-18
在本例中大片坏死的硬化性骨无清楚边界，暗示有陈旧性吸收，周围被缺乏细胞的纤维组织包绕。

病理学特点

被检查样本多为不同大小的不规则坏死碎骨片。组织学上和骨髓炎有部分重叠。有轻微炎症者和慢性硬化性骨髓炎相似（图16-18，16-19）。伴有感染的病变的进展和急性骨髓炎相似。这时需结合临床病史去鉴别。

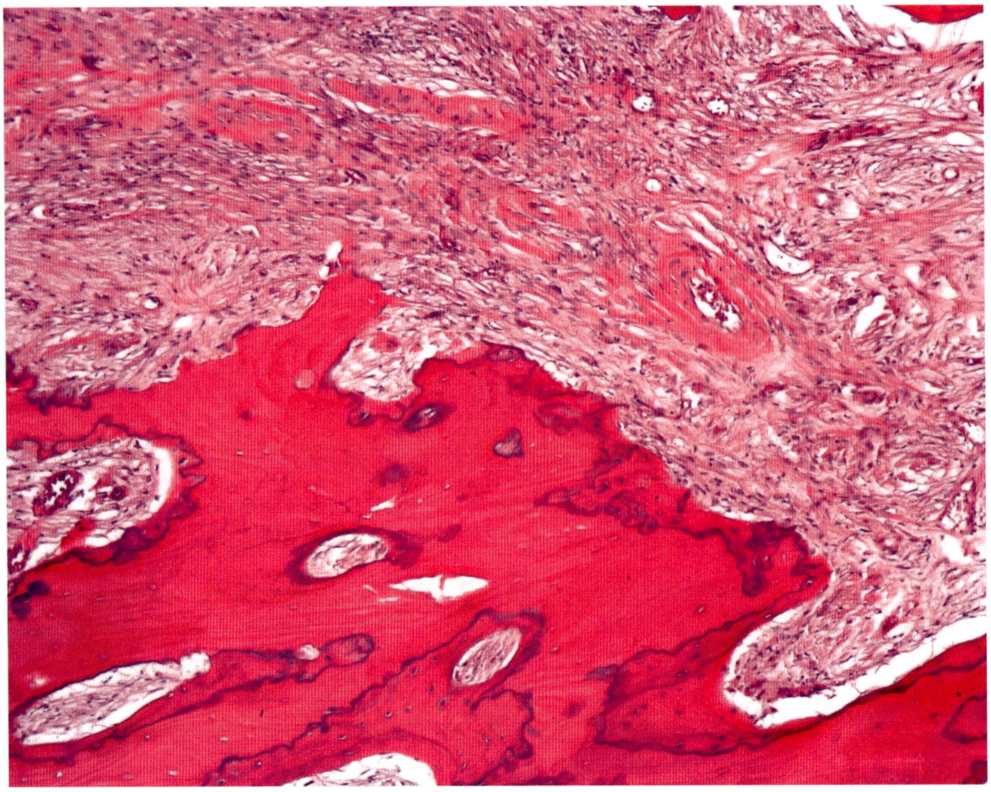

图 16-19
突出的骨反转线提示活动性骨重塑过程。相连间质内含有淋巴细胞。这些特征和慢性硬化性骨髓炎是一样的。

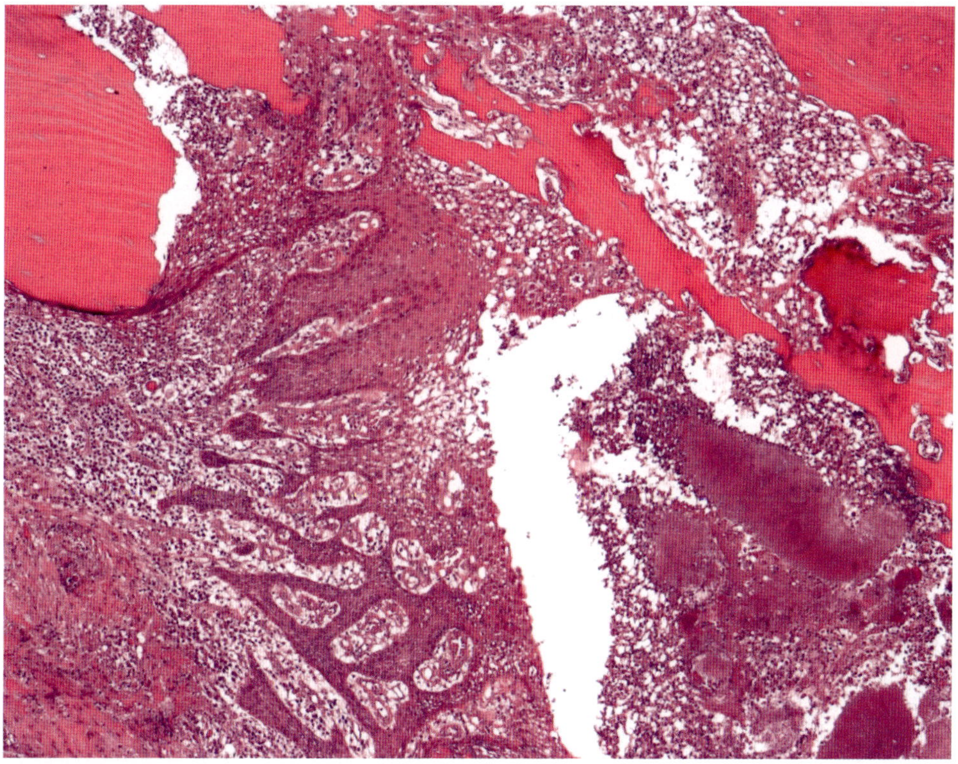

图 16-20
对于感染的病例，有大量的急性炎症细胞存在，夹杂有鳞状上皮被覆的窦道，微生物菌落也很明显。

放射性骨坏死 病理学特点	
镜下所见	骨碎片和骨髓炎有重叠 硬化性骨伴有空的骨细胞 窦道可能被覆反应性化生的鳞状上皮
病理鉴别诊断	骨髓炎和鳞状细胞癌复发

鉴别诊断

该病诊断从本质上不存在任何困难，放疗多是因为鳞状细胞癌（或其他头颈部恶性肿瘤）。对于发生了感染并有窦道的病人，需鉴别肿瘤复发和伴随的反应性的窦道上皮增生（图 16-20）。很多情况下肉芽组织、反应性的鳞状上皮和坏死的骨相连。仔细观察可发现反应性病变而非恶性肿瘤的细胞学表现。很多情况下，充分认识各种陷阱有助于避免错误诊断。

预后及治疗

在部分病例，高压氧治疗可以改善症状。很多情况下治疗需要剔除大片病变骨，即使如此病人也难以彻底消除症状。

单纯性骨囊肿

孤立性骨囊肿又被称为外伤性骨囊肿和单纯性骨囊肿(simple bone cyst)，发病机制不明，但该病变多来自于骨内出血的假说比较流行。

单纯性骨囊肿 疾病概况	
定义	充满液体的骨性囊肿，常无明显囊壁
发生及部位	不常见 下颌骨>>>上颌骨（9：1）
性别、种族和年龄	男性稍多 常见于 10 ～ 20 岁年轻人
临床特点	因为不同原因行影像学检查时偶然发现
影像学特点	境界清楚的放射透光区
预后及治疗	不需任何治疗，预后良好

临床特点

常无临床症状，多为做口腔影像学检查时偶然发现。年轻人多见（10～20岁），男性稍多。下颌骨比上颌骨多见（9∶1）。主要位于磨牙区。

影像学特点

影像学表现为一个大小不一、境界清晰的放射透光区。发生于下颌骨者可以侵犯整个下颌骨体和下颌骨支。

病理学特点

在外科检查时，常可见一个充满液体的囊腔。选取组织学检查的样本可能会很难，主要是因为位于骨质内囊腔的内壁很薄，有时很难获得。即使取到也多半是一些松散纤维血管组织，它可能是肉芽组织，伴有陈旧出血的表现，如胆固醇结晶和充满含铁血黄素的巨噬细胞。病理性钙化也经常可以看到（图16-21，16-22，16-23）。有时囊肿和骨异常增生有关。

单纯性骨囊肿
病理学特点

镜下所见	骨小梁外被覆有一些纤维素或薄的纤维壁 可能有营养不良性钙化
病理鉴别诊断	需充分取材排除牙源性囊肿

鉴别诊断

无特殊的鉴别诊断。偶尔牙源性囊肿取样不充分时由于组织学有交叉，而需要和单纯性骨囊肿鉴别。充分取材可以避免错误诊断。

预后及治疗

诊断后，无需治疗。

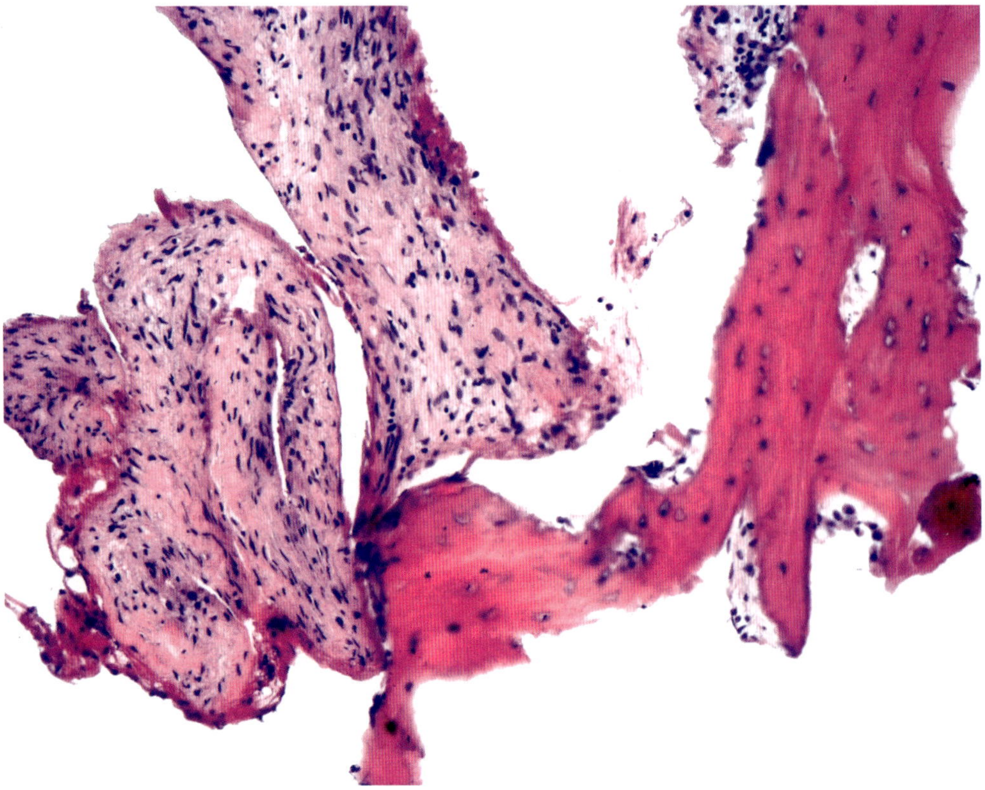

图 16-21
单纯性骨囊肿的样本可见薄片状的层状骨和纤维组织。

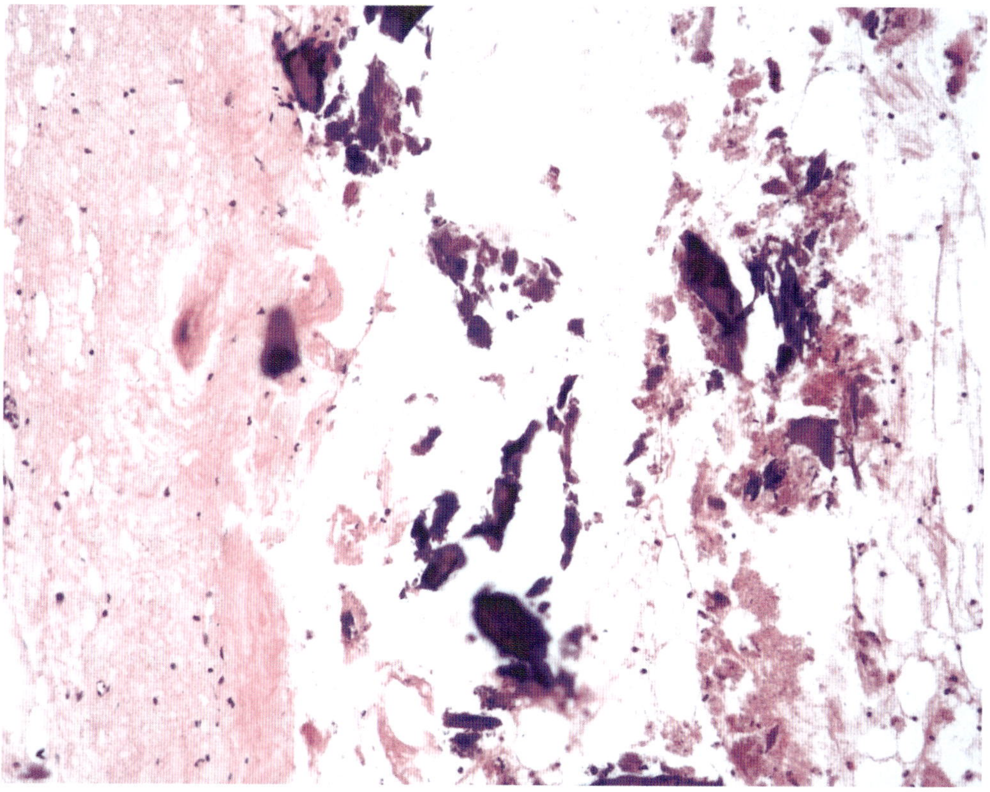

图 16-22
单纯性骨囊肿中也可见纤维素和营养不良性钙化。

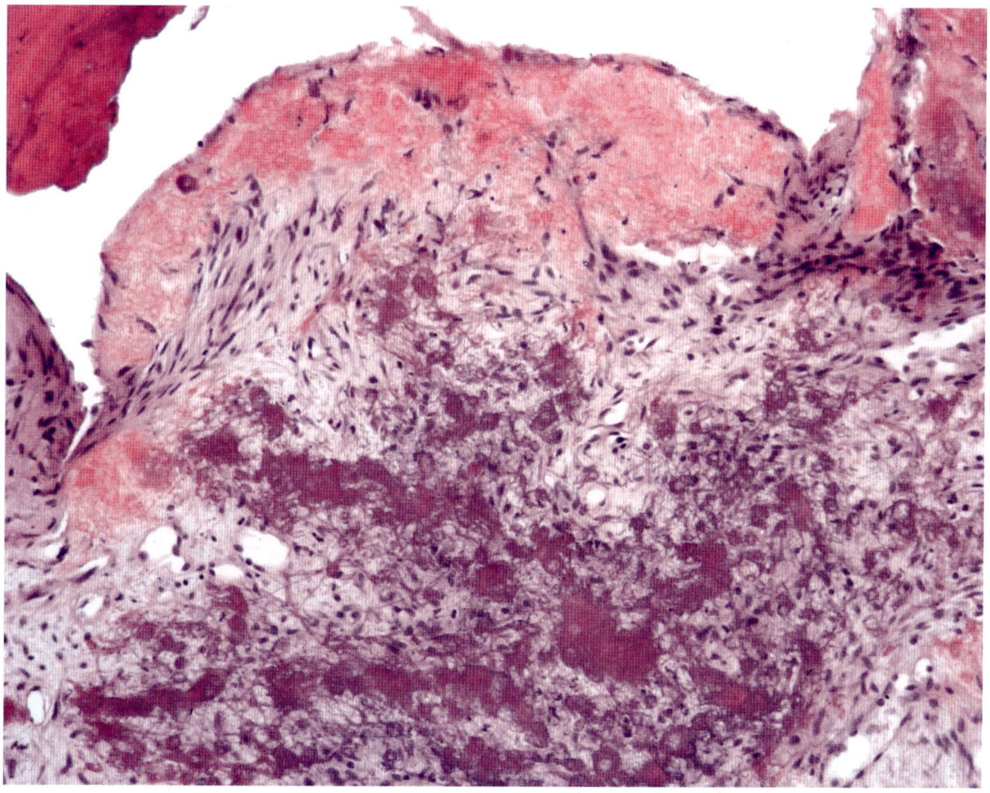

图 16-23
虽然偶尔在单纯性骨囊肿的囊壁内可以看到明显的纤维组织，但常与纤维素和线样钙化伴随。这些钙化也见于青少年砂砾体样骨化性纤维瘤。

鼻腭管囊肿

鼻腭管囊肿(nasopalatine duct cyst)是一种来源于鼻腭管胚胎残余上皮的囊肿。发病率不高，不到颌骨囊性病变的3%。

鼻腭管囊肿 疾病概况	
定义	来源于鼻腭管胚胎残余上皮的囊性肿块
发生及部位	颌骨常见囊肿中的一种，局限于上颌骨
性别、种族和年龄	男>女 30 ~ 60岁多发
临床特点	腭中线前部腭骨肿胀。伴炎症时，疼痛常见
影像学特点	左右正中切牙牙根之间珍珠样的放射透光区 牙根部的受累给囊肿扩散提供了条件
预后及治疗	切除可治愈

临床特点

30 ~ 50岁多发，男性多见。腭中线前部可见腭骨肿胀，正位于两门牙之后。伴随炎症时，疼痛常见。

影像学特点

上颌正中切牙的根部可见射线通过的透亮区。

病理学特点

囊腔被覆的上皮可以是假复层纤毛柱状上皮、复层鳞状上皮、柱状上皮、立方上皮或者这些上皮的混合。当外科手术把整个鼻腭管取出后，其内走行的动脉和神经也一并被取出（图16-24）。这些血管和神经可能是最重要的诊断特征，因为上皮特征性的组织形态学可能因炎症改变而模糊。

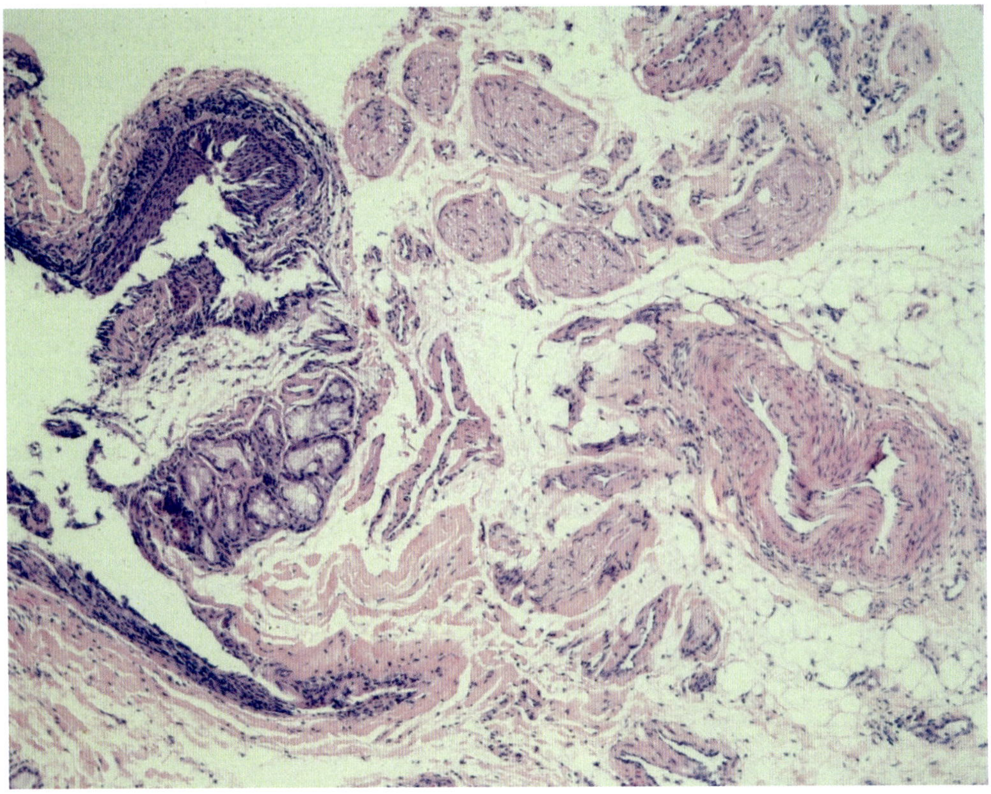

图 16-24
注意囊壁内的神经丛和血管。被覆上皮可能是鳞状上皮或柱状上皮。

鼻腭管囊肿 病理学特点	
大体所见	和任何其他囊肿相似
镜下所见	纤维性囊肿壁，被覆纤毛上皮、柱状上皮、黏液细胞，并包含大血管和神经丛
病理鉴别诊断	发生在上颌中切牙之间的根尖囊肿

鉴别诊断

当根尖囊肿（radicular cyst）发生在中切牙之间时需要和鼻腭管囊肿相鉴别，但是如果这些牙中有一个是死牙，并伴随有炎症和鳞状上皮化生，那么鉴别这两者是不可能的。但是当邻牙不是死牙时，可以排除根尖囊肿的诊断。

预后及治疗

11%的病例可以复发，囊肿和鼻腭管的切除是适当的治疗方式。

骨隆突

骨隆突（tori）是一种发生在颌骨牙槽突的外生性病变。

临床特点

女性比男性稍多发，黑人比白人多发，任何年龄都可发病。临床多表现为上下颌骨颊面不规则的光滑的外生性病变。也可发生于下颌骨的舌面和硬腭的中线处。多不累及表面黏膜（图 16-25，16-26）。

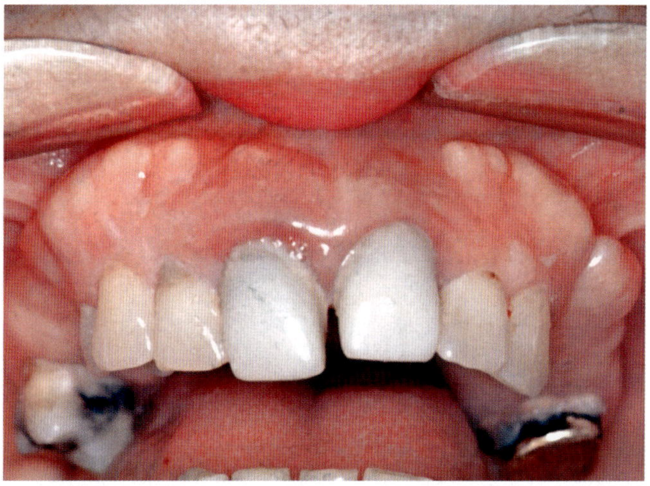

图 16-25
图片显示上颌骨骨隆突为发生在牙槽突颊面的外生性病变。

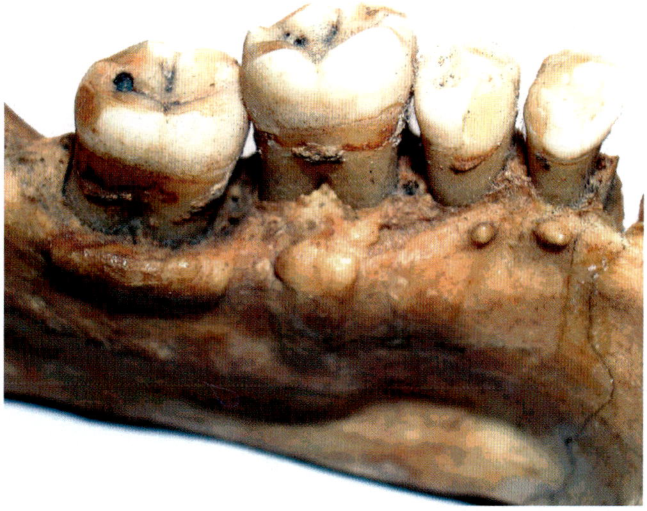

图 16-26
干燥的样本显示骨隆突为发生在下颌骨舌面的骨质增厚。

骨隆突 疾病概况	
定义	良性骨隆起
发生及部位	常见的口内病变 牙槽突和硬腭
性别、种族和年龄	女性比男性稍多发 黑人>白人 任何年龄都可发病
临床特点	骨性肿胀被覆有完整黏膜
影像学特点	牙齿轮廓外云状的不透光重叠放射影
预后及治疗	部分病例需要矫正性的颌骨外形修复

骨隆突 病理学特点	
镜下所见	层状骨伴髓腔内纤维组织和脂肪组织

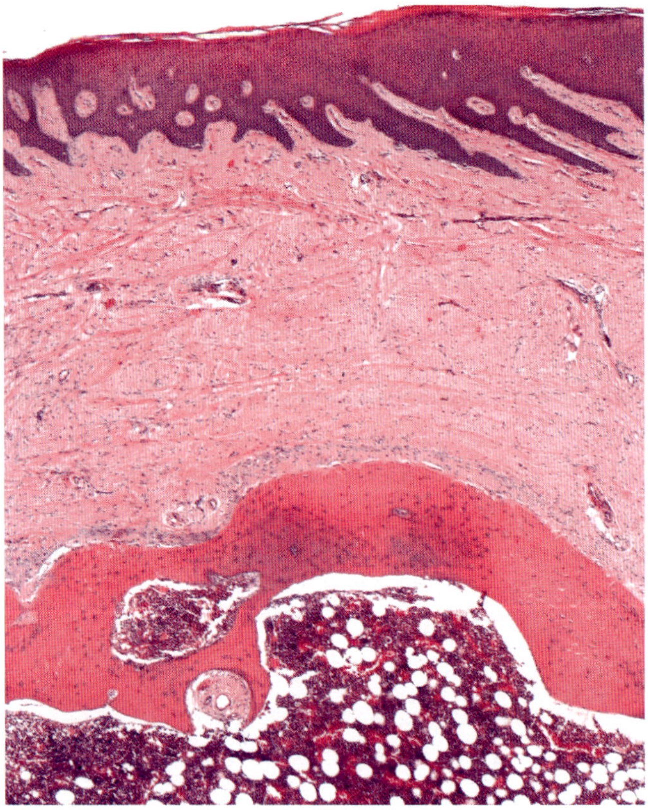

图 16-27

骨隆突由层状骨组成，此例还可见造血性骨髓。骨膜和黏膜未显示任何异常。

影像学特点

X 线片示无明显边界的混浊的不透光影。

病理学特点

病变主要包括层状骨，髓腔可见脂肪和纤维组织，有时可见髓腔内造血（图 16-27）。

鉴别诊断

特征性的临床表现可排除其他诊断。

预后及治疗

治疗没有必要，除非带牙托时遇到机械性的阻挡。这些病例常需颌骨矫正。

家族性巨颌症

家族性巨颌症(cherubism)少见，为一种常染色体显性遗传病，多导致双侧的下颌骨肿胀，但有时也侵犯上颌骨。

临床特点

男性易发病，多发生于幼儿。常伴有家族其他成员的患病史。疾病所导致的无痛性双侧面部畸形极像Renaissance和Baroque描绘的儿童天使脸（图16-28）。有时可向上侵犯双侧眼球。病程多为自限性，青春期

家族性巨颌症 疾病概况	
定义	常染色体显性遗传病，引起双侧颌骨肿胀，多由于伴巨细胞的纤维组织增生所致
发生及部位	罕见 双侧下颌骨，也常伴上颌骨受累
临床特点	无痛性的双侧面部畸形 颌骨肿胀常导致“天使”面孔 向上可挤压眼球，不常见 家族其他成员发病
影像学特点	双侧对称受累 骨皮质扩大和增厚 多房，肥皂泡样 不透光的放射影，取代牙胚
预后及治疗	到青春期疾病会停止发展 可以采用外科手术改变面部畸形

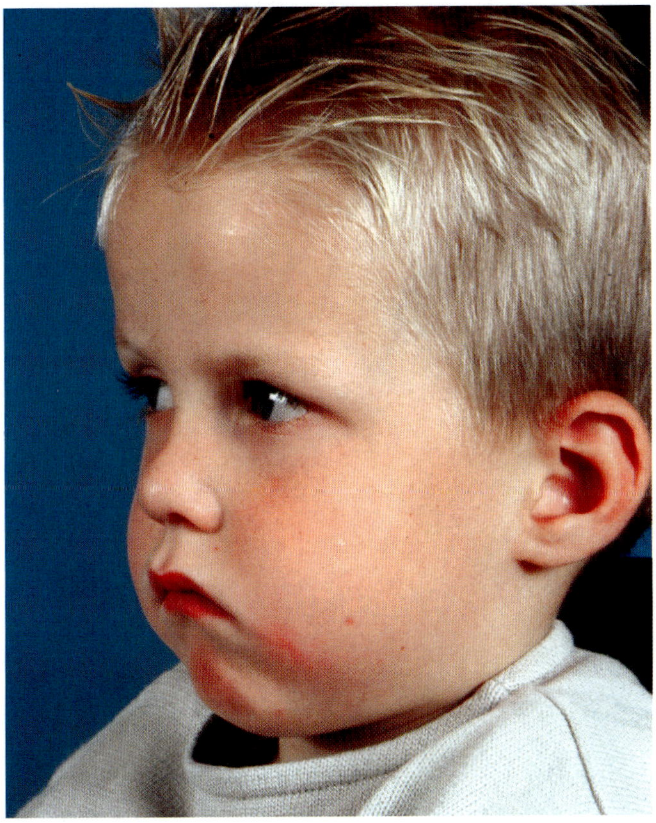

图 16-28
显示男童巨颌症典型的上颌骨肿胀形成的天使面容（经允许使用）。

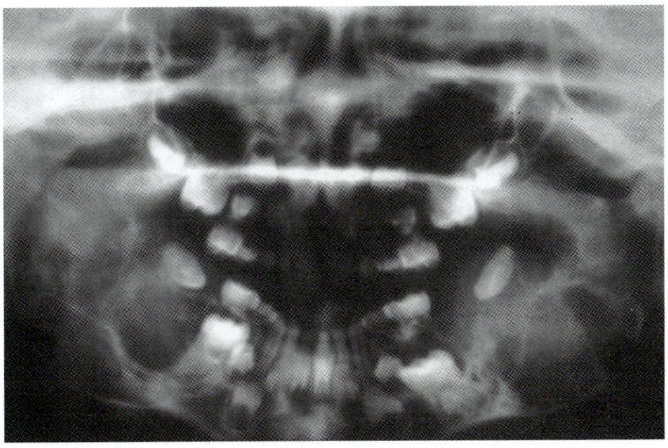

图 16-29
巨颌症。全景X线片显示双侧皂泡样的透光影，伴随有移位的牙齿和牙胚。

后稳定下来。疾病发展可以导致出牙延迟、阻生牙和牙列紊乱。

影像学特点

影像学检查无特异性改变，但如果双侧上颌骨或下颌骨对称性肿大，多要考虑本病。受累颌骨可见骨皮质扩大和增厚，影像学上呈多腔的皂泡样表现。牙和牙胚都可移位（图 16-29）。

病理学特点

大体所见

被检查组织多是棕色的软组织碎片，如果外科手术切除时，也可见到牙齿和牙胚。

家族性巨颌症 病理学特点	
大体所见	棕色的软组织碎片，有时可见牙和牙胚
镜下所见	多核的破骨细胞样巨细胞环绕在出血周围 不同细胞密度的纤维细胞组织 看不到骨形成，但反应性骨重塑可以出现在病变外周
病理鉴别诊断	动脉瘤性骨囊肿、巨细胞肉芽肿、成釉细胞纤维瘤、牙源性黏液瘤

镜下所见

多表现为在成纤维细胞的背景中出现多核巨细胞和破骨样的巨细胞（图16-30），成纤维细胞性组织细胞的数目可多可少。核分裂象可见，但通常不多见，也无非典型性。多核巨细胞常簇状出现在出血灶内，也可散在于病变中。反应性骨重塑可以出现在病变外周（图16-31）。可能有不成熟的牙源性组织，多是由于病变组织周围的牙胚发展而来。

辅助检查

家族性巨颌症是一种常染色体显性遗传疾病，有很多突变，包括C-Ab1结合蛋白SH3BP2和FGF-R Ⅲ（纤维母细胞生长因子受体Ⅲ）基因突变。期待进一步的研究揭开该疾病的遗传学特征。

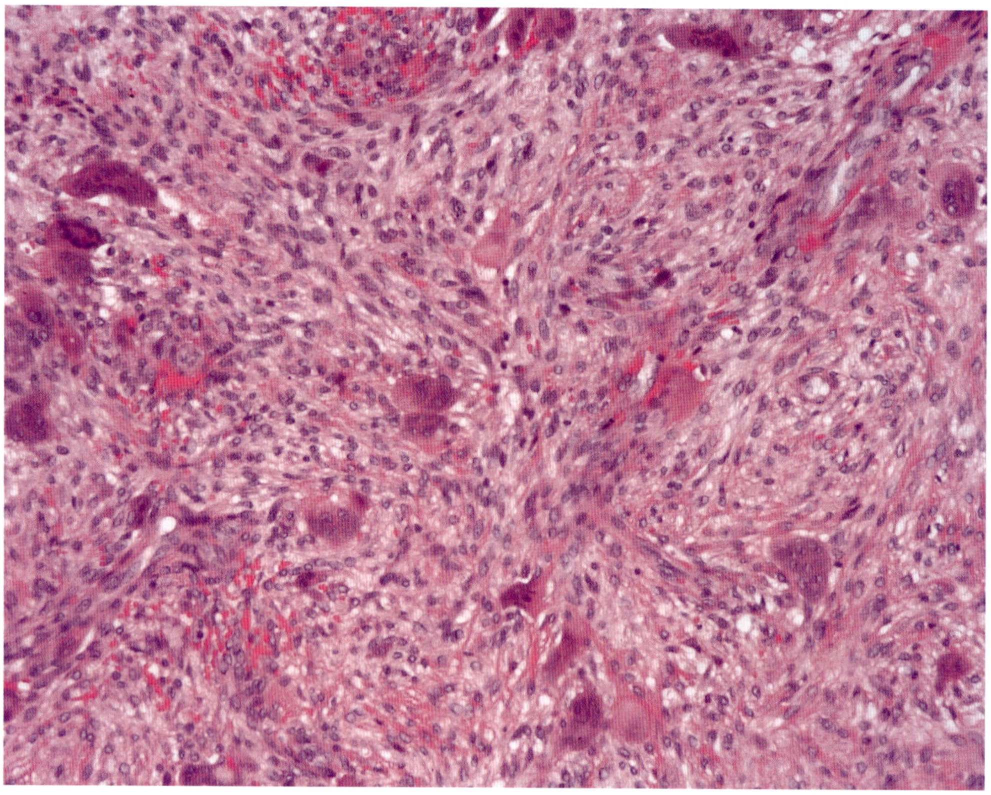

图 16-30
组织学上巨颌症显示中等细胞量的成纤维细胞性组织，其间夹杂有散在的破骨细胞样的巨细胞和外渗的红细胞。

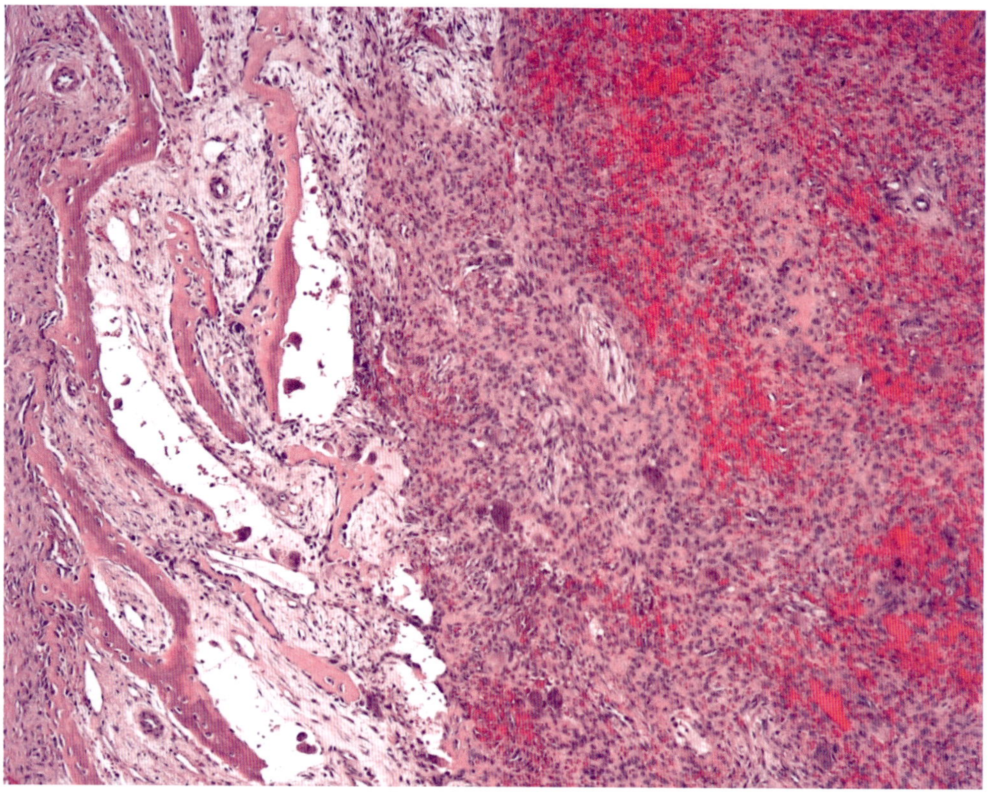

图 16-31
巨颌症，看不到骨的形成，但病变边缘和外周可见反应性的重塑骨。

鉴别诊断

需要和巨细胞肉芽肿（giant cell granuloma）和动脉瘤样骨囊肿（aneurysmal bone cyst）鉴别，两者都有相同的组织学表现，但多不侵犯双侧颌骨。伴随的不成熟的牙源性组织不应误认为牙源性肿瘤，如成釉细胞纤维瘤和不成熟牙瘤。

预后及治疗

随着青春期的到来，病变会逐渐丧失活性，演变为纤维组织和骨组织。面部畸形因为美容原因可能会采取手术。

骨异常增生

骨异常增生(osseous dysplasia)以前被称为牙骨质-骨异常增生，病因不明。主要发生在牙顶部附近的颌骨的承牙区，多认为来自于牙周病韧带增生的成纤维细胞，可沉积骨和牙骨质。

临床特点

骨异常增生虽然在组织学上有很多相似的特点，但通过临床和影像学检查可以分出不同的类型。因此在诊断之前一定要做影像学检查。根尖周的骨异常增生主要发生在下颌骨前面，仅涉及少数相邻的牙齿。一个相似的局限性病变如果发生在颌骨的后面，多被认为是局灶性骨异常增生。两种类型都是因其他原因做影像学检查时偶然发现的。旺织性骨异常增生也是非弥漫性，但浸润超过一个颌骨范围，且典型见于中年黑人女性。家族性巨大牙骨质瘤为膨胀性，累及多部位，见于年轻人。

影像学特点

病变表现可为透光区为主、不透光区为主或两者混合存在，依骨组织和纤维组织的数量而变化。病变特征性地局限于颌骨的承牙区，并向周围区域发展（图 16-32）。

骨异常增生

疾病概况

定义	与牙齿相关的病变，包括纤维组织和骨组织，被分为几个临床亚型
发生及部位	少见 根尖周骨异常增生：下颌骨前面 局灶性骨异常增生：下颌骨后面 旺织性骨异常增生：多部位同时受累 家族性巨大牙骨质瘤：所有的颌骨支都可受累
性别、种族和年龄	根尖周骨异常增生：女性、黑人、少见，25 岁以前 局灶性骨异常增生：女性、白人、30 ～ 50 岁 旺织性骨异常增生：女性、黑人、中年 家族性巨大牙骨质瘤：儿童
临床特点	根尖周骨异常增生是偶然发现 局灶性骨异常增生：疼痛、肿胀和继发感染 家族性巨大牙骨质瘤：肿胀
影像学特点	牙尖的放射透光区和不透光区混合存在，依骨组织和纤维组织的比例而不同
预后及治疗	良性病变 感染、硬化性骨肿物和面部畸形时需要治疗

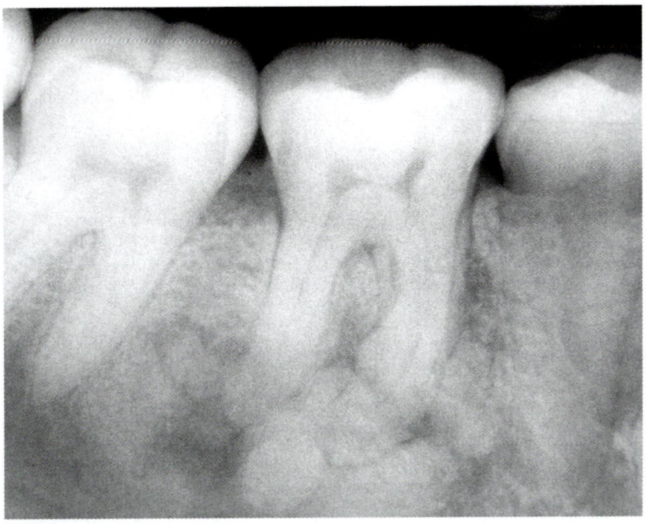

图 16-32
局限性骨异常增生显示牙尖部分透光区和不透光区混合存在。

病理学特点

组织学上包括细胞丰富的纤维组织、编织骨小梁和（或）平行的骨及球状牙骨质样成分（图 16-33）。强嗜碱性染色的无定形物质也可见到（图16-34）。纤维组织和矿物质的比例是变化的，病程长的病人钙化成分较多。骨异常增生无明显边界，常和周围相邻的皮质骨和髓质骨相连，但矿物质不会和牙根表面相连（图 16-35）。

鉴别诊断

鉴别诊断包括骨化性纤维瘤、纤维异常增生和硬化性骨髓炎。骨化性纤维瘤多为颌骨膨胀区单一的局限性病变，透光区和不透光区混合存在，单独依靠组织学鉴别很困难，需依靠影像学检查和临床特征。硬化性骨髓炎总有硬化性平行排列的骨小梁和血管丰富的纤维组织，其间有淋巴细胞和浆细胞，缺乏牙骨质样区域和纤维化的软组织。纤维异常增生总是有编织状骨小梁构成，其外周无成骨细胞。而骨异常增生既有编织骨又有平行骨，还有与牙骨质类似的矿物质颗粒和无定形嗜碱性物质。

预后及治疗

当感染和硬化性骨肿块导致畸形时，所有类型都需治疗。

骨异常增生
病理学特点

镜下所见	各种细胞密度的纤维组织
	编织骨、平行骨、无定形的嗜碱性钙化物和光滑的层状类似于牙骨质的无细胞颗粒
	可能和骨混杂，但从不接触牙齿
病理鉴别诊断	骨化性纤维瘤、慢性硬化性骨髓炎、纤维异常增生

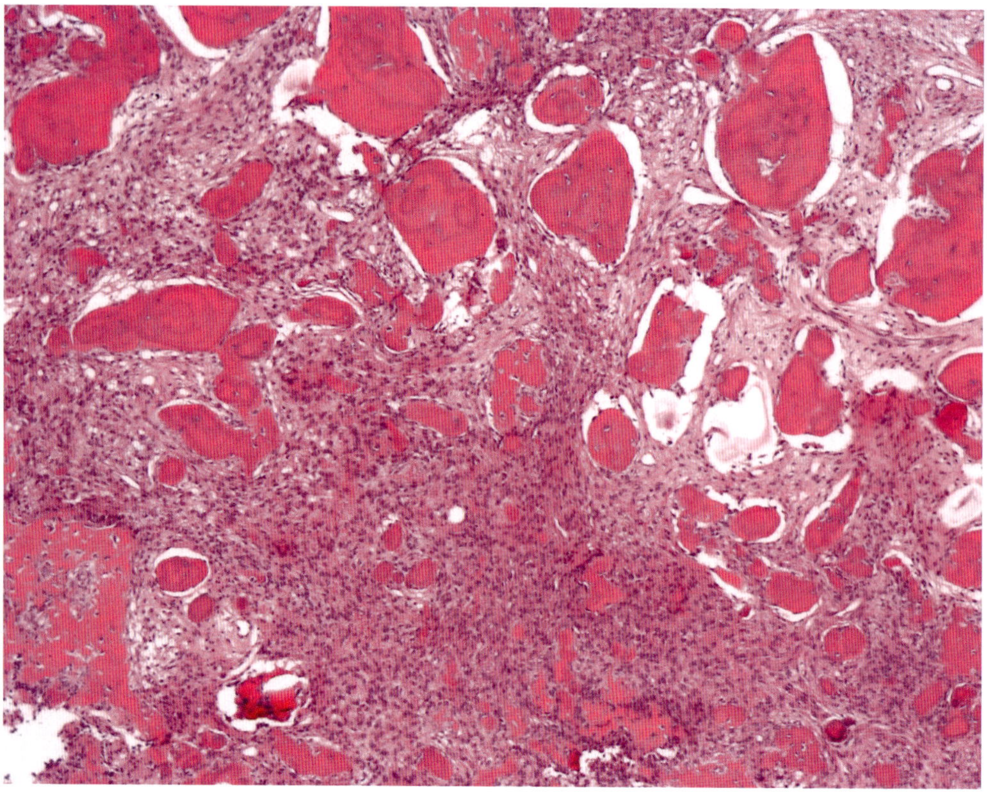

图 16-33
局灶性的骨异常增生，由成纤维细胞性组织伴不同大小的薄片状、层状骨颗粒构成。

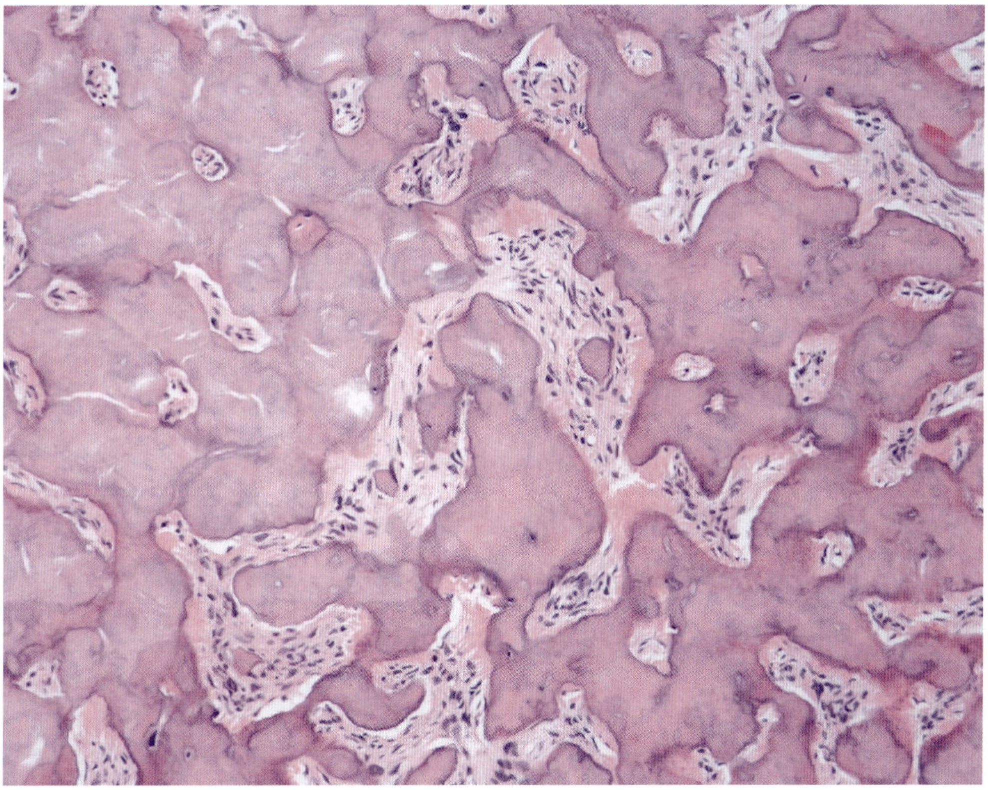

图 16-34
本例骨异常增生中骨的病变包括轻度嗜碱性的物质，伴平滑的边界和明显的反转线。

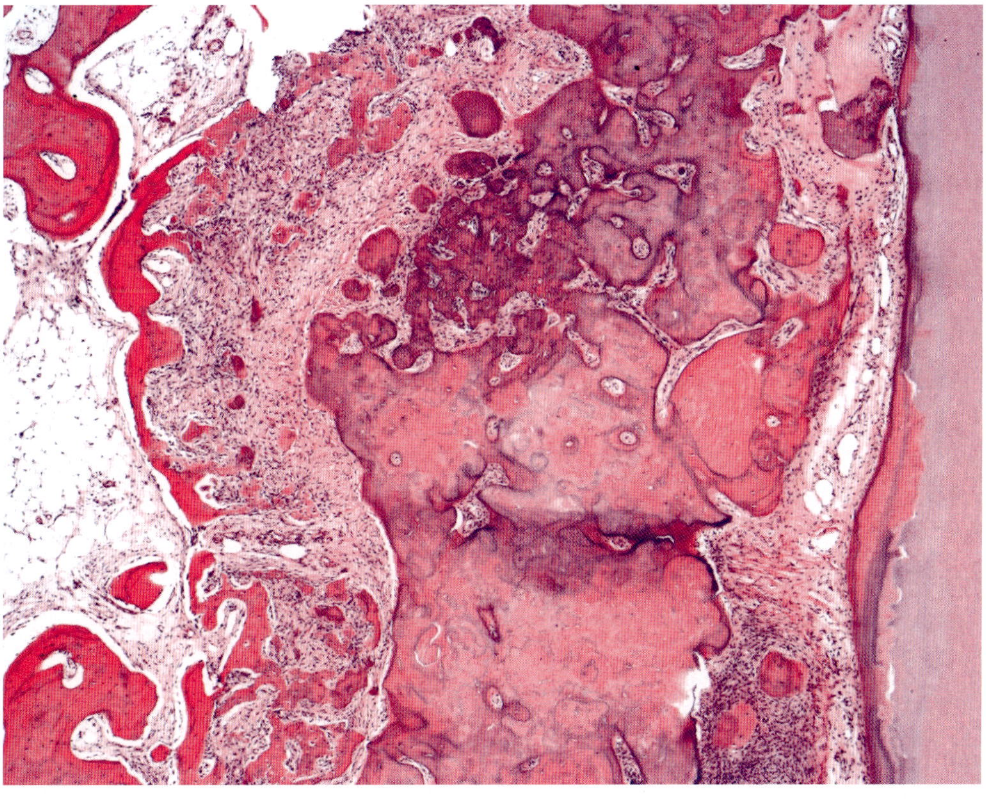

图 16-35
病变位于骨（左侧）和牙齿表面（右侧）之间。病变与周围的骨融合，但不与牙的表面接触。本例还可以看到不同大小、轮廓和染色特性的病变骨。

推荐阅读

骨髓炎

1. Hudson JW: Osteomyelitis of the jaws: a 50-year perspective. J Oral Maxillofac Surg 1993;51:1294–1301.
2. Schneider LC, Mesa LM: Differences between florid osseous dysplasia and chronic diffuse sclerosing osteomyelitis. Oral Surg Oral Med Oral Pathol 1990;70:308–312.
3. Suei Y, Tanimoto K, Taguchi A, et al.: Chronic recurrent multifocal osteomyelitis involving the mandible. Oral Surg Oral Med Oral Pathol 1994;78:156–162.

含牙囊肿

1. Dunsche A, Babendererde O, Luttges J, Springer IN: Dentigerous cyst versus unicystic ameloblastoma—differential diagnosis in routine histology. J Oral Pathol Med 2003;32:486–491.
2. Regezi JA: Odontogenic cysts, odontogenic tumors, fibroosseous, and giant cell lesions of the jaws. Mod Pathol. 2002;15:331–341.
3. Shear M: Cysts of the Oral Regions, 3rd ed. Oxford: Wright, 1992.

纤维异常增生

1. Alawi F: Benign fibro-osseous diseases of the maxillofacial bones. A review and differential diagnosis. Am J Clin Pathol 2002;118(Suppl): S50–S70.
2. Brannon RB, Fowler CB: Benign fibro-osseous lesions: a review of current concepts. Adv Anat Pathol 2001;8:126–143.
3. Ebata K, Takeshi U, Tohnai I, Kaneda T: Chondrosarcoma and osteosarcoma arising in polyostotic fibrous dysplasia. J Oral Maxillofac Surg 1992;50:761–764.
4. Eversole LR, Sabes WR, Rovin S: Fibrous dysplasia: a nosologic problem in the diagnosis of fibro-osseous lesions of the jaws. J Oral Pathol 1972;1:189–220.
5. Jundt G: Fibrous dysplasia. In: Barnes EL, Eveson JW, Reichart P, Sidransky D, eds. Pathology and Genetics of Head and Neck Tumours. Kleihues P, Sobin LH, series eds. World Health Organization Classification of Tumours. Lyon, France: IARC Press, 2005:321–322.
6. Riminucci M, Liu B, Corsi A, et al.: The histopathology of fibrous dysplasia of bone in patients with activating mutations of the Gs a gene: Site-specific patterns and recurrent histological hallmarks. J Pathol 1999;187:249–258.
7. Slootweg PJ: Maxillofacial fibro-osseous lesions: classification and differential diagnosis. Semin Diagn Pathol 1996;13:104–112.

放射性骨坏死

1. Marx RE, Johnson RP: Studies in the radiobiology of osteoradionecrosis and their clinical significance. Oral Surg Oral Med Oral Pathol 1987;64:379–390.
2. Nemeth Z, Somogyi A, Takacsi-Nagy Z, et al.: Possibilities of preventing osteoradionecrosis during complex therapy of tumors of the oral cavity. Pathol Oncol Res 2000;6:53–58.
3. Pasquier D, Hoelscher T, Schmutz J, et al.: Hyperbaric oxygen therapy in the treatment of radio-induced lesions in normal tissues: a literature review. Radiother Oncol 2004;72:1–13.
4. Reuther T, Schuster T, Mende U, Kubler A: Osteoradionecrosis of the jaws as a side effect of radiotherapy of head and neck tumour patients—a report of a thirty year retrospective review. Int J Oral Maxillofac Surg 2003;32:289–295.
5. Toljanic JA, Ali M, Haraf DJ, et al.: Osteoradionecrosis of the jaws as a risk factor in radiotherapy: a report of an eight-year retrospective review. Oncol Rep 1998;5:345–349.
6. Vissink A, Burlage FR, Spijkervet FK, et al.: Prevention and treatment of the consequences of head and neck radiotherapy. Crit Rev Oral Biol Med 2003;14:213–225.

单纯性骨囊肿

1. Saito Y, Hoshina Y, Nagamine T, et al.: Simple bone cyst. A clinical and histopathologic study of fifteen cases. Oral Surg Oral Med Oral Pathol 1992;74:487–491.
2. Tong AC, Ng IO, Yan BS: Variations in clinical presentations of the simple bone cyst: report of cases. J Oral Maxillofac Surg 2003;61: 1487–1491.

鼻腭管囊肿

1. Allard RH, van der Kwast WA, van der Waal I: Nasopalatine duct cyst. Review of the literature and report of 22 cases. Int J Oral Surg 1981;10: 447–461.
2. Choi JH, Cho JH, Kang HJ, et al.: Nasolabial cyst: a retrospective analysis of 18 cases. Ear Nose Throat J 2002;81:94–96.
3. Elliott KA, Franzese CB, Pitman KT: Diagnosis and surgical management of nasopalatine duct cysts. Laryngoscope 2004;114:1336–1340.
4. Swanson KS, Kaugars GE, Gunsolley JC: Nasopalatine duct cyst: an analysis of 334 cases. J Oral Maxillofac Surg 1991;49:268–271.
5. Vasconcelos R, de Aguiar MF, Castro W, et al.: Retrospective analysis of 31 cases of nasopalatine duct cyst. Oral Dis 1999;5:325–328.

骨隆突

1. Antoniades DZ, Belazi M, Papanayiotou P: Concurrence of torus palatinus with palatal and buccal exostoses: case report and review of the literature. Oral Surg Oral Med Oral Pathol Oral Radiol Endod 1998;85: 552–557.
2. Eckles RL, Miller RI: Tori: a common but neglected entity. Gen Dent 1988;36:417–420.
3. Jainkittivong A, Langlais RP. Buccal and palatal exostoses: prevalence and concurrence with tori. Oral Surg Oral Med Oral Pathol Oral Radiol Endod 2000;90:48–53.
4. Seah YH. Torus palatinus and torus mandibularis: a review of the literature. Aust Dent J 1995;40:318–321.

家族性巨颌症

1. Beaman FD, Bancroft LW, Peterson JJ, et al.: Imaging characteristics of cherubism. AJR Am J Roentgenol 2004;182:1051–1054.
2. Jundt G: Cherubism. In: Barnes EL, Eveson JW, Reichart P, Sidransky D, eds. Pathology and Genetics of Head and Neck Tumours. Kleihues P, Sobin LH, series eds. World Health Organization Classification of Tumours. Lyon, France: IARC Press, 2005:325.
3. Ozkan Y, Varol A, Turker N, et al.: Clinical and radiological evaluation of cherubism: a sporadic case report and review of the literature. Int J Pediatr Otorhinolaryngol 2003;67:1005–1012.
4. Schultze-Mosgau S, Holbach LM, Wiltfang J: Cherubism: clinical evidence and therapy. J Craniofac Surg 2003;14:201–208.
5. Tiziani V, Reichenberger E, Buzzo CL, et al.: The gene for cherubism maps to chromosome 4p16. Am J Hum Genet 1999;65:158–166.
6. von Wowern N: Cherubism: a 36-year long-term follow-up of 2 generations in different families and review of the literature. Oral Surg Oral Med Oral Pathol Oral Radiol Endod 2000;90:765–772.

骨异常增生

1. Brannon RB, Fowler CB: Benign fibro-osseous lesions: a review of current concepts. Adv Anat Pathol 2001;8:126–143.
2. Schneider LC, Mesa LM: Differences between florid osseous dysplasia and chronic diffuse sclerosing osteomyelitis. Oral Surg Oral Med Oral Pathol 1990;70:308–312.
3. Slootweg PJ: Maxillofacial fibro-osseous lesions: classification and differential diagnosis. Semin Diagn Pathol 1996;13:104–112.
4. Slootweg PJ: Osseous dysplasias. In: Barnes EL, Eveson JW, Reichart P, Sidransky D, eds. Pathology and Genetics of Head and Neck Tumours. Kleihues P, Sobin LH, series eds. World Health Organization Classification of Tumours. Lyon, France: IARC Press, 2005:323.
5. Su L, Weathers DR, Waldron CA: Distinguishing features of focal cemento-osseous dysplasias and cemento-ossifying fibromas. II. A clinical and radiologic spectrum of 316 cases. Oral Surg Oral Med Oral Pathol Oral Radiol Endod 1997;84:540–549.
6. Summerlin DJ, Tomich CE: Focal cemento-osseous dysplasia: A clinicopathologic study of 221 cases. Oral Surg Oral Med Oral Pathol 1994;78: 611–620.

17 颌骨良性肿瘤

Brenda Nelson

骨化性纤维瘤

良性骨 - 纤维病变以正常骨组织被纤维组织和矿物质替代为特征。骨化性纤维瘤（ossifying fibroma）在这些病变中较为独特，它被划分为肿瘤，且需要更进一步的治疗。其他良性骨 - 纤维疾病、纤维异常增生和牙骨质 - 骨异常增生的鉴别诊断非常困难，需要结合放射和临床资料才能作出正确诊断。骨化性纤维瘤可以出现骨和（或）牙骨质，故也可称为牙骨质化纤维瘤和牙骨质 - 骨化性纤维瘤。

临床特点

骨化性纤维瘤在下颌骨（90%）远多于上颌骨，特别易侵犯磨牙 - 前磨牙区。在 20 ～ 40 岁的病人最常见，女性明显多于男性，男：女为1：5。小的病变常无症状，而在常规牙科影像片中偶然发现。大的病变可以导致明显的面部畸形及功能性障碍，特别是在切除和重建术后。

骨化性纤维瘤 一般情况	
定义	下颌骨的边界清楚的肿物，由不同形态的纤维性细胞组织和矿物质组成
发生及部位	下颌骨（90%）远多于上颌骨，特别好发于前磨牙 - 磨牙区
相关改变或死亡率	侵袭性生物学行为，引起功能障碍和面部畸形
性别、种族及年龄	女性远多于男性（女：男为 5：1） 年龄段较广，好发于 20 ～ 40 岁
临床特点	小的病灶无症状，偶被发现 大的病变引起面部畸形，牙咬合不正和疼痛
预后及治疗	临床随访预防复发 手术刮除或剜除

影像学特点

影像学图像对诊断至关重要，如果没有影像资料或可靠的影像学解释，不能作出诊断。边界清楚的单灶或多灶性透光区，伴不同程度的不透光区（图17-1）是骨化性纤维瘤的特征性改变。射线不透光区和肿瘤的矿物质成分有关。大的病变经常引起牙齿移位、牙根松动或相邻结构的改变。另外，特征性的下颌骨下拱形边缘有助于影像学的鉴别诊断。

病理学特点

大体所见

病变边界清楚，经常被描述为骨的“剥壳”样结构。完整的肿瘤是光滑有光泽的，呈白色，为结实且有弹性的肿块。

骨化性纤维瘤 病理特点	
大体所见	病变境界清楚，通常表面光滑容易从骨上分离（“剥壳”）
镜下所见	不同的细胞性纤维间质和钙化组织 矿化物质可能是牙骨质样嗜碱性沉积物和有骨小梁的板层骨或编织骨 边缘骨母细胞明显且有核分裂象
病理鉴别诊断	纤维异常增生，牙骨质-骨化性异常增生，活跃的骨化性纤维瘤

镜下所见

镜下可见病变由不等量的纤维间质组织伴不同数量及类型的矿化物质组成。纤维组织排列紧密（图 17-2）而近似于无细胞组织，矿化组织可表现为牙骨质样嗜碱性沉积、有骨小梁的板层骨或编织骨（图17-3）。肥大的骨母细胞镶在骨小梁的周边为其特征，除了退变及出血的假囊性区，可以见到核分裂象。

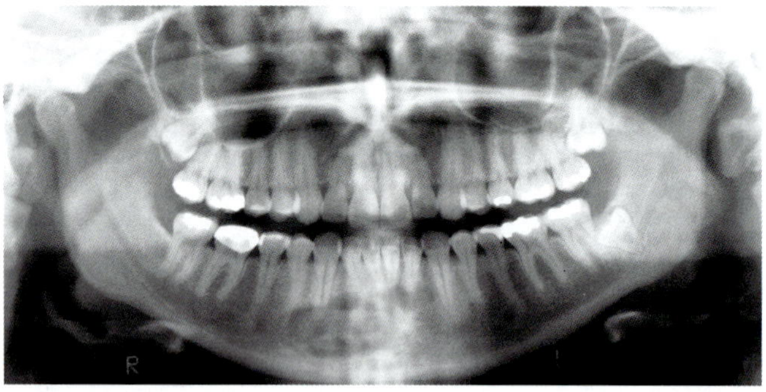

图 17-1
全组牙片。病变边界清楚，单房性，位于下颌骨前部的透光性缺损。同时有不同密度的不透光区和硬化边界。

鉴别诊断

正如其他良性骨 - 纤维性疾病在组织学上不易分辨一样，高质量的影像片和完整的临床资料是必需的。纤维结构不良在影像学上的典型特点是“葱皮样”结构，牙骨质 - 骨性异常增生(cemento-osseous dysplasia)通常表现为硬化的放射密度。骨化性纤维瘤通常是透光性的影像。大体上，牙骨质 - 骨性异常增生和纤维异常增生(fibrous dysplasia)通常送检的是小的矿物组织碎块，而骨化性纤维瘤通常是完整肿物或大的组织块。镜下，骨母细胞镶嵌于周边在其他疾病中不很常见，如果没有影像或临床资料提供，在获得更多的资料以前，可以得出良性骨 - 纤维性病变的初步诊断。明确诊断是必要的，因为这些疾病的治疗和预后不同。

预后及治疗

密切的临床随访可监测病人有无复发。如果复发，则应采取更大范围的手术切除并尽可能重建。外科剜除术和刮除术是常用的治疗方法。

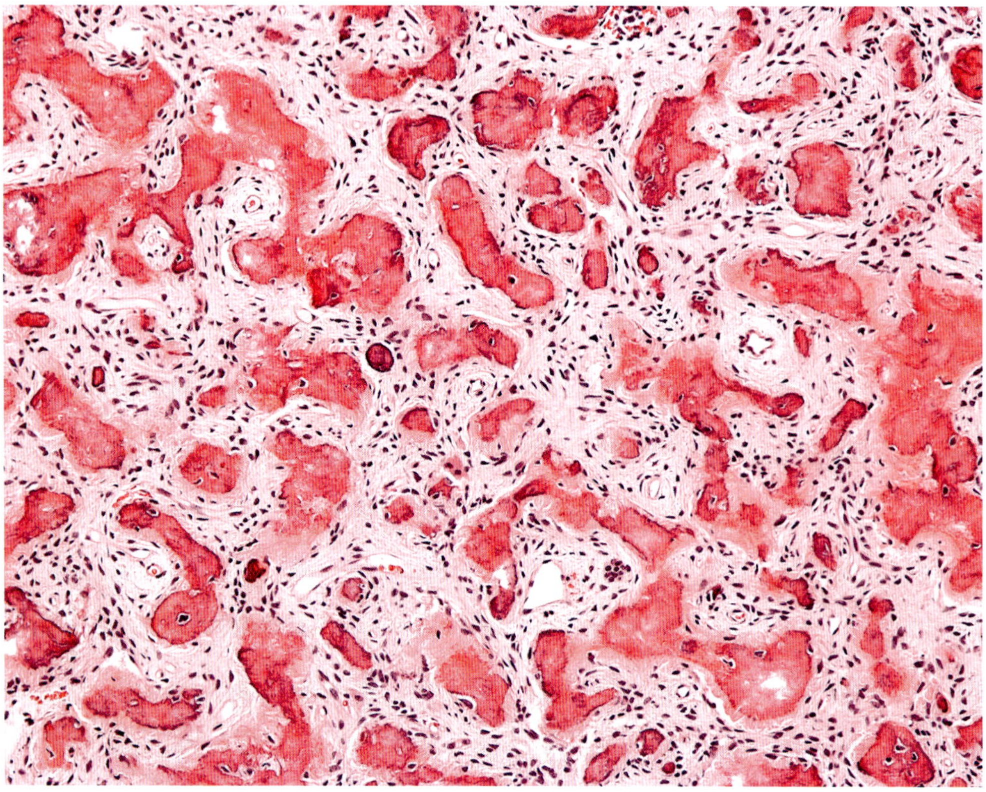

图 17-2
细胞性纤维母细胞间质伴骨样组织形成。

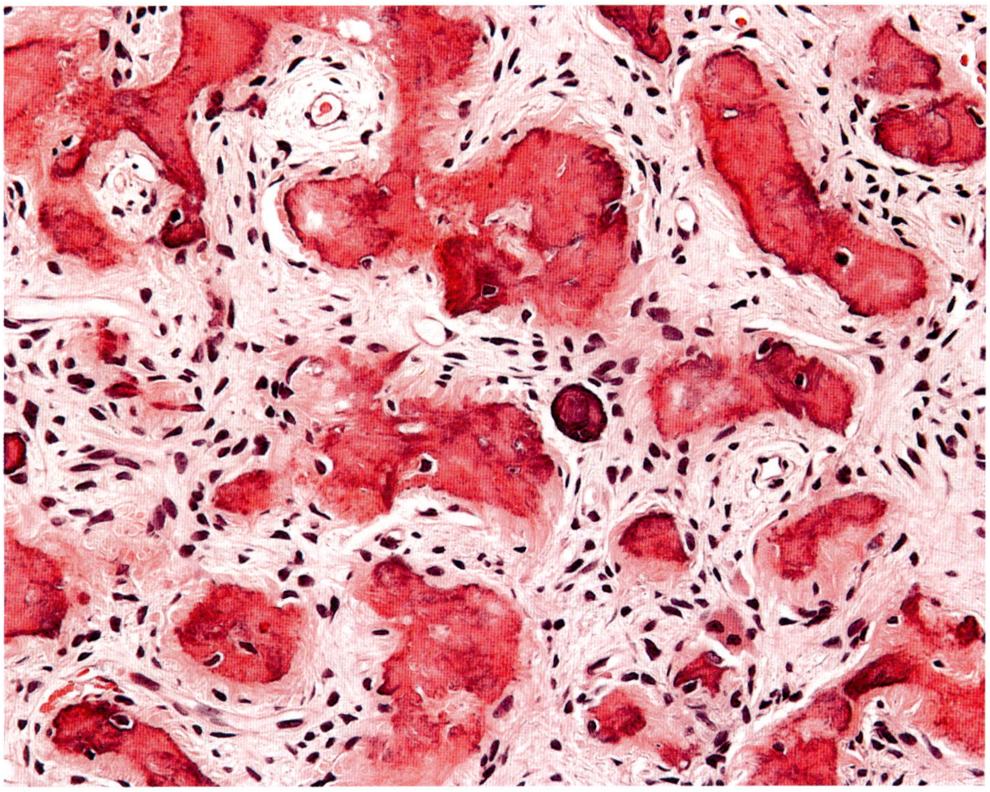

图 17-3
在细胞性间质中的骨样和牙骨质样物。

青少年／活跃性骨化性纤维瘤

青少年/活跃性骨化性纤维瘤（juvenile/active ossifying fibroma）是骨化性纤维瘤的一种变异型，以快速和破坏性的生长为特征。活跃的骨化性纤维瘤这一术语也经常用到，因为肿瘤不只发生于青年人群。

临床特点

青少年 / 活跃性骨化性纤维瘤不常见，其发病率远低于骨化性纤维瘤。绝大多数发生于15岁以下的儿童，年龄较大的病人也可以患病。与骨化性纤维瘤不同的是上颌骨和鼻窦常被累及。病变表现为快速致畸性的生长，激进的手术可能与增多的发病率有关。

影像学特点

影像学上，病变表现为边界清楚的膨胀性的透光区和不同的点状钙化。少数病变显示为侵袭性生长和累及周围组织。

青少年／活跃性骨化性纤维瘤 疾病概况

定义	是一种骨化性纤维瘤的变异型，其特征是快速的破坏性生长及细胞的增多
发生及部位	不常见 上颌骨和鼻旁窦比下颌骨常见
发病率和死亡率	激进的手术可能和高的发病率有关
性别、种族和年龄	男女发病比例均等 通常见于 15 岁以下的青少年
临床特点	快速畸形的生长
影像学特点	边界清楚的膨胀性的透光区和多样的点状钙化
预后及治疗	复发率为 58%，需要可能具有毁容性的外科手术 彻底的（激进的）外科手术

病理学特点

大体所见

病变边界清楚，常显示光滑的表面，术中所见包括肿瘤的“壳出”表现。然而某些病变在大体上可能侵及周围骨组织。

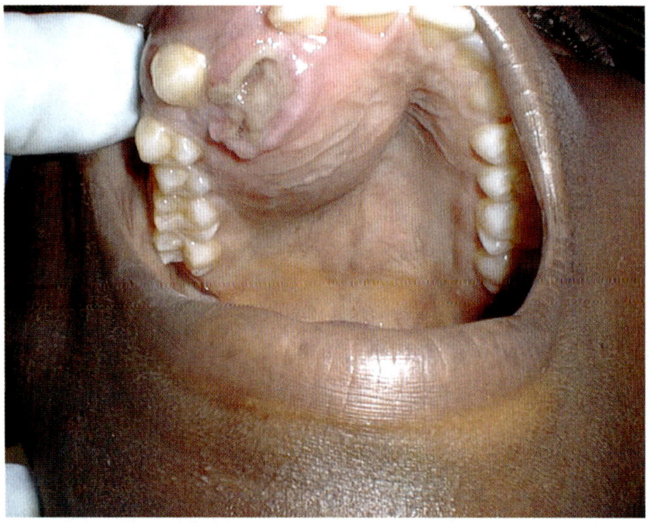

图 17-4
发生于一位第三世界年轻男性的巨大的、变形的前上颌骨的青少年骨化性纤维瘤。（由 S.R. Clarke 医师提供）

镜下所见

肿瘤以成纤维细胞样梭形细胞增生为特征。可见不成熟的骨样基质和周边镶有清楚的骨母细胞的小圆形骨小体（图17-5，17-6）。牙骨质样砂砾体结构是典型特征，尽管有时缺乏这样的结构。这些小体是圆形的或弯曲的，边缘常有厚的不规则的胶原。有时，骨小体可以融合。环层型小体偶尔近似于真正的砂砾体。在女性，骨小梁可能更明显。另外，通常也可见到多核巨细胞和散在的核分裂象。

鉴别诊断

鉴别诊断包括骨化性纤维瘤(ossifying fibroma)和颅外脑膜瘤(extracranial meningioma)。临床病史和影像

青少年／活跃性骨化性纤维瘤
病理特点

大体所见	病变边界清楚，通常表面光滑
镜下所见	梭形细胞增生
	不成熟的骨样基质和小圆形的骨小体，周围镶以清楚的骨母细胞
	有时可出现牙骨质样砂砾体结构
	边缘有厚而不规则的胶原物质
	常可见破骨样巨细胞
	核分裂象明显
病理鉴别诊断	骨化性纤维瘤，颅外脑膜瘤

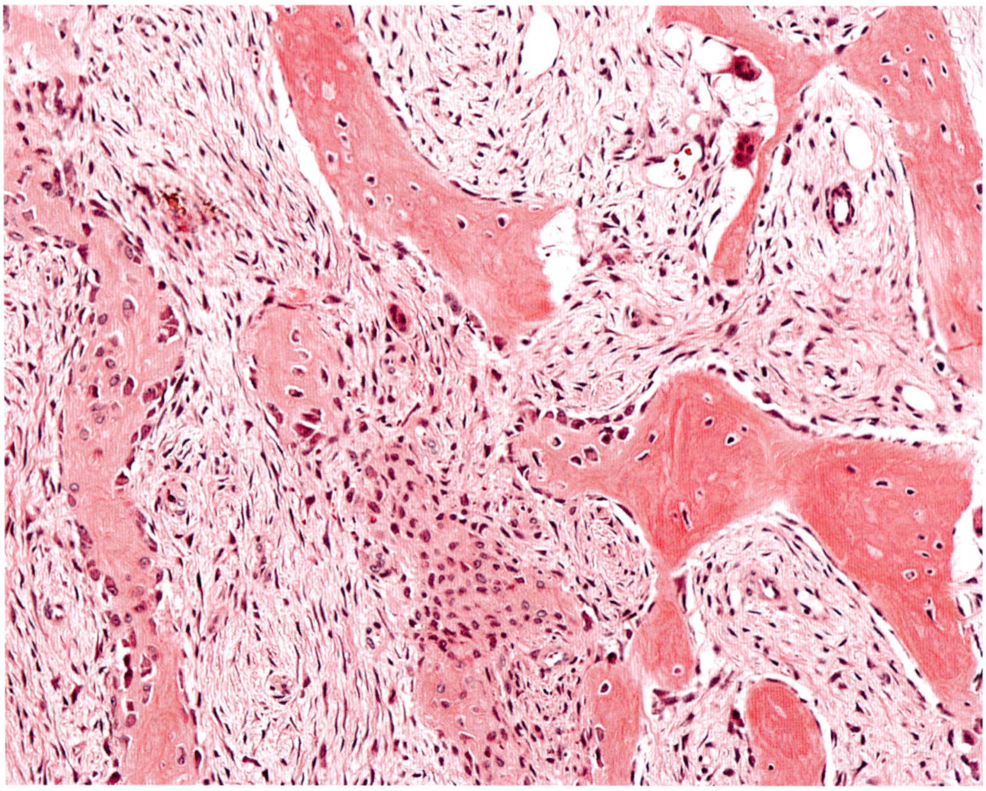

图 17-5
在细胞性纤维基质中，网状的骨样组织周边镶嵌骨母细胞。

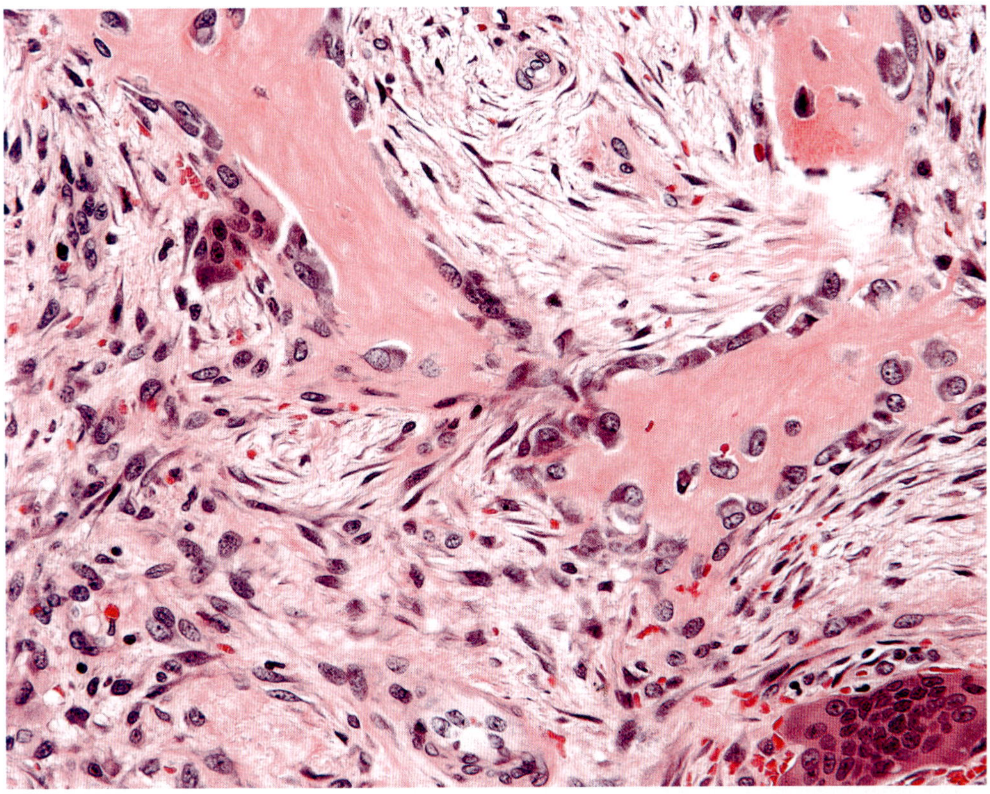

图 17-6
活跃的、肥胖的骨母细胞围绕在骨样组织周边。多核巨细胞可见。

资料很有帮助。真正的脑膜瘤砂砾体生长方式不同（漩涡状的、脑膜样结构）。

预后及治疗

如果不予治疗，肿瘤会持续增大，因此，完整的外科手术切除是必要的。复发常见（>58%），导致潜在的毁容性手术，需要重建。

骨瘤

骨瘤（osteoma）是成熟的致密骨或松质骨的良性肿瘤。表面的骨瘤被称作“骨膜骨瘤”，而中心性的病变被称作“骨内骨瘤”。骨瘤是良性肿瘤还是创伤或感染后的结果一直有争论。

临床特点

骨瘤少见，绝大多数位于颅面骨中，经常位于前组鼻窦和筛窦。在颌骨中，下颌骨多于上颌骨。年轻成人（10 ~ 50 岁）常受累，无性别倾向。病变常为孤立性，除非伴随Gardner综合征。Gardner综合征是少见的常染色体显性遗传病，以结肠腺瘤型息肉、表皮包含囊肿、纤维瘤和颌骨的多发性骨瘤为特征。多发性骨瘤可能是其很重要的早期症状。诊断是至关重

骨瘤
疾病概况

定义	成熟致密骨和松质骨的良性肿瘤
发生及部位	少见
性别、种族和年龄	男女比例相等 年轻成人（10 ~ 50 岁）
临床特点	通常为单发病变，除非伴随 Gardner 综合征 通常为缓慢生长的无痛性肿物 可以引起面部畸形、头痛和（或）鼻窦炎 前组鼻窦和筛窦常见，在颌骨中，下颌骨多于上颌骨
影像学特点	致密的边界清楚的硬化的不透光肿块 表面的肿瘤称作“骨膜骨瘤”，而中心性病变称作“骨内骨瘤” 中心性病变很难识别
预后及治疗	大的肿瘤需要整容性的外科手术 如果多发，检查是否为 Gardner 综合征 不需要任何治疗

要的，因为结肠息肉的恶性变在老年患者中达到100%。骨瘤通常表现为无痛性的缓慢生长的肿块，可引起面部畸形、头痛和（或）鼻窦炎。

影像学特点

影像学上病变表现为致密的硬化性不透光的肿块，边界清楚（图17-7）。皮质内的骨瘤与下颌骨的反应性病变很难区分。

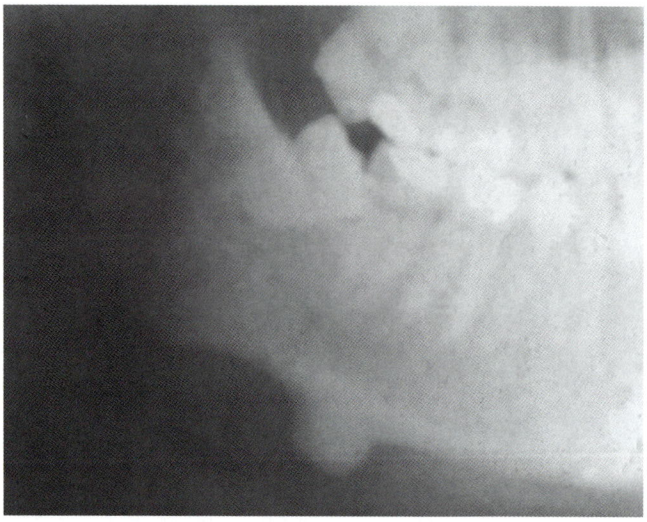

图 17-7
起于下颌骨的下界的有蒂的皮质旁骨瘤的 X 线片。

病理学特点

大体所见

皮质旁病变表现为息肉样的骨肿块，外科手术可以完整切除，而皮质内的病变在手术切除时通常破碎，表现为正常骨的碎片。

镜下所见

镜下，骨瘤通常和正常的密质骨或松质骨一样（图 17-8），伴有多少不等的纤维 - 脂肪性骨髓。需要

骨瘤 病理特点	
大体所见	皮质旁病变表现为息肉样骨肿块
	皮质内病变通常在切除过程中已破碎
镜下所见	与正常的密质骨或松质骨一样
	多少不等的纤维 - 脂肪性骨髓
病理鉴别诊断	外生骨疣和隆凸

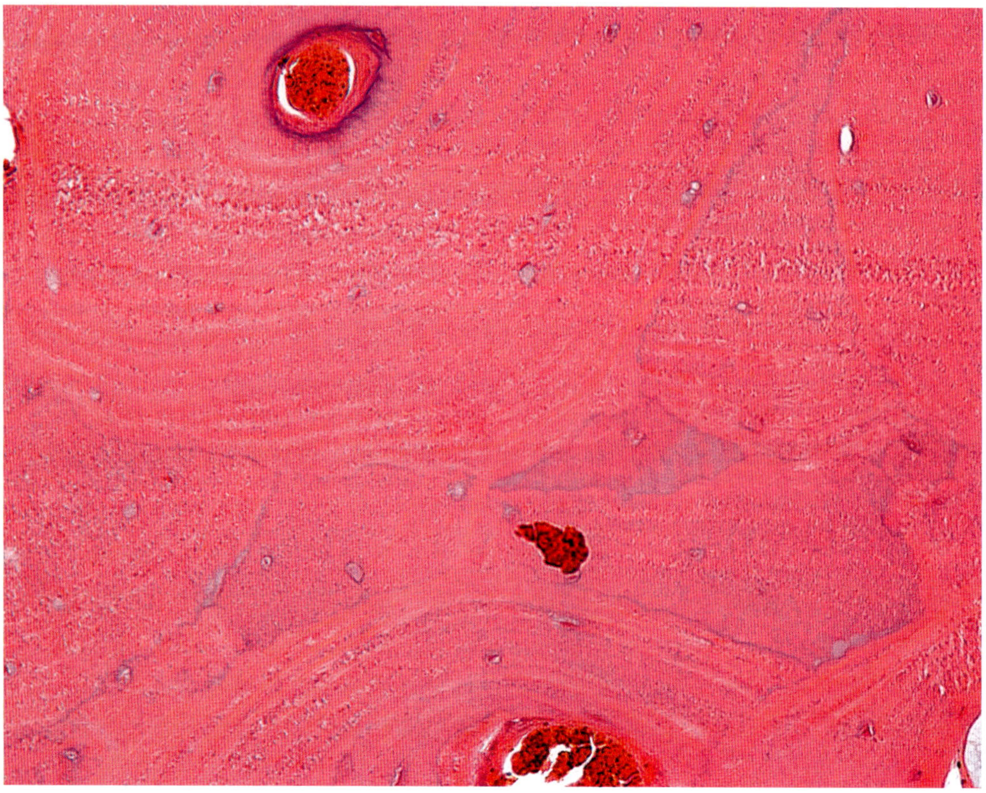

图 17-8
有很少骨髓的密质骨，结合正确的临床和影像学资料诊断为骨瘤。

临床和影像相结合作出正确诊断。

鉴别诊断

骨瘤需要和外生性骨疣(exostosis)和隆凸(tori)鉴别，隆凸是遗传性的，逐步生长的骨的赘生物，被覆正常的口腔黏膜，通常位于硬腭和下颌骨的舌面。外生性骨疣被认为与咬合面的压力有关，但在组织学上与骨瘤相同，需要临床资料鉴别。

预后及治疗

不需治疗，但为了作出正确的组织学诊断，病变通常被切除或取样。少数情况下，大的病变可能引起面部畸形，需要治疗。如果诊断为多发性骨瘤，建议进一步检查有无 Gardner 综合征。

成牙骨质细胞瘤

成牙骨质细胞瘤（cementoblastoma）是一种罕见的良性肿瘤，它附着于牙根，形成牙骨质样物质。

临床特点

成牙骨质细胞瘤非常少见，在所有成牙骨质病变中仅占 4%。没有显著的性别倾向，多发生于10～30岁。病变表现为不同程度的疼痛和骨膨胀引起的颊部或齿槽边缘的舌面肿胀。受累牙齿通常存活。该病好发于颌骨的齿槽，尤其好发于颌骨的第一恒磨牙区。

影像学特点

肿瘤边界清楚，为不透光或混合密度的圆形肿块，与牙根关系密切（图17-9）。另外，肿瘤边缘围绕一层薄的透光区，为牙周韧带。牙根吸收常见。病变边缘可出现不规则的软组织影。

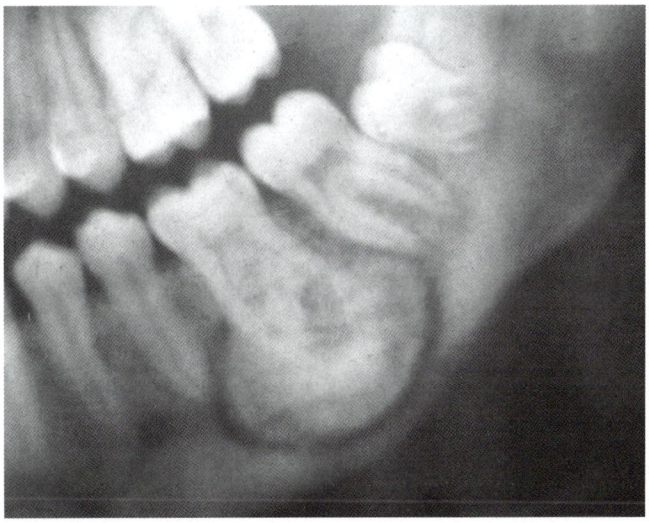

图 17-9
附着于下颌骨第一磨牙区根部的高密度的钙化影是成牙骨质细胞瘤的特点。

成牙骨质细胞瘤
疾病概况

定义	与牙根相连的有成牙骨质样物质的良性肿瘤
发生及部位	在成牙骨质的病变中占 4% 好发于下颌骨后部，尤其是第一磨牙区
性别、种族和年龄	男女均等 高峰年龄 10 ～ 30 岁
临床特点	骨的局部膨胀性改变引起齿槽边缘颊部肿胀 不同程度的疼痛
影像学特点	边界清楚的不透光性或混合密度的圆形肿块 与牙根关系密切 肿物周围有窄的透光区，为牙周韧带
预后及治疗	仅在不完全切除后会复发 切除肿物和其相关牙齿

病理学特点

大体所见

病变表现为黄 - 白色的牙骨质肿块与牙根融合。

镜下所见

成牙骨质细胞瘤是在疏松的纤维血管间质中由牙骨质组成的致密肿块。病变通常表现为显著的牙骨质

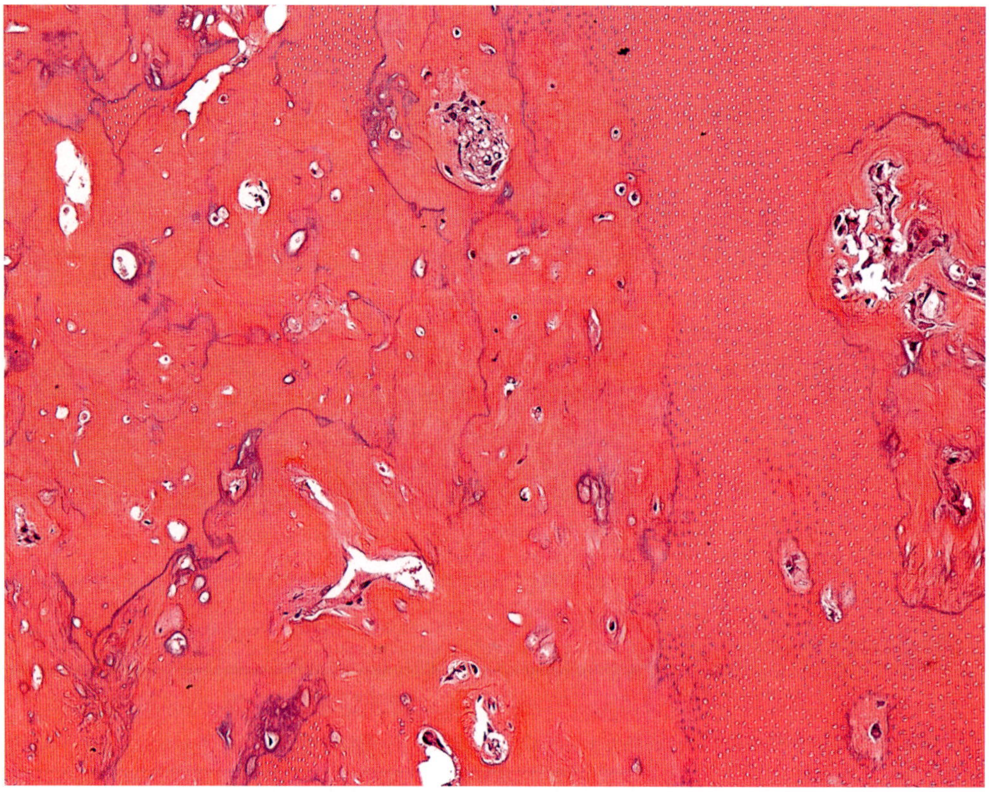

图 17-10
本例成牙骨质细胞瘤中显示牙根（右）和牙骨质肿物（左）的关系。

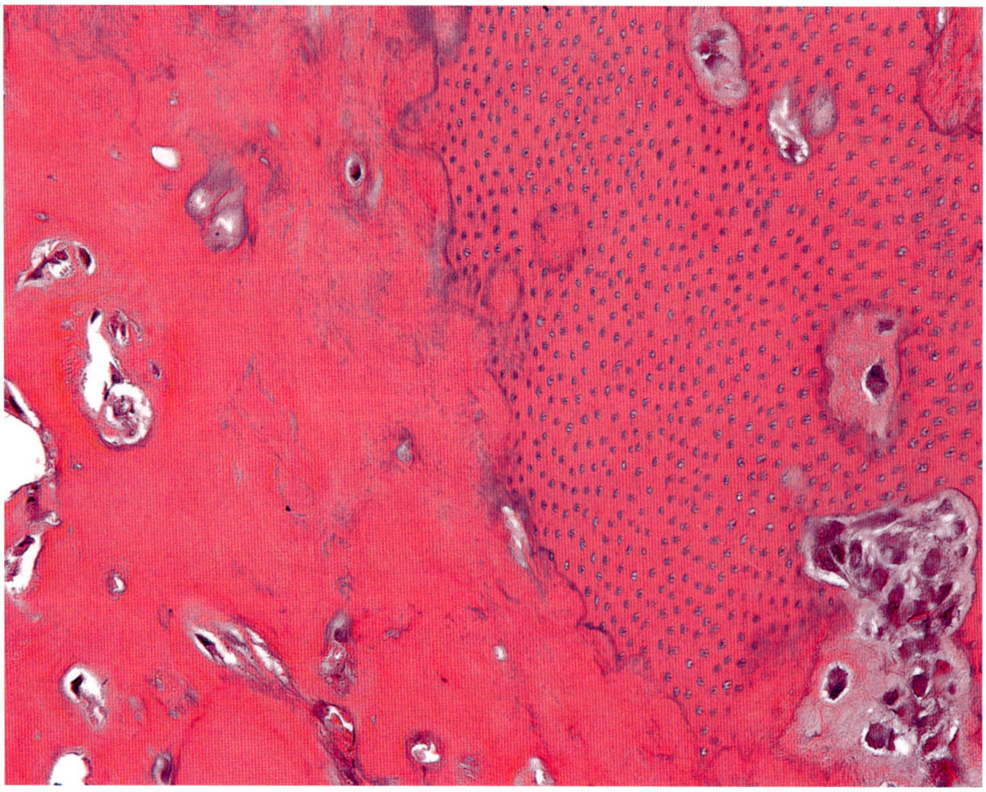

图 17-11
在与成牙骨质细胞瘤结节状肿块相邻的牙根结构中，可见牙本质小管，周边衬覆肥胖的成牙骨质细胞。

成牙骨质细胞瘤 病理特点	
大体所见	与牙根融合的黄白色相间的牙骨质肿物
镜下所见	牙骨质样组织组成的致密肿块，有明显的嗜碱性反转线 不同的细胞性纤维血管间质背景 可见成牙骨质细胞、破牙骨质细胞和多核巨细胞
病理鉴别诊断	骨母细胞瘤、骨肉瘤

母细胞镶边，显示出特征性的嗜碱性外观和牙骨质的反转线(图17-10)。多核破骨巨细胞常见。周边部可见放射状排列的非矿化组织（图 17-11）。

鉴别诊断

成牙骨质细胞瘤在镜下与骨母细胞瘤(osteoblastoma)本质上是相同的，但是前者与牙根关系密切。骨肉瘤(osteosarcoma)也应该排除。所有的病变均需要影像学及临床相关资料。

预后及治疗

治疗需要去除肿瘤和相关牙齿，通常行外科手术切除。除非手术切除不彻底，否则不复发。

骨母细胞瘤

骨母细胞瘤（osteoblastoma）是骨中良性成骨细胞性肿瘤，有时归入骨样骨瘤，骨母细胞瘤的诊断基于位置、大小和症状。

临床特点

骨母细胞瘤是一种相对少见的骨病变，大约有15%发生在颌骨。下颌骨比上颌骨好发，特别是下颌骨的升支、冠状支和骨关节处。大多数病例小于 30 岁，且好发于男性。疼痛，特别是夜间疼痛，在传统骨母细胞瘤和骨样骨瘤中均为常见症状。并且后者可以被阿司匹林缓解。

影像学特点

骨样骨瘤典型的表现是在边界清楚的病变周围有一明显的硬化边缘。这与传统的骨母细胞瘤相反，它通常缺乏周边硬化，边界不清。骨样骨瘤可以出现可辨认的不透光的巢，传统的骨母细胞瘤则无。可见散在的片状钙化。

病理学特点

大体所见

按照定义，传统的骨母细胞瘤通常＞2cm，而骨样骨瘤＜2cm。病变引起骨膨胀性改变，通常边界清楚。它们为红色到棕色的砂砾感的破碎骨组织。

镜下所见

尽管在组织学上，传统的骨母细胞瘤同骨样骨瘤有很细微的差别，但它们在本质上是相同的。它们由

骨母细胞瘤 疾病概况	
定义	成骨细胞性良性肿瘤，由网状排列的骨小梁组成
发生及部位	不常见 15% 发生于颌骨，下颌骨多于上颌骨
相关改变或死亡率	持续增大引起功能障碍
性别、种族和年龄	男性多于女性（2：1） 高峰年龄 10 ～ 20 岁，大多数<30 岁
临床特点	骨膨胀引起疼痛 在传统的骨母细胞瘤中，疼痛不被阿司匹林缓解，骨样骨瘤被其缓解
影像学特点	边界清楚，透光区周围有清楚的硬化性边缘 可见小的不透光的巢 传统的骨母细胞瘤边界可以清楚或不清，缺乏周边硬化 骨样骨瘤有可辨的不透光的巢，典型的病变边缘有明显的硬化
预后及治疗	复发少见，特别是颌骨的病变 保守的手术治疗

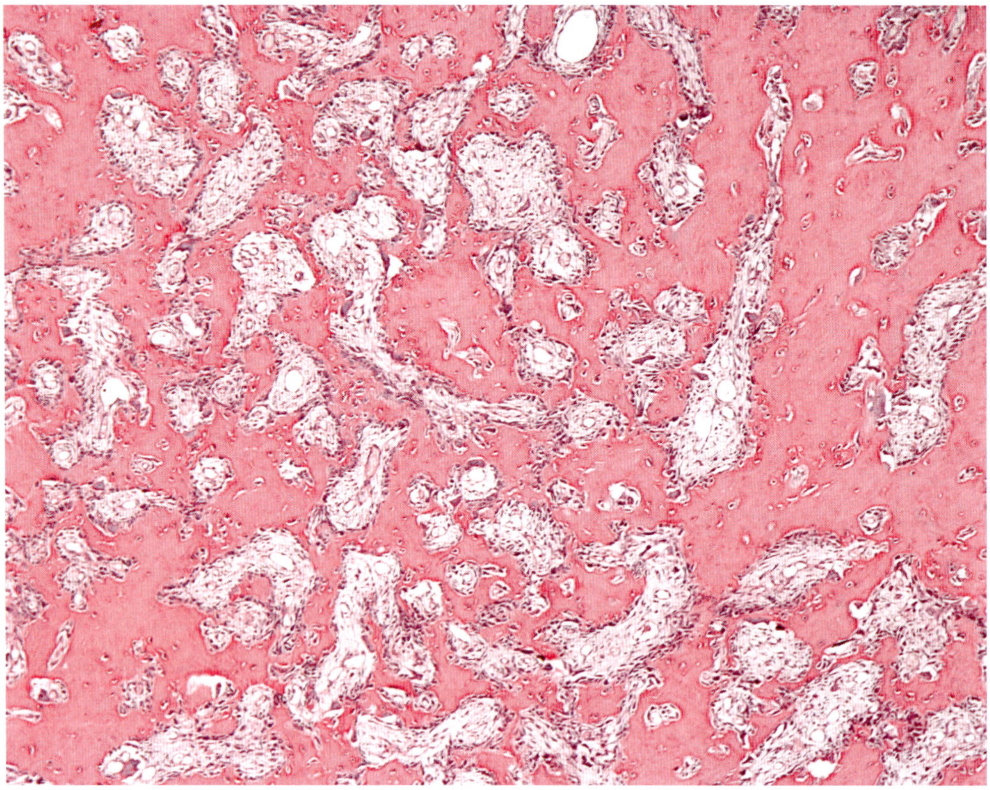

图 17-12
本例骨母细胞瘤中呈网状排列的骨小梁有明显的骨母细胞镶边。

疏松纤维血管间质中网状排列的骨小梁组成（图17-12）。矿化成分通常显示出特征性的嗜碱性外观及显著的骨母细胞镶边（图17-13）。常出现破骨样巨细胞，并且可能成为其主要特点。出血常见。

鉴别诊断

骨母细胞瘤同低级别骨肉瘤(low-grade osteosarcoma)的鉴别很重要。骨肉瘤有非典型的表现，如细胞的异

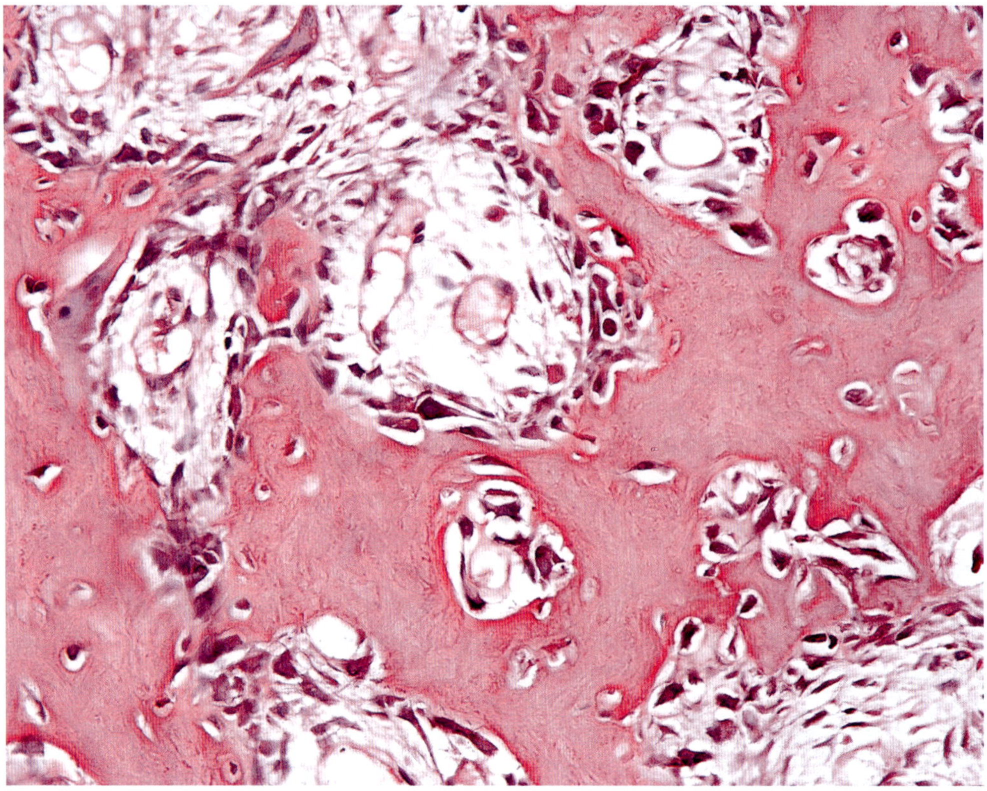

图 17-13
高倍镜下显示骨母细胞瘤中特征性镶边的骨母细胞。

骨母细胞瘤 病理学特点	
大体所见	传统的骨母细胞瘤＞2cm，骨样骨瘤＜2cm，标本为棕红色破碎的砂砾样骨组织
镜下所见	疏松的纤维血管间质中骨小梁网状排列 嗜碱性的矿物质周边镶以骨母细胞 常见破骨细胞 出血常见
病理鉴别诊断	骨肉瘤、成牙骨质细胞瘤、骨化性纤维瘤

型性，浸润性生长和病理性核分裂象。骨肉瘤的临床表现包括疼痛，牙齿松动和感觉异常。良性骨 - 纤维性病变也要考虑，尽管这些病变有不同的临床和影像学表现。成牙骨质细胞瘤在组织学上可能与骨母细胞瘤相同，依是否直接和牙根相关进行鉴别。

预后及治疗

通常行保守的切除即可。一些大的病变要求扩大切除，导致其后需要重建。据报道有少数病变为局部侵袭性。

牙瘤（混合型和组合型）

牙瘤（odontoma）在牙源性肿瘤中最常见，实际上它最好应归入由牙釉质、牙本质、牙髓组织和牙骨质组成的错构瘤中。在学术上，牙瘤包括两个亚型，尽管它们的处理方法相同。由未发育的牙样结构组成时称为组合型牙瘤，而由随意排列的牙结构组成时则称为混合型牙瘤。

临床特点

牙瘤比其他牙源性肿瘤多发。无性别倾向，最常见于20岁以前，为正常牙发育及萌出的年龄。大多数牙瘤无症状，是在牙科常规拍片时偶然发现，而大的牙瘤可能阻碍邻近正常牙齿的萌出，致使病人需拍摄牙 X 线片进一步检查。

牙瘤（混合型和组合型） 疾病概况	
定义	一种瘤样错构（错构瘤），包括牙釉质、牙本质、牙髓组织和牙骨质，分为两种类型（混合型和组合型）
发生及部位	最常见的牙源性肿瘤 组合型牙瘤最常见于上颌骨前部 混合型牙瘤最常见于下颌骨后部
性别、种族和年龄	性别分布相同 常见于 20 岁以前
临床特点	通常无症状 大的病变引起颌骨增大，且阻碍正常牙齿的萌出
影像学特点	高密度的钙化影被薄的透亮边缘包绕 似小的畸形的牙齿
预后及治疗	预后好 保守地剜出牙瘤和相关的牙齿小囊或囊肿

影像学特点

牙瘤表现为高密度的被薄的透亮边缘包绕的钙化影（图17-14）。组合型牙瘤的表现可能像小的畸形的牙齿，而混合型牙瘤则表现为牙样物质的钙化高密度影，稍增加了诊断的困难。

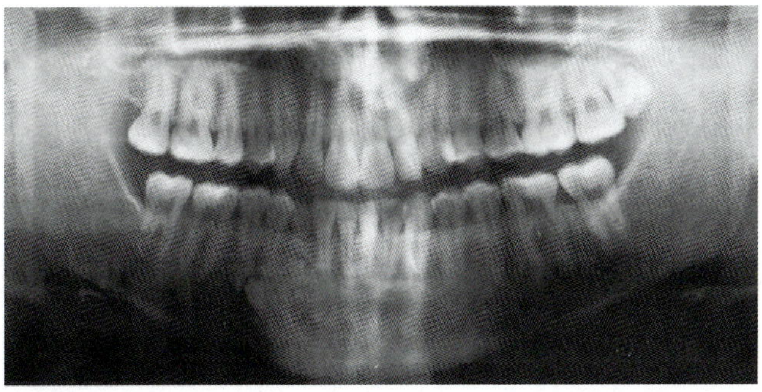

图 17-14
全组牙片。位于下颌骨前部可见一不透光的肿块，阻碍了犬齿的萌出。

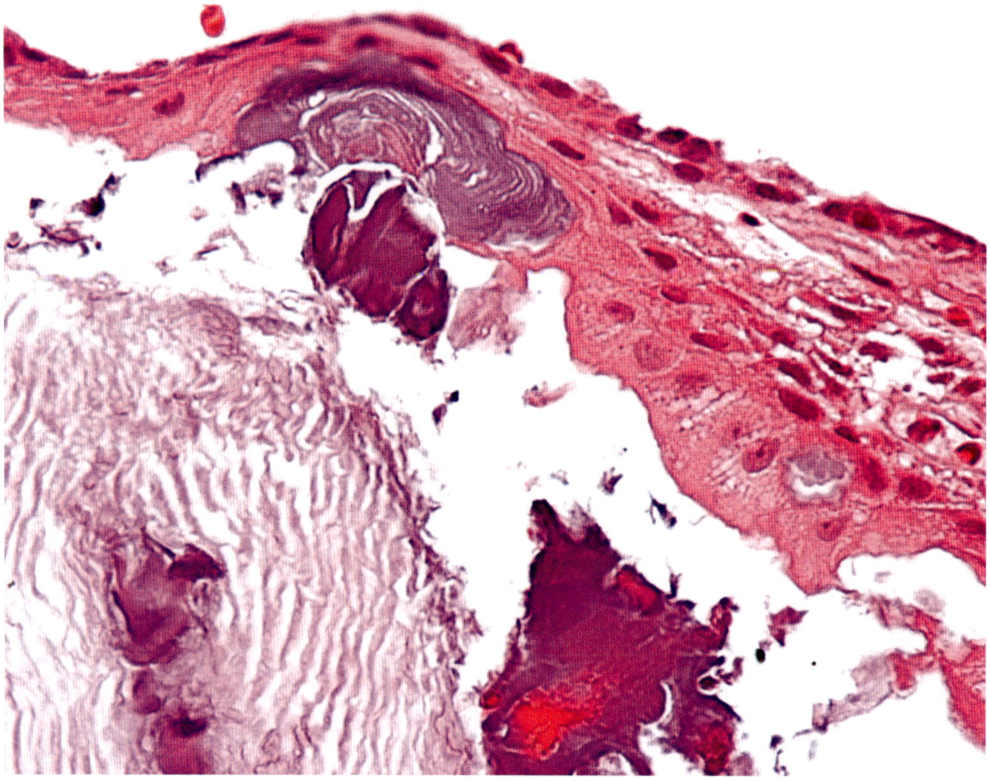

图 17-15
牙瘤的釉质及牙源性的上皮。

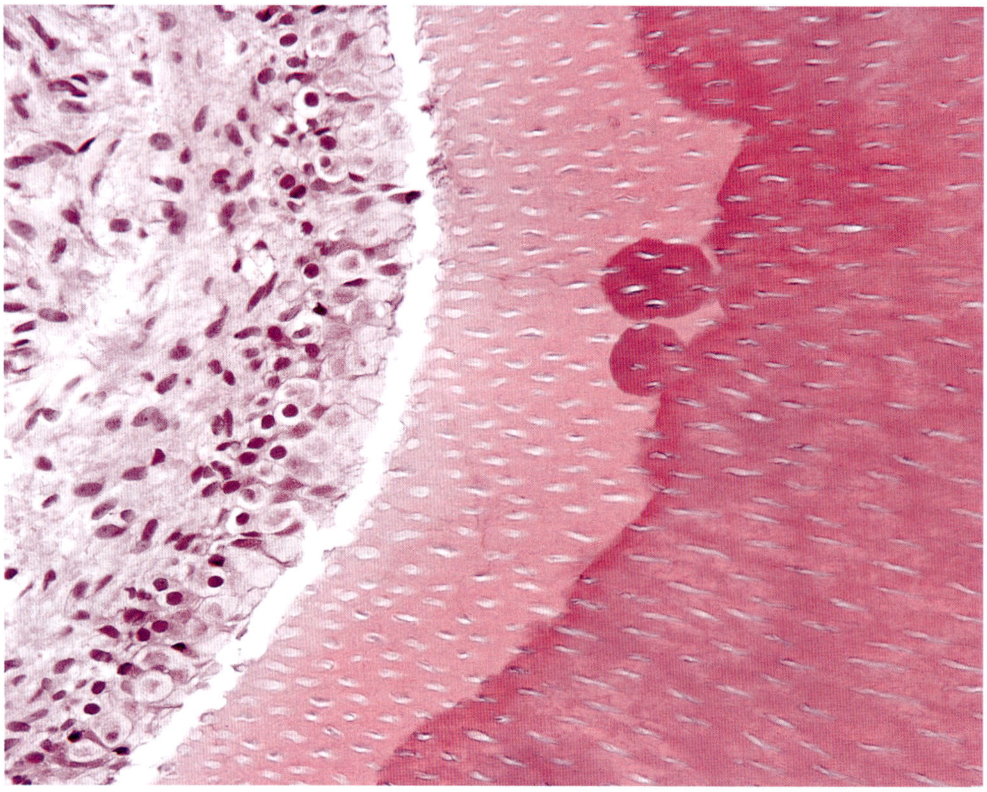

图 17-16
明显的牙髓组织与未成熟和成熟的牙本质相邻，有助于组合型牙瘤的诊断。

牙瘤（混合型和组合型）病理学特点	
大体所见	组合型牙瘤可能更像小的、畸形的牙齿 混合型牙瘤像矿物质的集合物，常为黄白色
镜下所见	组合型牙瘤有牙釉质、牙本质、牙骨质和牙髓组织，囊括了正常牙的结构 混合型牙瘤为牙釉质、牙本质、牙骨质和牙髓组织结构不规则的随意排列
病理鉴别诊断	正常牙齿

病理学特点

大体所见

组合型牙瘤倾向于在前上颌骨，而混合型牙瘤倾向于在下颌骨后部。组合型牙瘤更像小的畸形的牙齿。混合型牙瘤像矿物质的集合物，通常为黄白色。两种亚型都与软的纤维结缔组织紧密相连。他们通常被描述为“壳样”。

镜下所见

镜下，牙瘤由正常牙的基本结构组成，包括牙本质、牙釉质、牙骨质及牙髓组织（图17-15）。这些组织有其组织学特征，易被辨认。在组合型牙瘤中，正常的牙本质、牙釉质及牙髓组织的关系是完整的（图17-16）。相反的，混合型牙瘤有随意排列的牙釉质、牙本质及牙髓组织。这些组织中还可见到牙齿小囊或含牙囊肿。

鉴别诊断

唯一需要的鉴别诊断是和经过临床和影像相关分析而摘除的正常牙齿相区分。

预后及治疗

治疗是保守的剜除术，包括相关的牙齿小囊或囊肿。无复发，预后好。如果正常的牙齿萌出受影响，畸齿矫正术是必要的。

牙源性腺瘤样瘤

牙源性腺瘤样瘤（adenomatoid odontogenic tumor，AOT）是发生于颌骨的牙源性上皮的少见肿瘤，其有显著的小管样结构镶嵌于成熟的结缔组织间质中。

临床特点

AOT 在牙源性肿瘤中占 4% ～ 5%。女性是男性的 2 倍，大于 90% 的病人在 30 岁之前诊断，约 50% 的病人在10～20岁时诊断。黄种人和黑种人更常见。上颌骨发生率是下颌骨的2倍，尤易发生于未萌出的犬齿。这种疾病遵循“2/3”的规则，2/3 的病人小于 20 岁，2/3 为女性，2/3 在上颌骨，2/3 累及犬齿。外周型表现为牙龈的无特征的肿块。大多数无症状，但可以表现为骨性硬度、可触及的包块，伴有或不伴有疼痛。牙齿的移位也有报道。过去，AOT被认为是成釉细胞瘤的变异型，命名为“腺成釉细胞瘤”，但是组织学和生物学行为的不同将它们区分开来。

牙源性腺瘤样瘤疾病概况	
定义	牙源性良性肿瘤，小管样上皮镶嵌于成熟的纤维结缔组织间质中
发生及部位	约占牙源性肿瘤的 5% 好发于上颌骨前部
性别、种族和年龄	女性多于男性（2∶1） 超过 90% 在 30 岁之前发病（高峰年龄为 10 ～ 20 岁） 黄种人和黑种人易患
临床特点	通常无症状 骨性硬度、可触及的肿块伴或不伴疼痛 与未萌出的牙齿有关，多数为犬齿 有报道牙齿移位 外周型表现为齿龈的无特征性肿块
影像学特点	骨内型边界清楚，为单房性的透光性肿块 与未萌出的恒牙的牙冠或部分牙根有关联 偶尔可见钙化引起的不透明斑点 可以引起邻近牙根的分离
预后及治疗	复发罕见 保守的局部切除

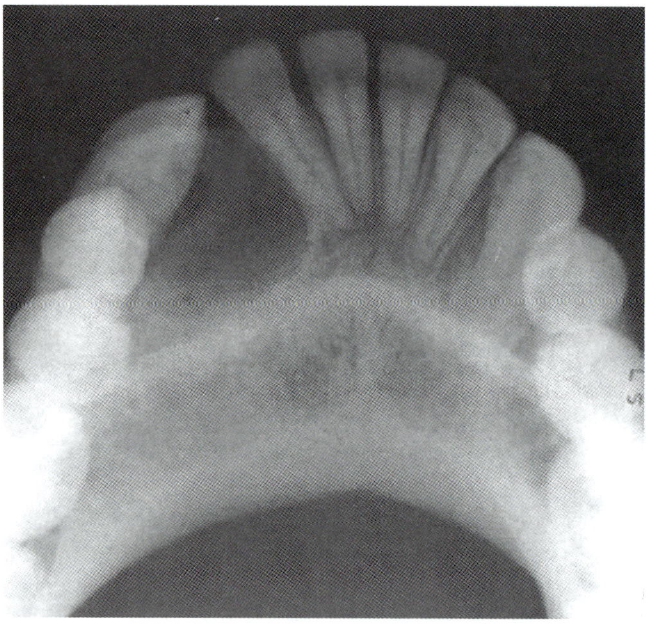

图 17-17
咬合面的X线片。下颌骨前面切牙和犬齿之间的透光性病变。

影像学特点

大多数AOT表现为骨内的，边界清楚的单房的透光性病变，经常在未萌出的恒牙的牙冠和部分牙根周围（图17-17）。一些病变可能有不透明的斑点，意味着有小的钙化。大的病变可能引起邻近牙根的分离。周围型肿瘤可能引起牙槽骨的碟形破坏。

病理学特点

大体所见

病变边界清楚，有纤维包膜，常与牙冠关系密切。病变通常<3cm，交界处可见到中心囊性变区和钙化。

镜下所见

低倍镜下，可见牙源性上皮结节被少量纤维结缔组织间质分隔。肿瘤包括两种细胞类型。一种是立方形或柱状上皮细胞，排列成管状或索状的区域（图17-18），核呈极性排列，远离管腔，类似于成釉细胞瘤。这种管腔是假管腔，含有柱状细胞的分泌物。另一种成分是梭形到多边形的嗜伊红细胞成分，呈结节状、巢状和漩涡状排列，经常含有嗜伊红的无定形的淀粉样物质（图17-19）。这些球状小体可显示不同程度的钙化，在最明显的病例中，可见到明显的层状体（图 17-20）。很少见的情况下，出现疏松的间质和薄壁血管，通常见于周围型。

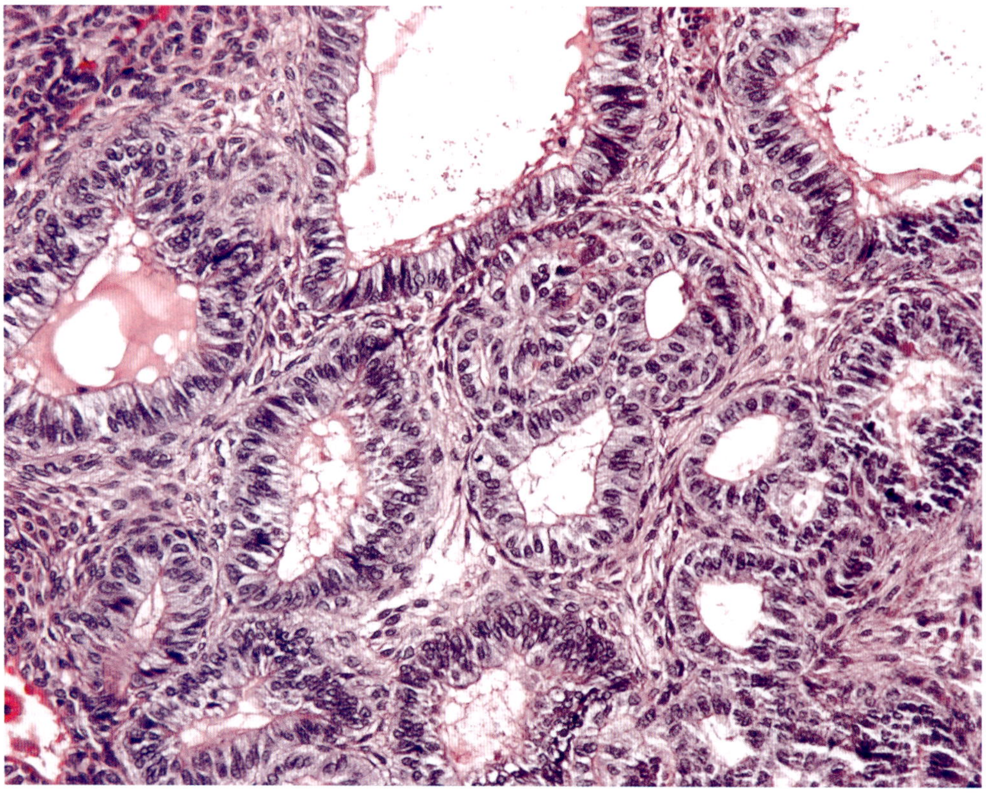

图 17-18
牙源性腺瘤样瘤中结节状的小管样结构分布在梭形细胞背景中。

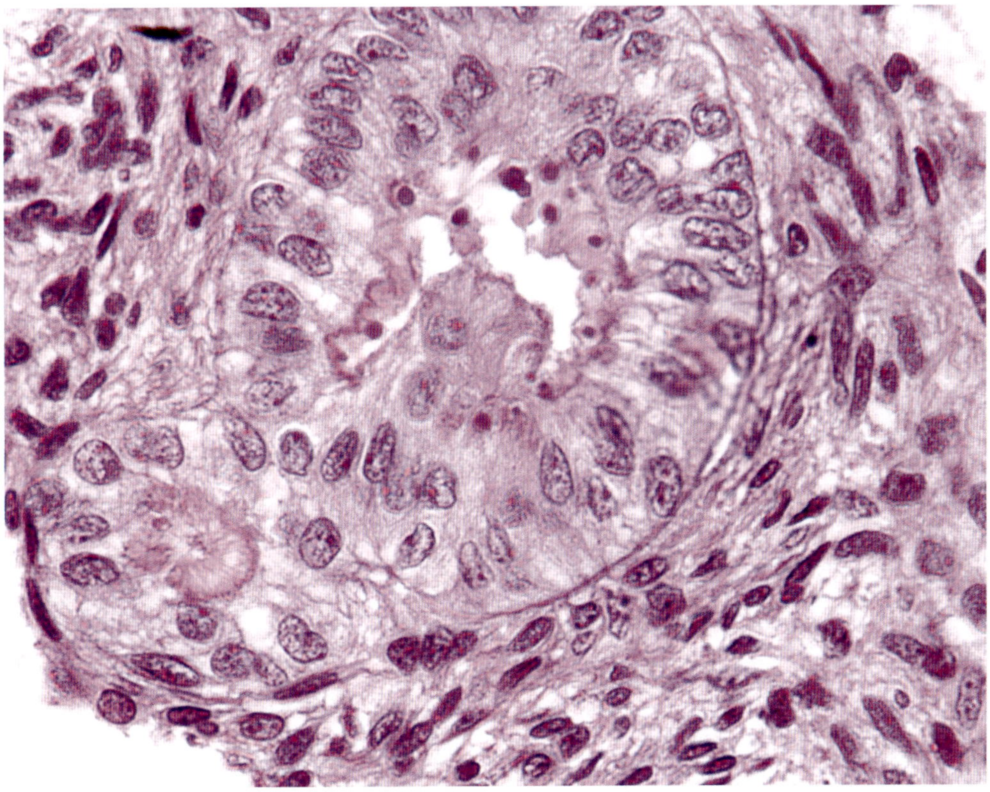

图 17-19
牙源性腺瘤样瘤中，立方上皮及柱状上皮围成腺样结构，其外围以梭形细胞。

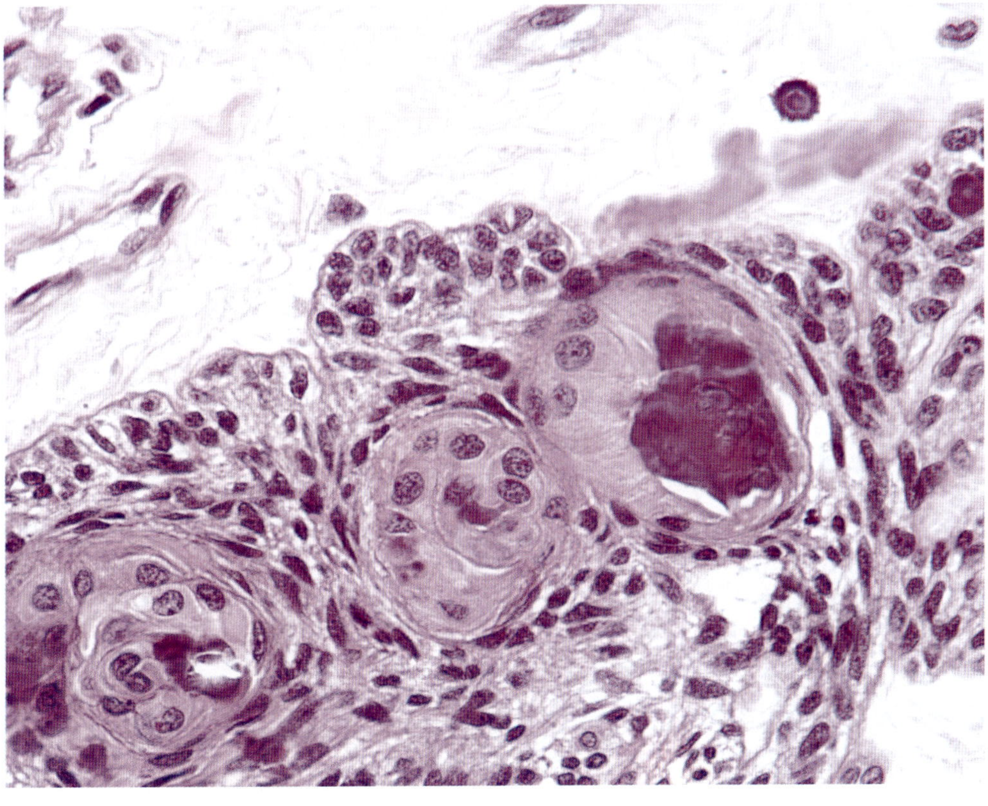

图 17-20
与梭形细胞和柱状上皮细胞相邻处的钙化。注意层状结构，这是一个有助于确诊牙源性腺瘤样瘤的特点。

牙源性腺瘤样瘤 病理学特点	
大体所见	边界清楚，有纤维包膜 常与萌出的牙齿牙冠关系密切 可见中心囊性区和钙化
镜下所见	有明显的纤维包膜 牙源性上皮呈结节状 立方上皮及柱状上皮排列成管状及条索状结构，伴有核的极向排列 梭形到多边形的嗜伊红细胞呈结节状、巢状及漩涡状排列 有嗜伊红的、无定形的淀粉样物质 可以见到层状的钙化区
辅助检查	超微结构显示牙釉质的矩阵样排列 组织化学染色支持淀粉样物质
病理鉴别诊断	成釉细胞瘤

辅助检查

超微结构显示嗜伊红沉积物为纤维性或颗粒状，提示它们可能为牙釉质或淀粉样物质。

鉴别诊断

AOT的组织学虽然有特点，但必须除外成釉细胞瘤。

预后及治疗

复发极少见。保守的局部切除可治愈，因为有较厚的包膜，手术较容易。

成釉细胞瘤

成釉细胞瘤（ameloblastoma）是临床最常见的发生于颌骨弓的良性但有局部侵袭性的牙源性肿瘤。大多数成釉细胞瘤发生于下颌骨的后方，有多种影像学改变和临床表现，每一种都有治疗和预后意义。肿瘤起源于牙釉质组织或其祖细胞，并向牙源性软组织成分分化，而无钙化。

临床特点

成釉细胞瘤临床上表现为三种形式：单囊型、多囊型和周围型（在软组织中）。多囊型成釉细胞瘤也被称为传统型的或侵袭性的，因其具有侵袭性的本质，故需要更积极的有破坏性的治疗方式。多囊型成釉细胞瘤发生于30～50岁，占成釉细胞瘤的86%。鼻窦成釉细胞瘤较特殊，它好发于男性，年龄偏大（50～70岁），表现为鼻窦炎和鼻赘生物。大多数成釉细胞瘤在受累牙齿的部位生长，80%发生在下颌骨后部；可以见到骨膨胀，且经常在疾病进展的后期。单囊型成釉细胞瘤发生于年轻人，年龄大约比多囊型成釉细胞瘤早20年，需要破坏性最小的治疗方式。单囊型

成釉细胞瘤 疾病概况	
定义	最常见的良性牙源性上皮肿瘤，生长缓慢，但有局部侵袭性，顽固的、频繁的复发
发生及部位	最常见的牙源性肿瘤 80% 发生于下颌骨，20% 发生于上颌骨 2/3 位于下颌骨的后部（下颌支区域）
性别、种族和年龄	性别分布相同，无种族差异 年龄范围很广，10～60岁 中位年龄：多囊型44岁，单囊型22岁
临床特点	大多数小肿瘤无临床症状 不同程度的颌部肿胀 疼痛和感觉异常少见
影像学特点	单囊型或多房型为透光区，表现为有扇贝花边样边缘的囊腔 经常有未萌出的牙齿或受累及的牙齿 常见邻近牙齿的牙根吸收 在时间较长的肿瘤中，经常见到皮质骨膨胀
预后及治疗	不同类型的肿瘤预后及治疗不同 单囊型肿瘤：剜除术，复发率5% 多囊型肿瘤：全切，复发率25%～55% 成釉细胞癌：扩大切除，死亡率50%

成釉细胞瘤局限于内腔中或在囊壁中，在成釉细胞瘤中占13%。周围型成釉细胞瘤占成釉细胞瘤的1%，几乎全部局限于软组织中。周围型成釉细胞瘤表现为牙龈上的光滑的小结节，像纤维瘤。周围型成釉细胞瘤位于浅部，没有骨受累，这也解释了为什么单纯切除即可治愈。所有类型的成釉细胞瘤均无症状，直到晚期病变引起显著的面部畸形和病理性骨折。

影像学特点

多囊型的病变构成了骨皮质内大量的透光性小腔。大量的明显的骨性分隔构成了小腔间隔的壁（图17-21，17-22）。多囊型成釉细胞瘤沿阻力最小的中央骨髓侵袭下颌骨前部和后部。受累的牙齿可有显著的移位，仅在晚期病变中伴有牙齿的吸收。大的长时间的病变可能有皮质的破坏，然而，更为常见的是皮质的变薄和扩张。单囊型病变有一大的孤立性的透光性囊腔，伴牙齿受累（图17-23）。在慢性膨胀性生长的肿瘤前缘可见骨皮质膨胀且有一致密的硬化边缘。上颌骨的肿瘤边界可不明显，常充满上颌窦，显示为鼻窦内弥散的实性半透明肿块。

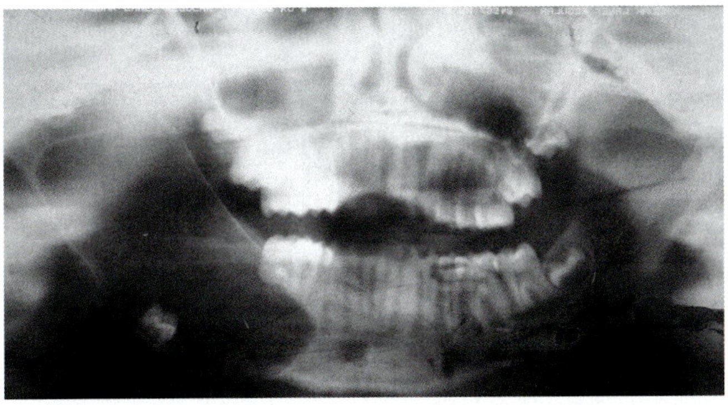

图 17-21
位于下颌骨右后方的膨胀性多房性的囊性成釉细胞瘤的影像学特点。引起磨牙移位，形成了下颌支纤细的骨性分隔。

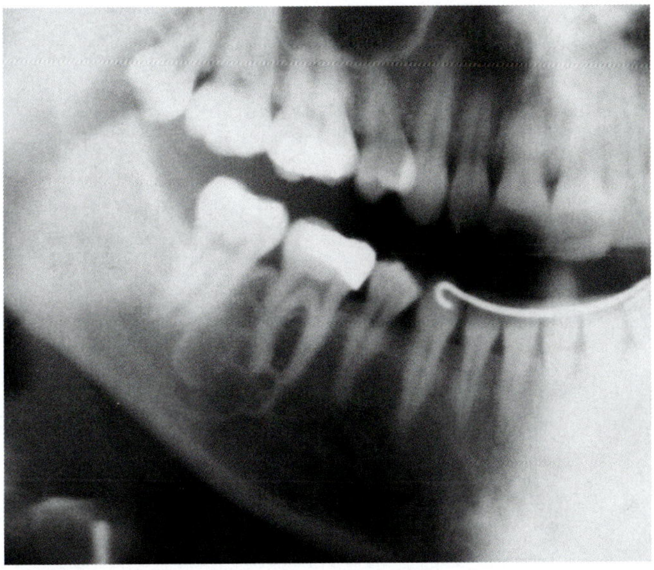

图 17-22
骨内型的成釉细胞瘤的影像学特点为骨皮质的多房肿物，引起磨牙和两尖齿的牙根分离。

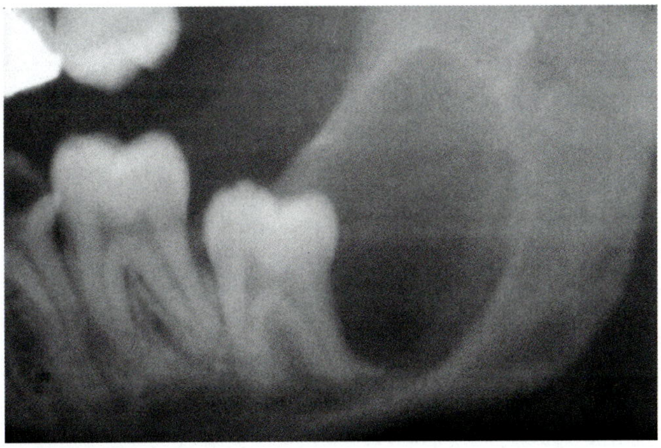

图 17-23
单囊型成釉细胞瘤的影像学特点：孤立的、单房的透光性囊腔，位于右侧下颌骨，有显著的硬化边缘。

病理学特点

大体所见

早期多囊型和单囊型成釉细胞瘤有典型的厚壁囊腔，囊壁表面粗糙。囊壁在早期单囊型肿瘤中薄而均匀，常充满棕灰色凝胶状物质（图17-24）。单囊型肿瘤囊壁受累者囊壁表面显示多种颜色，囊壁略增厚。晚期多囊型肿瘤多为骨的全切标本，肿瘤充满骨髓腔，表现为囊腔内充满了密集的纤维组织。

镜下所见

典型的组织学（滤泡样）特点正如Vickers和Gorlin在传统型肿瘤中所描述的，为牙釉质组织的牙源性上皮残余的岛状增生。上皮性肿瘤岛陷于增生的纤维结缔组织中，在上皮与结缔组织交界处可见淡染

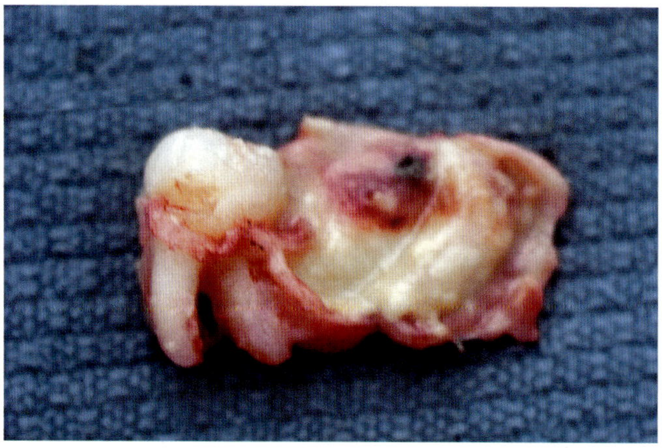

图 17-24
丛状单囊型成釉细胞瘤切开囊腔后的大体所见，可见完整的囊壁伴出血。

成釉细胞瘤
病理学特点

大体所见	单囊型：单个囊腔，囊壁不规则，充满灰 - 棕 - 黄色凝胶状物 多囊型：分离的骨组织内充满纤维性基质，基质内含有灰色囊或坏死灶
镜下所见	单囊型：囊腔内衬网状、索状结构，立方上皮排成网状结构，缺少成釉细胞的特征 多囊型：滤泡性结构，周边有柱状上皮细胞，核反极性排列，中间为星网状层，上皮与结缔组织交界处细胞透明 促纤维增生型：广泛分布的牙源性上皮条索，周围密集的纤维增生，缺少成釉细胞的特征
病理鉴别诊断	牙源性囊肿、牙源性角化囊肿、成釉细胞纤维瘤、牙源性黏液瘤、良性骨 - 纤维病变、成釉细胞癌

的透明细胞区(图17-25)。牙源性成分是由周围嗜碱性的柱状细胞和中心部的上皮岛组成，嗜碱性的细胞核显示反极性排列，远离基底膜。上皮岛的中央部分细胞成分少，水肿样，像牙釉质组织的星网状层（图17-26)。滤泡样的组织学特征在大多数成釉细胞瘤中均可见到，也可见到其他的排列特征如棘皮瘤样（图17-27）、基底细胞样、颗粒细胞性、促纤维增生性和丛状。

单囊型肿瘤和鼻窦肿瘤很少显示典型的 Vickers 和 Gorlin 特征，但显示为疏松的“篮状编织状”囊

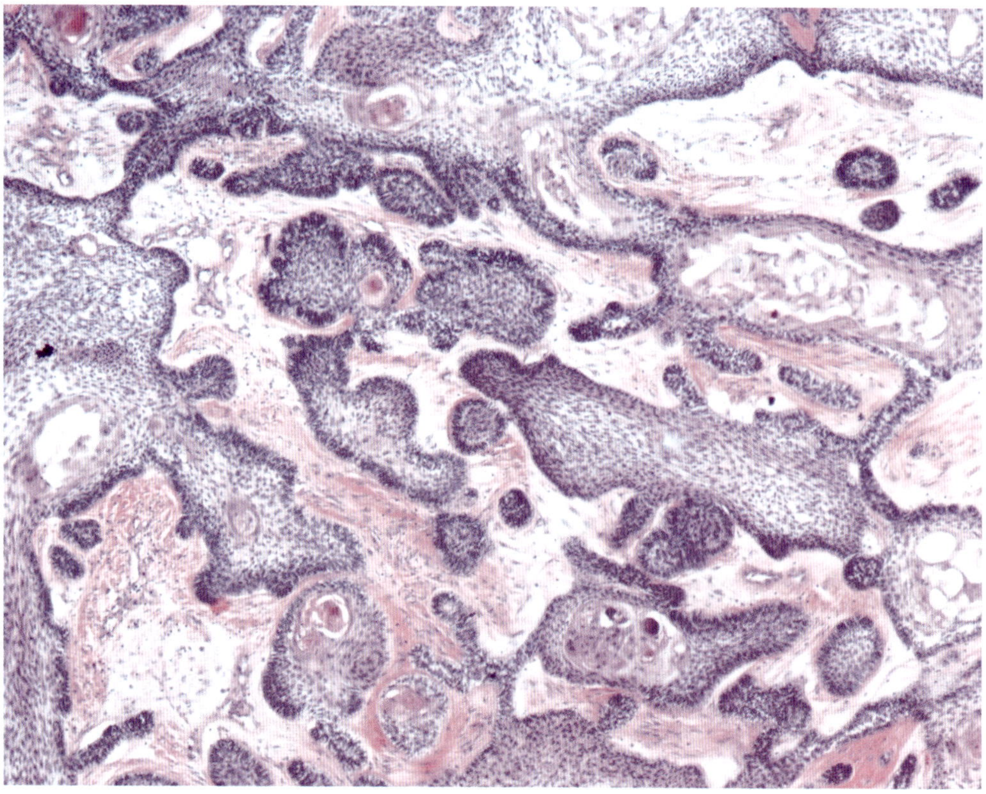

图 17-25
低倍镜下，造釉细胞瘤的滤泡样结构及嗜碱性上皮细胞吻合形成的岛状结构，位于疏松的纤维结缔组织间质中，上皮与纤维结缔组织交界处可见嗜伊红透明样变。

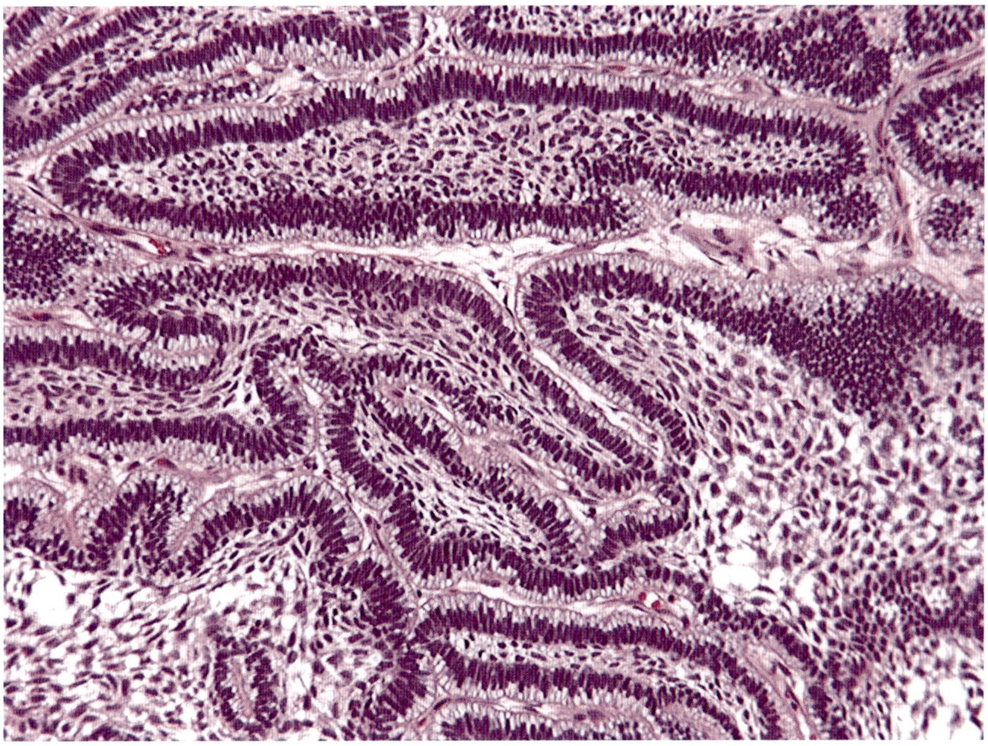

图 17-26
柱状的基底细胞核深染，有空泡，呈反极性排列，中间为牙釉质组织的星网状层，细胞成分较少。

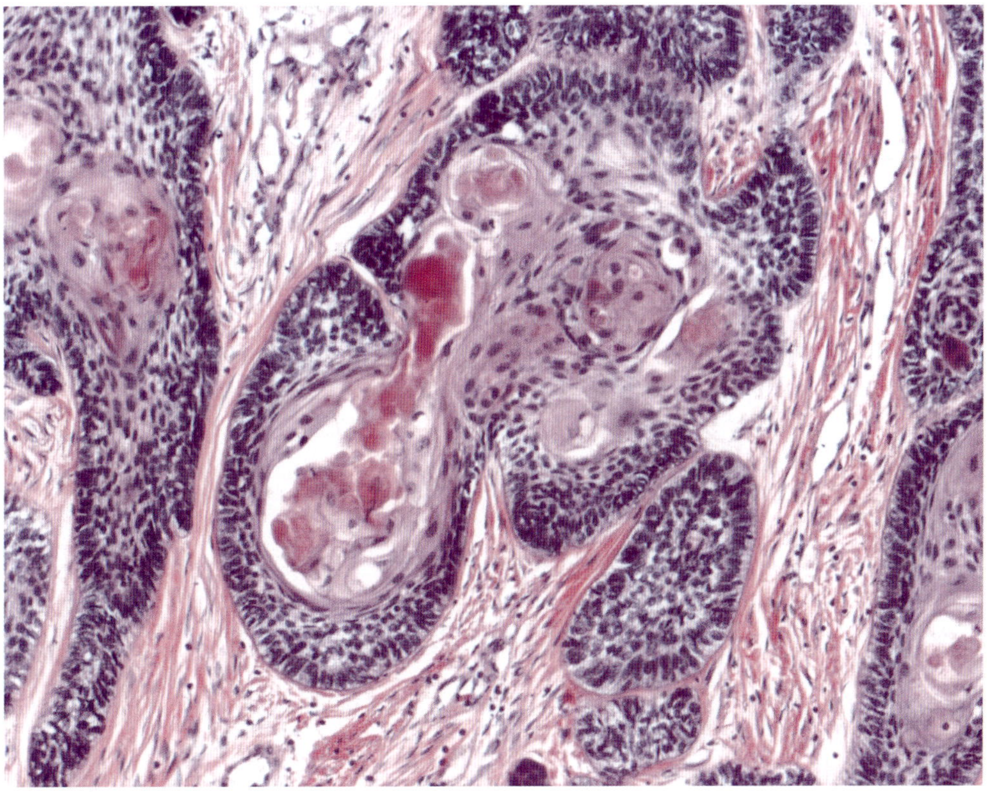

图 17-27
中倍镜下，造釉细胞瘤的滤泡样和棘皮瘤样结构，显示囊性棘皮瘤样的中心区域有角化不良细胞。

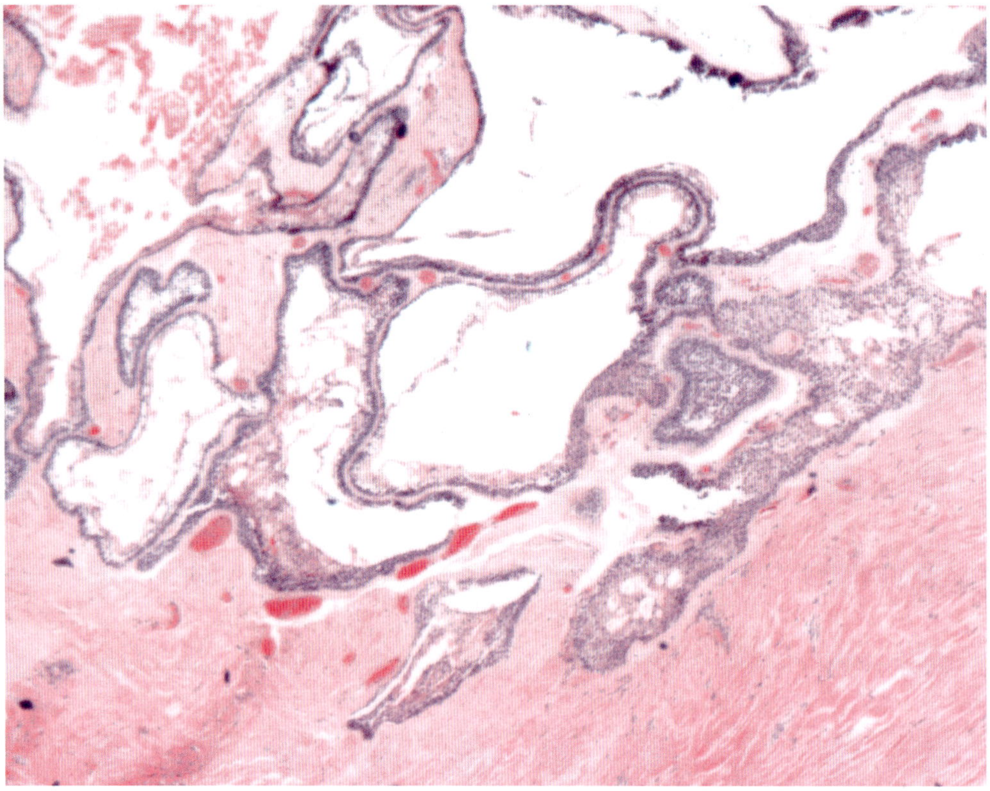

图 17-28
低倍镜下具有网状条索样上皮的丛状成釉细胞瘤表现为上皮增生扩散入囊腔，在纤维壁内可见灶性的滤泡样成釉细胞瘤的结构。

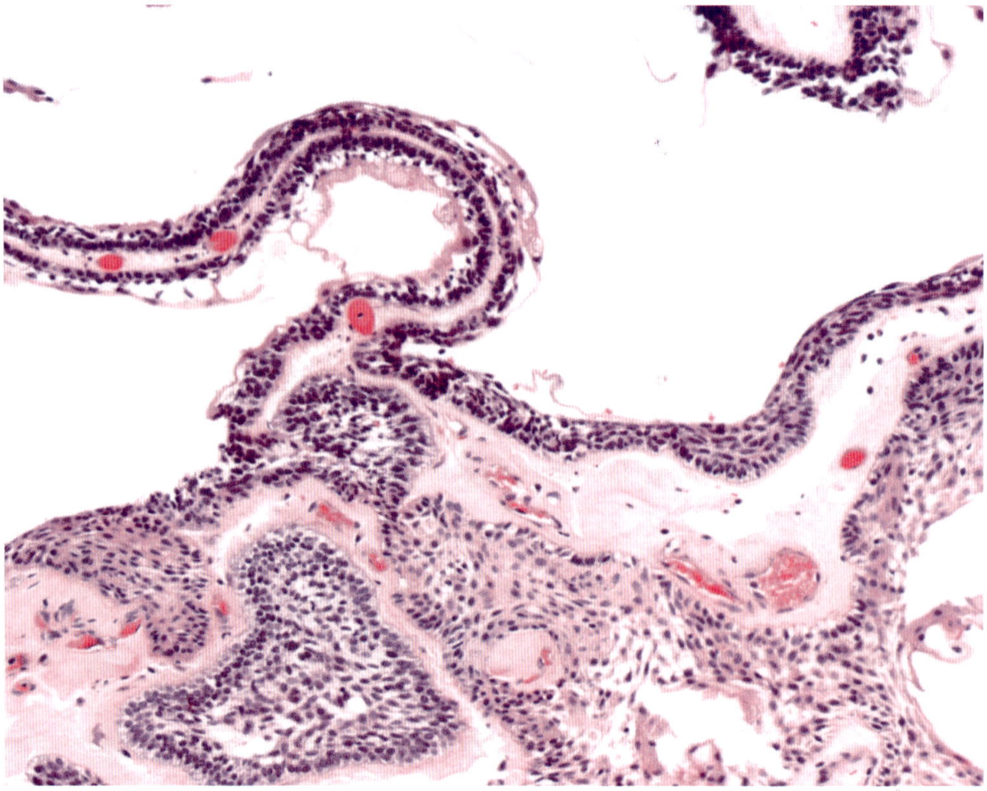

图 17-29
高倍镜下显示丛状成釉细胞瘤的条索状结构游离于囊中，而在单囊型成釉细胞瘤中不出现典型的极性和“篮状编织状”排列。

腔，内壁衬附丛状肿瘤的增生。单囊型肿瘤充满了交错排列的条状、索状结构，形成网状结构，细胞很少显示滤泡样和反极向的特点(图17-28，17-29)。促纤维组织增生型成釉细胞瘤同样不显示典型的成釉细胞瘤的特点,而表现为在密集的胶原间质中可见广泛散布的小岛状和索状温和的牙源性上皮（图17-30）。周围型

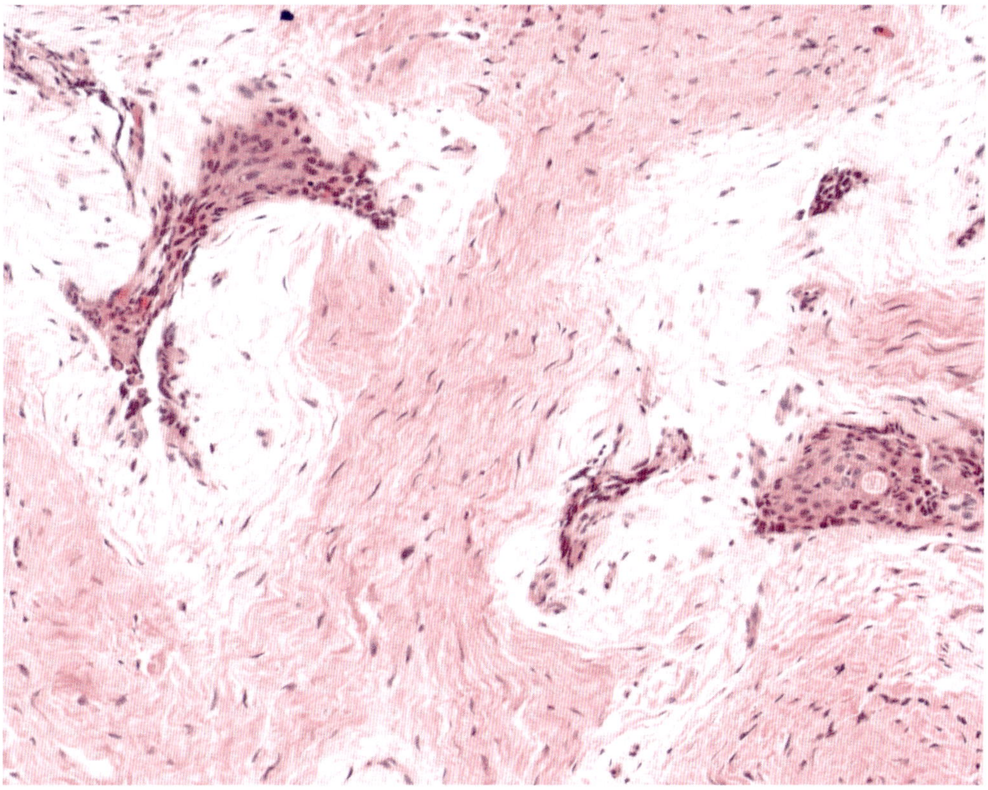

图 17-30
中倍镜下，促纤维增生型成釉细胞瘤不显示 Vickers 和 Gorlin 改变，表现为不规则的鳞状上皮岛，周围有水肿的空环。

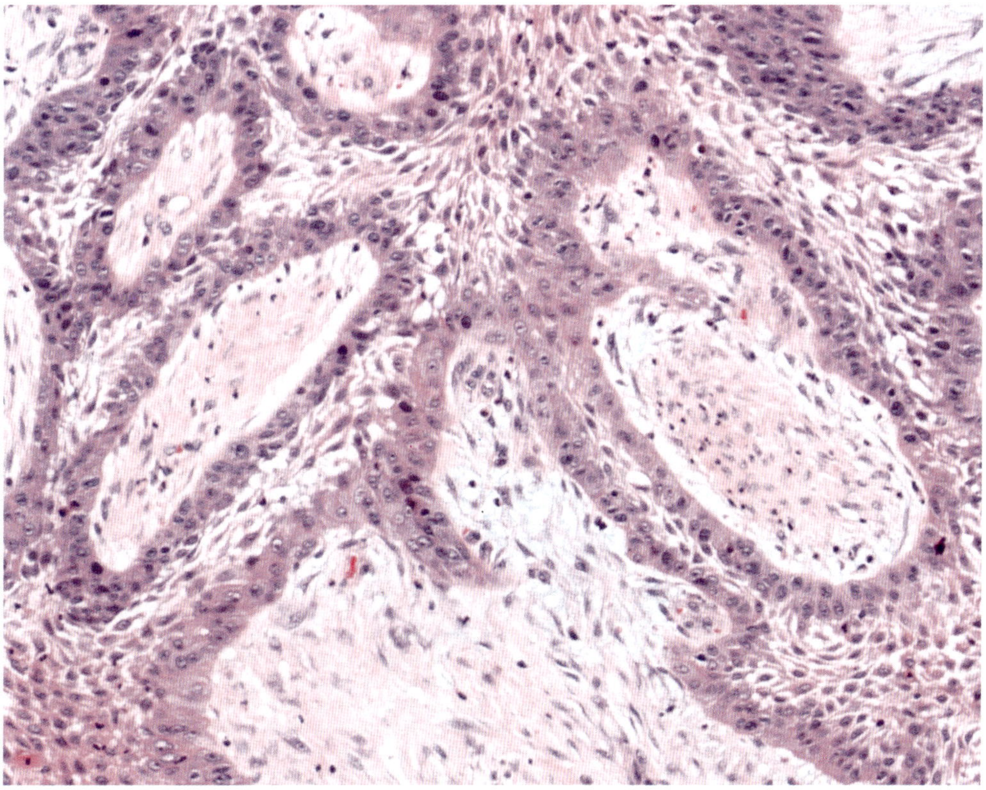

图 17-31
中倍镜下，成釉细胞癌显示多层不典型的周围基底细胞，缺乏柱状细胞、空泡改变和反极向排列。

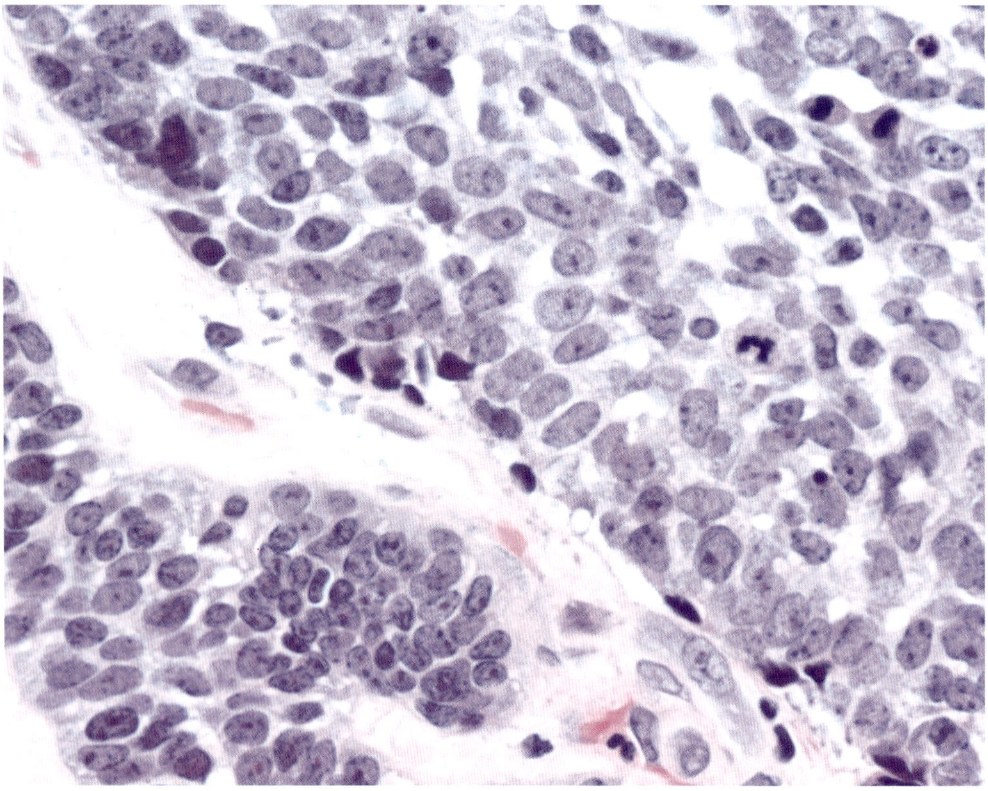

图 17-32
高倍镜下，成釉细胞癌显示出清楚的上皮细胞分界，基底部上皮细胞排列不规则，有显著的异型性及多数核分裂象。

的成釉细胞瘤的典型改变是出现滤泡样结构，有较厚的纤维结缔组织包膜。各种组织类型的成釉细胞瘤在细胞学上均极少有细胞的异型性及核分裂象。当出现异型性、细胞增殖、核分裂象时，要考虑成釉细胞癌。

鉴别诊断

临床上对于单囊型成釉细胞瘤的鉴别包括良性牙源性囊肿和肿瘤。而成釉细胞瘤的组织学鉴别诊断较少，这是因为其具有独特的组织学表现。组织学鉴别诊断包括成釉细胞纤维瘤(ameloblastic fibroma)、成釉细胞纤维牙瘤(ameloblastic fibro-odontoma)和成釉细胞牙瘤(ameloblastic odontoma)。成釉细胞纤维瘤和成釉细胞纤维牙瘤具有独特的特点，即成釉细胞上皮细胞成分较少，不形成较大的岛状结构，背景为含有弥散分布的星网状成纤维细胞的原始的黏液样间叶组织。成釉细胞牙瘤显示与成釉细胞瘤相似的上皮成分，然而，常伴随较硬组织，形成牙瘤。

预后及治疗

对于成釉细胞瘤采用较大范围的局部切除，距肿物边缘1cm。手术切除是对传统的多囊型肿瘤较好的治疗。多囊型肿瘤手术切除边缘1cm，复发率25%～55%，病人需要长期随访，因为肿瘤可能在第一次手术切除后间隔很长时间复发。单囊型肿瘤需要破坏性较小的治疗方式，只实施囊性肿瘤的剜除伴刮除术或只采用“钻骨术”即可。单囊性病变采取的弱侵袭性的手术治疗后的复发率约为5%。多囊的传统型成釉细胞瘤虽然复发率很高，但是外科全切术很容易治疗。

偶尔，成釉细胞瘤会从良性的、孤立性的病变发生远处转移，这时被命名为“恶性成釉细胞瘤”，尽管其组织学上为良性表现。“真正的恶性”成釉细胞瘤也称成釉细胞癌，是高级别的肿瘤，在一些报道中广泛转移，死亡率50%。成釉细胞癌的特征与良性成釉细胞瘤有相似之处，但是其在基底膜处，细胞极性差，出现更多的实性细胞中心区、细胞异型性和明显的核分裂象（图17-31）。成釉细胞癌经常是实体型的基底细胞样肿瘤（图17-32），它在临床上进展较快，但往往为局部侵袭性，早期侵蚀骨的边缘，有潜在的转移倾向。

中心性牙源性纤维瘤

中心性牙源性纤维瘤（central odontogenic fibroma）是一种少见的牙源性良性间叶组织肿瘤，对此仍有一些争议。早期资料把其分为两种类型，但是这种区分仅对于作出准确的诊断和鉴别诊断较为重要。

临床特点

中心性牙源性纤维瘤好发于女性（女：男为3：1），10～40岁发生率较高，病变可无症状，尽管大的病变可引起颌骨的膨胀和偶尔引起皮质穿孔。它经常是无痛性的肿块，肿瘤常发生于上颌骨的前部，导致明显的腭裂或凹陷，这种情况多提示为该肿瘤。

中心性牙源性纤维瘤
疾病概况

定义	牙源性良性间叶组织肿瘤
发生及部位	少见 多发生于上颌骨前部
性别、种族和年龄	女性多于男性（女：男 = 3：1） 高峰在 10 ～ 40 岁
临床特点	通常无症状 大的病变引起无痛性颌骨膨胀 上颌骨前部病变导致明显的腭裂
影像学特点	多数表现为边界清楚的单房性透光区 边界清楚的硬化边缘 透光和不透光相混合的多房性病变少见 偶与未萌出牙的牙冠相关
预后及治疗	复发少见 切除术和刮除术

影像学特点

影像学上，尽管多房性的病变也可见到，但大多数中心性牙源性纤维瘤是单房性的。病变经常有边界清楚的硬化边缘。极少的中心性牙源性纤维瘤会出现透光和不透光的混合性病变。病变可能与未萌出牙的牙冠相关。另外，较大的病变可能影响到邻近结构，导致牙齿的移位或牙根的吸收。

病理学特点

大体所见

标本通常为有包膜、质硬的光滑肿物，有时外科医生会说明是“剥除”的标本。

镜下所见

组织学表现多种多样。可以从密集的透明样变的细胞到疏松的黏液再至几乎无细胞（图17-33）。纤细的胶原纤维偶尔见于纤维黏液样间质中。正是这种形态的多变性导致了其分为两种类型（WHO 型和简单型）的争议。牙源性上皮经常表现为惰性形态，尽管有时可出现增生（图 17-34）及偶尔会缺失。它们形成不规则的岛状或条索状。另外，钙化可出现或不出现，很像牙骨质、骨样基质或牙本质。还存在一种变异型，即颗粒细胞性牙源性纤维瘤。

鉴别诊断

镜下表现很像牙源性囊肿(dental follicle)。鉴别依赖于影像资料和临床表现，包括大小和部位。通常，

中心性牙源性纤维瘤
病理学特点

大体所见	有包膜、质硬、光滑的黄白色肿物
镜下所见	组织学表现多样，从疏松的黏液样间质到密集的透明样间质 尽管在增生型可以见到，但通常牙源性上皮不活跃 钙化出现或不出现
病理鉴别诊断	增生性牙源性囊肿、促纤维增生性纤维瘤

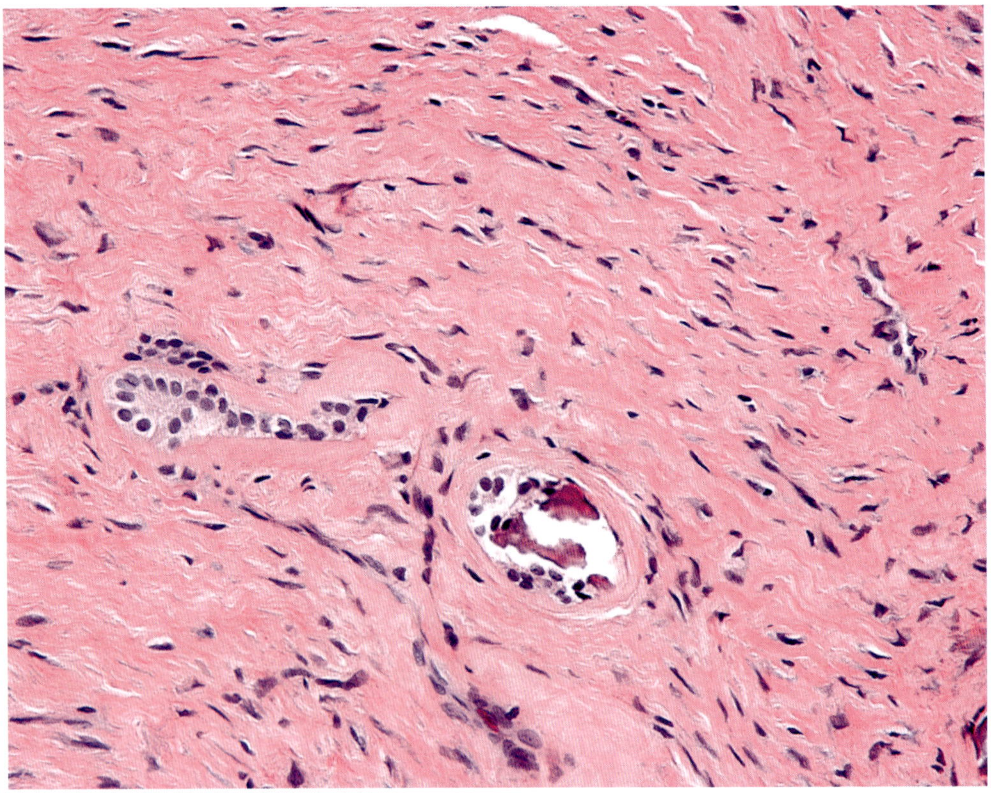

图 17-33
松散分布的成纤维细胞和胶原纤维，伴牙骨质样物沉积。可见牙源性上皮小巢。

鉴别诊断并不困难，应记住增生的牙源性滤泡非常常见，而中心性牙源性纤维瘤极少见。中心性牙源性纤维瘤可能与促纤维增生性纤维瘤非常相似，但促纤维增生性纤维瘤没有牙源性上皮，且与牙齿无关联，另外，其可能表现为局部侵袭性。

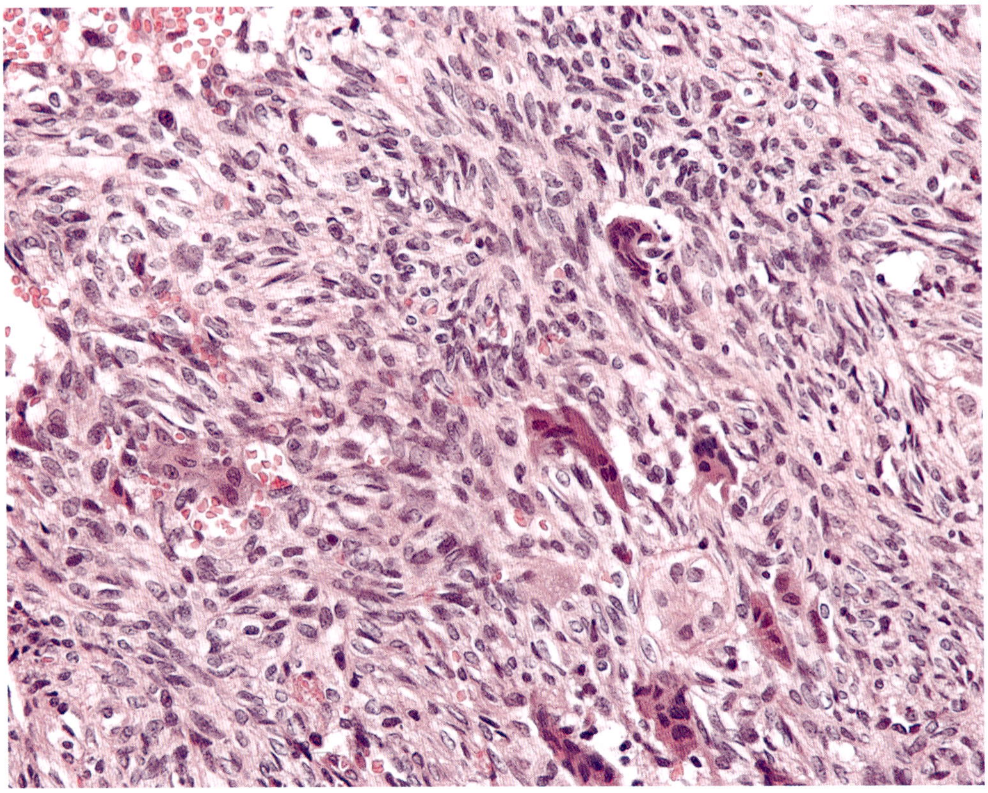

图 17-34
中心性牙源性纤维瘤 WHO 型的特点是富于细胞的纤维性病变，伴局灶性牙源性上皮巢。

预后及治疗

常见的治疗方法为外科剜除术和刮除术。复发少见。

牙源性钙化上皮瘤

牙源性钙化上皮瘤（calcifying epithelial odontogenic tumor，CEOT）也被称作 Pindborg 瘤，是一种少见的、局部侵袭性的颌骨肿瘤，以淀粉样物质为特征，淀粉样物质可形成钙化。

临床特点

在牙源性肿瘤中小于1%，无性别差异，患者年龄在 20 ～ 60 岁。肿瘤表现为缓慢增大的无痛性颌骨肿块，少数发生于牙龈。下颌骨的发生率是上颌骨的 2 倍，明显好发于尖牙 / 磨牙区。

影像学特点

肿瘤界限清楚，单房或多房性，混合性的透光-不透光性病变伴不透明的斑点（图17-35）。钙化通常被描述为“大风雪（driven snow）”。多于 60% 的病例与未萌出牙的牙冠关系密切。

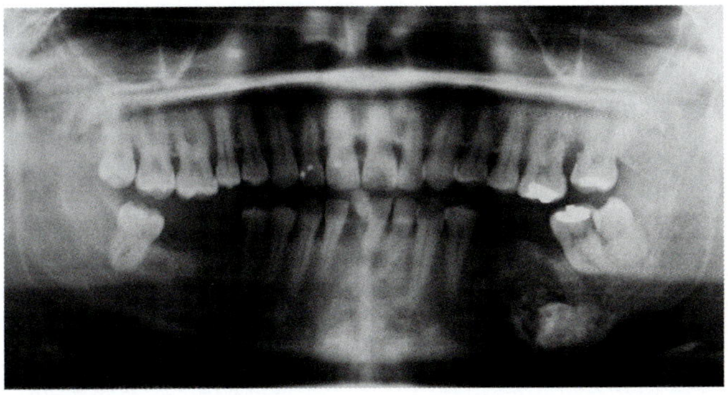

图 17-35
全组牙片，在左侧下颌骨后部可见多房性透光性病变，包含大的钙化影。

牙源性钙化上皮瘤
疾病概况

定义	少见的、局部侵袭性的牙源性上皮肿瘤，以出现可能发生钙化的淀粉样物质为特点（也称为 Pindborg 瘤）
发生及部位	在牙源性肿瘤中占<1% 下颌骨＞上颌骨（2∶1），特别好发于尖牙 / 磨牙区
性别、种族和年龄	性别比例相同 通常在 20 ～ 60 岁
临床特点	颌骨缓慢增大的无痛性肿块 周围型（骨外型）出现非特征性的牙龈肿块（6% 的病例）
影像学特点	边界清楚的单房或多房性的透光区，伴有各种不透明斑点 钙化被描述为“大风雪” 60% 的病例与未萌出牙的牙冠有关
预后及治疗	长期随访以预防复发（特别是未完全切除时或为透明细胞变异型） 保守的手术治疗

病理学特点

大体所见

大体上为实性边界清楚的伴有不等量钙化的病变。

镜下所见

肿瘤由片状、岛状的多边形上皮细胞构成，有丰富的嗜伊红胞浆和明显的细胞间桥。核有明显的多形性（图17-36）。核分裂象少见。特征是有丰富的嗜伊红的均质的透明物质，已经证实为淀粉样物质（图17-37）。这些物质同心圆样嗜碱性钙化导致形成 Liesegang 环。也有透明细胞和非钙化变异型的报道。

辅助检查

淀粉样物质刚果红染色在偏振光下显示典型的苹果绿双折射。结晶紫和硫代丫啶黄素T荧光染色也证实了淀粉样物质的存在。另外，肿瘤细胞CK及EMA阳性。

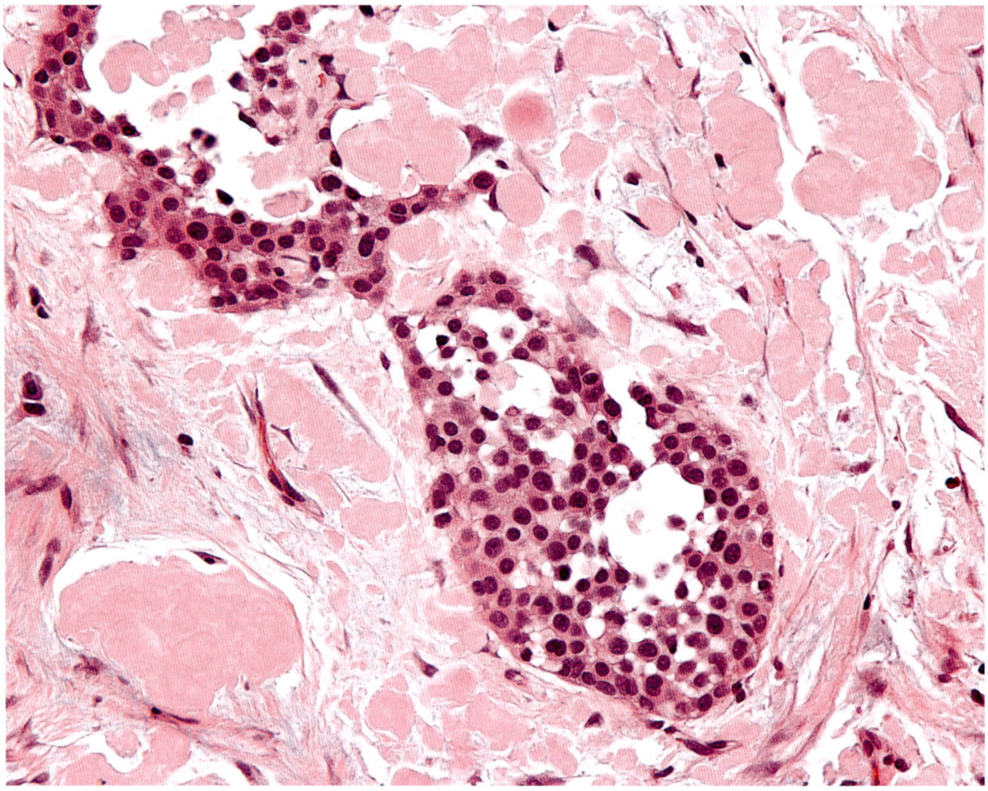

图 17-36
多边形的上皮细胞片状排列。注意细胞核的深染和多形性。灶状的粉红色淀粉样物质支持 CEOT 的诊断。

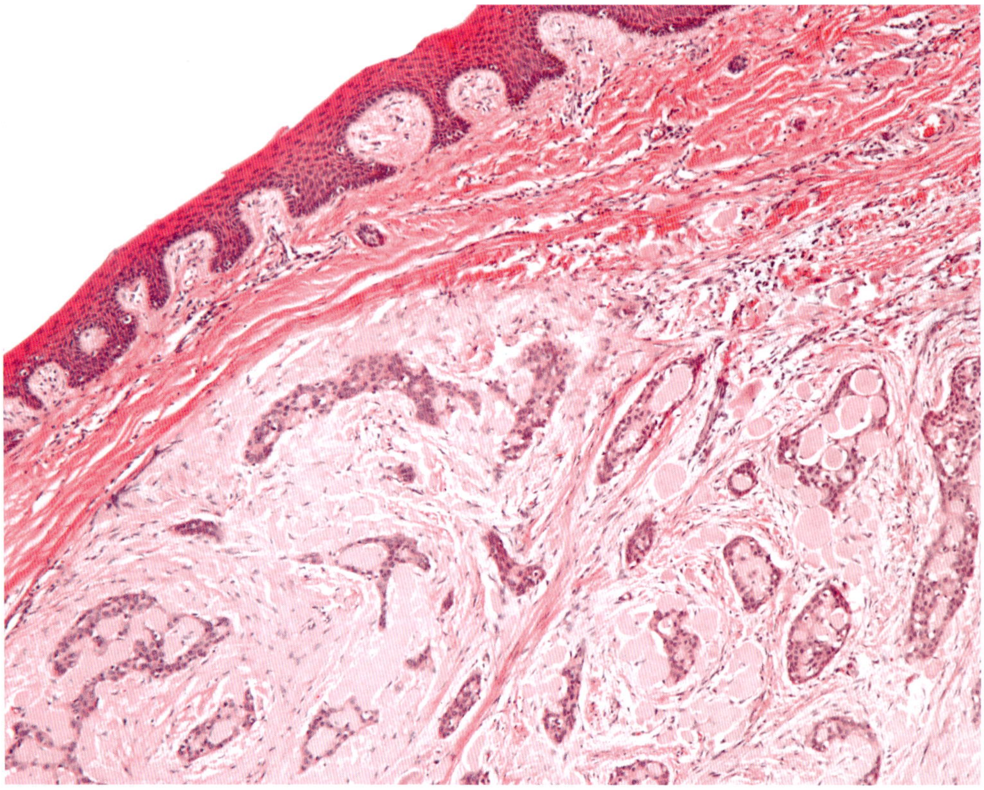

图 17-37
少见的外周变异型 CEOT 显示上皮细胞岛和灶状无细胞性淀粉样物质，它们位于正常完整的口腔黏膜下纤维结缔组织中。

牙源性钙化上皮瘤

病理学特点

大体所见	实性、边界清楚的有钙化的肿块
镜下所见	多边形的上皮细胞呈片状或条索状排列，有丰富的嗜酸性胞浆和明显的细胞间桥
	可有明显的核的多形性
	核分裂象少见
	大量嗜酸性均质的透明物质（淀粉样物质）
	同心圆状的嗜碱性钙化（Liesegang 环）
	有“透明细胞”和“无钙化”变异型
辅助检查	淀粉样物的刚果红染色在偏振光显微镜下为苹果绿双折射（结晶紫和丫啶黄素 T 染色也可应用）
	CK 和 EMA 阳性
病理鉴别诊断	鳞状细胞癌、透明细胞牙源性癌、转移性肾细胞癌

鉴别诊断

CEOT有时需要与原发性及转移性鳞状细胞癌进行鉴别，鳞状细胞癌缺少淀粉样物质且不出现钙化有助于两者的鉴别。对于透明细胞变异型，应除外透明细胞牙源性癌（clear cell odontogenic carcinoma）和转移性肾细胞癌。

预后及治疗

因为已知有复发的危险，建议长期随访，特别是切除不完全时和（或）透明细胞变异型。治疗通常采用保守的手术治疗（剜除术或局部切除）。

牙源性角化囊肿

牙源性角化囊肿（odontogenic keratocyst，OKC）是独特的牙源性发育性囊肿，来源于牙板，这种囊肿之所以独特，是因为其具有肿瘤样的增长潜能，正确的诊断对于处理这种高复发的疾病是必要的。

临床特点

占所有牙源性囊肿的4% ~ 12%，OKC是发生在下颌骨和上颌骨的独特的发育性囊肿，常发生于下颌骨的后部，特别是第三磨牙区。OKC可发生于任何年龄，尤其常见于10 ~ 30岁，好发于男性。很多病变是在常规牙齿拍片时偶然发现。伴疼痛、肿胀及分泌物，经常有囊肿的继发感染。当OKC作为痣样基底细胞癌综合征（NBCCS）（Gorlin综合征）的一种显著特征出现时，有临床意义。痣样基底细胞癌综合征是一种常染色体显性遗传异常［染色体9q22；修补（PTCH）抑癌基因］。这种综合征常出现一些症状和体征，包括皮肤的基底细胞癌、骨骼畸形（肋骨和椎骨）、大脑镰钙化、频发的特发性肿瘤和多发性OKC。

影像学特点

OKC经常表现为透射性、单房性、边界清楚的病变（图17-38）。随着病变体积的增加，它可能变为多

牙源性角化囊肿

疾病概况

定义	颌骨的发育性牙源性囊肿，表现为侵袭性的临床行为，特点是单房或多房的骨内肿瘤，有明显的分层角化的鳞状上皮
发生及部位	占牙源性囊肿的 4% ~ 12%
相关改变或死亡率	发展缓慢，复发率高，可能需要毁容的手术
性别、种族和年龄	男性＞女性
	白人发病率高
	任何年龄，高峰在 10 ~ 30 岁
临床特点	大多数病变为偶然发现，无症状
	如有症状，疼痛、肿胀、出现分泌物最常见
	多发性的病变及儿童病变可能与痣样基底细胞癌综合征（NBCCS）有关
影像学特点	边界清楚的、透光的单房病变
	大的病变可能为多房性
	光滑的皮质边界
	有未萌出的牙齿（40%）
预后及治疗	有较高的复发率，要求密切随访
	与 NBCCS 有关
	手术治疗

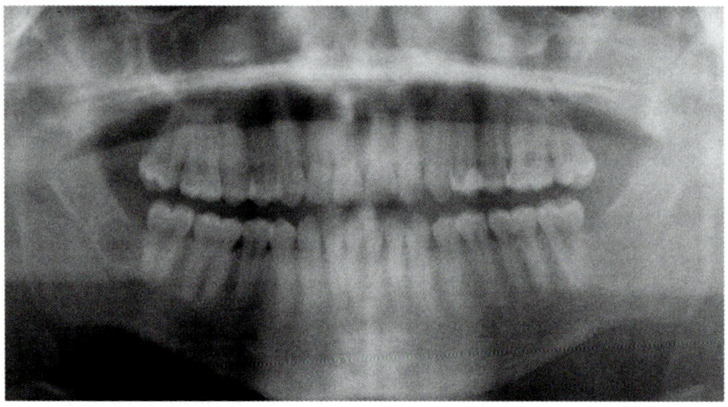

图 17-38
全组牙片。位于下颌骨右后部小的单房性囊肿，镜下显示为牙源性角化囊肿。

房性。病变通常有光滑的边界，无骨的膨胀，经常与未萌出的牙有关（40%）。

病理学特点

大体所见

OKC有纤维性囊壁，腔内充满透明液体或黄白色的角化物。病变可能含有未萌出的牙。

牙源性角化囊肿
病理学特点

大体所见	薄脆的囊壁内充满透明的液体或黄白色角化物 有时可见未萌出的牙齿
镜下所见	均匀的薄层上皮，通常衬有 6 ～ 8 层密集而缺乏起伏的细胞 上皮下出现人工裂隙 腔内表面被覆皱纹状的过度角化上皮 栅栏状排列的立方或柱状的基底细胞 腔内含角化物碎片 继发感染可能改变组织学特点
病理鉴别诊断	角化性牙源性囊肿、含牙囊肿、牙源性钙化囊肿、成釉细胞瘤

镜下所见

OKC的组织学特点是独特的。被覆上皮均匀且较薄，通常有 6 ～ 8 层细胞（图 17-39）。特征性的病变是上皮较平缺乏起伏，上皮细胞与其下方的纤维结缔组织可分离——尽管是人工假象。囊腔表面衬有皱纹状的过度角化上皮，基底细胞层由呈栅栏状排列的深染

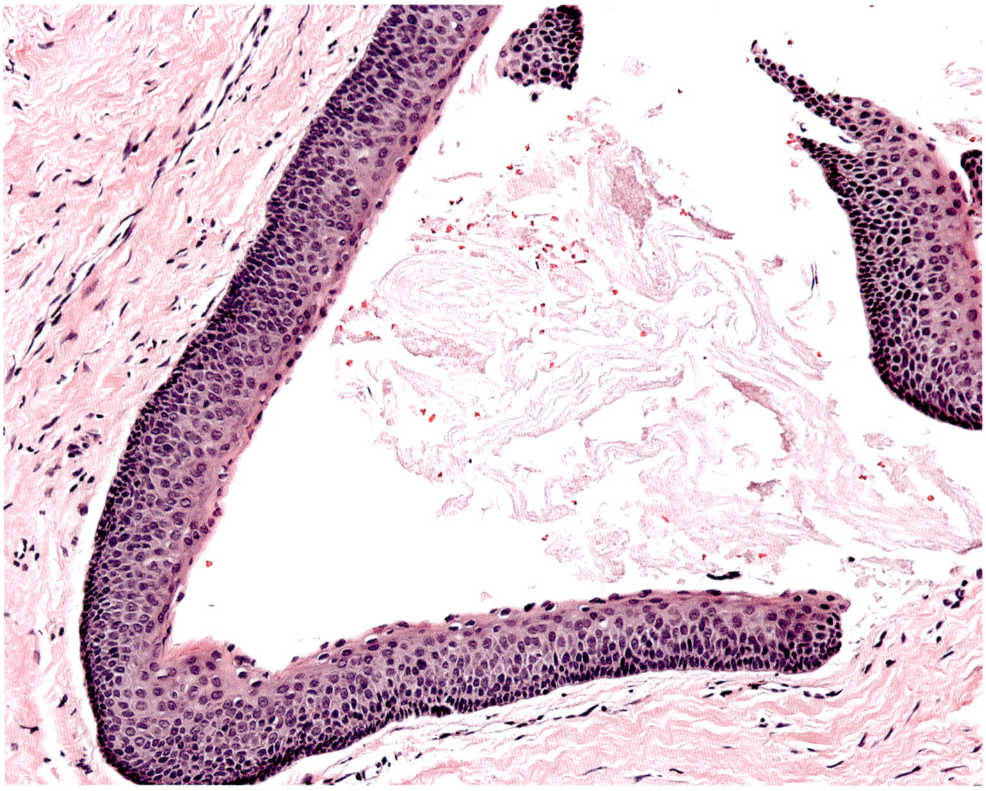

图 17-39
注意牙源性角化囊肿的薄层的过度角化上皮，中心有角化物碎片。

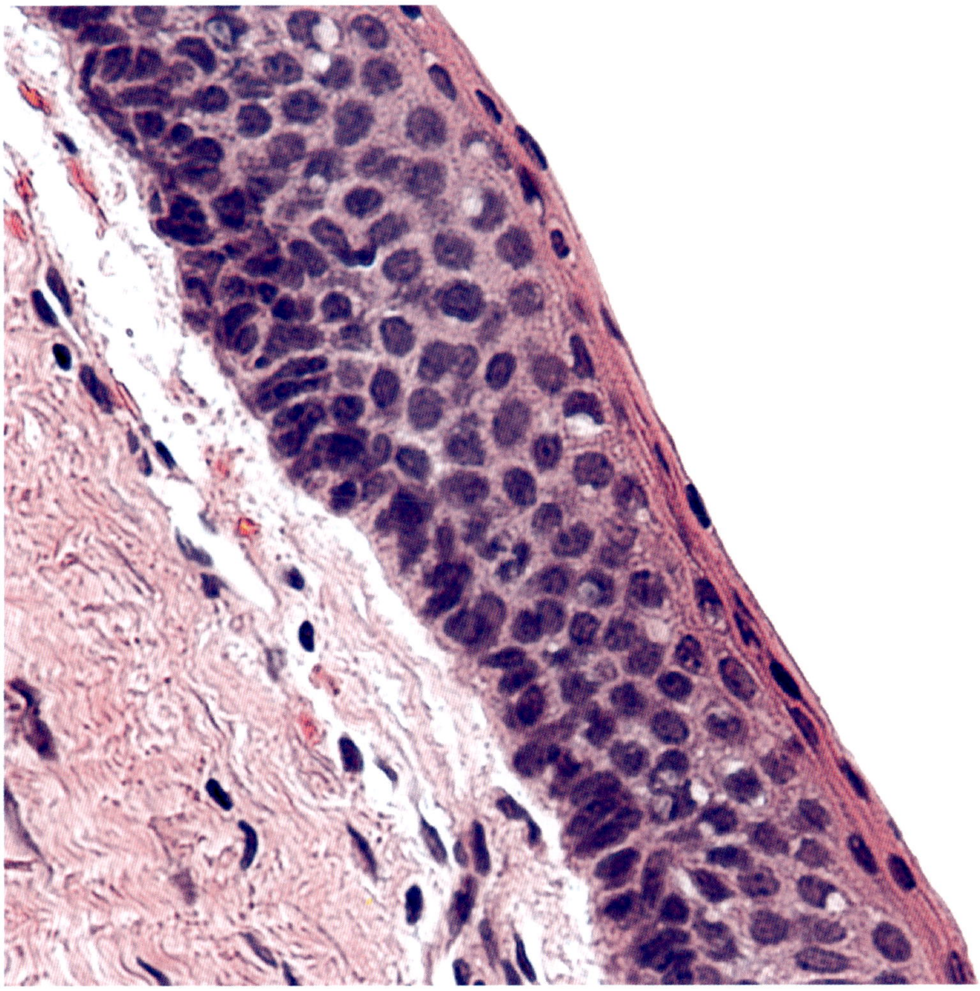

图 17-40
上皮细胞6～8层，深染的柱状和立方上皮细胞构成了清楚的基底层。腔内表面呈特征性的波纹状外观。

的立方和柱状上皮细胞组成（图17-40）。腔内可包含数量不等的角化物。OKC还可出现牙源性上皮形成的卫星小囊及上皮岛；后者常见于 NBCCS 患者。应注意继发感染可以改变这些特征，增加诊断的难度。

鉴别诊断

鉴别诊断必须考虑其他牙源性囊肿。含牙囊肿(dentigerous cyst)是最常见的牙源性囊肿，缺乏基底细胞的栅栏状排列及表面皱纹状的过度角化，它通常含有大量的起伏较大的厚的上皮。角化性牙源性囊肿与OKC有相同的组织学特点，但是它表现为正角化（而非角化不全），并缺乏基底细胞的栅栏状排列。牙源性钙化囊肿(calcified odontogenic cyst)有基底细胞的栅栏状排列，但有明显的影细胞（ghost cell）。成釉细胞瘤(ameloblastoma)在影像学上显示松散排列的星网状层，这个特点也是牙齿的发育过程中的一个特征。

预后及治疗

必须对病人进行密切随访以防止复发。年轻病人和多发性病变的病人要考虑 NBCCS 的可能，完整的切除对于杜绝复发很重要。如何达到完整切除一直存在争议，其中包括周围骨的刮除、骨切除术、全切术和袋形缝合术。

中心性巨细胞病变

中心性巨细胞病变(central giant cell lesion)是颌骨的局限性溶骨性病变，表现为纤维化、出血、吞噬含铁血黄素的巨噬细胞、反应性骨和破骨样巨细胞。对此病变争议较大。也有人称为巨细胞修复性肉芽肿、巨细胞肉芽肿、动脉瘤样骨囊肿和巨细胞肿瘤，这些名称描述的均为同一种病变实体。关于病变的本质尚

中心性巨细胞病变 疾病概况	
定义	颌骨局限性的溶骨性病变，伴有纤维化、出血、吞噬含铁血黄素的巨噬细胞，有反应性骨和破骨性巨细胞
发生及部位	不常见 下颌骨>上颌骨（2∶1）
性别、种族和年龄	女性>男性(女∶男为 1.5∶1 ～ 2∶1) 平均年龄 20 岁（90% 发生在 30 岁之前）
临床特点	影像学资料和临床资料将其分为非侵袭性和侵袭性 通常无症状 颌骨无痛性肿大，感觉异常，牙齿吸收
影像学特点	单房性、边界清楚的透光性病变到多房性的膨胀的溶骨性病变 可见牙根的吸收和牙齿的移位 可见病变内的骨性隔膜
预后及治疗	尽管组织学表现不能预示其生物学行为，但是其长期预后好 尽管注射类固醇、α-干扰素和应用降钙素有效，仍需行完整的剜除术

缺少一致性的认识，故在更深入研究解决这些问题之前，暂称其为“巨细胞病变”。

临床特点

中心性巨细胞病变平均年龄20岁，但可发生于各年龄段。女性发病高于男性（女∶男为1.5∶1～2∶1）。好发于下颌骨。结合临床和影像学特点，颌骨的巨细胞性病变传统上分为两种：非侵袭性和侵袭性。非侵袭性病变通常无症状，为偶然发现。侵袭性病变表现为疼痛、感觉异常和牙齿吸收。

影像学特点

中心性巨细胞病变表现为膨胀性的单房或多房透光性病变，伴有扇贝花边样清楚的边界（图 17-41）。可见牙齿移位。尽管影像学所见不具有诊断性，病变内的骨性分隔对诊断还是有所帮助。

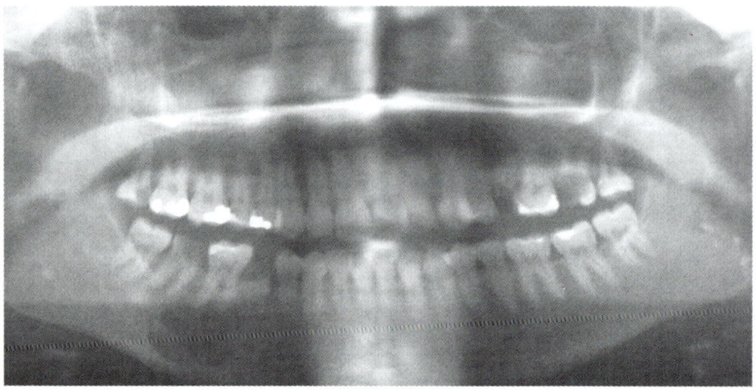

图 17-41

全组牙片。位于下颌骨后部大的膨胀性透光性病变。

中心性巨细胞病变 病理学特点	
大体所见	红色到黄色的出血组织及骨组织
镜下所见	在卵圆形到梭形的成纤维细胞背景中可见多核的破骨样巨细胞 血管丰富，伴有渗出的红细胞及吞噬含铁血黄素的巨噬细胞 化生性骨和骨样组织贯穿病变 核分裂象常见（但不是病理性的）
病理鉴别诊断	甲状旁腺功能亢进性棕色瘤，巨颌症

病理学特点

病变由卵圆形和梭形的成纤维细胞组成；一些病变富含细胞，另一些病变很疏松，呈黏液样（图17-42）。丰富的血管性间质伴有血管外红细胞（出血）、吞噬含铁血黄素的巨噬细胞和巨细胞（图17-43）。破骨样巨细胞的数量不等，对于诊断没有绝对的数量要求。当出现多个核时，核的数目不定。小叶状的胶原和化生性骨贯穿病变，尤以周边部更为明显。核分裂象常见，但通常为非病理性的。有无侵袭性依临床和影像学确定。

鉴别诊断

中心性巨细胞病变在组织学上与甲状旁腺功能亢进性棕色瘤(brown tumor of hyperparathyroidism)相同。

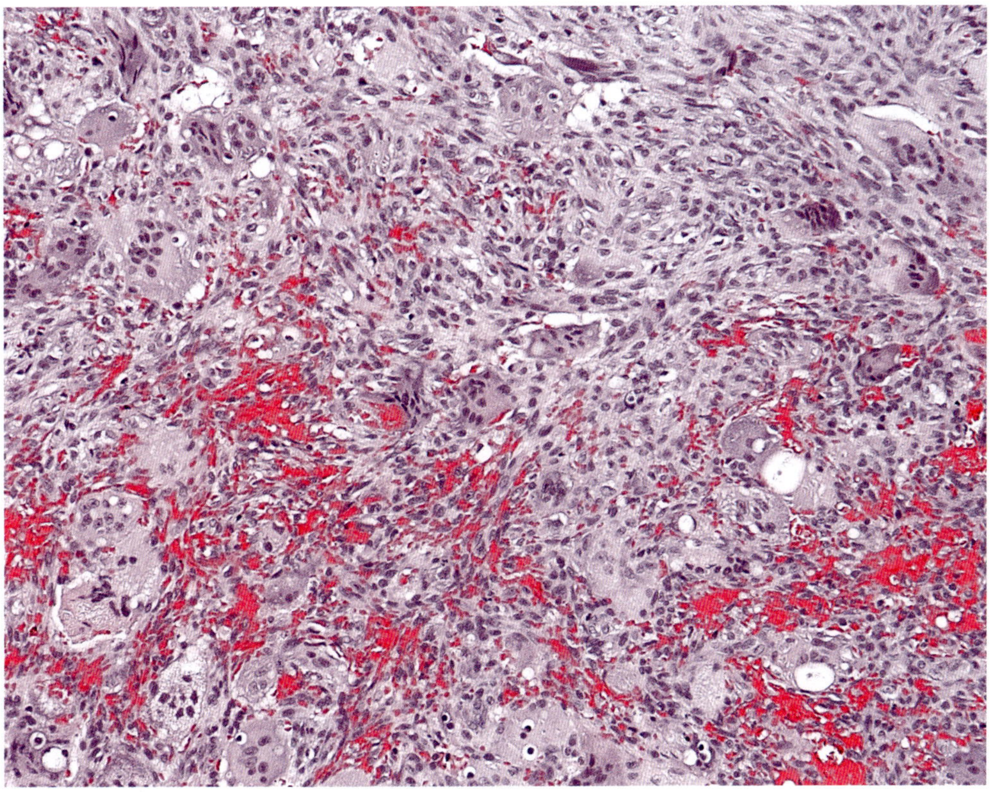

图 17-42
中心性巨细胞病变。在骨的细胞性间叶组织中可见大的巨细胞。

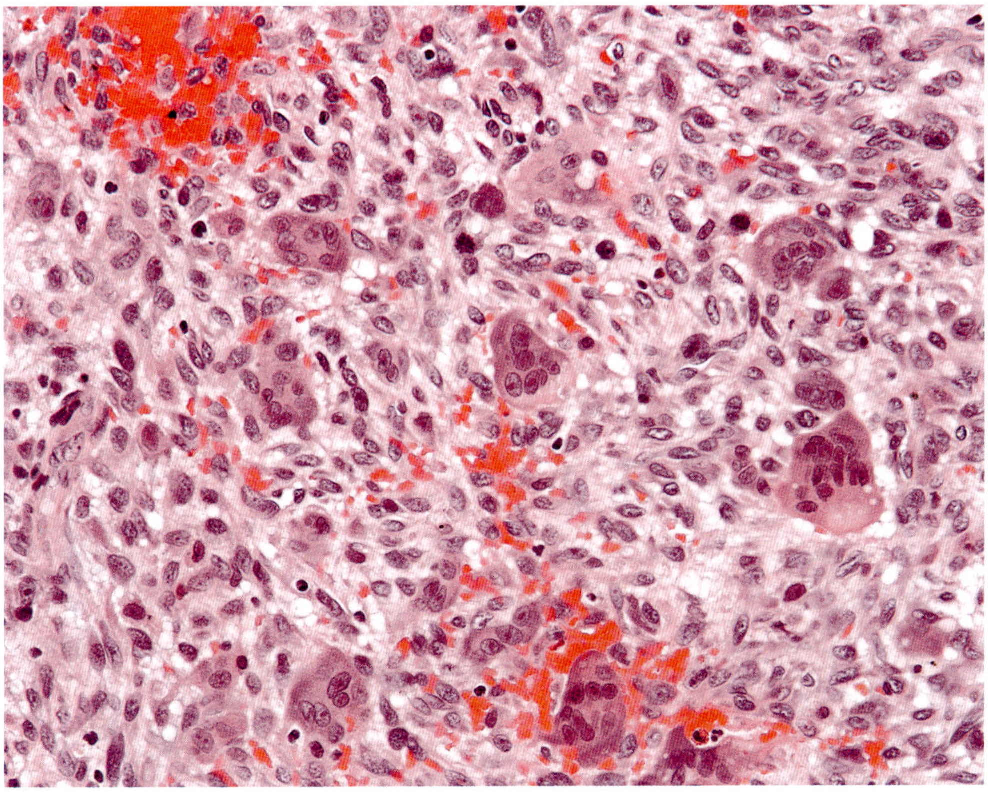

图 17-43
大的巨细胞见于卵圆形到梭形的细胞间质中。注意中心性巨细胞病变中的出血。

故作出中心性巨细胞病变的诊断必须谨慎地除外甲状旁腺功能亢进症，必须检查病人的血钙和甲状旁腺激素水平。组织学上与巨颌症很难鉴别，血管周围嗜伊红物质的指环样沉积以及临床和影像学资料均有助于正确的鉴别诊断。

预后及治疗

组织学表现不能预示其生物学行为。若手术切除彻底，则很少复发。完整的剜除术通常是传统的治疗方法，但是注射类固醇及α-干扰素，以及应用降钙素治疗也证实有效。非手术治疗需要数月才可治愈。

推荐阅读

骨化性纤维瘤

1. Eversole LR, Leider AS, Nelson K: Ossifying fibroma: a clinicopathologic study of sixty-four cases. Oral Surg Oral Med Oral Pathol 1985;60:505-511.
2. Su L, Weathers DR, Waldron CA: Distinguishing features of focal cemento-osseous dysplasia and cemento-ossifying fibromas I. A pathologic spectrum of 316 cases. Oral Surg Oral Med Oral Pathol 1997;84:301-309.
3. Su L, Weathers DR, Waldron CA: Distinguishing features of focal cemento-osseous dysplasia and cemento-ossifying fibromas II. A clinical and radiologic spectrum of 316 cases. Oral Surg Oral Med Oral Pathol 1997;84:540-549.
4. Sciubba JJ, Fantasia JE, Kahn LB: Fibro-osseous lesions. In: Sciubba JJ, Fantasia JE, Kahn LB, eds. Atlas of Tumor Pathology, Tumors and Cysts of the Jaw. Washington, DC: Armed Forces Institute of Pathology, 1999:145-151.
5. Slootweg PJ, El Mofty SK: Ossifying fibroma. In: Barnes EL, Eveson JW, Reichart P, Sidransky D, eds. Pathology and Genetics of Head and Neck Tumours. Kleihues P, Sobin LH, series eds. World Health Organization Classification of Tumours. Lyon, France: IARC Press, 2005:319-320.
6. Slootweg PJ, Muller H: Differential diagnosis of fibro-osseous jaw lesions. A histologic investigation of 30 cases. J Craniomaxillofac Surg 1990;18:210-214.

青少年/活跃性骨化性纤维瘤

1. Bendet E, Bakon M, Tadmor R, et al.: Juvenile cemento-ossifying fibroma of the maxilla. Ann Otol Rhinol Laryngol 1997;106:75-78.
2. Sciubba JJ, Fantasia JE, Kahn LB: Fibro-osseous lesions. In: Sciubba JJ, Fantasia JE, Kahn LB. Atlas of Tumor Pathology, Tumors and Cysts of the Jaw. Washington, DC: Armed Forces Institute of Pathology, 1999:147-151.
3. Slootweg PJ, Panders AK, Koopmans R, Nikkels PGJ: Juvenile ossifying fibroma. An analysis of 33 cases with emphasis on histopathological aspects. J Oral Pathol Med 1994;23:285-288.
4. Wiendenfeld KR, Neville BW, Hutchins AR, et al.: Juvenile ossifying fibroma of the maxilla in a 6-year-old male: case report. Ped Dentistry 1995;17:365-367.

骨瘤

1. Kaplan I, Calderon S, Buchner A: Peripheral osteoma of the mandible: a study of 10 new cases and analysis of the literature. J Oral Maxillofac Surg 1994;52:467-470.
2. Schneider LC, Dolinsky HB, Grodjesk JE: Solitary peripheral osteoma of the jaws: a report of case and review of literature. J Oral Surg 1980;38:452-455.
3. Sciubba JJ, Fantasia JE, Kahn LB: Nonodontogenic esions. In: Sciubba JJ, Fantasia JE, Kahn LB. Atlas of Tumor Pathology, Tumors and Cysts of the Jaw. Washington, DC: Armed Forces Institute of Pathology, 1999:173-175.

成牙骨质细胞瘤

1. Ackermann GL, Altini M: The cementomas—a clinicopathological reappraisal. J Dent Assoc S Afr 1992;47:187-194.
2. Sciubba JJ, Fantasia JE, Kahn LB: Odontogenic cysts. In: Sciubba JJ, Fantasia JE, Kahn LB. Atlas of Tumor Pathology, Tumors and Cysts of the Jaw. Washington, DC: Armed Forces Institute of Pathology, 1999:109-110.
3. Slootweg PJ: Cementoblastoma and osteoblastoma: A comparison of histologic features. J Oral Pathol Med 1996;13:104-112.
4. van der Waal I: Cementoblastoma. In: Barnes EL, Eveson JW, Reichart P, Sidransky D, eds. Pathology and Genetics of Head and Neck Tumours. Kleihues P, Sobin LH, series eds. World Health Organization Classification of Tumours. Lyon, France: IARC Press, 2005:318.
5. Zachariades N, Skordalaki A, Papanicolaou S, et al.: Cementoblastoma: review of the literature and report of a case in a seven-year-old girl. Br J Oral Maxillofac Surg 1985;23:453-461.

骨母细胞瘤

1. Ataoglu O, Oygur T, Yamalik K, Yucel E: Recurrent osteoblastoma of the mandible. A case report. J Oral Maxillofac Surg 1994;52:86-90.
2. Lucas DR, Unni KK, McLeod RA, et al.: Osteolastoma: clinicopathologic study of 306 cases. Hum Pathol 1994;25:117-134.
3. Malcolm A, Schiller A, Schneider-Stock R: Osteoblastoma. In: Fletcher DM, Unni KK, Mertens F. Pathology and Genetics, Tumours of Soft Tissue and Bone. Lyon, France: World Health Organization Classification of Tumours, 2002;262-263.
4. Sciubba JJ, Fantasia JE, Kahn LB: Nonodontogenic Lesions. In: Sciubba JJ, Fantasia JE, Kahn LB. Atlas of Tumor Pathology, Tumors and Cysts of the Jaw. Washington, DC: Armed Forces Institute of Pathology, 1999:175-181.
5. van der Waal I, Greebe RB, Elias EA: Benign osteoblastoma or osteoid osteoma of the maxilla. Report of a case. Int J Oral Surg 1983;12:355-358.
6. Weinberg S, Katsikeris N, Pharoah M: Osteoblastoma of the mandibular condyle: review of the literature and report of a case. J Oral Maxillofac Surg 1987;45:350-355.

牙瘤（混合型和组合型）

1. Budnick SD: Compound and complex odontomas. Oral Surg 1976;42:501-506.
2. Kaugars GE, Miller ME, Abbey LM: Odontomas. Oral Surg Oral Med Oral Pathol 1989;67:172-176.
3. Prætorius F, Piattelli A: Odontoma, complex type. In: Barnes EL, Eveson JW, Reichart P, Sidransky D, eds. Pathology and Genetics of Head and Neck Tumours. Kleihues P, Sobin LH, series eds. World Health Organization Classification of Tumours. Lyon, France: IARC Press, 2005:310.
4. Prætorius F, Piattelli A: Odontoma, compound type. In: Barnes EL, Eveson JW, Reichart P, Sidransky D, eds. Pathology and Genetics of Head and Neck Tumours. Kleihues P, Sobin LH, series eds. World Health Organization Classification of Tumours. Lyon, France: IARC Press, 2005:311.
5. Sciubba JJ, Fantasia JE, Kahn LB: Benign odontogenic tumors. In: Sciubba JJ, Fantasia JE, Kahn LB. Atlas of Tumor Pathology, Tumors and Cysts of the Jaw. Washington, DC: Armed Forces Institute of Pathology, 1999:117-120.

牙源性腺瘤样瘤

1. Aldred MJ, Gray AR: A pigmented adenomatoid odontogenic tumor. Oral Surg Oral Med Oral Pathol 1990;70:86-89.
2. Philipsen HP, Nikai H: Adenomatoid odontogenic tumour. In: Barnes EL, Eveson JW, Reichart P, Sidransky D, eds. Pathology and Genetics of Head and Neck Tumours. Kleihues P, Sobin LH, series eds. World Health

Organization Classification of Tumours. Lyon, France: IARC Press, 2005:304–305.
3. Philipsen HP, Reichart PA, Zhang KH, et al.: Adenomatoid odontogenic tumor: biologic profile on 499 cases. J Oral Pathol Med 1991;20: 149–158.
4. Philipsen HP, Reichart PA: Adenomatoid odontogenic tumour: fact and figures. Oral Oncol 1999;35:125–131.
5. Saku T, Okabe H, Shimokawa H: Immunohistochemical demonstration of enamel proteins in odontogenic tumors. J Oral Pathol Med 1992;21:113–119.
6. Sciubba JJ, Fantasia JE, Kahn LB: Benign odontogenic tumors. In: Sciubba JJ, Fantasia JE, Kahn LB. Atlas of Tumor Pathology, Tumors and Cysts of the Jaw. Washington, DC: Armed Forces Institute of Pathology, 1999:90–95.

成釉细胞瘤

1. Corio RL, Goldblatt LI, Edwards PA, Hartman KS: Ameloblastic carcinoma: a clinicopathologic study and assessment of eight cases. Oral Surg Oral Med Oral Pathol 1987;64:570–576.
2. Gardner DG, Corio RL: Plexiform unicystic ameloblastoma. A variant of ameloblastoma with a low recurrence rate after enucleation. Cancer 1984;53:1730–1735.
3. Gardner DG, Heikinheimo K, Shear M, Philipsen HP, Coleman H: Ameloblastomas. In: Barnes EL, Eveson JW, Reichart P, Sidransky D, eds. Pathology and Genetics of Head and Neck Tumours. Kleihues P, Sobin LH, series eds. World Health Organization Classification of Tumours. Lyon, France: IARC Press, 2005:296–300.
4. Leider AS, Eversole LR, Barkin ME: Cystic ameloblastoma: A clinicopathologic analysis. Oral Surg Oral Med Oral Pathol 1985;60:624–630.
5. Mosqueda-Taylor A: Odontoameloblstoma. In: Barnes EL, Eveson JW, Reichart P, Sidransky D, eds. Pathology and Genetics of Head and Neck Tumours. Kleihues P, Sobin LH, series eds. World Health Organization Classification of Tumours. Lyon, France: IARC Press, 2005:312.
6. Philipsen HP, Orminston IW, Reichart PA: The desmo- and osteoblastic ameloblastoma: Histologic variant or clinicopathologic entity? Int J Oral Maxillofac Surg 1992;21:352–357.
7. Schafer DG, Thompson LDR, Smith BC, Wenig BM: Primary ameloblastoma of the Sinonasal tract: a clinicopathologic study of 24 cases. Cancer 1998;82:667–674.
8. Sciubba JJ, Fantasia JE, Kahn LB: Benign odontogenic tumors. In: Rosai J. Tumors and Cyst of the Jaw. Washington, DC: Armed Forces Institute of Pathology, 2001:77–127.
9. Slootweg PJ: Ameloblastic fibroma/fibrodentinoma. In: Barnes EL, Eveson JW, Reichart P, Sidransky D, eds. Pathology and Genetics of Head and Neck Tumours. Kleihues P, Sobin LH, series eds. World Health Organization Classification of Tumours. Lyon, France: IARC Press, 2005:308.
10. Takeda Y, Tomich CE: Ameloblastic fibro-odontoma. In: Barnes EL, Eveson JW, Reichart P, Sidransky D, eds. Pathology and Genetics of Head and Neck Tumours. Kleihues P, Sobin LH, series eds. World Health Organization Classification of Tumours. Lyon, France: IARC Press, 2005:309.
11. Vickers RA, Gorlin RJ: Ameloblastoma: delineation of early histopathologic features of neoplasia. Cancer 1970;26:699–710.

中心性牙源性纤维瘤

1. Dahl EC, Wolfson SH, Haugen JC: Central odontogenic fibroma: review of literature and report of cases. J Oral Surg 1981;39:120–124.
2. Gardner DG: Central odontogenic fibroma current concepts. J Oral Pathol Med 1996;25:556–561.
3. Gardner DG: The central odontogenic fibroma: an attempt at clarification. Oral Surg 1980;5:425–432.
4. Philipsen HP, Reichart PA, Sciubba JJ, van der Waal I: Odontogenic fibroma. In: Barnes EL, Eveson JW, Reichart P, Sidransky D, eds. Pathology and Genetics of Head and Neck Tumours. Kleihues P, Sobin LH, series eds. World Health Organization Classification of Tumours. Lyon, France: IARC Press, 2005:315.
5. Ramer M, Buonocore P, Krost B: Central odontogenic fibroma—report of a case and review of the literature. Periodontal Clin Investig 2002;24:27-30.

牙源性钙化上皮瘤

1. Hicks MJ, Flaitz CM, Wong ME, et al.: Clear cell variant of calcifying epithelial odontogenic tumor: case report and review of the literature. Head Neck 1994;16:272–277.
2. Philipsen HP, Reichart PA: Calcifying epithelial odontogenic tumour: biological profile based on 181 cases from the literature. Oral Oncol 2000;36:17–26.
3. Pindborg JJ: A calcifying epithelial odontogenic tumor. Cancer 1958;11: 838–843
4. Pindborg JJ, Vedtofte P, Reibel J, Praetoruis F: The calcifying epithelial odontogenic tumor. A review of recent literature and report of a case. APMIS 1991;23(Suppl):152–157.
5. Sciubba JJ, Fantasia JE, Kahn LB: Benign odontogenic tumors. In: Sciubba JJ, Fantasia JE, Kahn LB. Atlas of Tumor Pathology, Tumors and Cysts of the Jaw. Washington, DC: Armed Forces Institute of Pathology, 1999:85–90.
6. Takata T, Slootweg PJ: Calcifying epithelial odontogenic tumour. In: Barnes EL, Eveson JW, Reichart P, Sidransky D, eds. Pathology and Genetics of Head and Neck Tumours. Kleihues P, Sobin LH, series eds. World Health Organization Classification of Tumours. Lyon, France: IARC Press, 2005:302–303.

牙源性角化囊肿

1. Brannon RB: The odontogenic keratocyst—a clinicopathologic study of 312 cases. Part I: clinical features. Oral Surg Oral Med Oral Pathol 1976;42:54–72.
2. Brannon RB: The odontogenic keratocyst—a clinicopathologic study of 312 cases. Part II: histologic features. Oral Surg Oral Med Oral Pathol 1977;43:233–255.
3. Daley TD, Wysocki GP, Pringle GA: Relative incidence of odontogenic tumors and jaw cysts in a Canadian population. Oral Surg Oral Med Oral Pathol 1994;77:276–280.
4. Gorlin RJ, Goltz RW: Multiple nevoid basal-cell epithelioma, jaw and bifid rib syndrome. N Engl J Med 1960;262:908–914.
5. Sciubba JJ, Fantasia JE, Kahn LB: Odontogenic cysts. In: Sciubba JJ, Fantasia JE, Kahn LB. Atlas of Tumor Pathology, Tumors and Cysts of the Jaw. Washington, DC: Armed Forces Institute of Pathology, 1999:34-43.
6. Wicking C, Bale AE: Molecular basis of the nevoid basal cell carcinoma syndrome. Curr Opin Pediatr 1997;9:630–635.

中心性巨细胞病变

1. Chuong R, Kaban LB, Kozakewich H, Perez-Atayde A: Central giant cell lesions of the jaws: a clinocopathologic study. J Oral Maxillofac Surg 1986;44:708–713.
2. Ficcarra G, Kaban LB, Hansen LS: Giant cell lesions of the jaw: a clinicopathologic and cytometric study. Oral Surg Oral Med Oral Pathol 1987;64:44–49.
3. Jundt G: Central giant cell lesions. In: Barnes EL, Eveson JW, Reichart P, Sidransky D, eds. Pathology and Genetics of Head and Neck Tumours. Kleihues P, Sobin LH, series eds. World Health Organization Classification of Tumours. Lyon, France: IARC Press, 2005: 324.
4. Kaffe I, Ardekian L, Taicher S, et al.: Radiologic features of central giant cell granuloma of the jaws. Oral Surg Oral Med Oral Pathol Radiol Endod 1996;81:720–726.
5. Pogrel MA: Calcitonin therapy for central giant cell granuloma. J Oral Maxillofac Surg 2003;61:649–653.
6. Sciubba JJ, Fantasia JE, Kahn LB: Nonodontogenic lesions. In: Sciubba JJ, Fantasia JE, Kahn LB. Atlas of Tumor Pathology, Tumors and Cysts of the Jaw. Washington, DC: Armed Forces Institute of Pathology, 1999:161–167.
7. Waldrom CA, Shafer WG: The central giant cell reparative granuloma of the jaw. An analysis of 38 cases. Am J Clin Pathol 1966;45:437–447.
8. Whitaker SB, Waldron CA: Central giant cell lesions of the jaws. A clinical, radiologic, and histopathologic study. Oral Surg Oral Med Oral Pathol 1993;75:199–208.

18 颌骨恶性肿瘤

Gary Warnock

骨肉瘤

临床特点

骨肉瘤（osteosarcoma）是最常见的骨原发性恶性肿瘤，颌骨骨肉瘤仅占所有骨肉瘤的7%。大多数肿瘤原因不明，多发生于放疗后、Paget病、骨髓炎和有良性骨肿瘤病史的病人。颌骨外的肿瘤大多发生于10～20岁，颌骨肿瘤发生于其后的各年龄段，中位年龄为33岁。男性比女性多发。上颌骨和下颌骨的发病率相同；资料显示上颌骨肿瘤好发于女性，而下颌骨肿瘤好发于男性。病人表现为局部骨膨胀和疼痛、咬合不正(图18-1)、牙齿松动和感觉异常。传统的骨髓内骨肉瘤涵盖了颌骨的大多数骨肉瘤，而发生于骨表面的肿瘤最常见的则是骨皮质旁型。

骨肉瘤 疾病概况	
定义	最常见的骨原发性恶性肿瘤，从肉瘤样的基质中形成肿瘤性骨样组织（骨）
发生及部位	颌骨骨肉瘤占全部骨肉瘤的7%
性别、种族和年龄	男性＞女性（男：女＝2：1） 中位年龄33岁
临床特点	局部骨膨胀伴疼痛 咬合障碍伴有牙齿松动和感觉异常 上颌骨病变：突眼、复视和鼻堵 与Paget病、放疗后和良性骨肿瘤史有关
影像学特点	不规则的“虫蚀状”溶骨性改变 牙根吸收 骨膜消失和牙周韧带的增宽 齿间牙槽骨皮质扩张
预后及治疗	75%～85%的生存率 颌骨内肿瘤比颌骨外肿瘤的预后好 肿瘤侵犯重要结构者局部复发常见 先化疗再行积极的肿瘤切除

影像学特点

骨肉瘤的影像学表现从溶骨状、点状的斑驳状到致密的硬化（图18-2），表现各异。肿瘤边界不清，有不同程度的透光性和不透光性，常伴残余骨形成的被包绕的骨刺。不规则的硬化区常使确定肿瘤的范围变得比较困难（图18-13）。肿瘤累及牙齿可引起显著的牙齿吸收，伴牙周韧带加宽、骨膜溶解及提高牙齿间的反应或恶性骨在牙槽嵴的沉积。成熟的病变影像学表现为锯齿状溶解区的“虫蚀样”骨外观(图 18-4)。发生于上颌骨的骨肉瘤的影像学检查发现，其经常引起鼻窦不透光，似软组织肿瘤或鼻窦炎。大约1/4的肿瘤可以侵蚀皮质至软组织中，使骨针呈直角向皮质发散，形成“日光放射样”改变（图18-5）。用CT或MRI扫描确定肿瘤的边缘，能清晰地把肿瘤与髓质骨分开。

病理学特点

大体所见

骨肉瘤的大体典型特点是不规则的边界不清的黄白色实性肿块伴有中心砂砾区。在成软骨细胞样骨肉

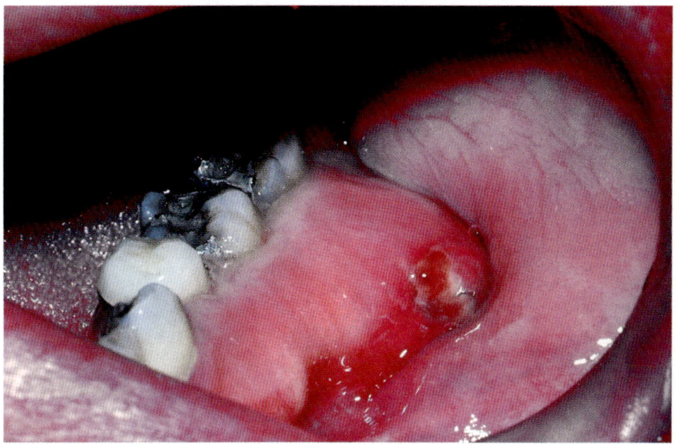

图 18-1
下颌骨后部骨肉瘤的临床表现，显示显著的牙槽骨膨胀，牙齿移位，前庭处肿瘤性溃疡。

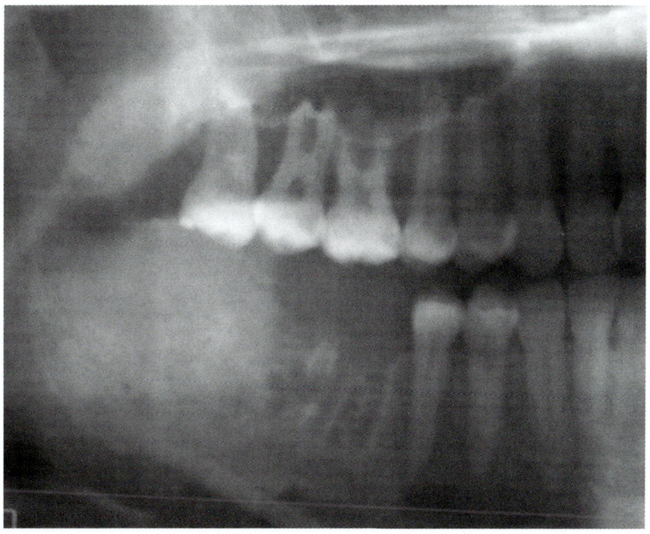

图 18-2
骨肉瘤，下颌骨后部表现为混合性透光/不透光性外观，升支表现为膨胀性硬化性牙槽骨病变，且在磨牙缺失区有溶骨性透光性改变。

骨肉瘤
病理学特点

大体所见	实性黄白色肿瘤，有砂砾区 肿瘤类似骨髓 网状骨皮质 软骨型骨肉瘤可见乳白色灶性软骨结节
镜下所见	恶性、不规则的骨样和骨组织形成 恶性的卵圆形或梭形细胞伴有非典型的核、深染的染色质、非典型的大核仁 恶性骨样基质形成缎带样小梁结构 随着肿瘤恶性级别的增加，异型性和核分裂象增加 软骨样或黏液样背景
免疫组化特点	CD99 阳性，少数 CK 和 SMA 阳性
病理鉴别诊断	骨母细胞瘤、去分化软骨肉瘤、恶性纤维组织细胞瘤、纤维肉瘤、良性巨细胞瘤

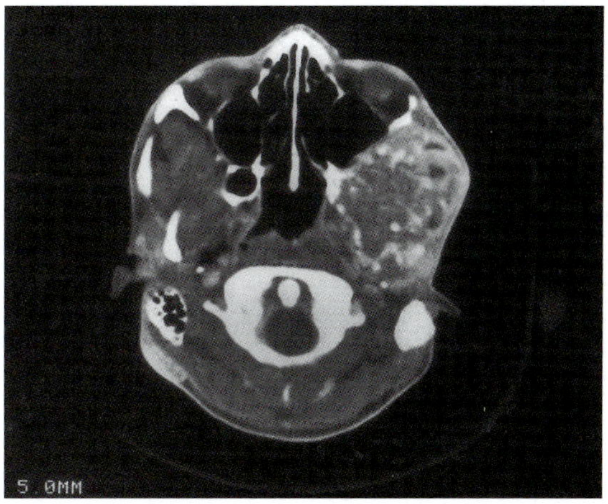

图 18-3
CT 扫描显示上颌骨显著的膨胀并伴有上颌窦的侵袭。

瘤中，可以见到散在分布的灶性透明软骨小叶。恶性程度高的肿瘤可有出血、坏死及混杂残余的骨髓组织。

镜下所见

骨肉瘤的特点是在恶性的间叶组织基质中形成肿瘤骨或骨样组织（图18-6）。肉瘤样间质的异型性及细胞学的特点随肿瘤的级别不同而呈不同程度的变化。

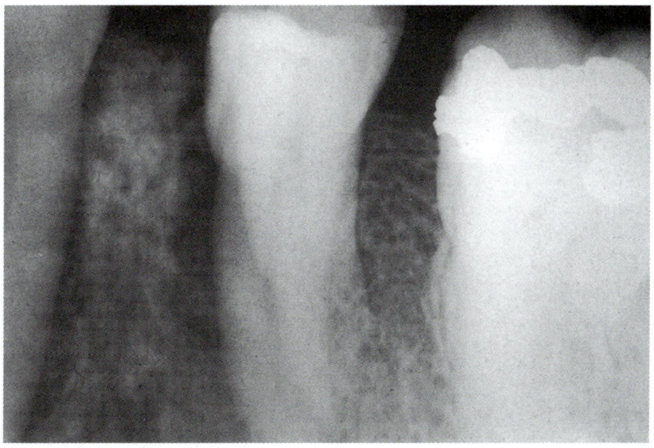

图 18-4
上颌骨的骨肉瘤产生牙间隙、牙周韧带增宽，“虫蚀状”骨和牙槽骨的高度增加。

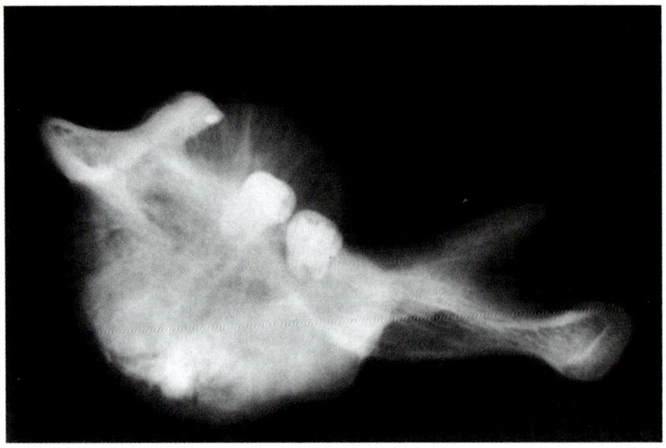

图 18-5
下颌骨切除标本可见明显的肿瘤性膨胀，伴有下颌骨舌面“日光放射状”改变。

低级别的肿瘤细胞量中等，异型性最小，核分裂象不多，产生不规则的骨样或骨基质，缺乏分层，有不规则的钙化。骨旁骨肉瘤是分化好的低级别肿瘤，几乎没有异型性，并常表现为灶状小梁状边缘，这种特点不被认为是传统骨肉瘤的典型表现。高级别的肿瘤富于细胞，由紧密排列的卵圆形、梭形细胞或多角形的细胞组成，核有多形性，染色质深，有大的核仁和较多的核分裂象（图 18-7）。肿瘤性的骨样基质很难评估，因其量少，且组织呈纤细的嗜酸性条索样分布于恶性骨母细胞间。也有大量骨样基质和骨组织形成的骨肉瘤形成宽的骨小梁，周围围绕孤立的单个骨母细胞，它们缺少细胞的异型性，看似较为正常（图18-8）。传统骨肉瘤根据其不同的特点分为不同的组织学亚型：成纤维细胞型（图18-9）、成软骨细胞型（图18-10）和成骨细胞型。不管其组织学亚型如何，肿瘤骨和骨样基质必须符合骨肉瘤的诊断标准。毛细血管扩张型和小细胞变异型骨肉瘤在颌骨中极其罕见。

辅助检查

对骨肉瘤细针穿刺（FNA）非常困难，要求精确的取样技术。不过，一旦取材成功，涂片表现为细胞丰富，由多形性的梭形细胞和圆形细胞组成，偶尔可见成骨细胞或破骨细胞。常见到多核细胞（图18-11）。可见核分裂象及无定形的背景“骨样”物质，酒精固定染色嗜伊红，风干片中为紫红色。其他类型的骨肉瘤各有不同的表现。

鉴别诊断

无论是影像学还是组织学上，鉴别骨母细胞瘤(osteoblastoma)和骨肉瘤都是困难的。但是，通常骨母细胞瘤边界较清楚，有硬化边缘。骨母细胞瘤形成较厚的板层骨小梁，并有上皮样的骨母细胞镶边，在骨

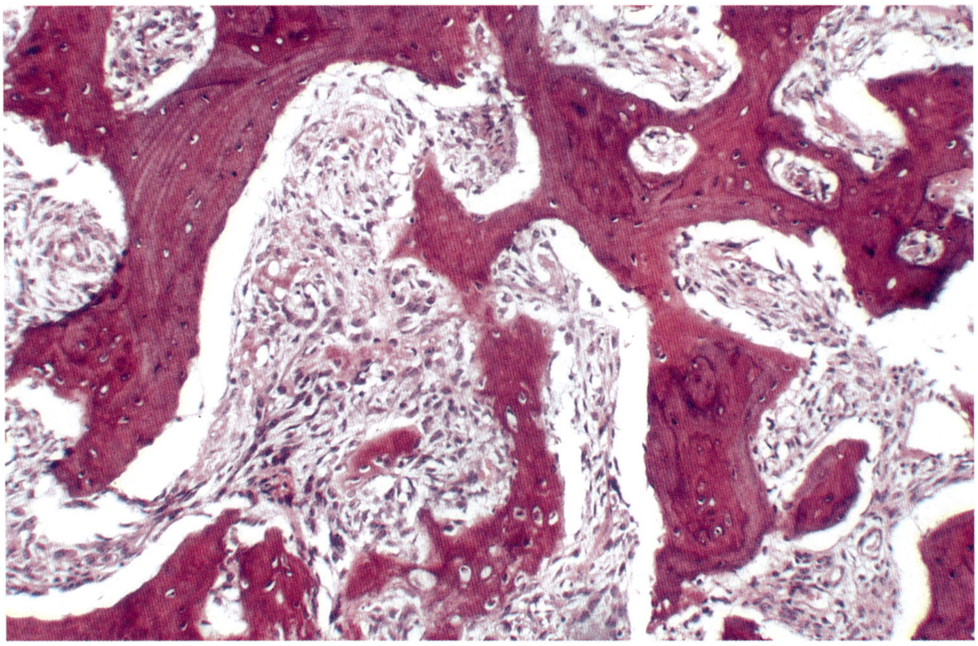

图 18-6
骨肉瘤中倍镜下，可见来源于肉瘤样基质的不规则的肿瘤性骨或骨样基质小梁，肉瘤样基质由具有椭圆和梭形核的多形性细胞组成。

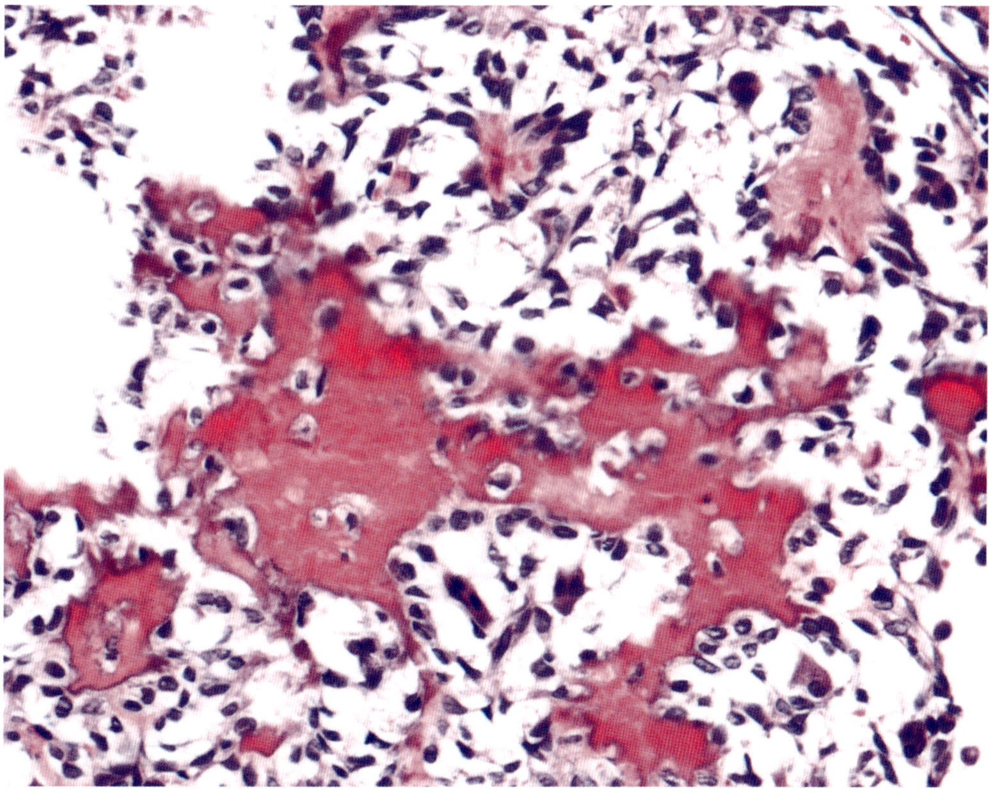

图 18-7
高倍镜下，分化好的骨肉瘤有不规则的片状骨小梁和包绕其中的异型的骨细胞，有卵圆形深染的核和周围半透明的基质。

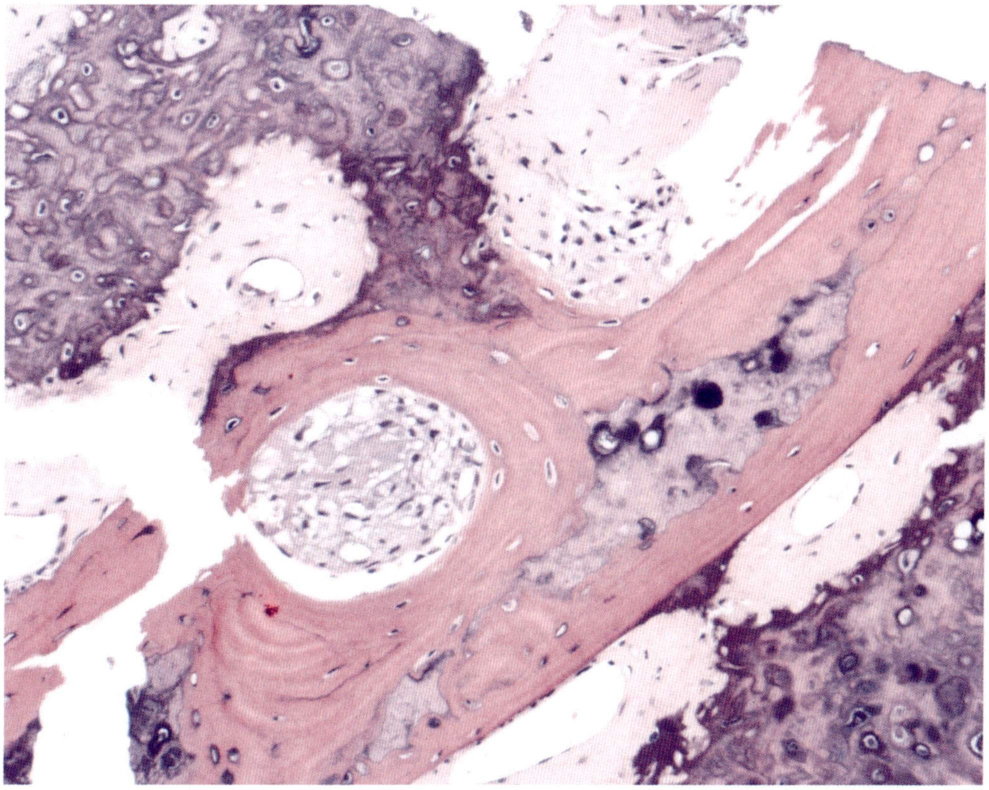

图 18-8
侵袭性的骨肉瘤吸收残余骨小梁，随之代以肿瘤骨。

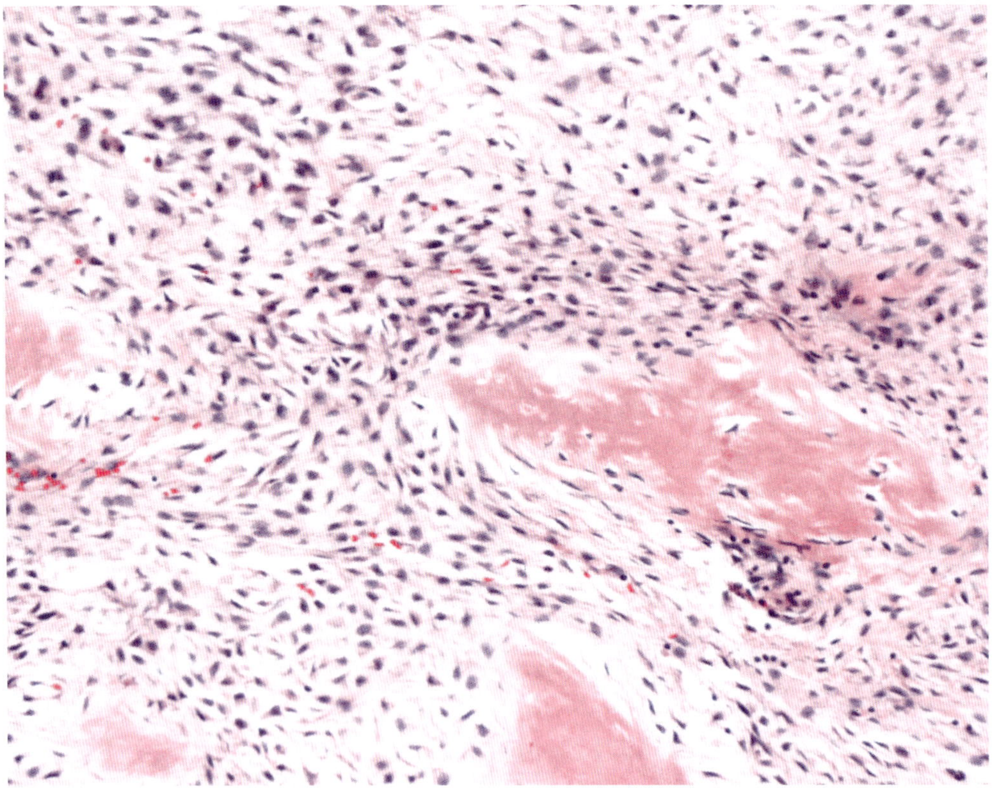

图 18-9
成纤维型骨肉瘤显示梭形细胞和卵圆形细胞交织在胶原纤维中，呈模糊的丛状结构，在间质中形成骨样基质。

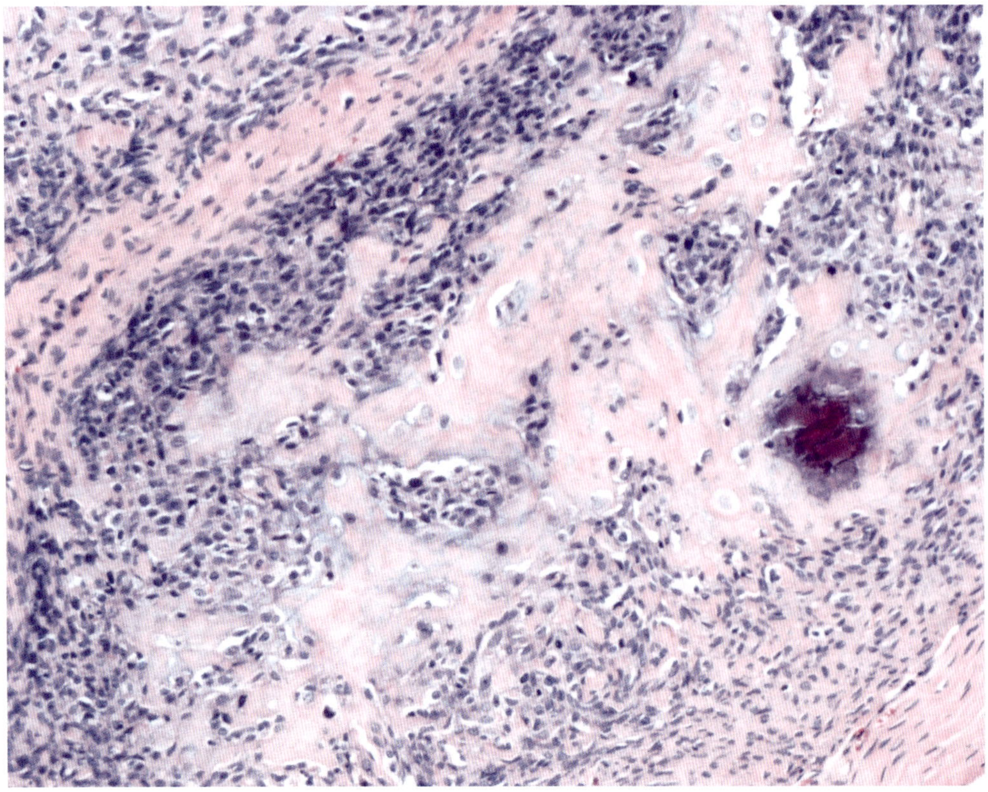

图 18-10
成软骨细胞型骨肉瘤有成片的小的多形性肿瘤细胞围绕含软骨细胞的软骨样骨基质。

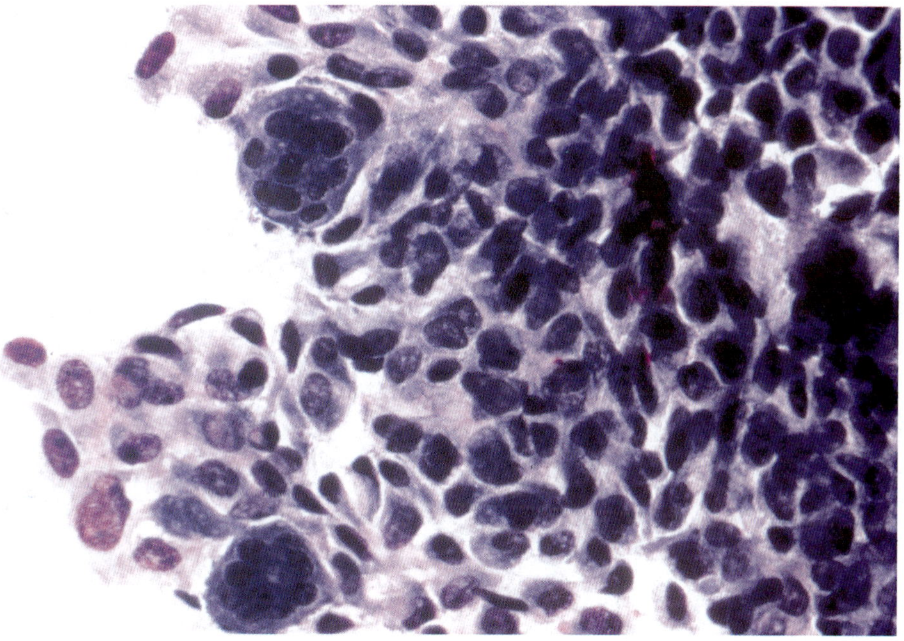

图 18-11
恶性的卵圆形及梭形细胞密集分布，本例骨肉瘤还可见到多核巨细胞（风干细针穿刺）。

肉瘤中没有这个特点。骨肉瘤可能产生软骨，而骨母细胞瘤只在之前做过活检的部位产生软骨。骨肉瘤细胞更具异型性，当二者都出现活跃的核分裂象时，骨母细胞瘤没有病理性核分裂象。

骨肉瘤偶尔有大量反应性的多核巨细胞，似良性的巨细胞瘤。有少量骨样基质和巨细胞的骨肉瘤非常像良性巨细胞肿瘤，它们的鉴别是依靠评估单个核细胞的多型性及其病理性核分裂象。

区分去分化软骨肉瘤和成软骨细胞型骨肉瘤非常困难，因为它们都产生软骨样基质和骨样基质。鉴别点是在去分化软骨肉瘤中有低级别的软骨肉瘤区域，而成软骨细胞型骨肉瘤由高级别的软骨肉瘤混合骨肉瘤形成。成纤维细胞型骨肉瘤产生较少的骨样基质和肿瘤性骨，鉴别诊断要考虑纤维肉瘤和恶性纤维组织细胞瘤（MFH）。产生肿瘤性骨样基质则倾向于骨肉瘤。一些病理学家认为MFH中也有骨样基质，则骨肉瘤与MFH的区分可能依据MFH的更为明显的丛状排列方式。

预后及治疗

骨肉瘤的治疗是包括肿瘤周围的大范围手术切除或术后各种方案的化疗。在病人接受了足够的手术治疗后，颌骨骨肉瘤的生存率与那些在颌骨外的肿瘤相近，约为80%。颌骨骨肉瘤的病变比发生在其他骨骼的骨肉瘤有更好的预后及较低的转移率。肿瘤的局部复发及难以治愈通常导致颌骨骨肉瘤患者的死亡，特别是上颌骨的病变。肺是骨肉瘤转移的最常见部位，治疗方法可采用孤立性转移灶的切除，可救治率为40%。

软骨肉瘤

临床特点

软骨肉瘤（chondrosarcoma）在骨的恶性肿瘤中好发率为第二位。与发生于长骨的软骨肉瘤一样，发生于颅面骨的软骨肉瘤最常见的临床症状也是骨皮质肿胀和疼痛。上颌骨的肿瘤可引起鼻堵、鼻窦炎和继发的眼部异常。长骨的软骨肉瘤女性好发，男：女为1：2，而发生于颌骨者性别分布相同，上颌骨和下颌骨的发病率相同。发病年龄广泛，高峰年龄为20～60岁，间叶型发病较早，在10～30岁。下颌骨的肿瘤绝大部分发生于下颌角和下颌支后部。上颌骨的肿瘤通常较早累及鼻窦及鼻腔，因为其较快侵蚀薄壁的上颌骨骨壁，故边界不清。颌骨软骨肉瘤的早期症状包括咬合不正、进行性牙齿间隙裂开，牙齿松动（图18-12）和最终骨的膨胀。

影像学特点

影像学表现各不相同，反映了肿瘤的分级。低级别的肿瘤为膨胀性改变，破坏邻近骨组织，但通常有界限清楚的边缘，中心为溶骨性的透光区。高级别的肿瘤可见更多散在分布的透光区，伴有骨的锯齿状破坏，并侵入周围软组织。当牙齿受累时，影像学上出现独特的三联征：牙周韧带对称性增宽，牙齿之间牙槽皮质骨的抬高和牙齿的吸收（图18-13，18-14）。肿瘤产生明显的钙化，有点状钙化影伴有指环样结构，这对于软骨肉瘤是特异性的表现（图18-15）。上颌骨肿瘤边界难以辨认，因为肿瘤经常破坏上颌骨，侵入

软骨肉瘤 疾病概况	
定义	为颅面骨第二位常见的恶性肿瘤，以恶性透明软骨伴有不同的组织学表现为特点
发生及部位	在所有骨肿瘤中占 11%，头颈部恶性肿瘤中占 2% 中心型（54%），周围型（38%），皮质旁（8%）
性别、种族和年龄	男性多于女性（男：女为 2：1） 高峰在 20 ～ 60 岁（平均年龄 55 岁） 间叶型的平均年龄较小（30 岁）
临床特点	75% 表现为骨膨胀和持续时间较长的疼痛 咬合障碍伴牙齿移位，进行性牙齿间隙增宽
影像学特点	透光 / 不透光混合性病变，中心骨化，周围有透光的边缘 斑点状和“虫蚀状” 牙周韧带增宽
预后及治疗	扩大全切术，距肿物边缘 2 ～ 3cm 分级决定治疗和预后 1 级，很少转移，5 年生存率 68% ～ 89% 2 级，转移率 33% 3 级，转移率 70% 间叶性软骨肉瘤：5 年生存率 55% 儿童预后较好 主要的转移部位是肺

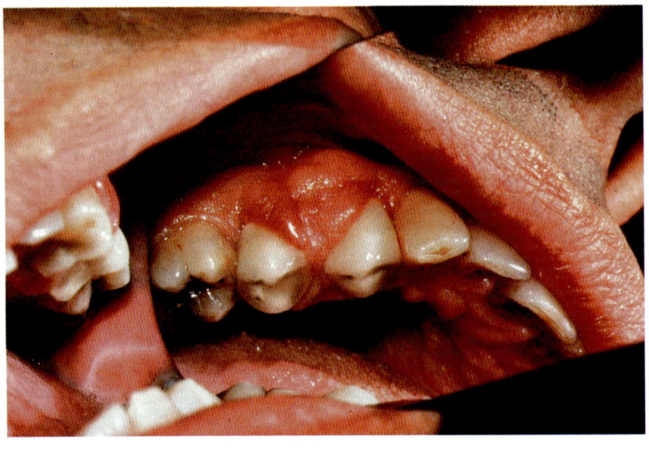

图 18-12
软骨肉瘤使牙槽骨膨胀，伴有两尖齿分离和临床咬合不正。

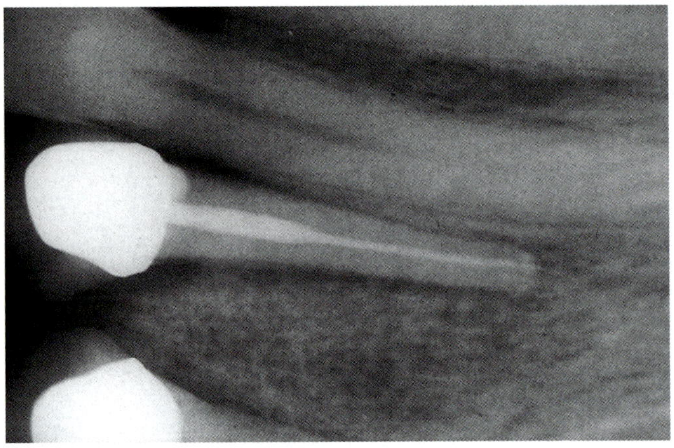

图 18-13
软骨肉瘤影像学表现为细的弥散性骨针，伴有牙槽骨升高、牙齿的分离和牙周韧带的增宽。

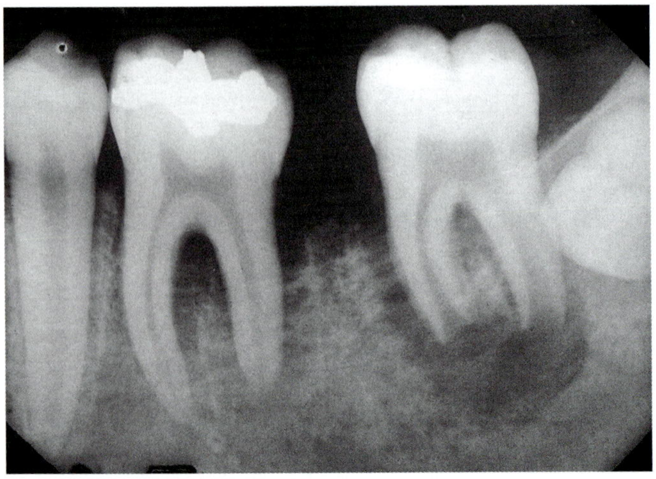

图 18-14
累及磨牙的下颌骨软骨肉瘤，表现为透光性病变，伴牙周韧带的再吸收和膨胀。

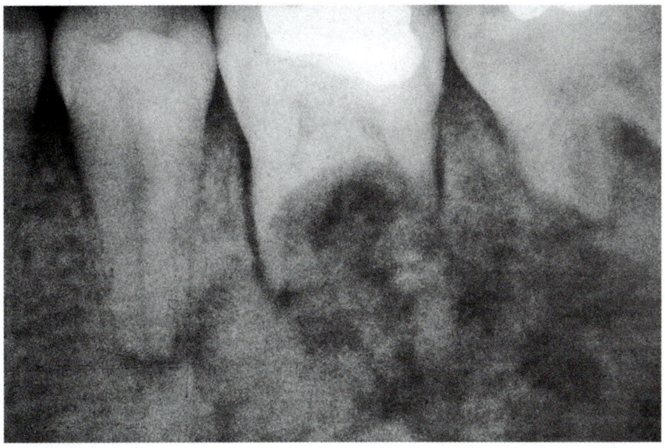

图 18-15
软骨肉瘤有混合性透光/不透光区，并伴有“点状钙化”和牙齿吸收。

软骨肉瘤
病理学特点

大体所见	切面为透明的淡蓝色到珍珠白色并有散在的点状钙化
	透明软骨和白垩状钙化形成半透明区域
	不规则的肿瘤边缘伴中央黏液和囊性区域
镜下所见	侵袭骨
	分叶状软骨陷窝围绕非典型性的软骨细胞
	细胞数量增多
	增大的非典型性细胞核和多核巨细胞
	高级别肿瘤异型细胞增多、格子样排列较少、可见核分裂象
	间叶型软骨肉瘤是一种小细胞肿瘤，表现为散在分布的软骨岛和“鹿角”样血管
免疫组化特点	软骨成分 S-100 阳性
	间叶型软骨肉瘤：Sox 9、CD99 及 Leu7 阳性
病理鉴别诊断	内生性软骨瘤，骨软骨瘤，成软骨细胞型骨肉瘤，牙源性黏液瘤，小圆细胞恶性肿瘤

周围软组织、鼻腔及鼻窦中。CT 和 MRI 有助于确定界限不清的上颌骨病变的范围（图 18-16）。

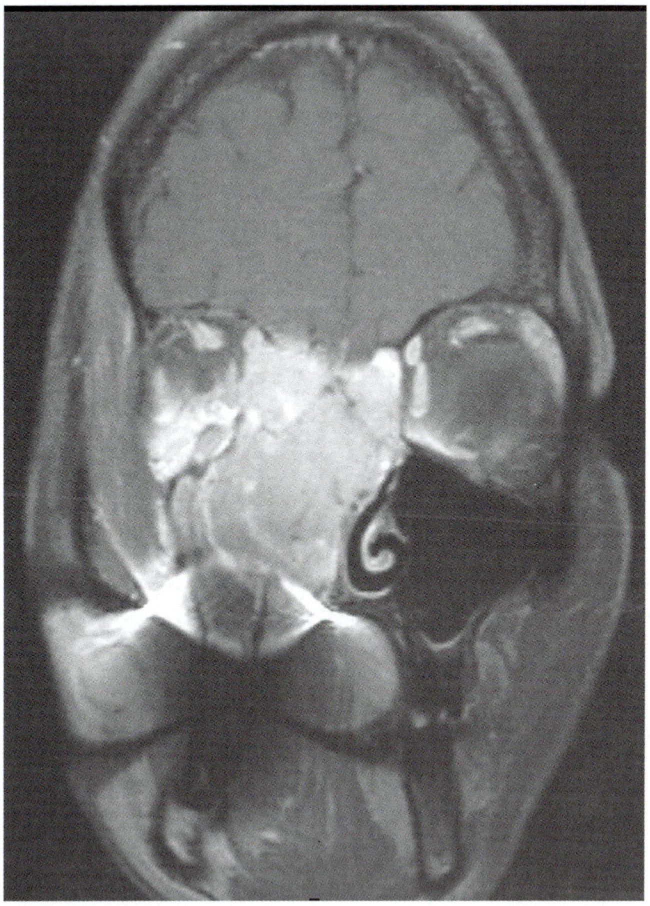

图 18-16
本例间叶型软骨肉瘤 MRI 扫描 T1 加权像显示上颌窦内膨胀性的肿瘤，蔓延到鼻旁窦中。

病理学特点

大体所见

在切除的标本中肿瘤呈斑驳的外观，表现为透明的淡蓝色到珍珠白色，并有散在的点状钙化。常见透明软骨、黏液样区域和小叶状白色钙化区。高级别的肿瘤与正常骨之间有不规则的粗糙的界限，且可见出血、坏死。

镜下所见

软骨肉瘤有很多组织学特点，既可形成如内生性软骨瘤的温和性的肿瘤，又可形成杂乱无章无极性排列的高度不典型的肿瘤。软骨肉瘤的诊断是根据有无骨的侵袭、异型的软骨细胞、是否富于细胞以及是否产生不规则成熟和钙化的软骨小叶（图18-17）。恶性软骨细胞为泡状细胞，表现为核深染，呈星形、梭形、多形性和多个核（图18-18）。软骨小叶被纤维分隔并伴周边骨化。常见侵入和吸收周边正常骨小梁；但恶

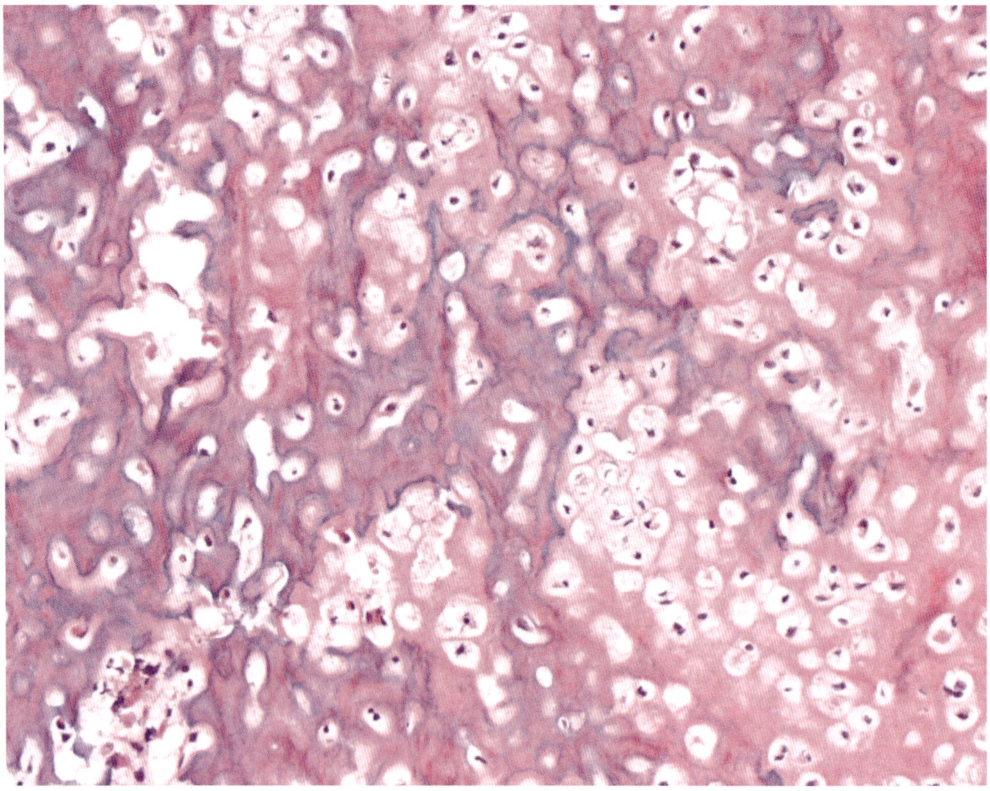

图 18-17
低级别的软骨肉瘤（1级）伴有片状格子样钙化，软骨细胞较少，大小一致，有小的核仁。

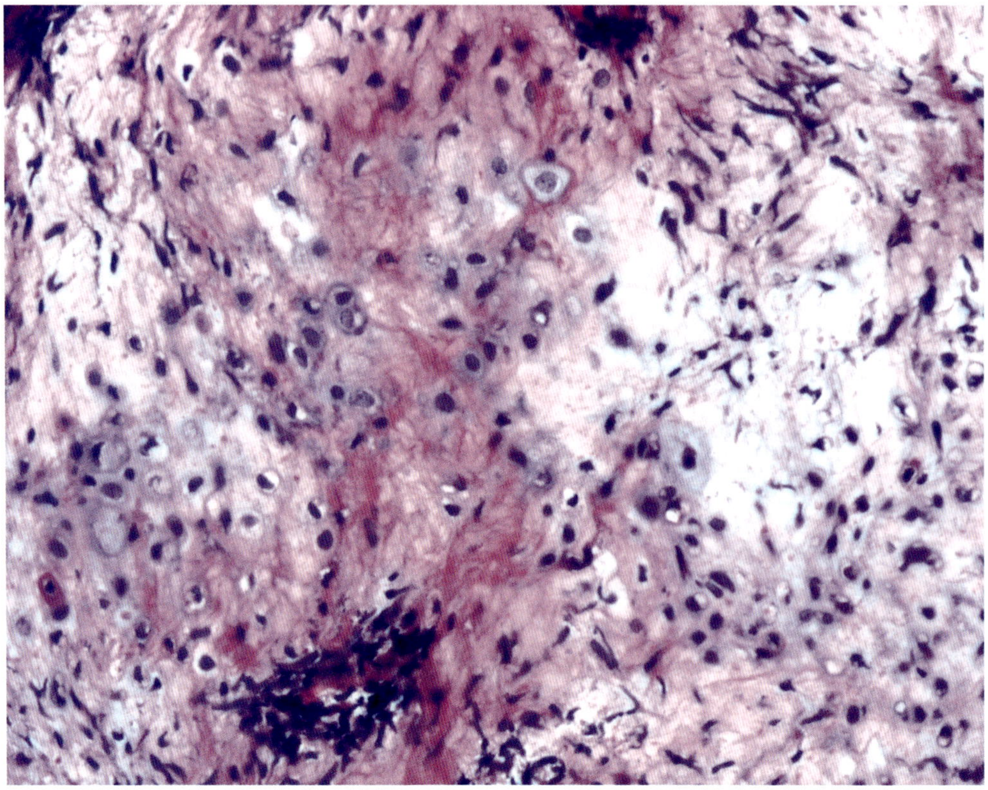

图 18-18
2 级软骨肉瘤高倍镜下显示不规则密度的排列方式，细胞量中等，双核，有多形性及核的非典型性。

性细胞性间质不形成恶性骨样基质或骨，如果出现则支持骨肉瘤（图18-19）。软骨肉瘤还有其他组织变异型，包括黏液型（图18-20）、去分化型、透明细胞型和间叶型。颌骨是间叶型软骨肉瘤的常见部位，镜下表现为小细胞恶性肿瘤，由核深染的未分化的卵圆形细胞和分散分布的分化好的软骨岛组成（图 18-21）。

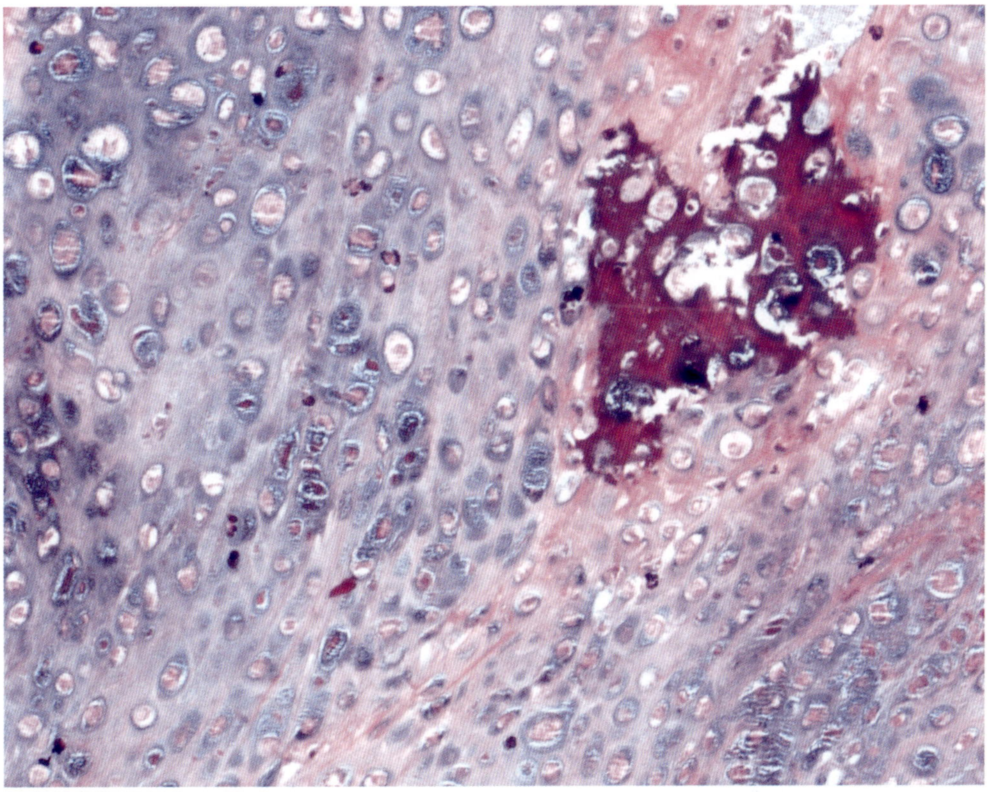

图 18-19
高级别的软骨肉瘤伴有骨化，细胞多，有显著的多形性，其特征是核具有异型性。

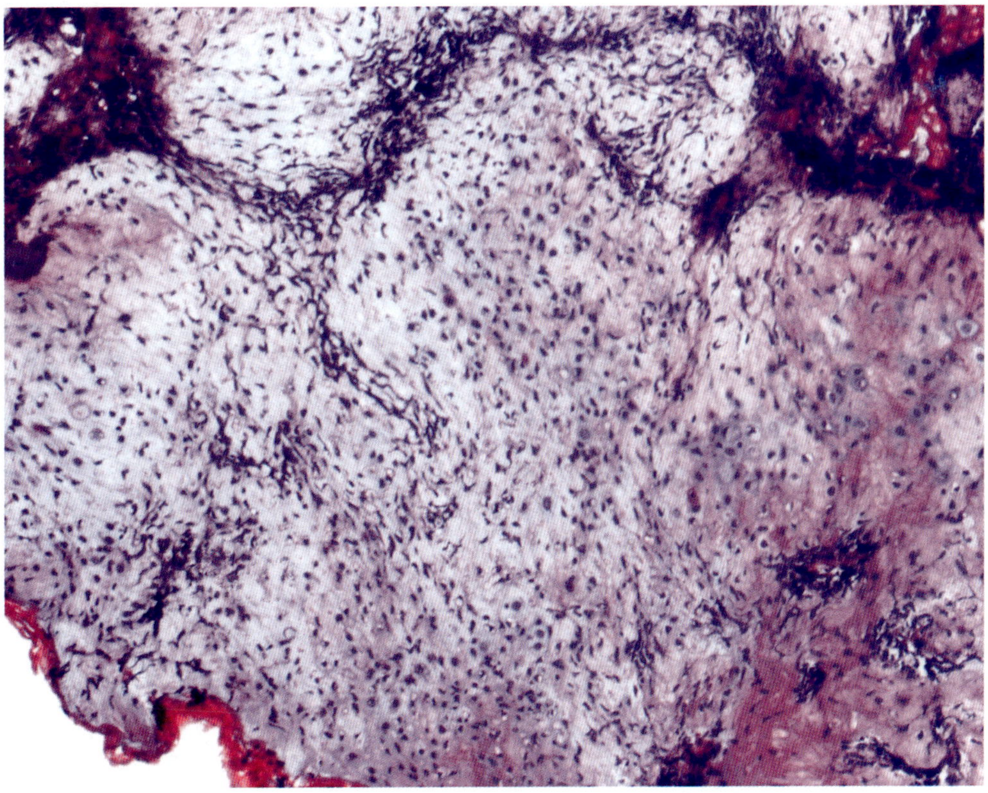

图 18-20
2级软骨肉瘤低倍镜下，以黏液样基质、“串珠样”结构和细胞增多为特点。

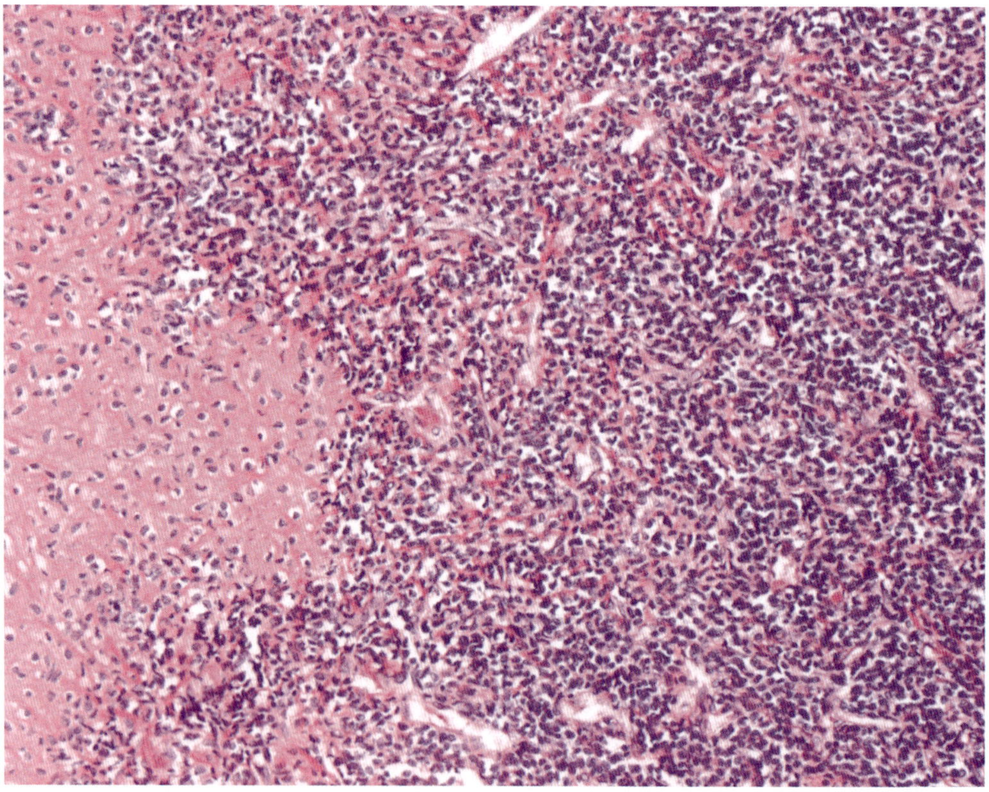

图 18-21
低倍镜下间叶型软骨肉瘤表现为小圆形肿瘤细胞融入软骨。

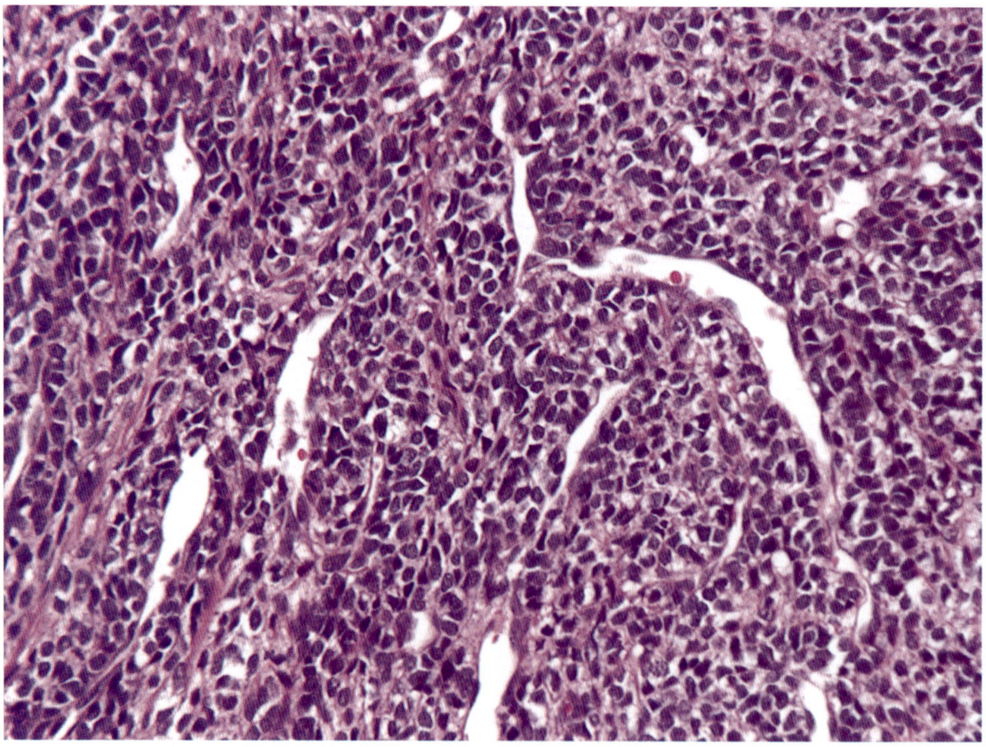

图 18-22
血管外皮瘤样的鹿角样生长是间叶型软骨肉瘤的特点。在此区域无软骨形成。

另外，间叶型软骨肉瘤以血管外皮细胞瘤样的鹿角状血管分布为特点（图 18-22）。

对软骨肉瘤进行分级是恰当的，因为肿瘤的分级对于预后及治疗有提示意义。组织学的分级主要基于细胞数量的多少，细胞核的多形性，核分裂活性和坏死。颌骨软骨肉瘤77%为1级，组织学上表现为细胞数量增多，主要为软骨样格子排列，仅有少数分散的多形性核和双核细胞。2 级肿瘤细胞数量中等程度地增多，伴有易辨认的大的异型性核和包含多个软骨细胞的陷窝。软骨样基质与细胞的比例下降，有显著的黏液样变区。3级肿瘤富于细胞，有较少的格子样排列和丰富的多形性细胞，多核，偶尔有核分裂象和液化坏死。

辅助检查

软骨肉瘤的细针穿刺（FNA）由大量的软骨黏液样基质样物质围绕非典型的软骨细胞组成（图 18-23）。这些细胞通常较大，有较大的核浆比，空的胞浆和核的非典型性。格子样物质在酒精固定的标本中通常很难辨认，但是深红色的纤维软骨样基质在空气干片中是特征性的。细胞数量的多少和软骨样基质的出现随肿瘤的分级而有所不同。

鉴别诊断

对于传统的软骨肉瘤组织学上的鉴别诊断主要包括良性软骨肿瘤(benigh cartilaginous tumor)和低级别软骨肉瘤的鉴别，成软骨细胞型骨肉瘤(chondroblastic osteosarcoma)和高级别软骨肉瘤的鉴别。区分低级别软骨肉瘤和内生性软骨瘤(enchondroma)和骨软骨瘤(osteochondroma)是困难的；幸运的是，发生于颅面骨的良性软骨肿瘤非常少见，软骨肉瘤与良性软骨肿瘤的鉴别是根据轻度的非典型性、增多的细胞数和双核细胞，最重要的是只有软骨肉瘤可穿透和侵蚀骨小梁周边的软骨。

伴有明显黏液样基质的软骨肉瘤易与牙源性黏液瘤(odontogenic myxoma)混淆；后者细胞数量较少，正常细胞分布均匀，且出现牙源性上皮。软骨肉瘤与成软骨细胞型骨肉瘤的区别主要基于成软骨细胞型骨肉瘤在肉瘤性的间质中，瘤细胞产生肿瘤性骨样基质和肿瘤骨。间叶性软骨肉瘤可能与其他小细胞恶性肿瘤相似，特别是当仅有少量的软骨样基质出现时。大多数间叶性软骨肉瘤 CD99 和 Sox 9 阳性，这对于与其他小圆细胞恶性肿瘤的鉴别很有帮助。不过，充分的取材对于诊断可能是最重要的，因为软骨可能被漏掉。

预后及治疗

颌部的软骨肉瘤尽管不具有很高的侵袭性，但因其频繁的局部复发而显示其局限性的转移潜能，所以不属于性质温和的肿瘤。肿瘤好复发的特点可能与影像学和临床对于肿瘤边界确定困难有关。肿瘤周边留有 2 ~ 3cm 边界的扩大切除是建议的治疗方法，但颌部与鼻窦解剖上的限制使该方法很难实现。肿瘤的组织学分级对于预后很重要，1级肿瘤很少转移；2级肿瘤转移率为 33%；3 级肿瘤的转移率为 70%。大多数

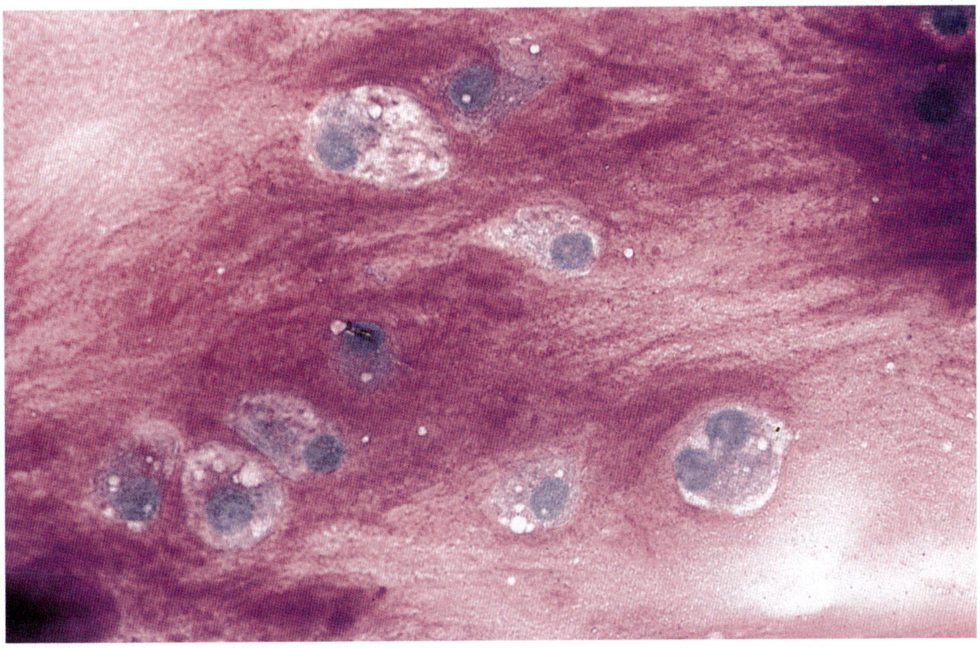

图 18-23
该例低级别软骨肉瘤有深染的紫红色、纤维性、软骨基质物质，格子区域内可见增大的双核细胞（风干的FNA，MGG染色）。

肿瘤为1级，5年生存率为89%，更长时间的生存率为50%。间叶型软骨肉瘤预后较差，5年生存率为42%～55%，10年生存率为28%。发生于儿童颅面骨的软骨肉瘤很少见，不管其组织分型如何，预后较好。

纤维肉瘤

临床特点

颌骨弓产生的骨内纤维肉瘤（fibrosarcoma），来源于骨膜或牙源性成分，形成良性牙源性上皮和纤维肉瘤的混合性肿瘤（成釉细胞纤维肉瘤）。纤维肉瘤在Paget病放疗后发病率增高，部分病变开始为良性肿瘤，如促纤维增生性纤维瘤、成釉细胞纤维瘤和牙源性黏液瘤。颌骨的纤维肉瘤可发生于任何年龄，但最好发于20～30岁，男性多于女性（男：女为2：1）。除了一些来源于牙源性的肿瘤更好发于下颌骨（3：1）外，纤维肉瘤在下颌骨的发病率仅略高于上颌骨。疼痛和肿胀是肿瘤的首发症状，随后可出现感觉异常、牙齿松动、咬合不正和上颌骨肿瘤引起的眼球突出。

纤维肉瘤
疾病概况

定义	一种来源于骨或颌部牙源性肿瘤的少见的富于细胞的梭形细胞恶性肿瘤
发生及部位	在所有骨肿瘤中占< 5% 颌部少见 成釉细胞纤维肉瘤明显好发于下颌骨（下颌骨：上颌骨为3：1），其他纤维肉瘤下颌骨的发病率仅略多于上颌骨
性别、种族和年龄	男性略高发 高峰位于20～40岁
临床特点	疼痛伴有肿胀 牙齿松动和咬合不正
影像学特点	边界不清的透光性肿瘤伴有不规则的模糊的边界 中心溶骨性区域，周围呈“虫蚀状”
预后及治疗	成釉细胞纤维肉瘤预后较好 扩大切除，有较高的局部复发率 5年生存率27%～71%；10年生存率17%

影像学特点

影像学上，髓内纤维肉瘤缺乏特征，但为明显恶性肿瘤，表现为不规则的分散的透光区，边界不清（图18-24）。常见典型的广泛的恶性骨肿瘤特有的“虫蚀状”改变，伴有弥漫的不清楚的边界（图18-25）。长期存在的肿瘤在肿瘤侵入周围软组织时可有继发性的骨膜反应。纤维肉瘤在影像学上破坏骨皮质，牙齿的吸收很常见。

病理学特点

大体所见

大体标本是单中心性病变，边界不规则，呈羽毛状长入骨的髓质和皮质。低级别的肿瘤多数呈实性，白色或棕色，有纤维样的外观。高级别的肿瘤更倾向有斑驳的外观，伴有出血坏死区。

镜下所见

成釉细胞纤维肉瘤和缺少牙源性成分的纤维肉瘤有相似的间叶样特征，即片状、密集排列的梭形细胞伴有少量的胶原形成，及编织状排列模式（图18-26）。“鱼骨样”或“V形”的组织学模式代表了典型的纤维

纤维肉瘤
病理学特点

大体所见	实性纤维性白色或棕色肿瘤 与正常骨的交界面不规则、粗糙 高级别的肿瘤可能有出血、坏死
镜下所见	细胞性成纤维细胞性肿瘤伴有出血 低级别：细胞有轻度的异型性和较少的核分裂象 高级别：细胞丰富，显著的异型性，较多的核分裂象 在灶性黏液样区可见少量胶原形成 成釉细胞纤维肉瘤变异型中有散在的良性上皮岛
病理鉴别诊断	成纤维细胞性骨肉瘤，去分化软骨肉瘤，恶性纤维组织细胞瘤，滑膜肉瘤，恶性黑色素瘤

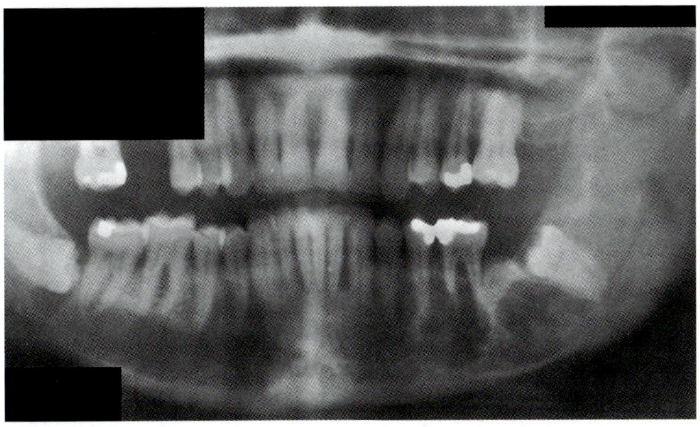

图 18-24
纤维肉瘤影像学表现为位于下颌骨左前方的双房性肿瘤，压迫磨牙甚至尖牙，伴有可能为骨性隔膜的斑驳的影。

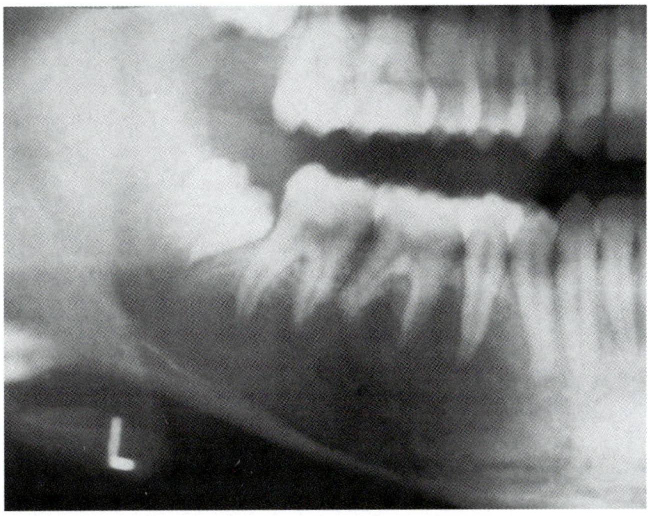

图 18-25
透光的纤维肉瘤的X线表现，边界不清，范围从第二磨牙到双尖牙，伴有牙根尖的吸收。

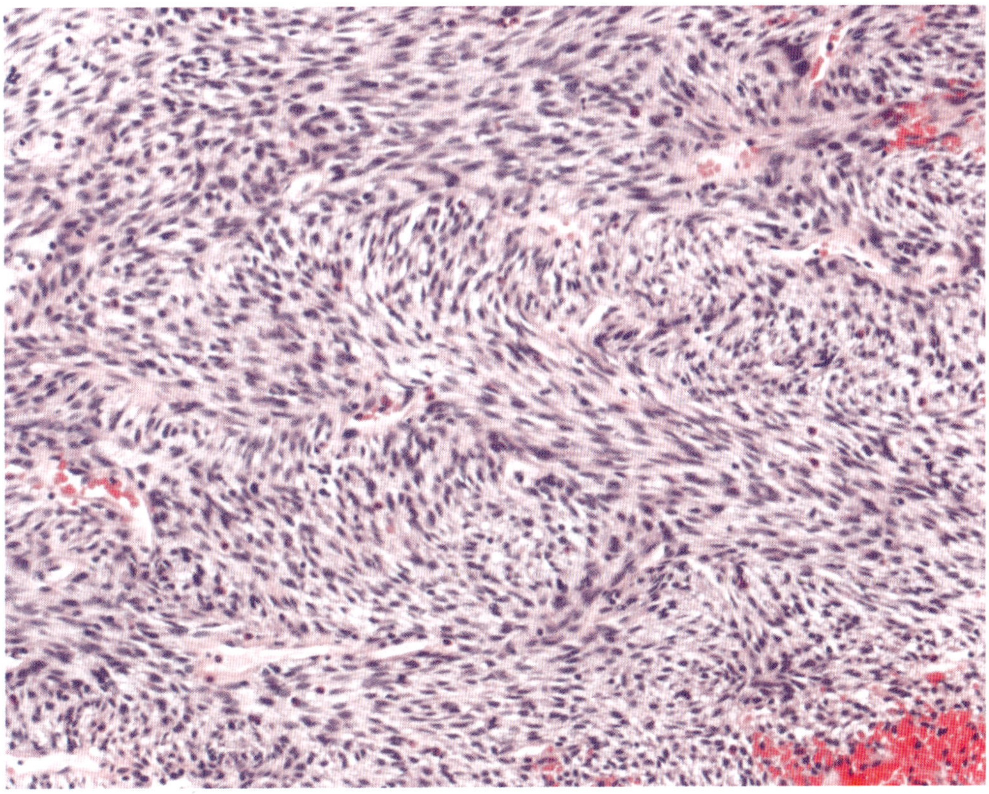

图 18-26
低级别的纤维肉瘤由片状编织状排列的纤维细胞组成，核为梭形或卵圆形。

肉瘤，伴有模糊的束状和编织状排列（图18-27）。成釉细胞纤维肉瘤可能与那些没有牙源性上皮岛的肿瘤表现一样；但是其恶性的间质较为疏松，有时几乎全为黏液样（图18-28）。被卷入的牙源性上皮岛为小的良性巢状、索状和圆形，它们较为分散，常需仔细寻找。很少情况下，可以见到早先存在的作为前驱病变的成釉细胞纤维瘤。一些病理学家喜欢将没有牙源性成分的纤维肉瘤称为成纤维细胞性骨肉瘤或恶性纤维组织细胞瘤。

纤维肉瘤分为 1 ～ 3 级，1 级肿瘤细胞较少，轻度的细胞异型性和极少的核分裂象（图 18-29）。2 级肿瘤细胞较丰富，散在有明显核仁的较大细胞，有较少的胞浆和明显的核分裂象。3 级肿瘤有高度异型性，伴有大量的病理性核分裂象，有时有中心性坏死和出血（图 18-30）。

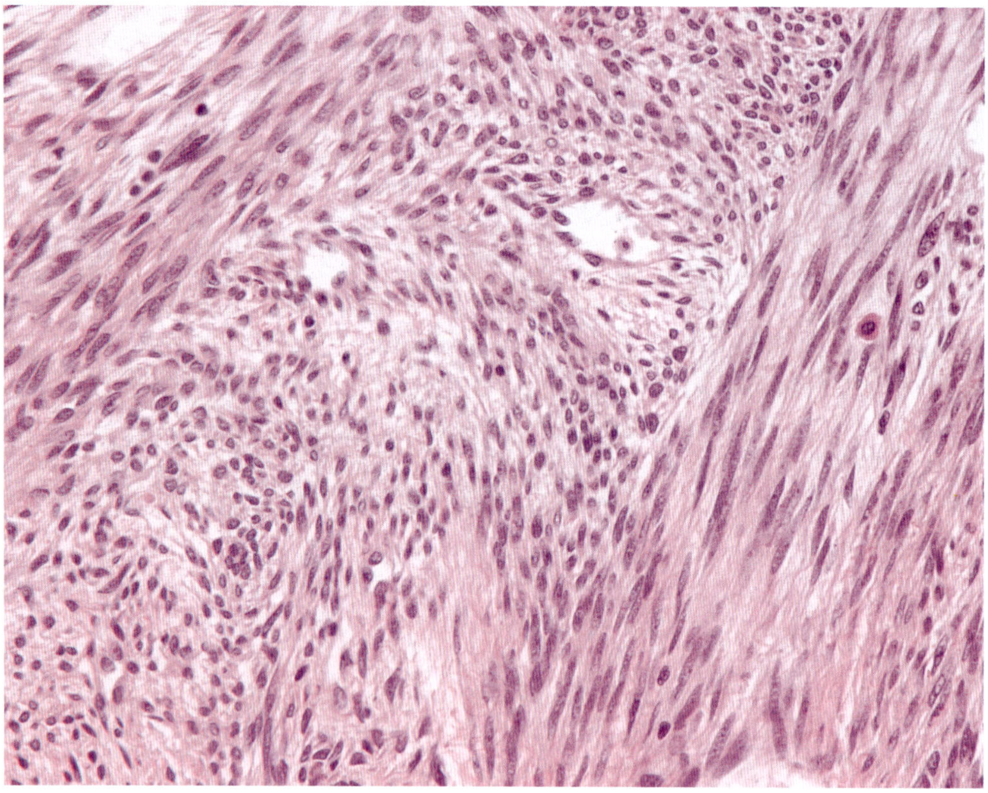

图 18-27
纤维肉瘤显示为“鱼骨样”或“V 形”排列。

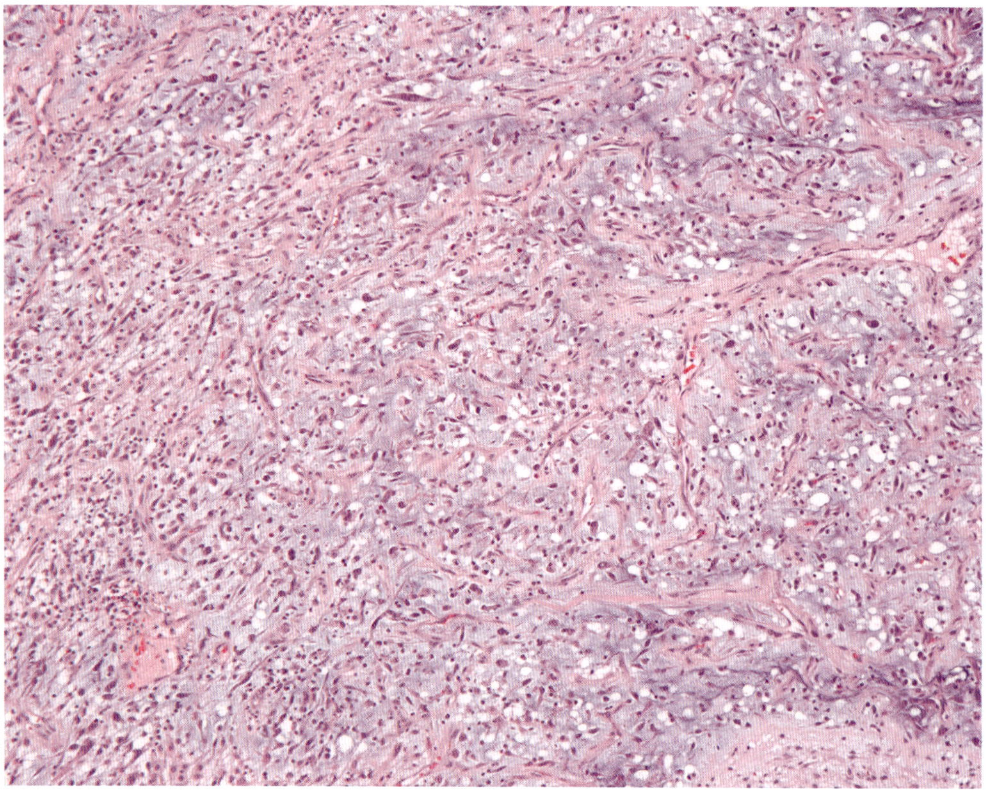

图 18-28
上颌骨和上颌窦的纤维肉瘤表现为显著的黏液样变，这是成釉细胞纤维肉瘤的常见改变。

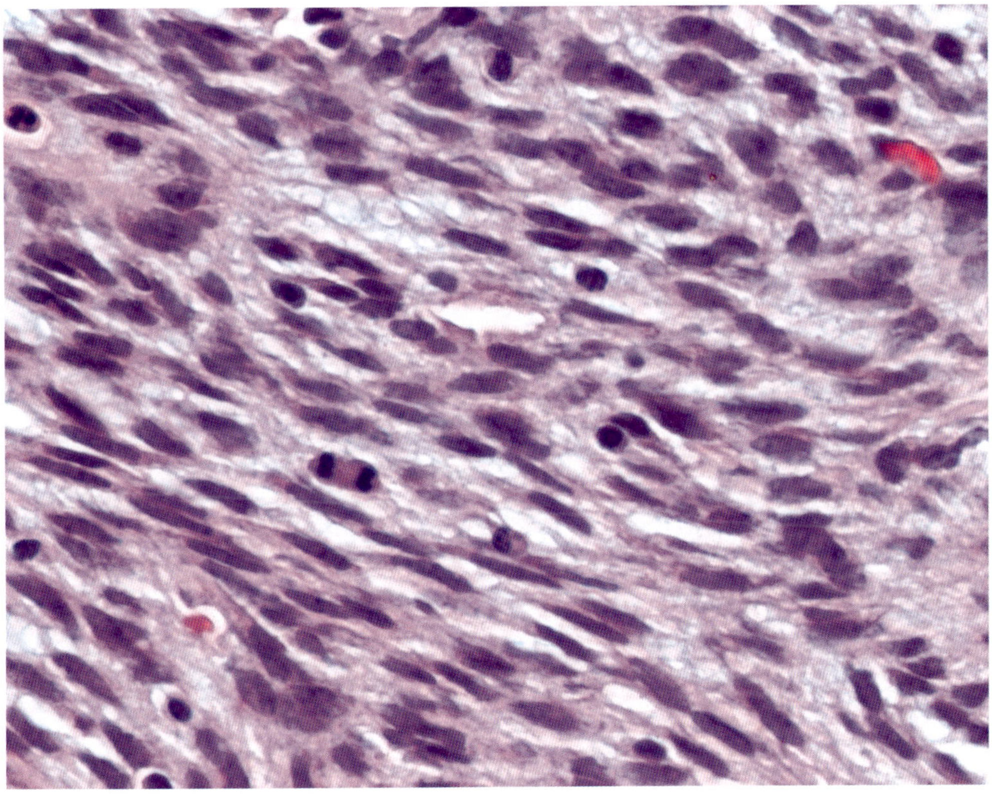

图 18-29
低级别的纤维肉瘤特征性的改变是紧密排列的成纤维细胞，核尾端钝圆有一个核仁。核分裂象可见。

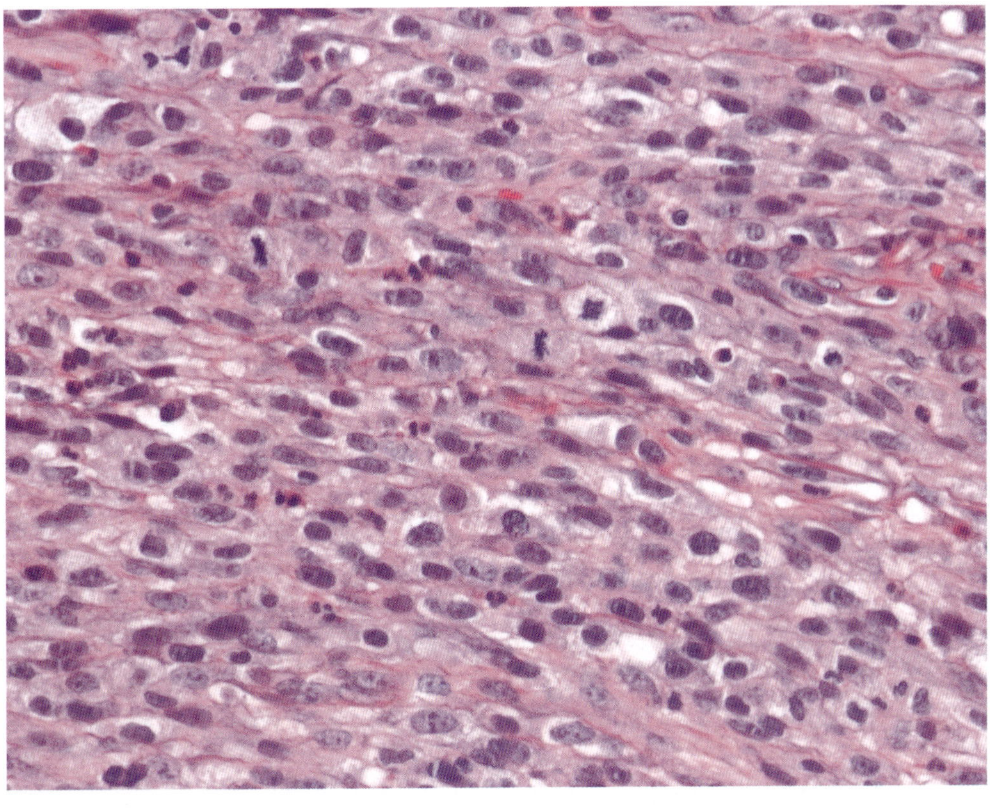

图 18-30
高级别的纤维肉瘤由片状的成纤维细胞组成，伴有稀疏而纤细的胶原纤维，核大小不等，有分散的或密集的染色质。核分裂象为病理性且数量多。

鉴别诊断

鉴别低级别的纤维肉瘤与促纤维增生性纤维瘤(desmoplastic fibroma)依赖于后者细胞数量更少且缺少核分裂象。束状排列较不明显的高级别的肿瘤需要考虑成纤维细胞性骨肉瘤(fibroblastic osteosarcoma)、恶性纤维组织细胞瘤、去分化软骨肉瘤(dedifferentiated chondrosarcoma)和恶性黑色素瘤(melanoma)。缺乏骨样基质可以除外骨肉瘤。找到软骨成分去分化软骨肉瘤的诊断才能成立，软骨成分S-100染色阳性。MFH可能呈“鱼骨样”结构，但整个肿瘤中没有束状结构；MFH中的肿瘤细胞更像上皮样细胞。而且，MFH易有恶性肿瘤性巨细胞。梭形细胞恶性黑色素瘤(spindle cell melanoma)可能有色素、核内的胞浆包涵体和明显的核仁，且S-100阳性、HMB45阳性，melan A阳性，纤维肉瘤没有这些特点。

预后及治疗

扩大的手术切除已经证实为有效的治疗方法，辅助化疗也有效。尽管肺和局部淋巴结转移也可发生，但肿瘤主要表现为局部侵袭性伴有频繁的复发。预后和组织学分级相关。大多数颌骨肿瘤是低级别的，所以生存率要高于颌骨外的纤维肉瘤。因为肿瘤不常见，相关研究有限，所提供的生存率数据范围很大，5年生存率为27%～71%。成釉细胞纤维肉瘤仅显示局部侵袭性，几乎不转移。

多发性骨髓瘤

临床特点

多发性骨髓瘤（multiple myeloma）是散布于骨内多个部位的浆细胞肿瘤。颅面骨的多发性骨髓瘤表现为多数卵圆形到圆形小孔状的透光区。大约1/3有播散性病变的病人有颌部病变，在30%的病例中，下颌骨的病变为最早表现。孤立性病变（骨的浆细胞瘤）在颌部很少见（2%）；但25%的孤立性浆细胞瘤在3年中进展为播散性的病变。病人可能在发展为骨的病变之前出现一些体征，包括贫血、发热、体重减轻、高钙血症、肾衰竭和蛋白血症。多发性骨髓瘤很少发生于40岁以前，发病的中位年龄为70岁。男性为女性的2倍，黑人好发，发病率是白人的2倍。病变发生于造血骨髓，特别是椎骨、骨盆、颅骨、肋骨和下颌骨的后部。颌部病变最初表现为疼痛伴有牙齿的移位和唇的感觉异常。大的病变可能导致病理性骨折。实验室检查可以通过尿中免疫球蛋白轻链的增加（Bence-Jones 蛋白）和血清电泳确定单克隆免疫球蛋白水平的升高来证实多发性骨髓瘤。增高的血清 IgG 和 IgA 是最常见的，分别为55%和25%。

影像学特点

多发性骨髓瘤影像学上特征明显，为透光性病变伴有锐利的边界，发生在颌部者大小为1～2cm（图18-31）。透光区的边界无明显的硬化，显示为典型的“打孔”状形态（图18-32）。多发性病变可能相连接，成为大的不规则的透光区，伴有不清楚的不规则的边界（图18-33）。影像学的鉴别诊断包括甲状旁腺功能亢进症和Langerhans细胞组织细胞增生症。

多发性骨髓瘤

疾病概况

定义	多发性骨髓瘤是浆细胞肿瘤，散布于骨内的多个部位
发生及部位	大于40岁的成人中最常见的骨肿瘤 早期病变位于椎骨、骨盆、肋骨和颅骨 在播散性的病变中，下颌骨受累者达30%
性别、种族和年龄	男性＞女性（男：女为2：1） 黑人＞白人（黑人：白人为2：1） 多数在50～80岁
临床特点	疼痛和感觉异常 牙齿松动 病变后期肿胀伴病理性骨折
影像学特点	多发性或单发性“打孔状”的圆形透光性病变，有锐利的非皮质的边界 与Langerhans细胞组织细胞增生症和甲状旁腺功能亢进症相似
预后及治疗	首次治疗敏感率为70%，但10年生存率＜10% 孤立性肿瘤比多灶性肿瘤预后好 孤立性肿瘤可以放疗 化疗［烷（烃）化剂＋类固醇或α-干扰素］

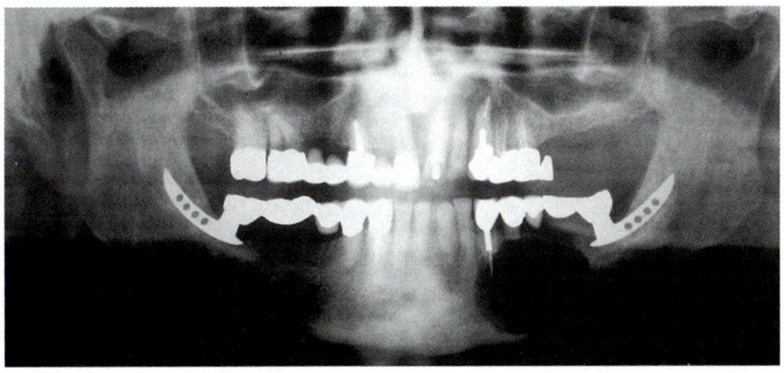

图 18-31
左侧下颌骨的孤立性浆细胞瘤，表现为大的透光区，伴有清楚的“打孔状”边缘。

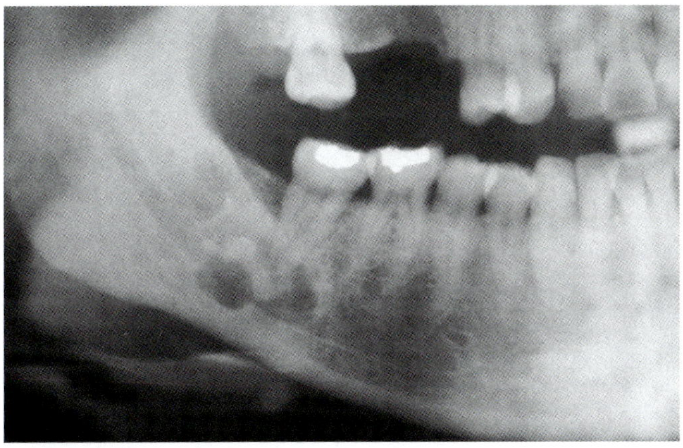

图 18-32
下颌骨右后部多发性分散的卵圆形透光区，位于第二磨牙的根尖处和下颌骨升支。

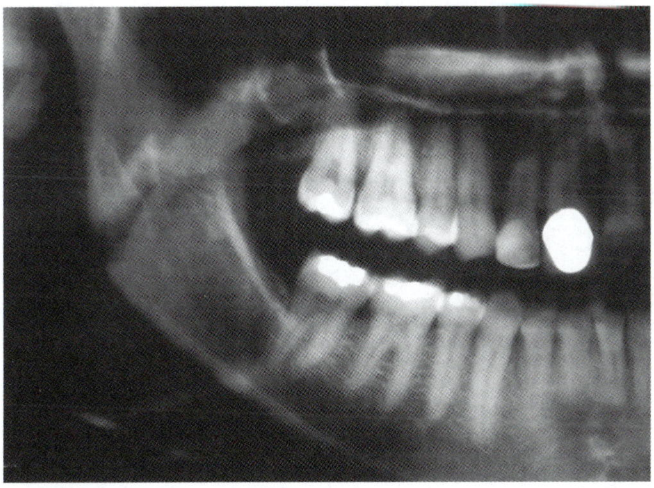

图 18-33
右侧下颌骨的多发性骨髓瘤伴有邻近组织的融合及下颌角的病理性骨折。

病理学特点

大体所见

新鲜标本与造血骨髓相似，为红色到灰色的斑驳状。由于肿瘤的颜色和密度使肿瘤被称为“葡萄干果冻”。一些肿瘤呈白色的“鱼肉状”，外观与淋巴瘤相似。病变的中心部位几乎没有残存的髓质骨骨片，容易切除。

镜下所见

骨髓瘤组织学上为片状、紧密排列的浆细胞和浆细胞样细胞（图18-34），偏位的核伴有“轮辐状”或“时钟样”的染色质（图18-35）。多数肿瘤细胞很像成熟的浆细胞伴有嗜伊红的核周空晕，高级别的肿瘤可出现双核、块状的染色质、巨核和病理性核分裂象（图18-36）。在片状的浆细胞中聚集有淀粉样和球状的无定形嗜伊红免疫球蛋白（Russell小体）。肿瘤性增生的浆细胞可能不表现为明显的恶性，需行免疫组化染色，显示出单克隆性的 κ 或 λ 免疫球蛋白才能确立多发性骨髓瘤的诊断（图 18-37）。

鉴别诊断

颌部的一般感染性病变易与多发性骨髓瘤相混淆，因为二者均由聚集的浆细胞组成。根尖肉芽肿和

多发性骨髓瘤
病理学特点

大体所见	灰色 / 红色肿瘤混杂在骨髓中 “葡萄干果冻状”外观 当有淀粉样物质出现时，表现为“蜡样”的特点
镜下所见	一致的肿瘤性浆细胞聚集 浆细胞形态表现为从正常到间变 偏位的核伴有“轮辐状”外观 高级别的肿瘤有异型性和双核的浆细胞样细胞，有不规则的块状染色质
免疫组化特点	κ 或 λ 轻链的单克隆表达 CD79a, CD56, CD58, CD138 阳性
病理鉴别诊断	牙源性的浆细胞样细胞的炎性反应性病变，免疫母细胞性淋巴瘤，Langerhans 细胞组织细胞增生症

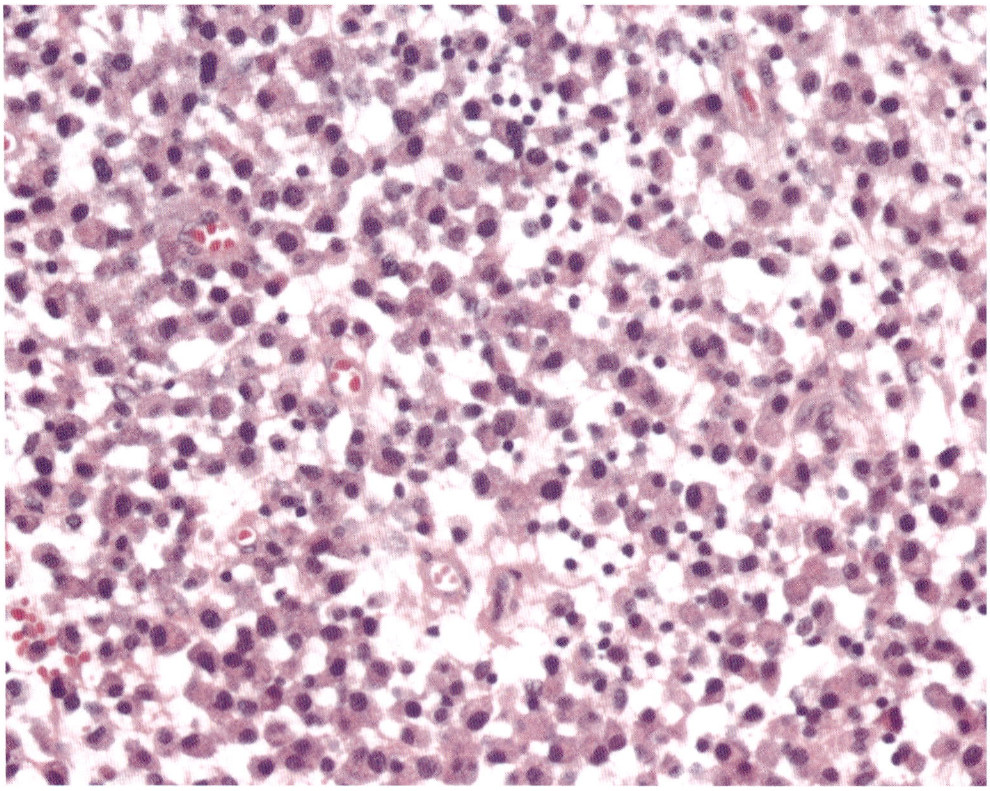

图 18-34
中倍镜示分化较好的骨髓瘤，特点是在混有脂肪细胞和少量间质的背景中有片状分布的含偏位核的浆细胞。

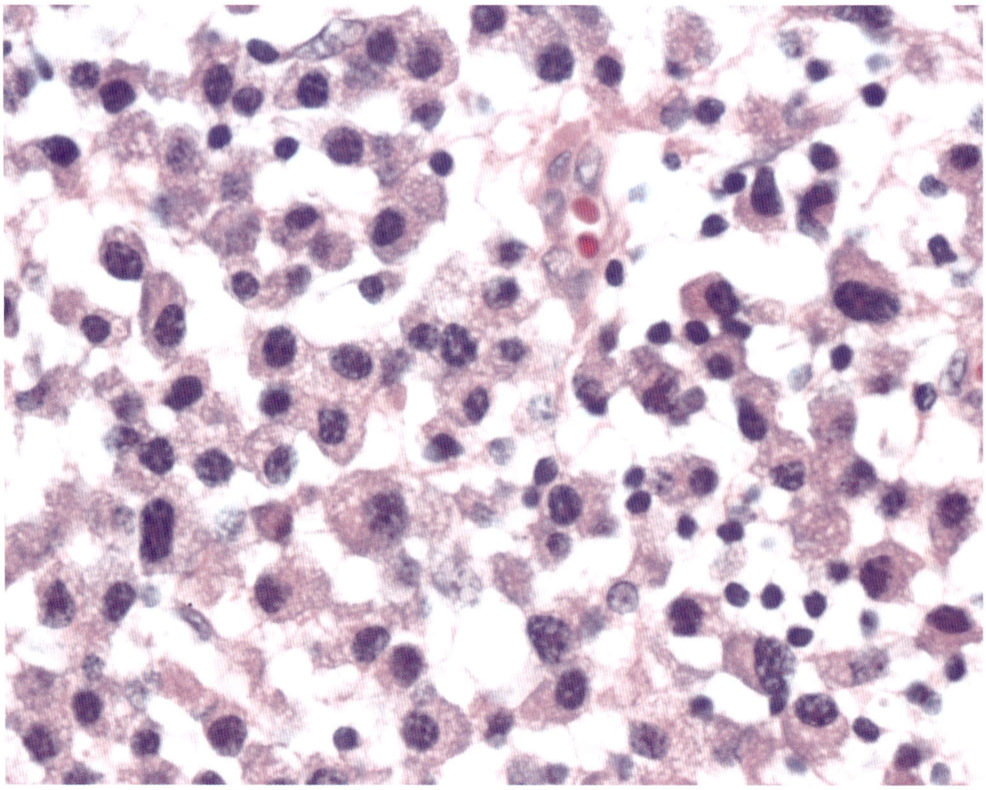

图 18-35
高倍镜下，分化好的骨髓瘤，有特征性的浆细胞样细胞，核偏位，染色质边集呈“轮辐状”，有丰富的嗜酸性胞浆，细胞边界清楚。

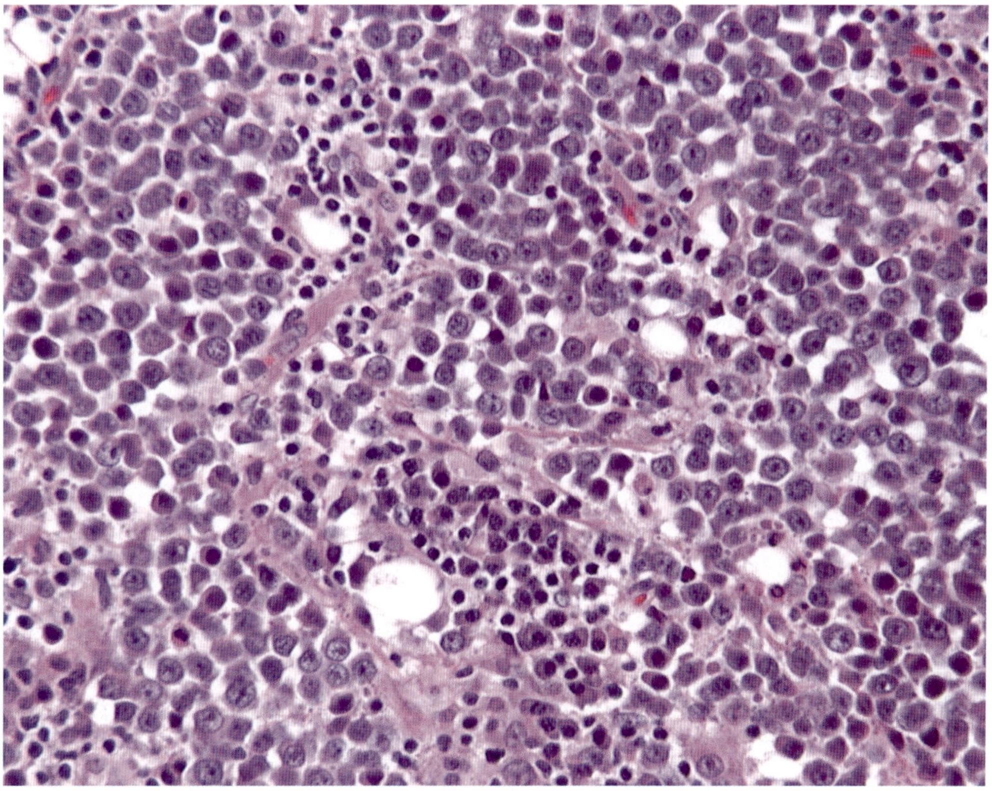

图 18-36
中倍镜下，中 - 低分化的骨髓瘤，密集的卵圆形浆细胞，大小不等，背景间质量少。

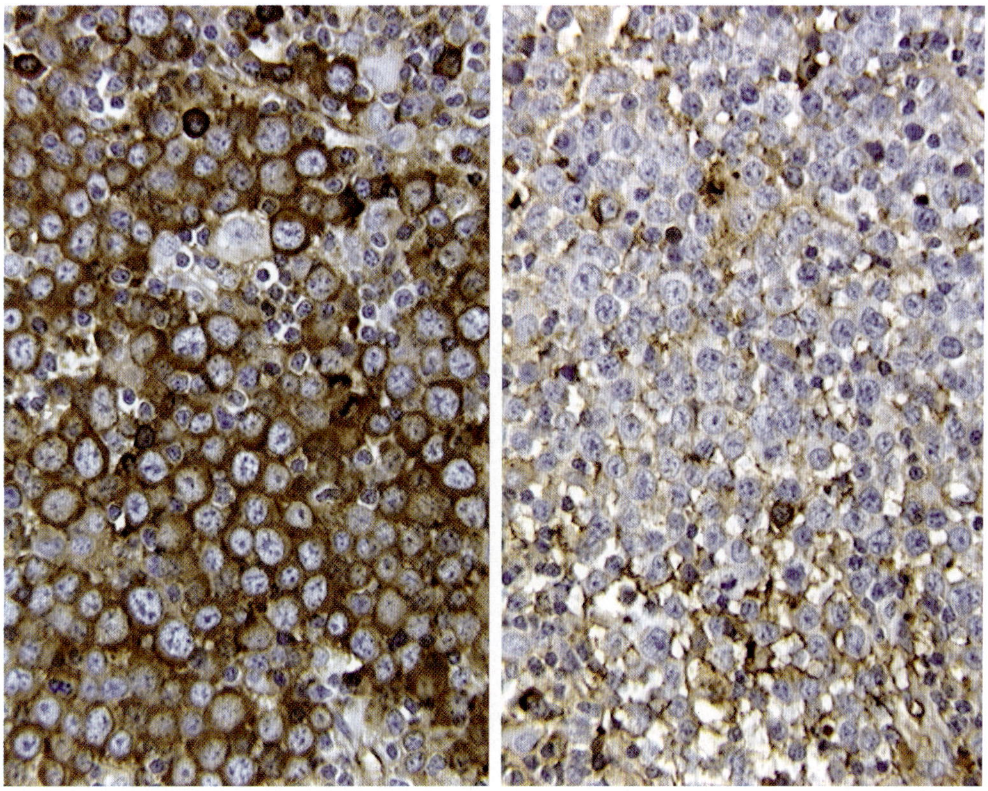

图 18-37
免疫组化染色显示浆细胞瘤中 κ 轻链（左侧）阳性（右侧为 λ 轻链）。

慢性牙周炎有浆细胞的聚集，可误诊为浆细胞瘤，应行免疫组化对轻链免疫球蛋白染色加以区分。浆细胞瘤自然杀伤抗原 CD56/58 阳性，而反应性病变为阴性。间变性和浆母细胞性骨髓瘤可能与分化差的癌相似，但是浆细胞瘤 keratin 阴性。B免疫母细胞性淋巴瘤与浆细胞瘤的鉴别很困难，因为其免疫表型有重叠。临床表现可能有所帮助，因多发性骨髓瘤很少见于淋巴结。淋巴瘤倾向于CD45RB阳性，而浆细胞瘤阴性。Langerhans 细胞组织细胞增生症，如果其形态学改变相似，其 CD1a 阳性，可与骨髓瘤鉴别。

预后及治疗

多发性骨髓瘤治疗为化疗，首选烷（烃）化剂，如环磷酰胺和(左旋)美法仑，联合类固醇或α - 干扰素。尽管首次治疗敏感率可达70%，但长期预后仍较差，中位生存时间小于3年，10年生存率10%。高级别的伴有明显骨髓替代的肿瘤预后更差，生存率更低。孤立性的肿瘤总体上预后较好，可采用放疗，特别是当肿瘤不能手术切除时。

转移性肿瘤

临床特点

颅面骨的转移性肿瘤（metastatic neoplasm）很少见，在转移性癌中占4%，癌占转移性肿瘤的大多数。颌部肿瘤的转移机制可能通过Batson丛，其为一个低压的无瓣膜的脊椎静脉系统。起源于骨髓的转移性骨肿瘤是经由静脉或动脉系统；骨膜淋巴管在骨膜肿瘤中扮演了重要的角色。尽管颌部的转移性肿瘤不常见，但当出现转移时，常提示广泛的转移和预后不良。有趣的是在30%的病例中，由于转移引起的病理性骨折常是原发性肿瘤的最初表现。

轻度疼痛和进行性的感觉异常是首发症状，早于任何影像学的改变。骨转移常侵及软组织（图18-38）。大多数的颌部转移性肿瘤发生于40～80岁（中位年龄45 岁）。骨转移性肿瘤男女比例相等，转移的性别特异性的发病频率如下：女性患者：乳腺（42%），肾上腺（9%），外阴（8%），甲状腺（6%）；男性患者：肺（22%），前列腺（12%），肾（10%），骨（9%）。在颌骨中，下颌骨是转移性肿瘤的最常见部位（86%）。大约 5% 同时累及双侧颌部。

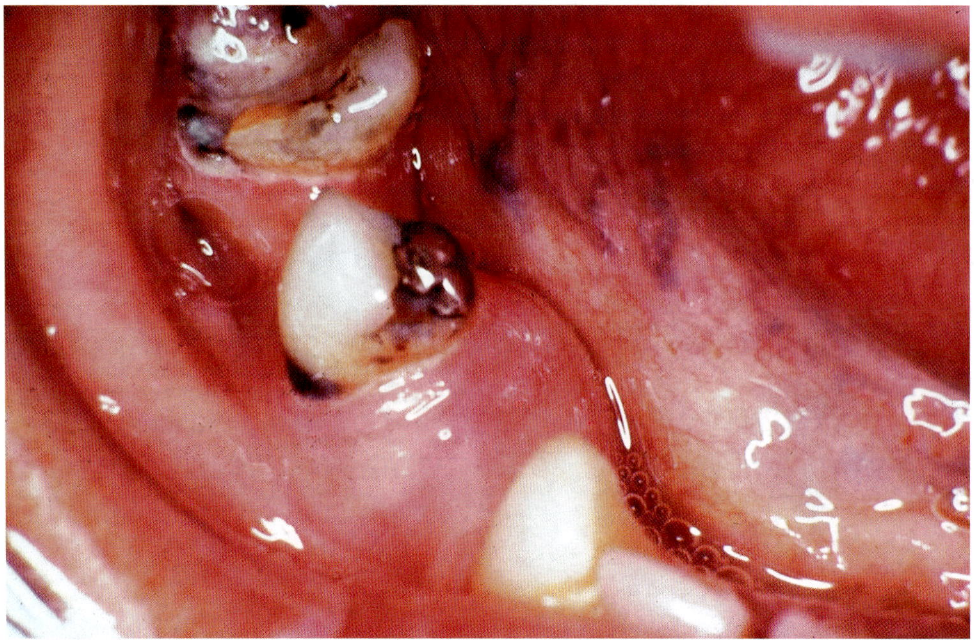

图 18-38
转移性癌显示为下颌骨双尖牙周围的软组织肿胀，伴有牙齿松动和移位。

影像学特点

转移性骨肿瘤可能表现为成骨性、溶骨性或混合性，且表现原发性肿瘤的影像学特点。大多数转移性肿瘤为癌，通常表现为溶骨性透光性病变（图18-39）。转移性乳腺癌通常为溶骨性改变，另外，常有成骨性的不透光影，或表现为混合性的病变（图18-40）。不透光的成骨性改变见于前列腺癌（图18-41）、类癌和成髓细胞瘤。几乎所有的颌部转移性肿瘤均为溶骨性肿瘤，伴有不规则的边界，缺乏硬化边。肿瘤如果足够大，侵犯皮质骨，则出现继发性的“日光放射样”或“葱皮样”改变，这种改变见于大约40%的多中心病变的病例。转移性肿瘤通常开始为很小的不清楚的不透光影，在X线片中不易发现。如果怀疑转移性肿瘤，则需行 CT 及 MRI。

转移性肿瘤
疾病概况

定义	远隔部位原发性肿瘤的颅面骨转移
发生及部位	占口腔恶性肿瘤的 1% 30% 为转移性病变的第一指征 80% 位于下颌骨后部
发病率和死亡率	依赖于肿瘤的类型
性别、种族和年龄	男女比例相等 高峰在 40 ~ 80 岁（中位年龄 45 岁）
临床特点	早期疼痛和感觉异常
影像学特点	骨膨胀，晚期皮质侵袭 溶骨性透光性病变，边界不清
预后及治疗	预后不好，因为颌部转移通常是晚期表现

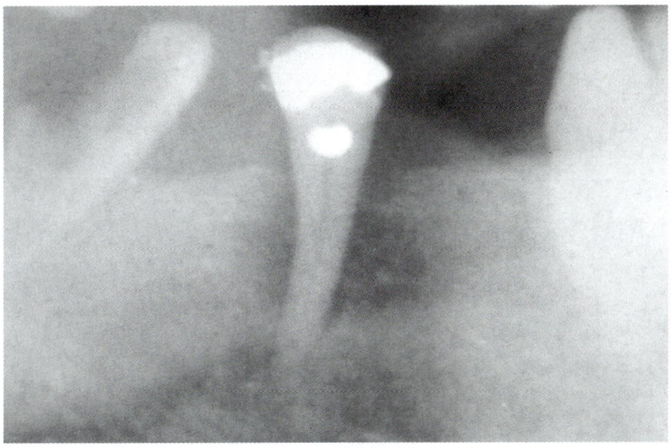

图 18-39
转移性癌的影像学表现，牙冠周围增大的软组织影及牙根中部弥散的透光区。

病理学特点

大体所见

转移性肿瘤大体无特异性，通常反映原发性肿瘤的大体特点。主要病变界限清楚，易从骨中刮除。一些肿瘤可能提示原发性肿瘤的起源，如成骨性肿瘤伴有砂砾样钙化，提示可能来源于前列腺癌，血管丰富的肿瘤支持肾或甲状腺起源。

镜下所见

转移性肿瘤的组织学谱不同，通常与原发性病变相同。当病人有已知的原发性肿瘤时，与原发性肿瘤

转移性肿瘤
病理学特点

大体所见	骨内的结节状病变，中心较软，有不规则的骨壁
镜下所见	肿瘤的组织学特点依赖于且通常相似于原发性肿瘤
免疫组化特点	免疫组化检查与原发性肿瘤相同 CK 通常很有用，因 2/3 的转移性病变为癌
病理鉴别诊断	原发性或转移性癌、肉瘤、淋巴瘤、恶性黑色素瘤

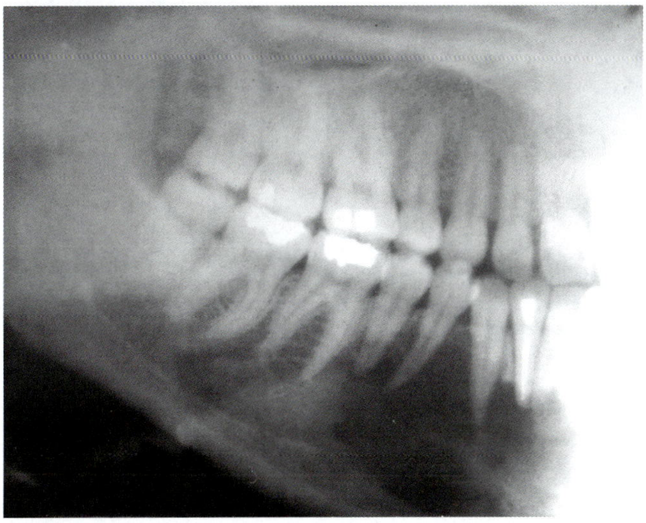

图 18-40
此例为转移性乳腺癌，下颌骨孤立性的骨内膨胀性病变，表现为均匀的透光区伴有不清楚的边界，双尖牙的牙根出现分离。

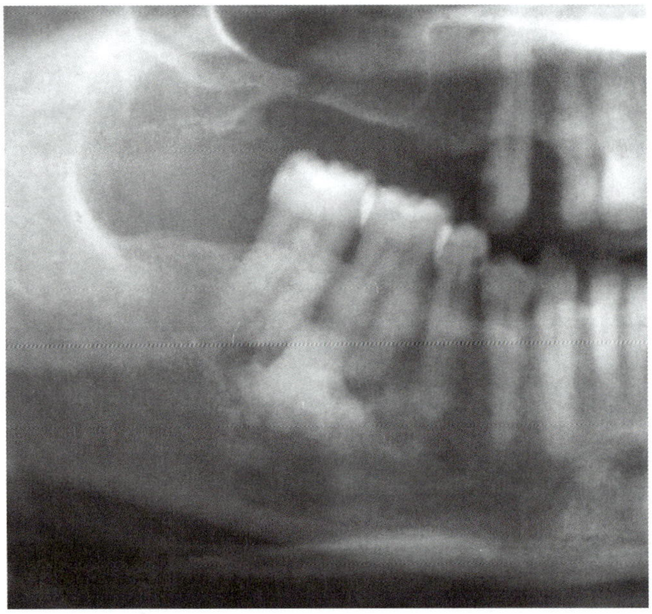

图 18-41
右下颌骨的转移性前列腺癌，特点为透光性/不透光性混合性病变，伴有不规则的透光性边界和中心硬化的不透光的肿块。

进行细胞和组织学资料的对比十分必要，这对于除外再次发生的原发性肿瘤很重要。偶尔肿瘤细胞去分化使这种对比变得困难。

鉴别诊断

当肿瘤表现出对于其所在部位而言很独特的组织学特点时，就需要格外的研究，包括收集全面的临床资料，复习影像学资料，进行免疫组化染色。因为大多数转移性肿瘤是癌，所以CK对初筛很有用。去分化或间叶性肿瘤可能表现为不稳定和可塑的表型，导致令人困惑的重叠现象。然而，恰当的免疫组化染色的组合通常有助于诊断。需要补充说明的是，即使通过免疫组化染色、超微结构和基因学的研究，仍并非所有肿瘤都能确切地分类。全面的临床评估对于确认原发肿瘤是必要的。

预后及治疗

转移性肿瘤的治疗首先是确认肿瘤的原发部位，并确定转移的范围。预后根据肿瘤的类型和转移部位的多少而不同。然而，颌部的转移性肿瘤通常是晚期表现，可能是不能治愈的疾病的预兆。

推荐阅读

骨肉瘤

1. Clark JL, Unni KK, Dahlin DC, Devine KD: Osteosarcoma of the jaw. Cancer 1983;51:2311–2316.
2. Davis AM, Bell RS, Goodwin PJ: Pronostic factors in osteosarcoma: a critical review. J Clin Oncol 1994;12:423–431.
3. Fechner RE, Mills SE: Tumors of the bones and joints. Atlas of Tumor Pathology. Third Series. Fascicle 8. Rosai J, Sobin LH, series ed. Bethesda: Armed Forces Institute of Pathology, 1993:38–67.
4. Gadwal SR, Gannon FH, Fanburg-Smith JC, et al.: Primary osteosarcoma of the head and neck in pediatric patients: a clinicopathologic study of 22 cases with a review of the literature. Cancer 2001;91:598–605.
5. Raymond AK, Ayala AG, Knuutila S: Conventional osteosarcoma. In: Fletcher CDM, Unni KK, Mertens F, eds. Pathology and Genetics of Tumours of Soft Tissue and Bone. Kleihues P, Sobin LH, series eds. World Health Organization Classification of Tumours. Lyon, France: IARC Press, 2002:264–270.
6. Sciubba JJ, Fantasia JE, Kahn LB: Tumors and cysts of the jaw. Altas of Tumor Pathology. Third Series. Fascicle 29. Rosai J, Sobin LH, series ed. Bethesda: Armed Forces Institute of Pathology, 2001:181–202.
7. Sundaram M, McGuire MH, Herbold DR: Magnetic resonance imaging of osteosarcoma. Skeletal Radiol 1987;16;23–29.

软骨肉瘤

1. Bertoni F, Bacchini P, Hogendoorn PCW: Chondrosarcoma. In: Fletcher CDM, Unni KK, Mertens F, eds. Pathology and Genetics of Tumours of Soft Tissue and Bone. Kleihues P, Sobin LH, series eds. World Health Organization Classification of Tumours. Lyon, France: IARC Press, 2002:247–251.
2. Fechner RE, Mills SE: Tumours of the bones and joints. Atlas of Tumor Pathology. Third Series. Fascicle 8. Rosai J, Sobin LH, series ed. Bethesda: Armed Forces Institute of Pathology, 1993:101–121.
3. Gadwal SR, Fanburg-Smith JC, Gannon FH, Thompson LD: Primary chondrosarcoma of the head and neck in pediatric patients: a clinicopathologic study of 14 cases with a review of the literature. Cancer 2000;88:2181–2188.
4. Hackney FL, Aragon SB, Aufdemorte TB, et al.: Chondrosarcoma of the jaws: clinical findings, histopathology and treatment. Oral Surg Oral Med Oral Pathol 1991;71:139–143.
5. Sanerkin NG: The diagnosis and grading of chondrosarcoma of the bone: a combined cytologic and histologic approach. Cancer 1980;45: 582–594.
6. Sciubba JJ, Fantasia JE, Kahn LB: Tumors and cysts of the jaw. Atlas of Tumor Pathology. Third Series. Fascicle 29. Rosai J, Sobin LH, series ed. Bethesda: Armed Forces Institute of Pathology, 2001:204–209.
7. Soderstrom M, Bohling T, Ekfors T, et al.: Molecular profiling of human chondrosarcomas for matrix production and cancer markers. Int J Cancer 2002:10:144–151.
8. Vencio EF, Reeve CM, Unni KK, Nascimento AG: Mesenchymal chondrosarcoma of the jaw bones: clinicopathologic study of 19 cases. Cancer 1998;82:2350–2355.

纤维肉瘤

1. Fechner RE, Mills SE: Tumours of the bones and joints. Atlas of Tumor Pathology. Third Series. Fascicle 8. Rosai J, Sobin LH, series ed. Bethesda: Armed Forces Institute of Pathology, 1993:158–161.
2. Kahn LB, Vigorita V: Fibrosarcoma of bone. In: Fletcher CDM, Unni KK, Mertens F, eds. Pathology and Genetics of Tumours of Soft Tissue and Bone. Kleihues P, Sobin LH, series eds. World Health Organization Classification of Tumours. Lyon, France: IARC Press, 2002:289–290.

3. Marks KE, Bauer TW: Fibrous tumors of bone. Orthop Clin North Am 1989;20:377-393.
4. Sciubba JJ, Fantasia JE, Kahn LB: Tumors and cysts of the jaw. Atlas of Tumor Pathology. Third Series. Fascicle 29. Rosai J, Sobin LH, series ed. Bethesda: Armed Forces Institute of Pathology, 2001:212-215.
5. Sootweg PJ, Muller H: Fibrosarcoma of the jaws. A study of 7 cases. J Maxillofac Surg 1984;12:157-162.
6. Taconis WK, van Rijssel TG: Fibrosarcoma of the jaws. Skeletal Radiol 1986;15:10-13.

多发性骨髓瘤

1. Brunning RD, McKenna RW: Benign odontogenic tumors. In: Rosai J, Sobin LH, eds. Tumors and Cyst of the Bone Marrow. Washington, DC: Armed Forces Institute of Pathology, 1994:323-351.
2. Epstein IB, Voss NJS, Stevenson-Moore P: Maxillofacial manifestations of multiple myeloma. Oral Surg Oral Med Oral Pathol 1984;51:267-271.
3. Furutani, M, Ohnishi M, Tanaka Y: Mandibular involvement in patients with multiple myeloma. J Oral Maxillofac Surg 1994;52:23-25.
4. Marick EL, Vencio EF, Inwards CY, et al.: Myeloma of the jaw bones: a clinicopathologic study of 33 cases. Head Neck 2003;25:373-381.
5. Martinez-Tello FJ, Calvo-Asensio M, Lorenzo-Roldan JC: Plasma cell myeloma. In: Fletcher CDM, Unni KK, Mertens F, eds. Pathology and Genetics of Tumours of Soft Tissue and Bone. Kleihues P, Sobin LH, series eds. World Health Organization Classification of Tumours. Lyon, France: IARC Press, 2002:302-305.
6. Neville, BW, Damm DD, Allen CM, Bouquot JE, eds: Oral and Maxillofacial Pathology. Philadelphia: WB Saunders, 1995:437-438.
7. Reinish EI, Raviv M, Srolovitz H, Gornitsky M: Tongue, primary amyloidosis, and multiple myeloma. Oral Surg Oral Med Oral Pathol 1994;77: 121-125.
8. Sciubba JJ, Fantasia JE, Kahn LB: Tumors and cysts of the jaw. Atlas of Tumor Pathology. Third Series. Fascicle 29. Rosai J, Sobin LH, series ed. Bethesda: Armed Forces Institute of Pathology, 2001:220-224.
9. Witt C, Borges AC, Klein K, Neumann H: Radiographic manifestations of multiple myeloma in the mandible: a retrospective study of 77 patients. J Oral Maxillofac Surg 1997;55:450-453.

转移性肿瘤

1. Bloom RA, Libson E, Husband JE, Stoker DJ: The periosteal sunburst reaction to bone metastases. A literature review and report of 20 additional cases. Skeletal Radiol 1987;16:629-634.
2. DeYoung BR, Wick MR: Immunologic evaluation of metastatic carcinomas of unknown origin: an algorithmic approach. Semin Diagn Pathol 2000;17:184-193.
3. Hirschberg A, Leibovich P, Buchner A: Metastatic tumors to the jawbones: analysis of 390 cases. J Oral Pathol Med 1994;23:337-341.
4. Jambhekar NA: Borges A: Metastases involving bone. In: Fletcher CDM, Unni KK, Mertens F, eds. Pathology and Genetics of Tumours of Soft Tissue and Bone. Kleihues P, Sobin LH, series eds. World Health Organization Classification of Tumours. Lyon, France: IARC Press, 2002:334-335.
5. Kyle RA: Diagnostic criteria of multiple myeloma. Hematol Oncol Clin North Am 1992;29:24-45.
6. Neville BW, Damm DD, Allen CM, Bouquot JE, eds: Oral and Maxillofacial Pathology. Philadelphia: WB Saunders, 1995:489-490.
7. Sciubba JJ, Fantasia JE, Kahn LB: Tumors and cysts of the jaw. Altas of Tumor Pathology. Third Series. Fascicle 29. Rosai J, Sobin LH, series ed. Bethesda: Armed Forces Institute of Pathology, 2001:263-265.
8. Stypulkowska J, Bartkowski S, Pana's M, Zaleska M: Metastatic tumors of the jaws and oral cavity. J Oral Surg 1979;37:805-808.

19 颈部非肿瘤性病变

Mario A. Luna，Lester D. R. Thompson

鳃裂畸形

一般来讲，名词“鳃囊”并无明确定义，通常是指来源于第二个鳃裂器官的囊泡（见第 13 章）。有 80%～90%的鳃裂畸形与第二个鳃器有关。鳃裂囊肿构成儿童先天性颈部囊肿的17%。鳃器囊肿为窦道的 3 倍。

临床特点

患者通常表现为舌骨到胸骨上切迹、胸锁乳突肌前缘的一个无痛性结节，直径可达6cm。无性别差异，75% 的患者确诊时年龄为 20 ～ 40 岁。囊肿一般为无痛性肿块，可继发炎症或感染引起临床症状。也可以是双侧性的，特别是在出现相关综合征时。

影像学特点

一个边界清楚的囊性肿块，囊腔光滑，囊壁厚。

病理学特点

大体所见

大体观，囊肿为单房，直径 2 ～ 6cm，内含清亮至团块颗粒状物质。

鳃裂畸形
疾病概况

定义	来源于原始第二鳃器的先天性 / 发育异常的侧颈囊肿
发生及部位	占所有先天性颈部囊肿的 17% 侧颈部，邻近下颌骨角
性别、种族和年龄	性别分布相同 75% 的患者年龄为 20 ～ 40 岁 仅有 1% 发生在 50 岁以后
临床特点	位于胸锁乳突肌前缘的肿块 持久的无痛性肿块 可继发感染引起临床症状
预后及治疗	完全切除 复发率为 2.7%

鳃裂畸形
病理学特点

大体所见	直径可达 6cm 的囊性团块，内含液体
镜下所见	囊腔内衬鳞状上皮（90%），呼吸上皮（8%），或两者皆有（2%） 角化物 淋巴组织结节状或弥漫分布（90%） 纤维化和继发性改变
细针穿刺	成熟鳞状上皮 无核鳞屑 碎片包括巨噬细胞 淋巴细胞浸润
免疫组化特点	角蛋白带状阳性
病理鉴别诊断	转移性囊性鳞状细胞癌，胸腺囊肿，鳃源性囊肿，甲状舌管囊肿

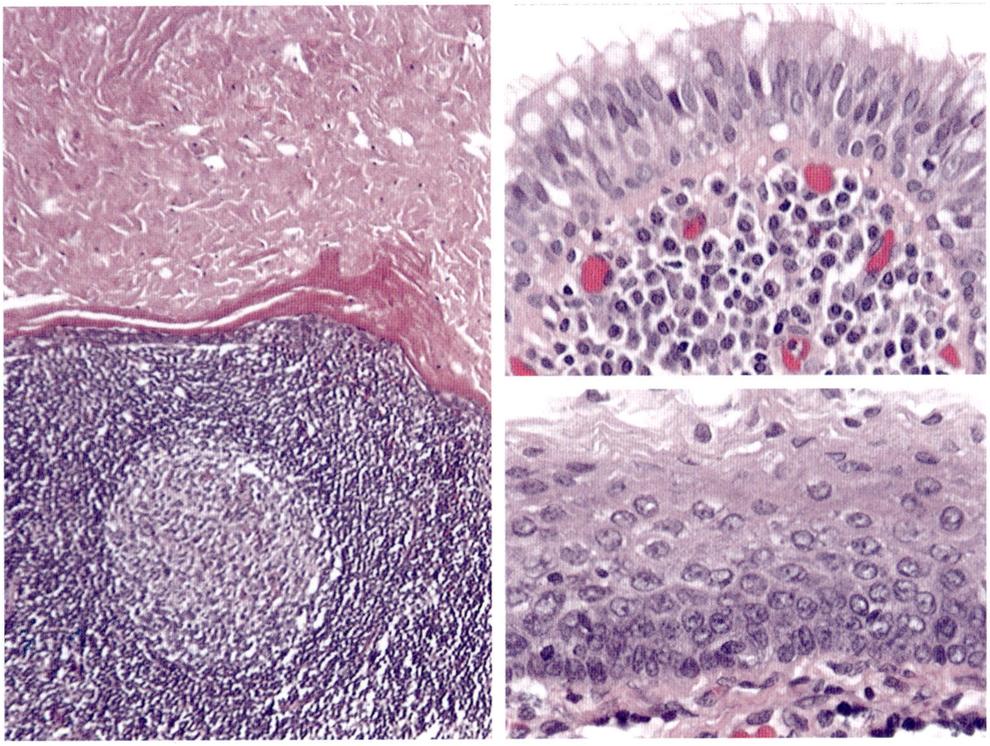

图 19-1
鳃裂囊肿腔内充满角化物。腔内被覆复层柱状上皮（右上）或鳞状上皮（右下）。

镜下所见

鳃裂囊肿腔内被衬复层鳞状上皮（90%）、呼吸上皮（8%），或两者均有（2%）（图19-1）。腔内含有角化碎片。70% ~ 85% 的囊肿上皮下有淋巴细胞聚集，伴有或不伴有生发中心形成（图19-2）。生发中心结构在淋巴成分内常见，但并非真正的有淋巴窦、髓质或滤泡间区结构的淋巴结。囊壁可发生急慢性炎症反应、异物性巨细胞反应和纤维化等继发性改变。另外在囊壁内可见唾液腺组织。

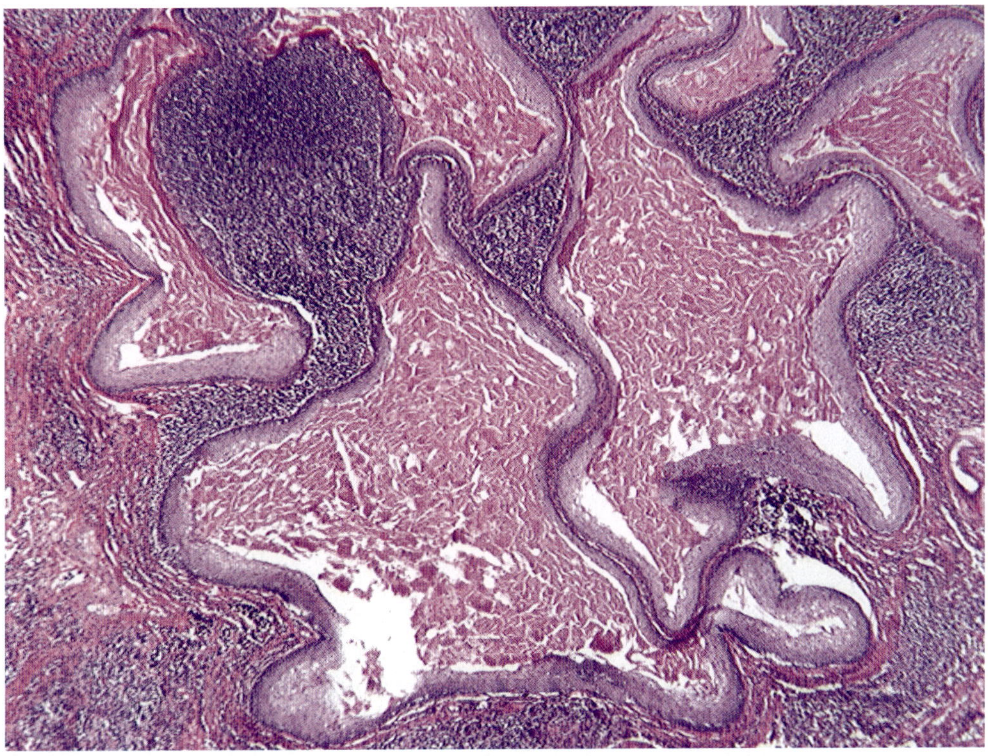

图 19-2
上皮层外围大量炎细胞浸润，伴有淋巴生发中心形成。

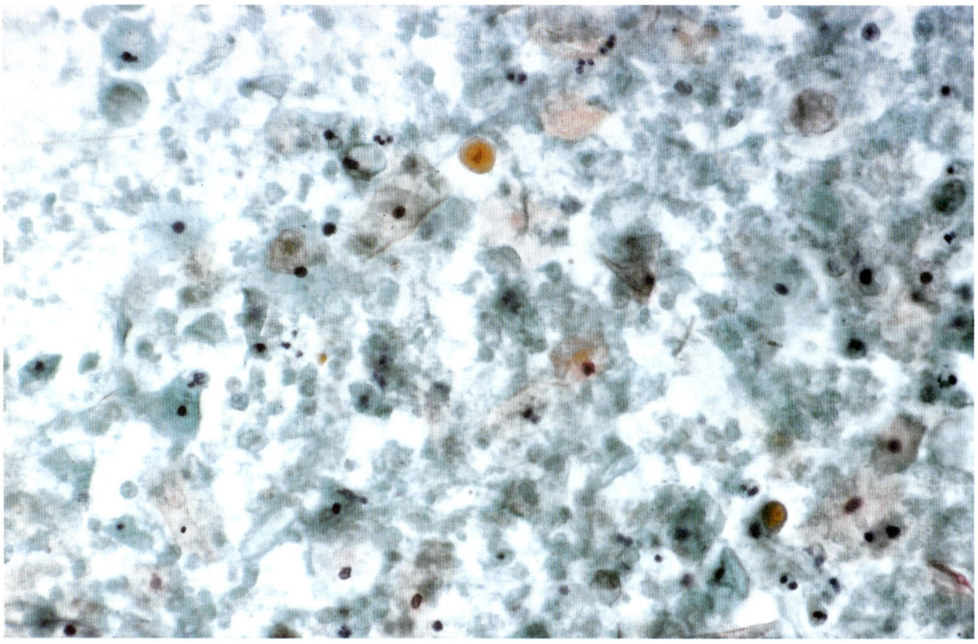

图 19-3
在细针穿刺涂片中，角化物内有炎症细胞浸润，上皮无异型性是诊断鳃裂囊肿的标准（Papanicolau 染色）。

辅助检查

免疫组化特点

不同的被覆上皮如假复层呼吸上皮、移行上皮、角化或非角化上皮表达不同类型的角蛋白。

细针穿刺

鳃裂囊肿的细针穿刺（fine needle aspiration, FNA）大体表现为黏稠的、黄色的、类似脓性的物质；镜下由成熟的鳞状上皮组成，偶尔也可见到柱状呼吸上皮。在无定形的碎片和巨噬细胞的背景下，可见大量的无核碎片和各种成熟淋巴细胞渗出，偶见浆细胞

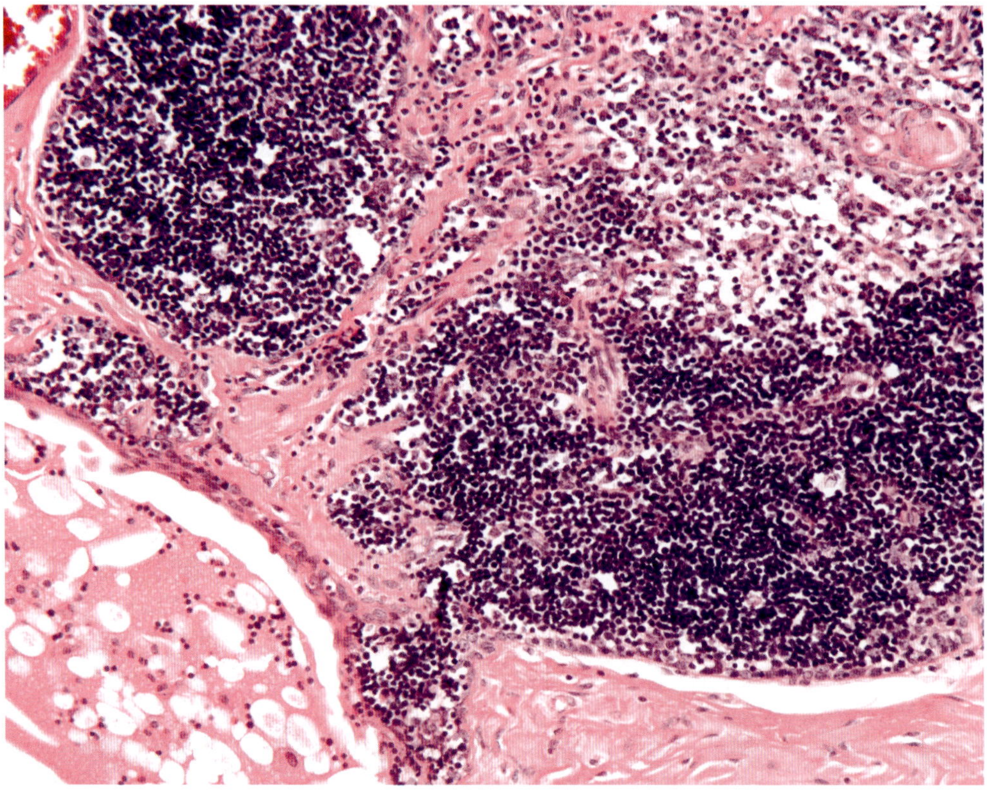

图 19-4
胸腺囊肿壁内有聚集的淋巴细胞、脂肪和胸腺小体，类似鳃裂囊肿。

(图 19-3)。通常不出现恶性特征的上皮异型性。

鉴别诊断

胸腺囊肿壁内含有胸腺组织，可见 Hassall（胸腺）小体（图19-4）。甲状舌管囊肿发生在颈中，与舌骨相连，壁内可见甲状腺组织。支气管囊肿更常见于锁骨上区的皮下组织，囊壁内衬呼吸黏膜，可见平滑肌和支气管腺体。鳃裂囊肿的恶性内衬上皮应与转移性囊性鳞状细胞癌相鉴别。

预后及治疗

无感染史或前期手术的病例复发率是2.7%；有感染史和手术切除史的复发率为14%和21%。囊肿可完全切除。

猫抓病（肉芽肿性炎症）

很多传染性病原菌可感染颈部皮肤、软组织和淋巴结。与其冗述所有传染性病原菌，不如以猫抓病为例更有意义。猫抓病（cat scratch disease, CSD）是一种由 α 前细菌的 α 2亚群中的立克次体病原菌，特别是与 *Afipia felis* 和 *B. quintana* 在某些分类学上有交叉的 *Bartonella henselae* 引起的动物源性传染性疾病。猫抓病是一种全球性的疾病，在秋冬季最为常见，特别是在以猫为宠物的居民区内。

临床特点

典型的临床症状包括感染部位的原始病损，随后区域淋巴结肿大。原始病损可不被注意或持续存在伴有轻微疼痛。原始病损在抓伤后 3 ～ 5 天出现，淋巴结病变在抓伤后的 3 周出现。受累淋巴结一般是原始病损的引流淋巴结。大约85%的病例仅有一个区域的淋巴结受累。受累淋巴结肿大，疼痛，有时表面排脓形成瘘管。可出现低烧、头疼和不适症状。受感染的患者绝大多数为儿童和小于 21 岁的年轻人。

猫抓病（肉芽肿性炎症）
疾病概况

定义	由一组革兰阴性立克次体杆菌，尤其是 *Bartonella henselae*，*Afipia felis* 和 *B.quintana* 引起的一种动物传染性疾病
发生及部位	全球性疾病，秋季和冬季最常见 发生在以猫为宠物的居民区内
发病率和死亡率	无死亡，免疫抑制者除外
性别、种族和年龄	性别分布平均 儿童和 3 ～ 21 岁的青年（大多数<18 岁）
临床特点	通常与猫抓伤咬伤有关 孤立质软的淋巴结肿大 症状有低烧、不适和头疼
预后及治疗	预后极佳 仅采用支持治疗即可，尽管环丙沙星对个别病例有效

病理学特点

大体所见

淋巴结柔软、肿胀，切面有坏死灶。

镜下所见

组织学可分为三期，其镜下表现依赖于活检时病变所处的时期。早期，组织学表现为有灰红玻璃样外观的肿胀毛细血管灶，与淋巴滤泡增生有关。随后脓肿灶逐渐扩大，相互融合形成星状脓腔（图19-5），并被组织细胞、上皮样细胞和偶见的巨细胞包绕（图 19-6）。

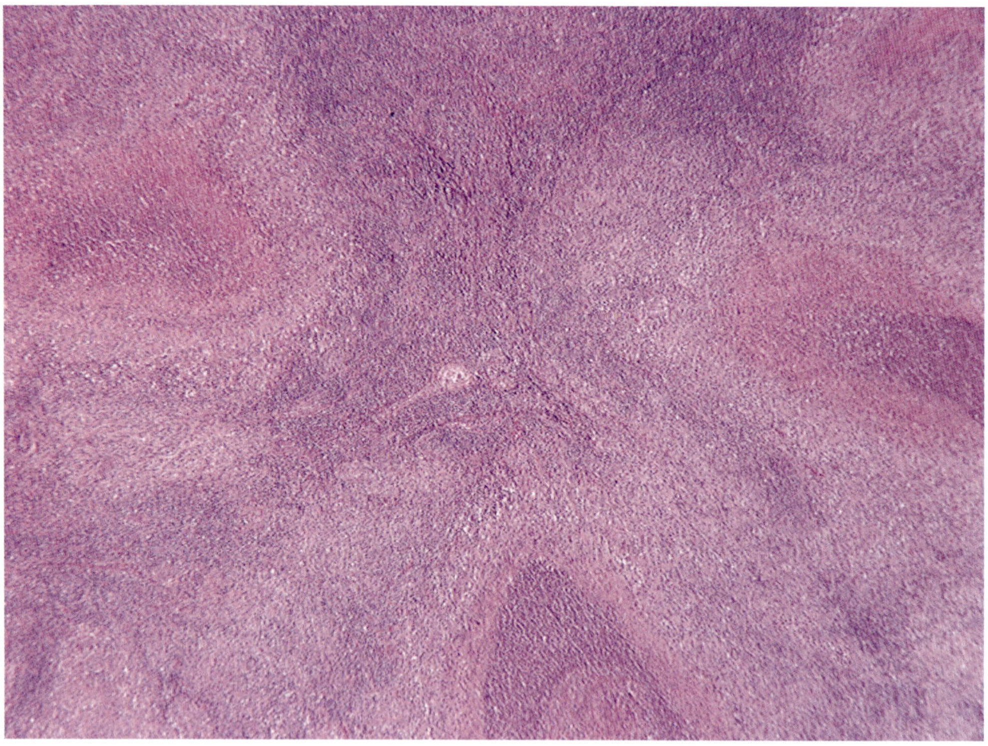

图 19-5
猫抓病的典型星状脓肿，表现为中心坏死区，周边围有肉芽肿性反应和炎细胞。

最终形成一个中心为干酪样坏死区、外周为肉芽肿的病灶。然而，这种干酪样坏死与结核病的干酪样坏死不同，很少有钙化。显然这些病变并非特异，需要进一步检查找到致病病原体。

辅助检查

组织化学特点

组织 Gram 染色可显示病原菌，而 Warthin-Starry

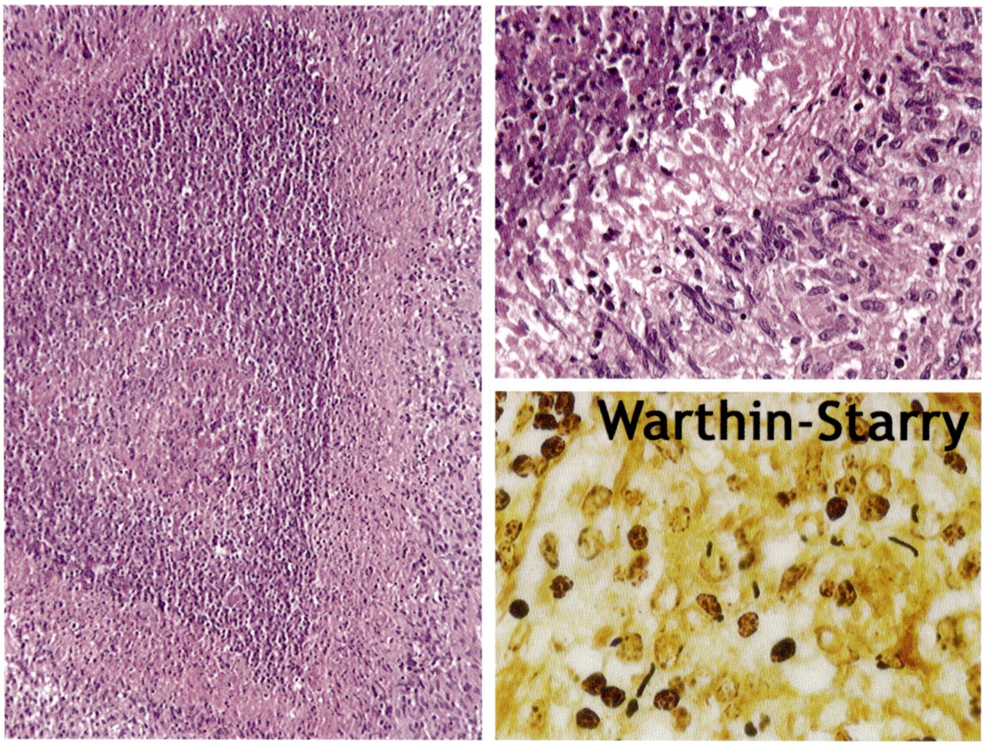

图 19-6
左：伴有中央变性的干酪样坏死。右上：呈栅栏状排列在外围的类上皮组织细胞。右下：在Warthin-Starry银染色下，黑色、杆状的细菌更为明显。

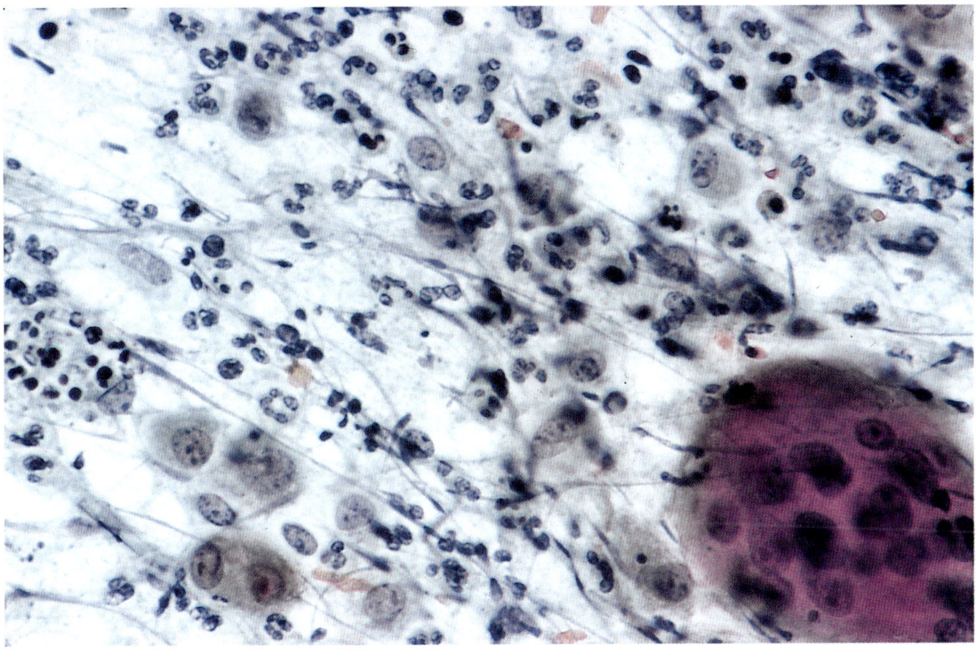

图 19-7
细针穿刺通常表现为含有类上皮细胞、巨细胞和各种炎细胞的肉芽肿性炎症（Papanicolau 染色）。

银染色，可鲜明显示出病变早期血管壁内和晚期化脓区内的黑色细菌（图 19-6）。

细针穿刺

细针穿刺特点为非特异性肉芽肿性炎症。类上皮细胞、Langhans巨细胞、炎细胞和碎片的数量依据疾病的不同时期而定（图19-7，19-8）。然而确诊需要借助其他检查，包括培养和（或）特殊检查。

免疫组化特点

间接的免疫过氧化物酶染色可显示病原菌，但其结果不稳定，需大量病例证实结果的可重复性。

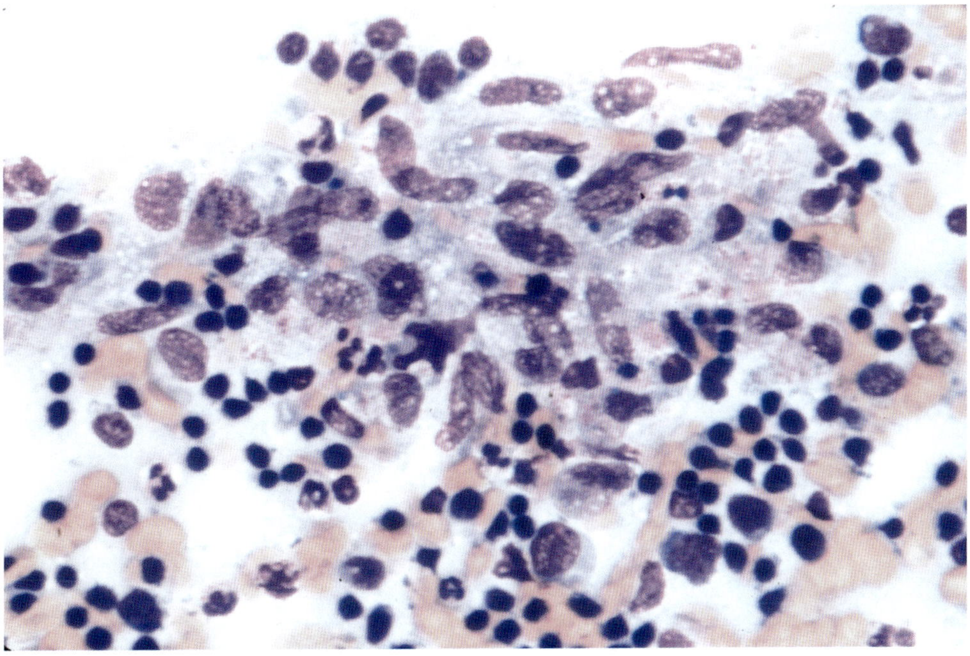

图 19-8
本例猫抓病的肉芽肿性炎症内炎细胞和类上皮细胞明显（风干片，MGG 染色）。

猫抓病（肉芽肿性炎症）病理学特点	
大体所见	淋巴结肿大、质软，内含坏死区
镜下所见	病变分三期： 早期表现为滤泡增生 由组织细胞、类上皮细胞和偶见的巨细胞包围的星状脓肿 晚期为伴有中心坏死的肉芽肿
细针穿刺	由类上皮细胞和偶见的巨细胞组成的肉芽肿性炎症 淋巴细胞渗出 坏死碎片，依据时期不同而定
特殊检查	Wathin-Starry 染色显示杆状病原菌 免疫过氧化物酶染色 DNA 引物用于聚合酶链反应 大脑心脏琼脂培养基 32℃培养
病理鉴别诊断	传染性疾病，包括布鲁菌病、肺结核、性病性淋巴肉芽肿

特殊检查

以 DNA 为引物的聚合酶链反应可用来评价猫抓病。病原菌可在大脑心脏琼脂培养基 32℃培养。

鉴别诊断

猫抓病的特征性的星状坏死也可见于性病性淋巴肉芽肿和其他少见的感染性疾病，如兔热病和布鲁菌病。最有助于猫抓病的诊断是临床病史和杆菌的培养或银染色。

预后及治疗

仅采用支持治疗，效果良好。抗生素对缓解症状无作用，但环丙沙星对个别患者有效。

结节性筋膜炎

结节性筋膜炎（nodular fasciitis）是一种形成肿块的纤维性增生性病变，一般发生在皮下组织，以典型的组织培养样生长方式排列。与颅骨筋膜炎和血管内筋膜炎有相似的组织学表现。接近30%的结节性筋膜炎发生在头颈部。

临床特点

大部分病例均有一个生长迅速的包块的短期病史（不超过3周）。大小一般<3cm，绝大部分<5cm。结节性筋膜炎一般发生于皮下，偶见在血管内。上肢和头颈为最常累及的部位。累及头颈部时可发生在颈部、面部、眼眶、口腔和耳。结节性筋膜炎一般常见于儿童和不超过 35 岁的成年人。很少发生在大于 60 岁的老年人。无性别差异。创伤被认为是其病因之一，可能是轻微或程度有限的创伤（座带推过颈部或棉质敷药器塞入外耳道）。

影像学特点

大部分病变在 CT 和 MRI 上表现为边界光滑的中或强密度增高影。

结节性筋膜炎 疾病概况	
定义	形成肿块的纤维性增生性病变，一般发生在皮下组织
发生及部位	绝大多数发生在上肢和头颈部
性别、种族和年龄	性别分布均匀 绝大多数不超过 35 岁
临床特点	迅速肿大的肿块，病程不超过 3 周 一般<3cm 颈部、眶部和耳 外伤是其病因因素
预后及治疗	预后佳，复发率<2% 手术完全切除

病理学特点

大体所见

病变为圆形至椭圆形结节状无包膜肿块，一般最大直径<3cm。与筋膜相连。切面呈灰白质硬或质软凝胶状，囊性变区常见。

镜下所见

结节性筋膜炎一般边界不清，常表现为不规则的星状外观。由类似于培养组织或肉芽组织内成纤维细胞的肥胖的不成熟成纤维细胞组成，伴中心性的变性区（图19-9）。成纤维细胞的形态、大小基本一致，都有一个椭圆形的浅染的核和明显的核仁。成纤维细胞排列成短的不规则的束状和席纹状（图19-10）。血管外的红细胞和瘢痕样的胶原常见（图19-11）。核分裂常见，但无非典型的核分裂（图19-11）。可见数量不等的慢性炎症细胞和巨细胞浸润。随着病程延长，

结节性筋膜炎 病理学特点	
大体所见	实性至囊性的无包膜肿块 一般<3cm
镜下所见	肥胖的、不成熟的成纤维细胞呈组织培养样排列 囊性区或变性区常见 核分裂常见，但无非典型核分裂 血管外红细胞、炎细胞、瘢痕样胶原和巨细胞常见
细针穿刺	细胞涂片 肥胖的、梭形的成纤维细胞，有少量的胞浆 可见双核 染色质细、均匀、无非典型性 偶见血细胞、巨细胞和束状的胶原
免疫组化特点	对诊断无必要性，肌动蛋白（actin）阳性 组织细胞 CD68 阳性 角蛋白及 S-100 阴性
病理鉴别诊断	纤维肉瘤、横纹肌肉瘤、纤维瘤病、纤维组织细胞瘤、胚胎性横纹肌瘤

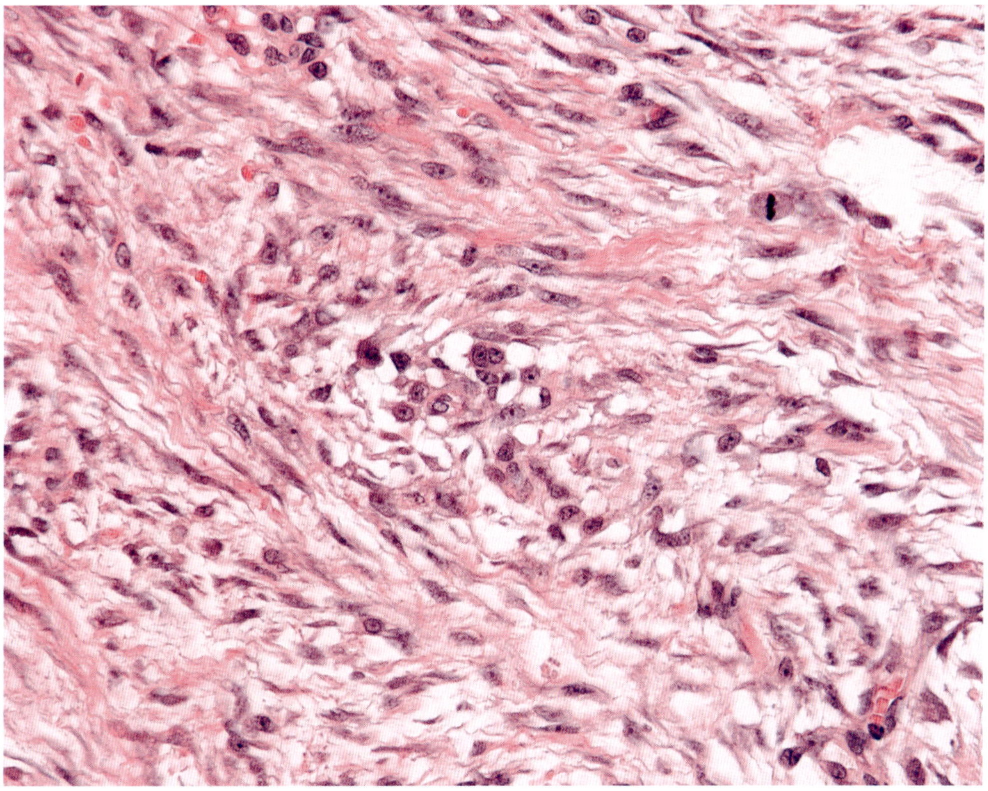

图 19-9
组织培养样生长伴有黏液样变和核分裂象。

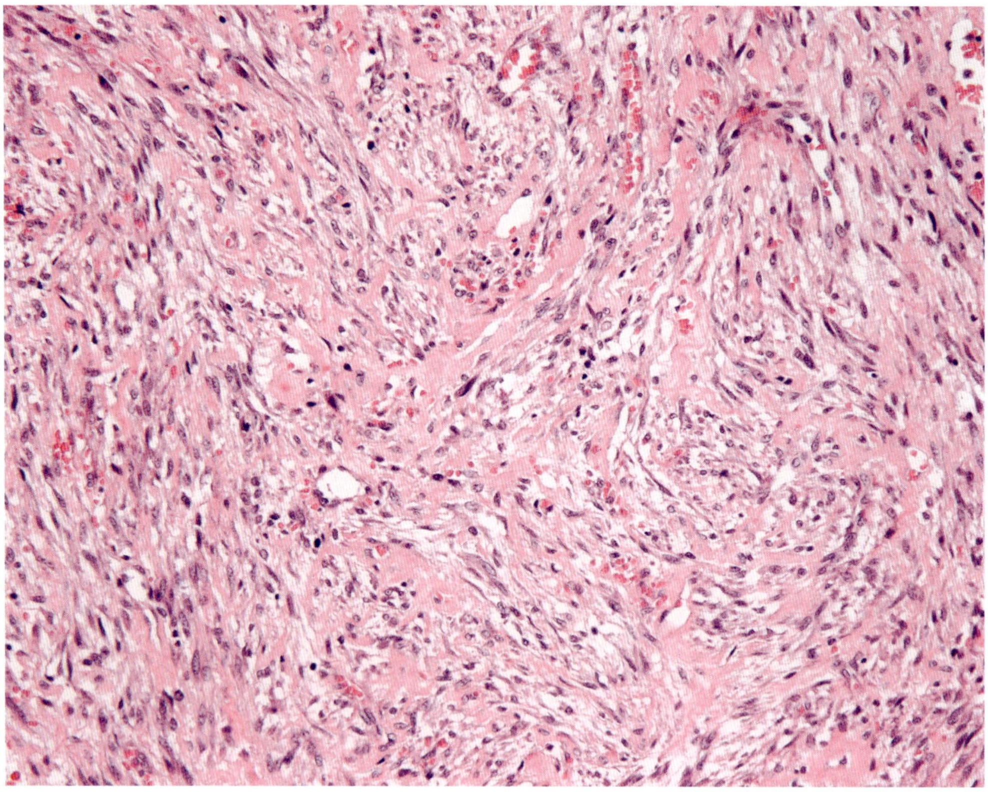

图 19-10
组织培养样生长伴有胶原沉积和血管外红细胞渗出。典型的席纹状生长。

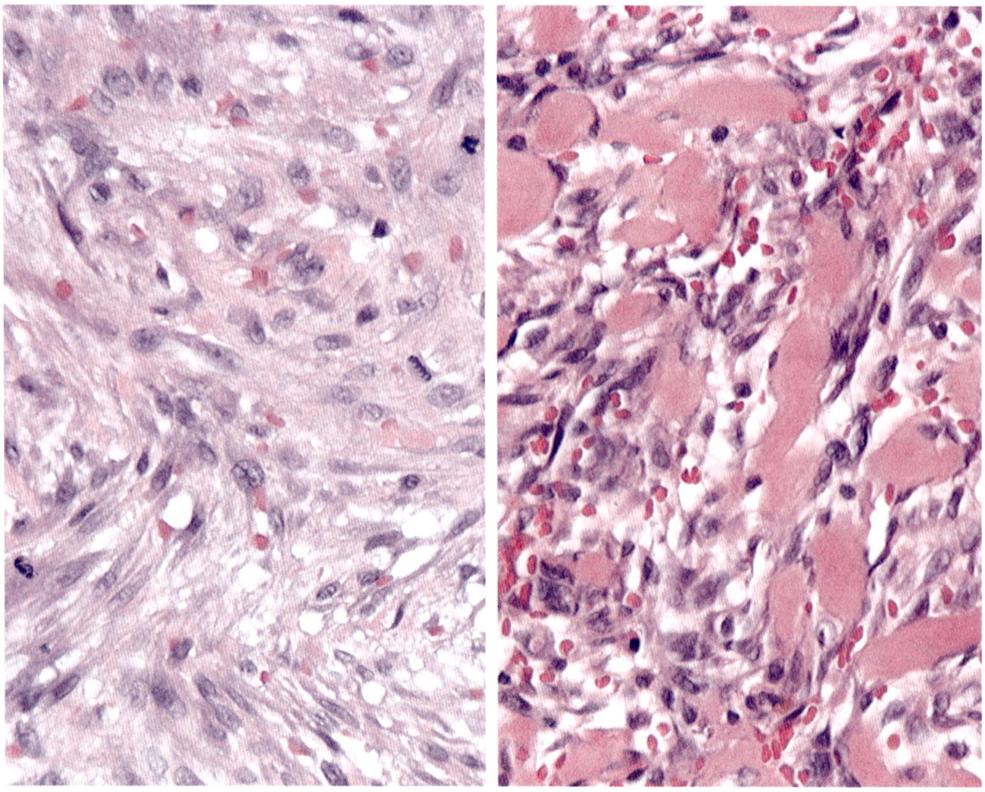

图 19-11
左：有较多核分裂象的成纤维细胞呈不规则短束状排列。右：结节性筋膜炎病变内有瘢痕样胶原、增多的成纤维细胞和血管外红细胞。

胶原的沉积逐渐增多，病变晚期可见大量的瘢痕样胶原（图 19-11）。

辅助检查

超微结构特点

拉长的双极成纤维细胞有丰富的粗面内质网和内含颗粒状致密物质的池。核染色质均匀分布，胞质内可见束状微丝，背景可见胶原纤维。

免疫组化特点

免疫组化一般对确诊无必要性，尽管成纤维细胞肌动蛋白（actin）阳性，组织细胞 CD68 阳性。结蛋白（desmin）很少阳性，keratin 和 S-100 一般阴性。

细针穿刺

细针穿刺的典型表现为在轻度黏液样变性的背景中，由短粗、肥胖的梭形成纤维细胞组成细胞性的涂片（图19-12）。细胞可有偏位的双核。血细胞和巨细胞可见，有时可见胶原。肥胖的梭形细胞不具非典型性。核分裂象常见。

鉴别诊断

结节性筋膜炎的临床表现应与肿瘤相鉴别。组织学上病变常误诊为肉瘤。纤维肉瘤没有间质，其细胞密集，排列成鲸鱼鱼骨样或V形臂章束样。细胞大小形态各异，有大量病理性核分裂象。横纹肌肉瘤有时可有梭形细胞，但趋向于多形性，有较多的核分裂象和特异的免疫组化和分子生物学特点。纤维瘤病无包膜、较大，呈浸润性生长。其特点为排列成长的、密集的肌束状的细长梭形的成纤维细胞被宽大的胶原分隔。纤维组织细胞瘤由更多的排列成席纹状的圆形细胞组成。胚胎性横纹肌瘤有一个细胞性的梯度，在细胞性的背景中可见大细胞呈编织状排列（图 19-13）。

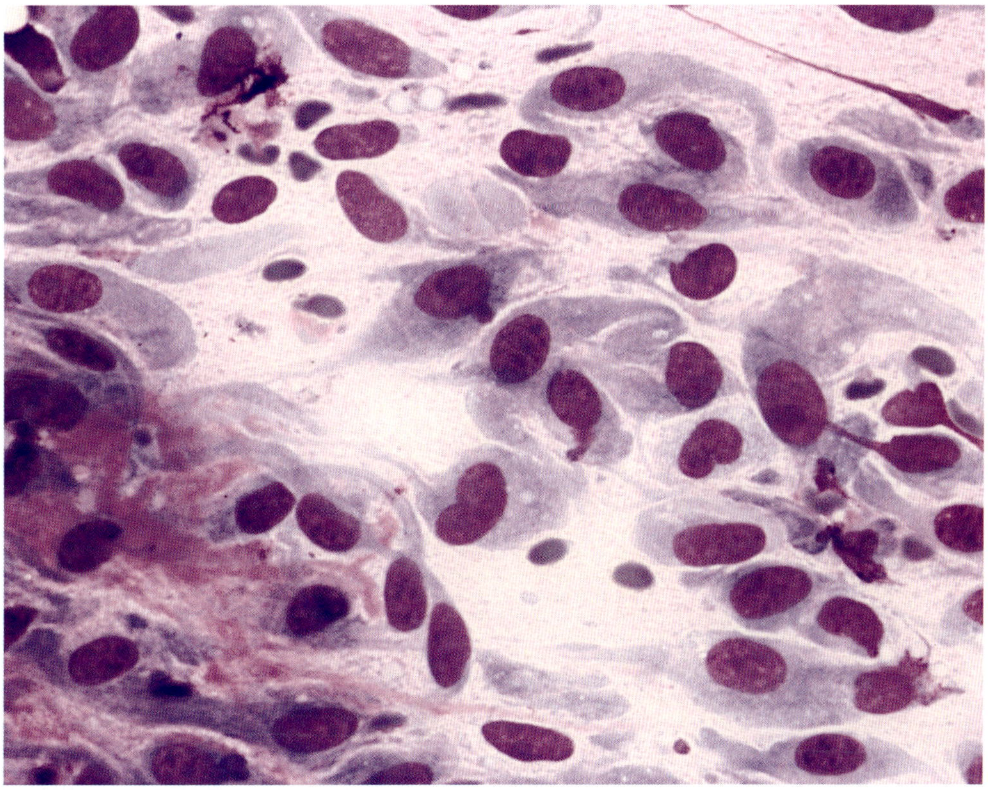

图 19-12
结节性筋膜炎的细针穿刺涂片，显示在黏液样物的背景中，可见单个的、梭形双极细胞。胞浆有不明显的空泡，呈束状及“蝌蚪状”，核染色质细、散在，核仁明显（风干，MGG 染色）。

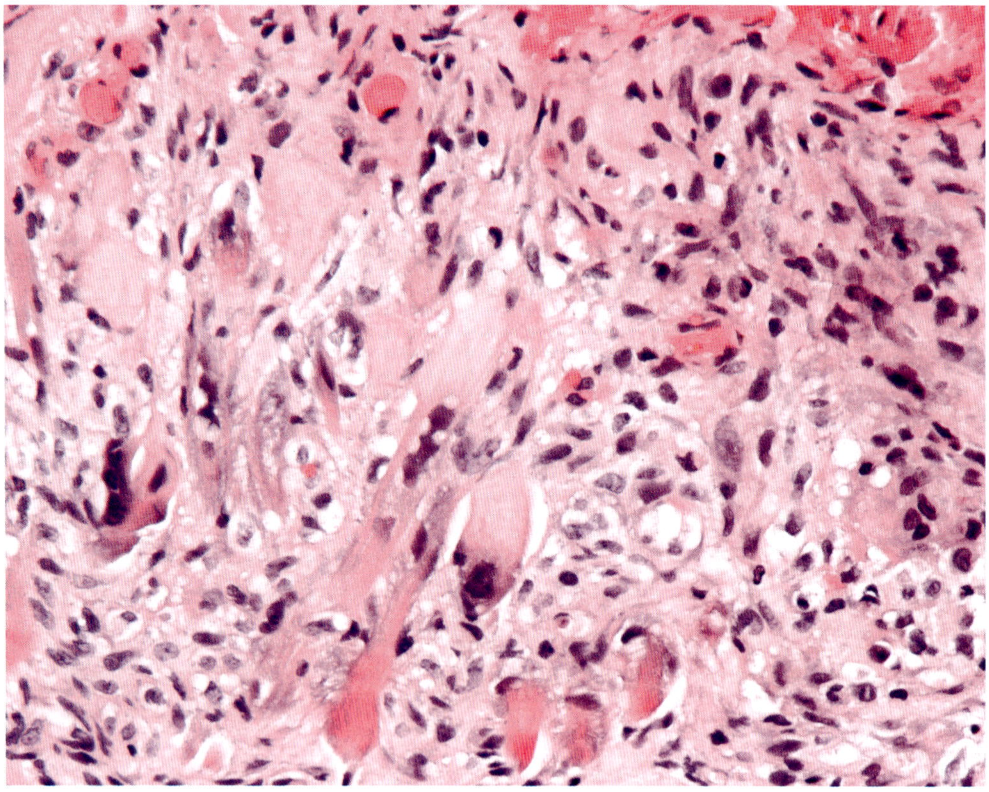

图 19-13
胚胎性横纹肌瘤，在类似良性细胞的细胞基质内，有呈编织状排列的大梭形细胞，常有细胞梯度。

预后及治疗

首选治疗为完全切除。复发率为2%，可能是对手术创伤的一种反应。复发一般是在手术治疗后短期内出现。

推荐阅读

鳃裂畸形

1. Deane SA, Telander RL: Surgery for thyroglossal duct and branchial cleft anomalies. Am J Surg 1978;136:348–353.
2. Mandell DL: Head and neck anomalies related to the branchial apparatus. Otolaryngol Clin North Am 2000;33:1309–1332.
3. Rea PA, Hartley BE, Bailey CM: Third and fourth branchial pouch anomalies. J Laryngol Otol 2004;118:19–24.
4. Regauer S, Gogg-Kamerer, Braum H, et al.: Lateral neck cyst, the branchial cleft theory revisited. A critical review and clinicopathologic study of 97 cases with special emphasis on cytokeratin expression. APMIS 1997;105:623–630.
5. Triglia JM, Nicollas R, Ducroz V, et al.: First branchial cleft anomalies. A study of 39 cases and a review of the literature. Arch Otolaryngol Head Neck Surg 1998;124:291–295.

猫抓病（肉芽肿性炎症）

1. Adal KA, Cockerell CJ, Petri WA Jr.: Cat scratch disease, bacillary angiomatosis, and other infections due to *Rochalimaea*. N Engl J Med 1994;330:1509–1515.
2. Bruijnesteijn Van Coppenraest ES, Lindebbom JA, Pins JM: Real-time PCR assay using fine-needle aspirates and tissue biopsy specimens for rapid diagnosis of mycobacterial lymphadenitis in children. J Clin Microbiol 2004;42:2644–2650.
3. Carithers HA: Cat scratch disease. An overview based on a study of 1,200 patients. Am J Dis Chil 1985;139:1124–1133.
4. Lamps LW, Scott MA. Cat scratch disease: historic, clinical and pathologic perspectives. Am J Clin Pathol 2004;121:S71–S80.
5. Tsuneoka H, Umeda A, Tsukahara M, et al.: Evaluation of indirect fluorescence antibody assay for detection of Bartonella clarridgeiae and seroprevalence of B. clarridgeiae among patients suspected cat scratch disease. J Clin Microbiol 2004;42:3346–3349.

结节性筋膜炎

1. Bernstein KE, Lattes R: Nodular (pseudosarcomatous) fasciitis, a nonrecurrent lesion: clinicopathologic study of 134 cases. Cancer 1982;49:1668–1678.
2. Montgomery EA, Meis JM: Nodular fasciitis its morphologic spectrum and immunohistochemical profile. Am J Surg Pathol 1991;15:942–948.
3. Thompson LDR, Fanburg-Smith JC, Wenig BM: Nodular fasciitis of the external ear region: a clinicopathologic study of 50 cases. Ann Diagn Pathol 2001;5:191–198.
4. Weibolt VM, Buresh CJ, Roberts CA, et al.: Involvement of 3q21 in nodular fasciitis. Cancer Genet Cytogenet 1998;106:177–179.
5. Weiss SW, Goldblum JR: Benign fibrous tissue tumors. In: Weiss SW, Goldblum JR, eds. Enzinger and Weiss's soft tissue tumors, 4th ed. St. Louis: Mosby, 2001:247–307.

20 颈部良性肿瘤

Mario A. Luna，Lester D.R. Thompson

淋巴管瘤（囊状水瘤）

淋巴管瘤（lymphangioma）是一种少见的先天性畸形，有报道70%发生于头颈部。分三种类型：毛细淋巴管型、海绵状型和囊状型（囊状水瘤）。淋巴管瘤约占儿童和青少年脉管肿瘤的25%，而且约25%的颈部囊肿是淋巴管瘤。

临床特点

约 2/3 的淋巴管瘤在出生不久就被发现，95% 的病人在 2 岁前起病。B 超可用于检测囊状水瘤。囊状水瘤通常与胎儿水肿和Turner综合征有关。通常，症状与颈后部肿块增大产生的压力有关。有时肿块可延伸到颈前区，上可达面颊部，下可达纵隔或腋窝。当肿块位于舌骨上时，可引起吞咽困难或气道阻塞。囊状水瘤可以是有假包膜的单房性质软的肿块，也可以是分叶状的多囊肿块。

海绵状淋巴管瘤可发生在舌部、面颊、上腭和唇部，而软组织少见。形成边界不清的呈海绵状可压缩的肿块。毛细淋巴管瘤是三种类型中临床意义最小的一型，一般局限于皮肤。

淋巴管瘤（囊状水瘤）
疾病概况

定义	由扩张的淋巴管组成的良性囊性病变
发生及部位	占颈部囊肿的 25% 70% 发生在头颈部
发病率和死亡率	死亡率为 5% ～ 7%
性别、种族和年龄	无性别差异 大部分出生后不久即发现，95% 在 2 岁前
临床特点	缓慢增大的无痛性肿块 可产生压迫症状 与胎儿水肿和 Turner 综合征有关
预后及治疗	50% 可复发，取决于肿瘤的大小和部位 可继发感染 治疗可采用手术、硬化剂注射和激光

病理学特点

淋巴管瘤（尤其是囊状型）由扩张的薄壁囊腔组成，其内充满嗜伊红蛋白性液体，内衬扁平内皮细胞（图20-1）。间质含有弥漫渗出的淋巴细胞和束状排列的平滑肌纤维（图 20-2）。长期病变处纤维化明显。

淋巴管瘤（囊状水瘤）
病理学特点

大体所见	海绵样囊性肿块
镜下所见	扩张的薄壁囊腔内充满嗜伊红液体 内衬扁平内皮 间质内淋巴细胞渗出 壁内有束状排列的平滑肌
免疫组化特点	FVIII-RAg、CD31、CD34 和 *ulex europaeus* 阳性 CD9 和 podoplanin 为淋巴管特异性标记
病理鉴别诊断	海绵状血管瘤、转移性乳头状癌

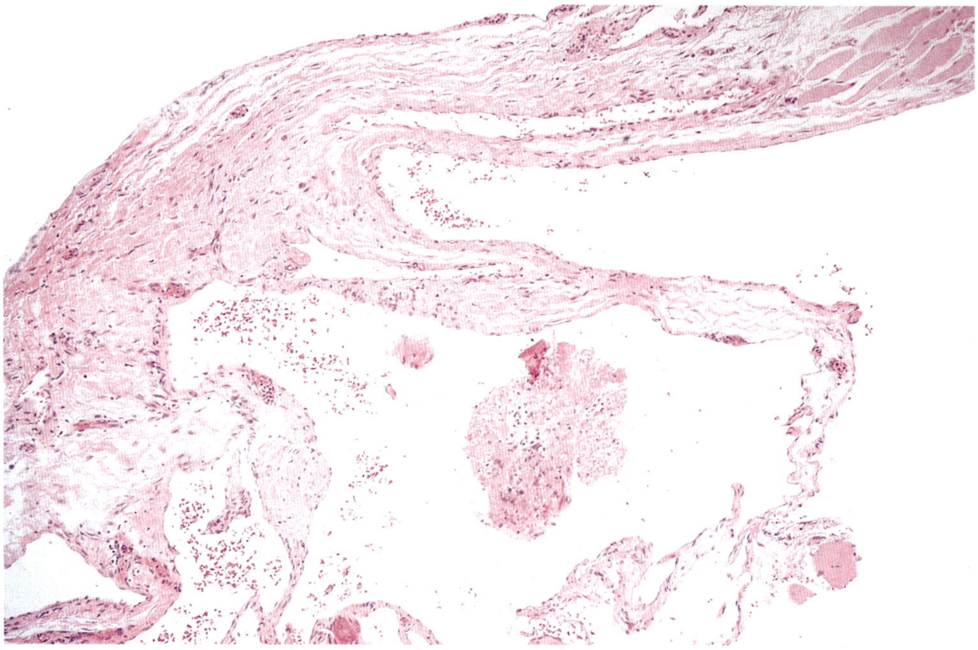

图 20-1
囊状淋巴管瘤表现为扩张的淋巴管腔。

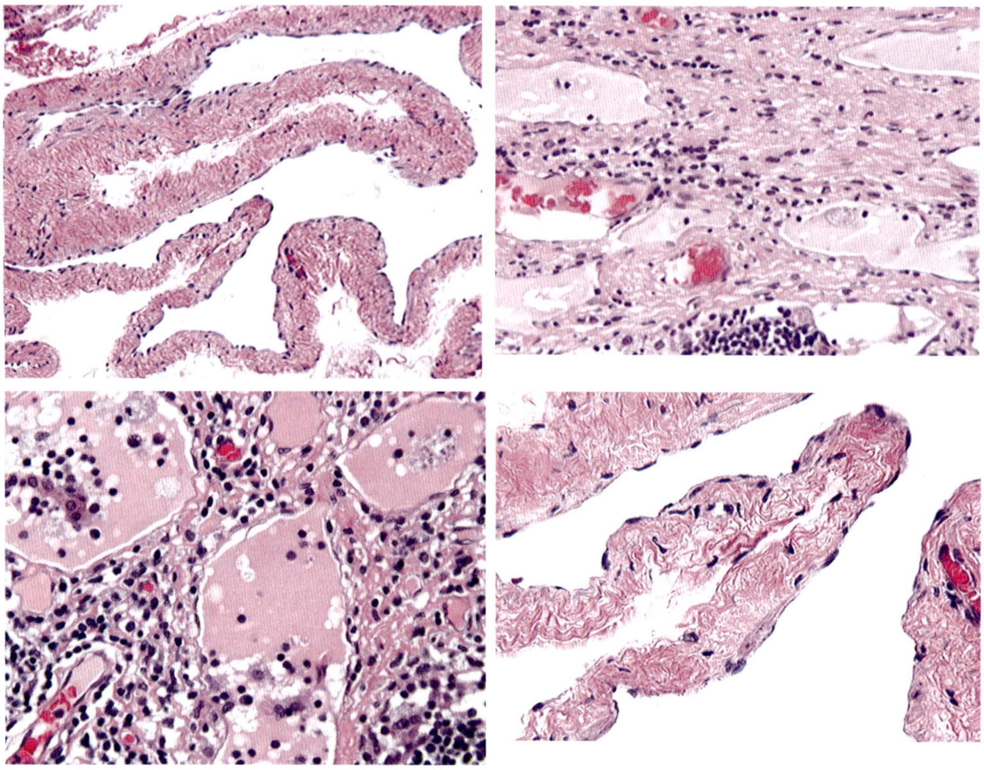

图 20-2
左上：淋巴管腔被平滑肌包绕。右上：淋巴细胞和蛋白性液体。左下：带有血浆的淋巴成分。右下：内衬有稀疏扁平上皮的囊腔。

辅助检查

血管瘤和淋巴管瘤的内皮细胞均表达内皮标记物（FVIII-RAg、CD31、CD34 和 *ulex europaeus*/ 欧洲荆豆）。现认为 CD9 和 podoplanin 是淋巴上皮的特异性标记物。

鉴别诊断

最常见的鉴别诊断是海绵状血管瘤。淋巴管瘤囊腔内含有蛋白性液体，周围有淋巴细胞浸润；而海绵状血管瘤的管腔内充满红细胞，缺乏瓣膜结构。转移性甲状腺乳头状癌腔内也可排列有扁平上皮，但TTF-1

和甲状腺球蛋白表达阳性。且可见淋巴结结构。

预后及治疗

复发率为 15% ～ 50%。死亡率为 3% ～ 7%，特别是与压迫破坏颈部重要结构有关。淋巴管瘤有时可发生感染。治疗可行手术切除，也可采取激光治疗或注射硬化剂。

畸胎瘤

畸胎瘤（teratoma）是三胚层（内胚层、中胚层和外胚层）来源的肿瘤。头颈部最常见的部位是颈部、口咽、鼻咽和眶部。颈部畸胎瘤占所有畸胎瘤的比例＜3%，占儿童颈部肿物的比例＜1%。畸胎瘤根据组织形态成熟程度分为成熟的或不成熟的，以及良性的或恶性的。一般而言新生儿或婴儿颈部的畸胎瘤临床上都是良性的，虽然其组织学上可能为成熟的或不成熟的。而成年颈部的畸胎瘤，临床上大多为恶性，组织学上是不成熟的。

畸胎瘤
疾病概况

定义	由来自内胚层、中胚层和外胚层的成熟或不成熟的组织构成的肿瘤
发生及部位	颈部畸胎瘤占所有畸胎瘤的 3% 占儿童颈部肿瘤的＜ 1%
发病率和死亡率	在新生儿和婴儿中发病率高，死亡率低 大龄儿童和成年人死亡率高
性别、种族和年龄	两性分布均匀 90% 以上发生在新生儿或婴儿
临床特点	颈部肿块 呼吸困难 常与先天性畸形有关 20% 的新生儿期病变有羊水过多
预后及治疗	新生儿和婴儿预后良好，但大龄儿童和成年人需谨慎 手术治疗

临床特点

90%以上的颈部畸胎瘤发生在新生儿或婴儿，罕有病例超过 1 岁。无性别差异。除了颈部包块，畸胎瘤最显著的临床表现为严重的呼吸困难，经常导致呼吸道闭塞，需立即手术。如果在产前超声检查时发现，手术治疗效果良好。20%病人可见羊水过多或其他畸形。尽管病变在组织学上为良性，如果中线结构发育失败也可导致胎儿死亡。成年人的颈部畸胎瘤极为罕见，表现为迅速肿大的颈部肿块。

病理学特点

大体所见

大体检查发现，肿瘤有包膜，呈分叶状，常为囊性，也可为实性或多房。最大直径可达 12cm。

镜下所见

组织学上，肿瘤由来源于三胚层（内胚层、中胚层和外胚层）的成熟的或不成熟的组织组成（图20-3）。最常见的是不成熟的神经上皮或成熟的神经胶质组

畸胎瘤
病理学特点

大体所见	囊性、实体或多房肿瘤
镜下所见	来自所有胚层的成熟的或不成熟的组织 鳞状上皮、呼吸上皮、腺上皮和立方上皮 可见器官分化 神经组织包括神经胶质成分、脉络丛、不成熟的神经胚基和视网膜色素上皮 骨、软骨、肌肉和脂肪
免疫组化特点	内胚窦瘤和绒毛膜癌的甲胎蛋白和人绒毛膜促性腺激素阳性
病理鉴别诊断	错构瘤、神经母细胞瘤、转移的睾丸畸胎瘤

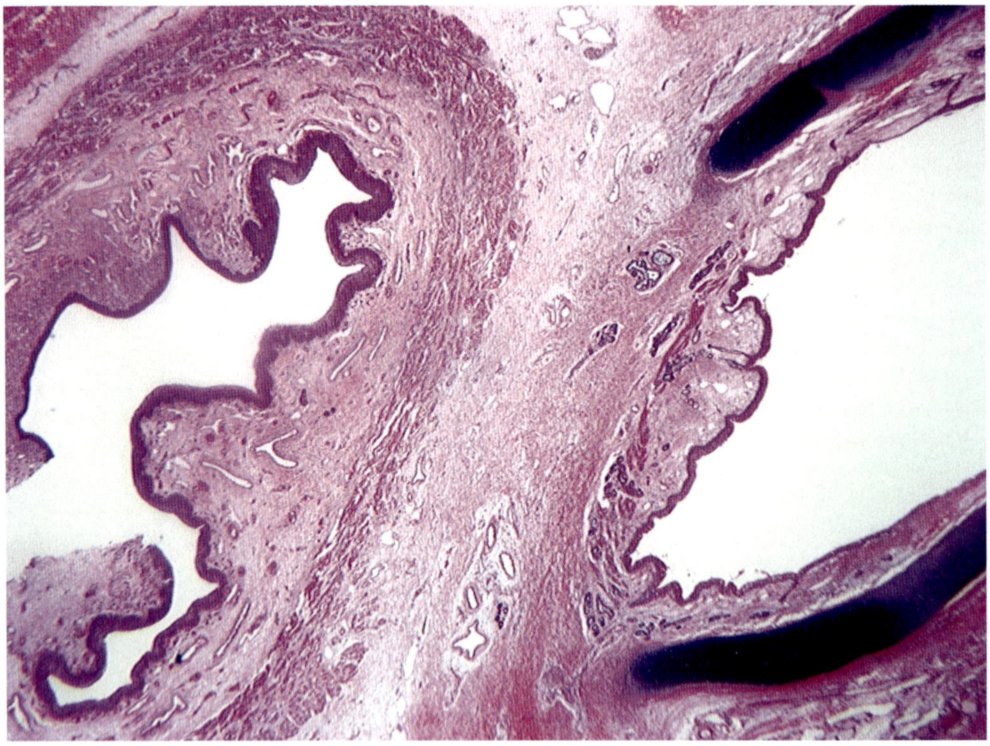

图 20-3
良性成熟性畸胎瘤包含一个原始的食管和一个相毗邻的原始气管，在其他部位可见其他胚层。

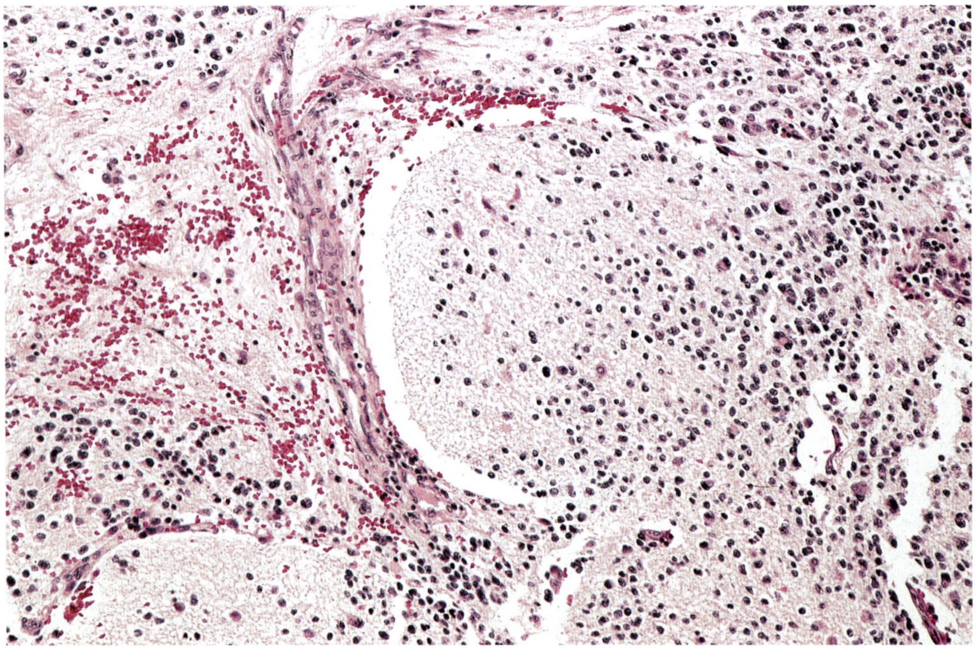

图 20-4
畸胎瘤包含成熟的神经胶质组织。

织，排列呈岛屿状、细管状、菊形团状（图20-4），包括视网膜始基上皮（图20-5）。可见各种上皮，有鳞状上皮、呼吸上皮和肠型黏膜上皮，有时可见实质性器官组织（胰腺、肝、甲状腺）（图20-5）。上皮可衬覆在囊腔内，常见皮脂分泌腺和毛发。软骨、脂肪和肌肉结节混杂排列在上皮或神经胶质组织周围。组织可能是成熟的或不成熟的（胚胎性的），由所有不成熟的组织决定肿瘤的整体分级。良性成熟的肿瘤仅含有成熟的成分；良性非成熟肿瘤是指大部分肿瘤成分为成熟的，只有灶状的不成熟成分；恶性肿瘤是指肿瘤的

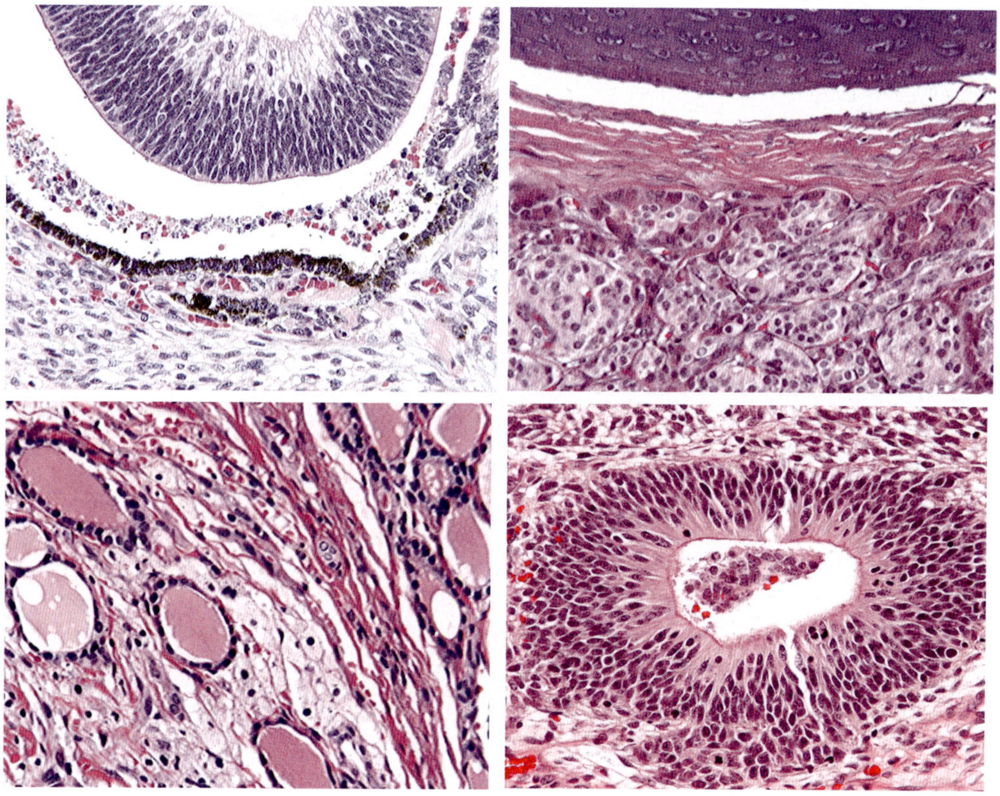

图 20-5
左上：视网膜始基上皮；右上：成熟软骨与胰管组织相连；左下：带有不成熟脂肪组织的成熟甲状腺组织；右下：菊形团样排列的不成熟的神经胶质组织。

主体由非成熟的成分组成。灶状恶性生殖细胞肿瘤（如内胚窦瘤、胚胎性癌或绒毛膜癌）少见，也属于恶性肿瘤之列。

辅助检查

甲胎蛋白和人绒毛膜促性腺激素免疫组化染色可有助于在恶性畸胎瘤内发现内胚窦瘤和绒毛膜癌的病灶。但在诊断时，免疫组化染色并非必须。

鉴别诊断

诊断小的活检组织畸胎瘤需要和多种疾病相鉴别，如错构瘤、迷芽瘤、异位、成神经细胞瘤和恶性生殖细胞肿瘤。无定形的间充质背景和组成成分的异质性将为诊断提供线索。错构瘤含有不在其原有部位的组织且有不成熟表现。根据年龄，生殖系统畸胎瘤的颈部转移也应包括在鉴别诊断中。

预后及治疗

尽管颈部畸胎瘤组织分化很好也可以引起明显病变，但新生儿和婴儿的颈部畸胎瘤预后仍很好。死亡原因一般为颈部重要结构发育畸形。因为术前死亡率较高，故确诊后应立即手术。很多人提倡行宫内手术，可能会产生更好效果。

成人的恶性畸胎瘤生物学行为更具侵袭性，可致命。淋巴结和肺转移常见。治疗以手术治疗为主，辅以放化疗，但结果不一。

梭形细胞脂肪瘤／多形性脂肪瘤

梭形细胞脂肪瘤（spindle cell lipoma）和多形性脂肪瘤（ pleomorphic lipoma）是需要鉴别的脂肪瘤的两个组织学类型，其特征是成熟的脂肪细胞被束状梭形细胞、深染的圆形细胞和与陈旧胶原有关的多核巨细胞所代替。大约占所有脂肪组织肿瘤的 15%。

临床特点

大约 90% 以上的梭形细胞脂肪瘤 / 多形性脂肪瘤发生于男性（平均年龄 60 岁）。几乎所有的肿瘤均位于后颈部、上背部和肩部的皮下组织。表现为无痛性可活动的皮下肿块。罕有报道发生在舌、颊和喉部。典型肿物为单发，家族性、多发肿物罕见。

病理学特点

大体所见

梭形细胞脂肪瘤 / 多形性脂肪瘤大小一般为 1 ～ 13cm（平均3.5cm）。大体上类似于一般的脂肪瘤，有时深部肿瘤可能为黏液性。

镜下所见

镜下梭形细胞脂肪瘤的组织学形态表现为一个组织学谱的一端，由不同比例的成熟的脂肪细胞、梭形细胞组成，混有丝状或束状的胶原纤维和黏液基质（图 20-6）。肥大细胞数量很多。

梭形细胞脂肪瘤／多形性脂肪瘤
疾病概况

定义	是由梭形细胞、脂肪细胞和与陈旧胶原有关的多核巨细胞组成的一组脂肪瘤
发生及部位	约占所有脂肪肿瘤的 1.5%
性别、种族和年龄	男性>>>女性（男：女=9：1） 平均年龄 58 岁
临床特点	后颈部、上背部和肩部的无痛性、可活动的皮下肿块 很少多发
预后及治疗	个别报道有复发，但一般预后良好 手术

梭形细胞脂肪瘤／多形性脂肪瘤
病理学特点

大体所见	黄至灰黄色境界清楚的肿块 平均直径 3.5cm（1 ～ 13cm）
镜下所见	平行排列的良性梭形细胞、脂肪细胞和多核巨细胞（小花状）混合存在 带状排列的成熟的条索样胶原纤维 大量肥大细胞
辅助检查	两种脂肪瘤的梭形细胞表达 CD34 S-100 阴性 13q 和（或）16q 丢失
病理鉴别诊断	硬化性和梭形细胞性脂肪肉瘤，神经纤维瘤，颈纤维瘤

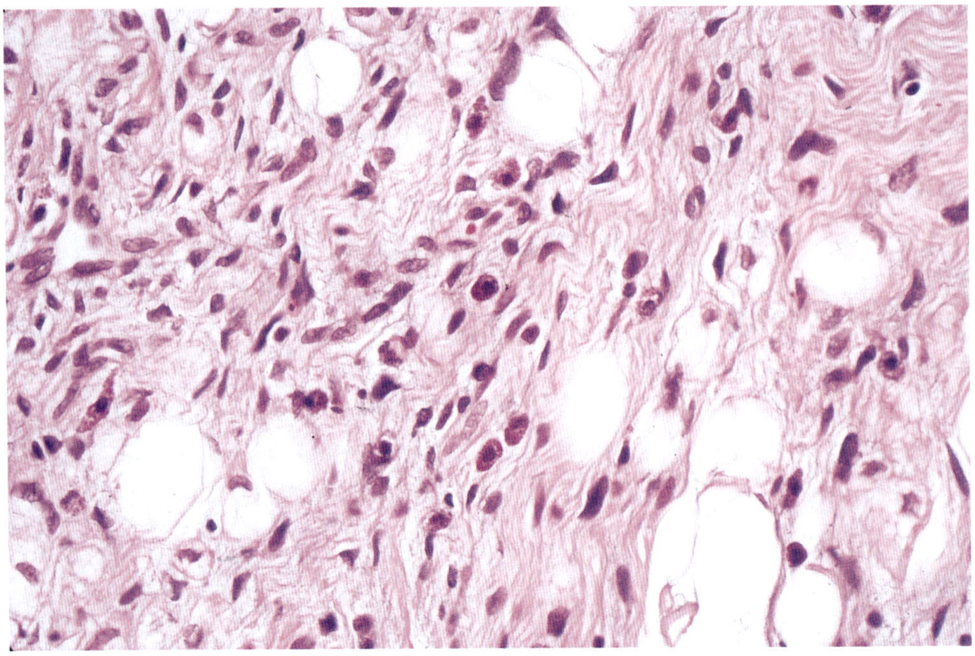

图 20-6
梭形细胞脂肪瘤，在密集的黏丝状胶原纤维背景下，可见良性的梭形细胞。脂肪细胞散在可见。

而多形性脂肪瘤表现为组织学谱的另一端，特点为由小圆形、核深染的细胞和核呈花瓣样放射状（小花样）排列的多核巨细胞组成（图20-7）。常有病例兼具梭形细胞脂肪瘤和多形性脂肪瘤两型的特点。无脂母细胞出现。

辅助检查

超微结构特点

电子显微镜研究揭示，梭形细胞代表成纤维细胞或成纤维细胞样细胞，类似于原始脂肪小叶内的星形间充质细胞。

免疫组化特点

梭形细胞 / 多形性脂肪瘤内的梭形细胞 CD34 阳性，但 S-100 阴性（与普通脂肪细胞不同）。

遗传学检查

家族性脂肪瘤特点为染色体 13q 和（或）16q 缺失。

鉴别诊断

应与脂肪肉瘤和神经纤维瘤相鉴别，颈纤维瘤有时也要考虑。根据均匀一致的梭形细胞、成熟的胶原纤维、脂母细胞缺如以及部位、年龄和整体的外观特点可以排除脂肪肉瘤，而确诊梭形细胞脂肪瘤。神经纤维瘤有浸润性，所包含的梭形细胞排列更为任意，有时可见特征性 Wagner-Meissner 小体。另外，神经纤维瘤梭形细胞表达 S-100 蛋白，而脂肪瘤中梭形细胞 CD34 阳性。颈纤维瘤含脂肪，有大量粗大的胶原沉积和残留的神经（图 20-8）。

预后及治疗

两种脂肪瘤局部完全切除均可治愈。

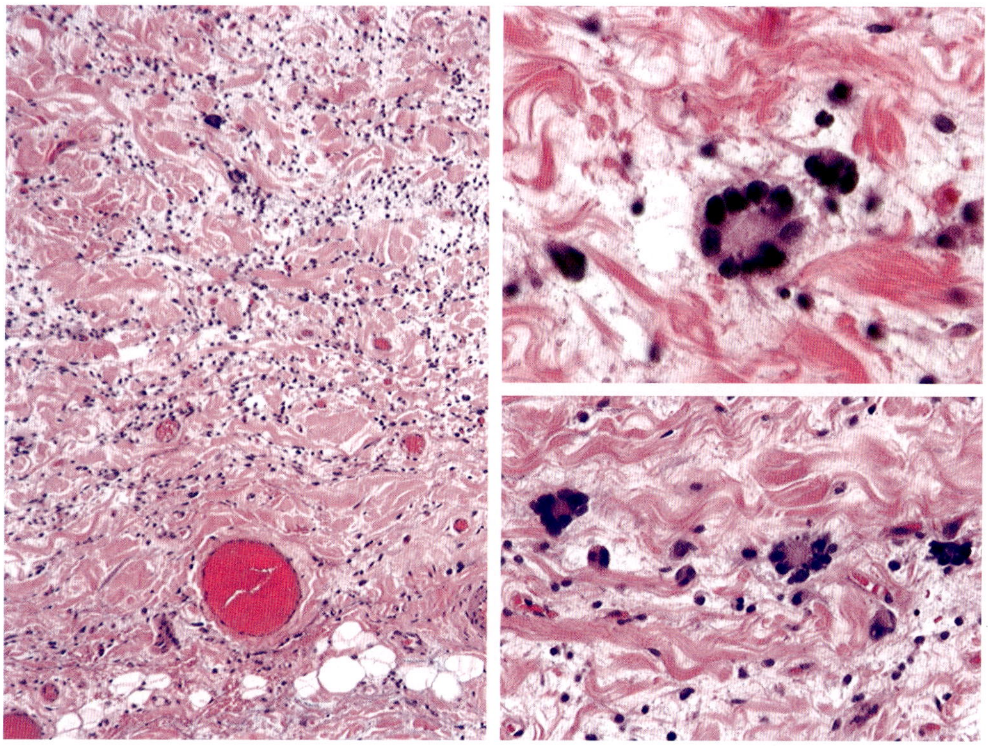

图 20-7
左：核深染的细胞分散排列在密集的胶原内，并可见少量脂肪细胞。右上：显示小花样（floret）多核巨细胞。右下：与肥大细胞有关的小花样多核巨细胞。

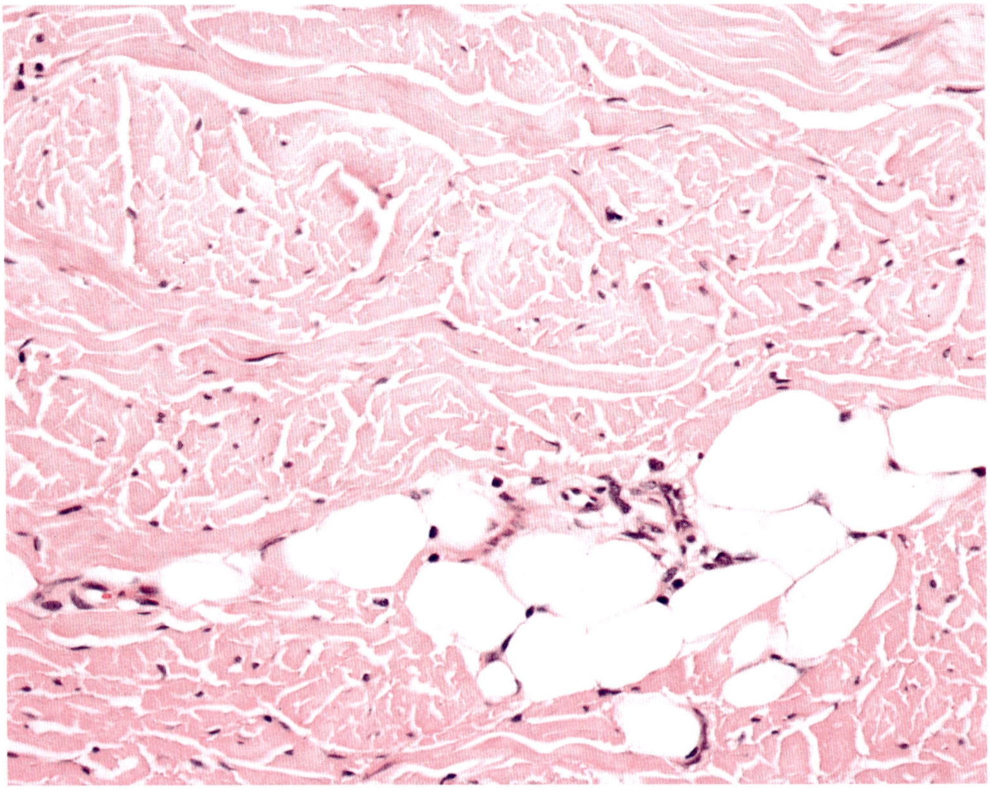

图 20-8
颈纤维瘤内可见大量密集的胶原沉积、脂肪细胞小岛和神经分支，无梭形肿瘤细胞和花瓣样多核巨细胞。

推荐阅读

淋巴管瘤（囊状水瘤）

1. Beham A: Lymphangioma. In: Fletcher CDM, Unni KK, Mertens F, eds. Pathology and Genetics of Tumours of Soft Tissue and Bone. Kleihues P, Sobin LH, series eds. World Health Organization Classification of Tumours. Lyon, France: IARC Press, 2002:162–163.
2. Chervenak FA, Issacson G, Blakemore KJ, et al.: Fetal cystic hygroma. Cause and history. N Engl J Med 1983;309:822–825.
3. Coffin CM, Dehner LP: Vascular tumors in children and adolescents: a clinicopathologic study of 228 tumors in 222 patients. Pathol Annu 1993;28:97–120.
4. Erovic BM, Neuchrist C, Kandustsch S, et al.: CD9 expression in lymphatic vessels in head and neck mucosa. Mod Pathol 2003;16:1028–1034.
5. Hsieh YY, Hsueh S, Hsueh C, et al.: Pathologic analysis of congenital cervical cysts in children: 20 years of experience at Chang Gung Memorial Hospital. Chang Gung Med J 2003;26:107–113.
6. Weiss SW, Goldblum JR: Tumors of lymph vessels. In: Weiss SW, Goldblum JR, eds. Enzinger and Weiss's soft tissue tumors, 4th ed. St. Louis: Mosby, 2001:955–983.

畸胎瘤

1. Azizkhan RG, Haase GM, Applebaum H, et al.: Diagnosis, management, and outcome of cervicofacial teratomas in neonates: a Children's Cancer Group study. J Pediatr Surg 1995;30:312–316.
2. Batsakis JG, El Naggar AK, Luna MA, et al.: Teratomas of the head and neck with emphasis on malignancy. Ann Otol Rhinol Laryngol 1995;104:456–500.
3. Berge SJ, von Lidern JJ, Appel T, et al.: Diagnosis and management of cervical teratoma. Br J Oral Maxillofac Surg 2004;42:41–45.
4. Jordan RB, Gauderer MW: Cervical teratomas: an analysis, literature review and proposed classification. J Pediatr Surg 1988;23:583–591.
5. Torsigliori AJ Jr, Tom IWC, Ross AJ III, et al.: Pediatric neck masses guidelines for evaluation Int J Pediatr Otorhinolaryngol 1988;16:199–210.

梭形细胞脂肪瘤/多形性脂肪瘤

1. Del Cin P, Sciot R, Polito P, et al.: Lesions of 13q may occur independently of deletions of 16q in spindle cell/pleomorphic lipomas. Histopathology 1997;31:222–225.
2. Domaniski HH, Carlen B, Jonsson K, et al.: Distinct cytologic features of spindle cell lipoma. A cytologic-histologic study with clinical, radiologic, electron microscopic and cytogenetic correlation. Cancer 2001;93:381–389.
3. Enzinger FM, Harvey DA: Spindle cell lipoma. Cancer 1975;36:1852–1859.
4. Miettinen MM, Mandahl N: Spindle cell lipoma/pleomorphic lipoma. In: Fletcher CDM, Unni KK, Mertens F, eds. Pathology and Genetics of Tumours of Soft Tissue and Bone. Kleihues P, Sobin LH, series eds. World Health Organization Classification of Tumours. Lyon, France: IARC Press, 2005:31–32.
5. Shmookler BM, Enzinger FM: Pleomorphic lipoma. A benign tumor simulating liposarcoma. A clinicopathologic analysis of 48 cases. Cancer 1981;47:126–133.
6. Weiss SW, Goldblum JR: Benign lipomatous tumors. In: Weiss SW, Goldblum JR, eds. Enzinger and Weiss's soft tissue tumors, 4th ed. St. Louis: Mosby, 2001:571–639.

21 颈部恶性肿瘤

Mario A. Luna, Lester D. R.Thompson

滑膜肉瘤

滑膜肉瘤（synovial sarcoma）占所有软组织肉瘤的7%～11%，虽然好发于四肢，但发生在头颈部的大约占10%，常在颈部、口咽或下咽。并不发生在关节旁，这是因为滑膜肉瘤可能是多能干间充质细胞异常分化形成的滑膜性肿瘤。

滑膜肉瘤
疾病概况

定义	恶性肿瘤有不同程度的上皮分化和特异性染色体易位 t(X:18)(p11:q11)
发生及部位	占软组织肉瘤的 10% 大约 10% 发生于头颈部
发病率和死亡率	大约 1/3 患者死于肿瘤
性别、种族和年龄	男>女（男：女＝ 3：1） 平均年龄 25 岁
临床特点	颈部或下咽部无痛性、孤立性肿块 可发生声音嘶哑、上呼吸道呼吸困难或吞咽困难
影像学特点	CT 示软组织肿块 肿瘤内见钙化可帮助诊断
预后及治疗	约 25% 的病例复发 约 25% 的病例转移 约 30% 死于疾病，常在诊断后 4 年内死亡 手术切缘无肿瘤和钙化提示预后良好 广泛的手术切除加多种方案的治疗

临床特点

虽然可发生于任何年龄，但大部分为青年人，中位年龄为25岁。男性多于女性（男：女为3：1）。其特点是症状无特异性，表现为孤立性、无痛性肿块。偶尔可出现声音嘶哑、上呼吸道呼吸困难和吞咽困难。

影像学特点

大部分患者 X 线检查可见软组织肿块，CT 扫描可提供肿瘤发生的起源部位及范围等重要信息。可有不规则钙化（约 20% 的患者），提示预后较好。

病理学特点

大体所见

头颈部滑膜肉瘤大小在1～12cm。肿瘤有部分包膜，边界各异，实性至囊性。切面黄色、灰白，质韧、砂砾感，易碎，也可质软、湿润、橡胶样。切面为漩涡状，伴有囊性结构区和黏液样或出血变性。

镜下所见

肿瘤分为双相型（既有成分上皮也有梭形成分，图21-1）、单相梭形型或单相上皮型和分化差型。单相梭形型最为常见，其次为双相型。双相型包括间叶性梭形和腺样上皮样成分（图 21-2）。梭形细胞排列整齐、密集，胖圆形细胞短束交错状排列，细胞核卵圆形至梭形，泡状至深染，胞浆少，边界不清，常与纤

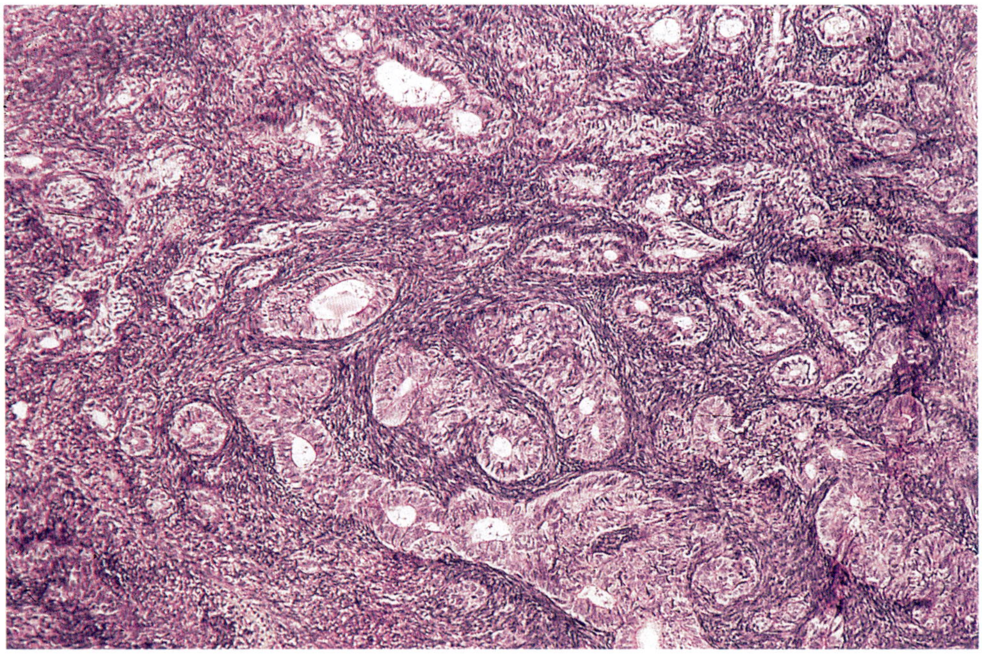

图 21-1
以腺体为主的滑膜肉瘤，但也很容易见到梭形细胞成分。

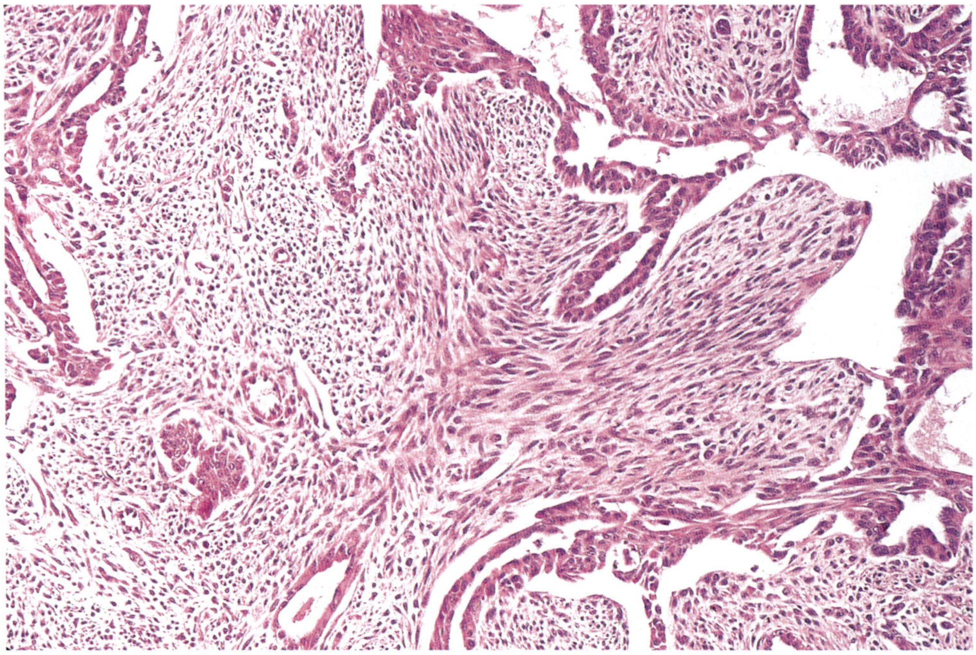

图 21-2
双相型滑膜肉瘤，含腺体和梭形细胞，梭形细胞排列成束状。

维肉瘤相似（图 21-3）。腺体成分由立方或柱状上皮细胞组成，排列成带状、巢状、漩涡状或假腺管状，核呈圆形至卵圆形，为泡状，胞浆丰富，淡染或透明（图21-3）。单相型滑膜肉瘤只有梭形成分或只有上皮性成分（图 21-4），前者由梭形成分组成，肿瘤细胞密集，排列成漩涡状和束状，核分裂虽然不是很多但极容易见到。后者为大量的立方或柱状细胞排列成腺体。在梭形细胞区域可见肥大细胞，偶见钙化，在灶状或片状黏液变性或坏死区域更易见到。血管常丰富，很少有胶原沉积。

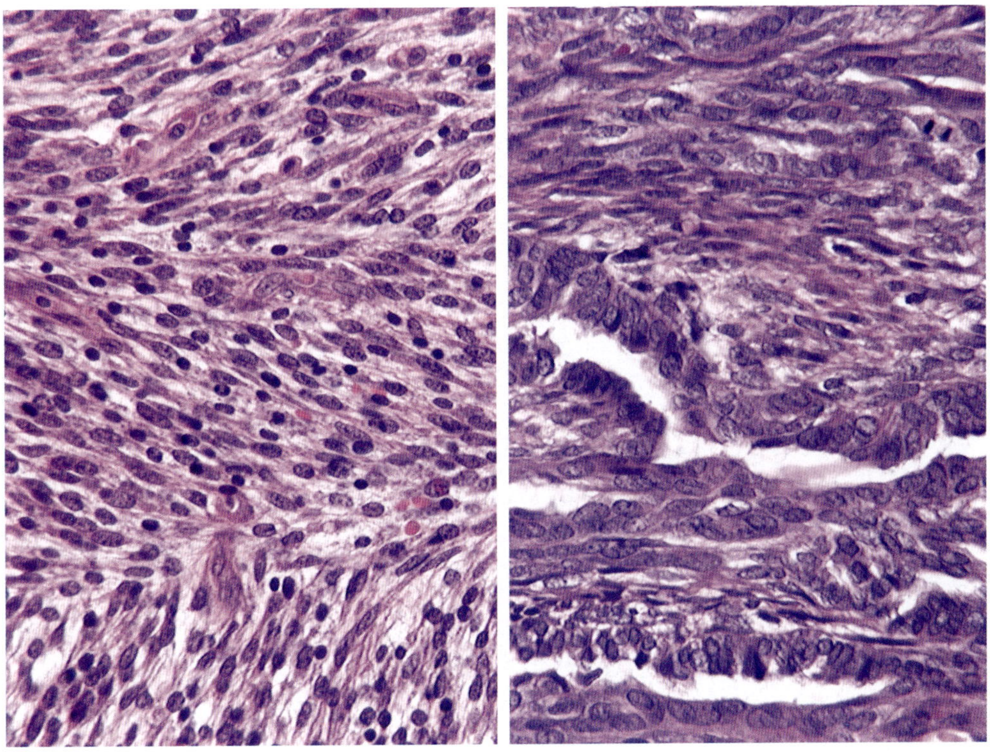

图 21-3
左：单相型滑膜肉瘤常为梭形型，由相对温和的细胞组成，有肥大细胞。右：双相型肿瘤高倍镜下显示腺体和梭形细胞关系密切。间质内可见一个核分裂象。

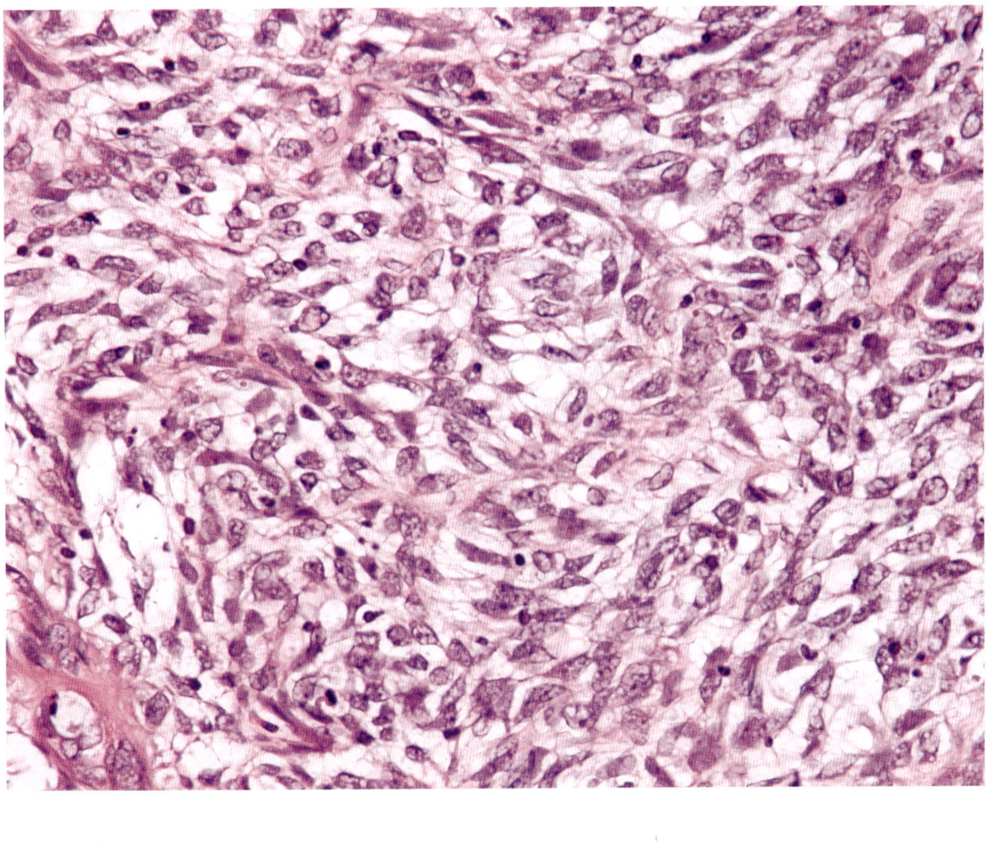

图 21-4
滑膜肉瘤的上皮样型，上皮样细胞仍旧有模糊的“梭形”形态。可见黏液样间质。

滑膜肉瘤
病理学特点

大体所见	实性或多囊性肿块伴钙化 有部分包膜，边界各异 切面黄色、灰白 质韧、砂砾感、易碎至质软、湿润和橡胶样 有黏液样或出血变性
镜下所见	双相型有上皮性/腺体成分和间叶性梭形细胞成分 梭形细胞排列成短的交错束状，细胞胖圆形，核卵圆形，细胞膜边界不清 上皮性成分为腺样，立方至柱状的上皮细胞排列成带状、巢状和假腺腔样 核分裂象易见 可见肥大细胞和钙化 单相型由梭形成分或上皮性成分中任意一种成分组成
特殊检查	超微结构显示上皮性成分中的半桥粒、微绒毛和细胞间连接 组织化学显示在胞浆和腺腔内有黏液卡红阳性物质，而在间叶性区域中可见阿尔辛兰（透明质酸酶敏感）阳性黏液 keratin 和 EMA 在上皮和梭形细胞中阳性，而 vimentin 只有梭形细胞阳性 分子学特征性的染色体易位 t(X:18)(p11.2:q11.2)
病理鉴别诊断	血管外皮细胞瘤、纤维组织细胞瘤、梭形细胞癌、恶性外周神经鞘瘤、纤维肉瘤、平滑肌肉瘤、恶性黑色素瘤、上皮样肉瘤、转移性腺癌

辅助检查

超微结构特点

上皮性成分中可见半桥粒、微绒毛、细胞间连接、张力丝和完整的基底膜。梭形细胞中有发育很差的原始细胞间连接、不分支的胞浆和中间丝，灶状短的细胞突可见外膜围绕。

组织化学特点

在上皮细胞的胞浆、腺腔内和细胞间区可见黏液卡红阳性和耐淀粉酶的PAS阳性的上皮性黏蛋白，而在梭形细胞和黏液性区域可见透明质酸酶敏感的阿尔辛兰和胶体铁阳性的间叶性黏蛋白。

免疫组化特点

上皮性和梭形细胞可表达低和高分子量角蛋白（keratin）和上皮膜抗原（EMA）。只有梭形细胞表达 vimentin 和 bcl-2。梭形细胞对上皮性标记物可为灶状、弱阳性或不表达。由于表达存在不同程度的差异，故应做两种上皮标记物的染色。

遗传学检查

用 RT-PCR 或荧光原位杂交技术可检测到特征性的 X 和 18 号染色体易位：t(X:18)(p 11.2:q11.2)。

鉴别诊断

尽管单相型滑膜肉瘤的鉴别诊断更具挑战性，双相型滑膜肉瘤的鉴别诊断也较为独特。鉴别诊断包括血管外皮细胞瘤（hemangiopericytoma）、纤维组织细胞瘤、梭形细胞鳞状细胞癌、恶性外周神经鞘瘤（malignant peripheral nerve sheath tumor）、纤维肉瘤、平滑肌肉瘤、恶性黑色瘤和上皮样肉瘤（epithelioid sarcoma），而转移性腺癌也需考虑。总体上，根据患者的年龄、特殊的解剖学部位、独特的组织学形态、免疫表型和特征性染色体易位可明确诊断。需做的免疫组化染色包括keratin、EMA、vimentin、S-100蛋白、HMB45、CD34、desmin 和 actin。必须警惕：局灶复发或转移的病变可能具有与原发病变不同的组织学形态。

预后及治疗

大约 25% 的患者有局灶复发，约 25% 的患者有转移（常转移至肺），多于1/3的患者死于该疾病，常在诊断后 4 年内死亡。有趣的是，有人认为肿瘤中有钙化比没有钙化的预后好。常采用外科和多方案治疗（放疗和化疗），密切注意外科切缘是控制局部复发和后续治疗成功的关键。

脊索瘤

脊索瘤(chordoma)为低到中等级别的恶性肿瘤，主要发生在脊索。主要累及三个部位：骶尾（60%），蝶枕（25%）和脊椎（15%）。大约10%的肿瘤发生于颈部。

临床特点

脊索瘤约占恶性骨肿瘤的 4%。脊索瘤的发病年龄很广，从儿童到中老年均可发病，但脊椎 / 颈部的脊索瘤大多发生在 50 ~ 60 岁，在颈部，肿瘤无性别差异，这是区别于发生在其他解剖部位的唯一特点。发生于颈部时最常见的症状包括神经症状（侵犯神经）和进行性疼痛，而当病变侵犯颅底时可有头痛。当咽旁肿块向前突出时可引起颈部病变。

影像学特点

脊索瘤特征性地表现为孤立性、中心溶解和破坏性病变。它们常产生骨外的软组织肿块。X线中可见基质钙化的病例达 70%。

脊索瘤
疾病概况

定义	脊索来源的恶性肿瘤
发生及部位	约占恶性骨肿瘤的 4% 发生在颈部者约占 10%
发病率和死亡率	5 年生存率为 65%
性别、种族和年龄	男>女（男：女＝2：1），但颈部除外 平均年龄 56 岁
临床特点	与神经根有关的神经症状 进行性疼痛 向前突出时形成咽旁肿物
预后及治疗	复发率达 60% 5 年生存率约 65%，但在颈部，约 60% 的患者最后死于该疾病 软骨样脊索瘤预后较好 积极的外科完整切除预后好 当肿瘤无法切除时可使用放疗

病理学特点

大体所见

脊索瘤为膨胀性、小叶性肿瘤，伴有神经样外观。也有的被描述为黏液样和光滑的外观。颈部的肿瘤常累及脊柱，几乎总是破坏椎间盘，并蔓延至周围组织内。肿瘤大小在 1 ~ 10cm(平均 5cm)。

镜下所见

脊索瘤根据组织学特点可分为三类：经典型、软骨样型和去分化型。脊索瘤经典的镜下表现为小叶状生长，肿瘤细胞多角形，呈索条状、岛状排列，悬浮于黏液背景中。肿瘤细胞分为长形上皮样细胞和包含黏液空泡的细胞（图21-5）。细胞核圆形一致，但可能有明显的多形性（图21-6）。胞浆丰富，嗜酸性，有时透亮。有不同程度的泡状细胞（含空泡的细胞）。大约 5% 的颈部脊索瘤含有透明软骨样物质或软骨组织，称为“软骨样脊索瘤”(图 21-7)。<5% 的脊索瘤与高级别肉瘤相关（常在放疗后），称之为“去分化”。

脊索瘤
病理学特点

大体所见	膨胀性、分叶状、有光泽的肿块 伴有神经 / 黏液样外观
镜下所见	分叶状肿瘤 肿瘤细胞呈条索状和岛状分布在黏液基质中 上皮样细胞有显著的核多形性 含空泡的细胞有“气泡”、空泡状胞浆 可见岛状的透明软骨样组织
免疫组化特点	表达 keratin、EMA 和 S-100 蛋白
病理鉴别诊断	软骨肉瘤、多形性腺瘤、癌在多形性腺瘤中、转移癌

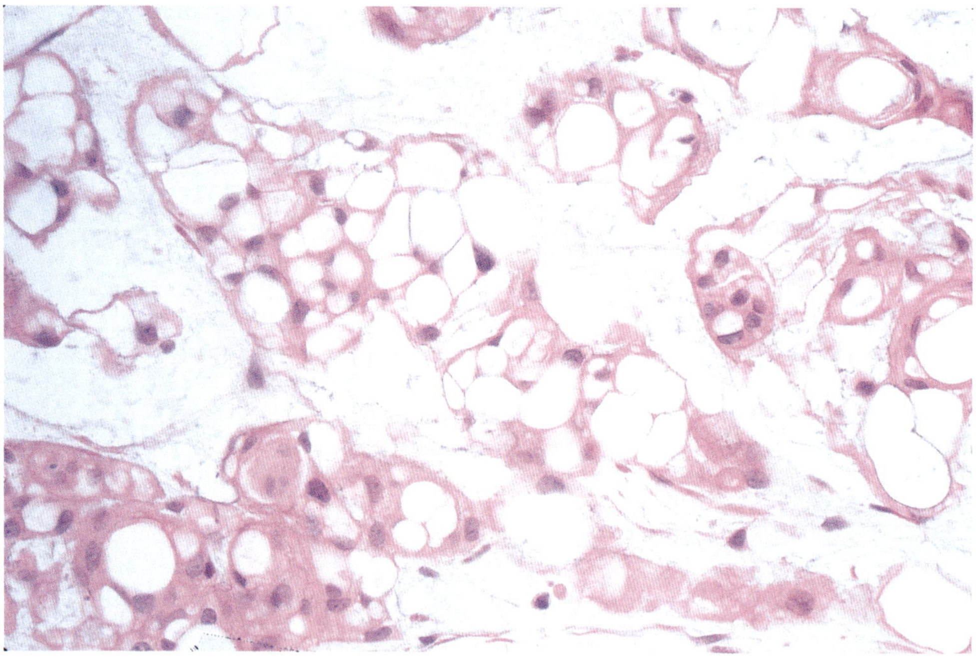

图 21-5
显示普通型脊索瘤中空泡细胞的空泡状胞浆。

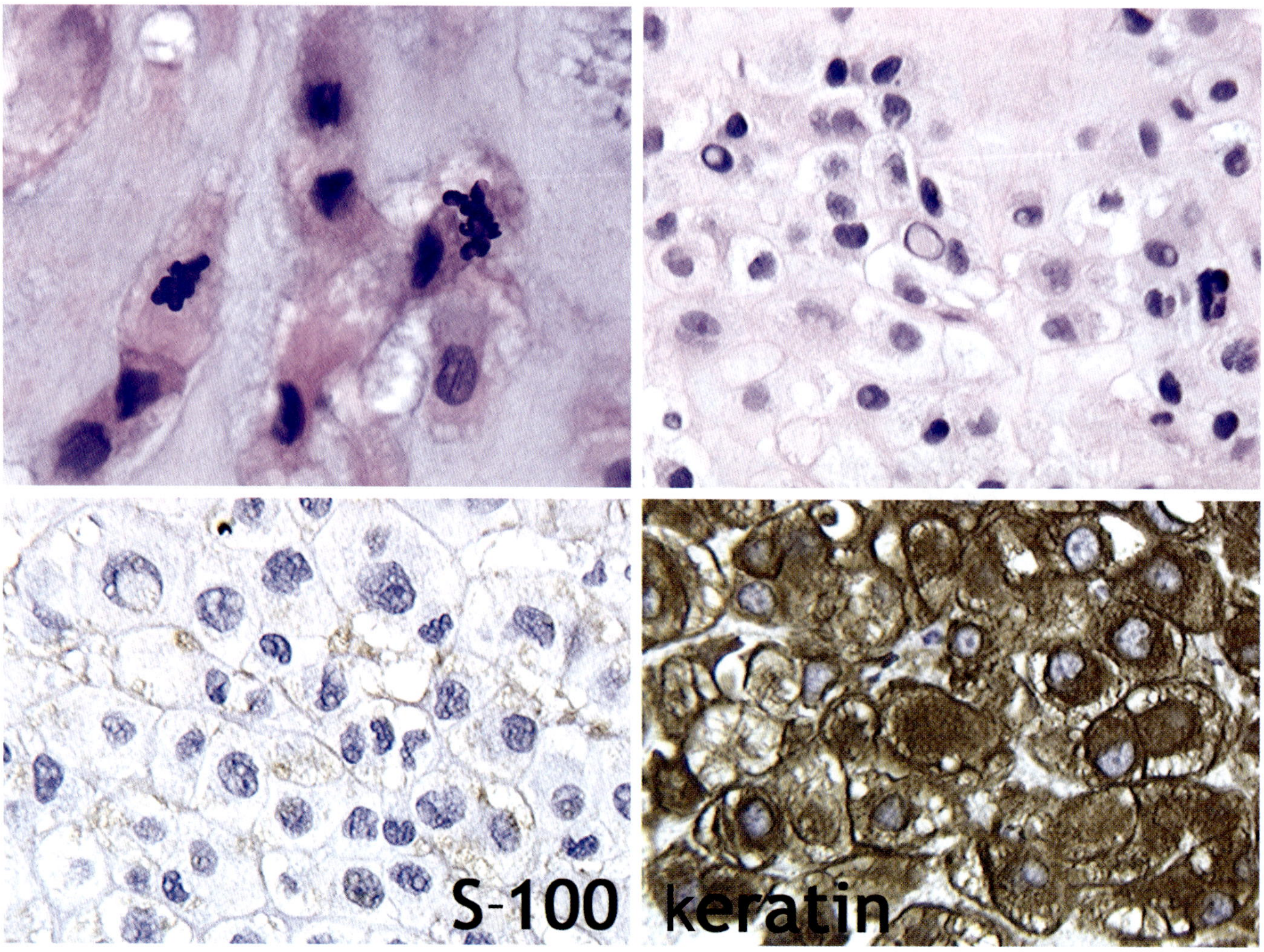

图 21-6
左上：索条状非典型上皮性细胞。核分裂象易见。右上：巢状分布的上皮性细胞有明显的细胞边界。核内有胞浆包涵体。左下：S-100 蛋白染色核和胞浆阳性。右下：肿瘤细胞 keratin 免疫组化强阳性。

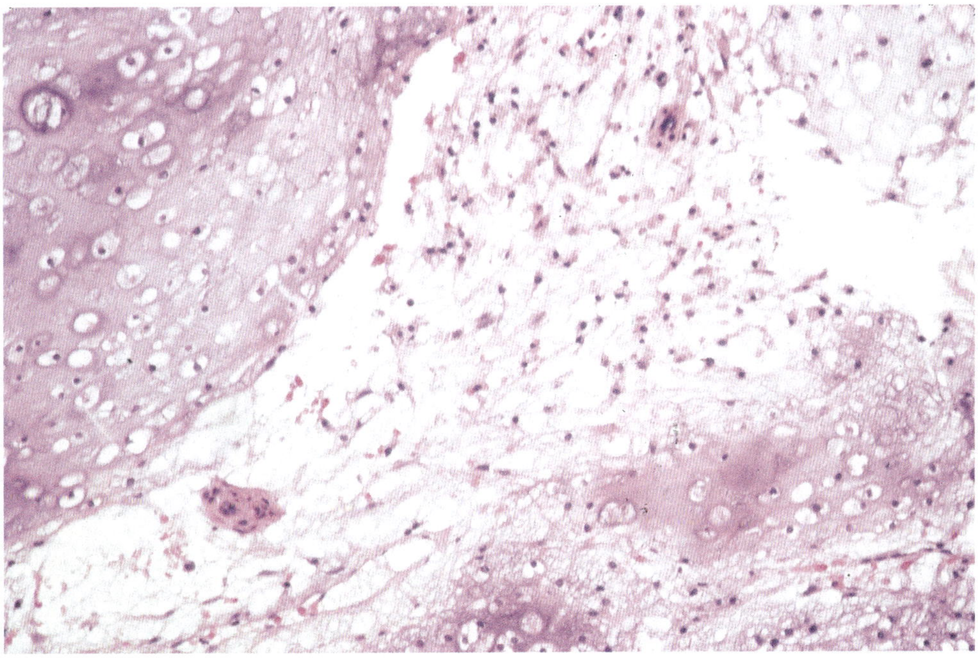

图 21-7
普通型脊索瘤背景中可见岛状透明软骨。

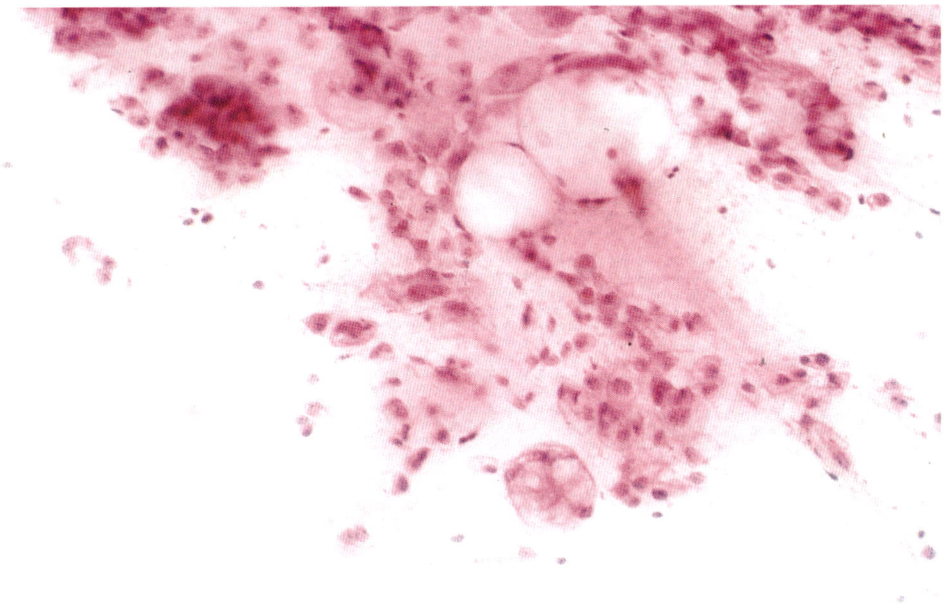

图 21-8
细胞学标本可见上皮样细胞在纤细的黏液背景中。在视野中央的“空泡”细胞的胞浆中有细小的空泡。(HE染色FNA标本)。

辅助检查

免疫组化特点

脊索瘤免疫组化vimentin、keratin、EMA和S-100蛋白阳性（图21-6），染色结果有一定变化，可以是深染强阳性至浅染或灶状。

细针穿刺（FNA）

脊索瘤涂片细胞量常丰富，背景中的黏液样基质常围绕在肿瘤细胞周围（图21-8）。上皮样细胞排列成小簇和短束状，有丰富、空泡状胞浆的大细胞（空泡细胞）散在分布（图 21-9）。含空泡的细胞在酒精

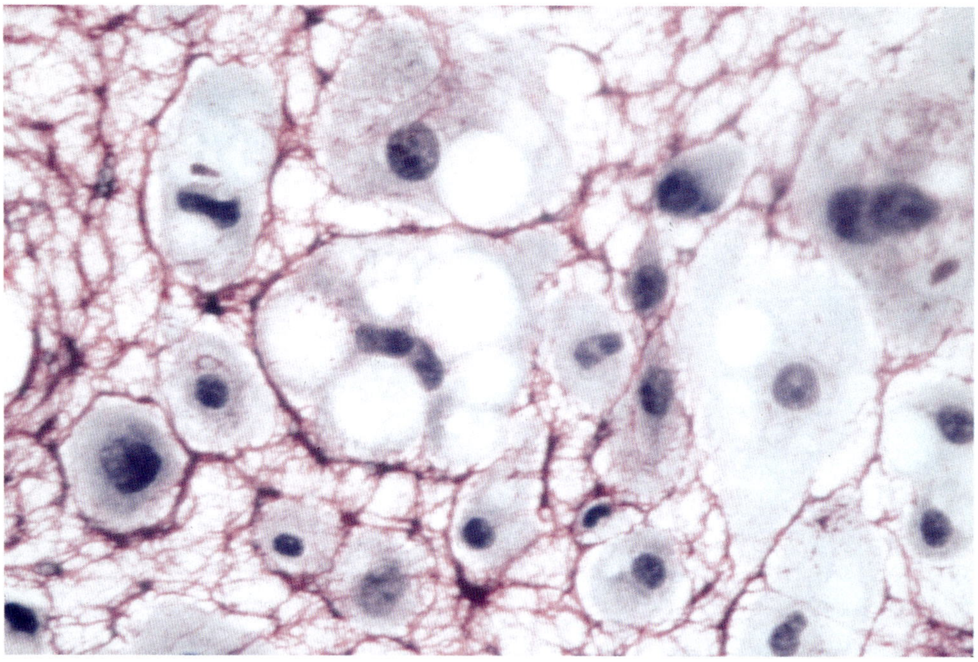

图 21-9
上皮样细胞排列在紫红色的黏液样基质背景中。中央显示一个含空泡的细胞（风干，FNA 标本 Wright 染色）。

固定的标本中更容易辨认。上皮样细胞可有大小和形态的多形性，但一般来说其染色质分布一致、规则。

遗传学检查

细胞遗传学研究显示 21 号染色体异常，包括 21(q22)的丢失或结构重排。而早有研究发现脊索瘤有3、4、10、13号染色体的丢失，也有其他染色体的缺失和增加。

鉴别诊断

在头颈部，主要的鉴别诊断为上皮性肿瘤（如黏液癌、涎腺肿瘤、分化差的癌）和软骨肉瘤以及良性的脊索肿瘤。小叶状、含空泡的细胞和弥漫强阳性的 S-100 蛋白可把脊索瘤从癌中区别开来。软骨肉瘤细胞角蛋白阴性。良性脊索肿瘤缺乏细胞间黏液样基质和骨破坏。存在导管结构，以及免疫组化肌上皮标记物和GFAP阳性有助于多形性腺瘤和癌在多形性腺瘤中（carcinoma ex-pleomorphic adenoma）与脊索瘤的鉴别。

预后及治疗

脊索瘤是低度恶性肿瘤，远处转移罕见。为惰性肿瘤，尽管60%的患者最终死于该疾病，其5年生存率为65%。软骨样型有较好的预后。积极的、完整的外科切除与脊索瘤患者较长的生存率和延迟复发有关，但是在颈部由于解剖限制很难做到。对这些无法切除的肿瘤则选择辅助放疗。

转移性囊性鳞状细胞癌

大部分颈部的转移性囊性鳞状细胞癌（metastatic cystic squamous cell carcinoma）早期无临床表现，因此常被误认为是鳃裂来源。大约 1/3 有颈部转移性鳞状细胞癌的患者有独特的囊性改变。由于Waldeyer环含有丰富的淋巴组织，原发病灶常很小且没有临床症状，但可通过颈静脉二腹肌（jugulodigastric）淋巴结链导致早期转移。因为处理不同，识别此类转移很重要。

临床特点

大部分患者病史较短（<6 个月），表现为上颈部的无痛性肿块，累及颈静脉二腹肌淋巴结，可为双侧（10%）。患者常有过度吸烟和饮酒史，大部分患者年龄在 50 ～ 60 岁，男性明显多见（男：女为 4：1）。一旦转移性囊性鳞状细胞癌被确诊，约70%的患者能

转移性囊性鳞状细胞癌 疾病概况	
定义	大部分转移性囊性鳞状细胞癌发生于颈部淋巴结
发生及部位	大约 1/3 的颈部转移性鳞状细胞癌为囊性 当有典型的组织学形态时，近 80% 来自 Waldeyer 环
发病率和死亡率	放射性黏膜炎 约 30% 在 5 年内死亡
性别、种族和年龄	男性>>女性（男：女＝4：1） 发病平均年龄在 60 多岁
临床特点	累及颈静脉二腹肌淋巴结的无痛性肿块 病程常较短（<6 个月） 可为双侧 常有过度吸烟饮酒史 一旦确诊转移，近 70% 有 Waldeyer 环的原发病灶
预后及治疗	5 年生存率 70% ～ 80% 确认原发病灶需要在麻醉下行更为广泛的检查、宽视野内镜、高分辨率 X 线检查和（或）同侧扁桃体切除 选择性淋巴结切除（以前常用于诊断），之后可在局灶放疗（定向于原发灶，若未识别原发灶则定向于 Waldeyer 环）

转移性囊性鳞状细胞癌 病理学特点	
大体所见	境界清楚，厚壁囊性肿块 黏稠脓性棕黄色液体 平均大小 4cm
镜下所见	厚的，纤维结缔组织囊壁 囊性区周围有条带状生长厚薄一致的上皮，上皮细胞形态温和，缺乏成熟，表现为极性消失、高核浆比和核分裂象 常缺乏角化和复杂的多形性
免疫组化特点	keratin 阳性，但常常不是诊断所必需的
细针穿刺特点	细胞涂片 无核的鳞状碎屑和碎片 非典型鳞状细胞伴有角化不良、核形不规则、核深染和核浆比增加
病理鉴别诊断	鳃裂囊肿，胸腺咽鼓管囊肿、胸腺囊肿、支气管囊肿

在Waldeyer环区域找到原发病灶（舌根部、舌或咽扁桃体）。其他部位包括鼻咽部、食管和喉气管。大约30%的患者，尽管进行了积极广泛的寻找，但始终未能发现原发病灶。

影像学特点

CT或磁共振成像（MRI）显示在颈静脉二腹肌淋巴结区可见囊性或多房性肿块，伴有厚囊壁。

病理学特点

大体所见

颈部肿块大小为 1.5 ～ 12cm，平均大小约 4cm。肉眼观有一厚的纤维囊壁使淋巴结边界清楚（图21-10）。切面为单房或多房囊肿，囊内为浓厚的、颗粒状、黏稠和脓性黄色、棕色至血性液体。

镜下所见

组织学上，病变大部分为囊性，内容物常在制片过程中被冲洗掉。常留有厚的纤维结缔组织囊壁，此为淋巴结对转移性肿瘤的反应性改变。空腔边排列以带状生长的移行上皮，常常厚薄一致（图21-11）。在有些区域呈内翻性生长，出芽状长入淋巴间质内，而在其他区域为乳头状。总体上组织学形态在大多数区域非常温和，体现出在扁桃体窝中见到的正常鳞状上皮向移行上皮转变的形态（图 21-12）。肿瘤细胞增大，核浆比增大，表面细胞未见成熟和有少量（如果有）的角化。有时，可见突然向显著的非典型上皮转变，但不常见（图21-13）。上皮在开始观察时常常显得很温和，因而需要仔细观察才能作出一个正确的诊断。

原发性肿瘤常较小，位于隐窝深部，组织学形态

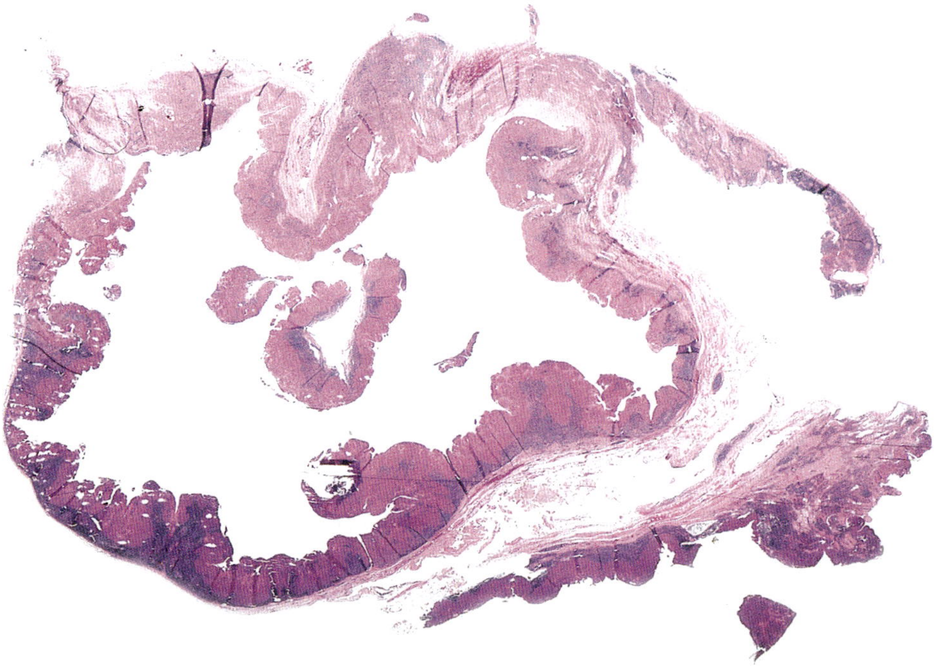

图 21-10
在该淋巴结的周围有厚的囊壁，被厚的带状上皮细胞所替代。囊内容物在制片过程中已流失。

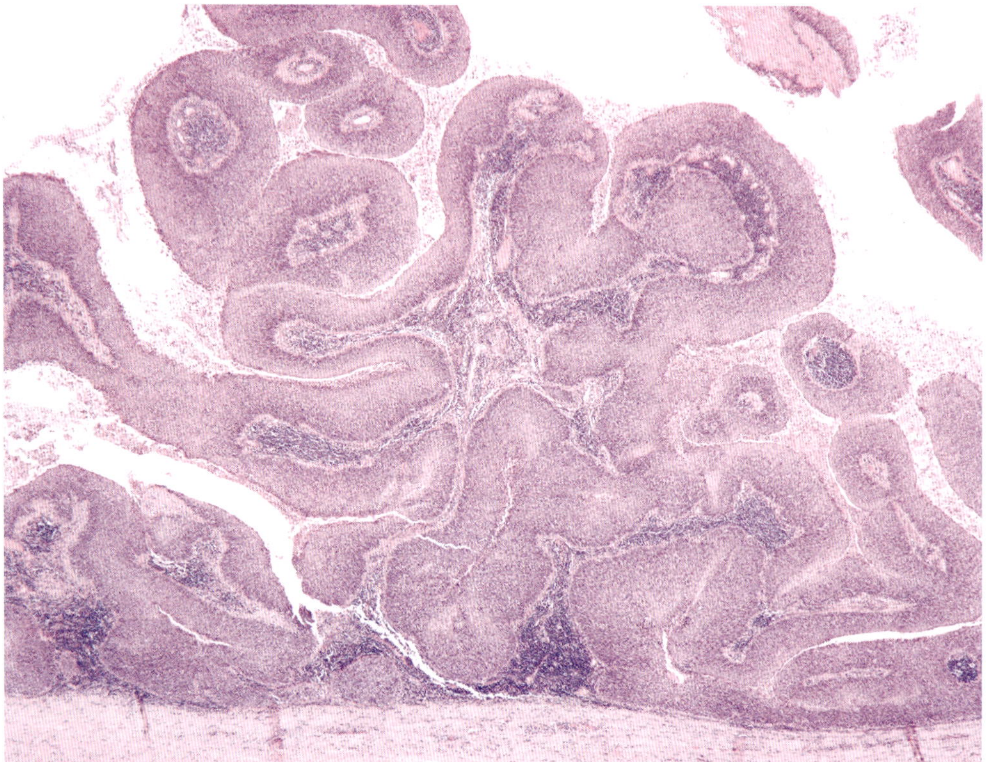

图 21-11
缎带样排列的转移性鳞状上皮向囊腔内形成乳头状折叠而替代淋巴结。

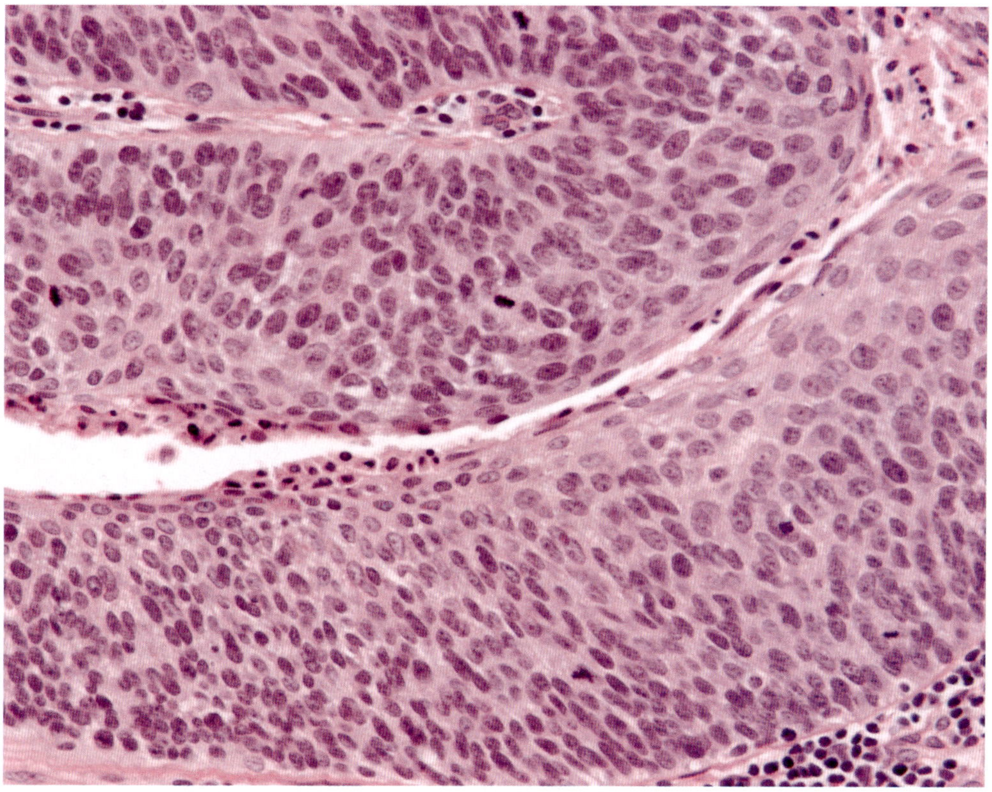

图 21-12
这例转移性囊性鳞状细胞癌有轻微的极性消失，生长结构破坏，核分裂象增多和总体上细胞核轻度多形性。

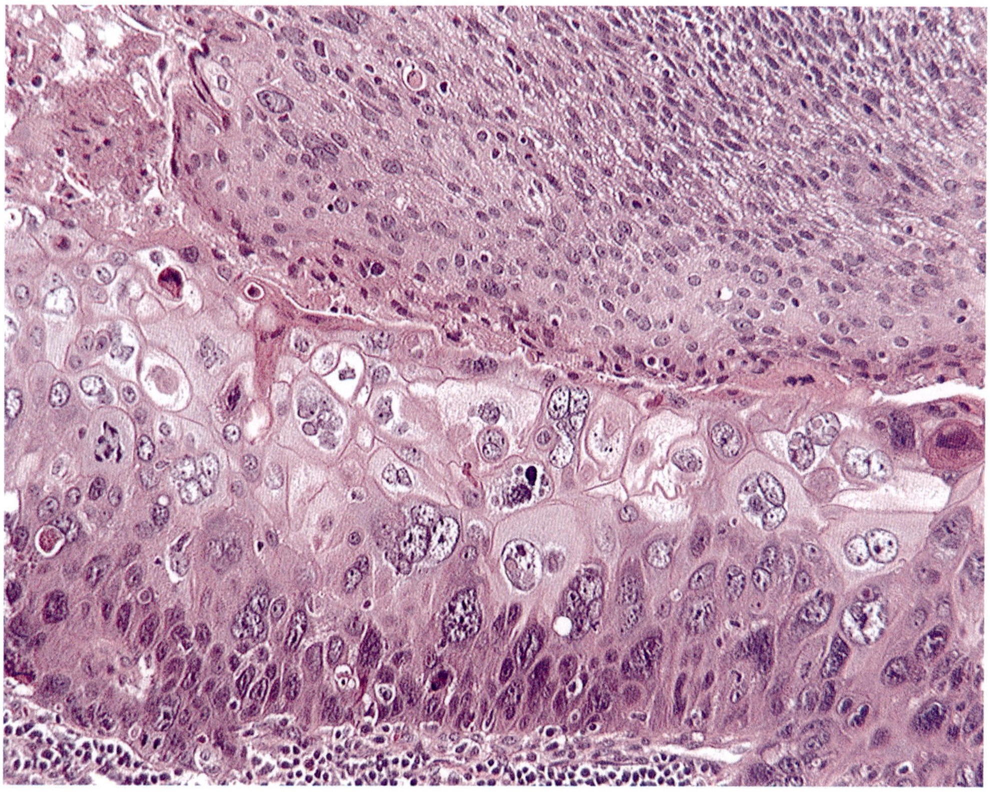

图 21-13
这例囊性鳞状细胞癌中视野上方上皮虽然有异型性，但形态单一，而在下方缎带状上皮中可见显著的细胞间变。

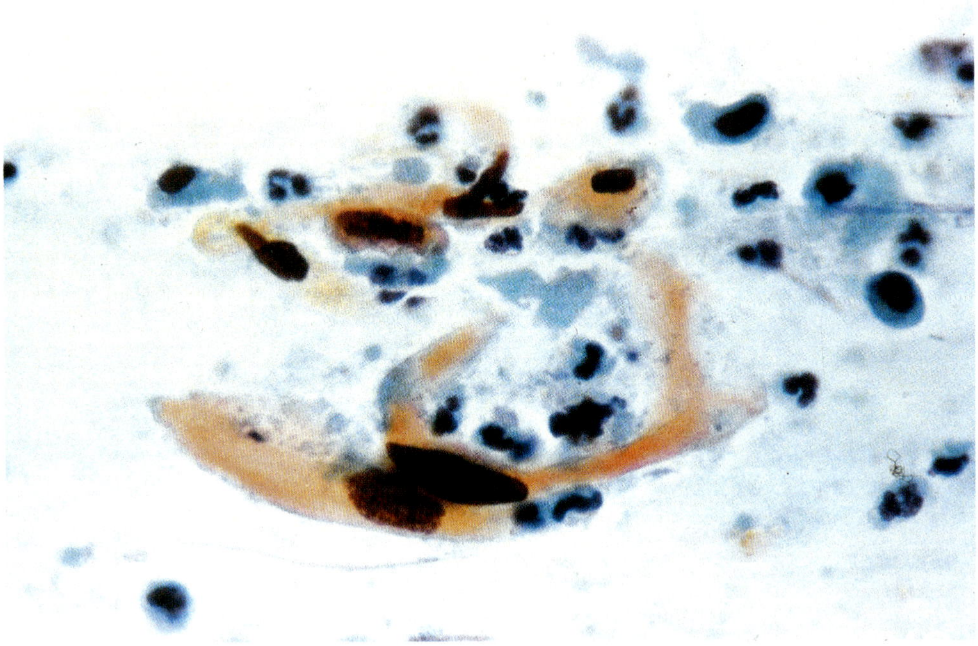

图 21-14
在 FNA 标本中可见非典型鳞状细胞，具有伸长的“蝌蚪”样细胞浆，核染色质深，核膜不规则等特点对诊断鳞状细胞癌有帮助（酒精固定 FNA 标本）。

与上述转移灶相似。值得注意的是此型“淋巴上皮癌”有过渡表现，而那种普通的、角化型鳞状细胞癌也可见于 Waldeyer 环区。

辅助检查

免疫组化特点

免疫组化对诊断并非必需，因为这是大多病例中都能见到的一种组织学形态。细胞对不同的角蛋白都阳性（AE1，AE3，CK1，CK8，CK14，CK19），但 CK7 常阴性。

细针穿刺

在多数病例的涂片中常以来自肿瘤囊区的无核鳞状碎屑为主，但也能找到非典型鳞状上皮的碎片或可见单个非典型角化细胞（图21-14）。核异型、细胞多形性、核浆比增高和核分裂象均有助于证实癌的诊断。

鉴别诊断

囊性、转移性鳞状细胞癌必须与鳃裂囊肿（branchial cleft cyst）相鉴别，而胸腺囊肿（thymic cyst）、支气管囊肿（bronchial cyst）和胸腺咽鼓管囊肿（thymopharyngeal cyst）则很少遇到。鳃裂囊肿有良性上皮，从底部到囊腔面逐渐成熟，可有角化，常无增厚的囊壁或“促结缔组织增生的”纤维囊壁。原发性鳃裂癌是不存在的，使患者的临床处理更加方便。

预后及治疗

一旦确诊为囊性转移性肿瘤，应努力查找原发灶，包括麻醉下广泛的物理检查、广视野内镜（鼻咽、喉、食管、鼻腔）和Waldeyer环及其周围仔细的高分辨率 CT 或 MRI 检查。如果这些检查还是不能找到原发部位的证据，那么应预防性切除舌和咽扁桃体，特别是同侧，全部包埋，充分切片，但偶尔仍有患者找不到原发灶。但不管怎样，在选择性淋巴结切除后对 Waldeyer 环区域局部放疗能有较好的长期临床效果，5 年生存率可达 70% ～ 80%。总的来说，此型肿瘤的表现比扁桃体普通的鳞状细胞癌（5 年生存率<35%）更为惰性。

原发部位不明的转移性肿瘤

术语“隐匿性原发性肿瘤”指患者的原发肿瘤一直未被发现，而伴有颈部转移，即使已经进行了全面的临床检查。此检查包括系统性检查，常为全身检查，往往在淋巴结活检之前先做细针穿刺（fine needle aspiration，FNA）。确定好检查方案，包括广视野内镜、X线检查和血清学标记物。颈部转移可能代表了疾病来自局部或远处的原发肿瘤。尽管做了积极的检查，大约10%的患者还是不能确定原发病灶。而目前一致认为，如果淋巴结内的肿瘤分化很差，必须排除淋巴瘤，因为淋巴瘤的处理方法与转移性疾病截然不同。

临床特点

最常见的症状是颈部无痛性肿块。病变最常发生的部位为上颈静脉-二腹肌（70%）、中颈静脉（22%）、锁骨上（18%）和后颈淋巴结（12%），伴有多个部位累及。肿块的出现可能需要一些时间，并且常常缓慢增大。尽管取决于原发肿瘤的类型，但出现肿块的平均年龄是 50 ~ 60 岁。当原发病灶来自上呼吸消化系统时，男性常比女性更多见（男∶女为 4∶1），许多患者有重度吸烟和酗酒病史。头颈部外原发癌的部位（与性别相关）包括肺、胃肠道、乳腺、胰腺和前列腺，而黑色素瘤和肉瘤的原发部位不在此列中。

原发部位不明的转移性肿瘤
疾病概况

定义	一个未确定原发肿瘤的颈部转移灶
发生及部位	颈部淋巴结最为常见，有 10% 的患者原发部位不明 多数转移性肿瘤发生于上颈静脉淋巴结（70%）
发病率和死亡率	死亡率取决于原发性肿瘤
性别、种族和年龄	对于上呼吸消化道原发灶，男>>女（男∶女＝4∶1） 常为成人，平均出现的年龄为 50 ~ 60 岁 其他原发灶有性别和年龄特异性
临床特点	无痛性颈部肿块 缓慢生长，历时数月 原发部位包括 Waldeyer 环、鼻咽、喉和食管，而头颈部外的原发部位为肺、胃肠道、乳腺、胰腺和前列腺 黑色素瘤和肉瘤也为转移性肿瘤
预后及治疗	预后取决于潜在的原发灶，但常常较差，因为转移性病变出现较早。 早期 FNA 评估指导治疗，包括淋巴结切除和放疗

病理学特点

大体所见

淋巴结可为实性、单房或多房、灰白至暗黑色和出血。直径最大可达 10cm（平均约 3cm）。原发性肿瘤的类型常常决定淋巴结的外观。

镜下所见

由于篇幅所限不能对镜下所见详述，而几乎所有已知的恶性肿瘤在某个时间均可转移至颈部淋巴结。转移至颈淋巴结最常见的原发疾病为鳞状细胞癌（60%），腺癌（20%；图 21-15），未分化癌（12%），黑色素瘤（5%；图21-16）和其他肿瘤（3%）。腺癌、未分化癌和甲状腺癌最常转移至锁骨上淋巴结和斜角肌淋巴结。

辅助检查

组织化学检查和免疫组化检查

组织化学检查，如黏液卡红（图21-17），有助于证实诊断。在许多病例中，针对性的免疫组化染色有

原发部位不明的转移性肿瘤
病理学特点

大体所见	实性或囊性肿块 最大可达 10cm（平均约 3cm） 肿瘤类型决定淋巴结的外观
镜下所见	鳞状细胞癌、腺癌、未分化癌、黑色素瘤、肉瘤和淋巴瘤都要考虑到，癌最常见
特殊检查	各异，依赖于组织学类型 筛选的项目包括 keratin，CD45RB，S-100 蛋白，HMB45，actin 和 desmin 以及进一步定向的抗体
病理鉴别诊断	继发性囊肿，淋巴瘤，淋巴结内异位巢

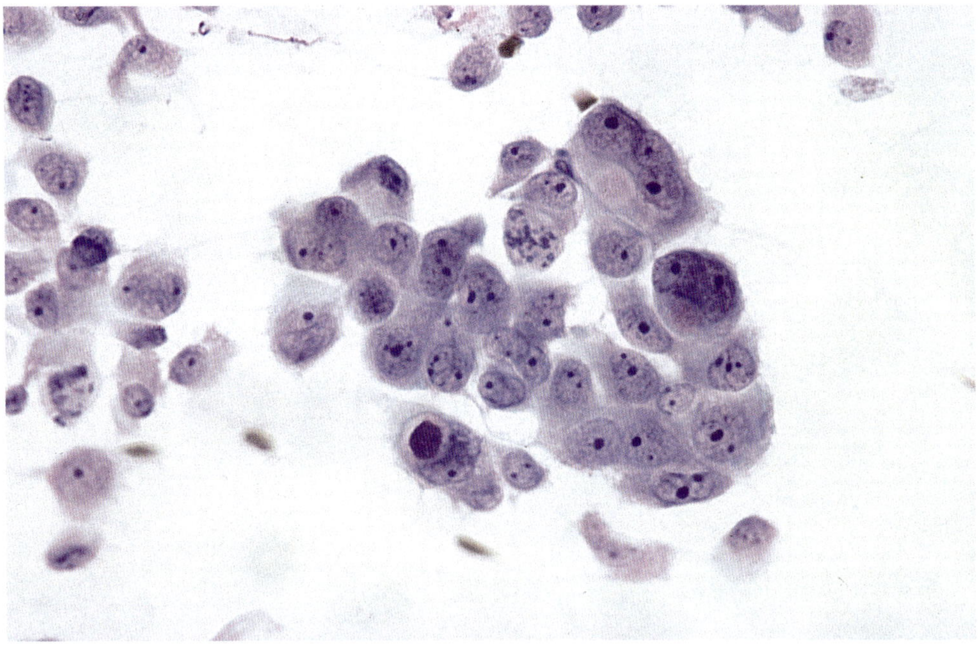

图 21-15
乳腺的转移性腺癌，可见胞浆内小黏液空泡，核仁亦很明显（风干，Diff Quick 染色，FNA 标本）。

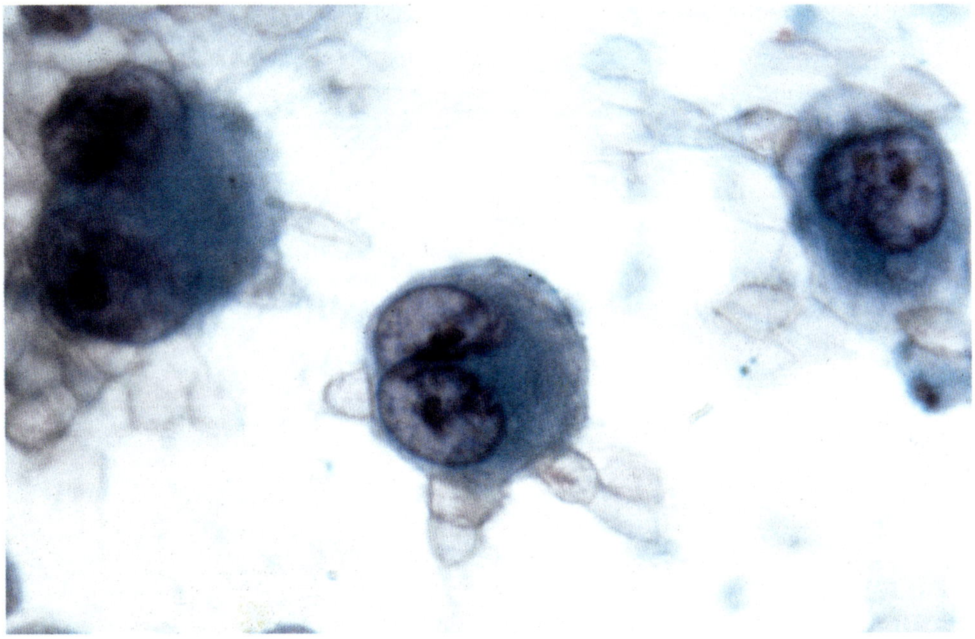

图 21-16
大的、双核异型的单个细胞，需要与黑色素瘤、肉瘤和淋巴瘤鉴别。该例为转移性黑色素瘤，但无胞浆色素，需做免疫组化分析，并结合临床病史（酒精固定，Papanicolau 染色，FNA 标本）。

助于提示原发肿瘤。keratin、CD45RB、S-100 蛋白、HMB45、actin 和 desmin 可以首先作为筛查，该筛查结合性别、年龄、物理检查、实验室检查和组织学结果可以缩小进一步选择抗体的范围。

细针穿刺

细针穿刺（FNA）是一种非常好的筛查方法，该方法快速、廉价、操作安全，能在患者最初出现肿块时完成。如果是转移性肿瘤，结合细胞学涂片的组织化学检查或免疫组化染色常可区分出鳞状细胞癌和腺癌。确定肿瘤属于淋巴瘤、癌、黑色素瘤还是肉瘤后，这种主要类型的初步诊断能够指导之后的检查，使检查沿着特定方向进行，从而减少了过多的创伤性和昂贵的操作，同时增强了治疗计划。

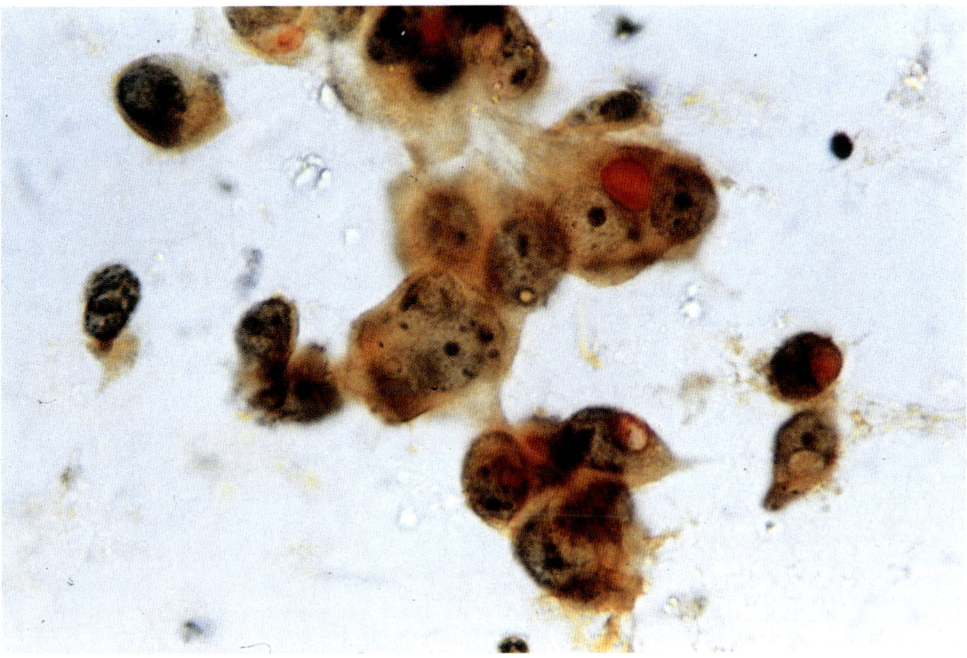

图 21-17
在该转移性腺癌中黏液卡红染色突出了细胞内的黏液（黏液卡红染色，FNA 标本）。

鉴别诊断

鉴别诊断常常包括与肿瘤性病变相对应的良性和反应性改变，然而，发生于淋巴结者，除了淋巴瘤，肿瘤常应假定为恶性。鳃裂囊肿、继发性囊肿、感染和反应性炎症性淋巴组织增生也应作为鉴别诊断，这些病变通常容易区分。

预后及治疗

预后决定于潜在的原发肿瘤和转移肿瘤的浸润程度，预后常常较差，尽管有例外。淋巴结切除和放疗常可缓解肿瘤的进展。

推荐阅读

滑膜肉瘤

1. Bertolini F, Bianchi B, Pizzigallo A, et al.: Synovial sarcoma of the neck. Cases report and review of the literature. Acta Otorhinolaryngol Ital 2003;23:391–395.
2. Bilgic B, Mete O, Ozturk SA, et al.: Synovial sarcoma: a rare laryngeal tumor. Pathol Oncol Res 2003;9:242–245.
3. Coindre JM, Pelmus M, Hostein I, et al.: Should molecular testing be required for diagnosing synovial sarcoma? A prospective study of 204 cases. Cancer 2003;98:2700–2707.
4. Fisher C, de Bruijn DRH, Geurts van Kessel A: Synovial sarcoma. In: Fletcher CDM, Unni KK, Mertens F, eds. Pathology and Genetics of Tumours of Soft Tissue and Bone. Kleihues P, Sobin LH, series eds. World Health Organization Classification of Tumours. Lyon, France: IARC Press, 2002:200–204.
5. Kartha SS, Bumpous JM: Synovial sarcoma: diagnosis, treatment, and outcomes. Laryngoscope 2002;112:1979–1982.
6. Weiss SW, Goldblum JR: Malignant soft tissue tumors of uncertain type. In: Weiss SW, Goldblum JR, eds. Enzinger and Weiss's Soft Tissue Tumors, 4th ed. St. Louis: Mosby, 2001:1483–1509.

脊索瘤

1. Coffin CM, Swanson PE, Wick MR, et al.: An immunohistochemical comparison of chordoma with renal cell carcinoma, colorectal adenocarcinoma, myxopapillary ependymoma: a potential diagnostic dilemma in the diminutive biopsy. Mod Pathol 1993;6:531–538.
2. Mirra JM, Nelson SD, Della Rocca C, Mertens F: Chordoma. In: Fletcher CDM, Unni KK, Mertens F, eds. Pathology and Genetics of Tumours of Soft Tissue and Bone. Kleihues P, Sobin LH, series eds. World Health Organization Classification of Tumours. Lyon, France: IARC Press, 2002:316–317.
3. Scolyer RA, Bonar SF, Palmer AA, et al.: Parachordoma is not distinguishable from axial chordoma using immunohistochemistry. Pathol Int 2004;54:364–370.
4. Tallini G, Dorfman H, Brys P, et al.: Correlation between clinicopathological features and karyotypes in 100 consecutive cartilaginous and chordoid tumors. A report from the Chromosome and Morphology (CHAMP) Collaborative Study Group. J Pathol 2002;196:194–203.
5. Yamasuchi T, Suzuki S, Ishiiwa H, et al.: Benign notochordal cell tumor: a comparative histological study of benign notochordal cell tumor, classic chordoma, and notochordal vestiges of fetal intervetebral discs. Am J Surg Pathol 2004;28:756–761.

转移性囊性鳞状细胞癌

1. Micheau C, Klijanienko I, Luboinski B, et al.: So-called branchiogenic carcinoma is actually cystic metastases in the neck from a tonsillar primary. Laryngoscope 1990;100;878–883.
2. Regauer S, Mannweller S, Anderhuber W, et al.: Cystic lymph node metastases of squamous carcinoma of Waldeyer's ring. Brit J Cancer 1999;79:1437–1442.
3. Regauer S, Beham A, Mannweller S, et al.: CK7 expression in carcinoma of the Waldeyer's ring area. Hum Pathol 2000;31:1096–1101.

4. Thompson LDR, Heffner DK: The clinical importance of cystic squamous cell carcinoma in the neck. A study of 136 cases. Cancer 1998;82: 944–956.

原发部位不明的转移性肿瘤

1. Ansari-Lari MA, Westra WH: The prevalence and significance of clinically unsuspected neoplasms in cervical lymph nodes. Head Neck 2003;25:841–847.
2. Califano J, Westra WH, Koch W, et al.: Unknown primary head and neck squamous cell carcinoma molecular identification of the site of origin. J Natl Cancer Inst 1999;91:599–604.
3. Eisele DW, Sherman ME, Koch WM: Utility of immediate on-site cytopathologic procurement and evaluation in fine needle aspiration biopsy of head and neck masses. Laryngoscope 1992;102:1328–1330.
4. el Hag IA, Chiedozi LC, al Reyees FA, et al.: Fine needle aspiration cytology of head and neck masses. Seven years experience in a secondary care hospital. Acta Cytol 2003;47:387–392.
5. Koivunen P, Laranne J, Jakobsen J, et al.: Cervical metastasis of unknown origin: a series of 72 patients. Acta Otolaryngol 2002;122: 569–574.
6. Luna MA, Pfaltz M: Cysts of the neck, unknown primary tumor, and neck dissection. In: Gnepp DR, ed. Diagnostic Surgical Pathology of the Head and Neck. Philadelphia: WB Saunders, 2001:650–680.
7. Talmi YP, Hoffman HT, Horowitz Z, et al.: Patterns of metastases to the upper jugular lymph nodes (the "submuscular recess"). Head Neck 1998;20:682–686.
8. Tong CC, Luk MY, Chow SM, et al.: Cervical nodal metastases from occult primary: undifferentiated carcinoma versus squamous cell carcinoma. Head Neck 2002;24:361–369.
9. Werner JA, Dunne AA, Myers JN: Functional anatomy of the lymphatic drainage system of the upper aerodigestive tract and its role in metastasis of squamous cell carcinoma. Head Neck 2003;25:322–332.

22 副神经节系统疾病

Jennifer L. Hunt

副神经节瘤

肾上腺外副神经节瘤起源于椎旁交感神经和副交感神经链，以及颈动脉体、颈静脉鼓室、眼眶、鼻咽、迷走神经、喉、脊髓旁（大动脉交感神经和内脏自主神经）、膀胱和主动脉旁体（Zuckerkandl体）。副神经节瘤（paraganglioma）最易发生在肾上腺（参见嗜铬细胞瘤部分），本章只讨论头颈部副神经节瘤。

副神经节瘤的发病机理还不完全清楚。研究最为深入的是颈动脉体副节瘤，它起源于颈动脉体分叉处的感受氧压力的化学感受器。居住在高原地区的人该器官肥大，推测是慢性缺氧引起的继发性改变。颈动脉体的氧压力感受活性引起与遗传性副神经节瘤密切相关的基因突变。突变发生于参与线粒体呼吸链复合体II的琥珀酸-辅酶Q氧化还原酶基因（SDH）的亚单位上。这些基因包括编码SDH亚单位D的PGL1（11q23），位于11q13的PGL2；编码SDH亚单位C的PGL3（1q21），编码SDH亚单位B的PGL4（1p36）。有趣的是，20%的自主性副神经节瘤患者出现点突变和（或）基因缺失。

临床特点

正常的副神经节位于全身各处，因此副神经节瘤可发生于几乎所有的解剖学部位。头颈部是肾上腺外副神经节瘤最常见的发病部位，占该肿瘤的70%，多位于颈动脉体内外分支处、中耳的鼓室球或颈静脉球和球迷走神经。头颈部正常的副神经节都与副交感神经密切相关，与脑神经或动脉相邻。值得强调的是颈或胸交感神经副神经节瘤应与紧邻它的副交感神经副神经节瘤区别开来。颈部交感神经副神经节瘤与颈动脉体和其他结构不相连，并且非常罕见。

副神经节瘤

疾病概况

定义	起源于副交感神经或交感神经旁副神经节的肿瘤
发生及部位	少见（发生率约0.2/100 000～1/100 000） 颈动脉体，迷走神经，中耳（颈静脉鼓室），主动脉旁体，肺主动脉，喉
发病率和死亡率	侵袭性生长，局部复发可导致死亡 <10% 为恶性
性别、种族和年龄	男女均等（高原地区颈动脉体瘤女性多于男性） 40～60岁多发
临床特点	缓慢生长的无痛性肿块 耳部副神经节瘤可产生耳鸣、耳聋或神经功能障碍 偶尔表现为搏动性肿块 头痛、排汗、心悸、面色苍白和血压升高等症状发生于腹腔副神经节瘤 约10%的肿瘤为双侧性、多发性、家族性和恶性
影像学特点	CT扫描示特定部位的高密度肿块影 MRI T2加权像高密度影 血管造影术显示肿瘤沿内外颈动脉体生长 ^{123}I-MIBG扫描协助肿瘤的定位
预后及治疗	彻底切除预后好，尽管呈惰性，数年后可发生复发/转移 术前肾上腺素阻断剂和（或）肿瘤栓塞

多数头颈部副神经节瘤患者年龄在 30 ～ 50 岁，没有性别差异，但高原地带女性发病率多于男性。患者出现生长缓慢的无痛性肿块并可有相关症状。这些症状通常包括耳鸣、耳聋或按肿瘤位置不同表现出相应的脑神经功能障碍。只有少数头颈部副神经节瘤具有生化活性（4%）。部位表浅的副神经节瘤通常被临床描述为搏动性肿块。发生于中耳的副神经节瘤临床耳检可见鼓膜后紫红色的肿块。约10%～15%的肿瘤为双侧性、多发性、家族性和恶性。

发生于腹部的副神经节瘤（非肾上腺）常与交感神经系统有关。腹部副神经节瘤常为功能性肿瘤，患者可表现出儿茶酚胺分泌后的继发性临床症状，如头痛、排汗、心悸、面色苍白和血压升高等。腹部副神经节瘤（位于主动脉旁体的副神经节瘤占肾上腺外交感神经副神经节瘤的大多数）可在影像学检查其他疾病时偶然发现。副神经节瘤可与遗传性副神经节瘤病有关。起源于基因综合征的副神经节瘤常为多发或双侧发生（表 22-1）。嗜铬细胞瘤更常与综合征相关。

影像学特点

诊断副神经节瘤最常见的检查手段为血管造影、CT、MRI 和 ^{123}I-MIBG 扫描。增强 CT 扫描显示特征部位的高密度肿块影（图 22-1）。加强 MRI 扫描也显示特征性的高密度T2信号和肿瘤内“盐胡椒样”血管分布。

血管造影常用于肿瘤手术切除过程中，该显像技术能清楚地显示出肿瘤的血管分布情况。肿瘤使内外颈动脉体展开分布是诊断颈动脉体副神经节瘤的一个特征（图22-2）。对于部分病例，超声对浅表性副神经节瘤的诊断有所帮助。据报道^{123}I-MIBG扫描可协助副神经节瘤的定位诊断。

病理学特点

大体所见

尽管外科手术切除易出血且难度大，但绝大多数副神经节瘤都采取了完整肿物切除。切除的病变组织为圆形或椭圆形、表面光滑、包膜完整或界限清楚的肿块（图 22-3）。颈动脉体副神经节瘤平均直径 4cm，也可达 10cm。中耳的副神经节瘤直径较小。肿瘤质硬，颜色呈浅褐色或深红棕色，深红棕色与肿瘤内血管丰富、出现出血或充血有关。最后要强调的是不完全切除会引起复发，因此应在切缘涂墨。

表22–1
与副神经节瘤和嗜铬细胞瘤相关的基因综合征

综合征	基因部位	基因	副神经节肿瘤	其他异常
Von Hippel-Lindau	3p26	VHL	嗜铬细胞瘤 10% ～ 20%	肾囊肿和肾细胞癌 内脏器官囊肿 血管母细胞瘤
遗传性副神经节瘤病	11q23 11q13 1q21 1p36	PGL1 PGL2 PGL3 PGL4	多发性副神经节瘤 （100%）	
I 型神经纤维瘤病 （von Recklinghausen 病）	17q11.2	Neuro-fibroma	嗜铬细胞瘤 1% ～ 5%	神经纤维瘤 神经鞘瘤 CNS 胶质瘤
MEN 2A	10q11.2	RET	嗜铬细胞瘤 50% ～ 70%	甲状旁腺肥大 甲状腺髓样癌
MEN 2B	10q11.2	RET	嗜铬细胞瘤 50% ～ 70%	甲状腺髓样癌 黏膜神经瘤 骨畸形

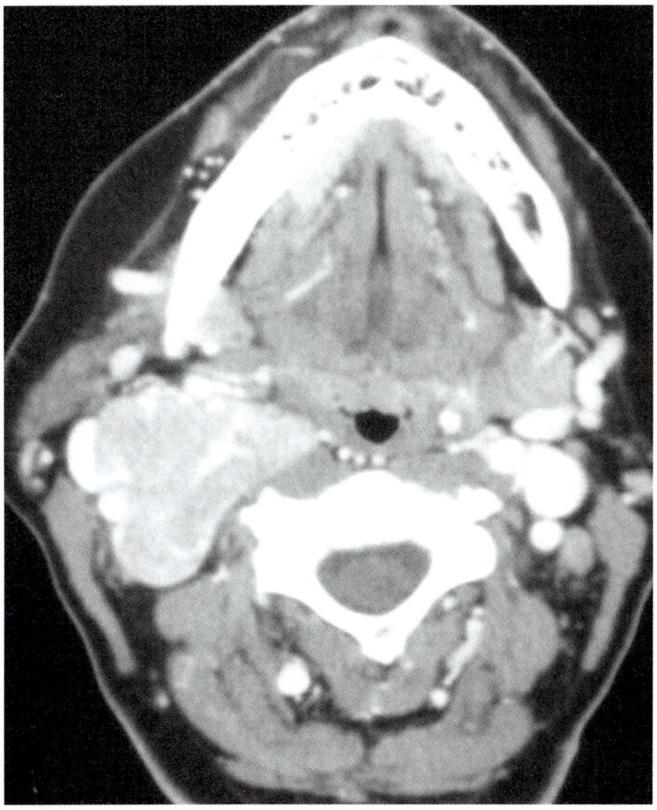

图 22-1
增强 CT 示位于左侧颈动脉体分支处的大的高密度肿块影。

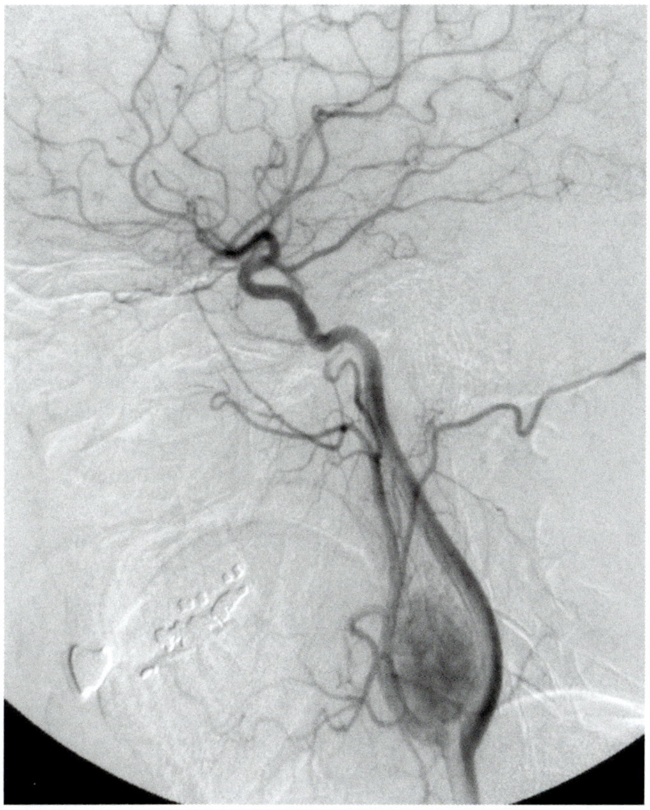

图 22-2
血管造影示血管丰富的肿瘤使内外颈动脉体展开分布。

副神经节瘤
病理学特点

大体所见	具有纤维性假包膜的灰色或出血性肿块
镜下所见	大小不一的细胞巢 含颗粒状、嗜碱性或嗜酸性胞质的多角形细胞 浓染细胞核可有多形性 网状的纤维血管间隔
免疫组化特点	主细胞嗜铬蛋白、突触素、NSE、CD56 阳性 支持细胞 S-100 阳性
病理鉴别诊断	中耳的神经内分泌腺瘤、耵聍腺瘤、脑膜瘤、施万细胞瘤、甲状腺透明细胞小梁状腺瘤、转移性肾细胞癌、良性肿瘤、非典型性肿瘤、甲状腺髓样癌

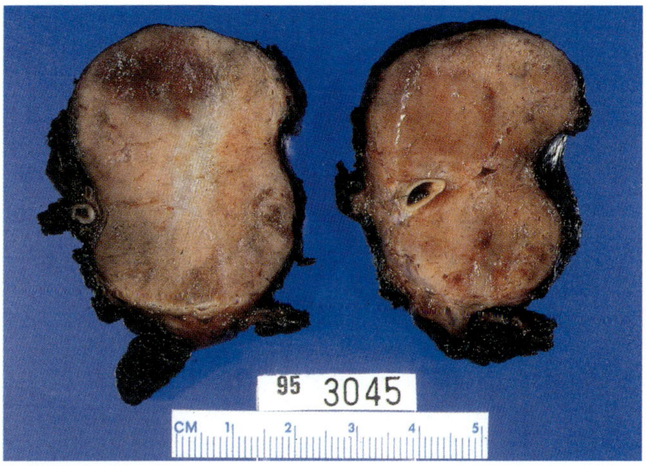

图 22-3
颈动脉体副神经节瘤大体观，有假包膜，切面充血。（由 J.A. Ohara 医师提供）

镜下所见

组织学切片上，副神经节瘤周围通常有不完整的假包膜。镜下应检查肿瘤外周以明确术中切缘。部分病例可见包膜浸润和血管侵犯，但这些特征并不代表恶性。组织结构上，肿瘤细胞排列成圆形或椭圆形大小不一的巢状结构，即所谓的“Zellballen”结构（图 22-4）。有时，纤维化使典型的巢状结构不明显（图22-5）。以其他方式排列为主者少见，如小梁状、血管瘤样或梭形排列。

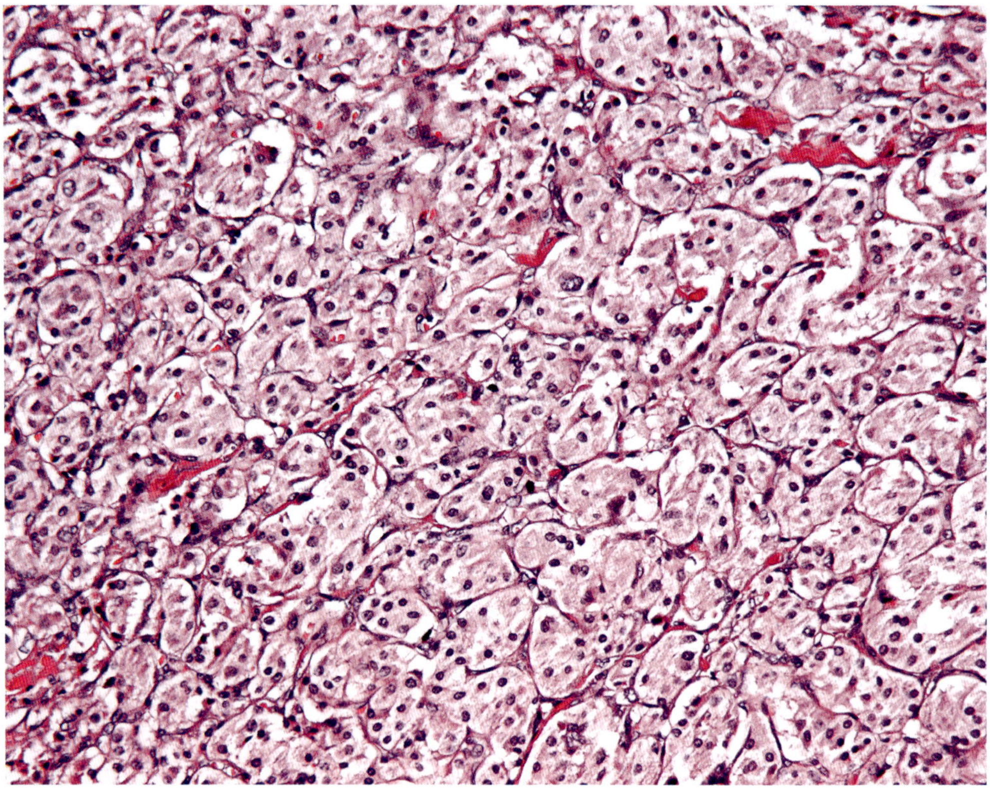

图 22-4
副神经节瘤表现为被纤细的纤维血管分隔的巢状生长方式(Zellballen 结构)。

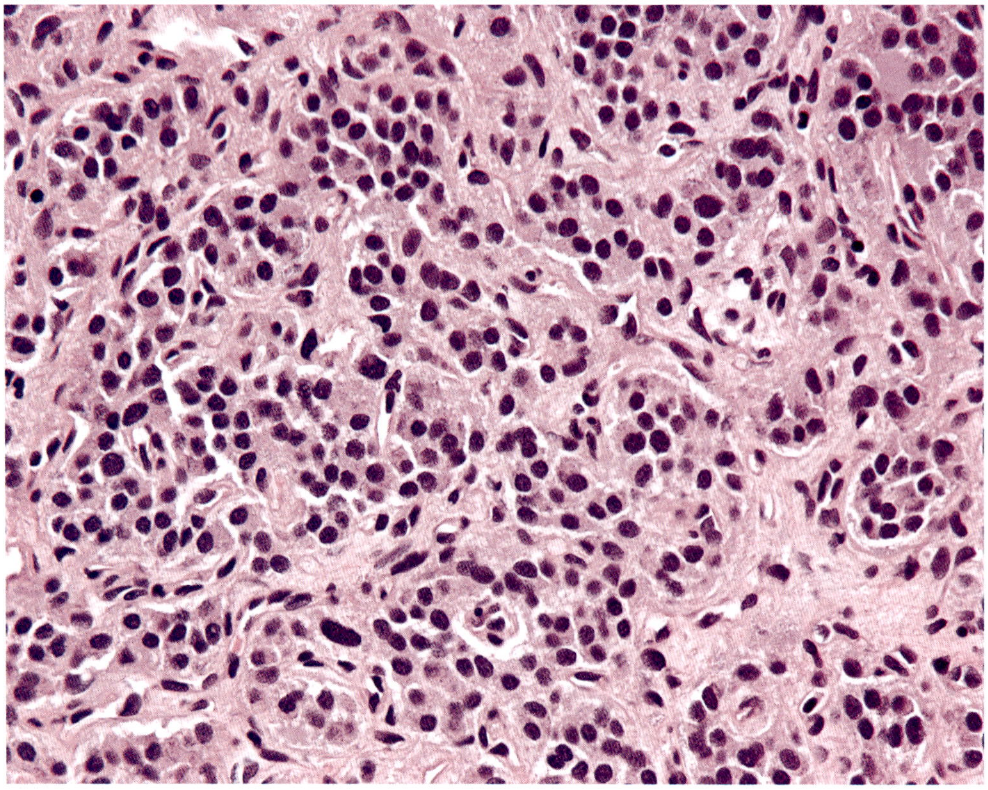

图 22-5
纤维组织分隔开肿瘤细胞岛，细胞有嗜酸性细胞质和中位的圆形浓染的细胞核。

肿瘤可出血，但明显的坏死不常见。副神经节瘤可在术前进行栓塞，这部分病例肿瘤有破坏或出血，还可出现继发栓塞后的血管内异物（图22-6）。不应误认为肿瘤坏死。

副神经节瘤的细胞形态有多种。最主要的类型是主细胞（I型细胞，化学感受器细胞）。这种细胞来源于神经内分泌细胞。细胞质表现为从细颗粒状嗜酸性到深嗜碱性，在部分病例甚至为透明胞质（图22-7）。同样，细胞核从小圆形、不明显的核到大的、空泡状奇异形核。核分裂象少见，无非典型性核分裂。

副神经节瘤特征性的结构是由基质细胞和血管组成的围绕在肿瘤细胞巢周围的支持性网状结构。这些起支持作用的细胞称为支持细胞。它们的组织学和超微结构特征不明显，但免疫组化 S-100 阳性。

值得注意的是中耳和喉的副神经节瘤，因为它们的组织学表现易与该部位的其他肿瘤混淆。颈静脉鼓室副神经节瘤肿瘤组织破碎，由较小的细胞巢和极丰富的血管组成（图22-8），易与发生在中耳的其他肿瘤混淆。喉副神经节瘤极其罕见，一定不要与喉神经内分泌肿瘤混淆（非典型性类癌和神经内分泌癌）。偶尔，副神经节瘤可出现色素沉着（可能是神经黑色素颗粒），可含有淀粉样物质，还可见少见的嗜酸性小球（图 22-9）。这些特征与预后无关，但可能干扰诊断。

辅助检查

超微结构特点

电镜不常用，但可见到特征性的致密核心的神经内分泌颗粒。颗粒数量和形态可有所不同，通常与分泌的特性有关。

免疫组化特点

副神经节瘤的“非嗜铬性”细胞总是表达神经内分泌标记物，包括嗜铬蛋白（chromogranin）、突触素（synaptophysin）、神经特异性烯醇化酶（NSE）、CD56、leu-7、S-100，少部分肿瘤还表达多种特异性神经肽（如生长抑素、P物质、ACTC和降钙素）。支持细胞具有独特的染色方式，即它们呈 S-100 弥漫均匀的阳性表达，围绕在肿瘤的外周（图 22-10）。

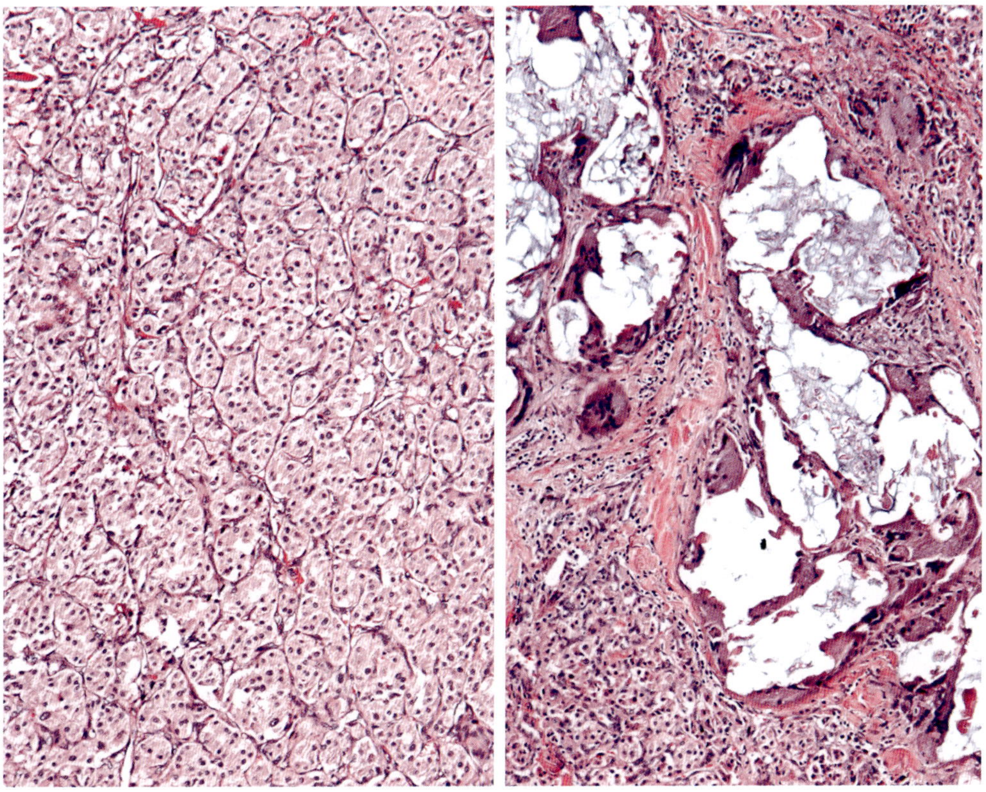

图 22-6
肿瘤的特征性巢状排列区域（左），而栓塞后异物性巨细胞见于发生栓塞的肿瘤（右）。

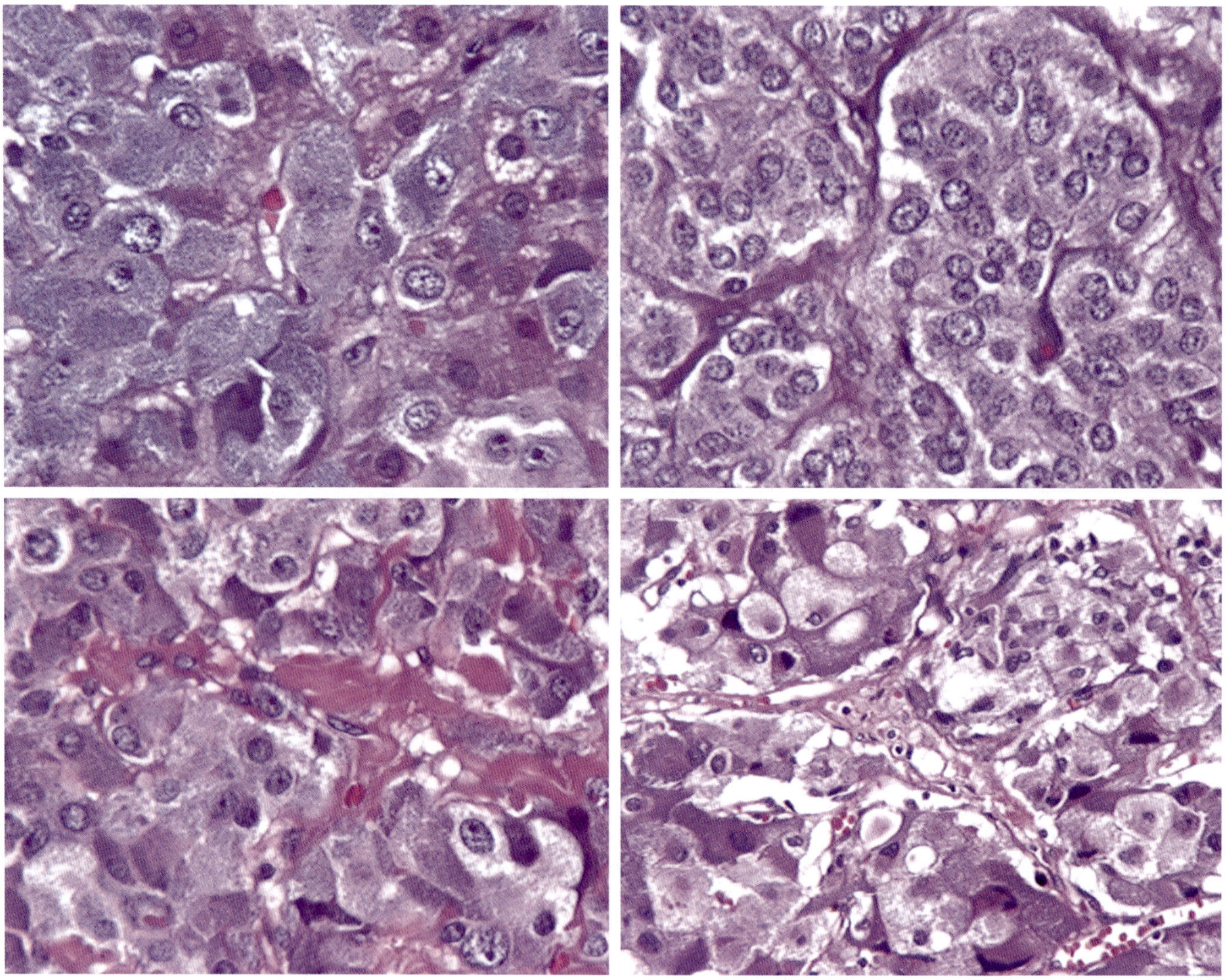

图 22-7
不同的细胞形态特征。包括嗜碱性细胞质（左上），合体细胞样结构（右上），颗粒样细胞质及纤维化（左下），局部透明细胞可见中度的多形性（右下）。

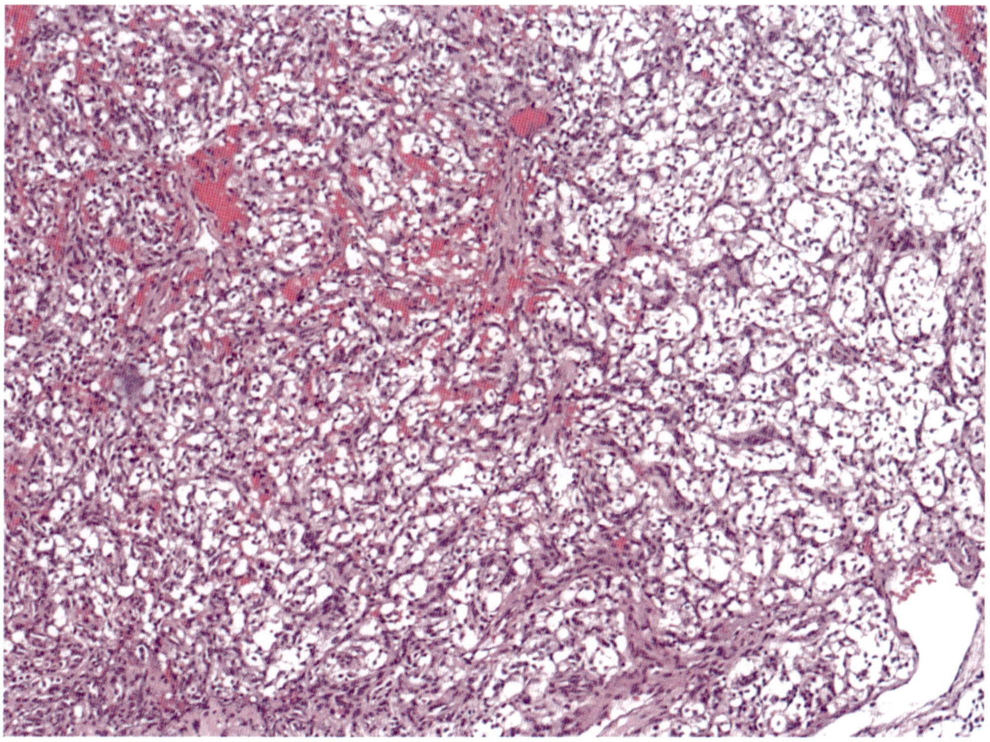

图 22-8
颈静脉鼓室副神经节瘤表现为小的细胞巢和丰富的血管。

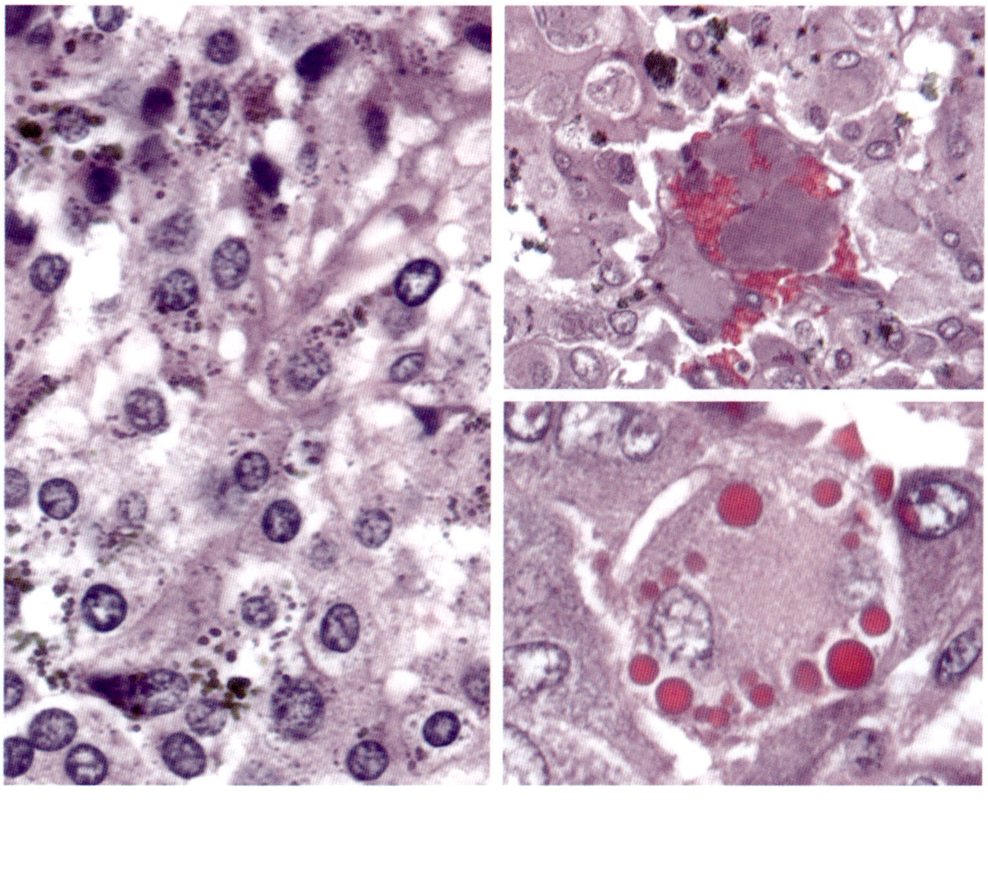

图 22-9
左：黑色素可出现于副神经节瘤。右上：副神经节瘤内淀粉样物质沉积。右下：副神经节瘤内嗜酸性小体。

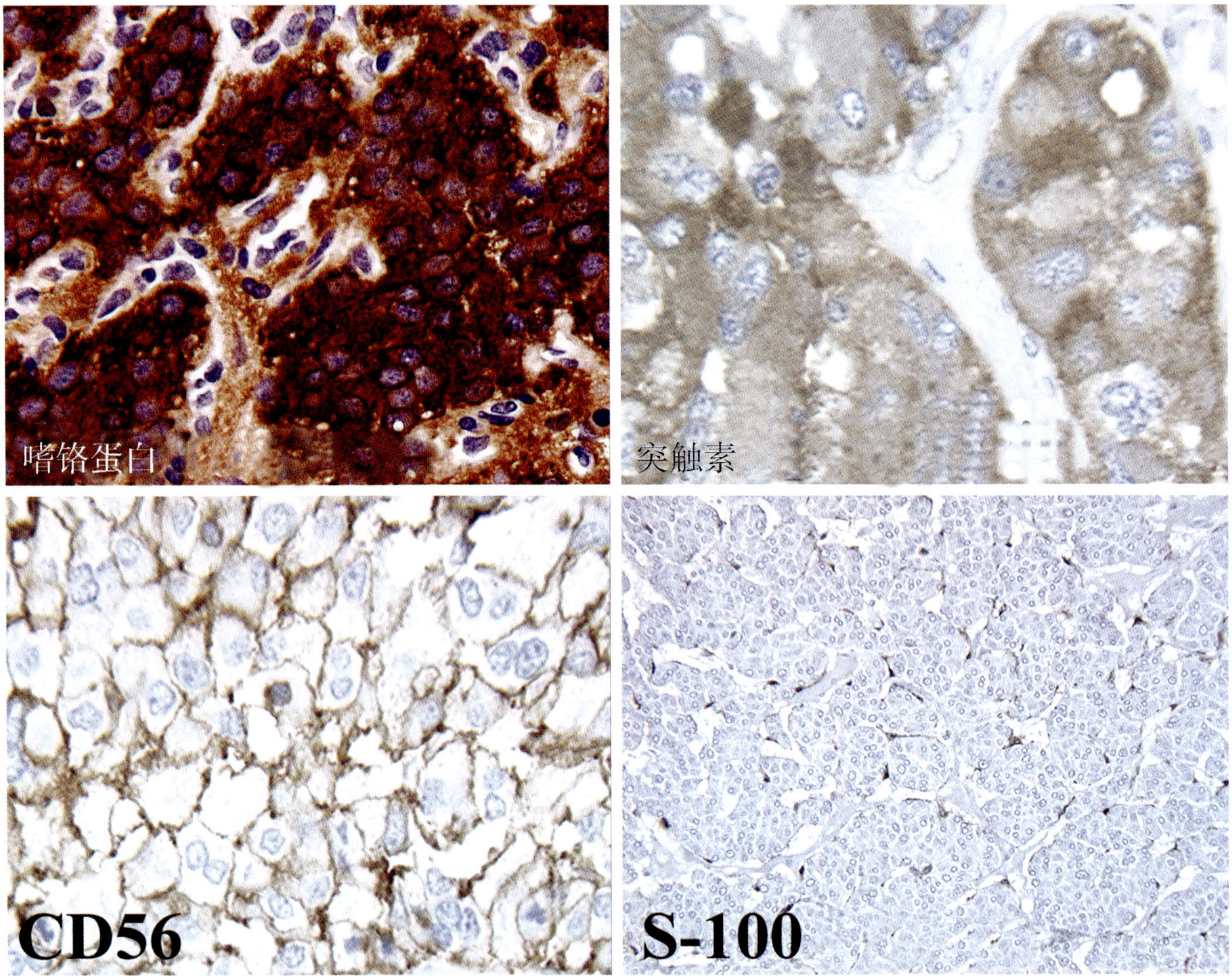

图 22-10
副神经节瘤细胞嗜铬蛋白阳性（左上，×150），突触素阳性（右上，×300），CD56阳性（左下，×300）；支持细胞S-100阳性（右下，×50）。

细针穿刺

副神经节瘤通常不主张细针穿刺（FNA），因为它可引起明显的出血，对于功能性的肿瘤，穿刺有引起血压升高的危险。对于典型病例，FNA穿刺样本通常富于细胞，单个或成组细胞排列成“假菊形团”样（图22-11）。小到中等大小的多角形细胞含有纤细淡染的细胞质和大小形状不一的细胞核。双核或多核细胞明显（图22-12）。

鉴别诊断

副神经节瘤的鉴别诊断依赖于肿瘤发生的部位。

颈静脉鼓室副神经节瘤

当活检标本小且碎时，很难把副神经节瘤与其他肿瘤区分开。这些肿瘤包括中耳腺瘤、耵聍腺瘤、脑膜瘤、施万细胞瘤和转移性肾细胞癌。形态的相似性需要一系列相关的免疫组化检查才能明确诊断（表22-2）。副神经节瘤角蛋白（CK）或上皮膜抗原（EMA）阴性，可与其他肿瘤鉴别。

喉副神经节瘤

喉副神经节瘤很少见。鉴别诊断包括可继发累及喉的类癌、不典型类癌、小细胞神经内分泌癌和其他神经内分泌肿瘤，如甲状腺髓样癌或其他部位的转移

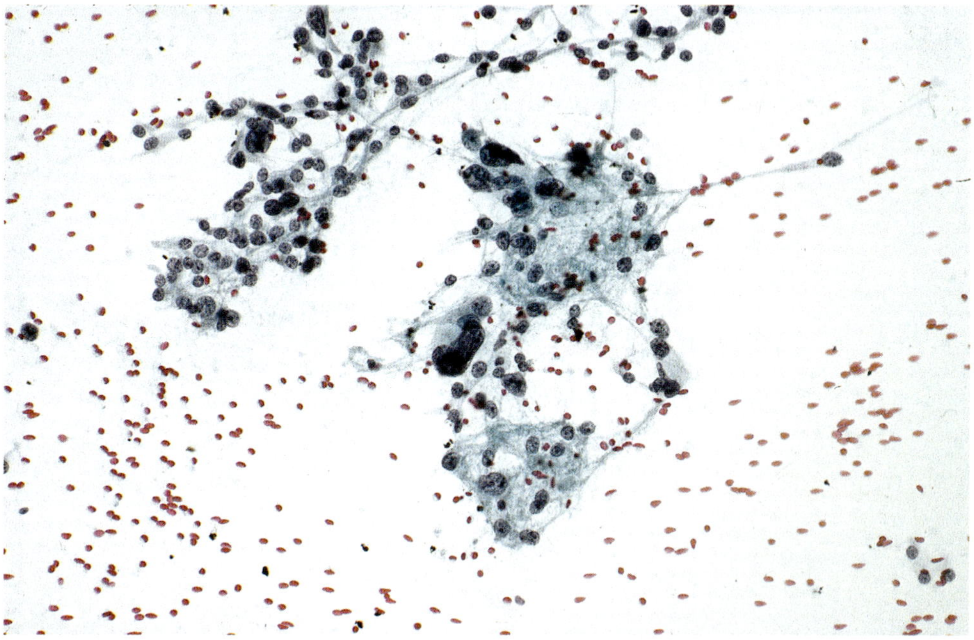

图 22-11
巴氏染色，酒精固定涂片，副神经节瘤显示不同大小的“菊形团”，核浓染。注意局灶区域呈梭形。

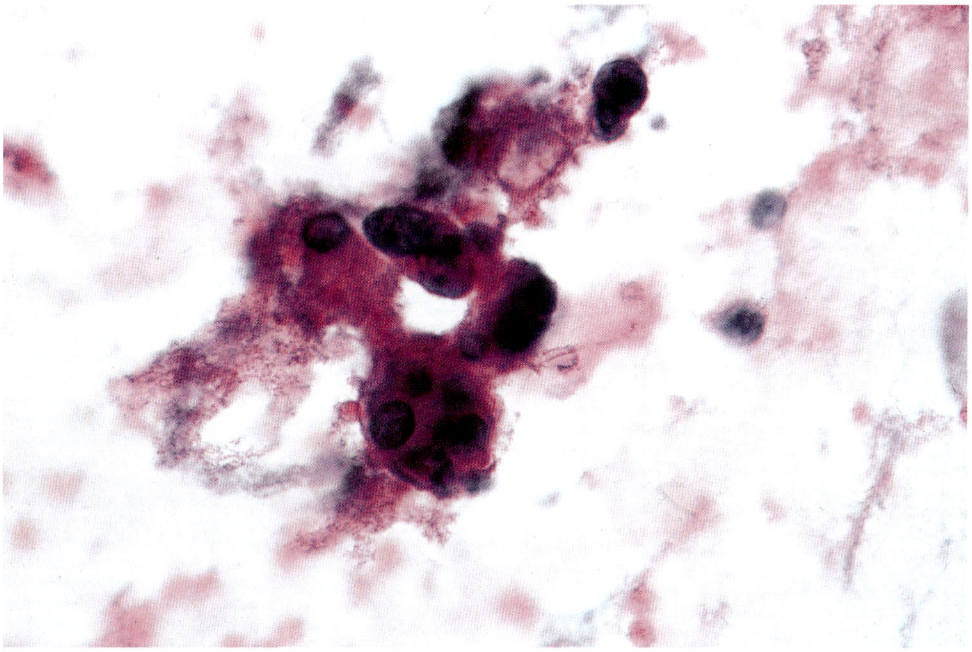

图 22-12
本例副神经节瘤经酒精固定，HE 染色涂片示具纤细细胞质和多形性核的多核细胞。

表22–2
耳部肿瘤的免疫组化鉴别诊断

染色	副神经节瘤	中耳的神经内分泌腺瘤	转移性肾细胞癌	脑膜瘤
嗜铬蛋白	+	+	-	-
突触素	+	+	-	-
S-100	+（支持细胞）	-	-	-/+（极少）
CK	-	+	+	-/+（极少）
EMA	-	+	+	+
CD10	不明	不明	+	不明

表22–3
颈部副神经节瘤的免疫组化鉴别

染色	副神经节瘤	甲状腺髓样癌	喉神经内分泌癌	转移性神经内分泌癌
嗜铬蛋白	+	+	+	+
突触素	+	+	+	+
S-100	+（支持细胞）	-	-	-
CK	-	+	+	+
CEA	-	+	+	+
降钙素	-	+	+/-	+/-
TTF-1	-	+	-	+/-

癌。不过，不同的生长方式、核的多形性、坏死、较多的核分裂象和免疫组化标记可有助于鉴别诊断。

迷走神经和颈动脉体瘤

该部位的副神经节瘤需与其他神经内分泌肿瘤鉴别，包括甲状腺髓样癌、甲状腺透明细胞小梁状腺瘤和神经内分泌癌。甲状腺髓样癌降钙素、TTF-1和癌胚抗原（CEA）阳性。神经内分泌癌CK及典型的神经内分泌标记物阳性（表22-3）。临床症状和影像学检查有助于鉴别诊断。

预后及治疗

副神经节瘤为惰性肿瘤，没有确切的恶性组织学诊断标准。因此，即使肿瘤的组织学表现良性，也需长期的临床随访［包括生化和（或）影像学检查］以除外潜在的复发或转移（区域性淋巴结或远处部位）。由于肿瘤的影响可出现持续的局部症状或当表现为功能性肿瘤时，可引起儿茶酚胺过高，导致机体衰弱和发生危险。多数情况下，如果出现复发或转移，超过90%的病例其5年生存率明显降低（5年生存率为10%）。

治疗采用外科切除，术前应用α和β阻断剂和（或）肿瘤栓塞。γ刀射线应用于混合性肿瘤。

恶性副神经节瘤

恶性副神经节瘤（malignant paraganglioma）相对少见，尽管也有部分研究表明肾上腺外副神经节瘤恶性比例占到50%。遗憾的是，病理学家很难对原发性肿瘤作出恶性的诊断，因为目前还没有重复性高的、可靠的、被接受的恶性组织学诊断标准。多中心、多发性和双侧发生的肿瘤能否诊断为转移还是个挑战。因此，恶性副神经节瘤被狭义地限定在转移发生于正常不存在嗜铬组织的部位。最常见的真正的转移部位为区域性淋巴结、骨和肺。尽管发生了转移，但许多患者临床经过为惰性，且长期生存。功能性肿瘤复发者诊断较为容易。

临床特点

临床特征并不特异，尽管年龄倾向于老年人，与良性肿瘤相比更易出现临床症状。

影像学特点

影像学检查的主要作用是确定病变范围及术前观察多灶性的表现或转移部位以采取合适的处理方法。PET扫描可用于检测转移的部位。^{123}I-MIBG或多巴

恶性副神经节瘤
疾病概况

定义	发生于沿副交感神经或交感神经分布的副神经节的恶性肿瘤
发生及部位	罕见 大多数恶性副神经节瘤位于腹部
发病率和死亡率	惰性临床经过，复发晚 功能性肿瘤表现为症状性复发
性别、种族和年龄	男女均等 40 ～ 70 岁
临床特点	可比良性肿瘤大 功能性多见（分泌儿茶酚胺）
预后及治疗	10 年生存率<50% 约 50% 发生复发和转移，通常较晚 外科手术（分离切除术），放射学标记

胺标记追踪可能对影像学检查及治疗有帮助。

病理学特点

大体所见

恶性副神经节瘤体积大，有融合性坏死和出血。广泛而严重的包膜和（或）血管侵犯明显。

镜下所见

由于没有绝对的恶性诊断指征，一部分组织学特征可能与潜在的转移有关：广泛的包膜或血管侵犯、融合性坏死、细胞丰富、大的细胞巢或弥漫性生长、细胞多形性、增多的核分裂象（>3/10HPF）和非典型核分裂象。这些特征在头颈部恶性副神经节瘤中不多见，故很难预测。

辅助检查

目前还没有合适的组织化学、免疫组化、倍体分析或分子 / 基因标记物可以精确预测恶性副神经节瘤。不过，当支持细胞 S-100 阴性表达、肿瘤细胞弥漫或排列成大的细胞巢、Ki-67 增殖指数增高时支持

恶性副神经节瘤
病理学特点

大体所见	通常肿瘤较大，伴出血、坏死
镜下所见	广泛的侵袭性病变（包膜、血管、周围实质 / 软组织） 融合性坏死 大的巢状或弥漫性生长 明显的多形性 增多的核分裂象和非典型核分裂象
免疫组化特点	支持细胞 S-100 阳性表达减少支持为恶性 Ki-67 增殖指数增高支持恶性
病理鉴别诊断	良性副神经节瘤、非典型类癌、神经内分泌癌、甲状腺髓样癌

恶性副神经节瘤的诊断。其他技术也可诊断，但尚需考证。

鉴别诊断

区分良性和恶性副神经节瘤极其困难，可能不能得到准确的诊断。副神经节瘤有时可被误认为转移性肿瘤。恶性副神经节瘤可能和其他神经内分泌肿瘤相似，如甲状腺髓样癌。这些肿瘤通常可通过免疫组化排除。

预后及治疗

恶性副神经节瘤呈惰性但进展性生长，10年生存率<50%。最易转移的部位是淋巴结、骨、肝和肺。由于没有公认的组织学恶性诊断标准，所有的副神经节瘤患者均需长时间的临床随访查找转移或复发的迹象。外科手术，尤其是分离切除术为治疗首选，儿茶酚胺过高需配合对症治疗（α 和 β 受体阻断剂）。放射学标记可应用于功能性肿瘤，但化疗和放疗与提高生存率无关。

推荐阅读

副神经节瘤

1. Ali-el-Dein B, el-Sobky E, el-Baz M, Shaaban AA: Abdominal and pelvic extra-adrenal paraganglioma: a review of literature and a report on 7 cases. In Vivo 2002;16:249–254.
2. Barnes L, Tse LLY, Hunt JL: Carotid body paraganglioma. In: Barnes EL, Eveson JW, Reichart P, Sidransky D, eds. Pathology and Genetics of Head and Neck Tumours. Kleihues P, Sobin LH, series eds. World Health Organization Classification of Tumours. Lyon, France: IARC Press, 2005:364–365.
3. Barnes L, Tse LLy, Hunt JL: Vagal paraganglioma. In: Barnes EL, Eveson JW, Reichart P, Sidransky D, eds. Pathology and Genetics of Head and Neck Tumours. Kleihues P, Sobin LH, series eds. World Health Organization Classification of Tumours. Lyon, France: IARC Press, 2005:368–369.
4. Bauters C, Vantyghem MC, Leteurtre E, et al.: Hereditary phaeochromocytomas and paragangliomas: a study of five susceptibility genes. J Med Genet 2003;40:e75.
5. Baysal BE, Myers EN: Etiopathogenesis and clinical presentation of carotid body tumors. Microsc Res Tech 2002;59:256–261.
6. Bikhazi PH, Messina L, Mhatre AN, et al.: Molecular pathogenesis in sporadic head and neck paraganglioma. Laryngoscope 2000;110: 1346–1348.
7. Edstrom Elder E, Hjelm Skog AL, Hoog A, Hamberger B: The management of benign and malignant pheochromocytoma and abdominal paraganglioma. Eur J Surg Oncol 2003;29:278–283.
8. Erickson D, Kudva YC, Ebersold MJ, et al.: Benign paragangliomas: clinical presentation and treatment outcomes in 236 patients. J Clin Endo Metabol 2001;86:5210–5216.
9. Ferlito A, Barnes L, Wenig BM: Identification, classification, treatment, and prognosis of laryngeal paraganglioma. Review of the literature and eight new cases. Ann Otol Rhinol Laryngol 1994;103: 525–536.
10. Kimura N, Capella C, De Krijger RR, T et al.: Extra-adrenal sympathetic paraganglioma: superior and inferior paraaortic paraganglioma. In: DeLellis RA, Lloyd R, LiVolsi VA, Eng C, eds. Pathology and Genetics of Tumours of the Endocrine Organs and Paraganglia. Kleihues P, Sobin LH, series eds. World Health Organization Classification of Tumours. Lyon, France: IARC Press, 2004:164–165.
11. Kimura N, Chetty R, Capella C, et al.: Extra-adrenal paraganglioma: carotid body, jugulotympanic, vagal, laryngeal, aortico-pulmonary. In: DeLellis RA, Lloyd R, LiVolsi VA, Eng C, eds. Pathology and Genetics of Tumours of the Endocrine Organs and Paraganglia. Kleihues P, Sobin LH, series eds. World Health Organization Classification of Tumours. Lyon, France: IARC Press, 2004:159–161.
12. Koch CA, Vortmeyer AO, Zhuang Z, et al.: New insights into the genetics of familial chromaffin cell tumors. Ann N Y Acad Sci 2002;970:11–28.
13. Lack EE, Lloyd RV, Carney JA, Woodruff JM: Association of Directors of Anatomic and Surgical Pathology: recommendations for reporting of extra-adrenal paragangliomas. Mod Pathol 2003;16:833–835.
14. Maher ER, Eng C: The pressure rises: update on the genetics of phaeochromocytoma. Hum Mole Genet 2002;11:2347–2354.
15. McCaffrey TV, Meyer FB, Michels VV, et al.: Familial paragangliomas of the head and neck. Arch Otolaryngol Head Neck Surg 1994;120: 1211–1216.
16. McNichol AM: Differential diagnosis of pheochromocytomas and paragangliomas. Endocr Pathol 2001;12:407–415.
17. Michaels L, Soucek S, Beale T, Sandison A: Jugulotympanic paraganglioma. In: Barnes EL, Eveson JW, Reichart P, Sidransky D, eds. Pathology and Genetics of Head and Neck Tumours. Kleihues P, Sobin LH, series eds. World Health Organization Classification of Tumours. Lyon, France: IARC Press, 2005:366–367.
18. Milroy CM, Ferlito A: Immunohistochemical markers in the diagnosis of neuroendocrine neoplasms of the head and neck. Ann Otol Rhinol Laryngol 1995;104:413–418.
19. Moran CA, Albores-Saavedra J, Wenig BM, Mena H: Pigmented extraadrenal paragangliomas: a clinicopathology and immunohistochemical study of five cases. Cancer 1997;79:398–402.
20. Pellitteri PK, Rinaldo A, Myssiorek D, et al.: Paragangliomas of the head and neck. Oral Oncol 2004;40:563–575.
21. Plukker JT, Brongers EP, Vermey A, et al.: Outcome of surgical treatment for carotid body paraganglioma. Br J Surg 2001;88:1382–1386.
22. Rao AB, Koeller KK, Adair CF: From the archives of the AFIP. Paragangliomas of the head and neck: radiologic-pathologic correlation. Radiographics 1999;19:1605–1632.
23. Tischler AS, Komminoth P: Extra-adrenal sympathetic paraganglioma: cervical paravertebral, intrathoracic and urinoary bladder. In: DeLellis RA, Lloyd R, LiVolsi VA, Eng C, eds. Pathology and Genetics of Tumours of the Endocrine Organs and Paraganglia. Kleihues P, Sobin LH, series eds. World Health Organization Classification of Tumours. Lyon, France: IARC Press, 2004:165–166.
24. van der Mey AG, Jansen JC, van Baalen JM: Management of carotid body tumors. Otolaryngol Clin North Am 2001;34:907–924.
25. Wasserman PG, Savargaonkar P: Paragangliomas: classification, pathology, and differential diagnosis. Otolaryngol Clin North Am 2001;34:845–862, v–vi.
26. Weber PC, Patel S: Jugulotympanic paragangliomas. Otolaryngol Clin North Am 2001;34:1231–1240.
27. Whiteman ML, Serafini AN, Telischi FF, et al.: ^{111}In octreotide scintigraphy in the evaluation of head and neck lesions. AJNR Am J Neuroradiol 1073;18:1073–1080.

恶性副神经节瘤

1. Argiris A, Mellott A, Spies S: PET scan assessment of chemotherapy response in metastatic paraganglioma. Am J Clin Oncol 2003;26: 563–566.
2. Brown HM, Komorowski RA, Wilson SD, et al.: Predicting metastasis of pheochromocytomas using DNA flow cytometry and immunohistochemical markers of cell proliferation: a positive correlation between MIB-1 staining and malignant tumor behavior. Cancer 1999;86:1583–1589.
3. Edstrom Elder E, Hjelm Skog AL, Hoog A, Hamberger B: The management of benign and malignant pheochromocytoma and abdominal paraganglioma. Eur J Surg Oncol 2003;29:278–283.
4. Shah MJ, Karelia NH, Patel SM, et al.: Flow cytometric DNA analysis for determination of malignant potential in adrenal pheochromocytoma or paraganglioma: an Indian experience. Ann Surg Oncol 2003;10: 426–431.
5. Thompson LD: Pheochromocytoma of the Adrenal Gland Scaled Score (PASS) to separate benign from malignant neoplasms: a clinicopathologic and immunophenotypic study of 100 cases. Am J Surg Pathol 2002;26:551–566.

附录 A

解剖学、胚胎学及组织学

Jason C. Fowler

前言

人体头颈部在解剖学和胚胎学上是最复杂的，这篇附录旨在为头颈部外科病理学中经常出现的一些主要解剖部位提供一个简要的参考。这部分只是起到一个引言的作用，对于感兴趣的读者建议参考解剖学、胚胎学和组织学上更为详尽的叙述。本文主要涉及的解剖部位包括喉、鼻腔、鼻窦、鼻咽部、口腔（包括舌）、涎腺、耳、颞骨、下颌骨、牙和颈部。

喉

喉的解剖结构和各种结构的排列方式都十分复杂，以完成特定的功能，因而喉的标本在解剖和定位上非常有挑战性。喉包括三个胚层，在胚胎发育的第3周从咽分化出来，其特定的解剖结构是从第三到第六对鳃弓发育来的（见颈部）。

喉的骨架共有9块由韧带连接的软骨（3块单个，3对成对）和舌骨组成。单个的软骨为甲状软骨、环状软骨和会厌软骨。甲状软骨是喉部最大的软骨，由两块薄层软骨板在前方正中融合而成，形成“V”字形，“V”字的顶点称作喉结，又叫做“亚当的苹果”。甲状软骨的上方与舌骨相连，下方通过关节与环状软骨相连（图A-1）。环状软骨是喉软骨中强度最大的，而且是整个气道中唯一完整的环形软骨。环状软骨的形状像一枚印章，前方最窄处通过环甲膜与甲状软骨相连（图A-2）。环状软骨下方与气管环相连。会厌软骨由有弹性的纤维软骨构成，状如心形，与甲状软骨的后方在前联合的部位相连（图A-3）。会厌软骨的功能是在吞咽时盖住气道。成对的喉软骨有杓状软骨、小角软骨和楔状软骨，其中唯一认为有病理学意义的是杓状软骨。杓状软骨形似三角锥体，位于环状软骨顶部的后内侧缘（图A-4）。杓状软骨的功能是在发声时牵动声带（声带肌）。舌骨位于甲状软骨的上方，通

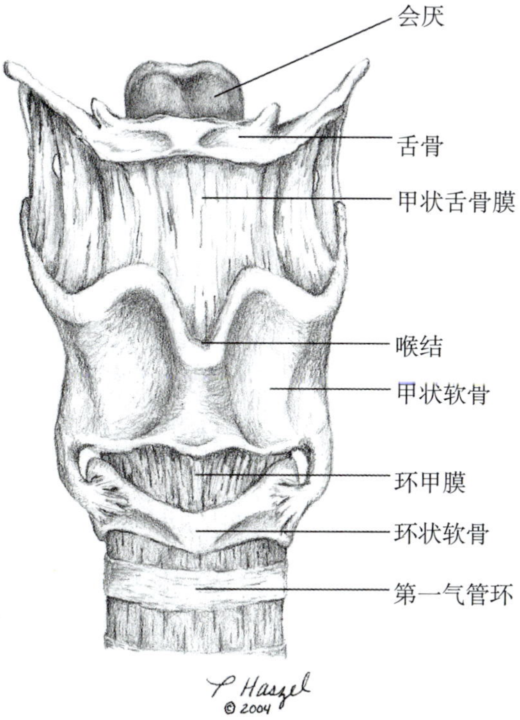

图 A-1

喉前方的表面解剖。（经 Des Moines，IA 的 Trisha Haszel 女士许可使用）

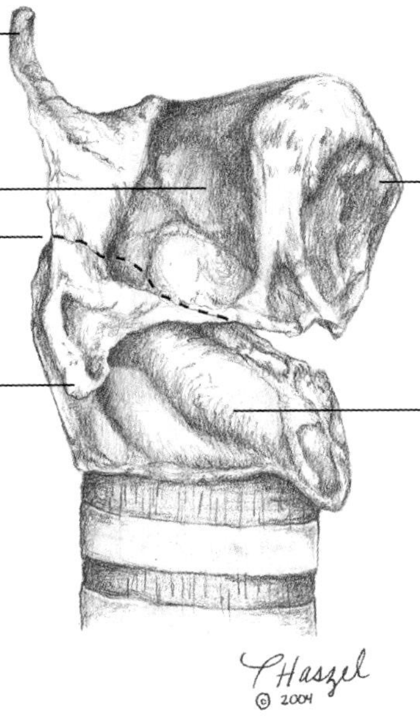

图 A-2

喉骨架的侧面观，显示环状软骨与甲状软骨的关系，需要记住的是环状软骨是整个人体气道中唯一完整的环形软骨，位于甲状软骨内。（经 Des Moines，IA 的 Trisha Haszel 女士许可使用）

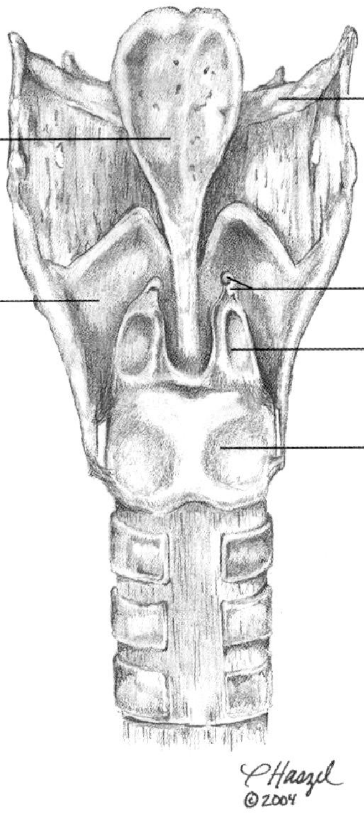

图 A-3

喉后方软骨的表面解剖。（经 Des Moines，IA 的 Trisha Haszel 女士许可使用）

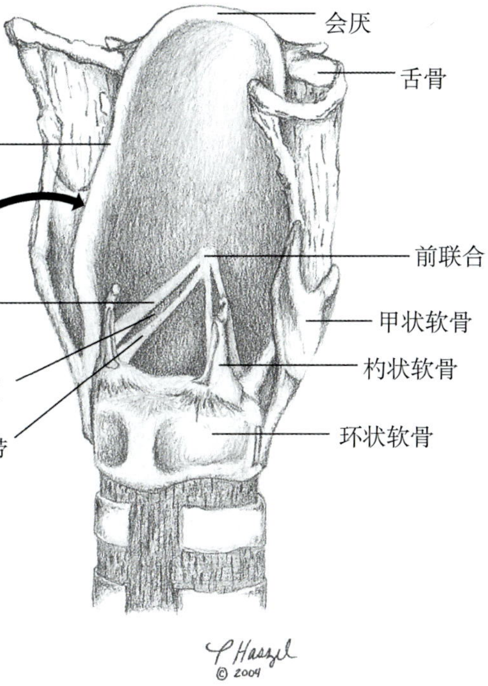

图 A-4
喉后方剖面图，显示声带和喉其他部分的解剖关系，特别是由喉韧带和肌肉形成的腔隙。（经Des Moines，IA的Trisha Haszel女士许可使用）

过甲状舌骨膜与其相连。舌骨上方会厌前方的区域称为舌的基底部或会厌谷。

除此之外，喉部还有很多肌肉、韧带、膜在病理分期和外科解剖上都非常重要。喉部的肌肉分为喉外肌（与喉的整体运动有关）和喉内肌（与声带运动有关）。会厌通过杓会厌皱襞与杓状软骨相连，每一皱襞的侧面是梨状窝。这些解剖学部位在声门和咽的肿瘤分期中非常有意义。杓状软骨也与声带肌相连，声带肌在喉的两侧参与形成声带，真声带在假声带的下面，真假声带之间的空隙为喉室（图A-5）。喉室向上外侧方延伸成一小憩室，称为喉室小囊，这在不同个体之间有差异。左右声带在前方和后方相连，分别形成前联合和后联合。

按照美国癌症联合会(AJCC)的标准，根据肿瘤发生的部位把喉分成三个解剖区域，分别为声门上区、声门区和声门下区，这些解剖结构之间的更进一步的关系将在附录B中讨论。了解喉的解剖结构对认识喉恶性肿瘤的解剖和分期是至关重要的。表A-1列出了这些解剖结构中与喉上皮性恶性肿瘤分期有关的特殊的解剖学标志。

在出生时，除了真声带由复层鳞状上皮覆盖外，喉主要是由呼吸道上皮所被覆。随着时间的推移，部分呼吸上皮被鳞状上皮取代，特别是在假声带和会厌部。除真声带外，固有层内含有大量的黏液腺体，假声带是含有黏液腺体最多的区域（图A-6）。声带肌和

表A–1
按照 AJCC 分期的喉的标志性结构

部位	特殊的解剖结构
声门上区	舌骨上会厌
	舌骨下会厌
	杓状会厌襞
	杓状软骨
	室带（假声带）
声门区	真声带
	前联合
	后联合
声门下区	真声带下 1cm 及以下的结构

注意：梨状窝恶性肿瘤和喉疾病的分期相同。

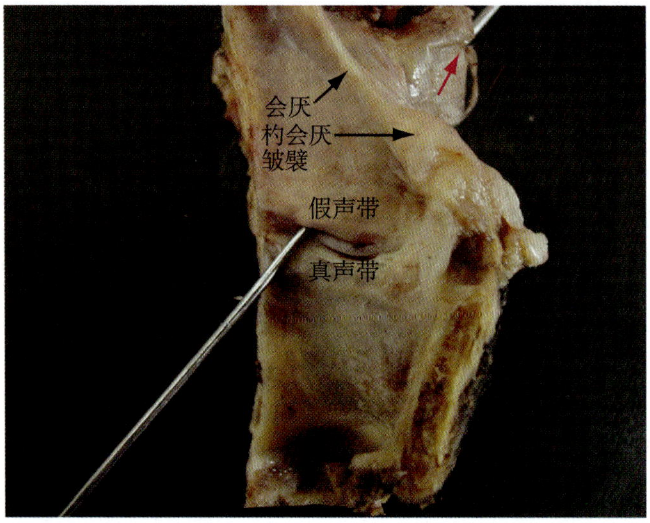

图 A-5
整个喉切除标本显示喉内部的表面解剖，标本从前联合处沿正中矢状平面垂直切开，金属探针位于喉室内。右梨状窝有一突出的喉脓肿（标本内探针所在部位；红箭头）。

声韧带对真声带是重要的，喉癌侵犯声带肌可提示预后，用作肿瘤分期的依据。

鼻腔、鼻窦和鼻咽

鼻腔和鼻窦复杂的胚胎发育过程在此不作赘述，简要而言，鼻和鼻腔是由外胚层的间充质凹陷形成的，鼻板形成鼻窝，逐渐加深直至形成鼻囊。这些结构的形成大致开始于胚胎发育的第 4 周，口腔和鼻腔的分开是由于口鼻膜的生成，同时鼻孔形成，鼻中隔由中间融合的鼻突生成（图 A-7）。鼻窦由鼻腔伸出，但充满气体和完全发育是在出生后完成的（特别是额窦和蝶窦）。鼻窦依其所在的骨而命名（上颌骨、蝶骨、筛骨和额骨）（图 A-8）。

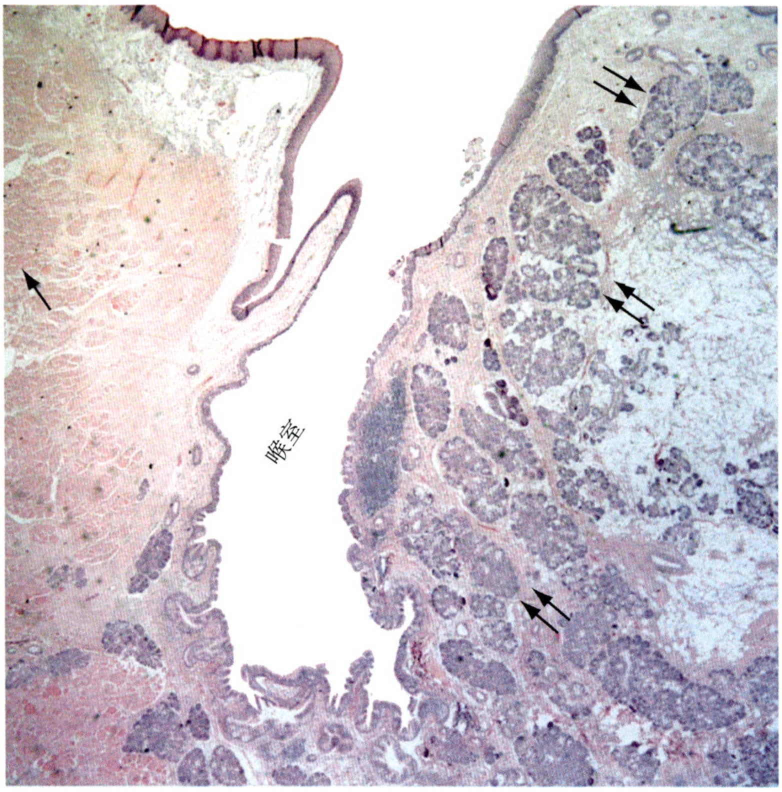

图 A-6
正中矢状切面显示真假声带，真声带有声带肌（箭头），而假声带则含有大量的小涎腺（双箭头）。

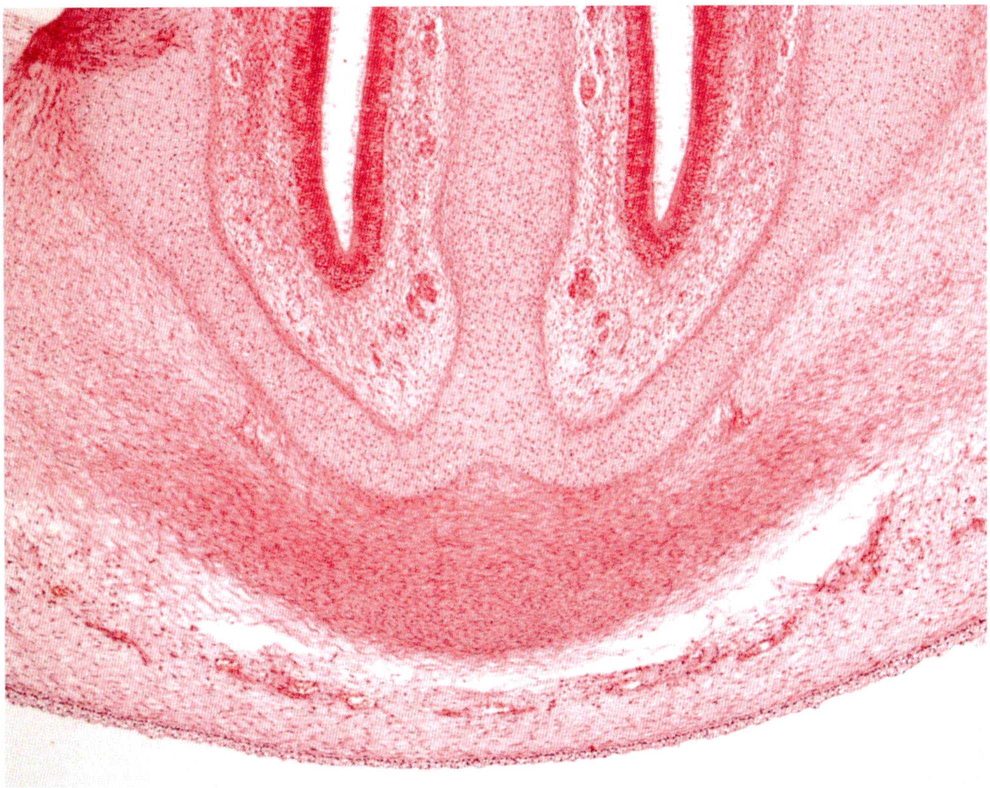

图 A-7
鼻腔的胚胎学发生，未成熟的软骨分隔原始的呼吸上皮。

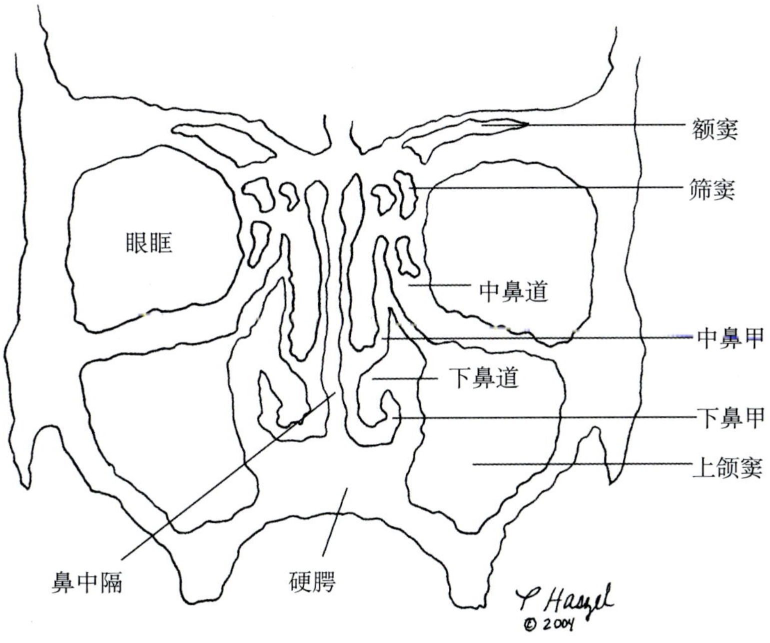

图 A-8
鼻腔和鼻窦的冠状切面。(经 Des Moines，IA的Trisha Haszel女士许可使用)

鼻从面部突出主要是由于软骨骨架的支撑。鼻孔由鼻中隔分开，侧面为鼻翼。外鼻由较厚的皮肤覆盖，含有丰富的皮脂腺。鼻孔内侧（鼻前庭）的皮肤有丰富的鼻毛，直到与鼻黏膜的交界处。鼻腔正中由鼻中隔延伸隔开，形成每一侧鼻腔的内侧壁；左右鼻腔都是三角锥形的，上壁由筛骨的筛板构成，下壁由硬腭构成，外侧壁有鼻窦的开口和鼻甲。鼻甲由依次排列的骨片组成，其上覆盖富含血管的黏膜，这些黏膜在鼻腔内延伸。通常每侧鼻腔有三个鼻甲，分别为下鼻甲、中鼻甲和上鼻甲（图A-9）。有时可以发现第四鼻甲（大约 60% 的患者），一般称作最上鼻甲。每一鼻甲的下方和外侧壁形成的空隙称为鼻道。鼻中隔的大部分由位于前方的鼻中隔软骨和后方的筛骨垂直板构成。

鼻的功能是湿润和清洁吸入的空气，鼻腔的黏膜由富含血管的假复层纤毛柱状上皮构成，有丰富的浆液腺和黏液腺，特别是在鼻窦开口的附近（图A-10）。需要指出的是鼻腔黏膜根据其胚胎起源也常使用“施奈德黏膜”（Schneiderian mucosa）这个术语；鼻腔上部（筛板）的黏膜与其他部位略有不同，血管分布较少且含有嗅丝。

鼻窦由额窦、筛窦、蝶窦和上颌窦组成。所有的鼻窦都在胚胎发育时由鼻窝凹陷形成，均覆盖有与鼻腔相同的施奈德黏膜。额窦位于额骨内，居于鼻窦的最上方，通常由鼻额管引流至额隐窝。筛窦，又称筛复合体，由大量的气房构成，自身变异最多（图A-11）。筛复合体中的气房位于眼眶的内侧，在中间通过筛骨的筛板连接。筛窦的外侧壁由薄层纸样板构成，参与形成眼眶内侧壁，在鼻腔鼻窦肿瘤的分期中是一个重要的标志。

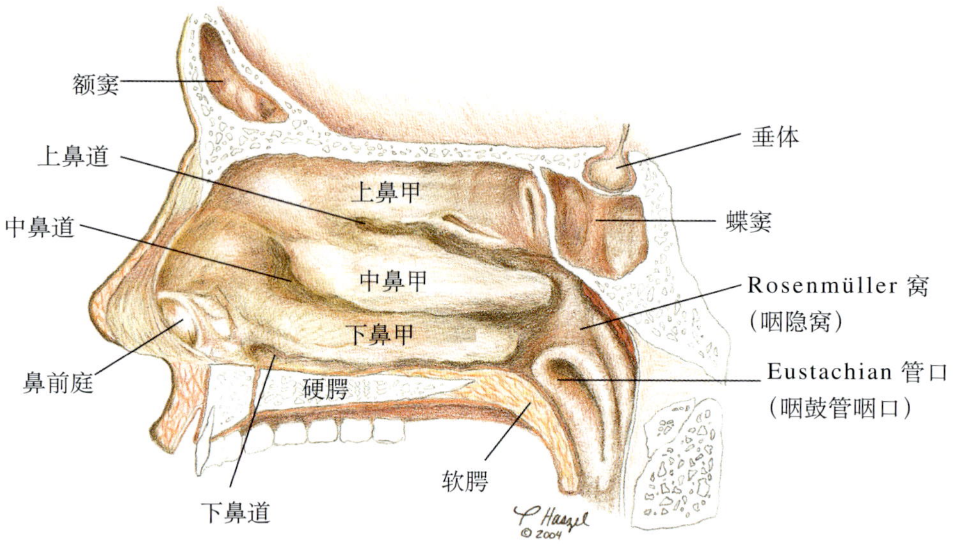

图 A-9
鼻腔和鼻咽的矢状切面。（经 Des Moines，IA 的 Trisha Haszel 女士许可使用）。

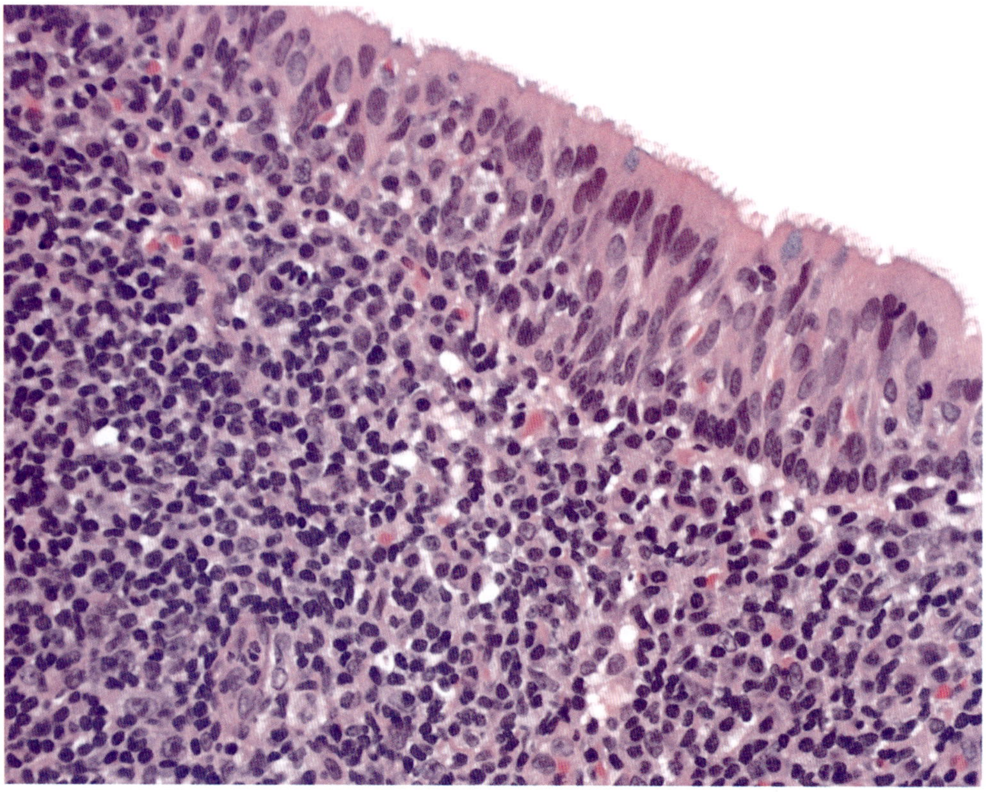

图 A-10
高倍镜下的假复层柱状上皮，表面有小的黏液珠，基质内大量炎细胞浸润。

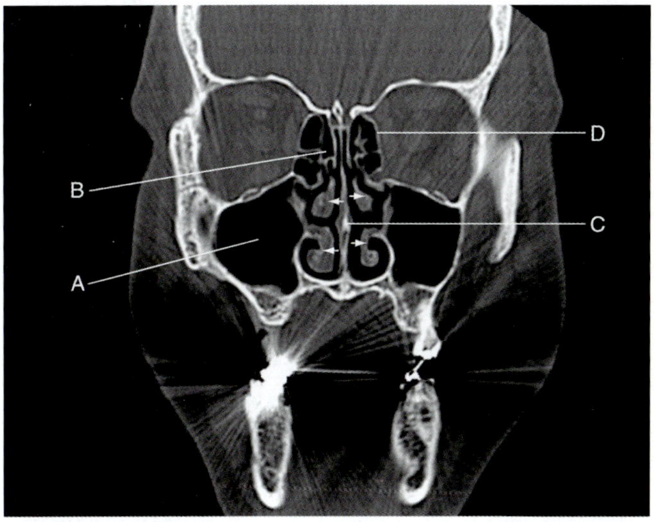

图 A-11
鼻窦的 X 线计算机体层摄像冠状面显示上颌窦（A）和筛窦（B），以及鼻中隔（C）和鼻甲（箭头），纸状板易于识别（D）。（经 Dr. G. Marano 许可）

筛复合体的内侧壁是由中鼻甲和上鼻甲的薄层骨质构成的。蝶窦位于鼻窦最后方的位置，在鼻窦发育过程中进入蝶骨体内。蝶窦的顶为蝶鞍的底部，外侧壁由眶尖构成，内含视神经和海绵窦，窦内有颈内动脉及第Ⅲ、Ⅳ、Ⅴ(Ⅴ1与Ⅴ2)和Ⅵ对脑神经通过。蝶窦的后方为枕骨斜坡、脑桥和基底动脉，蝶窦的下壁由鼻咽顶构成。上颌窦是所有鼻窦中最大者，位于上颌骨内。上颌窦的顶为眼眶的底部，内侧壁为鼻腔的外侧壁，后外壁与颞下窝毗邻，底部位于前磨牙和第一磨牙之上，通过筛漏斗引流至鼻窝。

鼻咽由前肠、鳃弓及腮囊发育而来，含有扁桃腺和发育成咽鼓管的鼓室隐窝。鼻咽在鼻腔的后方，并与其相延续。鼻咽的后下方与咽的后壁相延续，上部由蝶骨和枕骨斜坡构成，底部与软腭相连，在此处与口咽相延续。鼻咽的外侧壁由翼板构成，在咽鼓管的后方为侧隐窝，其上部为咽隐窝（图 A-9）。

婴儿的鼻咽被覆有呼吸上皮，成人则化生为复层鳞状上皮。鼻咽的上壁和外侧壁有纤毛上皮、鳞状上皮和移行上皮。腺样体是鼻咽淋巴组织的一部分，构成咽淋巴环的上部，咽淋巴环是由口咽和鼻咽的淋巴组织集合而成的（图 A-12）。

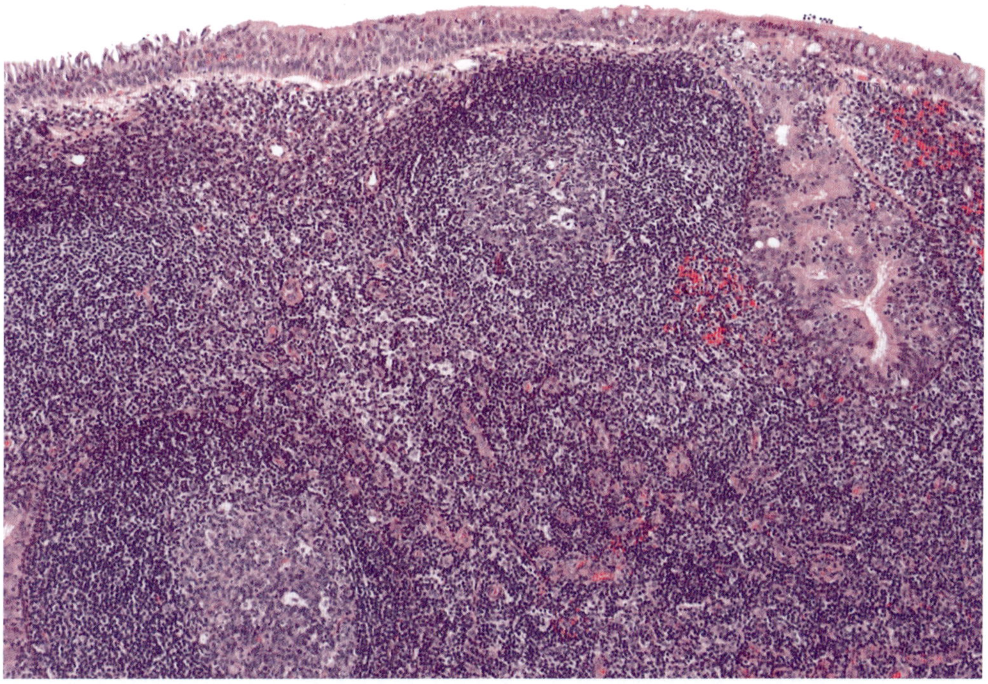

图 A-12
典型的鼻咽部内衬黏膜，含有假复层柱状上皮和构成部分腺样体的淋巴滤泡。

口腔和舌

原始口腔，又称口凹，是外胚层的凹陷，在胚胎的第三到四周开始形成，并同内胚层发育来的前肠相连。口腔顶或原发腭的形成是由于口鼻膜将口腔（口凹）和鼻囊分开，并伴有腭的骨化，这通常发生在胚胎发育的第7～10周。口腔上皮为非角化的复层鳞状上皮，由内胚层发育而来。咀嚼肌由第一鳃弓发育而来，口腔的各种神经则由第一到第四鳃弓发育而成。复杂的血管供应和淋巴回流使一些淋巴结更容易与有特殊解剖结构的肿瘤相关。

口腔有呼吸、消化、吞咽和感受味觉的功能，可分为外侧部和内侧部。口腔的外侧部分（口腔前庭）包括唇（唇红缘和人中）、颊和颊黏膜，鼻唇沟将鼻和唇分开，不同的面部表情肌（很多，在此不详述）决定了口的大小和形状。口腔内部的前方和侧方分别为上颌骨和下颌弓（牙），上方为腭。口腔的底部完全被舌占据，与肌组织相连，后方与口咽相通。腭构成了口腔的顶，分为硬腭和软腭（图 A-13）。硬腭位于腭的前2/3，主要由上颌骨和腭骨构成；软腭位于硬腭后方，通过肌腱膜与硬腭相连，同时与舌和咽相连，软腭后缘游离。悬雍垂是软腭后部垂向下方的突起，富含黏液浆液腺。腭扁桃体在悬雍垂的侧下方，位于扁桃体窝内，其前方为腭舌襞，后方为舌咽襞。牙龈是覆盖有非角化鳞状上皮的纤维组织，将牙和颌骨相连。

整个口腔由黏膜覆盖，通常称为口腔黏膜（图A-14）。角化上皮出现在有摩擦的部位，比如上腭。下面的基质主要是由致密的胶样组织构成的。起支持作用的胶原成分部分松散地附着在肌肉和软组织上，也有紧密附着在骨膜上的（如牙的附近）。口腔的黏膜下也有大量的黏液浆液腺。

舌是高度分化的器官，部分位于口腔，部分位于咽。舌功能多样，包括咀嚼、感受味觉和清洁口腔，其主要功能是控制发音和辅助吞咽，使食物进入咽。

几乎和其他所有头颈部结构一样，舌由咽弓和中胚层发育而来，特别是第一到第四咽弓。最初形成舌结构是在胚胎发育的第 5 ～ 6 周，由第一咽弓形成侧舌隆起。这些侧舌隆起和正中舌隆突（奇结节）最终形成舌的前2/3部分，舌的后1/3主要是由第三咽弓形

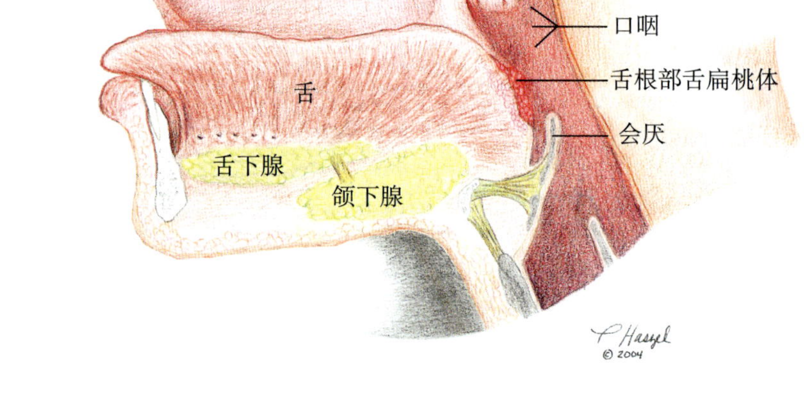

图 A-13
口腔的矢状切面显示很多解剖学结构。（经Des Moines，IA 的 Trisha Haszel 女士许可使用）

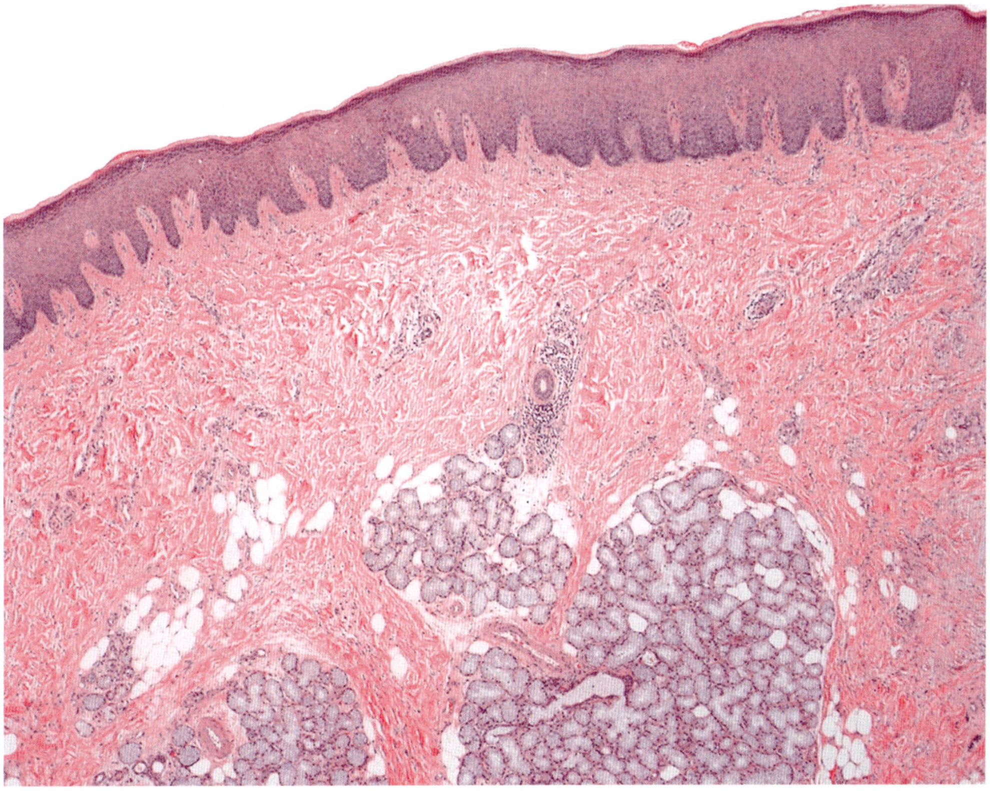

图 A-14
中倍镜显示口腔（腭）的复层鳞状上皮，内含大量黏液浆液腺。

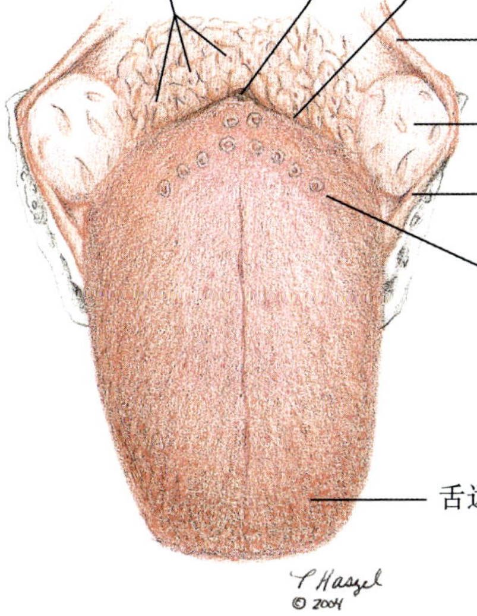

图 A-15
舌和扁桃体窝的前面观。（经 Des Moines，IA 的 Trisha Haszel 女士许可使用）

成，包括小部分的第四咽弓。

舌是一个独特的器官，由舌体、舌基（舌根）、舌背、舌侧缘和舌尖构成。舌的大部分是肌肉组织，附着在舌骨、下颌骨以及茎突上。舌背面有界沟和大量的舌乳头，界沟把舌的前部和后部分开，向后的尖端为舌盲孔，是胚胎时期甲状舌管的遗迹（图 A-15）。舌背的乳头包括轮廓乳头、叶状乳头、丝状乳头和菌状乳头。除了在人类不发达的叶状乳头外，其他几乎所有的乳头都含有味觉感受器，因而被称为味蕾。舌的基部同会厌相延续，也含有淋巴滤泡，通常称作舌扁桃体。舌扁桃体、腭扁桃体以及鼻咽的腺样体共同参与构成咽淋巴环。舌的淋巴回流是区域性和分段的，有不同程度的交叉。

舌主要是由骨骼肌构成，被覆有特殊的黏膜，黏膜通过含纤维的固有层同肌膜紧密相连。黏膜上皮有不同的乳头，其中菌状乳头和轮廓乳头是最值得注意的（图A-16）。轮廓乳头有有助于食物初步消化的浆液腺，又称作 Ebner 腺。菌状乳头有薄层非角化上皮，基质内毛细血管丰富。

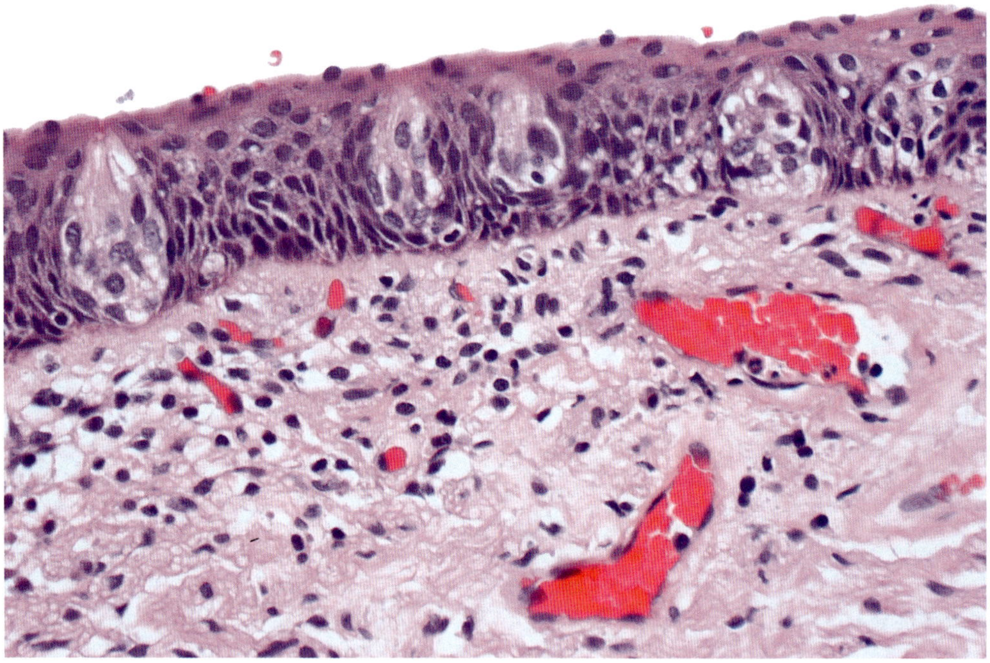

图 A-16
高倍镜显示舌背面黏膜内特化的“味蕾”。

涎腺

涎腺在妊娠的第 5 ～ 7 周由口凹的突起发育而来。腮腺形成最早，由外胚层的上皮和中胚层的间充质构成，在腺体发育的早期阶段，淋巴结常进入腮腺实质中。颌下腺和舌下腺的发生稍晚一些，分别从口凹的底部和舌旁沟发育而来，源于内胚层。腺体由导管、腺泡和基质构成（图 A-17）。涎腺的功能是产生和分泌唾液。人体有三对大涎腺（腮腺、颌下腺和舌下腺），除此之外还有近 1000 个小涎腺。

腮腺是最大的涎腺，位于耳前，分为浅、深两叶。浅叶由皮肤和浅筋膜覆盖，位于下颌支上，深叶则伸入下颌支的中后部。面神经位于茎突孔和腮腺深浅两叶之间，分支有很大的变异。腮腺的分泌管逐渐汇合成主要的腮腺管（Stenson 管），从颊肌穿出，开口于口腔的腮腺管乳头。组织学上，腮腺主要由浆液腺泡构成（图 A-18）。

颌下腺比腮腺小得多，位于颈部的下颌下三角内。同腮腺一样，颌下腺也分叶，表面覆盖有厚的纤维包膜。颌下腺位于下颌体的中稍偏下部，二腹肌的肌腹之上，下颌舌骨肌的下方。颌下腺管（Wharton 管）由很多小的分泌管汇合而成，开口于口腔底前面舌系带的侧方，即舌下阜。组织学上，颌下腺由基本等量的浆液腺泡和黏液腺泡构成（图 A-19）。

舌下腺没有包被，直接位于口腔底部下颌舌骨肌之上，主要由黏液腺泡构成。

涎腺的功能单位是腺泡导管（图 A-20）。腺泡由浆液腺或黏液腺构成，或由两者共同构成。浆液性腺泡由卵圆形的上皮细胞和明显的基底膜构成，上皮细胞胞浆丰富，含有嗜碱性的分泌颗粒。黏液性腺泡一般比浆液性腺泡大，排列有些不规则。黏液性腺泡的特点是分泌细胞内充满浓度不同的清亮的黏液性物质。混合性腺泡主要由黏液细胞构成，边缘为浆液细胞，呈半月形结构，称为浆半月。腺泡的外方有肌上皮细胞，普通组织学染色很难辨认。

腺泡的末端与导管系统相连，导管分为分泌部和排泄部。导管的前两部分有分泌功能，分别为闰管和纹状管，其余部分为小叶内导管，为排泄部。闰管的管壁为单层立方上皮，有肌上皮细胞。腮腺的闰管最长，而舌下腺无闰管。纹状管由单层柱状上皮组成，

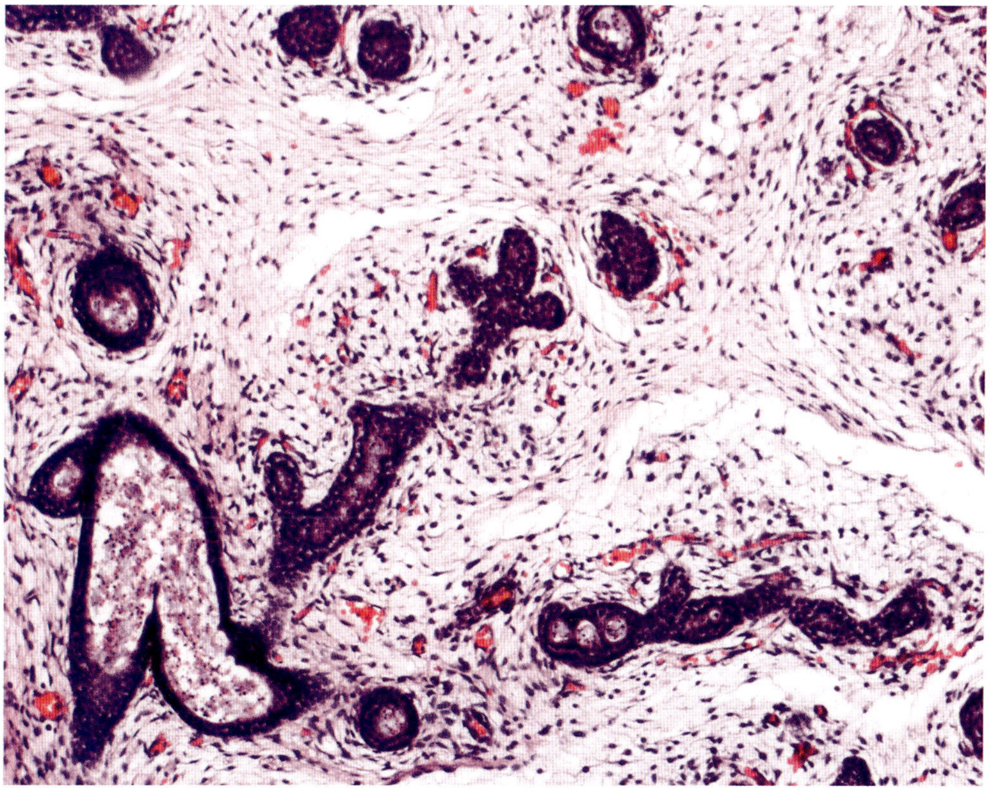

图 A-17
涎腺组织的早期胚胎发育，含有小的导管及周围的间充质。

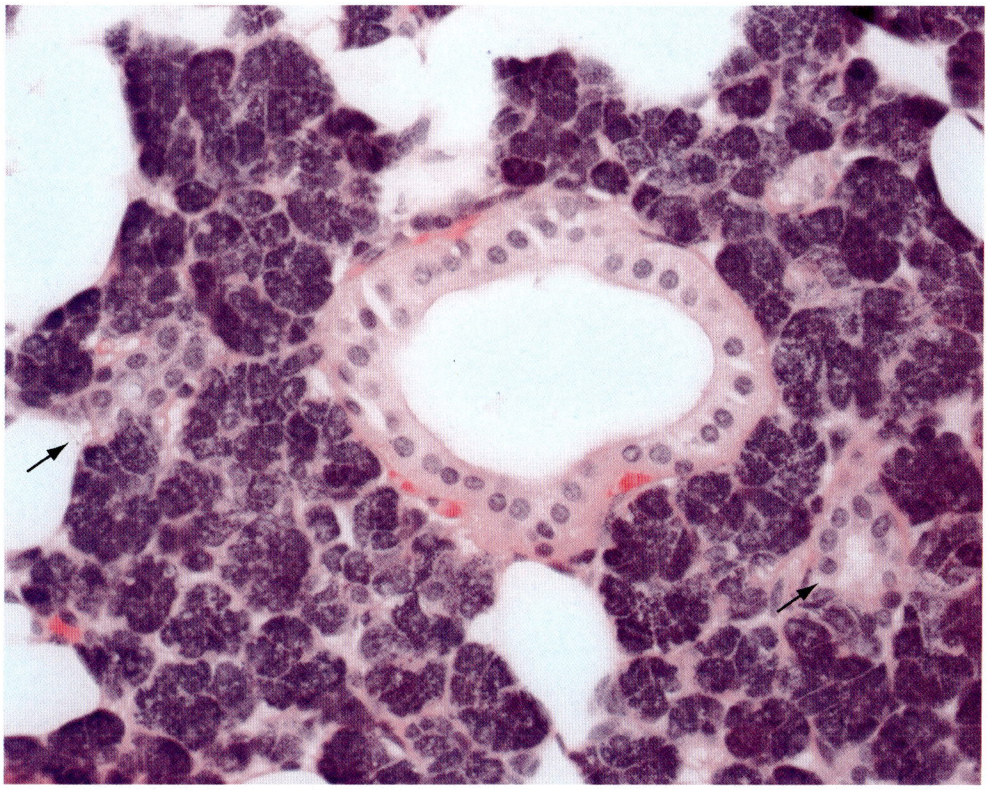

图 A-18
腮腺主要是由浆液腺构成的，散在分布有脂肪组织，图中间较大的导管是纹状管，紧邻的较小导管是闰管。

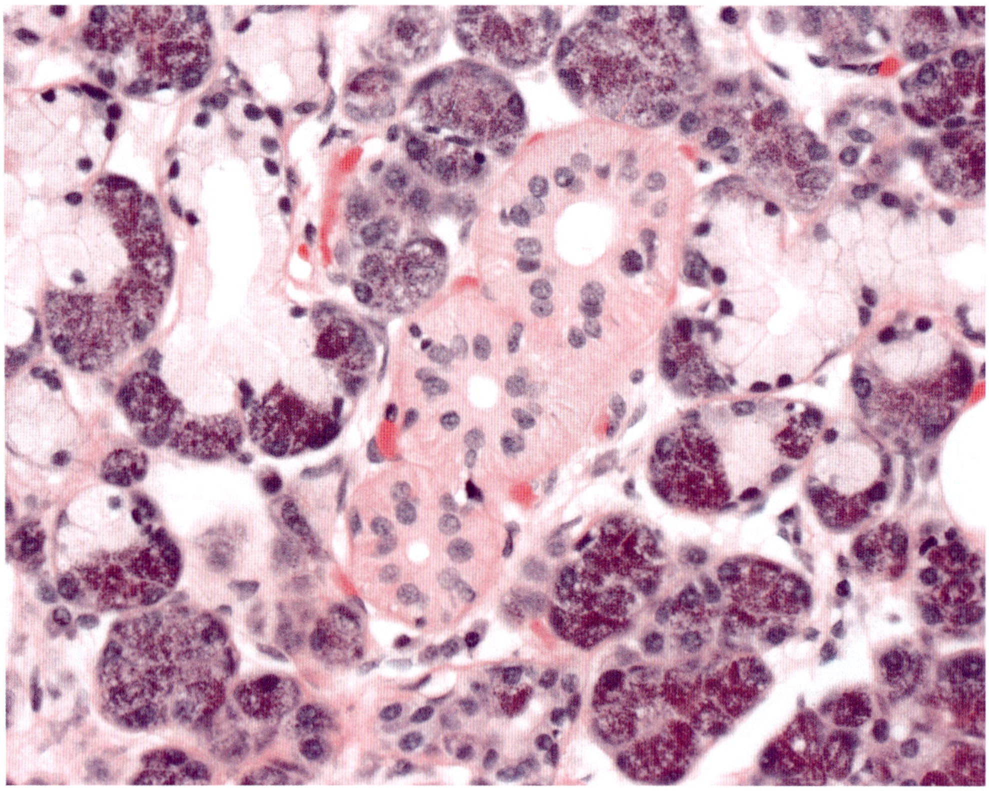

图 A-19
颌下腺的浆液腺和黏液腺之间散在分布有导管，注意腺泡末端大量的浆半月。

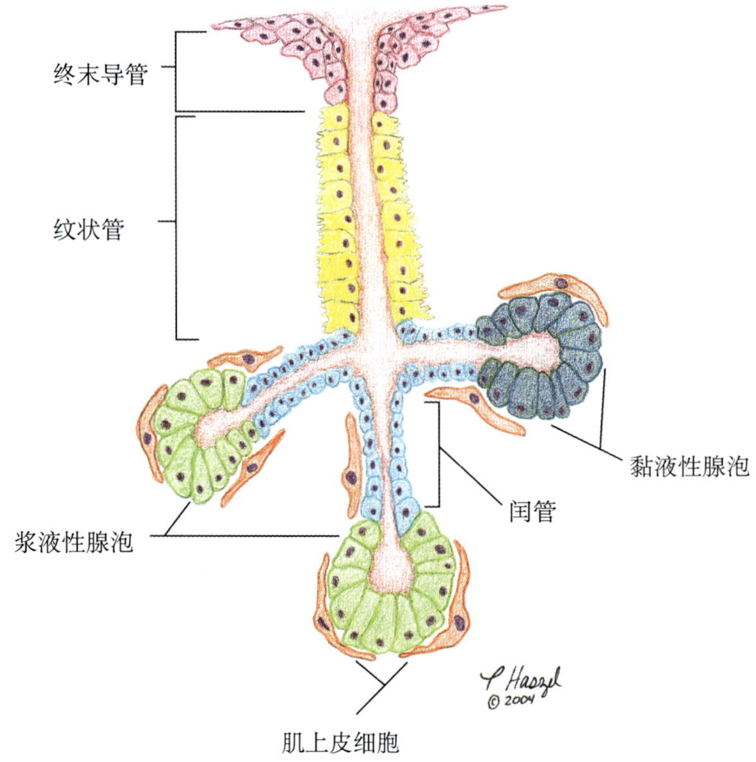

图 A-20
涎腺功能单位的正常组织学结构。(经 Des Moines，IA 的 Trisha Haszel 女士许可使用)

基底部内陷形成平行的条纹，在普通HE染色切片上清晰可见。纹状管与排泄部的小叶内导管相连，上皮由假复层柱状上皮在近口腔开口处渐变为复层鳞状上皮。

耳和颞骨

耳和颞骨的胚胎学发生非常复杂。耳由三个胚层发育而来，形成三个不同的部分，即外耳、中耳和内耳。这些解剖学结构的功能是听觉和平衡。第一鳃弓作为主干，形成耳的所有结构（表A-2和A-3）。耳的最初形成是菱脑侧外胚层表面增厚，形成听板，听板内陷形成三个听泡，继而形成球囊、耳蜗管、椭圆囊、半规管、内淋巴管，所有这些被称作膜迷路，本文不详述。简要地说，内耳进一步形成前庭阶、鼓室阶、耳蜗螺旋韧带，以及内侧和外侧毛细胞。中耳，包括鼓室、咽鼓管、听小骨由第一鳃弓和咽囊发育而来，为内胚层来源。外耳（耳道、鼓膜、耳廓）由外胚层的上皮和内胚层的组织发育而成，都源于第一鳃器（图A-21）。

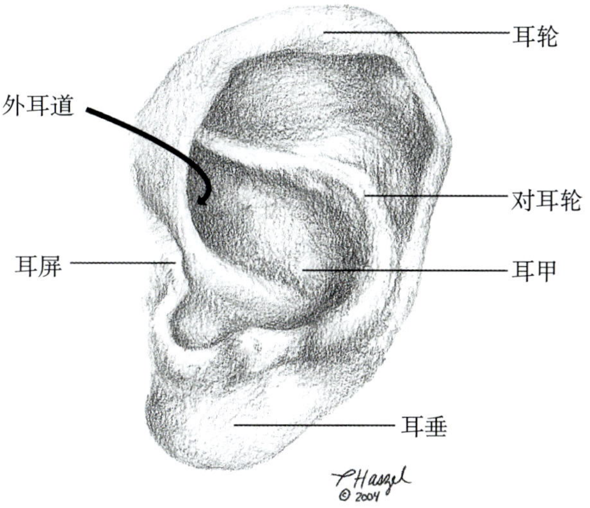

图A-21
外耳的表面解剖。（经Des Moines，IA的Trisha Haszel女士许可使用）

表A-2
起源于咽（鳃）弓的解剖学结构

咽弓	脑神经	起源于鳃弓的解剖学结构
1	V（三叉神经）	咀嚼肌、腭帆张肌、鼓膜张肌、二腹肌前腹、下颌舌骨肌、下颌突、锤骨、蝶下颌韧带、砧骨
2	Ⅶ（面神经）	面肌、镫骨肌、茎突舌骨肌、二腹肌后腹、镫骨、茎突、茎突舌骨韧带、舌骨（体）
3	Ⅸ（舌咽神经）	茎突咽肌、舌骨大角和舌骨体
4	X（迷走神经）	环甲肌和咽缩肌、喉软骨
6	X（迷走神经）	喉肌、喉软骨

表A-3
起源于咽（鳃）囊（裂）的解剖学结构

咽裂（囊）	咽裂起源（外侧）	咽囊起源（内侧）
1	外耳道（I和II型瘘管）	中耳腔和咽鼓管
2	颈瘘（异常）	腭扁桃体
3	颈瘘（异常）	胸腺、下甲状旁腺
4	梨状窝瘘（异常）	上甲状旁腺
5	无	甲状腺后腮体

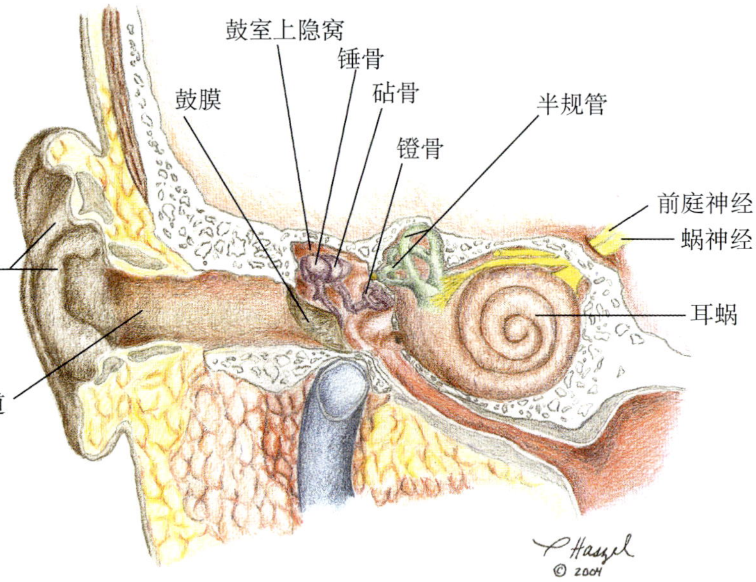

图 A-22
中耳和内耳解剖的冠状切面。（经 Des Moines，IA 的 Trisha Haszel 女士许可使用）

耳和颞骨的解剖可分为三个区域，即外耳和耳道、中耳，以及内耳。这些区域的主要解剖结构在表 A-4 中列出。耳附属物（耳廓）表面结构的解剖通常在由于皮肤损伤而切除的标本中遇到。实际上，绝大多数的耳部异常发生在耳廓或外耳道。外耳道呈 S 形，功能是将声音传递给中耳和内耳。外耳道的外1/3 由皮肤、软骨和耵聍腺构成，内 2/3 由被覆上皮的骨和软骨构成。中耳位于颞骨的岩部，包括鼓膜和鼓室上隐窝（图 A-22）。鼓膜把耳道和中耳分开，在声音作用下产生振动。鼓室上隐窝包含有三块听小骨，形成听骨链将声音传入内耳。

表A–4
耳的解剖学结构

部位	特殊的解剖学结构
外耳和外耳道	耳廓
	外耳道外侧 1/3 ——皮肤和软骨
	外耳道内侧 2/3 ——骨和软骨
中耳	鼓膜
	镫骨肌
	鼓室上隐窝
	鼓膜张肌
	鼓索神经
	听小骨（锤骨、砧骨、镫骨）
内耳	半规管
	耳蜗（蜗管）
	内淋巴囊
	壶腹
	骨迷路的前庭
	咽鼓管（Eustachion 管）
	椭圆囊
	球囊

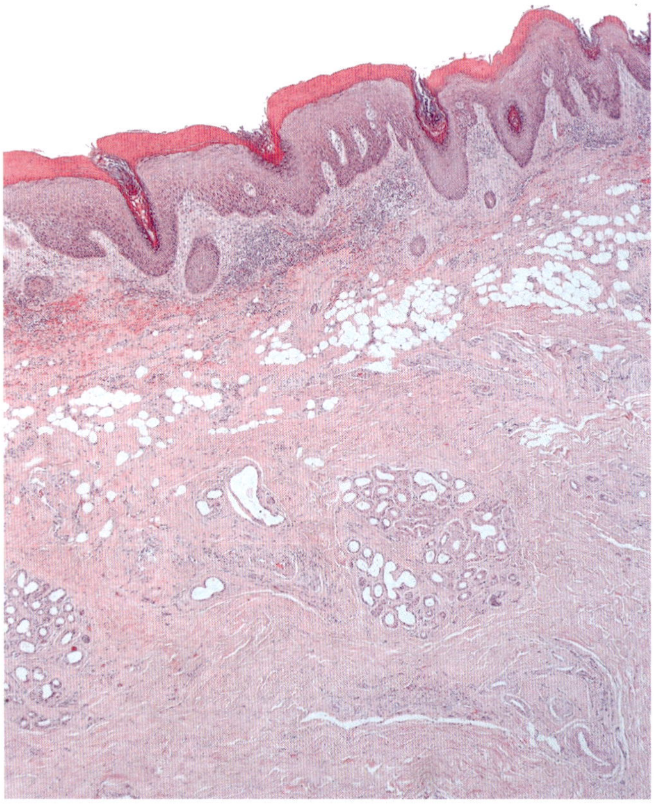

图 A-23
中倍镜下外耳道的上皮，基质深部有耵聍腺。

三块听小骨分别为锤骨、砧骨和镫骨，被认为是人体最小的一组骨。鼓室上隐窝有咽鼓管的开口，将其同鼻咽相连。内耳含有前庭蜗器，负责听觉和平衡。

外耳和耳道外1/3的上皮是角化的复层鳞状上皮，有和身体其他部位相似的附属器（毛囊、皮脂腺、耵聍腺）（图A-23）。耵聍腺和皮脂腺的分泌物混合在一起，形成耵聍（耳垢）。外耳的皮下组织主要是由疏松结缔组织、脂肪组织和纤维软骨构成的，使外耳具有弹性。耳道最里面的部分缺乏耵聍腺和其他附属器结构。

下颌骨和牙

下颌骨是U形结构，在胚胎发育中为面部和鳃弓的一部分。下颌骨起源于下颌弓（第一咽弓）软骨（通

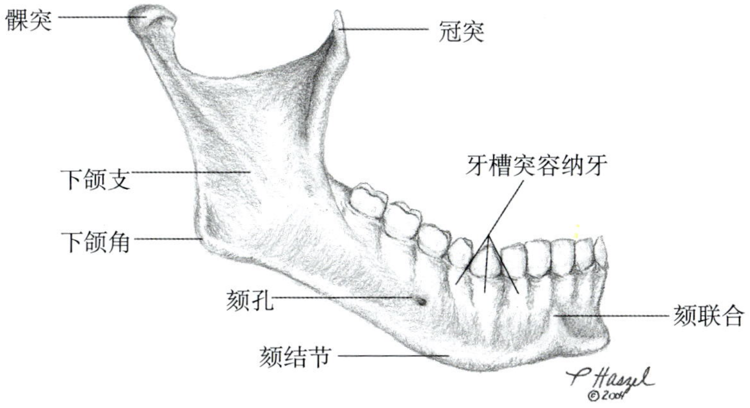

图 A-24
下颌骨的解剖学标志。（经Des Moines，IA的Trisha Haszel女士许可使用）

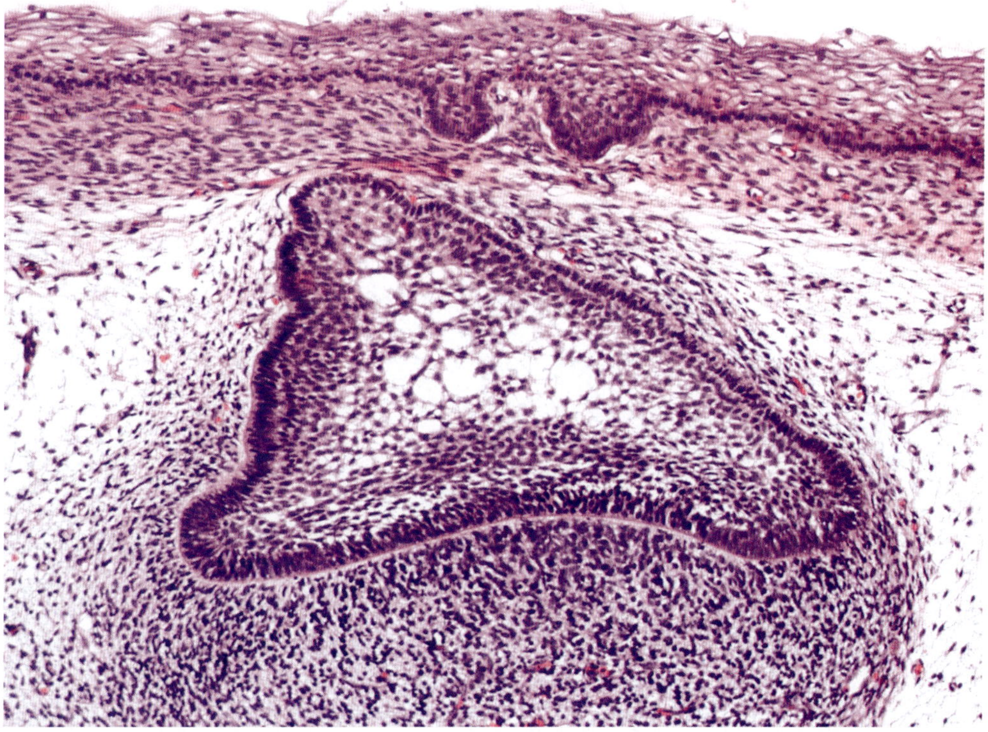

图 A-25
口腔上皮显示表面有2颗小的牙蕾，牙胚胎发育的钟状阶段，示牙髓在基底部伴随有成牙本质细胞、成釉细胞和星形网状组织。

常称作Meckel软骨），上颌突形成上颌骨。下颌骨通过颞下颌关节同颅骨相连，在口部是强度最大的颌骨，含有容纳下颌牙的牙槽突。下颌骨两侧的后方最后磨牙的牙龈和颊黏膜相延续，连同舌底称之为磨牙后三角区（图A-24）。

大约在胚胎发育的第6周，口腔底部边缘增生形成“C”形的骨板，在上下颌各形成10个牙蕾，构成原始牙。其表面深部凹陷形成帽状阶段，内外两层为釉上皮，中间为星状细胞组成的釉网，下面为牙乳头。钟状阶段为牙乳头的间充质细胞分化成成牙本质细胞（图A-25）。成牙本质细胞在随后的发育中形成牙本质，外釉上皮分化成成釉细胞。牙根由间充质发育而来，牙外侧的成牙骨质细胞产生牙骨质，其外层形成牙周韧带。这20颗牙称为乳牙，是非永久性的，其中很多有恒牙牙蕾，以后形成成人的32颗牙：切牙（8）、尖牙（4）、前磨牙（8）和磨牙（12）。牙通过牙槽附着在颌骨，称为牙槽突。每一个牙槽都含有牙根及相关的血管和神经。

颈部

头颈部绝大部分结构的胚胎学发生是围绕着咽（鳃）弓、咽囊和咽裂而来的，鳃器与头颈部绝大多数结构的发育有关（图A-26）。鳃弓由发育中的肠管两侧的间充质增生形成，共5对，第5对发育不全，最终消失，形成后鳃体。每一鳃弓有其自身的脑神经和血液供应，被内侧的咽囊和外侧的咽裂分开，5对鳃弓之间共有4对咽囊和咽裂。每一鳃弓形成头颈部特定的解剖学结构（表A-2和A-3），其外胚层、中胚层和内胚层的相互作用非常复杂，在此不详述。

颈部由于解剖学关系分成不同的三角，分别含有特定的解剖结构。胸锁乳突肌（SCM）把每一侧颈部

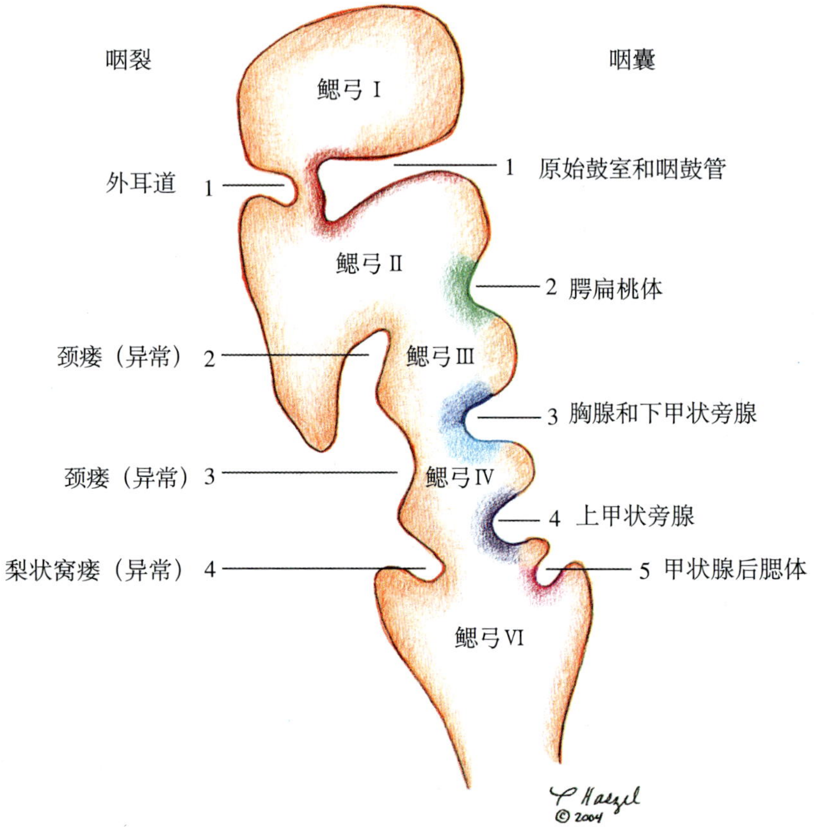

图 A-26
5对咽弓及起源于咽囊（内侧）和咽裂（外侧）的解剖学结构（或畸形），实际上，头颈部所有的结构都起源于咽（鳃）弓和咽囊。（经Des Moines，IA 的 Trisha Haszel 女士许可使用）

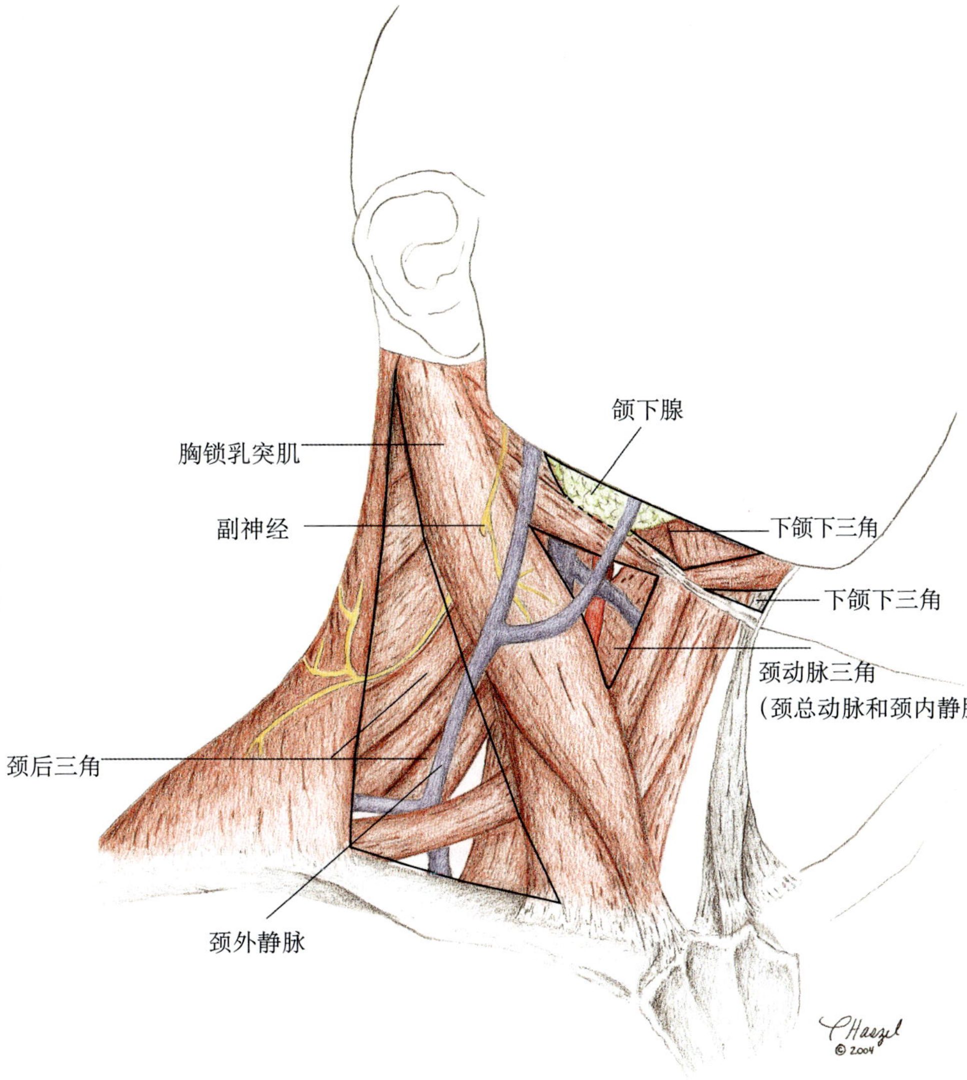

图 A-27
颈右侧的三角及每一三角的主要解剖学结构。（经 Des Moines，IA 的 Trisha Haszel 女士许可使用）

分为颈前三角和颈后三角（图 A-27）。颈后三角含有脊髓副神经（第 XI对脑神经）和大量淋巴结。颈前三角又可分为颏下三角、下颌下三角和颈动脉三角，都有其各自的淋巴结，引流特定的解剖学部位。颈动脉三角非常重要，因其含有颈内动脉和颈内静脉，颈内静脉位于胸锁乳突肌深面，通常附着在根治性的颈清扫术样本上。颌下腺位于下颌下三角内，一般在改良和根治性的颈清扫术中被切除。

致谢

作者对来自美国 Iowa 洲的 Des Moines 的 Trisha Haszel女士表示最真诚的谢意，感谢她精美的手绘和插图。

推荐阅读

1. Agur AM, Lee MJ: Grant's Atlas of Anatomy, 10th ed. Lippincott Williams & Wilkins, Philadelphia, 1999.
2. Cochard LR: Netter's Atlas of Human Embryology. Teterboro, NJ: Icon Learning Systems LLC, 2002.
3. Dalley AF, Moore KL: Clinically Oriented Anatomy, 4th ed. Lippincott Williams & Wilkins, Philadelphia, 1999.
4. Heath JW, Young B: Wheater's Functional Histology: A Text and Color Atlas, 4th ed. London: Churchill Livingstone, 2000.
5. Langman J: Medical Embryology, 4th ed. Baltimore: Williams & Wilkins, 1981.
6. Larsen WJ: Human Embryology, 3rd ed. Philadelphia: Churchill-Livingstone, 2001.
7. Moore KL: The Developing Human: Clinically Oriented Embryology, 7th ed. Philadelphia: WB Saunders, 2003.
8. Netter FH: Atlas of Human Anatomy, 3rd ed. Los Angeles: Icon Learning Systems, 2002.
9. Sadler TW: Langman's Medical Embryology, 7th ed. Baltimore: Williams & Wilkins, 1995.
10. Sternberg SS: Histology for Pathologists, 2nd ed. Philadelphia: Lippincott-Raven, 1997.

附录 B

术中诊断及大体检查技术

Jason C. Fowler，Melissa H. Fowler

术中诊断

术中诊断（无论冰冻切片、压片、涂片、印片还是大体观察）在患者处理中作为一种有效的工具已得到公认。病理学家经常在头颈部及内分泌器官手术切除标本的外科诊断中起到至关重要的作用。很多病例外科医生都需要术中诊断，在大多数情况下其目的是为了获得准确的诊断信息，用以决定或者改变外科治疗的进程。以下五个方面可能引起错误：不准确的信息交流、术中的提示、标本量不足（取决于外科医生或病理学家）、不正确的判断，以及技术上的困难。

交流

对于参与术中诊断的各方，即外科医生、病理学家、手术室工作人员、病理学家的助手来说，清晰的、开放的、有效的交流是必不可少的。病理学家及外科医生在手术室或大体观察室的现场工作对于适当的定位和识别特定感兴趣的区域是关键性的，而且，互动对于建立信心和团队合作也是必要的。不言而喻，病理学家对标本的适当处理负有最终的责任。

用于术中诊断的标本应该是新鲜的，以少量的盐水保持湿润，最好包裹在经过消毒、盐水浸过的纱布里。术中诊断的标本不能浸泡在甲醛溶液或其他固定液中。最理想的是制成系列冰冻切片的标本能保持在被切除时的状态，以利于作出符合真实情况的诊断。

对手术室和大体观察室的工作人员进行关于正确处理标本、贴标签及运送的教育和培训，这对于实现无误的标本处理过程是最重要的。

术中诊断的适应证和禁忌证

头颈部和内分泌病理标本中只有一部分需要做冰冻切片，这些包括：①决定标本是否足够完成特定的程序，比如培养、免疫表型分析、分子研究、超微结构检查及流式细胞计数；②不同的最终治疗将取决于诊断（所确定的疾病的范围）；③术前多次诊断未成功；④确定足够的手术切缘。对那些足够确诊的标本，可仅使用组织的一部分用于确定治疗选择，而保持组织的完整性以便进行特定的研究。

头颈部外科手术中大多数的冰冻切片是为了确定手术的切缘，因为超过90%的肿瘤是上皮源性的。当确定手术切除切缘时，取材的标本（经过适当的涂墨和定位内侧）中间应该包括近侧缘及其他的黏膜面（近侧、远侧、上面、下面、内侧、外侧、前面、深面，如图B-1所示）。所有切除的头颈部恶性肿瘤标本皆应常规检查切缘，最好检查主要的标本，而不是小的分离的活检块。然而，如果分开送，送检物应在切缘的2cm以内，以降低取样带来的错误。冰冻切片的数量和位置取决于外科医生的信心水平和技能。切除的肿瘤组织切缘通常应带有正常的黏膜和支持组织。标本是平切（水平）还是放射状（垂直）切取取决于是检

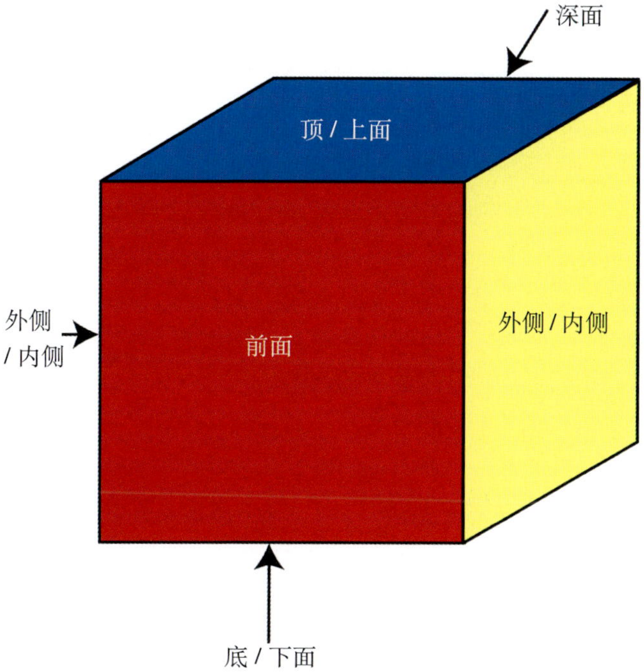

图 B-1
所有复杂标本应该采用的基本三维图。对大多数多面切除来说，将有 6 个切缘。

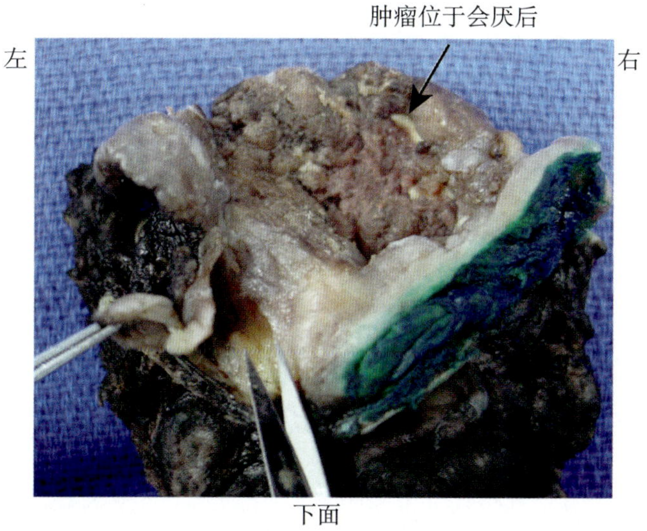

图 B-2
用于术中诊断的声门上喉切除术标本带有左侧假声带黏膜切缘，黏膜切缘正面包括涂墨的切缘和相邻的黏膜表面，箭头表示大的、外生型肿瘤侵及会厌。

查距最近切缘的距离（放射状）还是检查大的表面（水平）（图 B-2、B-3、B-4）。

虽然术中诊断是一种非常有价值的工具，但也经常被误用。术中诊断，特别是冰冻切片，绝不能只是

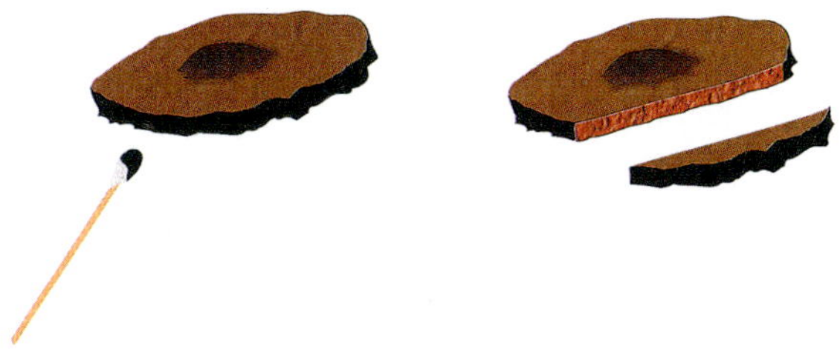

图 B-3
图示正确的取材技术，取切面或正面带有多处切缘的标本（例如广泛的切除），需要注意的是真正的切缘（涂墨）在冰冻切片中包埋在“上面”，在永久切片的组织盒中包埋在“下面”。这样可保存切缘的真正定位。

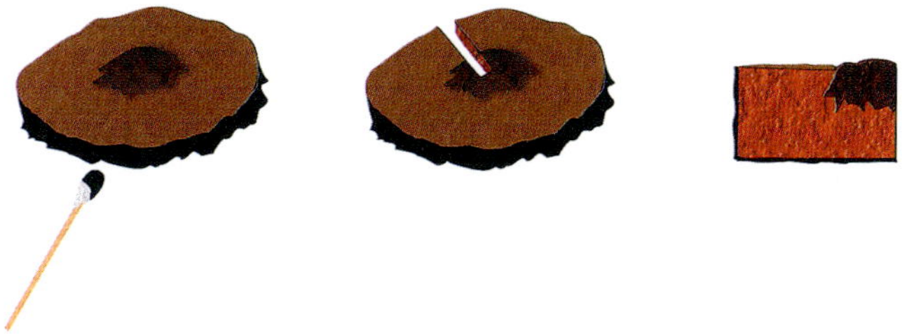

图 B-4
图示正确的取材技术，从外科标本上放射状（垂直切缘）切取，其原理是在同一张切片上显示肿瘤及切缘，以确定肿瘤距离切缘的远近。

为了智力或学术上的好奇、游戏、家庭的安心、资金的获取，或者作为常规的机械的检查，而且对于严重钙化、主要由脂肪构成的组织不主张应用。如果标本非常小，待检查的病变又是独特和不寻常的，则需要多项额外的研究（如培养、流式细胞计数、免疫荧光、超微结构检查）。在日常工作中同外科医生冷静、直接的交流，特别是在肿瘤会诊的会议上的交流，将有助于避免不必要的术中病理检查。

取材

尽管取材错误不可能完全排除，但充分地检查用于术中诊断的标本，并同外科医生就有疑问的特定区域进行直接交流，这样可以在一定程度上避免错误的发生。用缝线或组织笔定位标本的切缘是至关重要的（图 B-5）。取材错误也可通过从主要标本上选取多个部位来避免，特别是甲状腺的肿瘤。合适的定位非常重要，尤其是在确定黏膜的切缘时。这些标本应全部

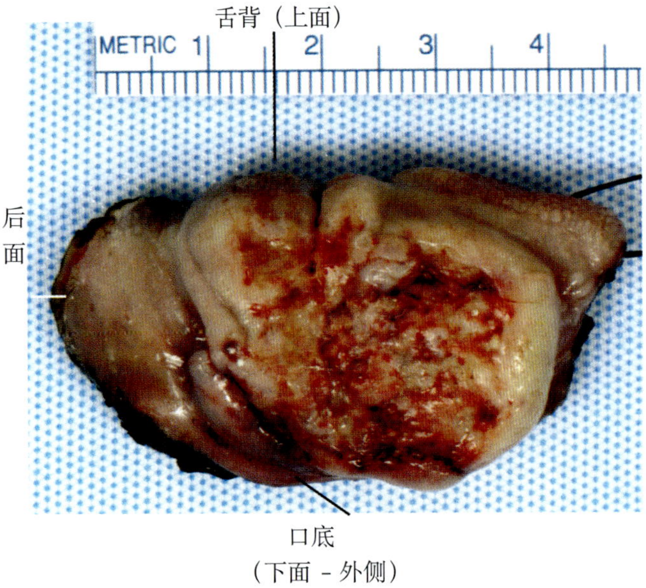

图 B-5
行右半侧舌切除术的鳞状细胞癌，起源于侧舌部，延伸至口切缘底部。缝线表示舌的右前端。

置于冰冻切片的包埋剂中，以便上皮和黏膜下软组织都能在玻片上看到。外科医生送检的切缘应该用墨水或烧灼标记，以使“真正的切缘”显示在玻片上用于诊断。

解读

有很多因素能导致病理学家误判术中诊断，冰冻切片诊断中组织病理学解读最有可能出问题的领域是上皮损伤，特别是上皮增生、假上皮瘤样增生、放射性变化及鳞状细胞癌（疣状及梭形细胞类型）。间叶组织和炎性损伤经常存在的问题是标本量不足，这是由于诊断材料通常位于黏膜下深组织。特别重要的是临床病史记录，因为以前的放射线、化学疗法和（或）外科手术能改变组织的结构。当然，交流的错误常仅在事后才认识到。尽管是个人偏见，但我认为宁可诊断为良性耽搁了最后的治疗，也不要对良性病变实施根治术。按照 Lauren Ackerman 医师的说法，冰冻切片的诊断应该由这样的一个人来完成，“经验丰富、态度保守、最重要的是，他 / 她必须有判断力。”

技术上的困难

对于标本的准备和切开，有很多商品制剂可以利用，没有哪一种特殊技术或产品比另一种更好。然而，技术上的困难可以包括从保持低温到染色质量低下各个环节。任何环节的技术问题都会影响到结果的解读及最终的诊断。病理学家有责任纠正可能出现的技术上的错误。虽然诊断结果有时可能延时，但冰冻切片技术仍有很高的准确率。

冰冻切片技术

除了推荐的用于术中诊断的特定程序外，还有很多设备和染色方法可供选择。然而，人们通常很少考虑到从技术上提高冰冻切片的质量。加盖送到时间的印戳后，应给每一例标本分配唯一的病理号。充分的肉眼检查将有助于确定用于诊断的适当的标本。如果要做冰冻切片，应确保标本垂直于黏膜切取（对大多数头颈部肿瘤来说），适当地涂墨，在包埋剂中保持正确定位。最佳的冷冻温度至少在－20℃，切片厚度为5～6um。在最初的诊断中应该获得多重的切面（带），结果应及时地口头告知外科医生。美国病理学院推荐90%或以上的冰冻切片在20分钟内报告。冰冻切片需要永久记录，诊断结果应保留在患者的病例记录中及病理系统中（电子档案，并得到管理部门的许可），同时保留不确定的玻片和持久性的 HE（苏木精和伊红）切片。

大体检查技术

最初诊断

诊断前每一例标本都应该准确无误地辨识并分配唯一的病理号，相关的临床病史记录是必要的，包括症状、过去的治疗、X线结果及临床可疑的诊断。应有特定的标本辨识，包括确切的解剖学部位，以及偏向于哪一侧（右或左）。应注意任何特异或特殊的要求，包括培养、超微结构检查、免疫荧光、免疫组化、流式细胞计数、分子 / 遗传研究和（或）一系列的保管需要。

定位

很多头颈部切除标本由于缺乏明显的解剖学标记而变得更为复杂，使用缝线和组织标记笔容易保持和保存定位，同外科医生直接地交流来定位标本是极为重要的，但有时申请单上的一幅小图即有助于标本的定位。

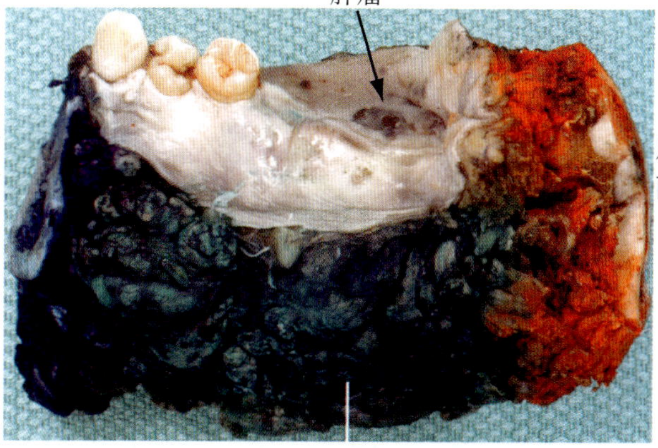

图 B-6

由于磨牙后三角区肿瘤（箭头）切除的右侧下颌骨。注意用多种颜色的墨水来标记定位。

大体观察程序和技术

我们一再强调详尽的大体描述非常重要，每一项检查的目的都是为了回答问题，直接决定正确的病理学诊断和病理分期（如果存在肿瘤）。肉眼描述必须包括患者的姓名和标识、外科医生、特定的标本及获取的方式（活检、淋巴结清扫、根治术等）。另外一点也很重要，即要注意标本是新鲜的还是浸泡在甲醛溶液或其他固定液中。

所有呈现的解剖结构都必须测量和描述，特别要注意识别以后有助于分期的标志。测量整个标本（用厘米）以及标本中特定的结构很重要，更不必说测量病变（肿瘤）本身了。应给出肿瘤到切缘的距离或侵及邻近结构的范围。称重通常用于甲状旁腺、甲状腺及垂体标本，对甲状旁腺和垂体应使用特定的极端灵敏的天平。

用去不掉（永久）的墨水来帮助辨认组织学切片标本的切缘对于切缘的评定至关重要。在大多数情况下，单一的颜色即可，然而在有些情况下，需要多种颜色来精确定位切除标本的特定切缘（图B-6）。虽然可能有些书生气，作者偏好用蓝色表示上方（天空在上），绿色表示下方（草地在下），黄色表示侧面（黄色和侧面的英文单词中都有2个“l”），橙色表示中间，前面用红色，后面用黑色。墨水应该用媒染剂“固定”在组织上，比如95%的酒精，10%的冰醋酸或Bouin固定液。需要注意的是在取材之前墨水要完全晾干，以防止弥散、渗漏及溢出，造成假阳性的切缘。

主要的病变 / 肿瘤必须精确描述大小、部位、外观及生长方式，包括颜色、结构，距切缘的距离。在任何取材之前，必须评定及确认切缘。对大多数的复杂标本来说，有多个切缘，包括黏膜和软组织。举例显示的是左侧部分下颌骨切除（图B-7）。连续切开取材形成横断面，每个切面均显示出切缘及与肿瘤的关系（图 B-8）。有时需要脱钙（在此例中），但多种颜色的墨水标记将保留组织的定位。含有骨组织的病例可能首选削刮（shave）平面，其他标本则需放射状切面。

大多数的标本需要切开以确定病变的范围和扩散的途径。如果标本是活检标本，描述应包括碎片的数量和大小，所有的标本都必须全部包埋，黏膜面取材时应居于一侧。如果组织标本超过 4mm，应切成两块。当组织小于4mm时，最初制片时应该做多重连续切片，避免以后需要重切时丢失诊断材料。如果需要，交替切片分别做 HE 染色和未染色的空白片（或胶白片），为其他研究做准备。建议完善一套常规操作或标准方法，如果需要可对每一例唯一的标本 / 切片做小的变动，以证实“病变”或“肿瘤”在组织学上与周围结构的关系。

尽管可能有点不按顺序讲述，但对所有标本而言，进行适当和充分的固定都是获得高质量组织切片所必需的。依赖切除组织标本的类型和大小，10%甲醛溶液固定 6 ～ 8 小时是最低要求，24 小时最理想。含有坚固骨组织成分的标本应该在甲醛溶液和脱钙液的混合液中至少固定48小时。清洁剂有助于去除淋巴结清扫标本中的脂肪。当时间无限制时，作者提示经

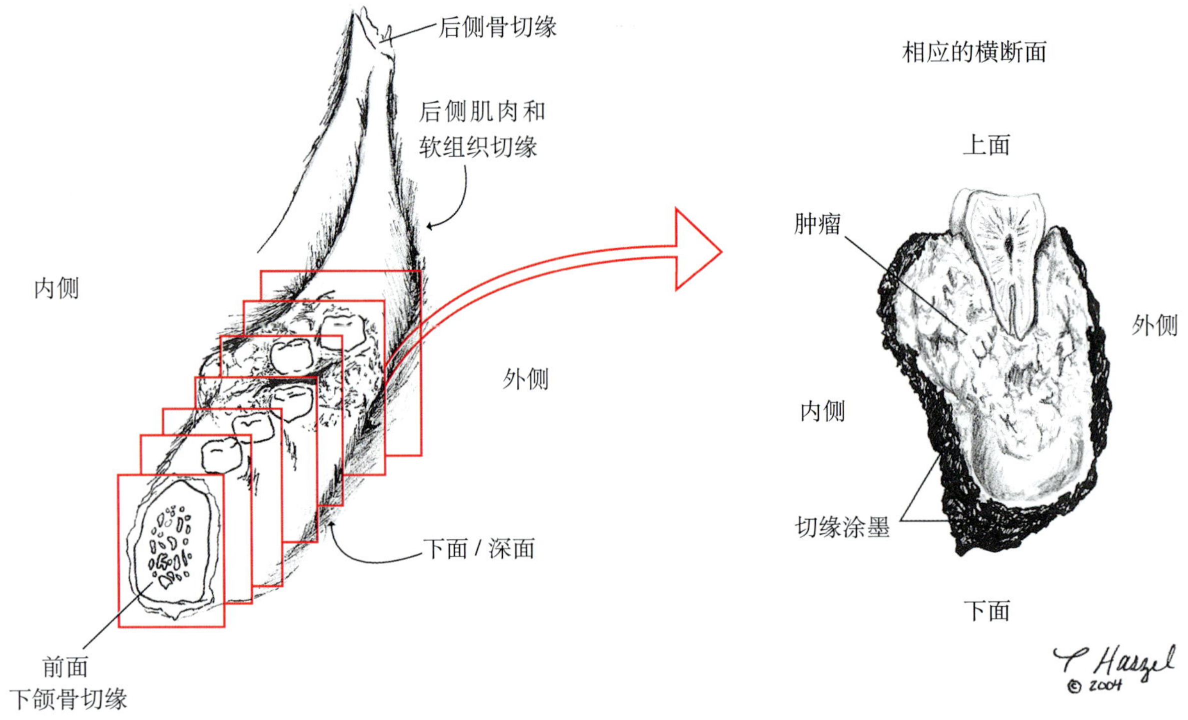

图 B-7
左侧下颌骨切除及此类标本的标准的取材方法。应首先切取前面和后面的骨切缘，然后将标本从前面到后面连续切取。（经Des Moines，IA 的 Trisha Haszel 女士许可使用）

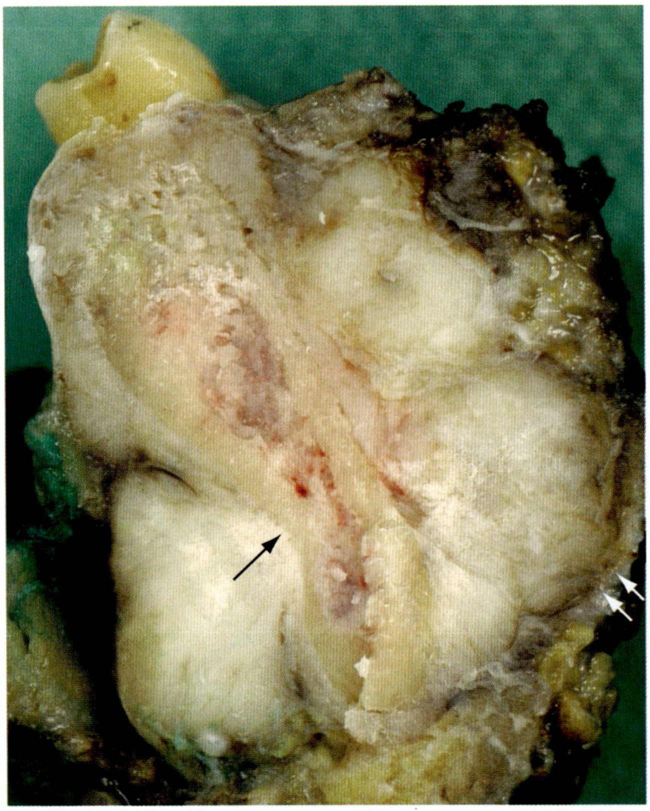

图 B-8
磨牙后三角区肿瘤的横断面。注意侵及下颌骨（箭头），肿瘤延伸到外侧邻近的软组织切缘（双箭头）。

过充分固定的大体标本 3 天后作出正确的诊断，要优于不充分固定、第 2 天就匆忙作出不准确的诊断。

提交的组织学切片取决于解剖学部位和有疑义的病变。尽量显示与病变/肿瘤相关的正常/未累及的组织对于作出正确的诊断至关重要，经过良好固定的薄片（厚度小于2mm）将会制成最好的组织学切片，对于含有骨的标本，用锤子或手板锯比带锯好，已经切好的标本即可进行脱钙。

特定解剖部位的大体检查技术

喉

喉的标本可能是非常有挑战性的，需要掌握扎实的解剖学知识。现简要描述声带切除术、半喉切除术及全喉切除术。

声带切除术

声带切除术或“完全剥脱”的标本非常小，更像是活检标本而非切除下来的。大多数的声带切除术包括真声带的黏膜，在有些病例中还有下面的软组织和声带肌。外科切缘非常重要，因此定位是最基本的。每一个切缘都要涂墨，在单独的包埋盒中处理。

半喉切除术

对于小的、局限的肿瘤，外科医生通常选择保留发声的部分切除术或半喉切除术。最常见的半喉切除术包括喉一侧的真假声带，下面的软组织及甲状软骨板（图B-9）。标本通常从前联合延伸到后联合，甲状软骨的侧面被骨化。必须证实肿瘤是否侵及前后联合以及其他的黏膜和软组织切缘。虽然甲状软骨在技术上是一个切缘，其意义远不如前后联合的切缘重要，后者的连接组织是肿瘤扩散的屏障。测量和描述标本后，应该从前向后以3～4mm的间隔垂直切开，注意确切的部位、大小、范围、浸润的深度及未侵及黏膜的外观。为了保持定位，切开的标本从前向后切取（图B-10）。标明标本来自右侧还是左侧是很重要的。

全喉切除术

全喉切除术的标本通常包括舌骨、会厌、声门（真假声带）、声门下部及最初的3～4个气管环。黏膜边界通常包括舌底或凹陷、梨状窝、咽后壁黏膜（食管入口）以及下面的气管环黏膜，有时也可能包括甲

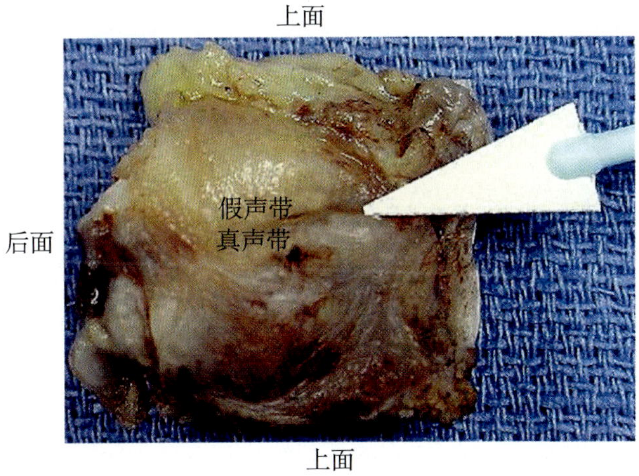

图 B-9
左侧垂直半喉切除术，T1 真声带病变放疗后的患者。注意缺乏喉室及真假声带粘连（箭头），是由于放疗的结果。

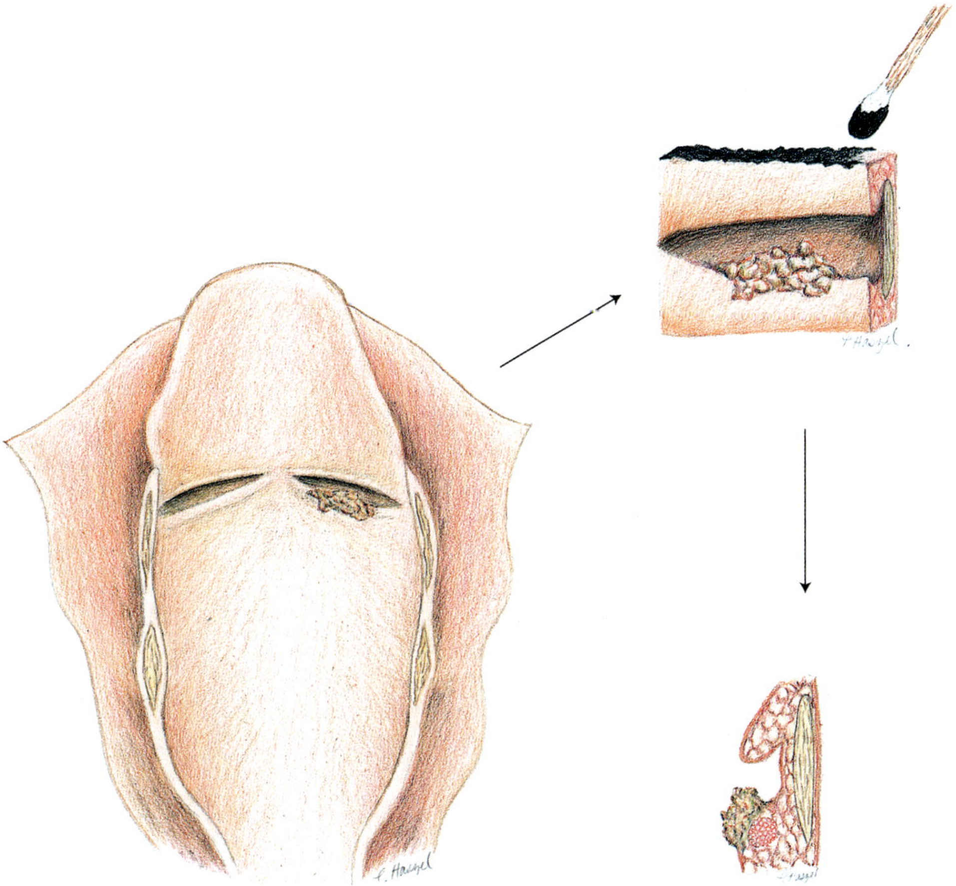

图 B-10
垂直半喉切除术标本的解剖程序，一旦切缘涂墨，标本应该从前到后系列切开，取材在上/下平面，每一块应证实有真声带、假声带及下面的甲状软骨。（经Des Moines，IA的Trisha Haszel 女士许可使用）

状腺。选择性或根治性的颈部切除也很常见，通常包括2～4区，包括胸锁乳突肌、颈内静脉，甚至颈动脉。根据淋巴引流和分段，喉分成三个解剖学区域，声门上区：会厌（舌骨上和舌骨下）、杓状会厌襞、杓状软骨和假声带（室带）；声门区：真声带、前后联合；声门下区：定义为真声带下1cm及以下的结构（图B-11），跨声门区通常用于描述病变越过喉室侵及真假声带（图B-12）。

喉应同根治性的颈清扫（如果存在）分开，如果肿瘤从喉侵及到软组织，则保存软组织的关系非常重要。如果包括甲状腺，逐步切除，将其同喉分开，像"一条面包"那样以3mm的间隔切开，包埋任何异常的区域，如果没有异常，则每一叶取一片。甲状旁腺应该在甲状腺的后面寻找，也需包埋。

喉应该在中线下后面打开，通过后联合切开取材。对于肿瘤的描述应包括颜色、生长方式（内生型、外生型）、黏膜或黏膜下位置、表面溃疡、肿瘤坏死、出血或退行性变，应同肿瘤发生的特定部位一起给出（图B-13）。描述还包括是否侵及真假声带，是声门、声门上、跨声门还是声门下，是单侧还是越过了中线。肿瘤距气管切缘的距离和黏膜切缘（舌底、会厌襞及杓状会厌襞）都应记录。黏膜切缘应涂墨，如需

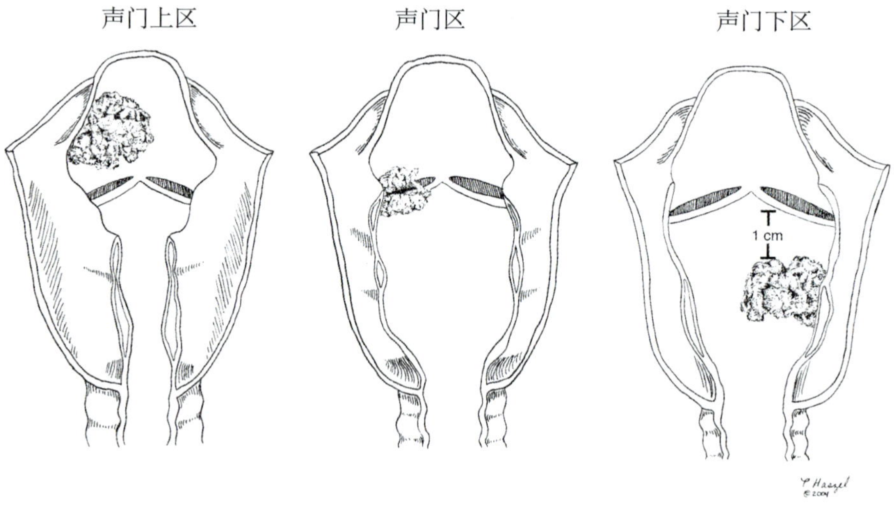

图 B-11
喉的三个解剖部位：声门上区、声门区、声门下区的上皮性肿瘤。（经Des Moines，IA的Trisha Haszel女士许可使用）

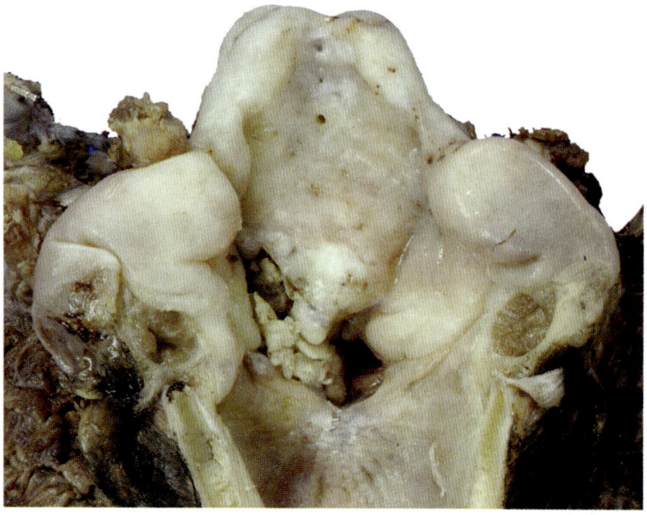

图 B-12
此肿瘤是跨声门型，因其侵及真假声带。注意肿瘤蔓延至声门下的范围（距离），因为声门癌蔓延超过声门下1cm，则预后更差。

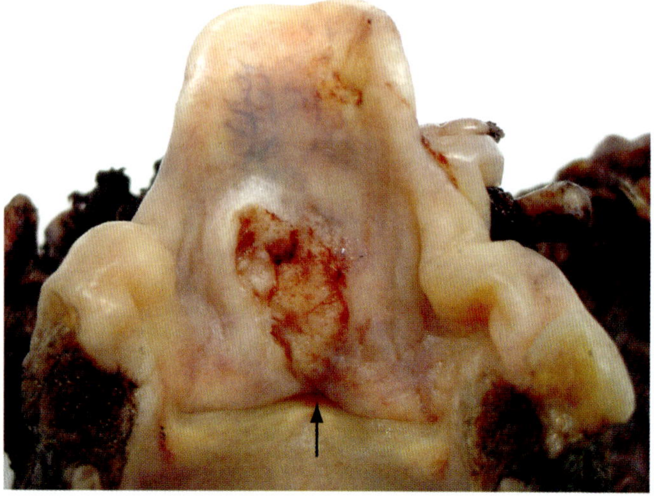

图 B-13
中线部位声门上肿瘤局限在舌骨下的会厌和假声带。肿瘤邻近前联合（箭头），但没有越过喉室侵及真声带。

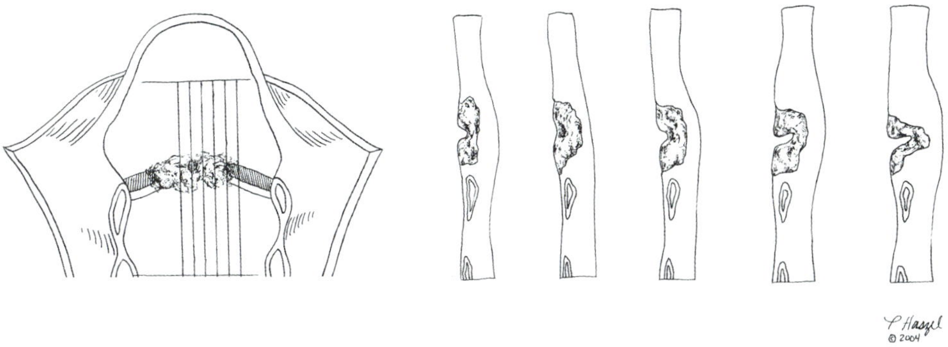

图 B-14
全喉切除标本垂直取材，每一薄片应包括真假声带及下面的软组织和软骨。垂直取材显示肿瘤同真假声带、前联合及其下软骨的关系。

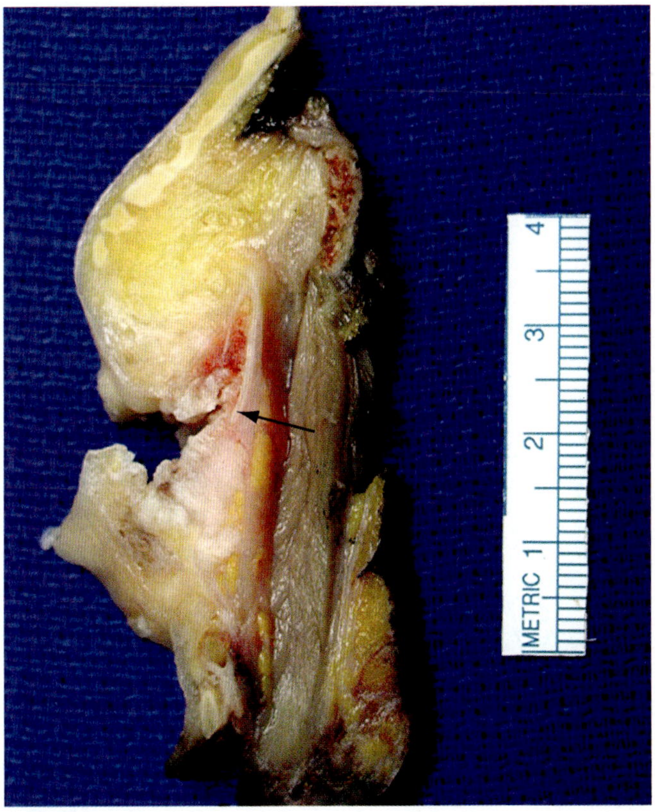

图 B-15
肿瘤通过左侧真假声带，垂直取材，注意明显侵及甲状软骨（箭头）。

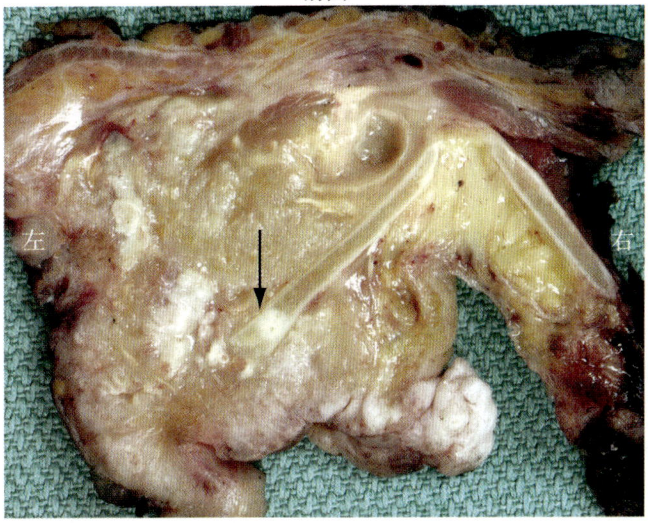

图 B-16
大的左侧梨状窝肿瘤的水平断面，显示广泛侵及软组织，颈前部坏死，也要注意左侧轻微侵及甲状软骨（箭头）。

要应照相。标本必须固定数小时，最好过夜以便在肿瘤取材中获得最好的切片。

垂直或水平切片可用于标本的系列切片（图 B-14），根据确切的部位可做调整。声门肿瘤的垂直切片可使整个喉室可见，显示肿瘤同真假声带的关系。对肿瘤做垂直切片后，描述大小、形状、颜色、肿瘤是否均一，特别要注意浸润的深度及是否侵及喉软骨。在肿瘤浸润的最深处和显示肿瘤与周围结构关系的区域至少要垂直取2～3块，如果需要，分成几个部分（图B-15）。如果放疗后只剩下瘢痕组织，则在异常区域取足够多的块。如果肿瘤仅侵及喉的一侧，应从前联合（记录侵及双侧还是单侧）和另一侧声带的中间取材，垂直取，包括软组织，但不包括软骨。如果包括软骨或骨，分开切取这些部分以脱钙。若肿瘤未侵及骨或软骨，则这些结构不需要取材。如果肿瘤非喉肿瘤，如上所述，则双声带都应包埋，会厌及前面的黏膜切缘也应包括在内。

水平取材稍微容易一些，因为标本易于把持，而且可以使解剖者看到甲状软骨与环状软骨的关系。由于检查区域的扩大，这种方法也可更好地显示软骨和环甲间隙（图 B-16）。从喉室切开要小心，注意保留

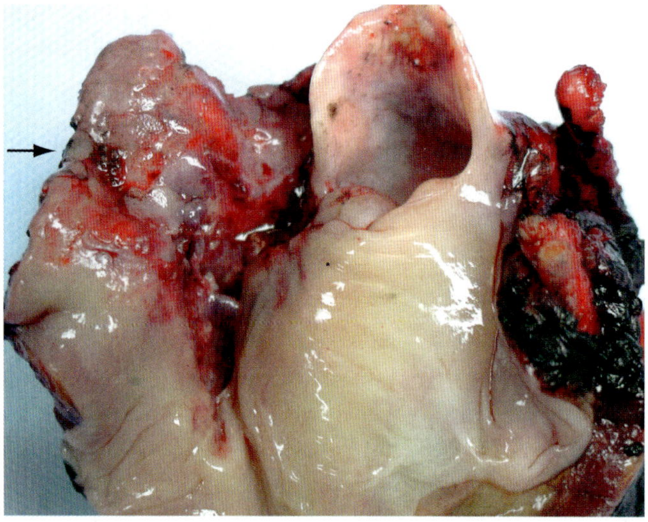

图 B-17
大的左侧梨状窝病变侵及杓状会厌襞，延伸到左侧咽壁（箭头）。

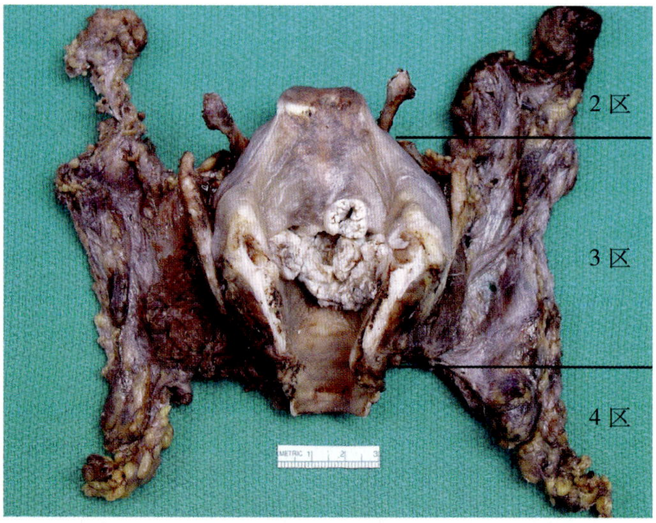

图 B-18
全喉切除术及两侧选择性的颈部切除，包括2～4区颈静脉淋巴结的变化，2区在舌骨之上，4区直接低于环状软骨的下缘。

真假声带的定位，这些结构都要取材。而且，会厌仍然应垂直取材，以显示舌底切缘。

当肿瘤侵及梨状窝和喉咽部时，这些肿瘤通常归于原发咽的肿瘤，虽然取材同喉的标本是相似的。然而，必须注意是否侵及邻近结构，因其能改变肿瘤的分期（图 B-17）。

颈清扫术

如果附上颈部清扫标本，其切除区域取决于喉标本的解剖。通常包括2、3、4区：2区位于舌骨上，4区低于环状软骨的下缘。3区在两者之间（图B-18）。见下述颈清扫术的取材。

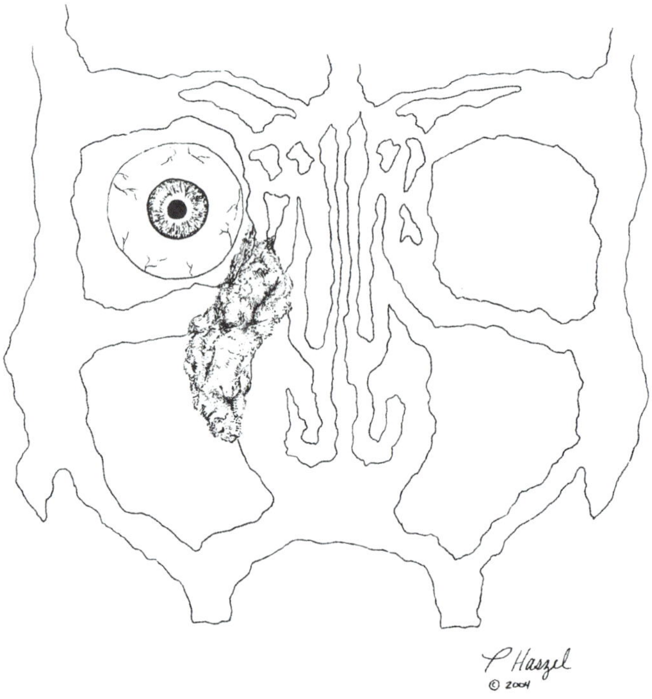

图 B-19
肿瘤起源于上颌窦内侧壁，侵及右鼻外侧壁和眶底内侧壁。（经 Des Moines，IA 的 Trisha Haszel 女士许可使用）

上颌骨切除术

大多数根治性的上颌骨切除标本活检证实为肿瘤，绝大多数为鳞状细胞癌。部分上颌骨切除通常用于局限在上颌骨下面的病变。一般通过辨别特定的结构来定位，如腭、牙槽突、眶底、鼻外侧壁（图B-19），当定位不清晰时，特别是小的切除标本，外科医生的定位是至关重要的。根治性的上颌骨切除标本通常包括上颌骨的整个边，部分颧骨、部分眶壁，有些情况下为整个眶壁（称为根治性上颌骨切除及眼眶内容剜除术；图 B-20，B-21）。

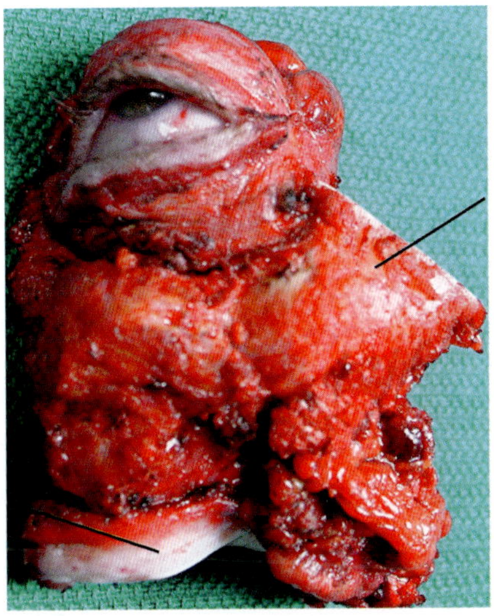

图 B-20
根治性上颌骨切除及眼眶内容剜除术（前 - 外侧面观）。

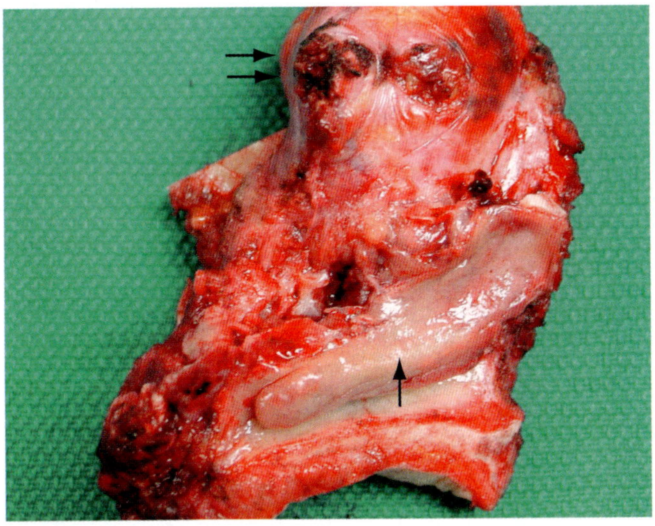

图 B-21
图 B-20 中根治性上颌骨切除术的后面观。下鼻甲（箭头）是解剖学标志。注意后面的视神经切缘（双箭头）。

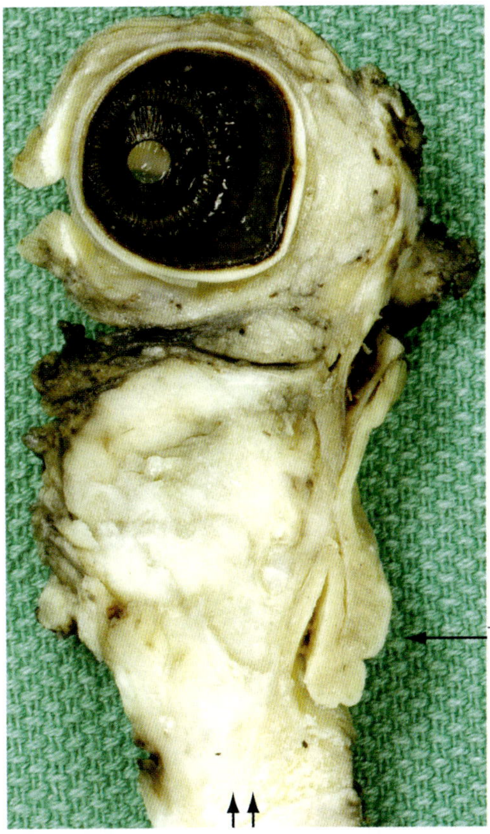

图 B-22
左侧根治性上颌骨切除及眼眶内容剜除术的横断面，为起源于上颌窦的鳞状细胞癌。后面观在图像的右边（箭头）显示了下鼻甲，肿瘤侵及整个上颌窦和腭（双箭头）。

定位后，识别外科切缘是非常重要的，切缘包括黏膜和骨。它们可能包括前面：黏膜和牙槽脊的软组织（如果前面切除，也可能包括皮肤）；外侧面：颧弓，可能包括骨、软组织、在很少的情况下还有皮肤；内侧面：腭、上颌骨、鼻中隔及鼻甲；上面：眶底或眶内容物；下面：翼肌群和视神经切缘；下面：通常是腭。然而，前面 / 下面的牙槽脊黏膜，甚至骨，可能是真正的切缘（图 B-22）。重要的是在大体描述时要包括所有切除的结构（上颌骨、下鼻甲、眶底、颧骨等），以及肿瘤的大小、部位、是否侵及邻近结构，包括骨和（或）软骨。在取了前面和后面的切缘后，标本应该从前到后以冠状切面切开，像一本书一样从左到右排列。如果可能标本最好切成3～4mm厚，以提供肿瘤最佳的组织学改变。

半舌切除术

舌切除标本有容易辨认的解剖学标志，使切取较为容易。外科切缘是至关重要的，处理此类标本时标记黏膜和软组织切缘是最初切取的步骤之一（图B-23）。一旦这一步完成，所有怀疑切缘的组织学切块都应当取材，包括证实肿瘤侵及范围的切块。大体描述必须包括标本的大小和类型（半舌切除术，包括下颌骨的复

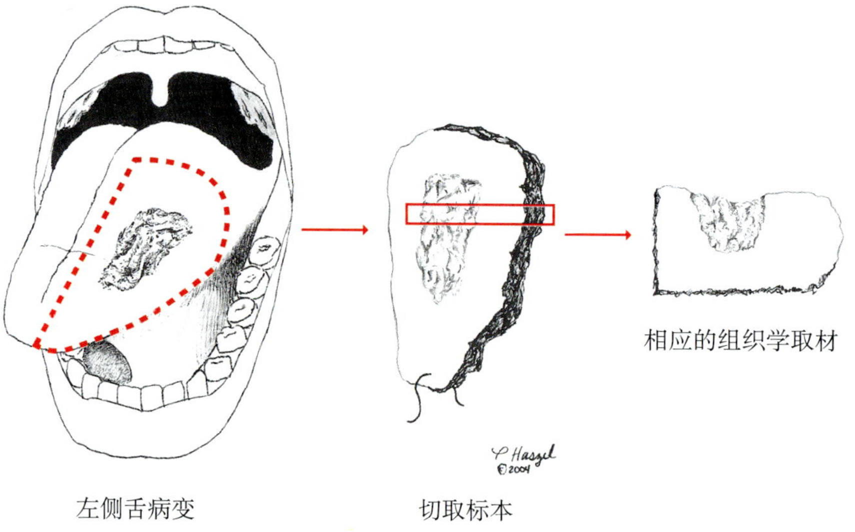

图 B-23
半舌切除术的标本在同一个组织学切块上可能有多个切缘，虚线表示切除的路线。（经 Des Moines，IA 的 Trisha Haszel 女士许可使用）

合切除等），肿瘤的大小和部位，肿瘤的外观（溃疡、坏死、实变等），肿瘤蔓延的范围，距切缘的距离及是否侵及邻近结构（见图 B-5）。

腮腺切除术

腮腺浅叶切除术

腮腺切除术中良性肿瘤（多形性腺瘤）很常见，绝大多数的腮腺良性病变位于腮腺浅叶。腮腺浅叶切除术包括切除浅叶，尽力将其与面神经分开。切下的标本，如果没有定位，通常根据它们的浅面和深面来辨认。腮腺切除术标本的浅面通常是光滑和纤维状的，包裹的筋膜将其与被覆的皮肤分开；深面往往是不规则和粗糙的，在此处同面神经分离开。尽管可能是由于良性病变切除，外表面也必须涂墨（图B-24），如果可能，将浅面和深面涂上不同的颜色。外部描述后，标本的两面应以前后的方向放置，依此将标本分成浅面部分和深面部分。任何病变的部位和大小都应该记录，包括任何明显的侵及（被膜或其他）。通过标

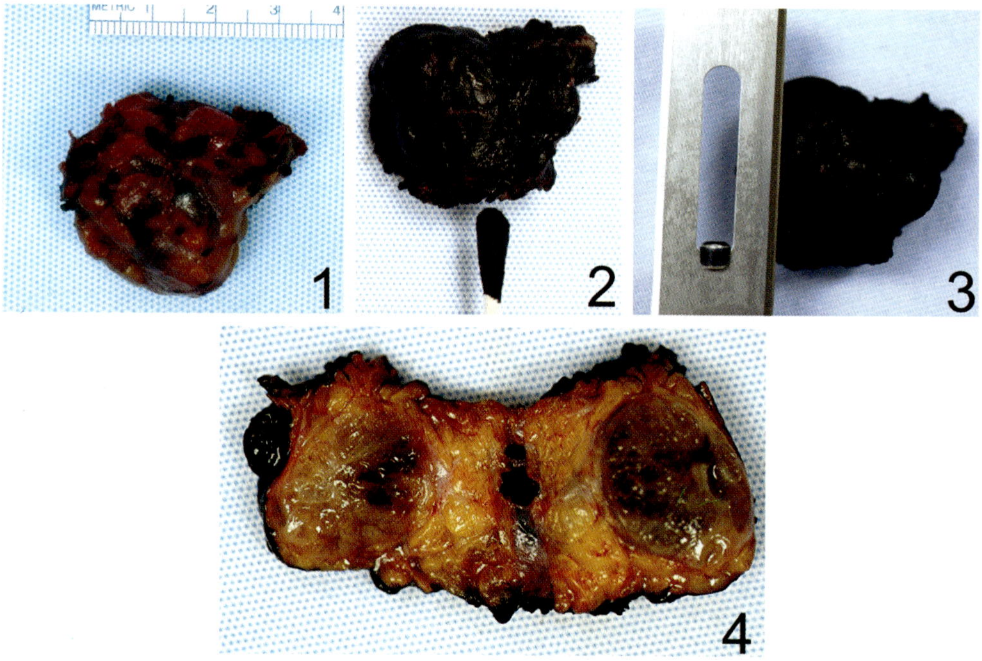

图 B-24
腮腺浅叶切除术标本的横断面，整个外表面用墨汁标记，标本两面放置，然后通过整个病变（双面）垂直取材，提交整个病变和涂墨的被膜。（此例为 Warthin 瘤）

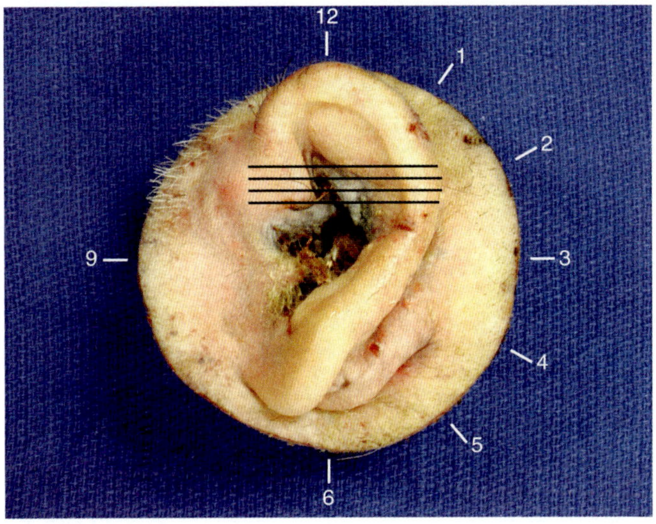

图 B-25
原发腮腺肿瘤侵及耳道软骨的复合切除，此例标本的外周切缘非常重要，提交这些切缘最好的方式是将其看作表盘，一旦取了切缘，标本将从前到后系列取材（见切割线）。

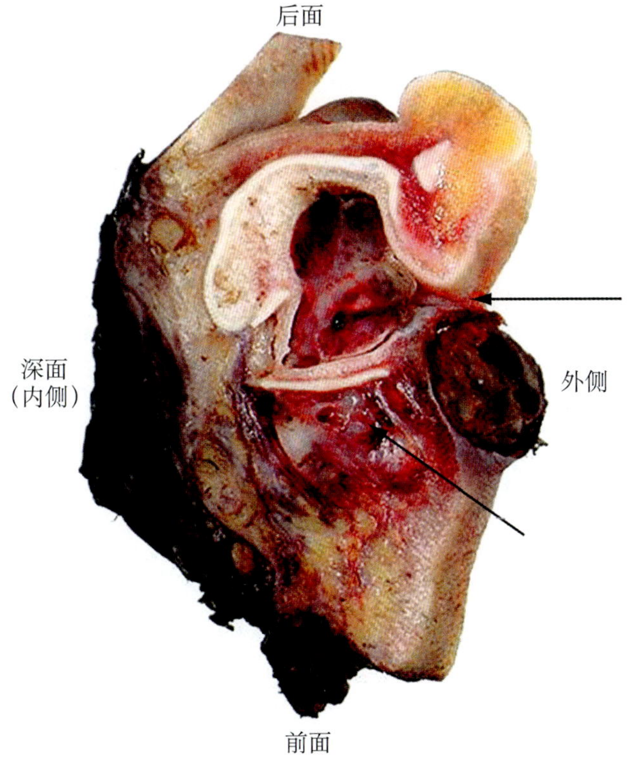

图 B-26
起源于腮腺的真正恶性混合瘤的横断面（轴），肿瘤从皮肤穿出，位于外耳道之前。注意耳道软骨完全被肿瘤取代（箭头）。

本两面放置，可看到腮腺实质的大的表面，任何病变都容易发现。每一半都应该从前向后系列取材，按顺序提交。对大多数的腮腺病变，整个肿瘤，包括被覆的被膜和邻近的正常组织都应该取材。

根治性腮腺切除术

有时，大的恶性肿瘤需要根治性腮腺切除术，包括整个腮腺、面神经、被覆的皮肤、甚至耳道和乳突（图B-25）。这种复合切除标本应看作表盘，外围的皮肤和软组织切缘是时钟上的数字，深部切缘，包括骨和软骨，将分别取材（图 B-26）。对所有的复杂切除术，评定切缘和评估肿瘤侵及的范围对于充分的大体检查来说是至关重要的。在处理这类标本之前复习正常的解剖学知识是好主意。

下颌骨

下颌骨肿瘤切除术的大小和类型差别很大，从小部分切除到根治性的措施如完全下颌骨切除术或复合切除。把标本看作六面的立方体有助于确定切缘，前面切缘通常为骨切缘，同样，后面切缘也由骨构成。当下颌骨的髁突和冠状突切下来时，翼肌群和邻近的软组织被认为是真正的切缘，而不是骨。内侧面和外侧面通常由口腔黏膜构成。然而，广泛的肿瘤也可侵及软组织（口底和外侧壁），甚至皮肤，在这种情况下，这些结构也应被认为是切缘（图 B-27）。标本处理的方式与上颌骨切除术的标本相同，前 / 后切缘切除，从前往后沿冠状切面取材，组织学切块应包括：骨和软组织切缘、肿瘤及邻近的软组织和黏膜，肿瘤和骨及骨被侵及的部分，肿瘤及最近的切缘。毋庸置疑，采取适当和明智的取材，进而作出肿瘤的准确诊断，将有助于排除部分复杂标本带来的诊断困难。

颈清扫术

颈部清扫用于评价患者的淋巴结状况或切除明显的临床病变。颈部区分淋巴结区是为了临床和病理学

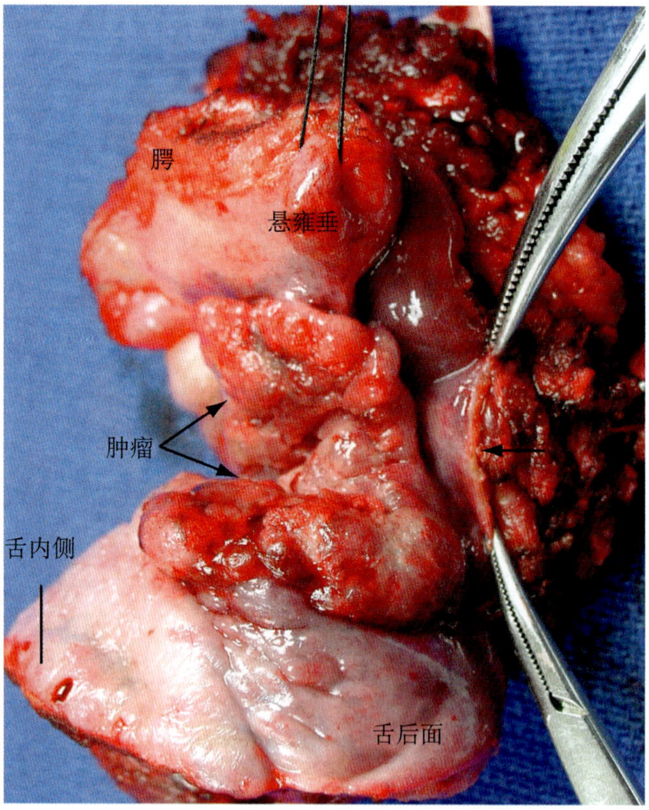

图 B-27

复合的下颌骨切除术后面观，包括舌和腭（腭上有外科缝线），注意肿瘤非常接近后面被夹住的黏膜切缘（箭头）。

分期的目的，除了IA区外（颏下的），每一区成对排列在颈部两侧。应识别特定的区域，特别是注意颈静脉链（图 B-28）。

当只有淋巴结和软组织切除时（选择性的颈清扫），颈部清扫可非常有限；也可以非常广泛，包括颈部很多结构的切除（改良根治性颈清扫）。选择性的颈清扫往往包括 2 ～ 4 区，虽然 1 和 5 区的淋巴结也可能被切除。切除颌下腺（区1B区）也是很常见的。真正的根治性颈清扫术除了淋巴结及相关的软组织外，还包括切除颈内静脉、胸锁乳突肌及脊髓副神经（图 B-29）。改良的根治性颈清扫术包括保留上述三种结构中的任何一种。扩大的颈清扫术包括任何以上没有提到的结构（气管旁淋巴结、颈动脉等）。

淋巴结应按照它们各自的水平或区分开，切块按顺序提交做组织学切片。所有识别的淋巴结都必须检查。对于大的淋巴结，如果整个淋巴结提交，必须注意在大体描述中是否一个盒中含有同一淋巴结的多个切块。否则，总的淋巴结计数就会受到影响，可能会对患者的辅助治疗造成不利的影响。

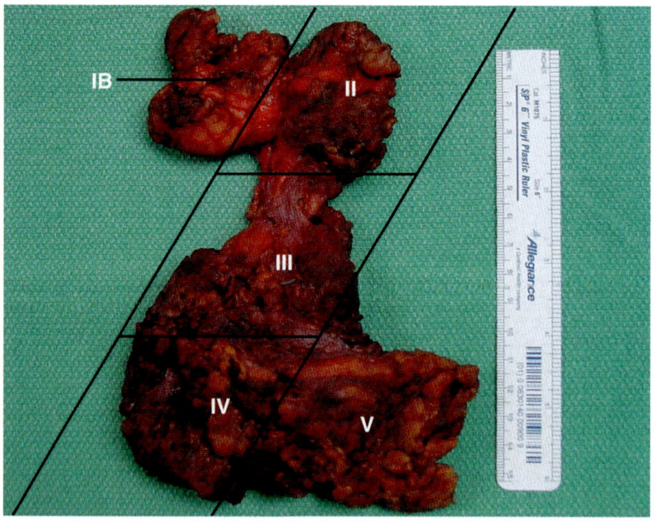

图 B-28

左侧颈清扫术，显示代表性的淋巴区，除了 I A区（颏下）外，有两个相关区，一侧一个。 I B区（下颌下）；Ⅱ～Ⅳ区（颈静脉链）；Ⅴ区（颈后三角）；P（腮腺）及 R（耳后）。

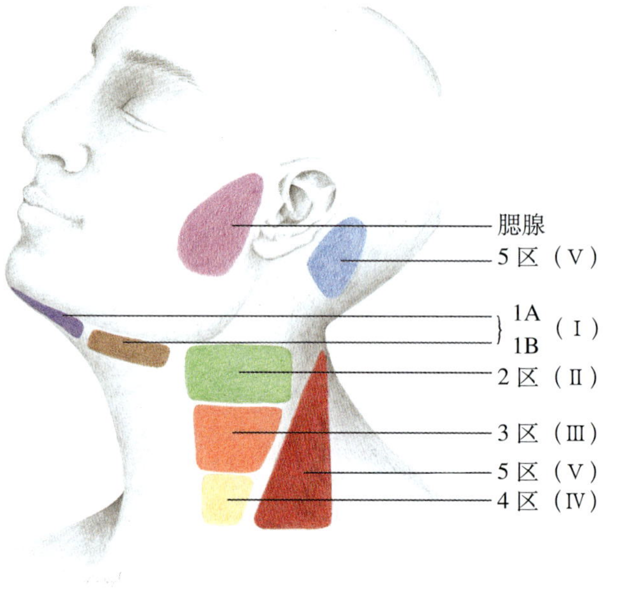

图 B-29

列出广泛的左侧颈清扫，包括水平 I B～5区。（经Trisha Haszel许可使用）

致谢

作者对 Trisha Haszel女士的精美手绘和插图表达最真诚的谢意。

推荐阅读

1. Ackerman LV, Ramirez GA: The indications for and limitations of frozen section diagnosis. A review of 1269 consecutive frozen section diagnoses. Br J Surg 1959;46:336–350.
2. Barnes EL: Surgical Pathology of the Head and Neck, 2nd ed. New York: Marcel Dekker, 2001.
3. Barnes L, Johnson JT: Pathologic and clinical considerations in the evaluation of major head and neck specimens resected for cancer. Part 1. In: Sommers SC, Rosen PP, Fechner RE, eds. Pathology Annual. Vol. 21, part 1. Norwalk, CT: Appleton-Century-Crofts, 1986.
4. Fu Y, Abemayor E, Wenig BM, et al.: Head and Neck Pathology with Clinical Correlations. Philadelphia: Churchill-Livingstone, 2001.
5. Gandour-Edwards RF, Donald PJ, Lie JT: Clinical utility of intraoperative frozen section diagnosis in head and neck surgery: a quality assurance perspective. Head Neck 1993;15:373–376.
6. Gnepp DR: Uses, abuses and pitfalls of frozen section diagnoses. In: Ferlito A, ed. Surgical Pathology of Laryngeal Neoplasms. London: Chapman Hall, 1996.
7. Holaday WJ, Assor D: Ten thousand consecutive frozen sections. A retrospective study focusing on accuracy and quality control. Am J Clin Pathol 1974;61:769–777.
8. Kirchner JA: Pathways and pitfalls in partial laryngectomy. Ann Otol Rhinol Laryngol 1984;93:301–305.
9. Lester S: Manual of Surgical Pathology. Philadelphia: Churchill-Livingstone, 2001.
10. Michaels L: Examination of specimens of the larynx. J Clin Pathol 1990;43:792–795.
11. Saltzstein SL, Nahum AM: Frozen section diagnosis: accuracy and errors; uses and abuses. Laryngoscope 1973;83:1128–1143.
12. Slootweg PJ, de Groot J: Surgical pathological anatomy of head and neck specimens: a manual for the dissection of surgical specimens from the upper aerodigestive tract. London: Springer-Verlag, 1999.
13. Spiro RH, Guillamondegui O Jr, Paulino AF, Huvos AG: Pattern of invasion and margin assessment in patients with oral tongue cancer. Head Neck 1999;21:408–413.
14. Westra WH, Hruban RH, Phelps TH, Isacson C: Surgical Pathology Dissection: An Illustrated Guide, 2nd ed. London: Springer-Verlag, 2003.
15. Wong DS: Frozen section during parotid surgery revisited: efficacy of its applications and changing trend of indications. Head Neck 2002;24:191–197.

附录 C 头颈部肿瘤 TNM 分类及说明

Leslie H. Sobin, Lester D.R.Thompson

前言

本节介绍头颈部肿瘤当前的UICC/AJCC TNM分类[1, 2]。如各表所示，尽管UICC/AJCC未对一些头颈部肿瘤（嗅神经母细胞瘤，鼻咽纤维血管瘤，鼻腔、鼻窦及鼻咽部黑色素瘤）分类，但已经对其提出了分类系统的建议（表C-3, C-4, C-6）。以下概括性地介绍TNM的分类原则，并对以前（第五版）到现在（第六版）TNM 分类的主要变化做一小结。

TNM分类描述肿瘤的解剖学范围，它基于这样的事实：治疗的选择和生存几率与肿瘤原发灶的范围(T)、有无局部淋巴结转移（N）以及是否有淋巴结外转移（M）有关。在治疗前对肿瘤进行临床分类(cTNM)，手术切除后对肿瘤进行病理分类(pTNM)。T通常分为4个主要阶段（T1 ~ T4），表示肿瘤原发灶的大小及扩散情况，N和M每个至少包括两类（0和1，无或有肿瘤）。很多部位的肿瘤有亚类。头颈部肿瘤的cTNM和pTNM的分类标准是相同的。注：关于TNM分类的一些特定问题可以在Http://uicc.org/tnm 查询。

分期

TNM分类精确描述和系统记录了疾病外观上的解剖学范围。然而，肿瘤有4个T，3个N，2个M的类别，将产生24种可能的TNM分期组。为了制表和分析，除了大的系列，有必要将这些类别精简为更为方便的TNM分期。目的是保证每一组在生存率和处理上或多或少保持一致，每一种肿瘤在不同分期内其生存率不同，例如，I期肿瘤患者通常存活，而IV期患者通常死于疾病。

目的

TNM分类的目的是：①帮助临床医生制定治疗计划；②对预后作出提示；③帮助评估治疗效果；④利于信息交换；⑤ TNM分类可以作为评定患者治疗的一种方法并衡量早期发现（普查）的效果。

国际抗癌组织(UICC)[1] 和美国癌症联合会(AJCC)[2] 的第六版TNM分类在2003年1月提出，大多数肿瘤没有相应的变化，而头颈部肿瘤部分在第六版中有较大的修订。第五版和第六版TNM分类的主要变化将在下面简要叙述，关于第六版头颈部变化的详细描述和讨论由O’Sullivan和Shah.完成[3]，下面的内容很大部分是基于他们卓越的工作。

T4

近10年来头颈部TNM分类的基本构成和内容没有变化。然而随着过去10年中治疗方法的进展，简单地描述肿瘤的原发部位及局部“进展”病变的特点对患者来说已显得不足。因此在第六版中对所有的头颈部病变引入了T4的亚类，即T4a和T4b，其中T4a表示对疾病有一定的控制机会，T4b表示基本确定疾病有不良的后果。

特殊符号

随着综合治疗的发展，符号“y”(表示肿瘤分类是在放疗或化疗后）和符号“r”(表示残存肿瘤）的重要性与日俱增。新的外科技术产生了符号“sn（sentinel node)”(前哨淋巴结)，免疫组化则带来了“itc（isolated tumor cell)”(游离的肿瘤细胞）与微转移的区别[1，2]。

第六版头颈部 TNM 分类的修订[3]

总的说明

1. ⅣA 期的分类为 T4a　N0 ～ N1，或没有 T4b 的任何 N2 病变。
2. Ⅰ,Ⅱ,Ⅲ和ⅣC 期 T 类和 N 类的划分与第五版相同。
3. T4病变分为T4a（低风险）和T4b（高风险)，使Ⅳ期分为ⅣA、ⅣB 和ⅣC。
4. 除甲状腺外，ⅣB 期是 N3 病变，或 T4b 伴有其他任何 N 病变（鼻咽部除外)。

特殊说明

1. 喉

T3病变（声门和声门上区）除包括那些第五版的特点外（表 C-1)，还包括侵及声门旁间隙，及特定的甲状软骨轻微侵及。

2. 鼻腔和鼻窦

(1) 在分期系统中增加了一个新的部位，除上颌窦以外，鼻腔筛窦复合体描述为第2个部位，包括两个区域，即鼻腔和筛窦（表 C-2)。

(2) 鼻腔更进一步划分为4个区域，鼻中隔、底壁、外侧壁和鼻前庭。

(3) 筛窦区分为 2 个亚区，右侧和左侧。

(4) 为了反映鼻腔筛窦肿瘤的病变，筛骨病变的 T 类已经修订，增加了对其 T 类划分的适当描述，即 T4a 和 T4b，见表 C-2。

(5) 对于上颌窦 T1 ～ T3 有小的重述改动。

3. 咽

(1) 编码C10.3（口咽后壁）从第六版AJCC分类中被不小心遗漏了。

(2) 对鼻咽，修订后允许其他软组织侵入鼻咽外划分为T2，即使没有鼻咽旁的侵入（表C-5)。鼻咽的分期组与第五版相同。

4. 大唾液腺部位

为了保持所有部位 T 类的一致性，修订了T3的描述。除了肿瘤有实质性外侵外，所有超过4cm 的肿瘤都划为 T3，除非达到了 T4a 和 T4b 的标准（表 C-9)。在第六版中 T3N1 属于Ⅲ期，而不是Ⅳ期（第五版)。

推荐阅读

1. International Union Against Cancer (UICC): TNM classification of malignant tumors, 6th ed. Sobin LH, Wittekind CH, eds. New York: Wiley, 2002.
2. AJCC Cancer Staging Manual, 6th ed. Greene FL, Page D, Morrow M, et al., eds. New York: Springer, 2002.
3. O'Sullivan B, Shah J: New TNM staging criteria for head and neck tumors. Semin Surg Oncol 2003;21:30–42.
4. Kadish S, Goodman M, Wang CC: Olfactory neuroblastoma. A clinical analysis of 17 cases. Cancer 1976;37:1571–1576.
5. Thompson LDR, Wieneke JA, Miettinen M: Sinonasal tract and nasopharyngeal melanomas: a clinicopathologic study of 115 cases with a proposed staging system. Am J Surg Pathol 2003;2:594–611.
6. Thompson LDR, Fanburg-Smith JC: Nasopharyngeal angiofibroma. In: Barnes EL, Eveson JW, Reichart P, Sidransky D, eds. Pathology and Genetics of Head and Neck Tumours. Kleihues P, Sobin LH, series eds. World Health Organization Classification of Tumours. Lyon, France: IARC Press, 2005:102–103.
7. Wittekind CH, Henson DE, Hutter RVP, Sobin LH (eds): TNM supplement: a commentary on uniform use. New York: Wiley, 2003:130–131.

表C-1

喉癌的 TNM 分类 [1, 2]

TNM			
T——原发肿瘤			
TX	原发肿瘤不能估计		
T0	无原发肿瘤证据		
Tis	原位癌		
声门上型			
T1	肿瘤局限于声门上一个业区，声带活动正常		
T2	肿瘤侵犯相邻的一个亚区以上的声门上、声门或声门上区以外的黏膜（如舌根、会厌谷及梨状窝内壁的黏膜），无喉固定		
T3	肿瘤局限于喉内伴声带固定和（或）下列任一部位受侵：环后区、会厌前组织、声门旁间隙和（或）伴有甲状软骨小的局灶性的侵蚀（如内板）		
T4a	肿瘤侵透甲状软骨板和（或）侵及喉外组织，如气管，包括深 / 浅部舌肌（颏舌肌、舌骨舌肌、舌腭肌、茎突舌肌）、带状肌、甲状腺及食管等的颈部软组织		
T4b	肿瘤侵及椎前间隙、纵隔结构或包裹颈总动脉		
声门型			
T1	肿瘤局限于声带（可以侵及前联合或后联合），声带活动正常		
T1a	肿瘤局限于一侧声带		
T1b	肿瘤侵犯双侧声带		
T2	肿瘤侵犯声门上和（或）声门下，和（或）声带活动受限		
T3	肿瘤局限于喉内伴声带固定和（或）侵犯声门旁间隙，和（或）伴有甲状软骨小的局灶性破坏（如内板）		
T4a	肿瘤侵透甲状软骨板或侵及喉外组织，如气管，包括深 / 浅部舌肌（颏舌肌、舌骨舌肌、舌腭肌、茎突舌肌）、带状肌、甲状腺及食管等的颈部软组织		
T4b	肿瘤侵及椎前间隙、纵隔结构，或包裹颈总动脉		
声门下型			
T1	肿瘤局限于声带下		
T2	肿瘤侵及声带，声带活动正常或受限		
T3	肿瘤局限于喉内伴声带固定		
T4a	肿瘤侵透环状软骨或甲状软骨板和（或）侵及喉外组织，如气管，包括深 / 浅部舌肌（颏舌肌、舌骨舌肌、舌腭肌、茎突舌肌）、带状肌、甲状腺及食管等的颈部软组织		
T4b	肿瘤侵及椎前间隙、纵隔结构，或包裹颈总动脉		
N——区域淋巴结（区域淋巴结指颈部淋巴结）*			
NX	不能评估有无区域性淋巴结转移		
N0	无区域性淋巴结转移		
N1	同侧单个淋巴结转移，最大直径≤ 3cm		
N2	淋巴结转移特定为如下的 N2a、N2b、N2c		
N2a	同侧单个淋巴结转移，最大直径＞ 3cm，但≤ 6cm		
N2b	同侧多个淋巴结转移，最大直径≤ 6cm		
N2c	双侧或对侧淋巴结转移，最大直径≤ 6cm		
N3	转移淋巴结最大直径＞ 6cm		
M——远隔转移			
MX	不能评估有无远处转移		
M0	无远处转移		
M1	有远处转移		
	分期定义		
0 期	Tis	N0	M0
Ⅰ期	T1	N0	M0
Ⅱ期	T2	N0	M0
Ⅲ期	T1，T2	N1	M0
	T3	N0，N1	M0
Ⅳ A 期	T1，T2，T3	N2	M0
	T4a	N0 ，N1，N2	M0
Ⅳ B 期	T4b	任何 N	M0
	任何 T	N3	M0
Ⅳ C 期	任何 T	任何 N	M1

* 中线淋巴结归为同侧淋巴结。

表C-2

鼻腔和鼻窦肿瘤的 TNM 分类 [1, 2]

TNM			
T——原发肿瘤			
TX	原发肿瘤无法评估		
T0	无原发肿瘤的证据		
Tis	原位癌		
上颌窦			
T1	肿瘤局限于窦黏膜，未侵蚀或破坏骨		
T2	肿瘤侵蚀或破坏骨，包括侵至硬腭和（或）中鼻道，除外侵犯至上颌窦后壁和翼状板		
T3	肿瘤侵袭以下任一部位：上颌窦后壁骨质，皮下组织，眶底壁或中壁，翼腭窝，筛窦		
T4a	肿瘤侵袭以下任一部位：前眶内容，颊部皮肤，翼状板，颞下窝，筛状板，蝶窦或额窦		
T4b	肿瘤侵袭以下任一部位：眶顶，硬膜，脑，中颅窝，除三叉神经上颌支以外的脑神经，鼻咽部，斜坡		
鼻腔和筛窦			
T1	肿瘤局限于鼻腔或筛窦任一部位，伴或不伴骨侵犯		
T2	肿瘤累及局部的两个部位，或侵犯至邻近的部位，如鼻筛复合体，伴或不伴骨侵犯		
T3	肿瘤侵犯至眶中壁或底壁，上颌窦，腭部或筛状板		
T4a	肿瘤侵袭以下任一部位：前眶内容物，鼻部或颊部皮肤，至少侵至前颅窝，翼状板，蝶窦或额窦		
T4b	肿瘤侵袭以下任一部位：眶顶，硬膜，脑，中颅窝，除三叉神经第二支以外的脑神经，鼻咽部，斜坡		
N——区域淋巴结（区域淋巴结为颈部淋巴结）*			
NX	区域淋巴结无法评估		
N0	区域淋巴结无转移		
N1	转移至同侧一个淋巴结，最大直径<3cm		
N2	转移特定为以下的 N2a，2b，2c		
N2a	转移至同侧一个淋巴结，最大直径>3cm，但≤ 6cm		
N2b	转移至同侧多个淋巴结，最大直径≤ 6cm		
N2c	转移至双侧或对侧淋巴结，最大直径≤ 6cm		
N3	转移的淋巴结最大直径>6cm		
M——远处转移			
MX	远处转移无法评估		
M0	无远处转移		
M1	远处转移		
	分期定义		
0 期	Tis	N0	M0
I 期	T1	N0	M0
II 期	T2	N0	M0
III 期	T1，T2	N1	M0
	T3	N0，N1	M0
IV A 期	T1，T2，T3	N2	M0
	T4a	N0，N1，N2	M0
IV B 期	T4b	任何 N	M0
	任何 T	N3	M0
IV C 期	任何 T	任何 N	M

* 中线淋巴结归为同侧淋巴结。

表C-3

嗅神经母细胞瘤的分期

以下分期并非官方的 TNM 分期，未被 UICC 和 AJCC 批准或出版，但 Kadish 临床分期系统是公认的嗅神经母细胞分期系统[4]。

分期	肿瘤的范围	5 年生存率
A	肿瘤局限在鼻腔内	75% ～ 91%
B	肿瘤累及鼻腔或一个或多个鼻窦	68% ～ 71%
C	肿瘤范围超过鼻腔鼻窦	41% ～ 47%

表C-4

鼻腔、鼻窦和鼻咽部恶性黑色素瘤的建议分期[5]

以下分期并非官方的 TNM 分期，未被 UICC 和 AJCC 批准或出版。本分期基于一个由 115 个病例组成的研究[5]，在这里作为试行。结果允许发表。

TNM

T——原发肿瘤

TX	原发肿瘤不能评估
T0	无原发肿瘤的证据
Tis	原位黑色素瘤
T1	肿瘤局限于一个解剖部位，即：鼻腔、上颌窦、额窦、筛窦、蝶窦、鼻咽
T2	肿瘤累及上述一个以上的解剖部位，包括累及以下任一部位：皮下组织、皮肤、腭、蝶骨板、底和壁或眶尖、筛板、颞下窝、硬脑膜、大脑、颅中窝、脑神经、斜坡

N——区域淋巴结（指颈部结节）

NX	区域淋巴结无法评估
N0	无区域淋巴结转移
N1	区域淋巴结有转移，无论大小、同侧、双侧还是对侧（正中淋巴结被认为是同侧淋巴结）

M——远处转移

MX	远处转移无法评估
M0	无远处转移
M1	远处转移

分期定义

0 期	Tis	N0	M0
Ⅰ期	T1	N0	M0
Ⅱ期	T2	N0	M0
Ⅲ期	任何 T	N1	M0
Ⅳ期	任何 T	任何 N	M1

表C–5

鼻咽癌的 TNM 分类 [1,2]

[注意：淋巴瘤不包括在此分类内]

	TNM		
T——原发肿瘤			
TX	原发肿瘤无法评估		
T0	无原发肿瘤的证据		
Tis	原位癌		
T1	肿瘤局限在鼻咽		
T2	肿瘤侵犯软组织		
T2a	肿瘤侵犯口咽和（或）鼻腔，无咽旁浸润 *		
T2b	肿瘤有咽旁浸润 *		
T3	肿瘤侵犯骨组织和（或）鼻窦		
T4	肿瘤侵犯颅内和（或）累及脑神经、颞下窝、咽下部、眶或咀嚼部位		
N——区域淋巴结（指颈部淋巴结）			
NX	区域淋巴结无法评估		
N0	无区域淋巴结转移		
N1	锁骨上窝以上单侧淋巴结转移，最大直径≤ 6cm		
N2	锁骨上窝以上双侧淋巴结转移，最大直径≤ 6cm		
N3	转移淋巴结直径>6cm 或位于锁骨上窝		
N3a	直径>6cm		
N3b	位于锁骨上窝		
M——远处转移			
MX	远处转移不能评估		
M0	无远处转移		
M1	有远处转移		
	分期定义		
0 期	Tis	N0	M0
I 期	T1	N0	M0
II A 期	T2a	N0	M0
II B 期	T1	N1	M0
	T2a	N1	M0
	T2b	N0，N1	M0
III期	T1	N2	M0
	T2a，T2b	N2	M0
	T3	N0，N1，N2	M0
IV A 期	T4	N0，N1，N2	M0
IV B 期	任何 T	N3	M0
IV C 期	任何 T	任何 N	M1

* 咽旁浸润是指肿瘤的后侧浸润已经超过咽颅底筋膜。

† 锁骨上窝是指由三点定义的三角区：（1）锁骨的胸骨端上缘；（2）锁骨的侧端上缘；（3）颈部和肩部交界点。包括 IV 和 V 水平的下部。

注：中线淋巴结归为同侧淋巴结。

表C–6

鼻咽部血管纤维瘤的分期 [6]

以下分期并非官方的TNM分期，未被UICC和AJCC批准或出版。是基于世界卫生组织的系列肿瘤分类修订 [6]。在这里试行，结果允许发表。

分期	肿瘤范围
I 期	肿瘤局限于鼻咽部无骨质破坏
II 期	肿瘤侵犯鼻腔、上颌窦、筛窦、蝶窦，无骨质破坏
III 期	肿瘤侵犯翼腭窝、颞下窝、眶部、蝶鞍区
IV 期	肿瘤团块状侵犯颅腔、海绵窦、视交叉，或垂体窝

表C-7

口咽癌的 TNM 分类 [1,2]

TNM			
T ——原发肿瘤			
TX	原发肿瘤不能评估		
T0	无原发肿瘤的证据		
Tis	原位癌		
T1	肿瘤的最大径< 2cm		
T2	肿瘤的最大径> 2cm，但≤ 4cm		
T3	肿瘤的最大径> 4cm		
T4a	肿瘤侵犯喉、舌的深肌群（颏舌肌、舌骨舌肌、腭舌肌和茎突舌肌）、翼内肌、硬腭和下颌骨		
T4b	肿瘤侵犯翼外肌、翼突外侧板、咽侧壁、颅底和包围颈动脉		
N —— 区域淋巴结（指颈部淋巴节）*			
NX	区域淋巴结无法评估		
N0	无区域淋巴结转移		
N1	单个单侧淋巴结转移，最大直径≤ 3cm		
N2	单个单侧淋巴结转移最大直径>3cm，但≤ 6cm，或者多个单侧淋巴结转移但最大直径≤ 6cm，或者双侧或对侧淋巴结转移最大直径≤ 6cm		
N2a	单个单侧淋巴结转移最大直径>3cm，但≤ 6cm		
N2b	多个淋巴结转移但最大直径≤ 6cm		
N2c	双侧或对侧淋巴结转移最大直径≤ 6cm		
N3	转移淋巴结最大直径>6cm		
M ——远处转移			
MX	远处转移无法评估		
M0	无远处转移		
M1	有远处转移		
	分期定义		
0 期	Tis	N0	M0
I 期	T1	N0	M0
II 期	T2	N0	M0
III 期	T3	N0	M0
	T1	N1	M0
	T2	N1	M0
	T3	N1	M0
IV A 期	T4a	N0	M0
	T4a	N1	M0
	T1	N2	M0
	T2	N2	M0
	T3	N2	M0
	T4a	N2	M0
IV B 期	T4b	任意 N	M0
	任意 T	N3	M0
IV C 期	任意 T	任意 N	M1

* 中线淋巴结归为同侧淋巴结。

表 C-8

唇癌与口腔癌的 TNM 分类 [1,2]

TNM	
T ——原发肿瘤	
TX	原发肿瘤无法估计
T0	无原发肿瘤的证据
Tis	原位癌
T1	肿瘤最大直径<2cm
T2	肿瘤最大直径>2cm，但≤ 4cm
T3	肿瘤最大直径>4cm
T4a（唇）	肿瘤侵透骨皮质，下牙槽神经，口底，或皮肤（颏或鼻）
T4a（口腔）	肿瘤侵透骨皮质，舌肌（颏舌肌、舌骨舌肌、腭舌肌、茎突舌肌）的深部 / 表面，上颌窦，或面部皮肤
T4b（唇与口腔）	肿瘤侵及咀嚼肌间隙，翼板，或颅底，或包裹颈内动脉
N ——局部淋巴结（指颈部淋巴结）*	
NX	局部淋巴结无法估计
N0	无局部淋巴结转移
N1	同侧单个淋巴结转移，最大直径<3cm
N2	淋巴结转移，特定为如下 N2a，N2b，N2c
N2a	同侧单个淋巴结转移，最大直径>3cm，但≤ 6cm
N2b	同侧多个淋巴结转移，最大直径≤ 6cm
N2c	双侧或对侧淋巴结转移，最大直径≤ 6cm
N3	转移淋巴结最大径>6cm
M ——远处转移	
MX	远处转移无法估计
M0	无远处转移
M1	远处转移

	分期定义		
0 期	Tis	N0	M0
I 期	T1	N0	M0
II 期	T2	N0	M0
III 期	T1,T2	N1	M0
	T3	N0, N1	M0
IV A 期	T1,T2,T3	N2,	M0
	T4a	N0, N1, N2	M0
IV B 期	T4b	任何 N	M0
	任何 T	N3	M0
IV C 期	任何 T	任何 N	M1

* 中线淋巴结归为同侧淋巴结。

注：原发龈沟肿瘤单纯骨 / 牙槽的表浅浸润不足以划为 T4 期肿瘤。

表C-9

涎腺癌的 TNM 分类 [1,2]

[上呼吸消化道黏膜小涎腺肿瘤的分类分别根据不同部位肿瘤的分类原则]

TNM

T ——原发肿瘤

TX	原发肿瘤不能评估
T0	无原发肿瘤的证据
T1	肿瘤最大直径<2cm，无腺体外侵犯 *
T2	肿瘤最大直径>2cm，但≤ 4cm，无腺体外侵犯 *
T3	肿瘤最大直径>4cm，和（或）伴有腺体外侵犯 *
T4a	肿瘤侵及皮肤，下颌骨，耳道，或面神经
T4b	肿瘤侵及颅底、翼板或包裹颈总动脉

N ——区域淋巴结(指颈部淋巴结)†

NX	区域淋巴结不能评估
N0	无区域淋巴结转移
N1	同侧单个淋巴结转移，最大直径<3cm
N2	淋巴结转移，特定为如下 N2a，N2b，N2c
N2a	同侧单个淋巴结转移，最大直径＞ 3cm，但≤ 6cm
N2b	同侧多个淋巴结转移，最大直径≤ 6cm
N2c	双侧或对侧淋巴结转移，最大直径≤ 6cm
N3	转移淋巴结最大直径＞ 6cm

M ——远处转移

MX	远处转移不能评估
M0	无远处转移
M1	有远处转移

分期定义

I 期	T1	N0	M0
II 期	T2	N0	M0
III 期	T3	N0	M0
	T1,T2,T3	N1	M0
IV A 期	T1,T2,T3	N2	M0
	T4a	N0,N1,N2	M0
IV B 期	T4b	任何 N	M0
	任何 T	N3	M0
IV C 期	任何 T	任何 N	M1

* 腺体外侵犯指临床或镜下可见肿瘤侵及软组织或神经，列表中位于 T4a 和 4b 期下的部位除外。如果仅仅是显微镜下可见腺体外侵犯，分期时不计入腺体外侵犯。

† 中线淋巴结归为同侧淋巴结。

表 C-10

外耳癌的 TNM 分期 [1,2]

[横纹肌肉瘤根据国际横纹肌肉瘤研究小组（Intergroup Rhabdomyosarcoma Study Group）分级，然而中耳和颞骨的肿瘤不根据此系统分级]

	TNM		
T——原发肿瘤			
TX	原发肿瘤不能估计		
T0	无原发肿瘤证据		
Tis	原位癌		
T1	肿瘤最大直径< 2cm		
T2	肿瘤最大直径> 2cm，但≤ 5cm		
T3	肿瘤最大直径> 5cm		
T4	肿瘤侵及皮肤外深部结构，如软骨，骨骼肌或骨		
N——区域淋巴结（指颈部淋巴结）			
NX	不能评估有无区域性淋巴结转移		
N0	无区域性淋巴结转移		
N1	区域性淋巴结转移		
M——远隔转移			
MX	不能评估有无远处转移		
M0	无远处转移		
M1	有远处转移		
	分期		
0 期	Tis	N0	M0
Ⅰ期	T1	N0	M0
Ⅱ期	T2，T3	N0	M0
Ⅲ期	T4	N0	M0
	任何 T	N1	M0
Ⅳ期	任何 T	任何 N	M1

注：在多发性肿瘤，以最高的 T 分期标记，肿块的数目在括号中说明，如 T2（5），或（m）。

索引

页码后的 f 代表图；页码后的 t 代表表格。

A

B

C

D

E

H

R

S

T